李建生简介

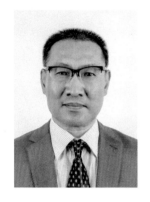

李建生，博士，教授、主任医师，博士生导师、博士后合作导师，河南中医药大学副校长，国家"万人计划"——百千万工程领军人才，国务院学位委员会中医学组第七届学科评议组成员，国务院政府特殊津贴专家，吴阶平医药创新奖，河南省科学技术杰出贡献奖获得者，慢性阻塞性肺疾病国家中医临床研究基地带头人，国家中医药管理局重点学科中医肺病学学科带头人，呼吸疾病诊疗与新药研发河南省协同创新中心主任，河南省中医药防治呼吸病重点实验室主任。兼任中国民族医药学会肺病分会会长，世界中医药学会联合会肺康复专业委员会会长，世界中医药学会联合会内科专业委员会副会长，中华中医药学会内科分会副主任委员、肺系病分会副主任委员等。

李建生从事呼吸疾病、老年病的临床、教学和科研工作30余年，以慢性阻塞性肺疾病、老年人肺部感染、肺纤维化及相关疾病为主要研究领域，以中医药防治呼吸疾病临床与基础、方药配伍规律与物质基础为主要方向。主持"973"、国家科技支撑计划、国家自然科学基金重点项目、国家公益性行业科研专项等项目19项，获得国家科技进步奖二等奖2项，省级一等奖4项；发明专利和软件著作权17项；发表中文核心论文400余篇、SCI收录50余篇。主要成就为：一是建立证候标准的研究思路与方法，集成多学科技术建立了8项呼吸疾病证候诊断标准并通过学会发布推广；二是建立了7项诊疗方案、技术并转化推广；三是提出了病证结合疗效评价指标体系的模式，建立了社区获得性肺炎、慢性阻塞性肺疾病5个疗效评价工具；四是研制了5项呼吸疾病中医诊疗指南并通过学会发布推广；五是建立了系列呼吸疾病模型，优化了临床处方，成为医院院内制剂5个，获得中药新药临床研究批件2项。

中医经典肺病学

李建生　蔡永敏　主编

科学出版社

北京

内 容 简 介

本书基于肺系疾病经典原文及后世医家的相关论述对经典要旨钩要探微，并在此基础上阐释在理论及临床实践上的创新，旨在对中医肺病教学、科研及临床应用经典有所帮助，并将为丰富完善中医肺病基础理论及指导临床实践发挥重要作用。

本书可供从事中医学、中西医结合领域肺系疾病（呼吸病）医疗、教学和科研工作的工作者使用，可作为肺系疾病方向高年级本科生和研究生学习的重要参考书。

图书在版编目（CIP）数据

中医经典：肺病学 / 李建生，蔡永敏主编. —北京：科学出版社，2021.1
ISBN 978-7-03-068021-1

Ⅰ．①中… Ⅱ．①李… ②蔡… Ⅲ．①肺病(中医)－研究
Ⅳ．①R265.1

中国版本图书馆 CIP 数据核字（2021）第 018675 号

责任编辑：鲍　燕 / 责任校对：郑金红
责任印制：赵　博 / 封面设计：北京蓝正合融广告有限公司

科学出版社 出版
北京东黄城根北街 16 号
邮政编码：100717
http://www.sciencep.com
北京厚诚则铭印刷科技有限公司印刷
科学出版社发行　各地新华书店经销
*
2021 年 1 月第　一　版　　开本：787×1092　1/16
2024 年 8 月第四次印刷　　印张：25 3/4　插页：1
字数：755 000
定价：158.00 元
（如有印装质量问题，我社负责调换）

编　委　会

主　编　李建生　蔡永敏

副主编　张　瑞　陈玉龙　申　琪　张晓艳

编　委　（按姓氏笔画排序）

马潇瑶　王梦婷　古豫蕾　申　琪　申淼新

代民涛　白云苹　吉　琳　吕楠楠　刘　燕

孙鸿昌　孙曙明　李建生　吴明明　沈柳杨

张　瑞　张晓艳　陈玉龙　陈丽平　邵　雷

姚建平　徐变玲　程传浩　禄保平　谢忠礼

谢剑鹏　蔡永敏

序 言 一

历史的步伐迈入二十一世纪已近二十年了，我们所处的时代正悄然从"信息时代"迈向"高概念时代"，或可称之为"后现代"。高概念时代的特征可以概括为科学与人文融合，重视关联性的研究，注重学科始源的原创思维原创优势、善于吸收异族他国的文化养分与科技成果等三个方面。

中医药学具有生命科学与人文科学的双重属性。中医理论基础与临床实践的本质是整体的、关联的、辨证的，也是变化的、更新的、发展的，这是中医药学原发创生的特征。中医药学原有的概念与象思维是其原创思维的源泉，重视中医药学原创思维，即是继承中医药学的精粹，是创新中医药学科体系的重要途径，重视原创思维的继承与创新是中医药学发展的内动力。

中医人才的培养，首先是要遵循中医药学自身发展的规律，把中医理论基础的深厚积淀与临床鲜活的诊疗经验有机地结合起来，培养出优秀的中医临床人才。这就要求我们治学必当溯本求源、古为今用，坚持熟谙经典、勤于临证、发挥古义、创立新说，锲而不舍地"读经典、做临床"。在取得显著疗效的基础上，凝聚提炼学术的闪光点，运用科学的临床思维方法，求证诠释前贤的理论，寓继承之中求创新，从理论层面阐发古人贤哲之未备，以推进中医学科框架的更新。

近日，河南中医药大学李建生教授将其新作《中医经典 肺病学》送我。细细阅读后，心中颇感欣慰。李建生教授系国家中医临床研究基地慢性阻塞性肺疾病带头人、国家中医药管理局重点学科中医肺病学学科带头人，第二批国家"万人计划"——百千万工程领军人才，国务院学位委员会中医学组第七届学科评议组成员，吴阶平医药创新奖、河南省科学技术杰出贡献奖获得者。从事中医内科学、老年病学科研、教学及临床工作三十余载，尤其是在中医肺病学研究方面颇多建树：建立了中医肺病文献数据库，挖掘总结肺病基础理论及诊疗规律；集成多学科方法技术建立了系列呼吸疾病证候诊断标准并发布推广；建立了呼吸疾病系列诊疗方案、指南并推广应用；建立了呼吸疾病中药新药研发平台，优化临床处方并开展中药新药研发。可谓杏苑才俊、医中翘楚。

李建生教授在繁忙的科研、教学及临床工作之余，坚持"读经典、做临床"，并将二者很好地结合起来。这部《中医经典 肺病学》就是其将中医经典与临床有机结合的最新研究成果。全书分总论和各论两部分。"总论"包括肺的生理功能，以及肺病的病因病机、诊法与辨证、治则治法、调护预防、预后等相关基础内容，每一部分均先列出《黄帝内经》《难经》《伤寒论》《金匮要略》等中医经典中的相关原文——【经典原文】，并结合后世医家对经典原文的精要注释予以阐释——【钩玄提要】。"各论"共收载肺系相关病证 27 种，每一病证包括概述、正文、附录及参考文献等内容。"各论"诸病证在【经典原文】【钩玄提要】基础上，阐释后世医家对该病证在理论上的发挥、完善、创新——【传承发展】及临床应用体会——【应用示例】，并附相关文献辑录、常用方药及参考文献。

该书通过对肺脏及其相关病证经典原文结合后世医家注释发挥的相关文献进行系统梳理和深入分析，意在探取阐发中医经典要旨，并在此基础上探究在理论及实践上的创新。对于中医肺病学基础理论研究和临证实践而言，颇具系统性、创新性和实用性，丰富完善了中医肺病基础理论，实为中医肺病学研究与应用方面的经典之作。

《中医经典 肺病学》的出版，对于"高概念时代"中医肺病基础理论与临床的继承与创新，对于培养优秀的中医肺病临床学科后备学术带头人，促进"后现代"社会的中医药学科的进步和事业的发展，必将起到较大的推动作用。

感谢作者团队对我的信任，我虽在病中康复，不敢懈怠，谨志数语，乐观厥成。

中央文史研究馆馆员
中国工程院院士
中国中医科学院名誉院长
王永炎
戊戌季秋
2018 年 10 月

序 言 二

　　中医药学源远流长，为中华民族的繁衍昌盛和健康保障做出了重大贡献，至今继续发挥着重要作用。随着《中医药法》和《中医药发展战略规划纲要（2016—2030年）》的贯彻实施，必将极大保障、促进中医药发展。中医药学作为一门古老的学科，不断继承与创新，为人类健康做出新的更大的贡献。正如习近平总书记指出："中医药学凝聚着深邃的哲学智慧和中华民族几千年的健康养生理念及其实践经验，是中国古代科学的瑰宝，也是打开中华文明的钥匙。深入研究和科学总结中医药学对丰富世界医学事业、推进生命科学研究具有积极意义。""深入发掘中医药宝库中的精华，充分发挥中医药的独特优势，推进中医药现代化，推动中医药走向世界，切实把中医药这一祖先留给我们的宝贵财富继承好、发展好、利用好。"

　　大树之所以茂盛，是因为有根的存在；海洋之所以浩瀚，是因为每一滴水的汇聚。古老的中医药学之所以在今天仍然有其巨大的作用，乃是因为有中医经典作为根本。《黄帝内经》《难经》《伤寒杂病论》《神农本草经》等中医经典，就是中医学的理论根基，是中医药学不断发展与创新的不竭源泉。

　　我经常跟中医学子们讲，继承发扬中医药，应做到"读经典、做临床、取众长"。经典是中医宝库中的重要内容，包含历代名家名医的精华，行之有效的理法方药；临床为我们提供了发挥天赋的天地，能够为我们寻得启示成功的机会，是探寻科研创新、新药研发、寻找闪光点的宝地；博采众长是历代医家的美德。人之长处，择优而选，不耻下问，均是提高行医之术的方法。

　　中医肺脏病学的发展自然离不开中医经典的濡养与滋润，在中医"四大经典"中蕴藏的肺病相关理论与方药，更值得去认真学习和发展应用。我们应当从中医药学这个伟大的宝库中去努力挖掘，并加以提高。可以说，如何整理中医经典中的肺脏病学理论与方药，是一个亟须解决的重要课题。

　　国家中医临床研究基地慢性阻塞性肺疾病带头人、国家中医药管理局重点学科中医肺病学科带头人、河南中医药大学李建生教授组织编撰了体现中医经

典特色的《中医经典肺病学》一书。全书分为总论与各论两部分。总论部分主要
从总体上论述了肺的生理功能、病因病机、诊法与辨证、治则治法、调护预防、
预后等方面的内容，每一方面又分为【经典原文】和【钩玄提要】。各论部分共
收载肺系相关病证 27 种，每种病证具体分为【经典原文】【钩玄提要】【传承发
展】【应用示例】等 4 个方面，并附有"文献辑录""常用方药"及参考文献。

　　该书的编写立足于经典，通过对肺脏及其相关病证经典原文结合后世医家注
释发挥的相关文献进行系统梳理和深入分析，注重基础理论与临床实践相结合，
充分体现"读经典、做临床、取众长"之真谛，丰富完善了中医肺病基础理论。
该书的面世，对研学中医肺脏病基础理论、提高肺系疾病临床诊疗水平、培养中
医肺脏病学人才等，必将起到积极的作用，亦将为"健康中国"贡献出应有的力
量。有鉴于此，特为之序。

国医大师

晁恩祥

2018 年 10 月

前　言

　　中医经典著作通常指《黄帝内经》《难经》《神农本草经》《伤寒论》《金匮要略》，是中医理论与临床的基石，对古代乃至现代的中医理论和临床都有重要的指导作用。古代医家十分重视对经典著作的研究及应用，包括对经典原文进行阐释，或在继承经典原旨基础上对经典理论予以阐发并创新。肺系疾病是临床常见病，中医经典及后世医家对经典的研究、阐发文献中有关肺系疾病的论述十分丰富。本书基于肺系疾病经典原文及后世医家的相关论述对经典要旨钩要探微，并在此基础上阐释在理论及临床实践上的创新，旨在对中医肺病教学、科研及临床应用经典有所帮助，并将为丰富完善中医肺病基础理论及指导临床实践发挥重要作用。

　　本书分总论和各论两部分，总论部分包括肺的生理功能，以及肺病的病因病机、诊法与辨证、治则治法、调护预防、预后等相关基础知识的经典原文及钩玄提要。各论共收载肺系相关病证 27 种，每种病证包括概述、正文（【经典原文】【钩玄提要】【传承发展】【应用示例】）、附录（文献辑录、常用方药）以及参考文献等内容。其中概述简要介绍病证的概念、临床特点等。【经典原文】中引载《黄帝内经》《难经》《伤寒论》《金匮要略》等经典中肺系病证的原文，同一经典内容的排序为病名、病因病机、症状与诊断、治法方药、预后。【钩玄提要】部分，基于经典原文内容，结合后世医家对经典原文的注释，按病证概念、病因病机、症状与诊断、治法方药、预后等内容进行分类探析，某一项无相关文献者可缺项。【传承发展】部分，针对后世医家在传承经典基础上对相关病名、病因病机、症状与诊断、治法方药、预后等方面的完善和创新，进行分析论述，某一项无相关文献者可缺项。【应用示例】部分，列举后世医家的典型医案（一般为 3~9 例），依据病机分类排列。文献辑录部分对【钩玄提要】【传承发展】两部分涉及的相关文献的原文，据其在文中出现的先后顺序列载。常用方药载录文中所涉及的方剂，内容与原文献记载保持一致。参考文献将文中引用的文献列出。

　　本书并非经典文献的罗列，也非后世医家临床经验的总结，而是在查阅 1949 年以前 504 种书籍的基础上，通过对肺脏及相关病证的经典原文与后世医家注释发挥的相关文献 368 种进行系统收集、分析，阐发经典要旨，并在此基础上阐释理论及实践的创新。归纳本书特点有三：①系统性。本书每一部分均对中医经典《黄帝内经》《难经》《伤寒论》《金匮要略》等相关原文，以及后世医家对经典原文的阐释、发挥和临床诊治经验，进行了系统的收集、整理、分析，按病名、病因病机、症状与诊断、治法方药、预后等顺序载述。力求在文献和内容上体现本书的系统性。②客观性。【钩玄提要】【传承发展】为本书核心内容，其论述完全基于经典原文及后世的相关文献，并附有文献辑录。文献辑录系本书核心内容所涉及的相关文献的原文，是对核心内容的文献支撑，在论述中适时地引用原文作为论据，保证了内容的客观性。③实用性。【钩玄提要】部分基于经典原文及后世医家的注释对经典要旨进行了阐释；【传承发展】部分，在经典传承基础上，重在理论及实践的创新；【应用示例】部分，为后世医家诊治肺系病证的典型医案，对临床诊治肺病具有指导或借鉴意义。此外尚列出文中所涉及的所有方剂，体现了本书的实用性。

　　本书可供从事中医学、中西医结合领域肺系疾病（呼吸病）医疗、教学和科研的工作者使用，可作为肺系疾病方向高年级本科生和研究生学习的重要参考书。

　　本书编写过程中，承蒙中国中医科学院名誉院长王永炎院士、中日友好医院晁恩祥国医大师的指导并为本书作序，特此致谢。在本书的编写中，我们参阅了大量文献，对于有关文献的作者及其出版单位表示深深的谢意。

　　《中医经典 肺病学》的文献内容涉及广泛而久远，由于我们水平有限，书中的缺点在所难免，敬希广大读者多提宝贵意见，以便进一步修订提高。

慢性阻塞性肺疾病国家中医临床研究基地
国家中医药管理局中医肺病学重点学科
呼吸疾病诊疗与新药研发河南省协同创新中心
李建生
2018 年 10 月于郑州

目　　录

总　　论

各　论

总　　论

肺为五脏之一，其主呼吸，调节全身气机，为相傅之官，辅助心治理、调节全身机能。各种原因皆可导致肺的功能失常，引起咳、喘等多种疾病。为了便于读者掌握理解肺的生理病理及肺系疾病诊疗、养生、调护总体原则与方法，本书总论部分从《黄帝内经》《难经》《伤寒论》《金匮要略》等中医经典中辑录了有关肺脏生理功能，以及肺病病因病机、诊断、治则治法、调护预防和预后等相关原文，并参照历代注家注本，列举条目，钩玄提要。肺的生理部分，内容较多，把肺之形态位置、经络、阴阳五行及肺的各个生理功能，分节列举阐述。诊断、治则治法、调护预防和预后各作为一部分，进行辑录钩玄。由于本书各论部分对肺系疾病进行详细阐述，故在总论中少有涉及具体病证内容。

第一章　肺的生理功能

（一）肺为华盖，联络多脏腑

肺为脏之长，为华盖，肺之位置、形态影响其生理功能和病理变化。肺通过经络与多个脏腑相互联系，如通过手太阴、手阳明经和大肠相互络属，足少阴经其本在肾、其末在肺，足厥阴肝经注入肺等，肺与其他脏腑之间，在功能上相互配合，病理上相互影响。

■■■■ 经典原文 ■■■■

《素问·痿论》：帝曰：何以得之？岐伯曰：肺者，脏之长也，为心之盖也。[1]168

《素问·病能论》：帝曰：人之不得偃卧者何也？岐伯曰：肺者脏之盖也，肺气盛则脉大，脉大则不得偃卧。论在《奇恒阴阳》中。[1]174

《素问·脉要精微论》：背者胸中之府，背曲肩随，府将坏矣。[1]68

《灵枢·本脏》：白色小理者，肺小；粗理者，肺大。巨肩反膺陷喉者，肺高；合腋张胁者，肺下。好肩背厚者肺坚；肩背薄者肺脆。背膺厚者肺端正；胁偏疏者肺偏倾也。[2]86

《灵枢·经脉》：肺手太阴之脉，起于中焦，下络大肠，还循胃口，上膈属肺，从肺系横出腋下，下循臑内，行少阴心主之前，下肘中，循臂内上骨下廉，入寸口，上鱼，循鱼际，出大指之端；其支者，从腕后直出次指内廉，出其端。是动则病肺胀满，膨膨而喘咳，缺盆中痛，甚则交两手而瞀，此为臂厥。是主肺所生病者，咳，上气喘渴，烦心胸满，臑臂内前廉痛厥，掌中热。气盛有余，则肩背痛风寒，汗出中风，小便数而欠。气虚则肩背痛寒，少气不足以息，溺色变。为此诸病，盛则泻之，虚则补之，热则疾之，寒则留之，陷下则灸之，不盛不虚，以经取之。盛者寸口大三倍于人迎，虚者则寸口反小于人迎也。[2]29

《灵枢·经脉》：大肠手阳明之脉，起于大指次指之端，循指上廉，出合谷两骨之间，上入两筋之中，循臂上廉，入肘外廉，上臑外前廉，上肩，出髃骨之前廉，上出于柱骨之会上，下入缺盆络肺，下膈属大肠；……[2]30

《灵枢·经脉》：肾足少阴之脉，起于小指之下，邪走足心，出于然谷之下，循内踝之后，别入跟中，以上踹内，出腘内廉，上股内后廉，贯脊属肾络膀胱；其直者，从肾上贯肝膈，入肺中，循喉咙，挟舌本；其支者，从肺出络心，注胸中。是动则病饥不欲食，面如漆柴，咳唾则有血，喝喝而喘，……[2]32

《灵枢·经脉》：肝足厥阴之脉，起于大指丛毛之际，上循足跗上廉，去内踝一寸，上踝八寸，交出太阴之后，上腘内廉，循股阴入毛中，过阴器，抵小腹，挟胃属肝络胆，上贯膈，布胁肋，循喉咙之后，上入颃颡，连目系，上出额，与督脉会于巅；其支者，从目系下颊里，环唇内；其支者，复从肝别贯膈，上注肺。[2]34

《灵枢·动输》：黄帝曰：经脉十二，而手太阴、足少阴、阳明独动不休，何也？岐伯曰：是明胃脉也。胃为五脏六腑之海，其清气上注于肺，肺气从太阴而行之，其行也，以息往来，故人一呼脉再动，一吸脉亦再动，呼吸不已，故动而不止。

黄帝曰：足之阳明何因而动？岐伯曰：胃气上注于肺，其悍气上冲头者，循咽，上走空窍，循眼系，入络脑，出颅，下客主人，循牙车，合阳明，并下人迎，此胃气别走于阳明者也。故阴阳上下，其动也若一。[2]105

《素问·水热穴论》：黄帝问曰：少阴何以主肾？肾何以主水？岐伯对曰：肾者至阴也，至阴者盛水也；肺者太阴也，少阴者冬脉也。故其本在肾，其末在肺，皆积水也。[1]221

《灵枢·本输》：黄帝问于岐伯曰：凡刺之道，必通十二经络之所终始，络脉之所别处，五输之所留，六腑之所与合，四时之所出入，五脏之所溜处，阔数之度，浅深之状，高下所至。愿闻其解。

岐伯曰：请言其次也。肺出于少商，少商者，手大指端内侧也，为井木；溜于鱼际，鱼际者，手鱼也，为荥；注于太渊，太渊，鱼后一寸陷者中也，为腧；行于经渠，经渠，寸口中也，动而不居，为经；入于尺泽，尺泽，肘中之动脉也，为合，手太阴经也。[2]4

《难经·二十二难》：经言脉有是动，有所生病，一脉变为二病者，何也？

然：经言是动也，气也；所生病者，血也。邪在气，气为是动；邪在血，血为所生病。气主呴之，血主濡之。气留而不行者，为气先病也；血壅而不濡者，为血后病也。故先为是动，后所生病也。[3]63

《难经·三十二难》：曰：五脏俱等，而心肺独在鬲上者，何也？

然：心者血，肺者气，血为荣，气为卫，相随上下，谓之荣卫，通行经络，营周于外，故令心肺：在鬲上也。[3]88

《难经·四十二难》：肺重三斤三两，六叶两耳，凡八叶，主藏魄。[3]106

钩玄提要

1. 肺的形态位置决定了其生理、病理特征

《黄帝内经》认为肺居胸膈，在五脏之上，为脏之盖，正如《黄帝内经太素·五脏痿》解释曰："肺在五脏之上，是心之盖。"[4]854《黄帝内经集注·痿论》也有类似的论述，并进一步将肺称之为"华盖"，影响至今："肺属乾金而主天，居心主之上，而为心之华盖。"[5]317

《黄帝内经》和《难经》明确指出，肺居膈上，更有利于行使其主气和配合心对营卫气血运行进行调节功能。正如《难经集注·三十二难》所说："心肺主通天气，故在膈上……心为帝王，高居远视，肺为华盖，位亦居膈。心主血，血为荣，肺主气，气为卫，血流据气，气动依血，血气相依而行，故心肺居在上焦也。"[6]33

《难经》还描述了肺的形态及其主气功能。《医贯·黄帝内经十二官论》在此基础上详细描述了肺的形态"喉下为肺，两叶白莹，谓之华盖，以覆诸脏。虚如蜂窠，下无透窍"；并说明肺的形态，成为呼吸清浊之气的基础，"故吸之则满，呼之则虚。一吸一呼，本之有源，无有穷也。乃清浊之交运，人身之橐龠"[7]3。

《黄帝内经》认为肺居胸膈之位，为华盖，也反映到病理表现方面，《素问·痿论》说："肺为华盖，五脏之长"，故《黄帝内经太素·伤寒》有："是以心有亡失，求之不得，即伤于肺，

肺伤则出气有声动肺叶焦，五脏因肺叶焦热，遂发为痿躄也。"[4] 854 说明因肺为五脏之长、华盖，所以当肺热伤津时，不能布散津液于脏腑全身，由此可引起为痿证。因居胸膈，所以肩背之腧穴可以诊治肺病，正如《黄帝内经集注·脉要精微论篇》曰："肩背为阳，胸腹为阴，阳为府，阴为藏，心肺居于胸中，而俞在肩背，故背为胸之府。"[5] 119 从肩背可以反映肺的善恶，正如《灵枢注证发微·本脏》曰："此言欲知肺之善恶吉凶，当验之色理、肩背、膺腋、喉胁之类也。"[8] 262

2. 肺之经脉联络各脏腑组织，调节其生理功能

《灵枢·经脉》指出，经脉循行从手太阴经开始，终于足厥阴肝经，又注入肺。正如《类经·经络类》所说："此十二经者，即营气也。营行脉中，而序必始于肺经者，以脉气流经，经气归于肺，肺朝百脉以行阴阳，而五脏六腑皆以受气，故十二经以肺经为首，循序相传，尽于足厥阴肝经而又传于肺，终而复始，是为一周。"[9] 91 之所以注入肺，而不注入中焦其理由在《黄帝内经太素·经脉》中有所论述："脉之所生，禀于血气，血气所生，起中焦仓廪，故手太阴脉从于中焦，受血气已，注诸经脉。中焦乃是手太阴受血气处，非是脉次相接之处，故脉环周，至足厥阴，注入脉中，与手太阴脉相接而行，不入中焦也。"[4] 203

《灵枢·经脉》描述经脉循行中具有起、出、络、属概念，《黄帝内经太素·经脉》解释为"十二经脉，生处皆称为起，所经之处名出，亦称至、称注，此为例也……五脏六腑气相通者，脏脉必络腑属脏，腑脉必络脏属腑"。[4] 176《类经·经络类》指出："络，联络也。当任脉水分穴之分，肺脉络于大肠，以肺与大肠为表里也。按：十二经相通，各有表里。凡在本经者皆曰属，以此通彼者皆曰络，故在手太阴则曰属肺络大肠，在手阳明则曰属大肠络肺，彼此互更，皆以本经为主也。下文十二经皆放此。"[9] 91

关于《灵枢·经脉》中"是动则病""是主所生病"，《难经·二十二难》提出："经言脉有是动，有所生病，一脉变为二病者，何也？然：经言是动也，气也；所生病者，血也。邪在气，气为是动；邪在血，血为所生病。气主呴之，血主濡之。气留而不行者，为气先病也；血壅而不濡者，为血后病也，故先为是动，后所生病也。"[3] 63 即病位在气为是动，在血为所生病。但《类经·疾病类》提出异议："动，言变也，变则变常而为病也……然细察本篇之义，凡在五脏，则各言脏所生病，凡在六腑，则或言气或言血，或脉或筋，或骨或津液，其所生病本各有所主，非以血气二字统言十二经者也。"[9] 191《黄帝内经灵枢集注·经脉》的观点是："夫是动者，病因于外，所生者，病因于内。"[10] 74 总之。对于"动则病"、"是主所生病"后世注家认识不一，有气血、内外、变动之不同，应综合考虑。"动则病"当指相应脏腑经络变动而为病；"是主所生病"是指该经脉可以主治何种病。

由于肺通过经络与多个脏腑相互联系，《黄帝内经》认为它们在功能上相互影响，如足少阴肾经入肺中，所谓"其本在肾，其末在肺"，两者在呼吸和水液代谢方面相互配合，故有"呼出心与肺，吸入肾与肝"（《难经·四难》）之说，后世医家以此提出"肾主纳气"。在病理上，当足少阴肾经有病时也影响到肺的呼吸功能，《灵枢·经脉》中"是动则病饥不欲食，面如漆柴，咳唾则有血，喝喝而喘"[2] 32 即说明足少阴病可引起咳喘、咯血等。至于两者在水液代谢方面的相互配合和影响，于"肺主通调水道"节论述。

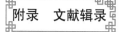

《黄帝内经太素·伤寒》：肺在五脏之上，是心之盖……[4] 854

《黄帝内经集注·痿论》：肺属乾金而主天，居心主之上，而为心之华盖……[5] 317

《难经集注·三十二难》：丁曰：心肺主通天气，故在膈上。杨曰：自齐以上通为阳，自齐以下通为阴，故经曰腰以上为天，腰以下为地。天阳地阴，即其义也。今心肺既居膈上而行荣卫，故云荣周于外。虞曰：心为帝王，高居远视，肺为华盖，位亦居膈。心主血，血为荣。肺主气，气为卫。血流据气，气动依血。血气相依而行，故心肺居在上焦也。[6] 33

《医贯·黄帝内经十二官论》：喉下为肺，两叶白莹，谓之华盖，以覆诸脏。虚如蜂窠，下无透窍，故吸之则满，呼之则虚。一吸一呼，本之有源，无有穷也。乃清浊之交运，人身之橐龠。[7] 3

《黄帝内经太素·伤寒》：是以心有亡失，求之不得，即伤于肺，肺伤则出气有声动肺叶焦，五脏因肺叶焦热，遂发为痿辟也。[4] 854

《黄帝内经集注·脉要精微论》：肩背为阳，胸腹为阴，阳为腑，阴为藏，心肺居于胸中，而俞在肩背，故背为胸之府。[5] 119

《灵枢注证发微·本脏》：此言欲知肺之善恶吉凶，当验之色理、肩背、膺腋、喉胁之类也。"[8] 262

《类经·经络类》：此十二经者，即营气也。营行脉中，而序必始于肺经者，以脉气流经，经气归于肺，肺朝百脉以行阴阳，而五脏六腑皆以受气，故十二经以肺经为首，循序相传，尽于足厥阴肝经而又传于肺，终而复始，是为一周。[9] 91

《黄帝内经太素·经脉》：肺脉手太阴从中焦起，以次四藏六腑之脉皆相接而起，唯足厥阴脉还回从肝注于肺中，不接手太阴脉何也？但脉之所生，禀于血气，血气所生，起中焦仓廪，故手太阴脉从于中焦，受血气已，注诸经脉。中焦乃是手太阴受血气处，非是脉次相接之处，故脉环周，至足厥阴，注入脉中，与手太阴脉相接而行，不入中焦也。[4] 203

《黄帝内经太素·经脉》：十二经脉，生处皆称为起，所经之处名出，亦称至、称注，此为例也……五脏六腑气相通者，脏脉必络腑属脏，腑脉必络脏属腑。[4] 176

《类经·经络类》：络，联络也。当任脉水分穴之分，肺脉络于大肠，以肺与大肠为表里也。按：十二经相通，各有表里。凡在本经者皆曰属，以此通彼者皆曰络，故在手太阴则曰属肺络大肠，在手阳明则曰属大肠络肺，彼此互更，皆以本经为主也。下文十二经皆放此。[9] 91

《类经·疾病类》：动，言变也，变则变常而为病也……然细察本篇之义，凡在五脏，则各言脏所生病，凡在六腑，则或言气或言血，或脉或筋，或骨或津液，其所生病本各有所主，非以血气二字统言十二经者也。[9] 191

《黄帝内经灵枢集注·经脉》：夫是动者，病因于外，所生者，病因于内。[10] 74

参 考 文 献

[1] 未著撰人. 黄帝内经素问 [M]. 北京：人民卫生出版社，2012.

[2] 未著撰人. 灵枢经 [M]. 北京：人民卫生出版社，2012.

[3] [春秋] 秦越人. 难经 [M]. 北京：科学技术文献出版社，2010.

[4] [唐] 杨上善. 黄帝内经太素 [M]. 北京：科学技术文献出版社，2005.

[5] [清] 张志聪. 黄帝内经集注 [M]. 杭州：浙江古籍出版社，2002.

[6] [吴] 吕广等注辑. 难经集注 [M]. 沈阳：辽宁科学技术出版社，1997.

[7] [明] 赵献可. 医贯 [M]. 北京：中国医药科技出版社，2009.

[8] [明] 马莳. 黄帝内经灵枢注证发微 [M]. 北京：人民卫生出版社，1994.

[9] [明] 张介宾. 类经 [M]. 北京：中国中医药出版社，1997.

[10] [清] 张志聪. 黄帝内经灵枢集注 [M]. 杭州：浙江古籍出版社，2002.

（二）肺之阴阳五行

《黄帝内经》根据阴阳五行学说，建立了四时五脏系统。肺五行属金，色白，六气为燥，应于秋季，味辛，主皮毛，为阳中之阴（少阴）。由于肺在上焦，其属金应秋，主肃降，其经络为手太阴肺经。中医学通过阴阳五行系统，阐发了肺的生理病理特点，指导着临床诊断和治疗。

═══════════ 经典原文 ═══════════

《素问·金匮真言论》：夫言人之阴阳，则外为阳，内为阴。言人身之阴阳，则背为阳，腹为阴。言人身之脏腑中阴阳，则脏者为阴，腑者为阳。肝心脾肺肾五脏皆为阴，胆胃大肠小肠膀胱三焦六腑皆为阳。所以欲知阴中之阴阳中之阳者何也？为冬病在阴，夏病在阳，春病在阴，秋病在阳，皆视其所在，为施针石也。故背为阳，阳中之阳，心也；背为阳，阳中之阴，肺也；腹为阴，阴中之阴，肾也；腹为阴，阴中之阳，肝也；腹为阴，阴中之至阴，脾也。此皆阴阳表里内外雌雄相输应也，故以应天之阴阳也。[1]16

《素问·金匮真言论》：西方白色，入通于肺，开窍于鼻，藏精于肺，故病在背，其味辛，其类金，其畜马，其谷稻，其应四时，上为太白星，是以知病之在皮毛也，其音商，其数九，其臭腥。[1]18

《素问·阴阳应象大论》：西方生燥，燥生金，金生辛，辛生肺，肺生皮毛，皮毛生肾，肺主鼻。其在天为燥，在地为金，在体为皮毛，在脏为肺，在色为白，在音为商，在声为哭，在变动为咳，在窍为鼻，在味为辛，在志为忧。忧伤肺，喜胜忧。[1]27

《素问·五脏生成》：色味当五脏：白当肺、辛，赤当心、苦，青当肝、酸，黄当脾、甘，黑当肾、咸。故白当皮，赤当脉，青当筋，黄当肉，黑当骨。[1]49

《素问·五运行大论》：西方生燥，燥生金，金生辛，辛生肺，肺生皮毛，皮毛生肾。其在天为燥，在地为金，在体为皮毛，在气为成，在脏为肺，其性为凉，其德为清，其用为固，其色为白，其化为敛，其虫介，其政为劲，其令雾露，其变肃杀，其眚苍落……[1]260

《素问·六节藏象论》：帝曰：藏象何如？岐伯曰：心者，生之本，神之变也，其华在面，其充在血脉，为阳中之太阳，通于夏气。肺者，气之本，魄之处也，其华在毛，其充在皮，为阳中之太阴，通于秋气。[1]46

《灵枢·九针十二原》：阳中之少阴，肺也。[2]3

《灵枢·阴阳系日月》：肺为阳中之少阴。[2]79

《难经·三十三难》：肝青象木，肺白象金，肝得水而沉，木得水而浮，肺得水而浮，金得水而沉，其意何也？

然：肝者，非为纯木也，乙角也，庚之柔，大言阴与阳，小言夫与妇，释其微阳，而吸其微阴之气，其意乐金，又行阴道多，故令肝得水而沉也。肺者非为纯金也，辛商也，丙之柔。大言阴与阳，小言夫与妇，释其微阴，婚而就火，其意乐火，又行阳道多，故令肺得水而浮也。肺熟而复沉，肝熟而复浮者，何也？故知辛当归庚，乙当归甲也。[3]88

《难经·三十四难》：然：《十变》言肝色青，其臭臊，其味酸，其声呼，其液泣。心色赤，其臭焦，其味苦，其声言，其液汗。脾色黄，其臭香，其味甘，其声歌，其液涎。肺色白，其臭腥，其味辛，其声哭，其液涕。肾色黑，其臭腐，其味咸，其声呻，其液唾。是五脏声色臭味也。

五脏有七神，各何所藏耶？

然：脏者，人之神气所含藏也。故肝藏魂，肺藏魄，心藏神，脾藏意与智，肾藏精与志也。[3]91

钩玄提要

1. 肺之阴阳

《黄帝内经》认为肺为阳中之阴，划分人身阴阳目的是为了诊疗疾病。身体阴阳的划分是相对的，主要从脏腑表里，五脏属性，位置表里、内外、上下、左右角度进行考虑，如肺，从位置讲在膈上又近背上，所以为阳，但从肺的五行属性来说属金，主肃降，为阴；综合两者，因此肺在五脏中为阳中之少阴。正如《黄帝内经太素·阴阳》所说："皮毛肤肉，在外为阳；筋骨脏腑，在内为阴。背在胸上近头，故为阳也；腹在胸下近腰，故为阴也，就身之中，五脏藏于精神为阴，六腑贮于水谷为阳也。……心肺在膈以上，又近背上，所以为阳也。心以属火，火为太阳，故为阳中之阳也。肺以属金，金为少阴，故为阳中之阴也。……肺为阳中之阴，在背，故病在背。秋时上为太白星，皮毛在秋，故病在皮毛也。九为成数。"[4]83

划分阴阳的目的是为了和四季阴阳相参，诊断和治疗疾病。《黄帝内经太素·阴阳》对此又进行了解释："所以须知阴阳相在者，以其四时风寒暑湿在阴阳也。何者？冬之所患咳嗽痹厥，得之秋日伤湿，阴也；夏之所患飧泻病者，得之春日伤风，阳也；春之所患温病者，得之冬日伤寒，阴也；秋之所患咳疟病者，得之夏日伤暑，阳也。宜以三部九候瞻知所在，然后命于针灸、砭石、汤药、导引，五立疗方，施之不误，使十全者也。"

2. 肺之五行

《黄帝内经》认为肺在神为魄、藏气、开窍于鼻，同时，根据易之取象比类原则和洛书说明了肺所对应声、谷、五星、五畜及生成数。《重广补注黄帝内经素问·金匮真言论》有："金精之气其神魄，肺藏气，鼻通息，故开窍于鼻。以肺在胸中，背为胸中之府也。性音声而坚劲。畜马者，取乾也，易曰：'乾为马'。稻坚白；金之精气为太白星，三百六十五日一周天。金之坚密，类皮毛也。商，金声也。孟秋之月，律中夷则，大吕所生，三分减一，管率长五寸七分；仲秋之月，律中南吕，太簇所生，三分减一，管率长五寸三分；季秋之月，律中无射，夹钟所生，三分减一，管率长五寸。凡是三管，皆金气应之。金生数四，成数九。《尚书·洪范》曰：'四曰金。'凡气因金变，则为腥膻之气也"。[5]35。此对《黄帝内经》经意从五行、易象、音律、河图易数等角度进行了解释和阐述，说明了肺的生理特点和功能是在自然对人的影响的大背景下产生的，也符合天人相应的原则，并可在遵循五行、三阴三阳的规律下去认识和应用。

《黄帝内经》根据五行学说建立了五脏系统，关于肺系统正如《重广补注黄帝内经素问·阴阳应象大论》所说："天气急切，故生燥；金燥有声，则生金也。凡物之味辛者，皆金气之所生。"《尚书·洪范》曰：'从革作辛'。凡味之辛者，皆先生长于肺，肺之精气生养皮毛。《阴阳书》曰：'金生水。然肺金之气养皮已，乃生肾水'。肺藏气，鼻通息，故主鼻。"[5]45从五行角度解释了肺与辛味、秋天、肾的关系等。

明·马莳对《黄帝内经》五脏系统中的肺系统相关经文解释更为明了："此节大略见《天元纪大论》，惟《五运行大论》文较此更详。……此五节，伯详五脏之通于三才者而对之。……

又尝即前所言者而极推之，其在天五气为燥，在地五行为金，在人五体为皮毛，在五脏为肺，在五色为白，在五音为商，在五变为咳，在五窍为鼻，在五味为辛，在五志为忧。名虽万殊，理无二致，皆属之于金而已。"非常明确地构列了肺脏系统，并应用五行相胜原理说明五味、七情相胜："本脏之太过者，反有所伤，而惟本脏之所不胜者，为能胜之也。故在志为忧，忧之过者则伤肺，惟心火之喜为能胜忧。在天为燥，燥之过者则热，热伤皮毛，惟北方之寒为能胜热。在味为辛，辛之过者则伤皮毛，惟火味之苦为能胜辛。此皆火能克金，故制其所胜者如此。"[7] 45, 46

3. 肺之四时阴阳

对于《素问·六节藏象论》所建立的五脏四时阴阳系统，《重广补注黄帝内经素问·六节藏象论》进行了解释，如："肺藏气，其神魄，其养皮毛，故曰肺者气之本，魄之处，华在毛，充在皮也。……新校正云：按'太阴'，《甲乙经》并《太素》作'少阴'，当作'少阴'，肺在十二经虽为太阴，然在阳分之中当为少阴也。"[5] 79 根据五脏阴阳属性的划分原则指出肺当为阳中之少阴，纠正了《黄帝内经》原文"肺为阳中之太阴"可能为错的描述。

在讨论"肺得水而浮，金得水而沉"五行和脏器特点相矛盾特性时，《难经·三十三难》根据五行阴阳化合学说进行了论述。《难经正义·三十三难》对《难经》所论进行了详细解释："肝虽乙木，乙与庚合，庚为阳金，金性本沉，妇当从夫，其意乐金。而失木之本性，故得水反沉也。肺属辛金，金得水当沉，何以反浮？然：肺虽辛金，辛与丙合，丙为阳火，火性炎上，妇当从夫，其意乐火，而失金之本性，故得水反浮也。生则生气旺，故能化合，熟则生气尽，故不能化合。所以肝熟而复浮，肺熟而复沉，各归其本性也。大而言之，即天地之阴阳，小而言之，即人伦之夫妇，其理一也。"[8] 65 由此可知，《难经》根据天干五行化合原理来说明五脏之间的关系，说明五脏关系的复杂性，同时也指出了这些复杂的关系会影响单个脏的特性。

附录 文献辑录

《黄帝内经太素·阴阳》：皮毛肤肉，在外为阳；筋骨脏腑，在内为阴。背在胸上近头，故为阳也；腹在胸下近腰，故为阴也，就身之中，五脏藏于精神为阴，六腑贮于水谷为阳也。所以须知阴阳相在者，以其四时风寒暑湿在阴阳也。何者？冬之所患咳嗽痹厥，得之秋日伤湿，阴也；夏之所患飧泻病者，得之春日伤风，阳也；春之所患温病者，得之冬日伤寒，阴也；秋之所患咳疟病者，得之夏日伤暑，阳也。视，瞻候也。宜以三部九候瞻知所在，然后命于针灸、砭石、汤药、导引，五立疗方，施之不误，使十全者也。心肺在膈以上，又近背上，所以为阳也。心以属火，火为太阳，故为阳中之阳也。肺以属金，金为少阴，故为阳中之阴也。肾肝居膈以下，又近下极，所以为阴也。肾以属水，水为太阴，故为阴中之阴也。肝以属木，木为少阳，故为阴中之阳也。脾居腹中至阴之位，以资四脏，故为阴中之阴。五脏六腑，即表里阴阳也。皮肤筋骨，即内外阴阳也。肝肺所主，即左右阴阳也。牝脏牡脏，即雌雄阴阳也。腰上腰下，即上下阴阳也。此五阴阳，气相输会，故曰合于天也。

肺为阳中之阴，在背，故病在背。秋时上为太白星，皮毛在秋，故病在皮毛也。九为成数。[4] 83

《重广补注黄帝内经素问·金匮真言论》：金精之气其神魄，肺藏气，鼻通息，故开窍于鼻。以肺在胸中，背为胸中之府也。性音声而坚劲。畜马者，取乾也，易曰："乾为马"。稻坚白；金之精气为太白星，三百六十五日一周天。金之坚密，类皮毛也。商，金声。孟秋之月，律中夷则，大吕所生，三分减一，管率长五寸七分；仲秋之月，律中南吕，太簇所生，三分减一，管率长五寸三分；季秋之月，律中无射，夹钟所生，三分减一，管率长五寸。凡是三管，皆金气应之。金生数四，成数九。《尚书·洪范》曰："四曰金。"凡气因金变，则为腥膻之气也。[5]35

《黄帝内经素问注证发微》：此节大略见《天元纪大论》，惟《五运行大论》文较此更详。……此五节，伯详五脏之通于三才者而对之。……又尝即前所言者而极推之，其在天五气为燥，在地五行为金，在人五体为皮毛，在五脏为肺，在五色为白，在五音为商，在五变为咳，在五窍为鼻，在五味为辛，在五志为忧。名虽万殊，理无二致，皆属之于金而已。然本脏之太过者，反有所伤，而惟本脏之所不胜者，为能胜之也。故在志为忧，忧之过者则伤肺，惟心火之喜为能胜忧。在天为燥，燥之过者则热，热伤皮毛，惟北方之寒为能胜热。在味为辛，辛之过者则伤皮毛，惟火味之苦为能胜辛。此皆火能克金，故制其所胜者如此。[6]45

《重广补注黄帝内经素问·六节藏象论》：肺藏气，其神魄，其养皮毛，故曰肺者气之本，魄之处，华在毛，充在皮也。……新校正云："按'太阴'，《甲乙经》并《太素》作'少阴'，当作'少阴'，肺在十二经虽为太阴，然在阳分之中当为少阴也。"[5]79

《难经正义·三十三难》：此言阴阳互根，五行化合之理。人身不外乎阴阳，交则生，不交则病，离则死。越人特举肝肺而言者，肝藏魂，肺藏魄，魂魄为一身阴阳之主宰也。以十干合脏腑，甲阳木应胆，乙阴木应肝。丙阳火应小肠，丁阴火应心，戊阳土应胃，己阴土应脾，庚阳金应大肠，辛阴金应肺，壬阳水应膀胱，癸阴水应肾。若以五音配五行，宫土、商金、角木、徵火、羽水，各因十干之阴阳，而分太少也。肝属乙木，得水当浮，何以反沉？

然：肝虽乙木，乙与庚合，庚为阳金，金性本沉，妇当从夫，其意乐金。而失木之本性，故得水反沉也。肺属辛金，金得水当沉，何以反浮？

然：肺虽辛金，辛与丙合，丙为阳火，火性炎上，妇当从夫，其意乐火，而失金之本性，故得水反浮也。生则生气旺，故能化合，熟则生气尽，故不能化合。所以肝熟而复浮，肺熟而复沉，各归其本性也。大而言之，即天地之阴阳，小而言之，即人伦之夫妇，其理一也。[7]65

参 考 文 献

[1] 未著撰人. 黄帝内经素问 [M]. 北京：人民卫生出版社，2012.
[2] 未著撰人. 灵枢经 [M]. 北京：人民卫生出版社，2012.
[3] [春秋] 秦越人. 难经 [M]. 北京：科学技术文献出版社，2010.
[4] [唐] 杨上善. 黄帝内经太素 [M]. 北京：科学技术文献出版社，2005.
[5] [唐] 王冰. 重广补注黄帝内经素问 [M]. 北京：科学技术文献出版社，2011.
[6] [明] 马莳. 黄帝内经素问注证发微 [M]. 北京：人民卫生出版社，1998.
[7] [清] 叶霖. 难经正义 [M]. 北京：人民卫生出版社，1990.

（三）肺主气，主治节

肺主气，司呼吸是其最基本功能，它不但主呼吸之气、气的生成，还调节气的升降出入运动。肺通过主气功能，辅助心治理调节各个脏腑，称之为主治节。如肺的主气和主治节功能失常，会产生咳喘、胸闷、少气等多种病证。

经典原文

《素问·灵兰秘典论》：黄帝问曰：愿闻十二脏之相使，贵贱何如？岐伯对曰：悉乎哉问也，请遂言之。心者，君主之官也，神明出焉。肺者，相傅之官，治节出焉。[1]40

《素问·五脏生成》：诸脉者皆属于目，诸髓者皆属于脑，诸筋者皆属于节，诸血者皆属于心，诸气者皆属于肺。[1]49

《素问·六节藏象论》：天食人以五气，地食人以五味。五气入鼻，藏于心肺，上使五色修明，音声能彰。……肺者，气之本，魄之处也。[1]46

《素问·五脏别论》：胃者，水谷之海，六腑之大源也。……是以五脏六腑之气味，皆出于胃，变见于气口。故五气入鼻，藏于心肺，心肺有病，而鼻为之不利也。[1]53

《素问·通评虚实论》：气虚者肺虚也[1]118

《素问·至真要大论》：诸气膹郁，皆属于肺。[1]363

《素问·刺禁论》：黄帝问曰：愿闻禁数。岐伯对曰：脏有要害，不可不察。肝生于左，肺脏于右，心部于表，肾治于里，脾为之使，胃为之市。膈肓之上，中有父母，七节之傍，中有小心。从之有福，逆之有咎。[1]188

《素问·经脉别论》：食气入胃，散精于肝，淫气于筋。食气入胃，浊气归心，淫精于脉。脉气流经，经气归于肺，肺朝百脉，输精于皮毛。毛脉合精，行气于府。府精神明，留于四脏，气归于权衡。权衡以平，气口成寸，以决死生。饮入于胃，游溢精气……[1]95

《素问·平人气象论》：胃之大络，名曰虚里，贯膈络肺，出于左乳下，其动应衣，脉宗气也。盛喘数绝者，则病在中；结而横，有积矣；绝不至曰死。乳之下其动应衣，宗气泄也。[1]76

《灵枢·营气》：黄帝曰：营气之道，内谷为宝。谷入于胃，乃传之肺，流溢于中，布散于外。精专者行于经隧，常营无已，终而复始，是谓天地之纪。故气从太阴出，注手阳明，上行注足阳明，下行至跗上，注大指间，与太阳合，上行抵髀……[2]47

《灵枢·五味》：黄帝曰：营卫之行奈何？伯高曰：谷始入于胃，其精微者，先出于胃之两焦，以溉五脏，别出两行，营卫之道。其大气之抟而不行者，积于胸中，命曰气海，出于肺，循喉咽，故呼则出，吸则入。天地之精气，其大数常出三入一……[2]98

《灵枢·邪客》：黄帝问于伯高曰：夫邪气之客人也，或令人目不瞑，不卧出者，何气使然？伯高曰：五谷入于胃也，其糟粕、津液、宗气分为三隧。故宗气积于胸中，出于喉咙，以贯心脉，而行呼吸焉。营气者，泌其津液，注之于脉，化以为血。[2]118

《灵枢·五癃津液别》：五脏六腑，心为之主，耳为之听，目为之候，肺为之相，肝为之将，脾为之卫，肾为之主外。[2]73

《灵枢·本神》：肺藏气，气舍魄，肺气虚则鼻塞不利少气，实则喘喝胸盈仰息。[2]24

《灵枢·营气》：谷入于胃，乃传之肺，流溢于中，布散于外，精专者行于经隧，常营无已，终而复始，是谓天地之纪。[2]47

《灵枢·营卫生会》：人受气于谷，谷入于胃，以传与肺，五脏六腑，皆以受气，其清者为营，浊者为卫。[2]49

《灵枢·决气》：上焦开发，宣五谷味，熏肤，充身泽毛，若雾露之溉，是谓气。[2]67

《难经·四难》：然：呼出心与肺，吸入肾与肝，呼吸之间，脾受谷味也，其脉在中。浮者，阳也；沉者，阴也。故曰：阴阳也。[3]10

钩玄提要

1. 肺主气

"肺主气"是《黄帝内经》藏象学说中肺的主体功能，各注家根据《黄帝内经》论述，进行了不同解释。认为肺可调节呼吸之气、水谷之气、营卫之气、宗气、全身之气，为人身气之根本。①肺所主之气为呼吸自然清气，如明·吴崑《黄帝内经素问吴注·方盛衰论》有："天气，肺气也。"[4] 424②肺调节水谷之气的布散，如《黄帝内经灵枢注证发微·营卫生会》："伯言人身之气，受之于谷气也。始焉谷入于胃，而后生精微之气，此气出于中焦，以传与肺，而肺传之五脏六腑，则五脏六腑皆得以受此精微之气矣。"[5] 160③肺可调节营卫之气生成及宗气的生成和功能，如《黄帝内经灵枢集注·五味》："谷入于胃以传于肺，五脏六腑，皆以受气，别出两行，营卫之道，其清者为营，浊者为卫，营行脉中，卫行脉外。'大气'，宗气也。'胸中'，膻中也。其宗气之抟而不行者，积于胸中，命曰气海，上出于肺，循喉咽以司呼吸，呼则气出，吸则气入也。"[6] 388《黄帝内经灵枢注证发微·决气》也说："宗气即大气，积于上焦，上焦开发于脏腑，而宣布五谷精微之气味，此气熏于皮肤，充其身形，泽其毫毛，诚若雾露之灌溉万物也，夫是之谓气也。"[5] 217进一步说明肺可以调节宗气的功能。④全身营卫内外之气皆为肺所主，清·高士宗《黄帝素问直解·五脏生成》："诸气者，周身营卫外内之气也，肺为脏长，受朝百脉，故诸气者皆属于肺。"[7] 58明·马莳《黄帝内经素问注证发微·六节藏象论》对此强调全身之气以肺为根本，所谓"诸气皆属于肺，故吾身之气以之为本。"[8] 88

《黄帝内经》认为肝气生于左，肺气藏于右，肺与肝相互配合，调节气机升降，在《黄帝内经素问集注·刺禁论》有所解释："肝主东方乙木，肺主西方辛金，圣人南面而立，前曰广明，后曰太冲，左东而右西，是以肝左而肺右也。曰生曰藏者，谓脏体藏于内，脏气之从左右而出于外也。"[9] 360

《难经》认为肺和其他脏相互配合，可以调节气之出入，正如《难经正义·四难》所言："此言脉之阴阳虽在于尺寸，其阴阳之气，又在浮沉。如心肺居膈上，阳也，呼出必由之；肾肝居膈下，阴也，吸入必归之。脾受谷味，为生脉之原而在中，而呼出吸入，无不因之，故诊脉之法，浮取乎心肺，沉取乎肾肝，而中应乎脾胃也。"[10] 8

《黄帝内经》指出肺的主气功能失常，可引起少气、喘息、胸闷等多种病症。后世医家根据《黄帝内经》认为肺无论虚实皆可引起病症，如呼吸异常、喘息等，如《黄帝内经灵枢注证发微·本神》："惟肺气虚则鼻塞不利，且少气；实则喘喝，其胸必盈，而息则首仰也。"[5] 57李中梓则认为肺中虚、实火皆可引起胸闷、喘息，诊治当小心谨慎，无犯虚虚实实之错，在其所著《内经知要·病能》中有："膹者，喘急上逆。郁者，痞塞不通。肺主气，气有余者，本经自伏之火；气不足者，则火邪乘之。虚实之分，极易淆误，所当精辨。近世庸者，概指为肺热而攻其有余，虚虚之祸，良可嗟悼。"[11] 56《黄帝素问直解·通评虚实论》则进一步认为全身气虚，主要责之于肺虚："气主于肺，行于内外，故气虚者乃肺虚也。"[7] 139

2. 肺主治节

《黄帝内经》有肺主治节学说，对此《重广补注黄帝内经素问·灵兰秘典论》有曰："位高非君，故官为相傅。主行荣卫，故治节由之。"[12] 67主要从对营卫的调节来阐释；《类经·藏象类》曰："肺主气，气调则荣卫脏腑无所不治，故曰治节出焉。节，制也。"[13] 15认为肺主制节，主要因为肺主气，除了调营卫，还调节脏腑。《内经知要·藏象》则有相似论述："肺主气，气调则脏腑诸官听其节制，无所不治，故曰治节出焉。"[11] 31

┌─────────────────┐
│ **附录　文献辑录** │
└─────────────────┘

《类经·藏象类》：肺主气，气调则荣卫脏腑无所不治，故曰治节出焉。节，制也。[13] 15

《内经知要·藏象》：肺主气，气调则脏腑诸官听其节制，无所不治，故曰治节出焉。[11] 31

《黄帝内经素问吴注·方盛衰论》：天气，肺气也。[4]424

《黄帝内经灵枢注证发微·营卫生会》：伯言人身之气，受之于谷气也。始焉谷入于胃，而后生精微之气，此气出于中焦，以传与肺，而肺传之五脏六腑，则五脏六腑皆得以受此精微之气矣。[5]160

《黄帝内经灵枢集注·五味》：谷入于胃以传于肺，五脏六腑，皆以受气，别出两行，营卫之道，其清者为营，浊者为卫，营行脉中，卫行脉外。"大气"，宗气也。"胸中"，膻中也。其宗气之抟而不行者，积于胸中，命曰气海，上出于肺，循喉咽以司呼吸，呼则气出，吸则气入也。[6]388

《黄帝内经灵枢注证发微·决气》：宗气即大气，积于上焦，上焦开发于脏腑，而宣布五谷精微之气味，此气熏于皮肤，充其身形，泽其毫毛，诚若雾露之灌溉万物也，夫是之谓气也。[5]217

《黄帝素问直解·五脏生成》：诸气者，周身营卫外内之气也，肺为脏长，受朝百脉，故诸气者皆属于肺。[7]58

《黄帝内经素问注证发微·六节藏象论》：诸气皆属于肺，故吾身之气以之为本。[8]88

《黄帝内经素问集注·刺禁论》：肝主东方乙木，肺主西方辛金，圣人南面而立，前曰广明，后曰太冲，左东而右西，是以肝左而肺右也。曰生曰藏者，谓藏体藏于内，藏气之从左右而出于外也。[9]360

《难经正义·四难》：此言脉之阴阳虽在于尺寸，其阴阳之气，又在浮沉。如心肺居膈上，阳也，呼出必由之；肾肝居膈下，阴也，吸入必归之。脾受谷味，为生脉之原而在中，而呼出吸入，无不因之，故诊脉之法，浮取乎心肺，沉取乎肾肝，而中应乎脾胃也。[10]8

《黄帝内经灵枢注证发微·本神》：惟肺气虚则鼻塞不利，且少气；实则喘喝，其胸必盈，而息则首仰也。[5]57

《内经知要·病能》：膹者，喘急上逆。郁者，痞塞不通。肺主气，气有余者，本经自伏之火；气不足者，则火邪乘之。虚实之分，极易淆误，所当精辨。近世庸未，概指为肺热而攻其有余，虚虚之祸，良可嗟悼。[11]56

《黄帝素问直解·通评虚实论》：气主于肺，行于内外，故气虚者乃肺虚也。[7]139

《重广补注黄帝内经素问·灵兰秘典论》：位高非君，故官为相傅。主行荣卫，故治节由之。[12]67

参 考 文 献

[1] 未著撰人. 黄帝内经素问 [M]. 北京：人民卫生出版社，2012
[2] 未著撰人. 灵枢经 [M]. 北京：人民卫生出版社，2012.
[3] [春秋] 秦越人. 难经 [M]. 北京：科学技术文献出版社，2010.
[4] [明] 吴崑. 黄帝内经素问吴注 [M]. 北京：学苑出版社，2012.
[5] [明] 马莳. 黄帝内经灵枢注证发微 [M]. 北京：人民卫生出版社，1994.
[6] [清] 张志聪. 黄帝内经灵枢集注 [M]. 杭州：浙江古籍出版社，2002.
[7] 郑家铿总校注. 黄帝素问直解校注 [M]. 厦门：厦门大学出版社，1998.
[8] [明] 马莳. 黄帝内经素问注证发微 [M]. 北京：人民卫生出版社，1998.
[9] [清] 张志聪. 黄帝内经素问集注 [M]. 杭州：浙江古籍出版社，2002.
[10] [清] 叶霖. 难经正义 [M]. 北京：人民卫生出版社，1990.
[11] [明] 李中梓. 内经知要 [M]. 北京：中国医药科技出版社，2011.
[12] [唐] 王冰. 重广补注黄帝内经素问 [M]. 北京：科学技术文献出版社，2011.
[13] [明] 张介宾. 类经 [M]. 北京：中国中医药出版社，1997.

（四）肺主通调水道

肺主通调水道，是指肺气的宣发、肃降运动推动和调节全身水液运行、输布和排泄。肺主通调水道，又为华盖，在五脏六腑中位置最高，故《医方集解》称之为"水之上源"。由于外邪袭肺，或者内伤及肺，肺失宣降，通调水道功能失司，可引起水肿、癃闭、咳喘等病症。

经典原文

《素问·经脉别论》：饮入于胃，游溢精气，上输于脾，脾气散精，上归于肺，通调水道，下输膀胱，水精四布，五经并行，合于四时五脏阴阳，揆度以为常也。[1]95

《素问·水热穴论》：黄帝问曰：少阴何以主肾？肾何以主水？岐伯对曰：肾者至阴也，至阴者盛水也，肺者太阴也，少阴者冬脉也，故其本在肾，其末在肺，皆积水也。[1]221

钩玄提要

《黄帝内经》提出了肺通调水道，后世医家认为肺能通调水道主要机理如下所述：

1. 肺脾肾三者相生的关系密切

肺脾肾在调节水液代谢方面相互配合，如《重广补注黄帝内经素问·经脉别论》有："水土合化，上滋肺金，金气通肾，故调水道，转注下焦，膀胱禀化，乃为溲矣。"[2]160

2. 肺依赖于主气功能调节水代谢

《黄帝内经集注·经脉别论》有"入胃之饮，精气上输于脾，脾气散精，上归于肺，盖脾主为胃行其津液者也。肺应天而主气，故能通调水道而下输膀胱，所谓地气升而为云，天气降而为雨也。水精四布者，气化则水行，故四布于皮毛"之论[3]173，并根据天地阴阳升降交感的原理进行阐述。《类经·藏象类》论述更为明确，并把此功能比喻成水出高原："肺气运行，水随而注，故肺能通调水道，下输膀胱，是谓水出高原，下焦如渎也。"[4]27。

3. 肺与肾之经脉相互联系

肺与肾之经脉相互联系，水液停聚影响肺肾，如《重广补注黄帝内经素问·水热穴论》认为肾和肺通过足少阴肾经相互联系，并且在水液代谢方面相互影响，故进一步解释说："阴者，谓寒也。冬月至寒，肾气合应，故云肾者至阴也。水旺于冬，故云至阴盛水也。肾少阴脉，从肾上贯肝膈，入肺中，故云其本在肾，其末在肺也。肾气上逆，则水气客于肺中，故云皆积水也。"[2]377

附录　文献辑录

《重广补注黄帝内经素问·经脉别论》：水土合化，上滋肺金，金气通肾，故调水道，转注下焦，膀胱禀化，乃为溲矣。[2]160

《黄帝内经集注·经脉别论》：入胃之饮，精气上输于脾，脾气散精，上归于肺，盖脾主为胃行其津液者也。肺应天而主气，故能通调水道，而下输膀胱，所谓地气升而为云，天气降而为雨也。水精四布者，气化则水行，故四布于皮毛。五经并行者，通灌于五脏之经脉也。平脉篇曰：谷入于胃，脉道乃行，水入于经，其血乃成。故先论食而后论其饮焉。[3]173

《类经·藏象类》：肺气运行，水随而注，故肺能通调水道，下输膀胱，是谓水出高原，下焦如渎也。[4]27

《重广补注黄帝内经素问·水热穴论》：阴者，谓寒也。冬月至寒，肾气合应，故云肾者至阴也。水旺于冬，故云至阴盛水也。肾少阴脉，从肾上贯肝膈，入肺中，故云其本在肾，其末在肺也。肾气上逆，则水气客于肺中，故云皆积水也。[2]377

参 考 文 献

[1] 未著撰人. 黄帝内经素问 [M]. 北京：人民卫生出版社，2012.
[2] [唐] 王冰. 重广补注黄帝内经素问 [M]. 北京：科学技术文献出版社，2011.
[3] [清] 张志聪. 黄帝内经集注 [M]. 杭州：浙江古籍出版社，2002.
[4] [明] 张介宾. 类经 [M]. 北京：中国中医药出版社，1997.

（五）肺 朝 百 脉

肺朝百脉，指全身血液都通过百脉流经于肺，即百脉朝会于肺，经肺的呼吸，进行体内外清浊之气的交换，然后再通过肺气宣降作用，将血液通过百脉输送到全身。后世尚有肺使百脉如潮的说法，即通过肺主气、司呼吸功能，调节脉中气血运动，使之如潮一样进行输布。另外，肺朝百脉与血液的生成有关。

经典原文

《素问·经脉别论》：食气入胃，散精于肝，淫气于筋。食气入胃，浊气归心，淫精于脉。脉气流经，经气归于肺，肺朝百脉，输精于皮毛。毛脉合精，行气于府。府精神明，留于四脏，气归于权衡。权衡以平，气口成寸，以决死生。[1] 95

《灵枢·营卫生会》：黄帝曰：愿闻中焦之所出。岐伯答曰：中焦亦并胃中，出上焦之后，此所受气者，泌糟粕，蒸津液，化其精微，上注于肺脉，乃化而为血，以奉生身，莫贵于此，故独得行于经隧，命曰营气。[2] 50

《灵枢·动输》：黄帝曰：经脉十二，而手太阴、足少阴、阳明独动不休，何也？岐伯曰：是明胃脉也。胃为五脏六腑之海，其清气上注于肺，肺气从太阴而行之，其行也，以息往来，故人一呼脉再动，一吸脉亦再动，呼吸不已，故动而不止。[2] 105

《灵枢·痈疽》：余闻肠胃受谷，上焦出气，以温分肉，而养骨节，通腠理。中焦出气如露，上注溪谷，而渗孙脉，津液和调，变化而赤为血，血和则孙脉先满溢，乃注于络脉，皆盈，乃注于经脉。阴阳已张，因息乃行，行有经纪，周有道理，与天合同，不得休止。[2] 144

钩玄提要

1. 肺调节百脉气血运行

《素问·经脉别论》首次提出了"肺朝百脉"，后世医家如《重广补注黄帝内经素问·经脉别论》曰："言脉气流运，乃为大经，经气归宗，上朝于脉，肺为华盖，位复居高，治节由之，故受百脉之朝会也。……由此故肺朝百脉，然乃布化精气，输于皮毛矣。"[3] 159认为肺朝百脉，为百脉朝会于肺，肺通过朝百脉从而对气血的运行、精微的输布有着重要调节作用。其他注家也有相近认识，如《类经·藏象类》中认为百脉朝会于肺，肺因此输布精微于皮毛，"精淫于脉，脉流于经，经脉流通，必由于气，气主于肺，故为百脉之朝会。皮毛为肺之合，故肺精输焉。"[4] 27

2. 肺调节血液生成

有医家根据《黄帝内经》原文认为，肺协助心具有生血功能，且可输布全身，并根据《灵枢·痈疽》说明血液生成后由孙络、络脉到经脉，再由肺的呼吸调节血液于脉中运行。如《黄帝内经灵枢集注·营卫生会》曰："此论营出于中焦，中焦亦并胃中，在中脘之分，中焦所归之部署也。此所受气者，主泌水谷之糟粕，蒸精液，化其精微，上注入肺脉，以奉心化赤而为血。"又有批注："经云：肺朝百脉，输精于皮毛，上注于肺脉，乃化而为血，以奉生身，莫贵于此者，中焦之津液输于皮毛，变化而赤为血，充肤热肉以丰身，血和则孙脉先满溢，乃注于络脉经脉、故独得行于经隧，为营血先营于身形，而后行于经隧。"[5] 183 即肺朝百脉与肺调节血液生成有关。

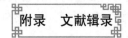

《重广补注黄帝内经素问·经脉别论》：言脉气流运，乃为大经，经气归宗，上朝于脉，肺为华盖，位复居高，治节由之，故受百脉之朝会也。……由此故肺朝百脉，然乃布化精气，输于皮毛矣。[3] 159

《类经·藏象类》：精淫于脉，脉流于经，经脉流通，必由于气，气主于肺，故为百脉之朝会。皮毛为肺之合，故肺精输焉。[4] 27

《黄帝内经灵枢集注·营卫生会》：此论营出于中焦，中焦亦并胃中，在中脘之分，中焦所归之部署也。此所受气者，主泌水谷之糟粕，蒸精液，化其精微，上注入肺脉，以奉心化赤而为血。

又有批注："经云：肺朝百脉，输精于皮毛，上注于肺脉，乃化而为血，以奉生身，莫贵于此者，中焦之津液输于皮毛，变化而赤为血，充肤热肉以丰身，血和则孙脉先满溢，乃注于络脉经脉、故独得行于经隧，为营血先营于身形，而后行于经隧。"[5] 183

参 考 文 献

[1] 未著撰人. 黄帝内经素问 [M]. 北京：人民卫生出版社，2012.

[2] 未著撰人. 灵枢经 [M]. 北京：人民卫生出版社，2012.

[3] [唐] 王冰. 重广补注黄帝内经素问 [M]. 北京：科学技术文献出版社，2011.

[4] [明] 张介宾编著. 类经 [M]. 北京：中国中医药出版社，1997.

[5] [清] 张志聪集注. 黄帝内经灵枢集注 [M]. 杭州：浙江古籍出版社，2002.

（六）肺 合 皮 毛

肺合皮毛，是指肺与皮毛相互为用的关系。肺对皮毛的作用，主要为肺气宣发，输精于皮毛，皮毛的生长和功能发挥依赖于肺宣发的卫气和水谷精微及肺之精气的营养，皮毛也可辅助肺之呼吸；从五行而言，金气坚定，皮象亦然，肺脏应金，故合皮也。在病理上，外邪可从皮毛侵入肺脏，如风寒之邪外束皮毛，可导致咳喘，皮痹可引起肺痹等；相反，肺的功能失常也可以使皮肤出现疾病。

经典原文

《素问·阴阳应象大论》：西方生燥，燥生金，金生辛，辛生肺，肺生皮毛。[1] 27

《素问·六节藏象论》：肺者，气之本，魄之处也，其华在毛，其充在皮，为阳中之太阴，通于秋气。[1]46

《素问·五脏生成》：心之合脉也，其荣色也，其主肾也。肺之合皮也，其荣毛也，其主心也。[1]48

《素问·经脉别论》：肺朝百脉，输精于皮毛。[1]95

《素问·宣明五气》：五脏所主：心主脉，肺主皮，肝主筋，脾主肉，肾主骨，是谓五主。[1]104

《素问·咳论》：皮毛者肺之合也，皮毛先受邪气，邪气以从其合也。[1]146

《素问·痿论》：黄帝问曰：五脏使人痿何也？岐伯对曰：肺主身之皮毛，心主身之血脉，肝主身之筋膜，脾主身之肌肉，肾主身之骨髓，故肺热叶焦，则皮毛虚弱急薄著，著则生痿躄也。心气热，则下脉厥而上，上则下脉虚，虚则生脉痿，枢折挈……[1]168

《素问·痹论》：皮痹不已，复感于邪，内舍于肺。[1]164

《难经·二十四难》：手太阴气绝，即皮毛焦。太阴者，肺也，行气温于皮毛者也。气弗营则皮毛焦，皮毛焦则津液去，津液去即皮节伤，皮节伤，则皮枯毛折，毛折者则毛先死，丙日笃，丁日死。[2]69

钩玄提要

1. 肺之精气生养皮毛

《黄帝内经》提出"肺主皮毛"，后世医家根据《黄帝内经》进行阐述，认为肺主皮毛，其机理是由于肺之精气生养皮毛。如《重广补注黄帝内经素问·阴阳应象大论》曰："肺之精气，生养皮毛。"[3]47肺还把水谷精微输布于皮毛，使皮毛得养，如《重广补注黄帝内经素问·经脉别论》曰："故肺朝百脉，然乃布化精气，输于皮毛矣。"[3]159《黄帝内经集注·五脏生成》也有类似认识："肺主气，气主表，故合于皮。《伤寒论》曰：寸口脉缓而迟，缓则阳气长。其声商，毛发长。毛附于皮，气长则毛荣。"[4]80

对于"肺合皮毛"，《重广补注黄帝内经素问·五脏生成》从五行取象比类上进行阐述："金气坚定，皮象亦然，肺脏应金，故合皮也。毛附皮革，故外荣。"[3]82《内经知要·五脏象》则从肺轻而浮与皮毛比类："肺轻而浮，故其华其充乃在皮毛也。"[5]34肺和皮毛又具有平行地位。

2. 肺与皮毛病理上相互影响

因肺主皮毛，肺的疾病可以引起皮毛功能异常。如《黄帝素问直解校注·痿论》中说："举动自如，皆脏气和于内而主于外。故肺热叶焦，是肺脏病于内矣，病于内，则肺主皮毛，虚弱急薄应于外，若更留着不行，则生痿躄。躄，两足废弛也。"[6]205《难经正义·二十四难》有类似论述："手太阴，肺脉也。其华在毛，其充在皮，脉不营，则皮毛焦。肺主气，气主熏肤泽毛，太阴气绝，故津液去，则皮枯毛折而节伤也。"[7]48

另外，皮毛受邪，也可以传之于肺。如《黄帝内经太素·咳论》曰："肺合皮毛，故皮毛受于寒邪，内合于肺。"[8]1035皮病日久，也可传至于肺，引起肺病，如《素问·痹论》："皮痹不已，复感于邪，内舍于肺。"

┌─────────────────────┐
│ 附录　文献辑录 │
└─────────────────────┘

《重广补注黄帝内经素问·阴阳应象大论》：肺之精气，生养皮毛。[3] 47

《重广补注黄帝内经素问·经脉别论》：故肺朝百脉，然乃布化精气，输于皮毛矣。[3] 159

《黄帝内经集注·五脏生成》：肺主气，气主表，故合于皮。《伤寒论》曰：寸口脉缓而迟，缓则阳气长。其声商，毛发长，毛附于皮，气长则毛荣。[4] 80

《重广补注黄帝内经素问·五脏生成》：金气坚定，皮象亦然，肺脏应金，故合皮也。毛附皮革，故外荣。[3] 82

《内经知要·五脏象》：肺轻而浮，故其华其充乃在皮毛也。[5] 34

《黄帝素问直解校注·痿论》：举动自如，皆脏气和于内而主于外。故肺热叶焦，是肺脏病于内矣，病于内，则肺主皮毛，虚弱急薄应于外，若更留着不行，则生痿躄。躄，两足废弛也。[6] 205

《难经正义·二十四难》：手太阴，肺脉也。其华在毛，其充在皮，脉不营，则皮毛焦。肺主气，气主熏肤泽毛，太阴气绝，故津液去，则皮枯毛折而节伤也。[7] 48

《黄帝内经太素·咳论》曰：肺合皮毛，故皮毛受于寒邪，内合于肺。[8] 1035

参 考 文 献

[1] 未著撰人. 黄帝内经素问 [M]. 北京：人民卫生出版社，2012.

[2] [春秋] 秦越人. 难经 [M]. 北京：科学技术文献出版社，2010.

[3] [唐] 王冰. 重广补注黄帝内经素问 [M]. 北京：科学技术文献出版社，2011.

[4] [清] 张志聪. 黄帝内经集注 [M]. 杭州：浙江古籍出版社，2002.

[5] [明] 李中梓. 内经知要 [M]. 北京：中国医药科技出版社，2011.

[6] 郑家铿总校注. 黄帝素问直解校注 [M]. 厦门：厦门大学出版社，1998.

[7] [清] 叶霖. 难经正义 [M]. 北京：人民卫生出版社，1990.

[8] [唐] 杨上善. 黄帝内经太素 [M]. 北京：科学技术文献出版社，2005.

（七）肺开窍于鼻，在液为涕

鼻是呼吸道的一部分，为肺之窍。肺通过鼻呼浊吸清，发挥呼吸功能；而鼻的闻香臭功能依赖于肺中精气。涕为肺之液，为肺中津液所化，由肺气宣发运动布散到鼻窍，起到润泽鼻窍的作用。在病理情况下，外邪可由鼻窍侵入肺，导致肺系受损，产生咳喘等病症；反之，肺的功能失常，也可引起鼻窍不利，不闻香臭。

经典原文

《素问·金匮真言论》：西方白色，入通于肺，开窍于鼻。[1] 18

《素问·六节藏象论》：五气入鼻，藏于心肺，上使五色修明，音声能彰。[1] 46

《素问·五脏别论》：故五气入鼻，藏于心肺，心肺有病，而鼻为之不利也。[1] 53

《灵枢·脉度》：五脏常内阅于上七窍也，故肺气通于鼻，肺和则鼻能知臭香矣。[2] 48

《灵枢·五阅五使》：黄帝曰：愿闻五官。岐伯曰：鼻者，肺之官也。[2] 74

《素问·宣明五气》：五脏化液：心为汗，肺为涕，肝为泪，脾为涎，肾为唾，是谓五液。[1] 103

《灵枢·本神》：肺藏气，气舍魄，肺气虚则鼻塞不利少气，实则喘喝胸盈仰息。[2] 24

《灵枢·九针论》：五液：心主汗，肝主泣，肺主涕，肾主唾，脾主涎，此五液所出也。[2]139

《难经·三十七难》：五脏之气，于何发起？通于何许？可晓以不？

然：五脏者，当上关于上七窍也。故肺气通于鼻，鼻和则知香臭矣；肝气通于目，目和则知黑白矣；脾气通于口，口和则知谷味矣；心气通于舌，舌和则知五味矣；肾气通于耳，耳和则知五音矣。五脏不和，则七窍不通；六腑不和，则留结为痈。[3]97

《难经·四十难》：经言肝主色，心主臭，脾主味，肺主声，肾主液。鼻者肺之候，而反知香臭；耳者肾之候，而反闻声，其意何也？

然：肺者，西方金也，金生于巳，巳者南方火，火者心，心主臭，故令鼻知香臭。肾者，北方水也，水生于申，申者西方金，金者肺，肺主声，故令耳闻声。[3]102

━━━━━━━━━ 钩玄提要 ━━━━━━━━━

1. 肺气通于鼻

《黄帝内经》提出肺开窍于鼻，《素问识·金匮真言论》应用取象比类方法说明肺开窍于鼻的原理，"白虎通云：肺，金之精。西方亦金成万物也，故象金色白。开窍于鼻，白虎通云：鼻出入气，高而有窍，山亦有金石累积，亦有孔穴。出云布雨，以润天下；雨则云消，鼻能出纳气也。"[4]25 也可从"肺主气，鼻通气"功能上说明，如《黄帝内经素问注证发微》曰："西方庚辛金，其色白，吾人之肺属金，故内入通于肺，而外则开窍于鼻。……故开窍于鼻，其精则仍藏之于肺耳。"[5]33

肺开窍于鼻，肺将精气输布于鼻以维持鼻的功能，如《类经·经络类》说："阅，历也。五脏位次于内而气达于外，故阅于上之七窍如下文者。人身共有九窍，在上者七，耳目口鼻也；在下者二，前阴后阴也。阴阳应象大论曰：肺在窍为鼻，心在窍为舌，肝在窍为目，脾在窍为口，肾在窍为耳。故其气各有所通，亦各有所用，然必五脏气和而后各称其职，否则脏有所病则窍有所应矣。"[6]121 说明肺气可通于鼻，维持和调节鼻的功能，否则肺有病而鼻之功能也异常。

肺主涕。《黄帝内经》认为涕为肺液所化，《黄帝内经集注·宣明五气》解释说"水谷入口，其味有五。津液各走其道，五脏受水谷之津，淖注于外窍而化为五液。出于肺窍之鼻而为涕"[7]187，而涕的主要功能为"润于鼻窍也"（《重广补注黄帝内经素问·宣明五气》）[8]173。

2. 肺病而鼻为之不利

《黄帝内经》认为肺有病，鼻可出现塞而不通、不闻香臭，如《黄帝内经灵枢注证发微·本神》解释说"人之气藏于肺，而气则为魄之舍，惟肺气虚则鼻塞不利，且少气"；《素问·五脏别论》云："心肺有病，而鼻为之不利也。"[9]57

关于《难经》第四十难对鼻能知香臭的论述，《难经正义·四十难》主要从肺与其他脏腑的关系进行了阐述，强调了人体脏腑的整体联系，"臭者心所主，鼻者肺之窍，心之脉上肺，故令鼻能知香臭也。……或谓此以五行长生之法推之，……金长生于巳，……心主臭，火也，肺开窍于鼻而有巳火。"[10]79

┌─────────────────┐
│ **附录 文献辑录** │
└─────────────────┘

《素问识·金匮真言论》：白虎通云：肺，金之精。西方亦金成万物也，故象金色白。开窍于鼻，白虎通云：

鼻出入气，高而有窍，山亦有金石累积，亦有孔穴。出云布雨，以润天下；雨则云消，鼻能出纳气也。[4]25

《黄帝内经素问注证发微》：西方庚辛金，其色白，吾人之肺属金，故内入通于肺，而外则开窍于鼻。肺主气，鼻通气，故开窍于鼻，其精则仍藏之于肺耳。[5]33

《类经·经络类》：阅，历也。五脏位次于内而气达于外，故阅于上之七窍如下文者：人身共有九窍，在上者七，耳目口鼻也；在下者二，前阴后阴也。阴阳应象大论曰：肺在窍为鼻，心在窍为舌，肝在窍为目，脾在窍为口，肾在窍为耳。故其气各有所通，亦各有所用，然必五脏气和而后各称其职，否则脏有所病则窍有所应矣。[6]121

《黄帝内经集注·宣明五气》：水谷入口，其味有五。津液各走其道，五脏受水谷之津，淖注于外窍而化为五液。出于肺窍之鼻而为涕。[7]187

《重广补注黄帝内经素问·宣明五气》：润于鼻窍也。[8]173

《黄帝内经灵枢注证发微·本神》：人之气藏于肺，而气则为魄之舍，惟肺气虚则鼻塞不利，且少气；《素问·五脏别论》云：心肺有病，而鼻为之不利也。[9]57

《难经正义·四十难》：此五主，《素》《灵》无考，是摭古医经者。陈氏曰：臭者心所主，鼻者肺之窍，心之脉上肺，故令鼻能知香臭也。耳者肾之窍，声者肺所主，肾之脉上肺，故令耳能闻声也。或谓此以五行长生之法推之，木长生于亥，火长生于寅，金长生于巳，水长生于申。心主臭，火也，肺开窍于鼻而有巳火，故能知臭。肺主声，金也，肾水开窍于耳，而内有申金，故能闻声。[10]79

参 考 文 献

[1] 未著撰人. 黄帝内经素问 [M]. 北京：人民卫生出版社，2012.
[2] 未著撰人. 灵枢经 [M]. 北京：人民卫生出版社，2012.
[3] [春秋] 秦越人. 难经 [M]. 北京：科学技术文献出版社，2010.
[4] [日] 丹波元简. 素问识 [M]. 北京：人民卫生出版社，1955.
[5] [明] 马莳. 黄帝内经素问注证发微 [M]. 北京：人民卫生出版社，1998.
[6] [明] 张介宾. 类经 [M]. 北京：中国中医药出版社，1997.
[7] [清] 张志聪. 黄帝内经集注 [M]. 杭州：浙江古籍出版社，2002.
[8] [唐] 王冰. 重广补注黄帝内经素问 [M]. 北京：科学技术文献出版社，2011.
[9] [明] 马莳. 黄帝内经灵枢注证发微 [M]. 北京：人民卫生出版社，1994.
[10] [清] 叶霖. 难经正义 [M]. 北京：人民卫生出版社，1990.

（八）肺在志为悲（忧）

五脏藏五神，主七情。肺藏魄，在志为忧（悲）。肺主气功能正常，则魄可藏，人体基本感知、本能活动正常，忧悲适当。在病理条件下，如肺气虚可引起肺不藏魄，出现狂证，意不存人，也可导致情绪抑郁、多悲伤哭泣等。过度悲伤也可伤肺，导致肺气虚。

经典原文

《素问·阴阳应象大论》：在声为哭，在变动为咳，在窍为鼻，在味为辛，在志为忧。忧伤肺，喜胜忧。[1]27

《素问·宣明五气》：五精所并：精气并于心则喜，并于肺则悲，并于肝则忧，并于脾则畏，并于肾则恐，是谓五并。[1]103

《素问·脉要精微论》：肝气盛则梦怒，肺气盛则梦哭。[1]70

《素问·宣明五气》五脏所藏：心藏神，肺藏魄，肝藏魂，脾藏意，肾藏志，是谓五脏所藏。[1]104

《素问·六节藏象论》：肺者，气之本，魄之处也。[1]46

《灵枢·本神》：肺藏气，气舍魄。[2]24

━━━━━━━━━━ 钩玄提要 ━━━━━━━━━━

1. 肺主悲（忧）

《黄帝内经》提出的肺主忧悲，《素问识·阴阳应象大论》从取象比类进行阐述："肺属金，金，商也；商，伤也。主于秋，秋，愁也。故在志则悲哭，此之谓也。（秋者，愁也，出尚书大传。）"[3]33 之所以为哭，《重广补注黄帝内经素问·脉要精微论》曰："肺声哀故为哭。"[4]119

2. 肺藏魄

魄为五神之一，为肺所藏。对于魄的解释，后世认为主要指人体基本感知、本能活动，如《素问识·六节藏象论》说："其初人之生也，始变化为形。形之灵者，名之曰魄也。既生魄矣。魄内自有阳气，气之神者，名之曰魂也。魂魄，神灵之名。附形之灵为魄，附气之神为魂也。附形之灵者，谓初生之时，耳目心识，手足运动，啼呼为声，此则魄之灵也。附气之神者，谓精神性识，渐有所知，此则附气之神也。"[3]57 关于肺藏魄的机理，《灵枢·本神》说："肺藏气，气舍魄。"[2]24 认为肺藏魄是以肺主气为物质基础的。后世根据《黄帝内经》所言，认为肺之所以藏魄，是因肺为阴脏，魄为阴精所化，如《黄帝内经素问集注·宣明五气》提出："并精而出谓之魄，魄乃阴精所生，肺为阴脏，故主藏魄。"[5]189

如果五脏功能失常，则精气并于脏，产生神志异常。如《素问识·宣明五气》曰："五藏精气，各藏其藏则不病，若合而并于一藏，则邪气实之，各显其志。"[3]28 因此，肺的阴阳气血失常，精气并于肺，则易悲。同时，如果过度悲伤，可影响肺的主气功能，导致肺气虚，如《素问·举痛论》提出"悲则气消。"[1]151

附录 文献辑录

《素问识·阴阳应象大论》：虞庶注难经云，肺属金，金，商也；商，伤也。主于秋，秋，愁也。故在志则悲哭，此之谓也。（秋者，愁也，出尚书大传。）[3]33

《重广补注黄帝内经素问·脉要精微论》：肺声哀故为哭。[4]119

《黄帝内经素问集注·宣明五气》：并精而出谓之魄，魄乃阴精所生，肺为阴脏，故主藏魄。[5]189

《素问识·六节藏象论》：其初人之生也，始变化为形。形之灵者，名之曰魄也。既生魄矣。魄内自有阳气，气之神者，名之曰魂也。魂魄，神灵之名。附形之灵为魄，附气之神为魂也。附形之灵者，谓初生之时，耳目心识，手足运动，啼呼为声，此则魄之灵也。附气之神者，谓精神性识，渐有所知，此则附气之神也。[3]57

《素问识·宣明五气》：吴云：五精，五藏之精气也。并合而入之也，五藏精气，各藏其藏则不病，若合而并于一藏，则邪气实之，各显其志。张云：并，聚也。高云：藏虚而精气并之也，精者阴精，气者阳气。简按精气。乃水谷之精气，不必分阴阳矣。[3]28

参 考 文 献

[1] 未著撰人. 黄帝内经素问 [M]. 北京：人民卫生出版社，2012.

[2] 未著撰人. 灵枢经 [M]. 北京：人民卫生出版社，2012.

[3] [日] 丹波元简. 素问识 [M]. 北京：人民卫生出版社，1955.

[4] [唐] 王冰. 重广补注黄帝内经素问 [M]. 北京：科学技术文献出版社，2011.

[5] [清] 张志聪. 黄帝内经素问集注 [M]. 杭州：浙江古籍出版社，2002.

（九）肺与大肠相表里

肺与大肠阴阳表里相合，经络相互络属，功能相互配合、病理相互影响。生理条件下，肺可布津液于大肠、肃降气机而助大肠以传道变化；大肠阳明燥金传导通降，也有助于肺之肃降，发挥主气功能。

经典原文

《灵枢·本输》：肺合大肠，大肠者，传道之府。[1]7

《灵枢·本脏》：黄帝曰：愿闻六腑之应。岐伯答曰：肺合大肠，大肠者，皮其应。[1]87

《灵枢·经脉》：肺手太阴之脉，起于中焦，下络大肠，还循胃口，上膈属肺。[1]29

《灵枢·经脉》：大肠手阳明之脉，……下入缺盆络肺，下膈属大肠；……[1]30

《素问·五脏别论》：夫胃大肠小肠三焦膀胱，此五者，天气之所生也，其气象天，故泻而不藏，此受五脏浊气，名曰传化之腑，此不能久留输泻者也。魄门亦为五脏使，水谷不得久藏。[2]53

《素问·通评虚实论》：五脏不平，六腑闭塞之所生也。[2]121

《灵枢·四时气》：腹中常鸣，气上冲胸，喘不能久立，邪在大肠，……[1]52

《素问·咳论》：肺咳不已，则大肠受之，大肠咳状，咳而遗矢。[2]147

《素问·至真要大论》：则寒厥于肠，上冲胸中，甚则喘不能久立。[2]355

《难经·三十五难》：曰：五脏各有所，府皆相近，而心肺独去大肠小肠远者，何也？

然：经言心荣肺卫，通行阳气，故居在上。大肠小肠，传阴气而下，故居在下。所以相去而远也。

又诸府者，皆阳也，清净之处，今大肠小肠、胃与膀胱，皆受不净，其意何也？

然：诸府者谓是，非也。经言小肠者，受盛之府也；大肠者，传泻行道之府也；胆者，清净之府也；胃者，水谷之府也；膀胱者，津液之府也。一府犹无两名，故知非也。小肠者，心之府；大肠者，肺之府；胆者，肝之府；胃者，脾之府；膀胱者，肾之府。

小肠谓赤肠，大肠谓白肠，胆者谓青肠，胃者谓黄肠，膀胱者谓黑肠，下焦之所治也。[3]93

钩玄提要

1. 肺与大肠经络相互络属

《灵枢·本输》和《灵枢·本脏》提出肺合大肠，后世医家认为五脏与六腑之间一阴一阳，一表一里，两两配合，而肺与大肠阴阳表里，如《类经·藏象类》解释："此言脏腑各有所合，是为一表一里。肺与大肠为表里，故相合也。"[4]17。之所以如此，据《灵枢·经脉》所论，肺合大肠是以手太阴肺经与手阳明大肠经相互络属为物质基础。

2. 生理上相互协助

虽然《黄帝内经》没有直接指出肺与大肠生理上相互影响，但有间接地论述，如《素问·五脏别论》指出，传化之腑要接收五脏浊气，即接受五脏代谢后物质，并进行传导。因此，大肠也应当接受传导包括肺之浊气，有助于肺发挥生理功能。同时，作为大肠的一部分——魄门也受五脏调节，当然也受到肺之调节。

3. 病理上相互影响

《黄帝内经》有肺与大肠病理上相互影响的论述。①肺病及肠的传变，在《素问·咳论》中有"肺咳不已，则大肠受之，大肠咳状，咳而遗矢"，说明肺病久之则影响大肠的传导之功，使之开合失司，出现遗矢等症。②大肠病可影响肺，如《灵枢·四时气》曰："腹中常鸣，气上冲胸，喘不能久立，邪在大肠"[1]52，《素问·至真要大论》说："则寒厥于肠，上冲胸中，甚则喘不能久立。"[2]355 认识到邪在大肠，能上冲胸中，影响肺之宣发肃降，产生喘息等症。

4. 有助于司外揣内，推知大肠形态

因肺与大肠相表里，合皮毛，可以从外在皮肤知道内在脏腑情况，包括大肠之厚薄长短，正如《黄帝内经集注·本脏》曰："五脏为阴，六腑为阳，脏腑雌雄相合。五脏内合六腑，六腑外应于形身，阴内而阳外也。故视其外合之皮脉肉筋骨，则知六腑之厚薄长短矣……。是以肺应皮，而皮厚者大肠厚，皮薄者大肠薄。脏腑之形气，外内交相输应者也"。[5]290

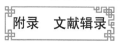
附录 文献辑录

《类经·藏象类》：此言脏腑各有所合，是为一表一里。肺与大肠为表里，故相合也。[4]17

《黄帝内经集注·本脏》：倪氏曰：五脏为阴，六腑为阳，脏腑雌雄相合。五脏内合六腑，六腑外应于形身，阴内而阳外也。故视其外合之皮脉肉筋骨，则知六腑之厚薄长短矣……。五脏内合六腑，外应于皮脉肉筋骨。是以肺应皮，而皮厚者大肠厚，皮薄者大肠薄。脏腑之形气，外内交相输应者也。[5]290

参 考 文 献

[1] 未著撰人. 灵枢经 [M]. 北京：人民卫生出版社，2012.

[2] 未著撰人. 黄帝内经素问 [M]. 北京：人民卫生出版社，2012.

[3] [春秋] 秦越人. 难经 [M]. 北京：科学技术文献出版社，2010.

[4] [明] 张介宾. 类经 [M]. 北京：中国中医药出版社，1997.

[5] [清] 张志聪. 黄帝内经集注 [M]. 杭州：浙江古籍出版社，2002.

第二章　肺病的病因病机

（一）病　因

外　感

风、寒、暑、湿、燥、火，六淫之邪皆可伤肺，引起咳喘等病症，其中以寒邪为多见，因肺恶寒故也。

━━━━━━ 经典原文 ━━━━━━

《素问·金匮真言论》：东风生于春，病在肝，俞在颈项；南风生于夏，病在心，俞在胸胁；西风生于秋，病在肺，俞在肩背；……[1]15

《素问·风论》：以春甲乙伤于风者为肝风，以夏丙丁伤于风者为心风，以季夏戊己伤于邪者为脾风，以秋庚辛中于邪者为肺风，……肺风之状，多汗恶风，色皏然白，时咳短气，昼日则瘥，暮则甚，诊在眉上，其色白。[1]162

《灵枢·邪气脏腑病形》：黄帝曰：邪之中人脏奈何？岐伯曰：愁忧恐惧则伤心，形寒寒饮则伤肺，以其两寒相感，中外皆伤，故气逆而上行。[2]11

《素问·宣明五气》：五脏所恶：心恶热，肺恶寒，肝恶风，脾恶湿，肾恶燥，是谓五恶。[1]103

《素问·咳论》：黄帝问曰：肺之令人咳何也？岐伯对曰：五脏六腑皆令人咳，非独肺也。帝曰：愿闻其状。岐伯曰：皮毛者肺之合也，皮毛先受邪气，邪气以从其合也。其寒饮食入胃，从肺脉上至于肺则肺寒，肺寒则外内合邪因而客之，……。人与天地相参，故五脏各以治时感于寒则受病，微则为咳，甚者为泄为痛。[1]146

《灵枢·百病始生》：黄帝曰：其生于阴者奈何？岐伯曰：忧思伤心；重寒伤肺；……[2]115

《素问·气交变大论》：岁火太过，炎暑流行，肺金受邪。[1]274

《素问·五常政大论》：岐伯曰：少阳司天，火气下临肺气上从，白起金用，草木眚，火见燔焫，革金且耗，大暑以行，咳嚏衄鼽鼻窒，曰疡，……

少阴司天，热气下临，肺气上从，白起金用，草木眚，喘呕寒热，嚏鼽衄鼻窒，大暑流行，甚则疮疡燔灼，金烁石流。地乃燥清，凄沧数至，胁痛善太息，肃杀行，草木变。[1]302

《素问·至真要大论》：少阴司天，热淫所胜，怫热至，火行其政。民病胸中烦热，嗌干，右胠满，皮肤痛，寒热咳喘，[1]346

《素问·刺热》：肺热病者，先淅然厥，起毫毛，恶风寒，舌上黄身热。热争则喘咳，痛走胸膺背，不得大息，头痛不堪，汗出而寒，丙丁甚，庚辛大汗，气逆则丙丁死，……[1]128

《素问·生气通天论》：秋伤于湿，上逆而咳，发为痿厥。[1]14

《素问·气交变大论》：岁金太过，燥气流行，肝木受邪。民病两胁下少腹痛，目赤痛眦疡，耳无所闻。肃杀而甚，则体重烦冤，胸痛引背，两胁满且痛引少腹，上应太白星。甚则喘咳逆气，肩背痛，……[1]275

《难经·四十九难》：有正经自病，有五邪所伤，何以别之？

然：忧愁思虑则伤心，形寒饮冷则伤肺，恚怒气逆上而不下则伤肝，饮食劳倦则伤脾，久坐湿地，强力入水则伤肾，是正经之自病也。[3]121

钩玄提要

1. 风邪伤肺

风邪伤肺，《黄帝内经集注·金匮真言论》根据《内经》"西风生于秋，病在肺，俞在肩背"的论述进行注释，认为秋季，风可伤人肺脏："此言四时之正气，而亦能为五脏经俞作病也。"[4]26 同时，对于伤于风邪之肺风进行了病机分析，如《黄帝内经集注·风论》曰："风者，虚乡不正之邪风，故曰风曰邪，曰伤曰中。盖言不正之风，或伤之轻，或中之重也。……风为阳邪，开发腠理，故多汗。风气伤阳，邪正不合，故恶风也。皏然，浅白貌。肺属金，其色白。肺主气，在变动为咳，风邪迫之，故时咳短气也。"[4]303, 306

2. 寒邪伤肺

《黄帝内经》认为"肺恶寒"，后世医家对此进行了阐释，如《黄帝内经太素·脏腑气液》曰："《素问》曰：西方生燥，燥生于肺。若尔，则肺恶于燥。今此肺恶寒、肾恶燥者，燥在于秋，寒之始也；寒在于冬，燥之终也。肺在于秋，以肺恶寒之甚，故言其终；肾在于冬，以肾恶燥不甚，故言其始也。"[5]12《重广补注黄帝内经素问·宣明五气》则从寒易导致气滞、肺主气进行解释："寒则气留滞，……燥则精竭涸。"[6]177

内伤寒饮，外伤寒邪，内外合邪，同时伤肺，如《黄帝内经太素·邪论》曰："形寒饮寒，内外二寒伤肺，以肺恶寒也。"[5]957 伤肺后，可引起"气逆而上行"，发生咳喘等病症。因此《内经》有《咳论》篇，后世《重广补注黄帝内经素问·咳论》中进行了解释："'邪'，谓寒气。肺脉起于中焦，下络大肠，还循胃口上膈属肺，故云从肺脉上至于肺也。……，寒气微则外应皮毛，内通肺，故咳。寒气甚则入于内，内裂则疼痛，入于肠胃则泄痢。"[6]247 说明，很轻微的寒邪即可引起咳嗽，当寒邪甚时还可以引起疼痛或腹泻等疾病。

3. 热邪伤肺

热邪伤肺引起的咳喘、出血、嗌燥，其机理如《黄帝内经集注·气交变大论》曰："火胜则克金，故金肺受邪。痎疟，暑热病也。壮火食气，故少气。肺受火热，故喘咳也。肺朝百脉，阳脉伤则血溢于上，阴脉伤则血泄于下也。肺乃水之生源，嗌燥者，火热烁金也。"[4]492。热邪伤肺还可引起嚏、衄、衊、鼻窒等病症，如《黄帝内经集注·五常政大论》："司天之气位于上而临于下，肺气上从，白起金用，皆上从司天之气而不为五运之所用。金用于上，则草木眚于下。金从火化，则变革而且耗。咳嚏衄衊鼻窒，皆肺病也。"[4]525

后世《重广补注黄帝内经素问·刺热》根据《素问·刺热》关于肺热病的论述，认为热邪可由表入里，在表时可引起暂时的恶寒；当热邪进入肺胃入里时，可引起发热、舌苔黄、咳喘、胸痛、头痛等症，故曰"肺主皮肤，外养于毛，故热中之，则先淅然，恶风寒，起毫毛也。肺之脉，起于中焦，下络大肠，还循胃口。今肺热入胃，胃热上升，故舌上黄而身热。肺居膈上，气主胸膺，复在变动为咳，又藏气而主呼吸，背复为胸中之府，故喘咳，痛走胸膺背，不得大息也。肺之络脉，上会耳中，今热气上熏，故头痛不堪，汗出而寒。"[6] 223

4. 湿邪伤肺

湿伤肺。《黄帝内经》认为寒湿内入于肺，产生咳逆，外伤于筋，产生痿，《重广补注黄帝内经素问·生气通天论》对其机理解释："湿，谓地湿气也。秋湿既胜，冬水复旺，水来乘肺，故咳逆病生。湿气内攻于脏腑则咳逆，外散于筋脉，则痿弱也。"[6] 26

5. 燥邪伤肺

燥邪伤肺。燥常挟有火热，伤肺引起咳喘、肩背痛等，如《黄帝内经集注·气交变大论》所论曰："肃杀太甚，则金气自虚而火气来复也。喘咳逆气，肺病也。肺俞在肩背，故肩背痛。"[4] 494

附录　文献辑录

《黄帝内经集注·金匮真言论》：此言四时之正气，而亦能为五脏经俞作病也。《五运行论》曰：东方生风，风生木，木生肝。盖人禀五常，因风气而生长，风气虽能生万物，亦能害万物，如水能浮舟，亦能覆舟。是以先言风气之伤五脏，而后言五脏之气禀于五方五气而生也。[4] 26

《黄帝内经集注·风论》：此论风伤五脏之气，而为五脏之风也。夫天之十干化生地之五行，地之五行以生人之五脏。是以人之脏气合天地四时五行十干之气化，而各以时受病也。风者，虚乡不正之邪风，故曰风曰邪，曰伤曰中。盖言不正之风，或伤之轻，或中之重也。……胼，普梗切。差，瘥同。风为阳邪，开发腠理，故多汗。风气伤阳，邪正不合，故恶风也。胼然，浅白貌。肺属金，其色白。肺主气，在变动为咳，风邪迫之，故时咳短气也。昼则阳气盛而能胜邪，故差。暮则气衰，故病甚也。眉上，乃阙庭之间，肺之候也。[4] 303, 306

《黄帝内经太素·脏腑气液》：《素问》曰：西方生燥，燥生于肺。若尔，则肺恶于燥。今此肺恶寒、肾恶燥者，燥在于秋，寒之始也；寒在于冬，燥之终也。肺在于秋，以肺恶寒之甚，故言其终；肾在于冬，以肾恶燥不甚，故言其始也。[5] 12

《重广补注黄帝内经素问·宣明五气》：寒则气留滞，……燥则精竭涸。[6] 177

《黄帝内经太素·邪论》：形寒饮寒，内外二寒伤肺，以肺恶寒也。[5] 957

《重广补注黄帝内经素问·咳论》："邪"，谓寒气。肺脉起于中焦，下络大肠，还循胃口上膈属肺，故云从肺脉上至于肺也。……寒气微则外应皮毛，内通肺，故咳。寒气甚则入于内，内裂则疼痛。入于肠胃则泄痢。[6] 247

《黄帝内经集注·气交变大论》：火胜则克金，故金肺受邪。痎疟，暑热病也。壮火食气，故少气。肺受火热，故喘咳也。肺朝百脉，阳脉伤则血溢于上，阴脉伤则血泄于下也。肺乃水之生源，嗌燥者，火热烁金也。[4] 492

《黄帝内经集注·五常政大论》：司天之气位于上而临于下，肺气上从，白起金用，皆上从司天之气而不为五运之所用。金用于上，则草木眚于下。金从火化，则变革而且耗。咳嚏鼽衄鼻窒，皆肺病也。[4] 525

《重广补注黄帝内经素问·刺热》：肺主皮肤，外养于毛，故热中之，则先淅然，恶风寒，起毫毛也。肺之脉，起于中焦，下络大肠，还循胃口。今肺热入胃，胃热上升，故舌上黄而身热。肺居膈上，气主胸膺，复在变动为咳，又藏气而主呼吸，背复为胸中之府，故喘咳，痛走胸膺背，不得大息也。肺之络脉，上会耳中，今热气上熏，故头痛不堪，汗出而寒。[6] 223

《重广补注黄帝内经素问·生气通天论》："湿，谓地湿气也。秋湿既胜，冬水复旺，水来乘肺，故咳逆病生。湿气内攻于脏腑则咳逆，外散于筋脉，则痿弱也。"[6] 26

《黄帝内经集注·气交变大论》：肃杀太甚，则金气自虚而火气来复也。喘咳逆气，肺病也。肺俞在肩背，故肩背痛。[4] 494

参 考 文 献

[1] 未著撰人. 黄帝内经素问 [M]. 北京：人民卫生出版社，2012.
[2] 未著撰人. 灵枢经 [M]. 北京：人民卫生出版社，2012.
[3] [春秋] 秦越人. 难经 [M]. 北京：科学技术文献出版社，2010.
[4] [清] 张志聪. 黄帝内经集注 [M]. 杭州：浙江古籍出版社，2002.
[5] [唐] 杨上善. 黄帝内经太素 [M]. 北京：科学技术文献出版社，2005.
[6] [唐] 王冰. 重广补注黄帝内经素问 [M]. 北京：科学技术文献出版社，2011.

内 伤

饮食、七情、劳倦所伤称之为内伤。饮过于寒，五味偏嗜辛、苦，皆易伤肺；七情以悲哀伤肺最多。医疗不当也可伤肺，如过度发汗，可亡津液，引起肺痿等。

经典原文

《素问·举痛论》：帝曰：善。余知百病生于气也，怒则气上，喜则气缓，悲则气消，恐则气下，寒则气收，炅则气泄，惊则气乱，劳则气耗，思则气结，九气不同，何病之生？[1] 151

《素问·经脉别论》：有所惊恐，喘出于肺，……[1] 94

《素问·痿论》：肺者，脏之长也，为心之盖也，有所失亡，所求不得，则发肺鸣，鸣则肺热叶焦。故曰：五脏因肺热叶焦，发为痿躄。此之谓也。[1] 168

《素问·生气通天论》：味过于辛，筋脉沮弛，精神乃央。[1] 15

《素问·五脏生成》：多食苦，则皮槁而毛拔。[1] 48

《金匮要略·肺痿肺痈咳嗽上气病脉证治》：问曰：热在上焦者，因咳为肺痿。肺痿之病何从得之？师曰：或从汗出，或从呕吐，或从消渴，小便利数，或从便难，又被快药下利，重亡津液，故得之。曰：寸口脉数，其人咳，口中反有浊唾涎沫者何？师曰：为肺痿之病。[2] 25

钩玄提要

1. 七情过激

七情过激可以伤肺。《内经》有"悲伤肺"的记载，后世医家对其机理进行了分析。由于伤悲导致肺之宣发肃降失常，主气功能受损，致气消而虚。如《重广补注黄帝内经素问·举痛论》引全元起云："悲则损于心，心系急则动于肺，肺气系诸经，逆故肺布而叶举。"[3] 267《黄帝内经集注·举痛论》则解释更为详细："心气并于肺则悲，心悲气并则心系急，心系上连于肺，心系急则肺布而叶举矣。肺主气而位居上焦，主行荣卫阴阳，肺脏布大而肺叶上举，则上焦之气不通，而荣卫不能行散矣。气郁于中则热中，气不运行故潜消也。"[4] 286

惊恐可引起肺气上逆，如《重广补注黄帝内经素问·经脉别论》认为："惊则心无所依，神无所归，气乱胸中，故喘出于肺也。"[3]160 由于长期的志苦不畅，也可引起气郁不利而伤肺，如《重广补注黄帝内经素问·痿论》有曰："志苦不畅，气郁故也。肺藏气，气郁不利，故喘息有声而肺热叶焦也"[3]299，甚至引起痿躄。

2. 饮食不当

《黄帝内经》认为饮食不当易于伤肺，如多食辛而发散太过，耗泻肺气，并影响肺之肃降，如《黄帝内经太素·阴阳》所说："辛以资肺，今辛多伤肺，肺以主气，筋之气坏，泄于皮毛也。"[5]78 多食苦也可伤肺，正如《类经·藏象类》曰"苦从火化，火能克金，故病在肺之皮毛也。五味篇曰：肺病禁苦。"[6]23。

3. 其他原因

《金匮要略》认为过度的汗、吐、利小便、通大便及他病如消渴都可以伤津损肺，引起肺痿等病变。后世对其进行了详细论述，如《高注金匮要略·肺痿肺痈咳嗽上气病脉证治》说："盖谓或从汗出，则阴伤于外泄，而阳火独亢，一也。或从呕吐，则阴伤于上涌，而并提其虚热于上，二也。或从消渴，则阳热在上，而逼真阴于下趋，且下焦又以无阳，而不能上蒸滋润，以供燔炙，三也。或从便难，则太阴脾家既干，而上吸手太阴之肺液，若又以便难之故，而用快药下利之，则真阴又大伤于后阴之泄泻，而阳热独亢于上，四也。凡此，皆重亡津液，而孤阳不得与阴为倚附，则浮动于清虚之府。而肺管作痒，故咳，且咳多，则津液愈伤。而肺金有叶垂花卷之象，故得此肺痿之病也。"[7]87

附录　文献辑录

《重广补注黄帝内经素问·举痛论》引全元起云：悲则损于心，心系急则动于肺，肺气系诸经，逆故肺布而叶举。[3]267

《黄帝内经集注·举痛论》：心气并于肺则悲，心悲气并则心系急，心系上连于肺，心系急则肺布而叶举矣。肺主气而位居上焦，主行荣卫阴阳，肺脏布大而肺叶上举，则上焦之气不通，而荣卫不能行散矣。气郁于中则热中，气不运行故潜消也。[4]286

《重广补注黄帝内经素问·经脉别论》：惊则心无所依，神无所归，气乱胸中，故喘出于肺也。[3]160

《重广补注黄帝内经素问·痿论》：志苦不畅，气郁故也。肺藏气，气郁不利，故喘息有声而肺热叶焦也。[3]299

《黄帝内经太素·阴阳》：辛以资肺，今辛多伤肺，肺以主气，筋之气坏，泄于皮毛也。[5]78

《类经·藏象类》：苦从火化，火能克金，故病在肺之皮毛也。五味篇曰：肺病禁苦。[6]23

《高注金匮要略·肺痿肺痈咳嗽上气病脉证治》：热在上焦二句，当是古医经之文，仲景特借为问答以发其奥耳。从何得之，谓是何因而得此热在上焦，咳而肺痿也。下文七句，凡四症，正答问词。盖谓或从汗出，则阴伤于外泄，而阳火独亢，一也。或从呕吐，则阴伤于上涌，而并提其虚热于上，二也。或从消渴，则阳热在上，而逼真阴于下趋，且下焦又以无阳，而不能上蒸滋润，以供燔炙，三也。或从便难，则太阴脾家既干，而上吸手太阴之肺液，若又以便难之故，而用快药下利之，则真阴又大伤于后阴之泄泻，而阳热独亢于上，四也。凡此，皆重亡津液，而孤阳不得与阴为倚附，则浮动于清虚之府，而肺管作痒，故咳，且咳多，则津液愈伤。而肺金有叶垂花卷之象，故得此肺痿之病也。"[7]87

参 考 文 献

[1] 未著撰人. 黄帝内经素问 [M]. 北京：人民卫生出版社，2012.

[2]［汉］张仲景. 金匮要略［M］. 北京：人民卫生出版社，2005.

[3]［唐］王冰. 重广补注黄帝内经素问［M］. 北京：科学技术文献出版社，2011.

[4]［清］张志聪. 黄帝内经集注［M］. 杭州：浙江古籍出版社，2002.

[5]［唐］杨上善. 黄帝内经太素［M］. 北京：科学技术文献出版社，2005.

[6]［明］张介宾. 类经［M］. 北京：中国中医药出版社，1997.

[7]［东汉］张仲景. 高注金匮要略［M］. 黄仰模，田黎点校. 北京：中医古籍出版社，2013.

（二）病　　机

疾病发生发展与变化的机理，称之为病机，包括阴阳失调、虚实变化、气血逆乱等总体病机，也包括各种疾病或症状产生的机制及疾病的传变规律。对肺脏而言，包括以上诸病机，又有自身特点，如气机逆乱、气虚、痰饮上犯等。

经典原文

《素问·阴阳别论》：阴争于内，阳扰于外，魄汗未藏，四逆而起，起则熏肺，使人喘鸣。[1]37

《素问·阴阳应象大论》：法阴阳奈何？岐伯曰：阳胜则身热，腠理闭，喘粗为之俯仰，汗不出而热，齿干以烦冤腹满死，能冬不能夏。[1]29

《灵枢·五乱》：岐伯曰：清气在阴，浊气在阳，营气顺脉，卫气逆行，清浊相干，乱于胸中，是谓大悗。故气乱于心，则烦心密嘿，俯首静伏；乱于肺，则俯仰喘喝，接手以呼；……[2]70

《素问·通评虚实论》：黄帝问曰：何谓虚实？岐伯对曰：邪气盛则实，精气夺则虚。帝曰：虚实何如？岐伯曰：气虚者肺虚也，气逆者足寒也，非其时则生，当其时则死。[1]118

《素问·至真要大论》：诸气膹郁，皆属于肺，……[1]362

《素问·痿论》：故肺热叶焦，则皮毛虚弱急薄著，则生痿躄也。[1]168

《素问·评热病论》：正偃则咳甚，上迫肺也。诸有水气者，微肿先见于目下也。帝曰：何以言？岐伯曰：水者阴也，目下亦阴也，腹者至阴之所居，故水在腹者，必使目下肿也。真气上逆，故口苦舌干，卧不得正偃，正偃则咳出清水也。诸水病者，故不得卧，卧则惊，惊则咳甚也。[1]134

《素问·水热穴论》：帝曰：水俞五十七处者，是何主也？岐伯曰：肾俞五十七穴，积阴之所聚也，水所从出入也。尻上五行行五者，此肾俞。故水病下为胕肿大腹，上为喘呼，不得卧者，标本俱病，故肺为喘呼，肾为水肿，肺为逆不得卧，分为相输，……[1]222

《黄帝内经素问·脏气法时论》：肺病者，喘咳逆气，肩背痛，汗出，尻阴股膝髀腨胻足皆痛，虚则少气不能报息，耳聋嗌干，……[1]100

《素问·玉机真脏论》：今风寒客于人，使人毫毛毕直，皮肤闭而为热，当是之时，可汗而发也；或痹不仁肿痛，当是之时，可汤熨及火灸刺而去之。弗治，病入舍于肺，名曰肺痹，发咳上气。弗治，肺即传而行之肝，病名曰肝痹，……[1]84

《素问·痹论》：皮痹不已，复感于邪，内舍于肺。……凡痹之客五脏者，肺痹者，烦满喘而呕。[1]164

《素问·气厥论》：心移寒于肺，肺消，肺消者饮一溲二，死不治。肺移寒于肾，为涌水，涌水者，按腹不坚，……[1]145

《伤寒论·辨太阳病脉证并治》：伤寒发热，啬啬恶寒，大渴欲饮水，其腹必满，自汗出，小便利，其病欲解，此肝乘肺也，名曰横，刺期门。[3]121

《金匮要略·肺痿肺痈咳嗽上气病脉证治》：问曰：病咳逆，脉之，何以知此为肺痈。当有脓血，吐之则死。其脉何类？师曰：寸口脉微而数，微则为风，数则为热；微则汗出，数则恶寒。风中于卫，呼气不入；热过于营，吸而不出。风伤皮毛，热伤血脉。风舍于肺，其人则咳，口干喘满，咽燥不渴，多唾浊沫，时时振寒。热之所过，血为之凝滞，蓄结痈脓，吐如米粥，始萌可救，脓成则死。

肺痿，吐涎沫而不咳者，其人不渴，必遗尿，小便数。所以然者，以上虚不能制下故也。此为肺中冷，必眩，多涎唾，甘草干姜汤以温之。若服汤已渴者，属消渴。[4]25

《金匮要略·五脏风寒积聚病脉证并治》：师曰：热在上焦者，因咳为肺痿；热在中焦者，则为坚；热在下焦者，则尿血，亦令淋秘不通。大肠有寒者，多鹜溏；有热者，便肠垢。小肠有寒者，其人下重、便血；有热者，必痔。[4]43

《金匮要略·痰饮咳嗽病脉证并治》：水在肺，吐涎沫，欲饮水。[4]44

钩玄提要

1. 阴阳失常

阴阳失常是疾病总的病机。首先是阴阳失和逆乱，肺之呼吸异常，引起汗出、喘哮等症，如《类经·疾病类》曰："此兼表里以言阴阳之害也。表里不和，则或为脏病，阴争于内也。或为经病，阳扰于外也。然或表或里，皆干于肺。盖肺主气，外合于皮毛，内为五脏六腑之长。魄汗未藏者，表不固也。四逆而起者，阳内竭也，甚至正不胜邪，则上熏及肺，令人气喘声鸣。此以营卫下竭，孤阳独浮，其不能免矣。"[5]184

其次，阴阳偏盛偏衰所引起的寒热偏盛，如阳偏盛灼伤肺金，如《类经·阴阳类》有："阳胜者火盛，故身热。阳盛者表实，故腠理闭。阳实于胸，则喘粗不得卧，故为俛仰。汗闭于外，则热郁于内，故齿干。阳极则伤阴，故以烦冤腹满死。"[5]10

2. 营卫失和

《内经》认为营卫气机逆乱，可引起心肺功能失调。《类经·针刺类》对此进行解释，并指出，营卫逆乱于肺，可以起喘息胸闷，"营气阴性精专，行常顺脉。卫气阳性慓悍，昼当行阳，夜当行阴。若卫气逆行，则阴阳相犯，表里相干，乱于胸中而为俛闷，总由卫气之为乱耳。气乱于内者，上则在心肺，下则在肠胃也"。[5]317

3. 正邪交争

正邪相争，虚实变化，贯穿于疾病病理过程中，《类经·疾病类》根据《内经》论虚实曰："邪气有微甚，故邪盛则实。正气有强弱，故精夺则虚。……肺主气，故气虚者即肺虚也。"[5]199认为因肺主气，身体气虚多为肺气虚，点明了气虚病机的要点。

肺主气，司呼吸。无论肺脏虚实，都可以引起机体气机失调，产生咳喘、胸闷等病症。正如《类经·疾病类》根据《素问·至真要大论》所论："肺属金，其化燥，燥金盛则清邪在肺而肺病有余，如岁金太过，甚则喘咳逆气之类是也。金气衰则火邪胜之而肺病不足，如从革之纪其发喘咳之类是也。肺主气，故诸气膹郁者，其虚其实，皆属肺。"[5]171

4. 疾病传变

（1）病邪可以从五体（皮、肉、骨、脉、筋）传到相应的五脏。如《类经·疾病类》在对《素问·痹论》中的皮痹引起肺痹进行解释："病久不去，而复感于邪，气必更深，故内舍其合而入于脏。肺在上焦，其脉循胃口，故为烦满喘而呕。"[5]257

（2）病邪从表入里。《黄帝内经集注·玉机真脏论》："气主皮毛，风寒之邪，始伤阳气，故使人毫毛毕直。太阳之气，主表而主开，病则反闭而为热矣。言风寒之邪，始伤表阳之时，可发汗而愈也"[6]150，指出邪在皮毛，可发热、恶寒；"病舍于肺，名肺痹也。痹者，闭也。邪闭于肺，故咳而上气"[6]150。

（3）脏腑之间相生相克表里顺序传变。《黄帝内经集注·气厥论》说："肺受心邪，则不能通调水液，而惟下泄矣。肺为金水之原，寒随心火消烁肺精，是以饮一溲二者，肺液并消，故为不治之死证"[6]275 即相克顺序传变。"夫在地为水，在天为寒，肾为水藏，肺主生原，是以肺之寒邪下移于肾，而肾之水气反上涌于肺矣"[6]275，即相生顺序传变；"大肠乃肺之府，肺居膈上，故水气客于大肠，疾行则鸣，濯濯有声，如以囊裹浆者，水不沾流，走于肠间也"[6]276 即表里脏腑间传变。总之，"肺移于肾，肝移于心，传其我所生也。肾移于脾，脾移于肝，侮其所不胜也。心移于肺，乘其己所胜也。"[6]276

（4）相侮传变，如肝传肺。《注解伤寒论·辨太阳病脉证并治法》记载："伤寒欲饮水者愈，若不愈而腹满者，此肝行乘肺，水不得行。经曰：木行乘金，名横，刺期门，以泻肝之盛气，肝肺气平，水散而津液得通，外作自汗出，内为小便利而解也。"[7]223

附录　文献辑录

《类经·疾病类》曰：此兼表里以言阴阳之害也。表里不和，则或为脏病，阴争于内也。或为经病，阳扰于外也。然或表或里，皆干于肺。盖肺主气，外合于皮毛，内为五脏六腑之长。魄汗未藏者，表不固也。四逆而起者，阳内竭也。甚至正不胜邪，则上熏及肺，令人气喘声鸣。此以营卫下竭，孤阳独浮，其不能免矣。[5]184

《类经·阴阳类》：法，则也，以辨病之阴阳也。阳胜者火盛，故身热。阳盛者表实，故腠理闭。阳实于胸，则喘粗不得卧，故为俯仰。汗闭于外，则热郁于内，故齿干。阳极则伤阴，故以烦冤腹满死。[5]10

《类经·针刺类》：清气属阳而升，在阴则乱。浊气属阴而降，在阳则乱。营气阴性精专，行常顺脉。卫气阳性慓悍，昼当行阳，夜当行阴。若卫气逆行，则阴阳相犯，表里相干，乱于胸中而为俯闷，总由卫气之为乱耳。气乱于内者，上则在心肺，下则在肠胃也。[5]317

《类经·疾病类》：邪气有微甚，故邪盛则实。正气有强弱，故精夺则虚。夺，失也。愚按：邪气盛则实，精气夺则虚，二句为病治之大纲，其辞似显，其义甚微，最当详辨，……肺主气，故气虚者即肺虚也。气逆不行，则无以及于四肢，阳虚于下，故足寒也。以肺虚而遇秋冬，非相贼之时故生。若当春则金木不和，病必甚；当夏则金虚受克，病必死也。一曰肺王于秋，当秋而气虚，金衰甚也，故死。于义亦通。[5]199

《类经·疾病类》：膹，喘急也。郁，痞闷也。肺属金，其化燥，燥金盛则清邪在肺而肺病有余，如岁金太过，甚则喘咳逆气之类是也。金气衰则火邪胜之而肺病不足，如从革之纪其发喘咳之类是也。肺主气，故诸气膹郁者，其虚其实，皆属肺。[5]171

《黄帝内经集注·评热病论》：正偃、仰卧也。水上乘于胃则胃中不和，故不得正偃。肺脉下络大肠，还循胃口，故上迫肺也。上节论阳热伤其精气，此复论动其水焉。倪冲之曰：劳风注肺下，谓水气迫于肺下，而所出之涕乃是肺液，非肾藏之水也，盖肺乃水之生原。肾气反逆则水源凝聚于上矣。今正偃迫肺，亦系胃气上乘，而非肾藏之水。即目下微肿，亦属水邪在腹而肿见于目下，当知肾虚水泛止至于腹耳。……此言水气上乘始胃而脾，脾而心，心而肺也。肾为本，肺为末，金水子母之脏，皆积水也。是以水气上逆于肺，则咳出清水。此言肾邪上乘于胃，则胃气上薄于心，胃气薄于心，则心气迫于肺矣。水邪乘胃，故不得卧。胃络上通于心，阳气入阴，阴阳相薄。故惊恐也。心气上乘于肺，金畏火热，故咳甚也。上节论水气从下而上。此复论脏腑之气亦从下而上也。[6] 250

《黄帝内经集注·玉机真脏论》：气主皮毛，风寒之邪，始伤阳气，故使人毫毛毕直。太阳之气，主表而主开，病则反闭而为热矣。言风寒之邪，始伤表阳之时，可发汗而愈也。气伤痛，形伤肿，痹不仁而肿痛者，气伤而病及于形也。如在皮腠气分者，可用汤熨；在经络血分者，可灸刺而去之。皮毛者，肺之合。邪在皮毛，弗以汗解，则邪气乃从其合矣。夫皮肤气分为阳，五脏为阴。病在阳者名曰风，病在阴者名曰痹。病舍于肺，名肺痹也。痹者，闭也。邪闭于肺，故咳而上气。失而弗治，肺即传其所胜而行之肝，病名曰肝痹。[6] 150

《类经·疾病类》：舍者，邪入而居之也。时，谓气王之时，五脏各有所应也。病久不去，而复感于邪，气必更深，故内舍其合而入于脏。肺在上焦，其脉循胃口，故为烦满喘而呕。[5] 257

《黄帝内经集注·气厥论》：肺受心邪，则不能通调水液，而惟下泄矣。肺为金水之原，寒随心火消烁肺精，是以饮一溲二者，肺液并消，故为不治之死证。夫在地为水，在天为寒，肾为水藏，肺主生原，是以肺之寒邪下移于肾，而肾之水气反上涌于肺矣。大肠乃肺之府，肺居膈上，故水气客于大肠，疾行则鸣，濯濯有声，如以囊裹浆者，水不沾流，走于肠间也。倪冲之曰：肺移于肾，肝移于心，传其我所生也。肾移于脾，脾移于肝，侮其所不胜也。心移于肺，乘其己所胜也。[6] 275, 276

《注解伤寒论·辨太阳病脉证并治法》：伤寒发热，啬啬恶寒，肺病也。大渴欲饮水，肝气胜也。《玉函》曰：作大渴，欲饮酢浆，是知肝气胜也。伤寒欲饮水者愈，若不愈而腹满者，此肝行乘肺，水不得行也。经曰：木行乘金，名横，刺期门，以泻肝之盛气，肝肺气平，水散而津液得通，外作自汗出，内为小便利而解也。[7] 223

参 考 文 献

[1] 未著撰人. 黄帝内经素问 [M]. 北京：人民卫生出版社，2012.

[2] 未著撰人. 灵枢经 [M]. 北京：人民卫生出版社，2012.

[3] 张海玲，郭霭春. 伤寒论校注白话解 [M]. 北京：中国中医药出版社，2012.

[4] [清] 尤怡篆注. 金匮要略心典 [M]. 太原：山西科学技术出版社，2008.

[5] [明] 张介宾. 类经 [M]. 北京：中国中医药出版社，1997.

[6] [清] 张志聪. 黄帝内经集注 [M]. 杭州：浙江古籍出版社，2002.

[7] [金] 成无己. 注解伤寒论白话解 [M]. 北京：人民军医出版社，2014.

第三章　肺病诊法与辨证

　　中医诊法主要包括望、闻、问、切四诊，强调四诊合参。辨证，就是根据四诊所收集的资料，通过分析、综合，辨清疾病的病因、性质、部位，以及邪正之间的关系，概括、判断为某种性质的证，并根据辨证的结果，确定相应的治疗方法，即辨证论治。

　　肺病具有特有的症状和体征，如肺面部反应在阙，颜色为白、明润预后好，枯槁预后差，赤色出两颧，大如拇指者易猝死；多有肺鸣、咳嗽、喘息之音；常有胸闷、少气、不闻香臭之症；其脉多浮，在于右寸口等，这些对于肺病的辨证论治具有重要指导作用。

经典原文

　　《素问·五脏生成》：五脏之气，故色见青如草兹者死，黄如枳实者死，黑如炲者死，赤如衃血者死，白如枯骨者死，此五色之见死也。青如翠羽者生，赤如鸡冠者生，黄如蟹腹者生，白如豕膏者生，黑如乌羽者生，此五色之见生也。生于心，如以缟裹朱；生于肺，如以缟裹红；生于肝，如以缟裹绀；生于脾，如以缟裹瓜蒌实；生于肾，如以缟裹紫。此五脏所生之外荣也。[1]49

　　《素问·五脏生成》：白脉之至也，喘而浮，上虚下实，惊，有积气在胸中，喘而虚，名曰肺痹，寒热，得之醉而使内也。[1]52

　　《灵枢·五色》：五色各有脏部，有外部，有内部也。色从外部走内部者，其病从外走内；其色从内走外者，其病从内走外。病生于内者，先治其阴，后治其阳，反者益甚；其病生于阳者，先治其外，后治其内，反者益甚……雷公曰：人不病卒死，何以知之？黄帝曰：大气入于脏腑者，不病而卒死矣。雷公曰：病小愈而卒死者，何以知之？黄帝曰：赤色出两颧，大如拇指者，病虽小愈，必卒死。黑色出于庭，大如拇指，必不病而卒死。[2]91

　　《灵枢·本神》：肺喜乐无极则伤魄，魄伤则狂，狂者意不存人，皮革焦，毛悴色夭，死于夏。[2]23

　　《素问·痿论》：帝曰：何以别之？岐伯曰：肺热者色白而毛败，心热者色赤而络脉溢，肝热者色苍而爪枯，脾热者色黄而肉蠕动，肾热者色黑而齿槁。[1]169

　　《素问·风论》：帝曰：五脏风之形状不同者何？愿闻其诊及其病能。岐伯曰：肺风之状，多汗恶风，色皏然白，时咳短气，昼日则差，暮则甚，诊在眉上，其色白。心风之状，多汗恶风，焦绝善怒吓，赤色，病甚则言不可快，诊在口，其色赤。[1]162

　　《金匮要略·脏腑经络先后病脉证》：师曰：息摇肩者，心中坚；息引胸中上气者，咳；息张口短气者，肺痿唾沫。[3]4

　　《金匮要略·肺痿肺痈咳嗽上气病脉证治》：上气，喘而躁者，属肺胀，欲作风水，发汗则愈。咳而胸满，振寒脉数，咽干不渴，时出浊唾腥臭，久久吐脓如米粥者，为肺痈，桔梗汤主之。咳而上气，此为肺胀，其人喘，目如脱状，脉浮大者，越婢加半夏汤主之。肺胀，咳而上气，烦躁而喘，脉浮者，心下有水，小青龙加石膏汤主之。肺痈胸满胀，一身面目浮肿，鼻塞清涕出，不闻香臭酸辛，咳逆上气，喘鸣迫塞，葶苈大枣泻肺汤主之。[3]27

《金匮要略·五脏风寒积聚病脉证并治》：肺中风者，口燥而喘，身运而重，冒而肿胀。肺中寒，吐浊涕。[3]41

《金匮要略·痰饮咳嗽病脉证并治》：肺饮不弦，但苦喘短气。[3]44

《金匮要略·水气病脉证并治》：肺水者，其身肿，小便难，时时鸭溏。[3]54

《素问·五脏别论》：帝曰：气口何以独为五脏主？岐伯曰：胃者，水谷之海，六腑之大源也。

五味入口，藏于胃，以养五脏气，气口亦太阴也。是以五脏六腑之气味，皆出于胃，变见于气口。故五气入鼻，藏于心肺，心肺有病，而鼻为之不利也。[1]53

《素问·宣明五气》：五脉应象：肝脉弦，心脉钩，脾脉代，肺脉毛，肾脉石，是谓五脏之脉。[1]105

《素问·三部九候论》：帝曰：何谓三部？岐伯曰：有下部，有中部，有上部，部各有三候，三候者，有天有地有人也，必指而导之，乃以为真。上部天，两额之动脉；上部地，两颊之动脉；上部人，耳前之动脉。中部天，手太阴也；中部地，手阳……[1]89

《素问·平人气象论》：平肺脉来，厌厌聂聂，如落榆荚，曰肺平，秋以胃气为本。病肺脉来，不上不下，如循鸡羽，曰肺病。死肺脉来，如物之浮，如风吹毛，曰肺死。[1]79

《素问·玉机真脏论》：帝曰：善。秋脉如浮，何如而浮？岐伯曰：秋脉者肺也，西方金也，万物之所以收成也，故其气来，轻虚以浮，来急去散，故曰浮，反此者病。[1]82

《素问·玉机真脏论》：真肝脉至，中外急，如循刀刃责责然，如按琴瑟弦，色青白不泽，毛折，乃死。真心脉至，坚而搏，如循薏苡子累累然，色赤黑不泽，毛折，乃死。真肺脉至，大而虚，如以毛羽中人肤，色白赤不泽，毛折，乃死。真肾脉至，搏而绝，……[1]86

《素问·脉要精微论》：心脉搏坚而长，当病舌卷不能言；其软而散者，当消环自己。肺脉搏坚而长，当病唾血；其软而散者，当病灌汗，至令不复散发也。[1]70

《素问·病能论》：帝曰：有病厥者，诊右脉沉而紧，左脉浮而迟，不然，病主安在？岐伯曰：冬诊之，右脉固当沉紧，此应四时，左脉浮而迟，此逆四时，在左当主病在肾，颇关在肺，当腰痛也。帝曰：何以言之？岐伯曰：少阴脉贯肾络肺，今得肺脉，肾为之病，故肾为腰痛之病也。[1]174

《素问·脉要精微论》：尺内两傍，则季胁也，尺外以候肾，尺里以候腹。中附上，左外以候肝，内以候膈；右外以候胃，内以候脾。上附上，右外以候肺，内以候胸中；左外以候心，内以候膻中。前以候前，后以候后。[1]73

《素问·平人气象论》：胃之大络，名曰虚里，贯膈络肺，出于左乳下，其动应衣，脉宗气也。盛喘数绝者，则病在中；结而横，有积矣；绝不至曰死。乳之下其动应衣，宗气泄也。[1]76

《难经·一难》曰：十二经皆有动脉，独取寸口，以决五脏六腑死生吉凶之法，何谓也？

然：寸口者，脉之大要会，手太阴之脉动也。人一呼脉行三寸，一吸脉行三寸，呼吸定息，脉行六寸。人一日一夜，凡一万三千五百息，脉行五十度，周于身。漏水下百刻，荣卫行阳二十五度，行阴亦二十五度，为一周也。故五十度复会于手太阴寸口者，五脏六腑之所终始，故法取于寸口也。[4]1

《难经·四难》：然：呼出心与肺，吸入肾与肝，呼吸之间，脾受谷味也，其脉在中。浮者，阳也；沉者，阴也。故曰：阴阳也。

心肺俱浮，何以别之？

然：浮而大散者，心也；浮而短涩者，肺也。[4]10

《难经·十难》：然：五邪刚柔相逢之意也。假令心脉急甚者，肝邪干心也；心脉微急者，胆邪干小肠也；心脉大甚者，心邪自干心也；心脉微大者，小肠邪自干小肠也；心脉缓甚者，脾邪干心也；心脉微缓者，胃邪于小肠也；心脉涩甚者，肺邪干心也；心脉微涩者，大肠邪干小肠也；心脉沉甚者，肾邪干心也；心脉微沉者，膀胱邪干小肠也。五脏各有刚柔邪，故令一脉辄变为十也。[4]25

《难经·十五难》：秋脉毛者，肺西方金也，万物之所终，草木华叶，皆秋而落，其枝独在，若毫毛也。故其脉之来，轻虚以浮，故曰毛。[4]41

《难经·十六难》：假令得肺脉：其外证，面白，善嚏，悲愁不乐，欲哭。其内证，脐右有动气，按之牢若痛。其病，喘咳，洒淅寒热。有是者肺也，无是者非也。[4]47

《难经·十七难》：诊病若闭目不欲见人者，脉当得肝脉，强急而长，反得肺脉，浮短而涩者，死也。[4]52

《难经·十八难》：然：诊在右胁有积气，得肺脉结，脉结甚则积甚，结微则气微。

诊不得肺脉，而右胁有积气者何也？

然：肺脉虽不见，右手脉当沉伏。[4]54

《素问·咳论》：帝曰：何以异之？岐伯曰：肺咳之状，咳而喘息有音，甚则唾血。心咳之状，咳则心痛，喉中介介如梗状，甚则咽肿喉痹。肝咳之状，咳则两胁下痛，甚则不可以转，转则两胠下满。脾咳之状，咳则右胁下痛阴阴引肩背，甚则……

帝曰：六腑之咳奈何？安所受病？岐伯曰：五脏之久咳，乃移于六腑。脾咳不已，则胃受之，胃咳之状，咳而呕，呕甚则长虫出。肝咳不已，则胆受之，胆咳之状，咳呕胆汁。肺咳不已，则大肠受之，大肠咳状，咳而遗失。[1]147

《素问·刺热》：肺热病者，先淅然厥，起毫毛，恶风寒，舌上黄身热。热争则喘咳，痛走胸膺背，不得大息，头痛不堪，汗出而寒，丙丁甚，庚辛大汗，气逆则丙丁死，刺手太阴阳明，出血如大豆，立已。[1]128

《素问·脉要精微论》：是知阴盛则梦涉大水恐惧，阳盛则梦大火燔灼，阴阳俱盛则梦相杀毁伤；上盛则梦飞，下盛则梦堕；甚饱则梦予，甚饥则梦取；肝气盛则梦怒，肺气盛则梦哭；短虫多则梦聚众，长虫多则梦相击毁伤。[1]70

《素问·方盛衰论》：是以少气之厥，令人妄梦，其极至迷。三阳绝，三阴微，是为少气。是以肺气虚则使人梦见白物，见人斩血藉藉，得其时则梦见兵战。肾气虚则梦见舟船溺人，得其时则梦伏水中，若有畏恐。肝气虚则梦见菌香生草……[1]383

■■■ 钩玄提要 ■■■

1. 望诊

望、闻、问、切是中医四大经典已确立的主要诊断方法，望诊主要包括望面色、望神、望舌象、望形态等。

（1）判断正常与疾病、预后。《素问·风论》描述了肺风所表现的色证。后世医家根据《内经》所论指出，五脏对应青、赤、黄、白、黑五色，五色的善恶，以明润有光泽、含蓄不露代表精气未虚，为善色，预后良；枯槁无华、过于暴露代表精气衰竭，为恶色，预后差。对于肺而言，以缟裹红，白中有血色，此白之明润者也，善色；白如枯骨，其色干枯，恶色。如《黄帝内经素问注证发微》曰："白如枯骨，其色干枯。此皆色不明润者也，故见之则为死者如此。青如翠羽，赤如鸡冠，黄如蟹腹，白如豕膏，黑如乌羽，此皆色之明润者也，故见之则为生者如此。此举五脏所生之正色，而指其为外荣也。"[5]93

（2）判断疾病临床特征。《金匮要略》中对肺痿、肺痈、肺胀、肺中风、肺中寒、肺水等疾病通过望诊详细描述疾病临床特征。如后世《金匮要略心典·脏腑经络先后病脉证第一》中对肺痿症状解释曰："心中坚者，气实而出入阻，故息则摇肩；咳者，气逆而肺失降，则息引胸中上气；肺痿吐沫者，气伤而布息难，则张口短气，此因病而害于气者也。"[6]6 说明肺痿表现为咳吐泡沫痰、张口抬肩、喘息咳嗽。《金匮要略心典·肺痿肺痈咳嗽上气病脉证治第七》对肺胀越婢加半夏汤证解释说："外邪内饮，填塞肺中，为胀、为喘、为咳而上气。越婢汤散邪之力多，而蠲饮之力少，故以半夏辅其未逮。不用小青龙者，以脉浮且大，病属阳热，故利辛寒不利辛热也。目如脱状者，目睛胀突如欲脱落之状，壅气使然也。"[6]54 说明肺胀表现的主要症状为咳喘、目如脱状。

（3）判断疾病发展趋势，指导治疗。后世《黄帝内经灵枢注证发微》指出："且其色各有五脏之分部，有外部，有内部，其色从外部走内部者，病必从外走内；其色从内部走外部者，病必从内走外。所谓从内走外者，即病生于内也。"[7]272 五色在面部都有一定分布，在疾病状态下，当病色从内向外布散，提示病邪从内走外，治疗时当先治内而后治外；反之病色从外走内，代表病邪从外走向内，治疗时当先治外而后治内。

（4）判断疾病预后。《黄帝内经》中有"赤色出两颧，大如拇指者，病虽小愈，必卒死。黑色出于庭，大如拇指，必不病而卒死"的记载。《内经知要·色诊》从五行相克角度对其解释："形如拇指，最凶之色。赤者出于颧，颧者应在肩，亦为肺部，火色克金，病虽愈必卒死。天庭处于最高，黑者干之，是肾绝矣。虽不病，必卒死也。"[8]17

《素问·痿论》以色和毛发的变化作为诊断肺热叶焦所引起痿证的依据。而《类经·藏象类》对《灵枢·本神》中肺伤后，"皮革焦"现象解释为："五脏之伤无不毛悴，而此独云皮革焦者，以皮毛为肺之合，而更甚于他也。肺色之夭者，白欲如鹅羽，不欲如盐也。金衰畏火，故死于夏。"[9]25 提示皮毛枯槁，疾病预后不良。

2. 切诊

（1）强调了在手太阴气口进行诊脉的重要性。因为手太阴肺经寸口部位（太渊、经渠）可以反映十二脉之气血盛衰、脏腑功能、胃气强弱，甚至可以判断死生。正如《类经·藏象类》所说："气口之义，其名有三：手太阴肺经脉也，肺主诸气，气之盛衰见于此，故曰气口；肺朝百脉，脉之大会聚于此，故曰脉口；脉出太渊，其长一寸九分，故曰寸口。是名虽三而实则一耳。五脏六腑之气味，皆出于胃，变见于气口，故为五脏之主。"[9]26

（2）肺的平、病、死脉。对肺的生理和病理脉象，《内经》在《素问·宣明五气》《素问·平人气象论》《素问·玉机真脏论》《素问·脉要精微论》等都有所描述。《类经·脉色类》对《素问·平人气象论》肺的平、病、死脉描述进行解释："厌厌聂聂，众苗齐秀貌。如落榆荚，轻浮和缓貌。即微毛之义也，是为肺之平脉。聂，鸟结切。毛而和也。不上不下，往来涩滞也。如循鸡羽，轻浮而虚也。亦毛多胃少之义，故曰肺病。如物之浮，空虚无根也。如风吹毛，散乱无绪也。亦但毛无胃之义，故曰肺死。"[9]65 《类经》对肺之真脏脉解释说："大而虚，如以毛羽中人肤，浮虚无力之甚，而非微毛之本体，肺脉之真脏也。白本金色，而兼赤不泽者，火

克金也，故死。"[9] 83

（3）诊断疾病。《黄帝内经》还有很多根据肺脏脉象辨证诊断疾病的阐述，如《素问·脉要精微论》有"肺脉搏坚而长，当病唾血"等描述。《类经·脉色类》解释："肺脉搏坚而长，邪乘肺也，肺系连喉，故为唾血。若软而散，则肺虚不敛，汗出如水，故云灌汗，汗多亡阳，故不可更为发散也。"[9] 73 提示肺脉搏坚而长，为邪气侵肺，为实证；如果肺脉弱而散则多为虚证。在《素问·病能论》中还根据脉应四时及左脉浮而迟的表现对厥病进行病机分析。《重广补注黄帝内经素问·病能论》进行注释云："以冬左脉浮而迟，浮为肺脉，故言颇关在肺也。腰者肾之府，故肾受病则腰中痛也。左脉浮迟，非肺来现，以左肾不足而脉不能沉，故得肺脉肾为病也。"[10] 311

对于疑难疾病的诊断，《难经·十八难》讲述了寸关尺之三部与经脉对应关系及积聚痼疾的脉象，并以肺脉为例，主要表现为结脉或沉伏脉。如《难经正义·十八难》所论："此病久积聚，可切脉而知之也。肺金右降，右胁，肺之部也。若右胁有积聚，则肺脉当结，结脉往来缓，时一止复来，而无定数者是也。盖结为积聚之脉。《素问·平人气象论》曰：结而横，有积矣。然积有微甚，是以结甚则积甚，结微则气微也。设肺脉虽不见结，而右手脉当见沉伏，沉伏亦积聚脉，右手统三部言，则肺脉亦在其中。又右手气口所以候里也。"[11] 38

（4）尺肤诊、遍身诊、虚里诊等。首先在《素问·脉要精微论》对尺肤诊断方法进行描述，即根据从腕到肘皮肤的温度滑涩进行诊断疾病。如《素问识·脉要精微论》所说："尺内，谓尺泽之内也，此即诊尺肤之部位。平人气象论云，尺涩脉滑，尺寒脉细，王注亦云；谓尺肤也。邪气脏腑病形篇云：善调尺者，不待于寸。……明是尺即谓臂内一尺之部分，而决非寸关尺之尺也。"[12] 88 在尺肤描述中，《黄帝内经》根据中医取象比类的思维，提出上对上、中对中、下对下的尺肤部位与脏腑对应关系，如"上附上，右外以候肺，内以候胸中。"

其次，《素问·三部九候论》论述了全身诊的三部九候方法。三部九候是遍身诊，依据天地人三才学说先把全身分为上、中、下三部即头颈、手、脚，然后三部中再分天地人三部，如此全面诊察，其中中部天（即寸口）候肺。在《类经·脉色类》进行了详细解释。[9] 55

另外，《素问·平人气象论》描述了虚里诊断宗气的方法，宗气与肺关系密切。《类经·脉色类》解释较为精当：①"土为万物之母，故上文四时之脉，皆以胃气为主。此言胃气所出之大络，名曰虚里，其脉从胃贯鬲，上络于肺而出左乳之下，其动应于衣，是为十二经脉之宗，故曰脉宗气也"指出虚里诊的原理主要是胃之大络，可反映胃气盛衰。②"若虚里动甚而如喘，或数急而兼断绝者，由中气不守而然，故曰病在中"提出疾病在中的虚里表现。"胃气之出，必由左乳之下，若有停阻则结横为积，故凡患癥者多在左胁之下，因胃气积滞而然。如五十六难曰：肝之积名曰肥气在左胁下者，盖以左右上下分配五行而言耳，而此实胃气所主也"可判断积聚。③"虚里脉绝者，宗气绝也，故必死"预测生死。④"真有若与衣俱振者，是宗气不固而大泄于外，中虚之候也"宗气虚弱的表现。[9] 63

（5）脉症合参。《难经·十六难》提倡诊病脉症当合参，有是脉当有是症，当仔细辨析，以肺脉症为例。后世医家如《难经正义·十六难》认为："得肺脉，诊得毛脉也。肺在色为白，故面白。《灵枢·口问》曰：阳气和利，满于心，出于鼻，故嚏。肺气通于鼻，故善嚏。肺在志为忧，故悲愁不乐。在声为哭，故欲哭。此外证之色脉情好也。脐右为肺金右降之部，动气按之牢痛者，肺气结也。肺主气，气逆故病喘咳，肺主皮毛，故洒淅寒热。此内证之部属及所主病也。"[11] 34《难经·十七难》又进一步说明脉症相反时常出现预后不良。后世进行了发挥，如《难经正义·十七难》："肝开窍于目，闭目不欲见人，肝病也。然肝之病，脉当弦急

而长，今以肝病而诊得浮短而涩之肺脉，乃金来克木也，故主死。"[11] 35

3. 综合诊断

《内经》描述了很多肺病症状表现，如肺咳、肺风、肺痹、肺热等，初步构建了肺脏辨证体系。以肺咳为例，主要表现为咳、喘，甚则咯血等。《重广补注黄帝内经素问·咳论》解释曰："肺脏气而应息，故咳则喘息而喉中有声，甚则肺络逆，故唾血也。"[10] 258 以肺热为例，主要表现恶风寒、身热、咳喘、胸背痛、头痛等，《类经·疾病类》论之曰："肺主皮毛，热则畏寒，故先淅然恶风寒，起毫毛也。肺脉起于中焦，循胃口，肺热入胃，则胃热上升，故舌上黄而身热。热争于肺，其变动则为喘为咳。肺者胸中之脏，背者胸中之腑，故痛走胸膺及背，且不得太息也。喘逆在肺，气不下行，则三阳俱壅于上，故头痛不堪。热邪在肺，则皮毛不敛，故汗出而寒。丙丁属火，克肺者也。庚辛属金，肺所王也。太阴阳明二经表里俱当刺之。出血者，取其络脉之盛者也。"[9] 230 详细描述和分析了肺热病症状及病机，肺热初期有发热恶寒，不断进展出现发热、汗出、喘息咳嗽、胸痛、头疼、舌苔黄，甚至咳血等火热熏蒸、灼伤肺金现象，为典型的肺热辨证。

《金匮要略》中有许多关于肺部疾病脉证论述，如肺痿、肺痈、肺胀、咳嗽、上气、肺水、肺饮、肺中风、中寒等，并有相应治法方药，充分体现了辨证论治思想。由于肺系疾病在各论中有详细论述，在此不再赘述。

4. 诊梦

《黄帝内经》还讲述了通过诊梦进行诊断五脏疾病的方法，如"肺气盛则梦哭""是以肺气虚，则使人梦见白物，见人斩血藉藉，得其时则梦见兵战"等，主要根据脏腑的功能及阴阳五行的取类比象。其机理正如《黄帝内经集注》所说："气并于肝则怒，并于肺则悲，故与梦相合。"[13] 123 "白物，金之象也。斩血，刑伤也。藉藉，狼藉也。得其时，谓得其秋令之时，则梦见兵战，盖得时气之助而金气盛也。"[13] 669

附录　文献辑录

《黄帝内经素问注证发微》：此历举五脏之五色，而决其为死生之外见也。五色以黄为主，黄以明润为难。青如草之滋汁，其青沉夭；黄如枳实，其色青黄；黑如胎煤，其色纯黑；赤如衃血，其色赤黑；白如枯骨，其色干枯。此皆色不明润者也，故见之则为死者如此。青如翠羽，赤如鸡冠，黄如蟹腹，白如豕膏，黑如乌羽，此皆色之明润者也，故见之则为生者如此。此举五脏所生之正色，而指其为外荣也。缟，素练也。彼色之生于心者，如以缟裹朱，此赤之明润者也。生于肺者，如以缟裹红，白中有血色，此白之明润者也。生于肝者，如以缟裹绀，绀者，深青扬赤色，此青之明润者也。生于脾者，如以缟裹栝蒌实，此黄之明润者也。生于肾者，如以缟裹紫，此黑之明润者也。此乃五脏所生之外荣者如此。《脉要精微论》曰：赤欲如帛裹朱，不欲如赭；白欲如鹅羽，不欲如盐；青欲如苍璧之泽，不欲如蓝；黄欲如罗裹雄黄，不欲如黄土；黑欲如重漆，不欲如地苍。皆以明润为贵也。[5] 93

《类经·脉色类》：白者，肺色见也。脉喘而浮者，火乘金而病在肺也。喘为气不足，浮为肺阴虚。肺虚于上，则气不行而积于下，故上虚则为惊，下实则为积。气在胸中，喘而且虚，病为肺痹者，肺气不行而失其治节也。寒热者，金火相争，金胜则寒，火胜则热。其因醉入入房，则火必更炽，水必更亏，肾虚盗及母气，故肺病若是矣。[9] 89

《黄帝内经灵枢注证发微》：且其色各有五脏之分部，有外部，有内部，其色从外部走内者，病必从外走内；其色从内部走外部者，病必从内走外。所谓从内走外者，即病生于内也。内为阴经，外为阳经，当先治其阴，后治其阳。若先治其阳，而后治其阴，则病反甚矣。所谓从外走内者，即病生于外也。外为阳经，内为阴经，当先治其阳，后治其阴。若先治其阴，而后治其阳，则病反甚矣。……此言人有不病而卒死者，有病虽小愈而卒死者，有其由与其验也。盖不病而卒死者，以大邪之气入于脏腑也。病虽小愈而卒死者，以赤色出于两颧，大如母指者，此其验也。（母指，足大指也。）然不病而卒死者，有黑色见于首面，大如母指，此亦其所验也。[7] 272

《内经知要·色诊》：形如拇指，最凶之色。赤者出于颧，颧者应在肩，亦为肺部，火色克金，病虽愈必卒死。天庭处于最高，黑者干之，是肾绝矣。虽不病，必卒死也。[8] 17

《类经·藏象类》：喜本心之志，而亦伤肺者，暴喜伤阳，火邪乘金也。肺脏魄，魄伤则神乱而为狂。意不存人者，傍若无人也。五脏之伤无不毛悴，而此独云皮革焦者，以皮毛为肺之合，而更甚于他也。肺色之夭者，白欲如鹅羽，不欲如盐也。金衰畏火，故死于夏。[9] 25

《金匮要略心典·脏腑经络先后病脉证第一》：心中坚实，气实而出入阻，故息则摇肩；咳者，气逆而肺失降，则息引胸中上气；肺痿吐沫者，气伤而布息难，则张口短气，此因病而害于气者也。[6] 6

《金匮要略心典·肺痿肺痈咳嗽上气病脉证治第七》：外邪内饮，填塞肺中，为胀、为喘、为咳而上气。越婢汤散邪之力多，而蠲饮之力少，故以半夏辅其未逮。不用小青龙者，以脉浮且大，病属阳热，故利辛寒不利辛热也。目如脱状者，目睛胀突如欲脱落之状，壅气使然也。[6] 54

《类经·藏象类》：气口之义，其名有三：手太阴肺经脉也，肺主诸气，气之盛衰见于此，故曰气口；肺朝百脉，脉之大会聚于此，故曰脉口；脉出太渊，其长一寸九分，故曰寸口。是名虽三而实则一耳。五脏六腑之气味，皆出于胃，变见于气口，故为五脏之主。[9] 26

《类经·脉色类》：厌厌聂聂，众苗齐秀貌。如落榆荚，轻浮和缓貌。即微毛之义也，是为肺之平脉。聂，鸟结切。毛而和也。不上不下，往来涩滞也。如循鸡羽，轻浮而虚也。亦毛多胃少之义，故曰肺病。如物之浮，空虚无根也。如风吹毛，散乱无绪也。亦但毛无胃之义，故曰肺死。[9] 65

《类经》：大而虚，如以毛羽中人肤，浮虚无力之甚，而非微毛之本体，肺脉之真脏。白本金色，而兼赤不泽者，火克金也，故死。[9] 83

《类经·脉色类》：肺脉搏坚而长，邪乘肺也，肺系连喉，故为唾血。若软而散，则肺虚不敛，汗出如水，故云灌汗，汗多亡阳，故不可更为发散也。[9] 73

《重广补注黄帝内经素问·病能论》：以冬左脉浮而迟，浮为肺脉，故言颇关在肺也。腰者肾之府，故肾受病则腰中痛也。左脉浮迟，非肺来现，以左肾不足而脉不能沉，故得肺脉肾为病也。[10] 311

《素问识·脉要精微论》：简按王注，尺内，谓尺泽之内也，此即诊尺肤之部位。平人气象论云，尺涩脉滑，尺寒脉细，王注亦云：谓尺肤也。邪气脏腑病形篇云：善调尺者，不待于寸。又云：夫色脉与尺之相应，如桴鼓影响之相应也。论疾诊尺篇云：尺肤泽；又云：尺肉弱。十三难云：脉数尺之皮肤亦数，脉急尺之皮肤亦急。史记仓公传亦云：切其脉，循其尺。仲景：按寸不及尺，皆其义也。而其所以谓之尺者，说文：尺，十寸也。人手却十分动脉为寸口，十寸为尺。尺所以指，尺，规矩事也。从尸从乙。乙，所识也。周制，寸尺咫寻常仞诸度量，皆以人之体为法。徐锴曰，家语曰，布指知尺，舒肱知寻。（大戴礼云：布指知寸，布手知尺，舒肱知寻。）明是尺即谓臂内一尺之部分，而决非寸关尺之尺也。寸口分寸关尺三部，于难经。马张诸家，以寸关尺之尺释之，与经旨差矣，今据王义考经文。[12] 88

《类经·脉色类》：上部天，两额之动脉；（额旁动脉，当领厌之分，足少阳脉气所行也。）上部地，两颊之动脉；（两颊动脉，即地仓大迎之分，足阳明脉气所行也。）上部人，耳前之动脉。（耳前动脉，即和髎之分，手少阳脉气所行也。）中部天，手太阴也；（掌后寸口动脉，经渠之次，肺经脉气所行也。）中部地，手阳明也；（手大指次指岐骨间动脉，合谷之次，大肠经脉气所行也。）中部人，手少阴也。（掌后锐骨下动脉，神门之次，心经脉气所行也。）下部天，足厥阴也；（气冲下三寸动脉，五里之分，肝经脉气所行也，卧而取之。女子取太冲，在足大指本后二寸陷中。）下部地，足少阴也；（内踝后跟骨傍动脉，太溪之分，肾经脉气所行也。）下部人，足太阴也。（鱼腹上越筋间动脉，直五里下箕门之分，沉取乃得之，脾经脉气所行也。若候胃气者，当取足跗上之冲阳。）[9] 55

《类经·脉色类》：土为万物之母，故上文四时之脉，皆以胃气为主。此言胃气所出之大络，名曰虚里，其脉从胃贯鬲，上络于肺而出左乳之下，其动应于衣，是为十二经脉之宗，故曰脉宗气也。宗，主也，本也。盖宗气积于膻中，化于水谷而出于胃也。经脉篇所载十五络，并此共十六络，详具十六络穴图中。又脾为阴土义，详疾病类五十二。若虚里动甚而如喘，或数急而兼断绝者，由中气不守而然，故曰病在中。数音朔。胃气之出，必由左乳之下，若有停阻则结横为积，故凡患癥者多在左胁之下，因胃气积滞而然。如五十六难曰：肝之积名曰肥气在左胁下者，盖以左右上下分配五行而言耳，而此实胃气所主也。虚里脉绝者，宗气绝也，故必死。前言应衣者，言其微动，似乎应衣，可验虚里之胃气。此言应衣者，言其大动，真有若与衣俱振者，是宗气不固而大泄于外，中虚之候也。[9] 63

《难经正义·十六难》：得肺脉，诊得毛脉也。肺在色为白，故面白。《灵枢·口问》曰：阳气和利，满于心，出于鼻，故嚏。肺气通于鼻，故善嚏。肺在志为忧，故悲愁不乐。在声为哭，故欲哭。此外证之色脉情好也。脐右为肺金右降之部，动气按之牢痛者，肺气结也。肺主气，气逆故病喘咳。肺主皮毛。故洒淅寒热。此内证之部属及所主病也。"[11] 34

《难经正义·十七难》：肝开窍于目，闭目不欲见人，肝病也。然肝之病，脉当弦急而长，今以肝病而诊得浮短而涩之肺脉，乃金来克木也，故主死。[11] 35

《难经正义·十八难》：此病久积聚，可切脉而知之也。肺金右降，右胁，肺之部也。若右胁有积聚，则肺脉当结，结脉往来缓，时一止复来，而无定数者是也。盖结为积聚之脉。《素问·平人气象论》曰：结而横，有积矣。然积有微甚，是以结甚则积甚，结微则气微也。设肺脉虽不见结，而右手脉当见沉伏，沉伏亦积聚脉，右手统三部言，则肺脉亦在其中。又右手气口所以候里也。[11] 38

《重广补注黄帝内经素问·咳论》：肺脏气而应息，故咳则喘息而喉中有声，甚则肺络逆，故唾血也。[10] 258

《类经·疾病类》：肺主皮毛，热则畏寒，故先淅然恶风寒，起毫毛也。肺脉起于中焦，循胃口，肺热入胃，则胃热上升，故舌上黄而身热。热争于肺，其变动则为喘为咳。肺者胸中之脏，背者胸中之腑，故痛走胸膺及背，且不得太息也。喘逆在肺，气不下行，则三阳俱壅于上，故头痛不堪。热邪在肺，则皮毛不敛，故汗出而寒。丙丁属火，克肺者也。庚辛属金，肺所王也。太阴阳明二经表里俱当刺之。出血者，取其络脉之盛者也。[9] 230

《黄帝内经集注》：气并于肝则怒，并于肺则悲，故与梦相合。[13] 123

《黄帝内经集注》：白物，金之象也。斩血，刑伤也。藉藉，狼藉也。得其时，谓得其秋令之时，则梦见兵战，盖得时气之助而金气盛也。[13] 669

参 考 文 献

[1] 未著撰人. 黄帝内经素问 [M]. 北京：人民卫生出版社，2012.

[2] 未著撰人. 灵枢经 [M]. 北京：人民卫生出版社，2012.

[3] [汉] 张仲景. 金匮要略 [M]. 北京：人民卫生出版社，2005.

[4] [春秋] 秦越人. 难经 [M]. 北京：科学技术文献出版社，2010.

[5] [明] 马莳. 黄帝内经素问注证发微 [M]. 北京：人民卫生出版社，1998.

[6] [清] 尤怡篆注. 金匮要略心典 [M]. 太原：山西科学技术出版社，2008.

[7] [明] 马莳. 黄帝内经灵枢注证发微 [M]. 北京：人民卫生出版社，1994.

[8] [明] 李中梓. 内经知要 [M]. 北京：中国医药科技出版社，2011.

［9］［明］张介宾. 类经［M］. 北京：中国中医药出版社，1997.

［10］［唐］王冰. 重广补注黄帝内经素问［M］. 北京：科学技术文献出版社，2011.

［11］［清］叶霖. 难经正义［M］. 北京：人民卫生出版社，1990.

［12］［日］丹波元简. 素问识［M］. 北京：人民卫生出版社，1955.

［13］［清］张志聪. 黄帝内经集注［M］. 杭州：浙江古籍出版社，2002.

第四章　肺病的治则治法

治则，是治疗疾病时所必须遵循的基本原则，包括平调阴阳、调和气血、扶正祛邪、三因制宜等。治法是在一定治则指导下制定的针对疾病与证候的具体治疗大法，包括寒者热之，热者寒之，劳者温之，结者散之等。针对肺病，又有"损其肺者，益其气""肺欲收，急食酸以收之，用酸补之，辛泻之"等特别的治疗方法。

经典原文

《素问·阴阳应象大论》：故曰：病之始起也，可刺而已；其盛，可待衰而已。故因其轻而扬之，因其重而减之，因其衰而彰之。形不足者，温之以气；精不足者，补之以味。其高者，因而越之；其下者，引而竭之；中满者，泻之于内；其有邪者，渍形以为汗；其在皮者，汗而发之；其慓悍者，按而收之；其实者，散而泻之。审其阴阳，以别柔刚。阳病治阴，阴病治阳，定其血气，各守其乡，血实宜决之，气虚宜掣引之。[1] 32。

《素问·三部九候论》：帝曰：以候奈何？岐伯曰：必先度其形之肥瘦，以调其气之虚实，实则泻之，虚则补之。必先去其血脉而后调之，无问其病，以平为期。[1] 90

《素问·厥论》盛则泻之，虚则补之，不盛不虚，以经取之[1] 172

《素问·至真要大论》：故《大要》曰：谨守病机，各司其属，有者求之，无者求之，盛者责之，虚者责之。必先五胜，疏其血气，令其调达，而致和平，此之谓也。

寒者热之，热者寒之，微者逆之，甚者从之，坚者削之，客者除之，劳者温之，结者散之，留者攻之，燥者濡之，急者缓之，散者收之，损者温之，逸者行之，惊者平之，上之下之，摩之浴之，薄之劫之，开之发之，适事为故。

帝曰：何谓逆从？岐伯曰：逆者正治，从者反治，从少从多，观其事也。

帝曰：反治何谓？岐伯曰：热因寒用，寒因热用，塞因塞用，通因通用。必伏其所主，而先其所因，其始则同，其终则异，可使破积，可使溃坚，可使气和，可使必已。

帝曰：善。气调而得者，何如？岐伯曰：逆之，从之，逆而从之，从而逆之，疏气令调，则其道也。[1] 363

《素问·脏气法时论》：病在肺，愈在冬，冬不愈，甚于夏，夏不死，持于长夏，起于秋，禁寒饮食寒衣。肺病者，愈在壬癸；壬癸不愈，加于丙丁；丙丁不死，持于戊己，起于庚辛。肺病者，下晡慧，日中甚，夜半静。肺欲收，急食酸以收之，用酸补之，辛泻之。[1] 98

《素问·刺热》：肝热病者，左颊先赤；心热病者，颜先赤；脾热病者，鼻先赤；肺热病者，右颊先赤；肾热病者，颐先赤。病虽未发，见赤色者刺之，名曰治未病。热病从部所起者，至期而已；其刺之反者，三周而已；重逆则死。诸当汗者，至其所胜日，汗大出也。[1] 129

《素问·评热病论》：帝曰：劳风为病何如？岐伯曰：劳风法在肺下，其为病也，使人强上冥视，唾出若涕，恶风而振寒，此为劳风之病。帝曰：治之奈何？岐伯曰：以救俯仰，巨阳引精者三日，中年者五日，不精者七日，咳出青黄涕，其状如脓，大如弹丸，从口中若鼻中出，不出则伤肺，伤肺则死也。[1]133

《素问·调经论》：帝曰：善。有余不足奈何？岐伯曰：气有余则喘咳上气，不足则息利少气。血气未并，五脏安定，皮肤微病，命曰白气微泄。帝曰：补泻奈何？岐伯曰：气有余，则泻其经隧，无伤其经，无出其血，无泄其气。不足，则补其经隧，无出其气。帝曰：刺微奈何？岐伯曰：按摩勿释，出针视之，曰我将深之，适人必革，精气自伏，邪气散乱，无所休息，气泄腠理，真气乃相得。[1]228

《难经·十四难》：然：损其肺者，益其气；损其心者，调其营卫；损其脾者，调其饮食，适其寒温；损其肝者，缓其中；损其肾者，益其精。此治损之法也。[2]34

《金匮要略心典》卷上：问曰：上工治未病，何也？师曰：夫治未病者，见肝之病，知肝传脾，当先实脾。四季脾旺不受邪，即勿补之。中工不晓相传，见肝之病，不解实脾，惟治肝也。

夫肝之病，补用酸，助用焦苦，益用甘味之药调之。酸入肝，焦苦入心，甘入脾。脾能伤肾；肾气微弱则水不行；水不行则心火气盛，则伤肺；肺被伤则金气不行，金气不行则肝气盛，则肝自愈，此治肝补脾之要妙也。肝虚则用此法，实则不在用之。[3]1

钩玄提要

1. 治疗原则及治法

《黄帝内经》提出了疾病的基本治疗原则和方法。首先在治疗原则上，提出了平调阴阳、调和气血、扶正祛邪等，如在《素问·阴阳应象大论》提出了"审其阴阳，以别柔刚。阳病治阴，阴病治阳，定其血气，各守其乡"。《素问·至真要大论》也有类似的论述，所谓"疏其血气，令其调达，而致和平"。还提出了治病辨虚实"盛者责之，虚者责之"，治疗时应当"实则泻之，虚则补之"。这些治疗原则适合于所有疾病，包括肺系疾病的治疗。《难经·十四难》记载了损证治疗法则，对于损其肺者，提出补益肺气的法则，如《难经经释》卷上所说："肺主气，故益其气。"

《黄帝内经》还提出了多种治疗方法，如在《素问·阴阳应象大论》中提出：如果邪气在表皮可用发汗解表，在上焦可因势利导用吐法，在下焦可用利大小便方法，在中焦可消食化积，行气除满，在血分可活血祛瘀，在气分可补气升清，对于虚证针对精虚、气虚可用温阳补气或补肾填精的方法等。而《素问·至真要大论》论述更加具体，正治、反治、寒、热、养、攻、润、镇、活等无不包括，几乎涵盖了中医治法。这些治法的提出为后世治疗肺病奠定了基础。

2. 治未病

中医经典非常重视疾病的预防，即治未病。在《素问·四气调神大论》中就提出了"圣人不治已病治未病，不治已乱治未乱"，包含未病先防、既病防变的思想。如在《素问·刺热》就有"肺热病者，右颊先赤……病虽未发，见赤色者刺之，名曰治未病"的论述，即有轻微迹象，虽未发病，也应早治疗。《类经·疾病类》解释说："肺属金，其应在西，故右颊先赤。……病虽未见，而赤色已见于五部，则为病之先兆，当求其脏而预治之，所谓防于未然也。"[4]230 在《金匮要略》《难经》尚有先安未受邪之地、防止疾病传变的论点。这些治未病思想和原则也适合于肺系疾病，如"冬病夏治"防治咳喘性疾病即是如此。

3. 五味补泻

针对肺病，《素问·脏气法时论》讲述了肺病愈、甚、持、起的相应季节、日期、时间，其原理主要根据五行生克，同时讲述了五味补泻方法。提示肺系疾病发生发展有自身特点，在治疗时，特别对于肺气虚，当注意"酸收为补，辛散为泻"补泻特点，对后世临床用药组方具有重要指导价值。如《类经·疾病类》所说："肺欲收，急食酸以收之，用酸补之，辛泻之。（肺应秋，气主收敛，故宜食酸以收之。肺气宜聚不宜散，故酸收为补，辛散为泻。）"[4] 209

4. 肺系病证治法

针对肺系具体疾病，《黄帝内经》《伤寒杂病论》记载了许多治疗方法，如《素问·评热病论》讲述了劳风的病因病机、病位、症状、治疗和预后。劳风实际上是因身体虚弱，特别是肺肾虚弱又感受风寒之邪所引起的以发热恶寒、喘咳交重、咯吐浓痰的一类呼吸系统疾病，此病名现虽不用，但其病因病机与目前很多肺系疾病相合，仍具有重要指导意义。治疗当以针刺或药物，解表散寒、清热化痰、补益肺肾等为主，正如《类经·疾病类》所说："然救此者必先温肺，温肺则风散，风散则俯仰安矣。若温散不愈，郁久成热，然后可以清解。温清失宜，病必延甚。"[4] 218

《素问·调经论》还讲述了肺气不足、有余产生的症状及针刺治疗方法，特别是对微邪的针刺手法，值得研究。具体方法，后世医家进行了总结，如《黄帝内经集注·调经论》说："故有余则泻其经隧之血气，而勿再伤其经脉之血气也。不足则补其经隧之血气，而无泄其经隧之气焉。出针，出而浅之也。视之，视其浅深之义也。曰我将深之，适人之邪，浅客于皮，必与正气相格，庶邪散而正气不泄，故曰我将深之，谓将持内之而使精气自伏，复放而出之，令邪无散乱。迎之随之，以意和之。无所休息，使邪气泄于皮毛腠理，而真气乃相得复于肌表，此用针浅深之妙法也。"[5] 418在整个针刺操作过程中，需要娴熟的技术，对于后世针刺气虚证有重要参考价值。

其他肺系具体疾病的治则治法，见各论。

> **附录　文献辑录**

《类经·疾病类》：病在肺，愈在冬，（金之子乡也。）冬不愈，甚于夏；（金所不胜也。）夏不死，持于长夏；（金气得生也。）起于秋。（金气王也。）禁寒饮食寒衣。（形寒饮冷则伤肺也。）肺病者，愈在壬癸；（应愈在冬也。）壬癸不愈，加于丙丁；（应甚于夏也。）丙丁不死，持于戊己；（应持于长夏也。）起于庚辛。（应起于秋也。）肺病者，下晡慧，日中甚，夜半静。（下晡金王，故慧。日中火胜之，故甚。夜半水乡，则子能制邪，故静。）肺欲收，急食酸以收之，用酸补之，辛泻之。（肺应秋，气主收敛，故宜食酸以收之。肺气宜聚不宜散，故酸收为补，辛散为泻。）[4] 209

《类经·疾病类》：肺属金，其应在西，故右颊先赤。……病虽未见，而赤色已见于五部，则为病之先兆，当求其脏而预治之，所谓防于未然也。[4] 230

《类经·疾病类》：劳风者，因劳伤风也。肺下者，在内则胸膈之间，在外则四椎五椎之间也。风受于外则病应于内，凡人之因于劳者必喘，此劳能动肺可知。按：王氏曰：劳，谓肾劳也。肾脉从肾上贯肝膈入肺中，故肾劳风生，上居肺下也。此固一说，第劳之为病，所涉者多，恐不止于肾经耳。邪在肺下，则为喘逆，故令人强上不能俯首。风热上壅，则畏风羞明，故令人冥目而视。风热伤阴，则津液稠浊，故唾出若涕。肺主皮毛，卫气受伤，故恶风振寒。风之微甚，证在俯仰之间也，故当先救之。然救此者必先温肺，温肺则风散，风散则俯仰安矣。若温散不愈，郁久成热，然后可以清解。温清失宜，病必延甚。风邪之病肺者，必由足太阳膀胱经风门、肺俞等穴，内入于脏。太阳者水之脏，三阳之表也，故当引精上行，则风从咳散。若巨阳气盛，引精速者，应在三日。中年精衰者，应在五日。衰年不精者，应在七日。当咳出青黄痰涕而愈如下文者，是即引精之谓。咳涕不出者，即今人所谓干咳嗽也，甚至金水亏竭，虚劳之候，故死。王氏曰：平调咳者，从咽而上出于口。暴卒咳者，气冲突于蓄门而出于鼻。夫如是者，皆肾气劳竭，肺气内虚，阳气奔迫之所为，故不出则伤肺而死也。[4] 218

《黄帝内经集注·调经论》：肺主气而司呼吸，故有余则喘咳上逆，不足则呼吸不利而少气也。肺合皮，其色白。微邪客于皮肤，命曰白气微泄，谓微伤其肺气也。经隧、大络也。五脏之所以出血气者也，故有余则泻其经隧之血气，而勿再伤其经脉之血气也。不足则补其经隧之血气，而无泄其经隧之气焉。出针，出而浅之也。视之，视其浅深之义也。曰我将深之，适人之邪，浅客于皮，必与正气相格，庶邪散而正气不泄，故曰我将深之，谓将持内之而使精气自伏，复放而出之，令邪无散乱。迎之随之，以意和之。无所休息，使邪气泄于皮毛腠理，而真气乃相得复于肌表，此用针浅深之妙法也。[5] 418

参 考 文 献

[1] 未著撰人. 黄帝内经素问 [M]. 北京：人民卫生出版社，2012
[2] [春秋] 秦越人. 难经 [M]. 北京：科学技术文献出版社，2010.
[3] [清] 尤怡. 金匮要略心典 [M]. 太原：山西科学技术出版社，2008.
[4] [明] 张介宾. 类经 [M]. 北京：中国中医药出版社，1997.
[5] [清] 张志聪. 黄帝内经集注 [M]. 杭州：浙江古籍出版社，2002.

第五章　肺病的调护预防

调护，即调养、护理；预防，就是采取一定措施，防止疾病的发生发展。肺病的调护和其他疾病一样，从饮食、运动、生活起居、情绪等方面入手，并要顺应自然、避开邪气的侵袭。在《黄帝内经》中有关于秋季保养身体收藏之气的详细论述，如此可保持肺之清肃，预防肺脏受到损伤，提出了不治已病治未病的理念。也有许多关于饮食调养的相关论述，认为辛入肺，但多食又可伤肺，强调要根据脏腑情况，辨证选用饮食药物。

■■■■■ 经典原文 ■■■■■

《素问·四气调神大论》：秋三月，此谓容平，天气以急，地气以明，早卧早起，与鸡俱兴，使志安宁，以缓秋刑，收敛神气，使秋气平，无外其志，使肺气清，此秋气之应，养收之道也，逆之则伤肺，冬为飧泄，奉藏者少。[1]7

逆春气，则少阳不生，肝气内变。逆夏气，则太阳不长，心气内洞。逆秋气，则太阴不收，肺气焦满。逆冬气，则少阴不藏，肾气独沉。[1]9

《素问·热论》：岐伯曰：病热少愈，食肉则复，多食则遗，此其禁也。[1]126

《素问·五脏生成》：是故多食咸，则脉凝泣而变色；多食苦，则皮槁而毛拔；多食辛，则筋急而爪枯；多食酸，则肉胝䐜而唇揭；多食甘，则骨痛而发落，此五味之所伤也。故心欲苦，肺欲辛，肝欲酸，脾欲甘，肾欲咸，此五味之所合也。[1]48

《素问·脏气法时论》：肝色青，宜食甘，粳米牛肉枣葵皆甘。心色赤，宜食酸，小豆犬肉李韭皆酸。肺色白，宜食苦，麦羊肉杏薤皆苦。脾色黄，宜食咸，大豆豕肉栗藿皆咸；肾色黑，宜食辛，黄黍鸡肉桃葱皆辛。辛……[1]101

《灵枢·五味》：黄帝曰：谷之五味，可得闻乎？伯高曰：请尽言之。五谷：秔米甘，麻酸，大豆咸，麦苦，黄黍辛。五果：枣甘，李酸，栗咸，杏苦，桃辛。五畜：牛甘，犬酸，猪咸，羊苦，鸡辛。五菜：葵甘，韭酸，藿咸，薤苦，葱辛。五色……[2]98, 99

《伤寒论》：右五味，㕮咀。以水七升，微火煮取三升，去滓，适寒温，服一升。服已须臾，啜热稀粥一升余，以助药力，温覆令一时许，遍身染染，微似有汗者益佳，不可令如水流漓，病必不除。若一服汗出病差，停后服，不必尽剂；若不汗，更服，依前法；又不汗，后服小促役其间，半日许，令三服尽；若病重者，一日一夜服，周时观之。服一剂尽，病证犹在者，更作服；若汗不出者，乃服至二三剂。禁生冷、黏滑、肉面、五辛、酒酪、臭恶等物。[3]3

《金匮要略·禽兽鱼虫禁忌并治》：肝病禁辛，心病禁咸，脾病禁酸，肺病禁苦，肾病禁甘。春不食肝，夏不食心，秋不食肺，冬不食肾，四季不食脾。辨曰：春不食肝者，为肝气王，脾气败，若食肝，则又补肝，脾气败尤甚，不可救。又肝王之时，不可以死气入肝，……[4]92

《金匮要略·果实菜谷禁忌并治》：安石榴不可多食，损人肺。[4]99

《金匮要略·果实菜谷禁忌并治》：盐，多食伤人肺。[4]102

━━━━━━ 钩玄提要 ━━━━━━

1. 肺病的调护预防

关于肺病的调护预防，可以从总体疾病的预防和调护来理解。

（1）养生原则。《素问·上古天真论》中已强调法于阴阳、顺应四时、食饮有节、起居有常、调摄精神、劳逸结合、避开邪气侵害的重要性。正如《类经·摄生类》所说"天以阴阳而化生万物，人以阴阳而荣养一身，阴阳之道，顺之则生，逆之则死，故知道者，必法则于天地，和调于术数也。节饮食以养内，慎起居以养外，不妄作劳以保其天真，则形神俱全。"[5] 1 "此上古圣人之教民远害也。虚邪，谓风从冲后来者主杀主害。故圣人之畏虚邪，如避矢石然，此治外之道也。恬，安静也。惔，朴素也。虚，湛然无物也。无，窅然莫测也。恬惔者，泊然不愿乎其外；虚无者，漠然无所动于中也。所以真气无不从，精神无不守，又何病之足虑哉？此治内之道也。"[4] 2 如此内外无所伤，精气充足，诸病可预防，何况肺病乎。

（2）秋季养肺。《素问·四气调神大论》从秋季养生角度，探讨对肺的调护和疾病预防，认为秋季生活起居应早卧早起，神志调护应当安宁，无外其志，这样可以预防秋天的有害因素对肺的损伤。如若不然，肺易损伤，引起胸闷、咳喘等。提示遵循四季阴阳进行养生非常重要。对于肺而言，为养收之道，有利于保持肺之清肃，防治疾病发生。正如《黄帝内经素问直解·四气调神》所说："凡此皆所以遂其秋收之气，故曰'此秋气之应'，在人为养收之道也。若逆之而不养其收则伤肺。肺伤则秋无以收，……"[6] 10

2. 饮食调护

（1）平时调养。饮食衣服应当寒温适中。正如《黄帝内经灵枢注证发微》认为："彼之衣服欲寒而法不可寒，但使之寒而不至于凄怆；欲热而法不可热，但使之热不至于出汗可也。又彼食饮欲热而法不可热，但使之热无灼灼；欲寒而法不可寒，但使之寒无沧沧可也。寒温中适，则正气自持，乃不致有邪僻矣。"[7] 215 《黄帝内经》认为饮食当以"五谷为养，五果为助，五畜为益，五菜为充，气味合而服之，以补精益气。"[1] 101 《类经·疾病类》进一步说明："五谷为养，养生气也。五果为助，助其养也。五畜为益，益精血也。五菜为充，实脏腑也。气味合而服之，以补精益气。《阴阳应象大论》曰：'阳为气，阴为味。味归形，气归精。'又曰：'形不足者温之以气，精不足者补之以味。故气味和合，可以补精益气。'[5] 210

（2）服药后调护。服用药物后的调护非常重要，如《伤寒论》对太阳中风服用桂枝汤后详细讲述了用药后的调护，服药后，啜热稀粥一升余，以助药力，但又不可大汗淋漓。对此《伤寒类方·桂枝类》解释说："桂枝不能发汗，故须助以热粥。内经云：谷入于胃，以传于肺，肺主皮毛，汗所从出。歠粥，充胃气以达于肺也。观此可知伤寒不禁食。温覆令一时许，遍身漐漐微似有汗者，益佳，不可令如水流漓，病必不除，此解肌之法也。若如水流漓，则动荣气，卫邪仍在。"[8] 3 《伤寒论》也讲述了服用该方的饮食禁忌，所谓"禁生冷、黏滑、肉面、五辛、酒酪、臭恶等物"。[3] 3

（3）病后调护。对于疾病后期，特别是热病后期，《黄帝内经》提出宜清淡饮食，不过饱饮食，少吃肉食。因热病后期，肺胃阴虚，余热未尽，吃不易消化食物或过饱饮食易伤脾胃，食积化热，导致热邪不退，病情反复。如《类经·疾病类》所说"凡病后脾胃气虚，未能消化饮食，故于肉食之类皆当从缓，若犯食复，为害非浅。其有挟虚内馁者，又不可过于禁制，所

以贵得宜也。"[5] 229

3. 五味调和防治疾病

《黄帝内经》对五味功效、五脏与五味的关系，病理状态五味配比等的论述资料非常丰富。

（1）五味各有功效。所谓"辛散，酸收，甘缓，苦坚，咸爽。"且各有阴阳属性，"阳为气，阴为味"，"辛甘发散为阳，酸苦涌泄为阴。"如《黄帝内经集注·阴阳应象大论》："言气味固分阴阳，而味中复有阴阳之别。辛走气而性散，甘乃中央之味而能灌溉四旁，故辛甘主发散为阳。苦主泄下而又炎上作苦。酸主收降而又属春生之木味，皆能上涌而下泄，故酸苦涌泄为阴也。"[9] 38 五味功效和阴阳属性为临床上用药组方及平时饮食养生提供了理论依据。

（2）五味与五脏相应。所谓"酸入肝，辛入肺，苦入心，咸入肾，甘入脾。是谓五入"。然而，五味即可滋养五脏，太过又可伤及五脏，即"阴之所生，本在五味；阴之五宫，伤在五味"。过嗜五味，可以引起脏腑功能受损，引起疾病，如《黄帝内经素问直解·生气通天论》所云："承四时伤五脏之意，言五味亦伤五脏也。五脏为阴，籍五味以资生，故阴之所生，本在五味。五脏为阴，五味各走其道，太过则病，故阴之五宫，伤在五味。如水能浮舟，亦能覆舟也。"[6] 18 如《类经·疾病类》："辛入肺，过于辛则肺气乘肝，肝主筋，故筋脉沮弛。辛散气则精神耗伤，故曰乃央。"由此可见，嗜好五味不但可以伤及本脏，也可以通过脏腑关系伤及其他脏腑。[5] 182

《素问·五脏生成》有更加明确地论述五味可以通过五行相克影响其他脏腑功能，正如《黄帝内经集注·五脏生成》解释："多食苦，是火味太过而伤肺，则皮槁而毛落矣。多食辛，是金味太过而伤肝，则筋缩急而爪干枯矣。……五味所以养五脏者也，脏有偏胜则所不胜之脏受伤，此又承制之不可太过也。"[9] 81 《金匮要略》也有类似论述。

（3）五味防治疾病。《素问·脏气法时论》有"肺苦气上逆，急食苦以泻之"，"肺欲收，急食酸以收之，用酸补之，辛泻之"论述。认为当脏腑病变时，多根据五味功能特性，应用药食，调顺其特性。后世医家在此基础上进一步阐发，如《黄帝内经集注·脏气法时论》指出："肺主收降之令，故苦气上逆，宜食苦以泄下之。"[9] 178 又指出当脏腑有病时则反其常性，应当如：《金匮要略》曰："五脏病各有所得者愈。五脏病各有所恶，各随其所不喜者为病。是以顺其所欲之味为补也……肺主秋收之令，病则反其常矣，故急食酸以收之。用酸收以补正，辛散以泻邪。"[9] 180 《黄帝内经》还列出了脏腑适合的食物，对于肺则说"肺色白，宜食苦，麦、羊肉、杏、薤皆苦。"

另外《金匮要略》记载了个别食物对肺的损伤，如"安石榴不可多食，损人肺"。[3] 99

附录　文献辑录

《类经·摄生类》：天以阴阳而化生万物，人以阴阳而荣养一身，阴阳之道，顺之则生，逆之则死，故知道者，必法则于天地，和调于术数也。节饮食以养内，慎起居以养外，不妄作劳以保其天真，则形神俱全，……[5] 1

《类经·摄生类》此上古圣人之教民远害也。虚邪，谓风从冲后来者主杀主害。故圣人之畏虚邪，如避矢石然，此治外之道也。恬，安静也。惔，朴素也。虚，湛然无物也。无，窅然莫测也。恬惔者，泊然不愿乎其外；虚无者，漠然无所动于中也。所以真气无不从，精神无不守，又何病之足虑哉！此治内之道也。[5] 2

《黄帝内经素问直解·四气调神》：人体秋时之气而调神，当早卧以宁，早起以清。与鸡俱兴者，鸡卧则卧，鸡起则起也。早卧早起所以使肺志安宁，以缓秋时之刑杀也。收敛神气使秋气平者，言使志安宁所以收敛神气也；以缓秋刑，所以使秋气平也。是五脏之志，即五脏之神矣。无外其志使肺气清者，言收敛神气乃无外其志也；使秋气平实，使肺气清也。是五脏之神，即五脏之志矣。凡此皆所以遂其秋收之气，故曰"此秋气之应"，在人为养收之道也。若逆之而不养其收则伤肺。肺伤则秋无以收，……[6]10

《黄帝内经灵枢注证发微》：彼之衣服欲寒而法不可寒，但使之寒而不至于凄怆；欲热而法不可热，但使之热不至于出汗可也。又彼食饮欲热而法不可热，但使之热无灼灼；欲寒而法不可寒，但使之寒无沧沧可也。寒温中适，则正气自持，乃不致有邪僻矣。[7]215

《类经·疾病类》：五谷为养，养生气也。五果为助，助其养也。五畜为益，益精血也。五菜为充，实脏腑也。气味合而服之，以补精益气。《阴阳应象大论》曰：阳为气，阴为味。味归形，气归精。又曰：形不足者温之以气，精不足者补之以味。故气味和合，可以补精益气。[5]210

《黄帝内经集注·阴阳应象大论》：言气味固分阴阳，而味中复有阴阳之别。辛走气而性散，甘乃中央之味而能灌溉四旁，故辛甘主发散为阳也。苦主泄下而又炎上作苦。酸主收降而又属春生之木味，皆能上涌而下泄，故酸苦涌泄为阴也。[9]38

《黄帝内经素问直解·生气通天论》：承四时伤五脏之意，言五味亦伤五脏也。五脏为阴，籍五味以资生，故阴之所生，本在五味。五脏为阴，五味各走其道，太过则病，故阴之五宫，伤在五味。如水能浮舟，亦能覆舟也。[6]18

《类经·疾病类》：酸入肝，过于酸则肝气溢。酸从木化，木实则克土，故脾气乃绝。咸入肾，肾主骨，过于咸则伤肾，故大骨气劳。劳，困剧也。咸走血，血伤故肌肉短缩。咸从水化，水胜则克火，故心气抑。甘入脾，过于甘则滞缓上焦，故心气喘满。甘从土化，土胜则水病，故黑色见于外而肾气不衡于内。衡，平也。苦入心，过于苦则心阳受伤，而脾失其养，气乃不濡。濡者，润也。脾气不濡则胃气留滞，故曰乃厚。厚者，胀满之谓。五味论曰，苦入于胃，五谷之气皆不能胜苦，苦入下脘，三焦之道皆闭而不通，故变呕者，其义亦此。辛入肺，过于辛则肺气乘肝，肝主筋，故筋脉沮弛。辛散气则精神耗伤，故曰乃央。[5]182

《黄帝内经集注·五脏生成》：夫五行有相生相制，不可偏废者也。如制之太过，则又有克贼之害矣。是故多食咸，则水味太过而伤心，其脉凝泣而色变矣。多食苦，是火味太过而伤肺，则皮槁而毛落矣。多食辛，是金味太过而伤肝，则筋缩急而爪干枯矣。多食酸，是木味太过而伤脾，则肉胝䐃而唇掀揭矣。多食甘，是土味太过而伤肾，则骨痛而发落矣。五味所以养五脏者也，脏有偏胜则所不胜之藏受伤，此又承制之不可太过也。[9]81

《黄帝内经集注·脏气法时论》：肝主春生怒发之气，故苦于太过之急，宜食甘以缓之。吴氏曰：心以长养为令，志喜而缓，缓则心气散逸，自伤其神矣，急宜食酸以收之……脾属阴土，喜燥恶湿，苦乃火味，故宜食苦以燥之。张二中曰：喜燥者，喜母气以资生；苦湿者，恶所胜之乘侮。肺主收降之令，故苦气上逆，宜食苦以泄下之。肾者水藏，喜润而恶燥，宜食辛以润之，谓辛能开腠理，使津液行而能通气，故润。以上论五脏之本气，而合于四时行五味也……肝气受邪，则木郁而欲散，故急食辛以散之……厥阴之胜，以酸泻之；少阴之胜，以甘泻之；太阴之胜，以苦泻之。又曰：木位之主，其泻以酸，其补以辛；火位之主，其泻以甘，其补以咸；土位之主，其泻以苦，其补以甘；金位之主，其泻以辛，其补以酸；水位之主，其泻以咸，其补以苦。五味阴阳之用，辛甘发散为阳，酸苦涌泄为阴，咸味涌泄为阴，淡味渗泄为阳。六者或收或散，或缓或急，或燥或润，或软或坚，以所利而行之，调其气使其平也。夫肝病者，厥阴之胜也。邪盛则正虚，故以辛之发散以散其木郁，以辛之润以补其肝气，以酸之泄以泻其有余，所谓以所利而行之，调其气使其平也……心为火脏，心病则刚燥矣，故宜食咸以软之，咸味下泄上涌而从水化，能泄心气以下交，涌水气以上济，水火既济，则心气自益。火欲炎散，以甘之发散而泻之……土德和厚，故欲缓。病则失其中和之气矣，故宜食甘以缓之。脾病则土郁矣，故用苦味之涌泄以泻夺之，以甘之缓补之。《金匮要略》曰：五脏病各有所得者愈。五脏病各有所恶，各随其所不喜者为病。是以顺其所欲之味为补也……肺主秋收之令，病则反其常矣，故急食酸以收之。用酸收以补正，辛散以泻邪……肾体沉石，德性坚凝，病则失其常矣，故宜食苦以坚之，用苦坚以补之。咸泄以泻之，以上论五脏之病，而宜于药食者，五味各有所宜。^{[9] 177-181}

参 考 文 献

[1] 未著撰人. 黄帝内经素问 [M]. 北京：人民卫生出版社，2012.

[2] 未著撰人. 灵枢经 [M]. 北京：人民卫生出版社，2012.

[3] [汉] 张仲景. 伤寒论 [M]. 北京：中国医药科技出版社，2016.

[4] [汉] 张仲景. 金匮要略 [M]. 北京：人民卫生出版社，2005.

[5] [明] 张介宾. 类经 [M]. 北京：中国中医药出版社，1997.

[6] [清] 高士宗. 黄帝内经素问直解 [M]. 北京：科学技术文献出版社，1982.

[7] [明] 马莳，黄帝内经灵枢注证发微 [M]. 北京：人民卫生出版社，1994.

[8] [清] 徐大椿. [清] 佚名编著，伤寒论类方. 伤寒方论 [M]. 北京：学苑出版社，2009.

[9] [清] 张志聪. 王宏利，吕凌校注. 黄帝内经集注 [M]. 北京：中国医药科技出版社，2014.

第六章　肺病的预后

　　预后是指预测疾病的可能病程和结局。它既包括判断疾病的特定后果，如某种症状、体征和并发症等出现或消失及死亡。也包括提供时间线索，如预测某段时间内发生某种结局的可能性。肺病的预后吉凶主要取决于正邪之胜负，防治之正误。如果正气足则预后好，邪气胜预后差，防治措施得当预后好，反之则差。其正邪之盛衰，可从脉象、面色、脉证是否相符等方面反映出来。

经典原文

　　《素问·评热病论》：帝曰：劳风为病何如？岐伯曰：劳风法在肺下，其为病也，使人强上冥视，唾出若涕，恶风而振寒，此为劳风之病。帝曰：治之奈何？岐伯曰：以救俯仰。巨阳引精者三日，中年者五日，不精者七日，咳出青黄涕，其状如脓，大如弹丸，从口中若鼻中出，不出则伤肺，伤肺则死也。[1]133

　　《素问·玉机真脏论》：黄帝曰：余闻虚实以决死生，愿闻其情。岐伯曰：五实死，五虚死。帝曰：愿闻五实五虚。岐伯曰：脉盛，皮热，腹胀，前后不通，闷瞀，此谓五实。脉细，皮寒，气少，泄利前后，饮食不入，此谓五虚。帝曰：其时有生者何也？岐伯曰：浆粥入胃，泄注止，则虚者活；身汗得后利，则实者活。此其候也。[1]88

　　《素问·阴阳别论》：所谓阴阳者，去者为阴，至者为阳；静者为阴，动者为阳；迟者为阴，数者为阳。凡持真脉之脏脉者，肝至悬绝急，十八日死；心至悬绝，九日死；肺至悬绝，十二日死；肾至悬绝，七日死；脾至悬绝，四日死。[1]36

　　《素问·平人气象论》：肝见庚辛死，心见壬癸死，脾见甲乙死，肺见丙丁死，肾见戊己死，是谓真脏见皆死。[1]77

　　《素问·玉机真脏论》：五脏受气于其所生，传之于其所胜，气舍于其所生，死于其所不胜。病之且死，必先传行至其所不胜，病乃死。此言气之逆行也，故死。肝受气于心，传之于脾，气舍于肾，至肺而死。心受气于脾，传之于肺，气舍于肝，至肾而死。[1]83

　　《素问·脏气法时论》：病在肺，愈在冬，冬不愈，甚于夏，夏不死，持于长夏，起于秋，禁寒饮食寒衣。肺病者，愈在壬癸，壬癸不愈，加于丙丁；丙丁不死，持于戊己，起于庚辛。肺病者，下晡慧，日中甚，夜半静。肺欲收，急食酸以收之，用酸补之，……[1]98

　　《素问·刺禁论》：刺中心，一日死，其动为噫。刺中肝，五日死，其动为语。刺中肾，六日死，其动为嚏。刺中肺，三日死，其动为咳。刺中脾，十日死，其动为吞。刺中胆，一日半死，其动为呕。[1]188

　　《素问·四时刺逆从论》：刺五脏，中心一日死，其动为噫。中肝五日死，其动为语。中肺三日死，其动为咳。中肾六日死，其动为嚏欠。中脾十日死，其动为吞。刺伤人五脏必死，其动则依其藏之所变候知其死也。[1]241

《素问·通评虚实论》：帝曰：乳子而病热，脉悬小者何如？岐伯曰：手足温则生，寒则死。帝曰：乳子中风热，喘鸣肩息者，脉何如？岐伯曰：喘鸣肩息者，脉实大也，缓则生，急则死。[1] 119, 120

《素问·标本病传论》：夫病传者，心病先心痛，一日而咳，三日胁支痛，五日闭塞不通，身痛体重，三日不已死，冬夜半，夏日中。肺病喘咳，三日而胁支满痛，一日身重体痛，五日而胀。十日不已死，冬日入，夏日出。[1] 243

《难经·十二难》：曰：经言五脏脉已绝于内，用针者反实其外；五脏脉已绝于外，用针者反实其内。内外之绝，何以别之？

然：五脏脉已绝于内者，肾肝气已绝于内也，而医反补其心肺；五脏脉已绝于外者，其心肺气已绝于外也，而医反补其肾肝。阳绝补阴，阴绝补阳，是谓实实虚虚，损不足而益有余。如此死者，医杀之耳。[2] 29

《金匮要略·五脏风寒积聚病脉证并治》：肺死脏，浮之虚，按之弱如葱叶，下无根者，死。[3] 41

钩玄提要

肺部疾病的预后主要取决于正气强弱、治疗是否正确、疾病传变发展规律、真脏脉出现、脉证是否相符等。

1. 正气强弱决定疾病预后

正气强弱决定了疾病预后，如《素问·评热病论》提出影响劳风预后的主要因素取决于正气强弱，所谓"精者三日，中年者五日，不精者七日"。正如《素问识·评热病论》说："是为少壮人也，水足以济火，故三日可愈。中年者，精虽未竭，比之少壮则弱矣，故五日可愈。老年之人，天癸竭矣，故云不精，不精者，真阴衰败，不足以济火，故治之七日始愈。"[4] 191 另外，在《素问·评热病论》中指出疾病预后和邪气是否有出路有关，所谓"咳出青黄涕，其状如脓，大如弹丸，从口中若鼻中出，不出则伤肺，伤肺则死也"[1] 133。如果痰热出，邪有出路，预后较好，反之预后不良。在《素问·玉机真脏论》中也有类似的论述，对于虚证，如果可服浆粥，正气有所补充而预后较好；对于实证，如邪有出路则预后较好。

2. 治疗是否得当影响预后

治疗过程中，由于医生的失治误治将对疾病的预后产生负面影响。如针刺到五脏，可以引起死亡。在《素问》中云："刺中肺，三日死，其动为咳"，即是由于医生针刺时操作不当针刺过深伤及内脏所致，并引起相应症状，如咳嗽。在《类经·针刺类》所谓："肺在气为咳，咳见则肺气绝矣。《诊要经终论》曰：中肺者五日死。"[5] 358《黄帝内经集注·刺禁论》亦云："脏真高于肺，主行营卫阴阳，刺中肺，故死于天地之生数也。肺在气为咳，咳则肺气绝矣。"[6] 361

如果医生在辨证之时没有分清虚实，妄用虚实寒热之药，损不足而益有余以致虚虚实实，亦可加重病情，甚至导致死亡。如《难经》所写的误治情况，五脏脉已绝于内，按脉沉取时脉微如绝，肝肾精气已虚衰败绝于内，此时治疗时应补益下焦但是医生反而补益上焦；五脏脉已绝于外，按脉浮取时脉微如绝，心肺精气已虚衰败绝于外，此时治疗时应补益上焦而医生反而补益下焦。如此死者，医杀之耳。如《难经正义·十二难》所云："所谓五脏之气已绝于内者，脉口气内绝不至,反取其外之病处,与阳经之合,有留针以致阳气,阳气至则内重竭,重竭则死矣,其死也无气以动,故静。所谓五脏之气已绝于外者,脉口气外绝不至,反取其四末之输,有留针以致其阴气,阴气至则阳气反入,入则逆,逆则死矣,其死也阴气有余,故躁。"[7] 20

3. 疾病传变影响预后

疾病传变中,按《素问》所描述的有所受,有所传,有所舍,有所死,指出在肺部疾病的传变过程中,若传至所不胜时间和日期时,其根据五行相克之理,火克金,预后不良,即肺病传至心而死,如《黄帝内经素问吴注·玉机真脏论》所论:"金遇火克也。逆则神机不得转运,故死。"[8] 104

4. 四诊可以判断预后

(1)真脏脉多为预后不良。真脏脉是五脏真气败露的脉象,见于在疾病危重期出现的无胃、无神、无根的脉象。它表示病邪深重,元气衰竭,胃气已败的征象,故又称"败脉""绝脉""死脉""怪脉"。《素问·玉机真脏论》曰:"真脏脉见,乃予之期日。……诸真脏脉见者,皆死不治也。"若肺部疾病中晚期见到"肺绝如毛,无根萧索,麻子动摇,浮波之合"的肺绝之脉,预后不良。根据五行生克,在脏所不胜时间和日期多出现危险,如"肺见丙丁死。"《重广补注黄帝内经素问》卷第五解释曰:"丙丁为火,铄肺金也。"[9] 131 亦如《黄帝内经集注·平人气象论》:"此论真脏脉见而死于胜克之时日也。夫五脏之气,地之五行所生,地之五行,天之十干所化,是以生于五行,而死于十干也。"[6] 139

(2)脉证不符则预后多不良。《素问》所记载的小儿得热病其脉象悬小,如果手足温暖则病情较轻;如果手足逆冷,则预后不良。如《类经·疾病类》所说:"乳子,婴儿也。病热脉悬小者,阳证阴脉,本为大禁。但小而缓者,邪之微也,其愈则易;小而急者,邪之甚也,为可虑耳。……若脉虽小而手足温者,以四肢为诸阳之本,阳犹在也,故生;若四肢寒冷,则邪胜其正,元阳去矣,故死。"[5] 234 当出现咳嗽、喘息的症状时,脉象缓和则预后良好,若脉象如弦张之急则预后不佳。正如《黄帝内经太素·诊候》所谓:"乳子中风,病热,气多血少,得脉缓,热宣泄故生;得急,为寒不泄故死也。"[10] 554 其脉证不符是通过脉象有无胃气来进行判断预后,如《类经·疾病类》:"此言小儿之外感也。风热中于阳分,为喘鸣肩息者,脉当实大。但大而缓,则胃气存,邪渐退,故生;实而急,则真脏见,病日进,故死。"[5] 234

附录 文献辑录

《素问识·评热病论》:是为少壮人也,水足以济火,故三日可愈。中年者,精虽未竭,比之少壮则弱,故五日可愈。老年之人,天癸竭矣,故云不精,不精者,真阴衰败,不足以济火,故治之七日始愈。[4] 191

《类经·针刺类》:肺在气为咳,咳见则肺气绝矣。《诊要经终论》曰:中肺者五日死。[5] 358

《黄帝内经集注·刺禁论》:脏真高于肺,主行营卫阴阳,刺中肺,故死于天地之生数也。肺在气为咳,咳则肺气绝矣。[6] 361

《难经正义·十二难》:所谓五脏之气已绝于内者,脉口气内绝不至,反取其外之病处,与阳经之合,有留针以致阳气,阳气至则内重竭,重竭则死矣,其死也无气以动,故静。所谓五脏之气已绝于外者,脉口气外绝不至,反取其四末之输,有留针以致其阴气,阴气至则阳气反入,入则逆,逆则死矣,其死也阴气有余,故躁。此以脉口内外言阴阳内外虚实,不可误也。越人以心肺肾肝别阴阳者,以心肺在膈上,通于天气,心主脉为营,肺主气为卫,营卫浮行皮肤血脉之中,故言外也。肾肝在膈下,通于地气,以藏精血,以充骨髓,

故言内也。冯氏谓此篇合入用针补泻之类，当在六十难之后，以例相从也。其说亦是。[7] 20

《类经·藏象类》：凡五脏病气，有所受，有所传，有所舍，有所死。舍，留止也。受气所生者，受于己之所生者也。传所胜者，传于己之所克者也。气舍所生者，舍于生己者也。死所不胜者，死于克己者也。不胜则逆，故曰逆行，逆则当死。[5] 38

《黄帝内经素问吴注·玉机真脏论》：金遇火克也。逆则神机不得运转，故死。[8] 104

《重广补注黄帝内经素问》卷第五：丙丁为火，铄肺金也。[9] 131

《黄帝内经集注·平人气象论》：此论真脏脉见而死于胜克之时日也。夫五脏之气，地之五行所生，地之五行，天之十干所化，是以生于五行，而死于十干也。按此节当在篇末，辟辟如弹石曰肾死之下，误脱在此者也。杨元如曰：此章引《灵枢·诊尺篇》之文，以证诊尺之义，而《灵枢》篇内亦无此节文，宜改正为是。[6] 139

《类经·疾病类》：乳子，婴儿也。病热脉悬小者，阳证阴脉，本为大禁。但小而缓者，邪之微也，其愈则易；小而急者，邪之甚也，为可虑耳。此统言小儿之内外证也。小儿以稚阳之体，而加之病热，脉不当小。若脉虽小而手足温者，以四肢为诸阳之本，阳犹在也，故生；若四肢寒冷，则邪胜其正，元阳去矣，故死。通评虚实论曰：所谓从者，手足温也。所谓逆者，手足寒也。[5] 234

《黄帝内经太素·诊候》：乳子中风，病热，气多血少，得脉缓，热宣泄故生。得急，为寒不泄故死也。[10] 554

《黄帝内经集注·通评虚实论》：此复论后天所生之宗气而亦不可伤也。宗气者，五脏六腑十二经脉之宗始，故曰宗气。肩息者，呼吸摇肩也。风热之邪始伤皮毛，喘鸣肩息是风热盛而内干肺气宗气，故脉实大也。夫脉之所以和缓者，得阳明之胃气也，急则胃气已绝，故死。[6] 217

《类经·疾病类》：此言小儿之外感也。风热中于阳分，为喘鸣肩息者，脉当实大。但大而缓，则胃气存，邪渐退，故生；实而急，则真脏见，病日进，故死。愚按：此二节之义，可见古人之诊小儿者，未尝不重在脉也。即虽初脱胞胎，亦自有脉可辨。[5] 234

参 考 文 献

[1] 未著撰人. 黄帝内经素问 [M]. 北京：人民卫生出版社，2012.

[2] [春秋] 秦越人. 难经 [M]. 北京：科学技术文献出版社，2010.

[3] [汉] 张仲景. 金匮要略 [M]. 北京：人民卫生出版社，2005.

[4] [日] 丹波元简. 素问识 [M]. 北京：人民卫生出版社，1995.

[5] [明] 张介宾. 类经 [M]. 北京：中国中医药出版社，1997.

[6] [清] 张志聪. 黄帝内经集注 [M]. 杭州：浙江古籍出版社，2002.

[7] [清] 叶霖. 难经正义 [M]. 北京：人民卫生出版社，1990.

[8] [明] 吴崑. 黄帝内经素问吴注 [M]. 北京：学苑出版社，2012.

[9] [唐] 王冰. 重广补注黄帝内经素问 [M]. 北京：科学技术文献出版社，2011.

[10] [唐] 杨上善. 黄帝内经太素 [M]. 北京：科学技术文献出版社，2005.

（陈玉龙　刘　燕）

各　论

第七章 感　冒

感冒是感受触冒风邪，侵犯肌表营卫及筋脉骨节所引起的外感病。临床以发热、恶寒、头痛、鼻塞、鼻涕、咳嗽、喷嚏、全身不适、脉浮为主要表现。感冒是一年四季之中发病比较多的常见病，尤其是春秋两季最多。感冒之病，古籍早有论述，惟名称尚不统一。根据感冒的临床表现特征分为普通感冒、时行感冒和内伤感冒。

经典原文

《素问·风论》：黄帝问曰：风之伤人也，或为寒热，或为热中，或为寒中，或为疠风，或为偏枯，或为风也，其病各异，其名不同。……风气藏于皮肤之间，内不得通，外不得泄，风者善行而数变，腠理开则洒然寒，闭则热而闷，其寒也则衰食饮，其热也则消肌肉，故使快栗而不能食，名曰寒热。……疠者，有荣气热胕，其气不清，故使其鼻柱坏而色败，皮肤疡溃，风寒客于脉而不去，名曰疠风，或名曰寒热。……首风之状，头面多汗恶风，当先风一日则病甚，头痛不可以出内，至其风日则病少愈。漏风之状，或多汗，常不可单衣，食则汗出，甚则身汗，喘息恶风，衣常濡，口干善渴，不能劳事。泄风之状，多汗，汗出泄衣上，口中干，上渍，其风不能劳事，身体尽痛则寒。[1]83, 84

《素问·骨空论》：岐伯对曰：风从外入，令人振寒，汗出头痛，身重恶寒，治在风府，调其阴阳，不足则补，有余则泻。大风颈项痛，刺风府，风府在上椎。大风汗出，灸譩譆，譩譆在背下侠脊傍三寸所，厌之令病者呼譩譆，譩譆应手。从风憎风，刺眉头。[1]111

《素问·玉机真脏论》：是故风者百病之长也，今风寒客于人，使人毫毛毕直，皮肤闭而为热，当是之时，可汗而发也；或痹不仁肿痛，当是之时，可汤熨及火灸刺而去之。弗治，病入舍于肺，名曰肺痹，发咳上气。[1]39

《素问·阴阳应象大论》：故邪风之至，疾如风雨，故善治者治皮毛，其次治肌肤，其次治筋脉，其次治六腑，其次治五脏。治五脏者，半死半生也。……其在皮者，汗而发之。[1]12, 13

《素问·热论》：黄帝问曰：今夫热病者，皆伤寒之类也。或愈或死，其死皆以六七日之间，其愈皆以十日以上者何也？……巨阳者，诸阳之属也，其脉连于风府，故为诸阳主气也。人之伤于寒也，则为病热，热虽甚不死；其两感于寒而病者，必不免于死。……伤寒一日，巨阳受之，故头项痛，腰脊强。……治之各通其脏脉，病日衰已矣。其未满三日者，可汗而已；……视其虚实，调其逆从，可使必已矣。凡病伤寒而成温者，先夏至日者为病温，后夏至日者为病暑，暑当与汗皆出，勿止。[1]62, 63

《素问·评热病论》：岐伯曰：邪之所凑，其气必虚。[1]66

《伤寒论·辨太阳病脉证并治上第五》：太阳之为病，脉浮，头项强痛而恶寒。

太阳病，发热，汗出，恶风，脉缓者，名为中风。

太阳病，或已发热，或未发热，必恶寒，体痛，呕逆，脉阴阳俱紧者，名为伤寒。

伤寒一日，太阳受之，脉若静者，为不传；颇欲吐，若躁烦，脉数急者，为传也。

伤寒二三日，阳明、少阳证不见者，为不传也。

太阳病，发热而渴，不恶寒者，为温病。若发汗已，身灼热者，名风温。风温为病，脉阴阳俱浮，自汗出，身重，多眠睡，鼻息必鼾，语言难出。若被下者，小便不利，直视失溲。若被火者，微发黄色，剧则如惊痫，时瘛疭。若火熏之，一逆尚引日，再逆促命期。

病有发热恶寒者，发于阳也；无热恶寒者，发于阴也。发于阳，七日愈；发于阴，六日愈。以阳数七，阴数六故也。

太阳病，头痛至七日以上自愈者，以行其经尽故也。若欲作再经者，针足阳明，使经不传则愈。

太阳病，欲解时，从巳至未上。

太阳中风，阳浮而阴弱，阳浮者，热自发，阴弱者，汗自出。啬啬恶寒，淅淅恶风，翕翕发热，鼻鸣干呕者，桂枝汤主之。……太阳病，项背强几几，反汗出恶风者，桂枝加葛根汤主之。……太阳病，得之八九日，如疟状，发热恶寒，热多寒少，其人不呕，清便欲自可，一日二三度发。脉微缓者，为欲愈也；脉微而恶寒者，此阴阳俱虚，不可更发汗、更下、更吐也；面色反有热色者，未欲解也，以其不能得小汗出，身必痒，宜桂枝麻黄各半汤。……太阳病，发热恶寒，热多寒少。脉微弱者，此无阳也，不可发汗。宜桂枝二越婢一汤。[2] 25, 26, 28, 29

《伤寒论·辨太阳病脉证并治中第六》：太阳病，项背强几几，无汗恶风，葛根汤主之。……太阳病，头痛发热，身疼腰痛，骨节疼痛，恶风无汗而喘者，麻黄汤主之。[2] 35, 36

《金匮要略·痉湿暍病脉证治第二》：太阳病，发热无汗，反恶寒者，名曰刚痉。

太阳病，发热汗出而不恶寒，名曰柔痉。

太阳病，发热，脉沉而细者，名曰痉，为难治。

太阳病，发汗太多，因致痉。……太阳病，其证备，身体强，几几然，脉反沉迟，此为痉，瓜蒌桂枝汤主之。……太阳病，无汗而小便反少，气上冲胸，口噤不得语，欲作刚痉，葛根汤主之。[3] 6, 7

━━━━━━━━━━ 钩玄提要 ━━━━━━━━━━

1. 病名

"感冒"病名在经典著作中并无记载，但《黄帝内经》载有"寒热""疠风"，《伤寒论》载有"中风""伤寒"，《金匮要略》记载有"刚痉""柔痉"等，其名不同，症状则一。后世医家根据其病机及症状特点，又有冒寒、冒风等不同的称谓。如《伤寒直格》谓"言外伤之寒邪也，以分风寒暑湿之所伤。……冬变为正伤寒病者，及名冒其寒而生怫热"。[4] 44, 45《三订通俗伤寒论》提出小伤寒和大伤寒，小伤寒"一名冒寒，通称四时感冒。如冒风感寒之类，皆属此病。……一名正伤寒，张仲景先师但名曰伤寒"。[5] 206, 208关于"刚痉""柔痉"的称谓，《金匮要略心典》曰："以其表实有寒，故曰刚痉；……以其表虚无寒，故曰柔痉。"[6] 13

2. 病因病机

感冒的病因病机，《黄帝内经》载有"邪之所凑，其气必虚""风从外入"，《伤寒论》认为是伤风或伤寒所致。《内经知要》曰"元气充周，病无从入。气虚则不能卫外而为固，玄府不闭，风邪因而客焉"。[7]76《三订通俗伤寒论》云"四时偶感寒气，或因贪凉冒风。……立冬后，严寒为重，春夏秋暴寒为轻。触受之者，或露体用力而着寒，或脱穿衣服而着寒，或汗出当风而着寒，或睡卧傍风而着寒，故张长沙伤寒序例云：伤寒多从风寒得之"。[5]206, 208《素问玄机原病式》载"岂知《经》言：人之伤于寒也，则为病热。盖寒伤皮毛，则腠理闭密，阳气怫郁，不能通畅，则为热也。……身热恶寒，此热在表也。邪热在表而浅，邪畏其正，故病热而反恶寒也。"[8]2, 6《伤寒直格》载"寒主闭藏而腠理闭密，阳气怫郁不能通畅，怫然内作，故身热燥而无汗。故经曰：人之伤于寒也，则为病热。……浑身疼痛拘急，表热恶寒而脉浮者，皆为热在表也。……夫邪热在表而浅，邪微而畏正，故病热而反憎寒也，寒则腠理益闭，而怫热益加故也"。[4]43, 50《金匮微悟》"痉病证候发热无汗，反恶寒者，此与太阳病之脉证相似；如见颈项强直，脊背拘急反张之候者，名曰刚痉。刚痉为病，风寒之邪外束太阳经脉，经气失却疏和之故也。……柔痉证候，颈项强直、脊背拘急反张；柔痉之因，应是风邪外束太阳经脉，经气失疏，故'发热汗出而不恶寒，名曰柔痉'"[9]11。说明感冒的病因主要与风寒为主的外邪侵袭有关。

3. 症状与诊断

感冒的症状，《黄帝内经》载有"汗出头痛，身重恶寒"，《伤寒论》载有"脉浮，头项强痛而恶寒"等记载。《三订通俗伤寒论》描述小伤寒和大伤寒的症状表现"肌肤紧缩，皮毛粟起，头痛怕风，鼻塞声重，频打喷嚏，清涕时流，身不发热，故无传变。舌如平人，苔或白薄而润，脉右浮，左弦而缓。……头痛身热，恶寒怕风，项强腰痛，骨节烦疼，无汗而喘，胸痞恶心，舌多无苔而润，即有亦白滑而薄，甚或舌苔淡白，左浮紧有力，右多浮滑"。[5]206, 208《伤寒直格》曰"夫伤寒之候，头项痛，腰脊僵，身体拘急，表热恶寒，不烦躁，无自汗，或头面目痛，肌热，鼻干，或胸满而喘，手足指末微厥，脉浮数而紧者，皆邪热在表。……夫伤风之候，头痛项强，骨节烦疼，或目疼，肌热，干呕，鼻鸣，手足温，自汗出，恶风寒，脉阳浮而缓，阴浮而弱也，此为邪热在表。"[4]74, 76, 77

感冒的症状有恶寒、发热、头身疼痛、无汗或汗出、脉浮等，但以恶寒、发热为最主要见症，其余症状则随患者体质或感邪的轻重而有不同。

4. 治法方药

对于感冒的治疗，《黄帝内经》载有"其在皮者，汗而发之"。《内经知要》曰"邪在皮则浅矣，但分经汗之可也"。[7]59因此，汗法是治疗感冒的大法。有关治疗感冒的方药，如《伤寒论》载有麻黄汤、桂枝汤及桂枝二越婢一汤，《金匮要略》载有葛根汤等。《素问玄机原病式》载"故伤寒身表热者，热在表也。宜以麻黄汤类甘辛热药发散，以使腠理开通，汗泄热退而愈也"。[8]2《刘完素医学全书》曰"其太阳病者，标本不同，标热本寒，从标则太阳发热，从本则膀胱恶寒。若头项痛，腰脊强，太阳经病也，故宜发汗。……且如发汗，桂枝、麻黄之辈，在皮者汗而发之，葛根、升麻之辈，因其轻而扬之法也"。[10]118, 119

麻黄汤治疗感冒风寒表实证。如《伤寒附翼》云："此为开表逐邪发汗之峻剂也。古人用药用法象之义，麻黄中空外直，宛如毛窍骨节，故能祛骨节之风寒，从毛窍而出，为卫分发散风寒之品。桂枝之条纵横，宛如经脉系络，能入心化液，通经络而出汗，为营分散解风寒之品。杏仁为心果，温能助心散寒，苦能清肺下气，为上焦逐邪定喘之品。甘草甘平，外拒风寒，内和气血，为中宫安内攘外之品。此汤入胃行气于玄府，输精于皮毛，斯毛脉合精而溱溱汗出，在表之邪，其尽去而不留，痛止喘平，寒热顿解，不烦啜粥而藉汗于谷也。"[11] 4 桂枝汤治疗感冒风寒表虚证。如《伤寒附翼》曰："此方为仲景群方之魁，乃滋阴和阳，调和营卫，解肌发汗之总方也。凡头痛发热，恶风恶寒，其脉浮而弱，汗自出者，不拘何经，不论中风、伤寒、杂病，咸得用此发汗。……但见一症即是，不必悉具。"[11] 2 尤怡在《金匮要略心典》引徐氏之说："桂枝汤外证得之，能解肌去邪气，内证得之，能补虚调阴阳。"[6] 44

《伤寒贯珠集》曰"脉微弱者，此无阳也，不可发汗。宜桂枝二越婢一汤。……夫既不得汗出，则非桂枝所能解，而邪气又微，亦非麻黄所可发，故合两方为一方，变大制为小制。桂枝所以为汗液之地，麻黄所以为发散之用，且不使药过病，以伤其正也。……本无热证而加石膏者，以其人无阳，津液不足，不胜桂枝之任，故加甘寒于内，少变辛温之性，且滋津液之用，而其方制之小，示微发于不发之中，则三方如一方也。"[12] 16, 17《徐灵胎医学四书》曰："此方分两甚轻，共计约六两，合今之秤仅一两三四钱，分三服，只服四钱零。乃治邪退后至轻之剂，犹勿药也。"[13] 173《三订通俗伤寒论》认为小伤寒"宜以辛散轻扬法，疏达皮毛，葱白香豉汤主之。鲜葱白五枚（切碎），淡豆豉（三钱），鲜生姜（一钱，去皮）。上药用水碗半，煎成一碗，去渣热服，覆被而卧。俄顷即微微汗出而解。忌酸冷油腻数日，自无传变。……法当辛温发表，使周身汗出至足为度。……苏羌达表汤主之。妇女宜理气发汗，香苏葱豉汤主之。小儿宜和中发汗，葱豉荷米煎主之"。[5] 206, 208, 209

感冒治疗，当以发汗为治疗原则，临床当中应在发汗为主的原则下，兼顾感邪的轻重、兼挟及患者体质等情况辨证施治，方可取得良好的效果。

5. 预后

关于感冒预后，《素问·热论》记载"今夫热病者，皆伤寒之类也，或愈或死，其死皆以六七日之间，……人之伤于寒也，则为病热，热虽甚不死；其两感于寒而病者，必不免于死"。[1] 62《内经知要》曰："伤寒者，受冬月寒邪也。冬三月者为正伤寒，至春变为温病，至夏变为热病，不曰至秋变为凉病者，太阳寒水之邪，遇长夏之土而胜也。……寒郁于内，皮肤闭而为热，寒散即愈，故曰不死；两感者，一日太阳与少阴同病，在膀胱则头痛，在肾则口干烦满；二日阳明与太阴同病，在胃则身热谵语，在脾则腹满不欲食；三日少阳与厥阴同病，在少阳则耳聋，在厥阴则囊满。三日传遍，再三日则死不待言矣"。[7] 77, 78《补注黄帝内经素问》曰"寒者，冬气也。冬时严寒，万类深藏，君子固密，不伤于寒，触冒之者乃名伤寒。其伤于四时之气皆能为病，以伤寒为毒者最，乘杀疠之气，中而即病，名曰伤寒，不即病者，寒毒藏于肌肤，至夏至日前后变为温病，夏至后变为热病，然其发起皆为伤寒致之。故曰热病者皆伤寒之类也。……寒毒薄于皮肤，阳气不得散发而内怫结，故伤于寒者反为病热。脏腑相应，而俱受寒，谓之两感。"[14] 卷九《伤寒直格》"前三日三阳病，在表，故宜汗之。汗泄热退身凉而愈。……无汗为伤寒，不可服桂枝汤。有汗为伤风，不可服麻黄汤。"[4] 47, 56《金匮要略心典》载"太阳脉本浮，今反沉者，风得湿而伏，故为痉。痉脉本紧弦，今反细者，阴气适不足，故难治。"[6] 14 感冒虽为小疾，但其病变既可在肌表营卫，又可在脏腑气血，尤其是涉及脏腑时，其预后转归各有不同。

1. 病名

《黄帝内经》等中医经典著作中均无"感冒"之名。据其症状表现，后世医家又有不同的称谓。感冒一词的提出，首见于宋代杨世瀛《仁斋直指方论》"参苏饮治感冒风邪，发热头疼，咳嗽声重，涕唾稠黏。此药大解肌热，宽中快膈。或欲成痨瘵，潮热往来，并能治之"。[15]98《陈无择医学全书》载："生料五积散，治感冒发热，寒湿相搏，头项强痛，麻痹，腰痛。"[16]258《景岳全书》云"伤风之病，本由外感，但邪甚而深者，遍传经络，即为伤寒；邪轻而浅者，止犯皮毛，即为伤风"。[17]246《医学源流论》"凡人偶感风寒，头痛发热，咳嗽涕出，俗语谓之伤风。非《伤寒论》中所云之中风，乃时行之杂感也。"[18]64《时病论》"冒寒之病，偶因外冒寒邪，较伤寒则轻，比中寒甚缓。盖伤寒伤乎六经，中寒直中乎里，惟冒寒之病，乃寒气罩冒于躯壳之外，而未传经入里也"。[19]141《秘传证治要诀及类方》"感冒为病，亦有风寒二证，即是伤寒外证，初感之轻者，故以感冒名之，若入里而重，则是正伤寒，初感用药，与前项太阳证亦同，今病人往往恶言伤寒，不知轻则为感，重则为伤，又重则为中，有其病而讳其名，甚为无义，特以俗呼为大病，故讳言之耳"。[20]34《景岳全书》："邪轻而浅者，止犯皮毛，即为伤风。"[17]246《时病论》："伤风之病，即仲景书中风伤卫之证也。"[19]32《类证治裁》中明确指出感冒具有流行性属于"时行感冒"[21]16，早在隋·巢元方撰《诸病源候论》中就有明确记载："时行病者，是春时应暖而反寒，夏时应热而反冷，秋时应凉而反热，冬时应寒而反温，此非其时而有其气。是以一岁之中，病无长少，率相近似者，此则时行之气也。"[22]49感冒发病的特点具有夹杂性、多变性和不确定性。

2. 病因病机

（1）感受风邪。本病的发生，是由于外感六淫之邪所致，其中以风邪为主要因素。《医宗必读》"风为阳邪，善行数变，其伤人也，必从俞入。俞皆在背，故背常固密，风弗能干。已受风者，常曝其背，使之透热，则潜消嘿散"。[23]225《景岳全书》曰"盖风邪伤人，必在肩后颈根大杼、风门、肺俞之间，由兹达肺，最近最捷，按而酸处，即其迳也"。[17]246《重订通俗伤寒论》曰"此即偶尔冒寒之小疾，但袭皮毛，不入经络之病"。[24]179《张氏医通》载"有病发热头痛，自汗，脉浮缓者，风伤卫证也。以风为阳邪，故只伤于卫分，卫伤，所以腠理疏，汗自出，身不疼，气不喘，脉亦不紧"。[25]10因此，外感风邪致病，多以侵犯肌表皮毛为主。

（2）感受寒邪。寒邪袭表是感冒发生的主要病因之一。《秘传证治要诀》曰："中寒之证，人身体强直，口噤不语，或四肢战悼，或洒洒恶寒，或翕翕发热，或卒然眩晕，身无汗者，此为寒毒所中。"[26]5《张氏医通》"如见恶寒发热头疼，骨节痛，无汗而喘，脉浮紧者，寒伤营证也。以寒为阴邪，故直伤于营分，营伤，所以腠理固闭，无汗而喘，身疼骨节痛，而脉不柔和"。[25]10

（3）感受风热。风热犯肺是风热感冒的发病因素，与风热之邪传变迅速的特点密切相关。《外感温热篇浅释》所谓"温邪上受，首先犯肺"。[27]1《活幼心书》云："暴热遇风，邪气侵于皮肤，肺先受之，而为咳嗽。"[28]34

（4）感受暑湿。暑为外感六淫之一，且暑常挟湿，暑湿侵袭肌表亦是感冒的主要病因之一。

《张氏医通》载:"素问云:因于暑,汗烦则喘喝,静则多言。暑气内扰于营则汗,上迫于肺则烦喘。内干于心则多言,总不离乎热伤心胞,而蒸肺经之证也。《金匮》云:太阳中暍,发热恶寒,身重而疼痛,其脉弦细芤迟,小便已,洒洒然毛耸,手足逆冷,小有劳,身却热,口开前板齿燥,若发其汗则恶寒甚,加温针则发热甚,数下之则淋甚。太阳中暍,发热恶寒,身重而疼痛。此因暑而伤风露之邪,手太阳标证也。太阳小肠属火,上应心胞,二经皆能制金烁肺,肺受火刑,所以发热恶寒,似乎足太阳证……"[25] 16

(5)感受寒湿。寒湿同为阴邪,寒性收引凝滞,湿性黏滞,寒湿相合,既可郁遏肌表,又易阻滞气机。如《方剂学》云:"风寒湿邪侵犯肌表,郁遏卫阳,闭塞腠理,阻滞经络,气血运行不畅,故恶寒发热、肌表无汗、头痛项强、肢体酸楚疼痛……"[29] 36

(6)感受乖戾之气。时行感冒多由感受乖戾之气所致。《诸病源候论》曰"时行病者,是春时应暖而反寒,夏时应热而反冷,秋时应凉而反热,冬时应凉而反温,此非其时而有其气,是以一岁之中,病无少长,率相似者,此则时行之气也。……夫时气病者,此皆因岁时不和,温凉失节,人感乖戾之气而生病者,多相染易,故预服药及为方法以防之"。[22] 49, 53《温疫论》云"疫者感天地之疠气……此气之来,无论老少强弱,触之者即病,邪自口鼻而入"。[30] 1

时行感冒发病的特点具有流行性和特有性,好发于春季,且患者症状相似。

(7)痰热蕴肺,复感风邪。肺外合于皮毛,感冒为外邪侵袭所致,肌表皮毛是机体抵御外邪之屏障,其中卫气发挥着重要作用,而卫气又源于肺气。肺之功能障碍必然导致卫气不足而使外邪易侵。如《医宗必读》云:"若其人素有痰热,壅遏于太阴、阳明之经,内有窠囊,则风邪易于外束,若为之招引者然,所谓风乘火势,火借风威,互相鼓煽也。"[23] 225

(8)正气亏虚,感受风邪。《黄帝内经》云"正气存内,邪不可干""邪之所凑,其气必虚""风雨寒热不得虚,邪不能独伤人"当正气不足、机体抵抗力低下时,外邪乘虚侵袭机体,发为感冒。《幼科释谜》指出:"感冒之原,由卫气虚,元府不闭,腠理常疏,虚邪贼风,卫阳受摅。"[31] 156 林佩琴《类证治裁》"脉浮为伤风,浮而紧者兼寒,浮而缓者兼湿,浮而洪者兼火,浮而滑者多痰。浮而有力为表实,无力为表虚"。[21] 17

3. 症状与诊断

关于感冒的症状,《黄帝内经》《伤寒论》已有详细记载,后世医家在此基础上,对感冒的症状作了比较全面的描述。如《诸病源候论》对时行感冒记载"时气病一日,……头项腰脊痛,……内热,鼻干不得眠,……胸胁热而耳聋也"。[22] 50《景岳全书》"伤风之病,本由外感……邪轻而浅者,此犯皮毛,即为伤风。皮毛为肺之合,而上通于鼻,故其在外则为鼻塞声重。甚者并连少阳、阳明之经,而或为头痛,或为憎寒发热;其在内则多为咳嗽,甚则邪实在肺,而为痰为喘,有寒胜而受风者,身必无汗而多咳嗽,以阴邪闭郁皮毛也。有热胜而受风者,身必多汗,恶风而咳嗽,以阳邪开泄肌腠也。有气强者,虽见痰嗽,或五六日,或十余日,肺气疏则顽痰利,风邪渐散而愈也。有气弱者,邪不易解而痰嗽日甚,或延绵数月,风邪犹在,非用辛温,必不散也,有以衰老受邪,而不慎起居,则旧邪未去,新邪继之,多致终身受其累,此治之尤不易也。"[17] 246《仁斋直指方论》"外伤寒邪,发热恶寒,寒热并作。其热也,翕翕发热,又为之拂拂发热,发于皮毛之上,如羽毛之拂,明其热在表也,是寒邪犯高之高者也。……以寒邪乘之,郁遏阳分,阳不得伸,故发热也。其面赤,鼻气壅塞不通,心中烦闷,稍似袒裸,露其皮肤,已不能禁其寒矣。其表上虚热,止此而已。其恶寒也,虽重衣下幕,逼近烈火,终不能御其寒,一时一日,增加愈甚,必待传入里作下证乃罢。其寒热齐作。

无有间断也"。[15] 207《张氏医通》"若脉浮紧，头痛拘急，身疼微恶寒热起，是外感"。[25] 41

4. 治法方药

感冒的治疗，《黄帝内经》曰："其在皮者，汗而发之。"《伤寒论》载有麻黄汤、桂枝汤等诸方。后世医家治疗感冒时，在遵循发表或解表的基础上，根据兼挟或患者体质的不同，采用相应的解表方法。如《儒门事亲》云："发表不远热，……若病在表者，虽畏日流金之时，不避司气之热，亦必以热药发其表；……所谓发表者，出汗是也。"[32] 60

（1）祛风解表。风为百病之长，外邪侵袭多以风邪为先导。故风邪袭表是感冒的主要病因，祛风解表是主要的治疗方法。《症因脉治》云："中风之治，初起宜祛风涤邪。有表者，小续命汤、羌活愈风汤汗之……。小续命汤，通治中风六经表症。后具河间六经加减、四时加减之法。麻黄、人参、黄芩、白芍药、甘草、防风、杏仁、川芎、防己。春，加防风；夏，倍加石膏；秋，加知母；冬，加桂枝；身痛，加羌活、秦艽。河间云：凡中风，不审六经加减，虽治之不能去其邪。《内经》云：开则淅然寒，阖则热而闷。知暴中风邪，宜以小续命汤，随症随经治之。中风无汗，恶寒，脉浮紧，风中太阳经营也。以续命汤加后三味各一倍，名麻黄续命汤。麻黄、防风、杏仁。……中风有汗恶风，脉浮缓，风中太阳经卫也。以续命汤加后三味各一倍，名桂枝续命汤。桂枝、白芍药、杏仁。"[33] 21, 22《傅山临证医书合编》中"伤风"一节言："凡人初伤风，必然头痛、身痛、咳嗽、痰多、鼻流清水。切其脉必浮，方用：荆芥、防风、柴胡、黄芩、半夏、甘草各等分，水煎服，一剂即止，不必再剂也。"[34] 3

（2）散寒解表。寒邪袭表之感冒当以散寒解表为主治之法。《摄生众妙方》载"参苏半夏汤治感寒咳嗽。半夏二钱，甘草五分，陈皮、茯苓、桔梗、枳壳、干葛、前胡、紫苏、桑皮、杏仁各一钱五分。上用水一钟半，姜三片煎服。藿香正气散治感寒恶心。陈皮、半夏、茯苓、桔梗、白术、苍术、厚朴、紫苏、藿香各一钱五分，甘草一钱，大腹皮一钱。上用水一钟半，姜三片煎服。十神汤治大寒之时，腹疼、头疼，身疼无汗者。川芎、陈皮、芍药各一钱五分，甘草五分，升麻一钱，干葛、白芷、麻黄、紫苏、香附子各一钱五分。上用水一钟半，姜三片煎服。"[35] 61, 62

（3）祛暑解表。夏季治感冒常兼有暑湿之邪，宜祛暑解表。如三物香薷饮，《成方便读》曰："治夏月伤暑感冒，呕逆泄泻等证。此因伤暑而兼感外寒之证也。夫暑必夹湿，而湿必归土，乘胃则呕，乘脾则泻。是以夏月因暑感寒，每多呕泄之证，以湿盛于内，脾胃皆困也。此方以香薷之辛温香散，能入脾肺气分，发越阳气，以解外感之邪；厚朴苦温，宽中散满，以祛脾胃之湿；扁豆和脾利水，寓匡正御邪之意耳。"[36] 75

（4）散寒祛湿。寒湿侵袭肌表所致之感冒，当以散寒祛湿之法治之。如《此事难知集》载："九味羌活汤。羌活，治太阳肢节痛，君主之药也，然非无王为主也，乃拨乱反正之主，故大无不通，小无不入，关节痛，非此不治也；防风，治一身尽痛，乃军卒中卑下之职，一听军令而行所使，引之而至；苍术，别有雄壮上行之气，能除湿，下安太阴，使邪气不纳传于足太阴脾；细辛，治足少阴肾苦头痛；川芎，治厥阴头痛在脑；香白芷，治阳明头痛在额；生地黄，治少阴心热在内；黄芩，治太阴肺热在胸；甘草，能缓里急，调和诸药。"[37] 20

（5）益气解表。素有气虚又感受外邪之气虚感冒，其治既要治表证，又要治气虚。《评琴书屋医略》："倘气虚中寒者，独用葱豉汤加党参四五钱，……若气血两虚而见微寒微热者用参归桂枝汤加陈皮煎。"[38] 2《类证治裁》："体虚者，固其卫气，兼解风邪。"[21] 16《太平惠民和剂局方》参苏饮云："治感冒发热头痛，或因痰饮凝固，兼以为热，并宜服之。若因感冒发热，

亦如服养胃汤法，以被盖卧，连进数服，微汗即愈。"[39] 47

（6）助阳解表。素有阳气虚弱又感受外邪所致之感冒，其治既要选用解表药，又要用温补阳气药。《医学心悟》："凡一切阳虚者，皆宜补中发汗。"[40] 15

（7）滋阴解表。素有阴虚又感受外邪之阴虚感冒，其治既要选用解表药，又要配伍滋阴药。《医学心悟》："一切阴虚者，皆宜养阴发汗。"[40] 15《重订通俗伤寒论》："为阴虚体感冒风温，及冬温咳嗽，咽干痰结之良剂。"[24] 48

（8）养血解表。素有血虚又感受外邪所致之感冒，在治疗表证时须配伍补血药。《重订外台秘要方》载："生麦冬去心、葳蕤、石膏碎各三两，生地黄汁七合，葱白一握，干葛四两，豉心四合。右七味，切，以水七升，煮取三升，分三服，忌如常法。"[41] 235

5. 预后

感冒预后，重点强调感冒若是普通感冒、时行感冒，即使症状表现比较重，其预后也是比较好的；若是内伤感冒，因病变证机的复杂性和多变性，其预后不尽相同。

《诸病源候论》载："时行病者，是春时应暖而反寒，夏时应热而反冷，秋时应凉而反热，冬时应寒而反温，此非其时而有其气，是以一岁之中，病无长少，率相似者，此则时行之气也。从立春节后，其中无。暴大寒，不冰雪，而人有壮热为病者，此则属春时阳气，发于冬时，伏寒变为温病也。从春分以后至秋分节前，天有暴寒者，皆为时行寒疫也。一名时行伤寒。此是节后有寒伤于人，非触冒之过也。若三月、四月有暴寒，其时阳气尚弱，为寒所折，病热犹小轻也；五月、六月阳气已盛，为寒所折，病热则重也；七月、八月阳气已衰，为寒所折，病热亦小微也。"[22] 49

━━━━━━ 应用示例 ━━━━━━

1. 风寒外袭

《施今墨医案解读》：张某，男，50岁，1周前，晚间外出沐浴，出浴室返家途中即感寒风透骨，汗闭不出，当夜即发高热，鼻塞声重，周身酸楚。服中成药，汗出而感冒未解，寒热日轻暮重，口干、便结、胸闷、不欲食。舌苔黄厚，脉洪数有力。辨证立法：浴后感寒，腠理紧闭，阳气不得发越，遂致高热，虽服成药汗出而寒邪化热不解，必清里以导邪出，拟七清三解法治之，杭白芍、川桂枝、酒条芩、炒枳壳、淡豆豉、鲜生姜、全瓜蒌、薤白头、苦桔梗、杏仁泥、炙甘草梢、大枣、苇根、白茅、紫油朴、炒栀子。[42] 1

2. 虚人感寒

《朱丹溪医案》：吕仲修，年六十六岁，正月间忽忍饥冒寒作劳，头疼恶寒发热，骨节皆疼，无汗，至次妄语，时止时作，然亦不十分失次。彼自服参苏饮两帖，汗不出。又服一帖，以衣裳被覆取汗，汗大出而热不退。至第四日，予诊其脉，两手皆洪数而右手为甚，此因饥而胃虚，加之作劳。阳明虽受寒气，不可攻击，当急以大补之剂回其虚，俟胃气充实，自然寒汗出而解。遂以黄芪、人参、白术、当归身、陈皮、炙甘草，每帖加附子一片，一昼夜与五帖，至第三日，口稍干，言语有次。诸证虽解，热尚未退，遂去附，加芍药。又过两日思食，却作肉羹，间与之，又二日精神全，又三日，其汗出热退。[43] 8

3. 外寒内饮

《丁甘仁医案》：张左，寒邪外束，痰饮内搏，支塞肺络，清肃之令不行，气机窒塞不宣。寒热无汗，咳嗽气喘，难于平卧。胃有蕴热，热郁而烦躁，脉浮紧而滑，舌苔薄腻而黄。宜疏外邪以宣肺气，化痰饮而清胃热。大青龙加减：蜜炙麻黄、炙款冬、半夏、杏仁、云茯苓、川桂枝、旋覆花、生甘草、橘红、象贝母、石膏。[44] 2

4. 太阳少阳合病

《丁甘仁医案》：贺右，伤寒两感，挟滞交阻，太阳少阴同病。恶寒发热，头痛无汗，胸闷腹痛拒按，泛恶不能饮食，腰酸骨楚，苔白腻，脉象沉细而迟。病因经后房劳而得。下焦有蓄瘀也。虑其传经增剧，拟麻黄附子细辛汤加味，温经达邪，去瘀导滞。净麻黄四分、熟附片钱半、细辛三分、赤茯苓三钱、仙半夏三钱、枳实炭一钱、制川朴一钱、大砂仁八分、焦楂炭三钱、延胡索一钱、两头尖钱半酒浸泡、生姜三片。二诊：昨投麻黄附子细辛汤去痰导滞之剂，得畅汗，寒邪已得外达。发热渐退，腹痛亦减。惟头胀且痛，胸闷不思纳食，脉象沉迟，舌苔薄腻。余邪瘀滞未除，阳气不通，脾胃健运失司。今制小其剂而转化之。川桂枝五分、炒赤芍三钱、紫苏梗钱半、云茯苓三钱、仙半夏三钱、枳实炭一钱、金铃子二钱、延胡索一钱、大砂仁八分、炒谷麦芽各三钱、生姜三片。[44] 9, 10

5. 太阳阳明合病

《丁甘仁医案》：袁右，伤寒两候，太阳之邪未罢，阳明之热已炽。热熏心包，神明无以自主。发热谵语，口渴欲饮，脊背微寒，脉浮滑而数，苔黄。宜桂枝白虎。一解太阳之邪，一清阳明之热。川桂枝五分、仙半夏二钱、生甘草四分、连翘三钱、熟石膏三钱打、炙远志一钱、朱茯神三钱、肥知母钱半、生姜一片、红枣两枚。[44] 3

6. 伤寒热入血室

《丁甘仁医案》：诸右，伤寒一候。经水适来，邪热陷入血室，瘀热交结。其邪外无向表之机，内无下行之势。发热恶寒，早轻暮重，神糊谵语，如见鬼状，胁痛胸闷，口苦苔黄。少腹痛拒按，腑气不行。脉象弦数。症势重险，恐再进一步，则入厥阴矣。姑拟小柴胡汤加清热通瘀之品，一以和解枢机之邪，一以引瘀热而下行，冀其应手为幸。柴胡一钱、炒黄芩一线、羚羊片八分、藏红花八分、桃仁泥一钱（包）、青皮一钱、绛通草八分、赤芍药三钱、清宁丸三钱（包）、生蒲黄二钱（包）。[44] 5, 6

附录一　文献辑录

《伤寒直格》：言外伤之寒邪也，以分风寒暑湿之所伤。……冬变为正伤寒病者，及名冒其寒而生怫热。[4] 44, 45

《三订通俗伤寒论》：一名冒寒，通称四时感冒。如冒风感寒之类，皆属此病。……一名正伤寒，张仲景先师但名曰伤寒。[5] 206, 208

《金匮要略心典》：以其表实有寒，故曰刚痉；……以其表虚无寒，故曰柔痉。[6] 13

《内经知要》：元气充周，病无从入。气虚则不能卫外而为固，玄府不闭，风邪因而客焉。[7] 76

《三订通俗伤寒论》：四时偶感寒气，或因贪凉冒风。……立冬后，严寒为重，春夏秋暴寒为轻。触受之者，或露体用力而着寒，或脱穿衣服而着寒，或汗出当风而着寒，或睡卧傍风而着寒，故张长沙伤寒序例云：

伤寒多从风寒得之。[5] 206, 208

《素问玄机原病式》：岂知《经》言：人之伤于寒也，则为病热。盖寒伤皮毛，则腠理闭密，阳气怫郁，不能通畅，则为热也。……身热恶寒，此热在表也。邪热在表而浅，邪畏其正，故病热而反恶寒也。"[8] 2, 6

《伤寒直格》：寒主闭藏而腠理闭密，阳气怫郁不能通畅，怫然内作，故身热燥而无汗。故经曰，人之伤于寒也，则为病热。……浑身疼痛拘急，表热恶寒而脉浮者，皆为热在表也。……夫邪热在表而浅，邪微而畏正，故病热而反憎寒也，寒则腠理益闭，而怫热益加故也。[4] 43, 50

《金匮微悟》：痉病证候发热无汗，反恶寒者，此与太阳病之脉证相似；如见颈项强直，脊背拘急反张之候者，名曰刚痉。刚痉为病，风寒之邪外束太阳经脉，经气失却疏和之故也。……柔痉证候，颈项强直、脊背拘急反张；柔痉之因，应是风邪外束太阳经脉，经气失疏，故'发热汗出而不恶寒，名曰柔痉'。[9] 11

《三订通俗伤寒论》：肌肤紧缩，皮毛粟起，头痛怕风，鼻塞声重，频打喷嚏，清涕时流，身不发热，故无传变。舌如平人，苔或白薄而润，脉右浮，左弦而缓。……头痛身热，恶寒怕风，项强腰痛，骨节烦疼，无汗而喘，胸痞恶心，舌多无苔而润，即有亦白滑而薄，甚或舌苔淡白，左浮紧有力，右多浮滑。[5] 206, 208

《伤寒直格》：夫伤寒之候，头项痛，腰脊僵，身体拘急，表热恶寒，不烦躁，无自汗，或头面目痛，肌热，鼻干，或胸满而喘，手足指末微厥，脉浮数而紧者，皆邪热在表。……夫伤风之候，头痛项强，骨节烦痛，或目疼，肌热，干呕，鼻鸣，手足温，自汗出，恶风寒，脉阳浮而缓，阴浮而弱也，此为邪热在表。[4] 74, 76, 77

《内经知要》：邪在皮则浅矣，但分经汗之可也。[7] 59

《素问玄机原病式》：故伤寒身表热者，热在表也。宜以麻黄汤类甘辛热药发散，以使腠理开通，汗泄热退而愈也。[8] 2

《素问病机气宜保命集》：其太阳病者，标本不同，标热本寒，从标则太阳发热，从本则膀胱恶寒。若头项痛，腰脊强，太阳经病也，故宜发汗。……且如发汗，桂枝、麻黄之辈，在皮者汗而发之，葛根、升麻之辈，因其轻而扬之法也。[10] 118, 119

《伤寒附翼》：此为开表逐邪发汗之峻剂也。古人用药用法象之义，麻黄中空外直，宛如毛窍骨节，故能祛骨节之风寒，从毛窍而出，为卫分发散风寒之品。桂枝之条纵横，宛如经脉系络，能入心化液，通经络而出汗，为营分散解风寒之品。杏仁为心果，温能助心散寒，苦能清肺下气，为上焦逐邪定喘之品。甘草甘平，外拒风寒，内和气血，为中宫安内攘外之品。此汤入胃行气于玄府，输精于皮毛，斯毛脉合精而溱溱汗出，在表之邪，其尽去而不留，痛止喘平，寒热顿解，不烦啜粥而藉汗于谷也。[11] 4

《伤寒附翼》：此方为仲景群方之魁，乃滋阴和阳，调和营卫，解肌发汗之总方也。凡头痛发热，恶风恶寒，其脉浮而弱，汗自出者，不拘何经，不论中风、伤寒、杂病，咸得用此发汗。……但见一症即是，不必悉具。[11] 2

《金匮要略心典》：桂枝汤外证得之，能解肌去邪气，内证得之，能补虚调阴阳。[6] 44

《伤寒贯珠集》：脉微弱者，此无阳也，不可发汗。宜桂枝二越婢一汤。……夫既不得汗出，则非桂枝所能解，而邪气又微，亦非麻黄所可发，故合两方为一方，变大制为小制。桂枝所以为汗液之地，麻黄所以为发散之用，且不使药过病，以伤其正也。……本无热证而加石膏者，以其人无阳，津液不足，不胜桂枝之任，故加甘寒于内，少变辛温之性，且滋津液之用，而其方制之小，示微发于不发之中，则三方如一方也。[12] 15, 16, 17

《徐灵胎医学四书》：按此方分两甚轻，共计约六两，合今之秤，仅一两三四钱，分三服，只服四钱零。乃治邪退后至轻之剂，犹勿药也。[13] 173

《三订通俗伤寒论》：宜以辛散轻扬法，疏达皮毛，葱白香豉汤主之。鲜葱白五枚（切碎），淡豆豉（三钱），鲜生姜（一钱，去皮）。上药用水碗半，煎成一碗，去渣热服，覆被而卧。俄顷即微微汗出而解。忌酸冷油腻数日，自无传变。……法当辛温发表，使周身汗出至足为度。……苏羌达表汤主之。妇女宜理气发汗，香苏葱豉汤主之。小儿宜和中发汗，葱豉荷米煎主之。[5] 206, 208, 209

《内经知要》：伤寒者，受冬月寒邪也。冬三月者为正伤寒，至春变为温病，至夏变为热病，不曰至秋变为凉病者，太阳寒水之邪，遇长夏之土而胜也。……寒郁于内，皮肤闭而为热，寒散即愈，故曰不死；两感者，一日太阳与少阴同病，在膀胱则头痛，在肾则口干烦满；二日阳明与太阴同病，在胃则身热谵语，在脾则腹满不欲食；三日少阳与厥阴同病，在少阳则耳聋，在厥阴则囊满。三日传遍，再三日则死不待言矣。[7] 77, 78

《补注黄帝内经素问》：寒者，冬气也。冬时严寒，万类深藏，君子固密，不伤于寒，触冒之者乃名伤寒。其伤于四时之气皆能为病，以伤寒为毒者最，乘杀疠之气，中而即病，名曰伤寒，不即病者，寒毒藏于肌肤，至夏至日前后变为温病，夏至后变为热病，然其发起皆为伤寒致之。故曰热病者皆伤寒之类也。……寒毒薄于皮肤，阳气不得散发而内怫结，故伤于寒者反为病热。脏腑相应，而俱受病，谓之两感。[14] 卷九

《伤寒直格》：前三日三阳病，在表，故宜汗之。汗泄热退身凉而愈。……无汗为伤寒，不可服桂枝汤。有汗为伤风，不可服麻黄汤。[4] 47, 56

《金匮要略心典》：太阳脉本浮，今反沉者，风得湿而伏，故为痉。痉脉本紧弦，今反细者，阴气适不足，故难治。[6] 14

《仁斋直指方论》：参苏饮治感冒风邪，发热头疼，咳嗽声重，涕唾稠黏。此药大解肌热，宽中快膈。或欲成痨瘵，潮热往来，并能治之。[15] 98

《陈无择医学全书》：生料五积散，治感冒发热，寒湿相搏，头项强痛，麻痹，腰痛。[16] 258

《景岳全书》：伤风之病，本由外感，但邪甚而深者，遍传经络，即为伤寒；邪轻而浅者，止犯皮毛，即为伤风。[17] 246

《医学源流论》：凡人偶感风寒，头痛发热，咳嗽涕出，俗语谓之伤风。非《伤寒论》中所云之中风，乃时行之杂感也。[18] 64

《时病论》：冒寒之病，偶因外冒寒邪，较伤寒则轻，比中寒甚缓。盖伤寒伤乎六经，中寒直中乎里，惟冒寒之病，乃寒气罩冒于躯壳之外，而未传经入里也。[19] 141

《秘传证治要诀及类方》：感冒为病，亦有风寒二证，即是伤寒外证，初感之轻者，故以感冒名之，若入里而重，则是正伤寒，初感用药，与前项太阳证亦同，今病人往往恶言伤寒，不知轻则为感，重则为伤，又重则为中，有其病而讳其名，甚为无义，特以俗呼为大病，故讳言之耳。[20] 34

《景岳全书》：邪轻而浅者，止犯皮毛，即为伤风。[17] 246

《时病论》：伤风之病，即仲景书中风伤卫之证也。[19] 32

《类证治裁》："体虚者，固其卫气，兼解风邪。"[21] 16

《诸病源候论·时气病诸候》：时行病者，是春时应暖而反寒，夏时应热而反冷，秋时应凉而反热，冬时应寒而反温，此非其时而有其气。是以一岁之中，病无长少，率相近似者，此则时行之气也。[22] 49

《医宗必读》：风为阳邪，善行数变，其伤人也，必从俞入，俞皆在背，故背常固密，风弗能干，已受风者，常曝其背，使之透热，则潜消嘿散。[23] 225

《景岳全书》：盖风邪伤人，必在肩后颈根大杼、风门、肺俞之间，由兹达肺，最近最捷，按而酸处，即其迳也。[17] 246

《重订通俗伤寒论》：此即偶尔冒寒之小疾，但袭皮毛，不入经络之病。[24] 179

《张氏医通》：有病发热头痛，自汗，脉浮缓者，风伤卫证也。以风为阳邪，故只伤于卫分，卫伤，所以腠理疏，汗自出，身不疼，气不喘，脉亦不紧。[25] 10

《秘传证治要诀》：中寒之证，人身体强直，口噤不语，或四肢战悼，或洒洒恶寒，或翕翕发热，或卒然眩晕，身无汗者，此为寒毒所中。[26] 5

《张氏医通》：如见恶寒发热头疼，骨节痛，无汗而喘，脉浮紧者，寒伤营证也。以寒为阴邪，故直伤于营分，营伤，所以腠理固闭，无汗而喘，身疼骨节痛，而脉不柔和。[25] 10

《外感温热篇浅释》：温邪上受，首先犯肺。[27] 1

《活幼心书》：暴热遇风，邪气侵于皮肤，肺先受之，而为咳嗽。[28] 34

《张氏医通》载："素问云：因于暑，汗烦则喘喝，静则多言。暑气内扰于营则汗，上迫于肺则烦喘。内干于心则多言，总不离乎热伤心胞，而蒸肺经之证也。《金匮》云：太阳中暍，发热恶寒，身重而疼痛，其脉弦细芤迟，小便已，洒洒然毛耸，手足逆冷，小有劳，身却热，口开前板齿燥，若发其汗则恶寒甚，加温针则发热甚，数下之则淋甚。太阳中暍，发热恶寒，身重而疼痛。此因暑而伤风露之邪，手太阳标证也。太阳小肠属火，上应心胞，二经皆能制金烁肺，肺受火刑，所以发热恶寒，似乎足太阳证……"[25] 16

《方剂学》：风寒湿邪侵犯肌表，郁遏卫阳，闭塞腠理，阻滞经络，气血运行不畅，故恶寒发热、肌表无汗、头痛项强、肢体酸楚疼痛……。[29] 36

《诸病源候论》：时行病者，是春时应暖而反寒，夏时应热而反冷，秋时应凉而反热，冬时应凉而反温，非其时而有其气，是以一岁之中，病无少长，率相似者，此则时行之气也。……夫时气病者，皆因岁时不和，温凉失节，人感乖戾之气而生病者，多相染易，故预服药及为方法以防之。[22] 49, 53

《温疫论》：疫者感天地之疠气……此气之来，无论老少强弱，触之者即病，邪自口鼻而入。[30] 1

《医宗必读》：若其人素有痰热，壅遏于太阴、阳明之经，内有窠囊，则风邪易于外束，若为之招引者然，所谓风乘火势，火借风威，互相鼓煽也。[23] 225

《幼科释谜》：感冒之原，由卫气虚，元府不闭，腠理常疏，虚邪贼风，卫阳受摄。[31] 156

《类证治裁》：脉浮为伤风，浮而紧者兼寒，浮而缓者兼湿，浮而洪者兼火，浮而滑者多痰，浮而有力为表实，无力为表虚。[21] 17

《诸病源候论》：时气病一日，……头项腰脊痛，……内热，鼻干不得眠……胸胁热而耳聋也。[22] 50

《景岳全书》：伤风之病，本由外感……邪轻而浅者，此犯皮毛，即为伤风。皮毛为肺之合，而上通于鼻，故其在外则为鼻塞声重。甚者并连少阳、阳明之经，而或为头痛，或为憎寒发热；其在内则多为咳嗽，甚则邪实在肺，而为痰为喘。有寒胜而受风者，身必无汗而多咳嗽，以阴邪闭郁皮毛也。有热胜而受风者，身必多汗，恶风而咳嗽，以阳邪开泄肌腠也。有气强者，虽见痰嗽，或五六日，或十余日，肺气疏则顽痰利，风邪渐散而愈。有气弱者，邪不易解而痰嗽日甚，或延绵数月，风邪犹在，非用辛温，必不散也，有以衰老受邪，而不慎起居，则旧邪未去，新邪继之，多致终身受其累，此治之尤不易也。[17] 246

《仁斋直指方论》：外伤寒邪，发热恶寒，寒热并作。其热也，翕翕发热，又为之拂拂发热，发于皮毛之上，如羽毛之拂，明其热在表也，是寒邪犯高之高者。……以寒邪乘之，郁遏阳分，阳不得伸，故发热也。其面赤，鼻气壅塞不通，心中烦闷，稍似袒裸，露其皮肤，已不能禁其寒矣。其表上虚热，止此而已。其恶寒也，虽重衣下幕，逼近烈火，终不能御其寒，一时一日，增加愈甚，必待传入里作下证乃罢。其寒热齐作，无有间断也。[15] 207

《张氏医通》：若脉浮紧，头痛拘急，身疼微恶寒热起，是外感。[25] 41

《儒门事亲》：发表不远热，……若病在表者，虽畏日流金之时，不避司气之热，亦必以热药发其表；……所谓发表者，出汗是也。[32] 60

《症因脉治》：中风之治，初起宜祛风涤邪。有表者，小续命汤、羌活愈风汤汗之……。小续命汤，通治中风六经表症。后具河间六经加减、四时加减之法。麻黄、人参、黄芩、白芍药、甘草、防风、杏仁、川芎、防己。春，加防风；夏，倍加石膏；秋，加知母；冬，加桂枝；身痛，加羌活、秦艽。河间云：凡中风，不审六经加减，虽治之不能去其邪。《内经》云：开则洒然寒，阖则热而闷。知暴中风邪，宜以小续命汤，随症随经治之。中风无汗，恶寒，脉浮紧，风中太阳经营也。以续命汤加后三味各一倍，名麻黄续命汤。麻黄、防风、杏仁。……中风有汗恶风，脉浮缓，风中太阳经卫也。以续命汤加后三味各一倍，名桂枝续命汤。桂枝、白芍药、杏仁。[33] 21, 22

《傅山临证医书合编》：凡人初伤风，必然头痛、身痛、咳嗽、痰多，鼻流清水。切其脉必浮，方用：荆芥、防风、柴胡、黄芩、半夏、甘草各等分，水煎服，一剂即止，不必再剂。[34] 3

《摄生众妙方》：参苏半夏汤治感寒咳嗽。半夏二钱，甘草五分，陈皮、茯苓、桔梗、枳壳、干葛、前胡、紫苏、桑皮、杏仁各一钱五分。上用水一钟半，姜三片煎服。藿香正气散治感寒恶心。陈皮、半夏、茯苓、桔梗、白术、苍术、厚朴、紫苏、藿香各一钱五分，甘草一钱，大腹皮一钱。上用水一钟半，姜三片煎服。十神汤治大寒之时，腹疼、头疼，身疼无汗者。川芎、陈皮、芍药各一钱五分，甘草五分，升麻一钱，干葛、白芷、麻黄、紫苏、香附子各一钱五分。上用水一钟半，姜三片煎服。[35] 61, 62

《成方便读》：治夏月伤暑感冒，呕逆泄泻等证。此因伤暑而兼感外寒之证也。夫暑必夹湿，而湿必归土，乘胃则呕，乘脾则泻。是以夏月因暑感寒，每多呕泄之证，以湿盛于内，脾胃皆困也。此方以香薷之辛温香散，能入脾肺气分，发越阳气，以解外感之邪；厚朴苦温，宽中散满，以祛脾胃之湿；扁豆和脾利水，寓匡正御邪之意耳。[36] 75

《此事难知》：九味羌活汤。羌活，治太阳肢节痛，君主之药也，然非无王为主也，乃拨乱反正之主，故大无不通，小无不入，关节痛，非此不治也；防风，治一身尽痛，乃军卒中卑下之职，一听军令而行所使引之而至；苍术，别有雄壮上行之气，能除湿，下安太阴，使邪气不纳传于足太阴脾；细辛，治足少阴肾苦头痛；川芎，治厥阴头痛在脑；香白芷，治阳明头痛在额；生地黄，治少阴心热在内；黄芩，治太阴肺热在胸；甘草，能缓里急，调和诸药。[37] 20

《评琴书屋医略》：倘气虚中寒者，独用葱豉汤加党参四五钱，……若气血两虚而见微寒微热者用参归桂枝汤加陈皮煎。[38] 2

《类证治裁》：体虚者，固其卫气，兼解风邪。[21] 16

《太平惠民和剂局方》：治感冒发热头痛，或因痰饮凝固，兼以为热，并宜服之。若因感冒发热，亦如服养胃汤法，以被盖卧，连进数服，微汗即愈。[39] 47

《医学心悟》：凡一切阳虚者，皆宜补中发汗。[40] 15

一切阴虚者，皆宜养阴发汗。[40] 15

《重订通俗伤寒论》：为阴虚之体，感冒风温，及冬温咳嗽，咽干痰结之良剂。[24] 48

《重订外台秘要方》："生麦冬去心、葳蕤、石膏碎各三两，生地黄汁七合，葱白一握，干葛四两，豉心四合。右七味，切，以水七升，煮取三升，分三服，忌如常法。"[41] 235

《诸病源候论》：时行病者，是春时应暖而反寒，夏时应热而反冷，秋时应凉而反热，冬时应寒而反温，此非其时而有其气，是以一岁之中，病无长少，率相似者，此则时行之气也。从立春节后，其中无。暴大寒，不冰雪，而人有壮热为病者，此则属春时阳气，发于冬时，伏逆变为温病也。从春分以后至秋分节前，天有暴寒者，皆为时行寒疫也。一名时行伤寒。此是节后有寒伤于人，非触冒之过也。若三月、四月有暴寒，其时阳气尚弱，为寒所折，病热犹小轻也；五月、六月阳气已盛，为寒所折，病热则重也；七月、八月阳气已衰，为寒所折，病热亦小微也。[22] 49

附录二 常用方药

麻黄汤：麻黄（三两，去节），桂枝（三两，去皮），甘草（一两，炙），杏仁（七十枚，去皮尖）。右四味，以水九升，先煮麻黄，减二升，去上沫，纳诸药，煮取二升半，去滓，温服八合，覆取微似汗，不须啜粥，余如桂枝法将息。（《伤寒论》）[2] 36

桂枝汤：桂枝（三两，去皮），芍药（三两），甘草（二两，炙），生姜（三两，切），大枣（十二枚，擘）。

上五味，㕮咀三味，以水七升，微火煮取三升，去滓，适寒温，服一升。服已须臾，啜热稀粥一升余，以助药力，温覆令一时许，遍身漐漐微似有汗者益佳；不可令如水流离，病必不除。若一服汗出病瘥，停后服，不必尽剂；若不汗，更服依前法。又不汗，后服小促其间，半日许，令三服尽。若病重者，一日一夜服，周时观之。服一剂尽，病证犹在者，更作服。若汗不出，乃服至二、三剂。禁生冷、黏滑、肉面、五辛、酒酪、臭恶等物。(《伤寒论》)[2] 26

小青龙汤：麻黄（去节），芍药，细辛，干姜，甘草（炙），桂枝（去皮，各三两），五味子（半升），半夏（半升，洗）。上八味，以水一斗，先煮麻黄减二升，去上沫，内诸药。煮取三升，去滓，温服一升。(《伤寒论》)[2] 37

麻杏石甘汤：麻黄（四两，去节），杏仁（五十个，去皮尖），甘草（二两，炙），石膏（半斤，碎，绵裹）。上四味，以水七升，煮麻黄，减二升，去上沫，内诸药，煮取二升，去滓，温服一升。(《伤寒论》)[2] 40

麻黄附子细辛汤：麻黄（二两，去节），细辛（二两），附子（一枚，炮，去皮，破八片）。上三味，以水一斗，先煮麻黄，减二升，去上沫；内诸药，煮取三升，去滓，温服一升，日三服。(《伤寒论》)[2] 88

葛根汤：葛根（四两），麻黄（去节，三两），桂枝（去皮，二两），生姜（切，三两），甘草（炙，二两），芍药（二两），大枣（擘，十二枚）。上七味，以水一斗，先煮麻黄、葛根，减二升，去白沫，内诸药，煮取三升，去滓，温服一升，覆取微似汗。余如桂枝法将息及禁忌，诸汤皆仿此。(《伤寒论》)[2] 35

柴葛解肌汤：柴胡（一钱二分），葛根（一钱五分），甘草（五分），赤芍（一钱），黄芩（一钱五分），知母（一钱），生地（二钱），丹皮（一钱五分），贝母（一钱）。(《医学心悟》)[40] 57

加减葳蕤汤：生葳蕤（二钱至三钱），生葱白（二枚至三枚），桔梗（一钱至钱半），东白薇（五分至一钱），淡豆豉（三钱至四钱），苏薄荷（一钱至钱半），炙草（五分），红枣（二枚）。(《重订通俗伤寒论》)[24] 47

参苏饮：人参、紫苏叶、干葛洗、半夏汤洗七次，姜汁制，炒、前胡去苗、茯苓去皮，各三分，枳壳去瓤，麸炒，木香、桔梗去芦、甘草炙、陈皮去白各半两。(《太平惠民和剂局方》)[39] 47

藿香正气散：大腹皮、白芷、紫苏、茯苓（去皮各一两），半夏曲、白术、陈皮（去白）、厚朴（去粗皮）、姜汁（炙）、苦桔梗（各二两），藿香（去土，三两），甘草（炙二两半）。(《太平惠民和剂局方》)[39] 53

三物香薷饮：香薷（一两），厚朴（姜汁炒，五钱），扁豆（炒，五钱）(《成方便读》)[36] 75

败毒散：柴胡（去苗），甘草（炙），桔梗，人参（去芦），川芎，茯苓（去皮），枳壳（去瓤，麸炒），前胡（去苗，洗），羌活（去苗），独活（去苗）。上十味，各三十两，为粗末。每服二钱，水一盏，入生姜、薄荷各少许，同煎七分，去滓，不拘时候，寒多则热服，热多则温服。(《太平惠民和剂局方》)[39] 35

银翘散：连翘（一两），银花（一两），苦桔梗（六钱），薄荷（六钱），竹叶（四钱），生甘草（五钱），芥穗（四钱），淡豆豉（五钱），牛蒡子（六钱）。上杵为散，每服六钱，鲜苇根汤煎，香气大出，即取服，勿过煎。肺药取轻清，过煎则味厚而入中焦矣。病重者，约二时一服，日三服，夜一服；轻者三时一服，日二服，夜一服；病不解者，作再服。(《温病条辨》)[45] 32

桑菊饮：杏仁（二钱），连翘（一钱五分），薄荷（八分），桑叶（二钱五分），菊花（一钱），苦梗（二钱），甘草（八分），苇根（二钱）。(《温病条辨》)[45] 35

参 考 文 献

[1] 佚名. 黄帝内经素问 [M]. 北京：人民卫生出版社，2005.

[2] [汉] 张仲景. 伤寒论 [M]. 北京：人民卫生出版社，2005.

[3] [汉] 张仲景. 金匮要略 [M]. 北京：人民卫生出版社，2005.

[4] [金] 刘完素. 伤寒直格 [M]. 上海：上海科学技术出版社，2000.

[5] [清] 俞根初. 三订通俗伤寒论 [M]. 连建伟订校. 北京：中医古籍出版社，2002.

[6] [清] 尤怡. 金匮要略心典 [M]. 太原：山西科学技术出版社，2008.

[7][明]李中梓.内经知要[M].陆鸿元，包来发校注.北京：中国中医药出版社，1994.

[8][金]刘完素.素问玄机原病式[M].鲁兆麟主校，石学文点校.沈阳：辽宁科学技术出版社，1997.

[9]张祥风.金匮微悟[M].上海：复旦大学出版社，2015.

[10]宋乃光.刘完素医学全书[M].北京：中国中医药出版社，2006.

[11][清]柯琴.伤寒附翼[M].上海：上海科学技术出版社，1990.

[12][清]尤在泾.伤寒贯珠集[M].太原：山西科学技术出版社，2006.

[13][清]徐灵胎.徐灵胎医学四书[M].太原：山西科学技术出版社，2009.

[14][唐]王冰.补注黄帝内经素问[M].上海：上海中华书局，民国25：卷九.

[15][宋]杨士瀛.仁斋直指方论[M].福州：福建科学技术出版社，1989.

[16][宋]王象礼.陈无择医学全书[M].北京：人民卫生出版社，2005.

[17][明]张介宾.景岳全书[M].北京：人民卫生出版社，1991.

[18][清]徐灵胎.医学源流论[M].刘洋，校注.北京：中国中医药出版社，2008.

[19][清]雷丰.时病论[M].福州：福建科学技术出版社，2010.

[20][明]戴原礼.秘传证治要诀及类方[M].北京：中国中医药出版社，2006.

[21][清]林珮琴.类证治裁[M].北京：中国中医药出版社，1997.

[22][隋]巢元方.诸病源候论[M].沈阳：辽宁科学技术出版社，1997.

[23][明]李中梓.医宗必读[M].天津：天津科学技术出版社，1999.

[24][清]俞根初.重订通俗伤寒论[M].上海：上海卫生出版社，1956.

[25][清]张璐.张氏医通[M].北京：中国中医药出版社，1995.

[26][明]戴元礼.秘传证治要诀[M].北京：中华书局，1985.

[27]沈凤阁，王灿晖，孟澍江.叶天士《外感温热篇浅释》[M].福建：福建科学技术出版社，1983.

[28][元]曾世荣.活幼心书[M].田代华，点校.天津：天津科学技术出版社，1999.

[29]邓中甲.方剂学[M].北京：中国中医药出版社，2003.

[30][明]吴有性.瘟疫论[M].北京：人民卫生出版社，1990.

[31][清]沈金鳌.幼科释谜[M].北京：人民军医出版社，2012.

[32][金]张子和.儒门事亲[M].上海：第二军医大学出版社，2008.

[33][明]秦昌遇.症因脉治[M].张慧芳，杨建宇.点校.北京：中医古籍出版社，2000.

[34][清]傅山.傅山临证医书合编[M].太原：山西科学技术出版社，2005.

[35][明]张时彻.摄生众妙方[M].北京：中医古籍出版社，1994.

[36][清]张秉承.成方便读[M].上海：科技卫生出版社，1958.

[37][金]李杲.此事难知集[M].北京：中华书局，1991.

[38][清]潘名熊，评琴书屋医略[M].北京：中医古籍出版社，1990.

[39][宋]太平惠民和剂局.太平惠民和剂局方[M].陈庆平，陈冰鸥，校注.北京：中国中医药出版社，1996.

[40][清]程国彭.医学心悟[M].天津：天津科学技术出版社，1999.

[41][唐]王焘.重订外台秘要方[M].台北：新文丰出版公司，1987.

[42]吕景山.施今墨医案解读[M].北京：人民军医出版社，2009.

[43][元]朱丹溪.朱丹溪医案[M].焦振廉，谢晓丽，张琳叶等.校释.上海：上海浦江教育出版社，2013.

[44]丁甘仁.丁甘仁医案[M]上海：上海科学技术出版社，2001.

[45][清]吴瑭.温病条辨[M].北京：人民军医出版社，2005.

（姚建平）

第八章 风 温

风温一病，最早是指太阳温病误治后的变证。直至清代，后世医家对风温才作了系统而全面的阐发，认为风温是暴感风热病邪而引起的以肺为病变中心的急性外感热病。本病四季均可发生，但多发于冬春两季。

《伤寒论·辨太阳病脉证并治上》：太阳病，发热而渴，不恶寒者，为温病。若发汗已，身灼热者，名风温。风温为病，脉阴阳俱浮，自汗出，身重，多眠睡，鼻息必鼾，语言难出。若被下者，小便不利，直视失溲，若被火者，微发黄色，剧则如惊痫，时瘛疭，若火熏之。一逆尚引日，再逆促命期。[1] 25

1. 病名

风温病名首载于《伤寒论·辨太阳病脉证并治上》，但仲景所论风温乃是温病误治后之坏证，与现代温病学所述风温相去甚远。如《伤寒溯源集·温病风温痓湿暍》："言既有太阳见证而已发其汗，汗后则风寒当解散矣。若发汗已而身犹如火之灼热，尚不解者，非独中风，亦非伤寒也，乃风邪温气并感之证，故名曰风温。"[2] 179《伤寒证治准绳·四时伤寒不同》："伤寒发汗已则身凉，若发汗已身灼热者，非伤寒，为风温也。"[3] 381 上述风温只是温病误治后的一种变证，并未成为一个独立病种存在。王叔和《伤寒例》提出的风温则是一种伏气温病，是指伏气温病病变过程中复感风邪的一种病候，如："若更感异气，变为他病者，当依后坏病证而治之……阳脉浮滑，阴脉濡弱者，更遇于风，变为风温。"[1] 20《医学心悟·伤寒类伤寒辨》："伤寒发汗已，更感于风，身灼热者，名曰风温。风温为病，脉阴阳俱浮，自汗身重，多眠，鼻息鼾，语言难出，葳蕤汤主之。"[4] 95《六因条辨·风温辨论》："故风温一症，良由先伏温邪，后再感风，风与温合，是为风温。"[5] 89 朱肱《类证活人书·卷第六》指出风温为先伤于风，后伤于热，风热两邪相合为患的病证，既不同于王叔和之说，与后世所论风温更有区别。如："其人素伤于风，因复伤于热，风热相薄，即发风温。"[6] 54 巢元方在《诸病源候论·卷二》中说："风热病者，风热之气，先从皮毛入于肺也。"[7] 9 虽未提出风温病名，但其所指的"风热"即是后世之风温。直至清代在《温热经纬·叶香岩三时伏气外感篇》才首先指出风温属发生于春季的一种新感温病，乃外感风热所致，如："风温者，春月受风，其气已温，《经》谓'春病在头，治在上焦'。"[8] 107《温热逢源·论伏气发温与暴感风温病原不同治法各异》："内经所谓风淫于内治以辛凉，叶氏温热论所谓温邪上受，首先犯肺者，皆指此一种暴感风温而言也。"[9] 60 至此，新感风温概念最终确立。

2. 病因病机

《伤寒论》中提到的风温乃温病误治所致。部分医家在提及风温时亦从此说，如《温热暑疫全书·温病方论附风温》："本太阳病，发热而渴，误发汗，身灼热者，亦名风温。"[10] 7 后世医家对风温病因虽多有论述，但或从风温伏气说，如《伤寒溯源集·温病风温痉湿暍》："温则初夏之气，乃春尽夏初，风邪未退，热气初来，以冬脏之寒水受伤，则寒水不能固养其真阳，失精泄汗，使藏阳败泄，至春令而少阳肝胆不能布其阳气于皮肤，以致卫外之阳气衰微，腠理不密，使风邪温气并入，而成风温病也。"[2] 179, 180《时病论·冬伤于寒春必病温大意》："推风温为病之原，与春温仿佛，亦由冬令受寒，当时未发，肾虚之体，其气伏藏于少阴，劳苦之人，伏藏于肌腠，必待来春感受乎风，触动伏气而发也。"[11] 3《医宗金鉴·伤寒心法要诀》："冬伤于寒不即病者，复感春寒，名曰温病；复感春风，名曰风温。"[12] 372 或从风温两感说，如《伤寒总病论·伤寒感异气成温病坏侯并疟证》："病人素伤于风，因复伤于热，风热相搏，则发为风温。"[13] 110《叶选医衡·辨正风温温疟温毒温疫》："观仲景于温字上加一风字，正以别夫伤于寒者耳。"[14] 63 与现代所述风温乃春季风热病邪所致并不相同。

3. 症状与诊断

《伤寒论》指出伤寒误治而成风温后可见"脉阴阳俱浮，自汗出，身重，多眠睡，鼻息必鼾，语言难出"之症。《备急千金要方·辟温第二》所列风温之症亦同，如："温风之病，脉阴阳俱浮，汗出体重，其息必喘，其形状不仁，默默但欲眠。"[15] 178《伤寒溯源集·温病风温痉湿暍》："风温之脉，则风邪伤卫气，而阳脉浮，温热之邪伤阴分而阴脉亦浮也。……阳脉浮，则风邪伤卫，毛孔不闭，故汗自出，即上篇阳浮热自发，阴弱汗自出之义也。阴脉浮，则热伤阴分。温邪熏灼，郁冒神昏，故身重多眠。而昏睡中之鼻息，必齁鼾也。其语言难出者，非舌强失音暗哑之病，乃神昏不语也。"[2] 180《六因条辨·风温辨论》："风温一症……故其见症，必面赤舌干，身热神迷，鼻鼾多寐，默默不语，不思饮食，却与中风相似。过一二日后，神志反清，语言反出，似乎欲解。但口渴喜饮，舌干烦热，较甚者何也，以风由外解，而热自内蒸也。"[5] 89《感症宝筏·类伤寒诸感证》认为："头痛、身热、自汗，与伤寒同，而脉尺、寸俱浮，身重默默，但欲眠，鼻鼾，语言难出，四肢不收者，风温也。"[16] 2, 3 强调了风温病性属热，易伤阴津的特点。

4. 治法方药

误汗风温一证，仲景并未出方，《备急千金要方·辟温第二》指出"治风温之病，……宜服此方（葳蕤汤）。"[15] 178 后世医家多宗此说，并主张可从少阴、厥阴论治。如《伤寒溯源集·温病风温痉湿暍》："若此者，自汗既不宜于麻黄之更发其汗，亦不宜于桂枝之温解敛汗，当以凉解之法治之。"[2] 180 指明风温病性属热，不宜发汗，宜凉解之缘由。《伤寒证治准绳·四时伤寒不同》："风温者……治在少阴厥阴，不可发汗……风温忌发汗，宜葳蕤汤。"[3] 381《伤寒论纲目·风温》："治在心火肝木二经，……惟清肌解表为佳，宜葳蕤汤。"[17] 214《伤寒发微论》："而仲景无药方，古法或谓当取手少阴火、足厥阴木，随经所在而取之，如麻黄薏苡仁汤、葳蕤汤之辈。"[18] 19, 20 上述医论指出风温若误治后可见之证及临证常用方药和加减法。

5. 预后

仲景认为风温忌汗、下及一切温热治法，"若被下者，小便不利，直视失溲；若被火者，微发黄色，剧则如惊痫，时瘛疭；若火熏之，一逆尚引日，再逆促命期。"此说后世医家多从。如《伤寒论纲目·风温》："忌汗、下、针。误汗则身必灼热，甚则烦渴谵语。若下则遗溺，针则耳聋。"[17] 214《叶选医衡·辨正风温温疟温毒温疫》："风温为卫虚自汗，更不可发表。即误下亦致表邪内陷，误火亦致外助温气，皆为促其死亡。"[14] 63《六因条辨·风温辨论》："风温一证……须步步照顾阴液，勿泛泛治风而已。倘治失其宜，传变最速，较诸温热则尤险也。"[5] 89 均强调风温治疗，若以温治温，不仅火上浇油，且耗损阴液，故忌汗、下及一切温热之法。

━━━━━━━━━━━━　传承发展　━━━━━━━━━━━━

1. 病因病机

不同于《伤寒论》的风温乃伤寒误治说，清代叶天士首先提出风温乃春季感受风热病邪所致。其他温病学家阐发风温时亦多从外感风热说。如《伤寒指掌·伤寒类症》指出："凡天时晴燥，温风过暖，感其气者，即是风温之邪。"[19] 2《温病条辨·上焦篇》强调"风温者，初春阳气始升，厥阴行令，风夹温也。"[20] 24《医门棒喝·温暑提纲》进一步指出风温虽四时皆有，因"春令温暖，又为风木主令，故风温之病较三时为多。"[21] 51《温热逢源·论伏气发温与暴感风温病原不同治法各异》："另有一种风温之邪，当春夏间感受温风，……内经所谓风淫于内治以辛凉，叶氏温热论所谓温邪上受首先犯肺者，皆指此一种暴感风温而言也。"[9] 60《中西温热串解·治温热方法上焦篇》："风温者，初春阳气始开，肝经行令，温风挟蕴热而发作也。"[22] 138 均强调风温多发于春季或天时过暖之时，乃风夹温热之邪所致。

2. 症状与诊断

《伤寒论》中风温的症状反映了温病误汗伤阴后的表现。而清代之后以叶天士为首的温病学家认为风温初起，由于"温邪上受，首先犯肺"，故初起以肺卫失宣之表热证为临床特征，如《温热经纬·陈平伯外感温病篇》指出："风温证，身热畏风，头痛咳嗽，口渴，脉浮数，舌苔白者，邪在表也"。[8] 124《伤寒指掌·伤寒类症》"风温吸入，先伤太阴肺分，右寸脉独大，肺气不舒，身痛胸闷，头胀咳嗽，发热口渴，或发痧疹……"。[19] 2 若肺卫之邪不解，顺传气分，邪热壅肺，《温病条辨·上焦篇》指出临证可见"脉浮洪，舌黄，渴甚，大汗，面赤，恶热者"。[20] 29 若顺传阳明胃腑，转为阳明温病，可见"面目俱赤，语声重浊，呼吸俱粗，大便闭，小便涩，舌苔老黄，甚则黑有芒刺，但恶热，不恶寒……"[20] 60 如肺病失治，逆传心包络，又可见"舌謇肢厥"之重症。后期若经恰当治疗，邪热已去，则以肺胃阴伤为主要病机改变，症见"思饮不欲食"，或"肌肤枯燥，小便溺管痛，或微燥咳"等肺胃阴虚见证。临证时须认清风温所处卫气营血阶段，否则动手便错，反致慌张矣。

3. 治法方药

风温的治疗，《伤寒论》并未出方，由于叶氏认为风温乃新感风热病邪所致，所以在《温热经纬·叶香岩三时伏气外感篇》不仅指出"风温肺病，治在上焦"，[8] 107 进一步提到"此证初因发热喘嗽，首用辛凉，……若色苍，热胜烦渴，用石膏、竹叶辛寒清散……若日数渐多，邪不得解，芩、连、凉膈亦可用。至热邪逆传膻中，……必用至宝丹或牛黄清心丸。病减后余热，只甘寒清养胃阴足矣。"[8]108强调临证时，须辨别风温所处病程阶段，灵活变通。后世医家在此基础上，对风温的治疗多不出其右。

（1）辛凉宣肺。风热从口鼻而入，首先犯肺，辛凉宣肺是风温初期的主要治法。常用方剂有银翘散、桑菊饮等。如《温病条辨·上焦篇》曰："太阴风温、温热、温疫、温毒、冬温，……发热不恶寒而渴者，辛凉平剂银翘散主之。"[20]26"太阴风温，但咳，身不甚热，微渴者，辛凉轻剂桑菊饮主之。"[20]28常用药物有薄荷、连翘、桑叶、前胡、杏仁、桔梗等，如《医学衷中参西录》："风温初得宜用凉药发其汗，薄荷、连翘、蝉蜕诸药是也。"[23]721此外，本病初起投剂，最忌温燥劫津，尤忌苦寒伤胃。如《温热经纬·叶香岩三时伏气外感篇》："妄投荆、防、柴、葛，加入枳、朴、杏、苏、菔子、楂、麦、橘皮之属……幼稚谷少胃薄，表里苦辛化燥，胃汁已伤，复用大黄，大苦沉降丸药，致脾胃阳和伤极，陡变惊痫，莫救者多矣。"[8]107

（2）辛寒清肺。风温顺传气分，邪热壅肺者，治宜辛寒清肺。常用方剂有麻杏石甘汤等。如《温病条辨·下焦篇》："喘咳息促，吐稀涎，脉洪数，右大于左，喉哑，是为热饮，麻杏石甘汤主之。"[20]125常用药物有石膏、竹叶、桑白皮等。此时不宜过用苦寒沉降，如《温热经纬·叶香岩三时伏气外感篇》中告诫："有见痰喘，便用大黄、礞石滚痰丸，大便数行，上热愈结。"[8]107

（3）清泄阳明。顺传气分，热入阳明，里热内结，治宜辛寒清热。常用方剂有白虎汤等。如《温病条辨·中焦篇》："脉浮洪躁甚者，白虎汤主之；脉沉数有力，甚则脉体反小而实者，大承气汤主之。"[20]60《医学衷中参西录·医论》："至传经已深，阳明热实，无论伤寒、风温，皆宜治以白虎汤。"[23]721常用药物有石膏、知母、花粉、黄芩、黄连、大黄等。

（4）通腑泄热。热邪不解，顺传阳明，内结肠腑，治宜通腑泄热。常用方剂有大承气汤、调胃承气汤、增液汤等。如《温病条辨·中焦篇》："面目俱赤，语声重浊，呼吸俱粗，大便闭，小便涩，舌苔老黄，甚则黑有芒刺，但恶热，不恶寒，日晡益甚者，传至中焦，阳明温病也。……脉沉数有力，甚则脉体反小而实者，大承气汤主之。"[20]60"阳明温病，无上焦证，数日不大便，当下之。若其人阴素虚，不可行承气者，增液汤主之。服增液汤已，周十二时观之，若大便不下者，合调胃承气汤微和之。"[20]63常用药物有大黄、枳实、厚朴、玄参、生地等。

（5）甘寒养阴。风温后期，病减后余热，肺胃津伤，宜甘寒清养。常用方剂有沙参麦冬汤、益胃汤、五汁饮等。如《温病条辨·上焦篇》："燥伤肺胃阴分，或热或咳者，沙参麦冬汤主之。"[20]50《温病条辨·下焦篇》："温病愈后，或一月，至一年，面微赤，脉数，暮热，常思饮不欲食者，五汁饮主之，牛乳饮亦主之。病后肌肤枯燥，小便溺管痛，或微燥咳，或不思食，皆胃阴虚也，与益胃、五汁辈。"[20]117常用药物有沙参、麦冬、花粉、玉竹、石斛等。

（6）解毒开窍。若热邪逆传，陷入心胞络，神昏肢厥，必用解毒开窍，常用方剂有安宫牛黄丸、至宝丹等。如《温热经纬·叶香岩外感温热篇》："外热一陷，里络就闭，非菖蒲、郁金等所能开，须用牛黄丸、至宝丹之类，以开其闭，恐其昏厥为痉也。"[8]86常用药物有犀角、远志、菖蒲、牛黄等。如《温热经纬·陈平伯外感温病篇》曰："风温证，热渴烦闷，昏愦不知人，不语如尸厥，脉数者，此热邪内蕴，走窜心包络，当用犀角、连翘、焦远志、鲜石菖蒲、麦冬、川贝、牛黄、至宝之属，泄热通络。"[8]130

4. 预后

风温预后一般较好，但是《温病条辨·上焦篇》亦指出风温可见难治之候，如"太阴温病……若吐粉红血水者，死不治；血从上溢，脉七、八至以上，面反黑者，死不治，可用清络育阴法"。[20] 30

━━━━━━━━━━━ 应用示例 ━━━━━━━━━━━

1. 风热犯卫

《临证指南医案·风温》：僧二五，近日风温上受。寸口脉独大。肺受热灼。声出不扬。先与辛凉清上。当薄味调养旬日。风温伤肺。

牛蒡子、薄荷、象贝母、杏仁、冬桑叶、大沙参、南花粉、黑山栀皮。[24] 317

2. 邪热壅肺

《张聿青医案·风温》：谢右，辛凉疏泄，汗未畅达，热仍不解，头胀耳鸣，脉数右大。风温袭于肺胃，不能外达，三日正炽。

淡豆豉三钱、薄荷一钱、连翘二钱、池菊花二钱、枳壳一钱、炒牛蒡三钱、桔梗一钱、桑叶一钱五分、光杏仁三钱、广郁金一钱五分、宋半夏一钱五分。

二诊　疏泄肺胃，得汗甚畅，邪从汗解，热势大减，胀痛渐松。苔黄较化，脉亦略缓。然炉烟虽熄，余烬未消，身热尚未尽退，还宜疏泄余邪。

桑叶一钱五分、杏仁三钱、郁金一钱五分、山栀二钱、池菊花一钱五分、粉前胡一钱、苦桔梗一钱、连翘壳三钱、枳壳一钱、雪梨切片入煎，一两、象贝母二钱。[25] 22

3. 热炽阳明

《丁甘仁医案·风温》：李左，壮热一候，有汗不解，口渴烦躁，夜则谵语，脉洪数，舌边红中黄。伏温化热，蕴蒸阳明气分，阳明热盛，则口渴烦躁；上熏心包，则谵语妄言。热势炎炎，虑其入营劫津，急以白虎汤加味，甘寒生津，专清阳明。

生石膏五钱，连翘壳三钱，粉丹皮一钱五分，鲜竹叶三十张，肥知母一钱五分，黑山栀一钱五分，霜桑叶三钱，朱茯神三钱，生甘草八分，天花粉三钱，淡黄芩三钱，活芦根去节，一两。[26] 12

《医学衷中参西录·医案》：风温。

赵印龙，邑北境许孝子庄人，年近三旬，业农，于孟秋得风温病。

病因　孟秋下旬，农人忙甚，因劳力出汗过多，复在树阴乘凉过度，遂得风温病。

证候　胃热气逆，服药多呕吐。因此屡次延医服药，旬余无效。及愚诊视，见其周身壮热，心中亦甚觉热，舌苔黄厚，五六日间饮食分毫不进，大便数日未行。问何不少进饮食？自言有时亦思饮食，然一切食物闻之皆臭恶异常，强食之即呕吐，所以不能食也。

诊断　即此证脉相参，知其阳明府热已实，又挟冲气上冲，所以不能进食，服药亦多呕也。欲治此证当以清胃之药为主，而以降冲之药辅之。则冲气不上冲，胃气亦必随之下降，而呕吐能止，即可以受药进食矣。

处方　生石膏捣细，三两、生赭石轧细，一两、知母八钱、潞党参四钱、粳米三钱、甘草二钱，共煎汤一大碗，分三次温服下。

方解 此方乃白虎加人参汤又加赭石，为其胃腑热实，故用白虎汤，为其呕吐已久，故加人参，为其冲胃上逆，故又加赭石也。

效果 将药三次服完，呕吐即止，次日减去赭石，又服一剂，大便通下，热退强半。至第三日减去石膏一两，加玄参六钱，服一剂，脉静身凉，而仍分毫不能饮食，憎其臭味如前。愚晓其家人曰：此病已愈，无须用药，所以仍不饮食者，其胃气不开也。开胃之物莫如莱菔，可用鲜莱菔切丝香油炒半熟，加以葱酱煮汤勿过熟，少调以绿豆粉俾服之。至汤作熟时，病人仍不肯服，迫令尝少许，始知香美，须臾服尽两碗，从此饮食复常。[23]994,995

4. 阳明热结

《重印全国名医验案类编·火淫病案》：病者史汉泉，年三十余岁，住本镇。

病名 温病。

原因 庚戌四月，吸受温热，病已多日，病家出前医之方示予，盖皆不出银翘散、三仁汤、增液汤之范围，病势日渐增剧。

证候 昏沉不语，面垢目赤，鼻孔如烟煤，壮热烁手，汗溅溅然，手臂搐搦，溲赤。

诊断 两手脉数疾，舌苔黑燥。问不能言几日矣？曰：昨犹谵语，今始不能言，然大声唤之，犹瞠目视人。问近日大便通否？曰：始病曾泄泻，今不大便已三日矣。予谓此热病未用清药，阳明热极，胃家实之病也，非下不可。

疗法 与调胃承气汤合三黄石膏汤加味。

处方 生锦纹三钱、元明粉三钱、炙甘草八分、瓜蒌仁四钱、焦山栀三钱、黑犀角一钱、淡黄芩二钱、小川连一钱、生川柏一钱、生石膏一两。

次诊 接服两剂，竟未得下，惟矢气极臭，溲色若血，神识较清，而身热舌黑如故。

次方 瓜蒌仁六钱（杵）、焦山栀三钱、淡黄芩二钱、小川连一钱、生川柏一钱、黑犀角一钱、生石膏一两（研细）、炙甘草八分、鲜生地一两、雅梨汁一两、莱菔汁五钱（同冲）。

三诊 热减神清，黑苔渐退，脉息亦较平，时吐黏痰，目睛转黄，遂改用小陷胸汤加芦根、菖蒲等芳香清冽之品，以分消膈中痰热。

三方 瓜蒌仁四钱、小川连六分、仙露夏二钱、淡竹茹二钱、冬瓜仁四钱、全青蒿钱半、川贝母二钱（去心）、石菖蒲钱半、汉木通一钱、鲜茅根一两（去衣）、活水芦根二两（以上二味，煎汤代水）。

四诊 接服四剂，胸部颈项间遍出白㾦，如水晶珠，腹部腿畔亦发白㾦，于是身热全清，知饥进粥，但精神疲弱耳。

四方 西洋参钱半、原麦冬二钱、鲜石斛三钱、生苡仁三钱、川贝母钱半（去心）、淡竹茹二钱、鲜枇杷叶三片（去毛，抽筋）。

效果 调养数日，始解黑燥屎数次。当时两进大黄而不下者，盖其戚友中有知医者，潜将大黄减去一钱，每剂只用二钱，故但有解毒之功，而无攻下之力，而奏效亦较缓也。然究胜于粗工之滥用硝黄而偾事者矣。[27]212,213

5. 肺胃阴伤

《临证指南医案·风温》：马五三风温热灼之后。津液未复。阳明脉络不旺。骨酸背楚。治以和补。生黄芪、鲜生地、北沙参、玉竹、麦冬、归身、蜜丸。[24]319

6. 热陷心包

《类证治裁·风温脉案》王氏七旬有三，风温伤肺，头晕目瞑，舌缩无津，身痛肢厥，口干不饮，昏昧鼻鼾，语言难出，寸脉大。症属痰热阻窍。先清气分热邪。杏仁、象贝、花粉、羚羊角、沙参、嫩桑叶、竹茹、山栀。一服症减肢和，但舌心黑而尖绛，乃心胃火燔，惧其入营劫液。用鲜生地、犀角汁、元参、丹皮、麦冬、阿胶（烊化）、蔗汁。三服舌润神苏，身凉脉静，但大便未通，不嗜粥饮，乃灼热伤阴，津液未复，继与调养胃阴，兼佐醒脾，旬日霍然。[28] 36

附录一　文献辑录

《伤寒溯源集·温病风温痉湿暍》：言既有太阳见证而已发其汗，汗后则风寒当解散矣。若发汗已而身犹如火之灼热，尚不解者，非独中风，亦非伤寒也，乃风邪温气并感之证，故名曰风温。盖风为春令之邪，温则初夏之气，乃春尽夏初，风邪未退，热气初来，以冬脏之寒水受伤，则寒水不能固养其真阳，失精泄汗，使藏阳败泄，至春令而少阳肝胆，不能布其阳气于皮肤，以致卫外之阳气衰微，腠理不密，使风邪温气并入，而成风温病也。故曰冬伤于寒，春必温病。然风温之为病也，其脉与风寒各异，伤寒则寒伤营分，寒邪深入，故脉阴阳俱紧。中风则风邪伤卫，邪气但伤阳气，故脉阳浮而阴弱。风温之脉，则风邪伤卫气，而阳脉浮，温热之邪伤阴分而阴脉亦浮也。所谓脉之阴阳者，如辨脉篇所谓寸口脉阴阳俱紧之阴阳，是以浮候为阳，沉候为阴。此所谓阴阳脉俱浮，则以寸口为阳，尺中为阴，即关前为阳，关后为阴之法也。阳脉浮，则风邪伤卫，毛孔不闭，故汗自出，即上篇阳浮热自发，阴弱汗自出之义也。阴脉浮，则热伤阴分，温邪熏灼，郁冒神昏，故身重多眠，而昏睡中之鼻息，必鼾鼾也。其语言难出者，非舌强失音喑哑之病，乃神昏不语也。若此者，自汗既不宜于麻黄之更发其汗，亦不宜于桂枝之温解敛汗，当以凉解之法治之。[2] 179, 180

《伤寒证治准绳·四时伤寒不同》：伤寒发汗已则身凉，若发汗已身灼热者，非伤寒，为风温也。风伤于上，而阳受风气，风与温相合，则伤卫，脉阴阳俱浮，自汗出者，卫受邪也。卫者，气也，风则伤卫，温则伤气，身重多眠睡者，卫受风温而气昏也。鼻息必鼾，语言难出者，风温外甚，而气拥不利也。若被下者，则伤脏气。太阳膀胱经也。《内经》曰：膀胱不利为癃，不约为遗溺。癃者，小便不利也。太阳之脉，起目内眦。《内经》曰：瞳子高者，太阳不足。戴眼者，太阳已绝。小便不利，直视失溲，为下后竭津液，捐脏气，风温外胜，经络欲绝也，为难治。若被火者，则火助风，温成热，微者热瘀而发黄，剧者热甚而生风，如惊痫而时瘈疭也。先曾被火，为一逆，若更以火熏之，是再逆也。一逆尚犹延引时日而不愈，其再逆者，必致危殆，故云促命期。《活》风温者，脉尺寸俱浮，头疼身热，常自汗出，体重，其息必喘，四肢不收，嘿嘿但欲眠。治在少阴厥阴，不可发汗。发即谵语，独语，内烦躁，不得卧，若惊痫，目乱无精，如此死者，医杀之耳。风温忌发汗，宜葳蕤汤。身灼热者，知母干葛汤。如渴甚者，瓜蒌根汤。脉沉，身重，汗出者，汉防己汤。[3] 381

《伤寒论》卷二：若更感异气，变为它病者，当依后坏病证而治之。若脉阴阳俱盛，重感于寒者，变成温疟。阳脉浮滑，阴脉濡弱者，更遇于风，变为风温。[1] 20

《医学心悟·伤寒类伤寒辨》：伤寒发汗已，更感于风，身灼热者，名曰风温。风温为病，脉阴阳俱浮，自汗身重，多眠，鼻息鼾，语言难出，葳蕤汤主之。[4] 95

《六因条辨·风温辨论》：故风温一症，良由先伏温邪，后再感风，风与温合，是为风温。然温则应火，风则应木，二气相煽，化为壮火，动辄伤肺。故其见症，必面赤舌干，身热神迷，鼻鼾多寐，默默不语，不思饮食，却与中风相似。过一二日后，神志反清，语言反出，似乎欲解，但口渴喜饮，舌干烦热，较甚者何也？以风由外解，而热自内蒸也。故初起即宜外疏风邪，内清温热，须步步照顾阴液，勿泛泛治风而已。倘

治失其宜，传变最速，较诸温热则尤险也。[5] 89

《类证活人书》卷第六：其人素伤于风，因复伤于热，风热相薄，即发风温。[6] 54

《诸病源候论》卷二：风热病者，风热之气，先从皮毛入于肺也。肺为五脏上盖，候身之皮毛。若肤腠虚，则风热之气，先伤皮毛，乃入肺也。其状，使人恶风寒战，目欲脱，涕唾出。候之三日内及五日内，不精明者是也。七八日微有青黄脓涕如弹丸大，从口鼻内出，为善也。若不出，则伤肺，变咳嗽唾脓血也。[7] 9.10

《温热经纬》卷三：风温者，春月受风，其气已温，《经》谓"春气病在头，治在上焦"。肺位最高，邪必先伤。此手太阴气分先病，失治则入手厥阴心包络，血分亦伤。盖足经顺传，如太阳传阳明，人皆知之。肺病失治，逆传心包络，幼科多不知者。俗医见身热咳喘，不知肺病在上之旨，妄投荆、防、柴、葛，加入枳、朴、杏、苏、腹子、楂、麦、橘皮之属，辄云"解肌消食"。有见痰喘，便用大黄、礞石滚痰丸，大便数行，上热愈结。幼稚谷少胃薄，表里苦辛化燥，胃汁已伤。复用大黄，大苦沉降丸药，致脾胃阳和伤极，陡变惊痫，莫救者多矣。[8] 107

《温热逢源·论伏气发温与暴感风温病原不同治法各异》：另有一种风温之邪，当春夏间感受温风，邪郁于肺，咳嗽发热，甚则发为痧疹。内经所谓风淫于内治以辛凉，叶氏温热论所谓温邪上受首先犯肺者，皆指此一种暴感风温而言也。伏气由内而发，治之者以清泄里热为主；其见证至繁且杂，须兼视六经形证，乃可随机立法。暴感风温，其邪专在于肺，以辛凉清散为主；热重者，兼用甘寒清化。[9] 60

《温热暑疫全书·温病方论附风温》：本太阳病，发热而渴，误发汗，身灼热者，亦名风温，脉阴阳俱浮如前证，用麻黄升麻汤，去二麻、姜、术。按误汗风温一证，仲景不出方者，以为太阳、少阴同时荐至，危于两感，去生甚远也。[10] 7

《时病论·冬伤于寒春必病温大意》：推风温为病之原，与春温仿佛，亦由冬令受寒，当时未发，肾虚之体，其气伏藏于少阴，劳苦之人，伏藏于肌腠，必待来春感受乎风，触动伏气而发也。其证头痛恶风，身热自汗，咳嗽口渴，舌苔微白，脉浮而数者，当用辛凉解表法。倘或舌绛苔黄，神昏谵语，以及手足瘈疭等证之变，皆可仿春温变证之法治之。[11] 3

《医宗金鉴·伤寒心法要诀》：冬伤于寒不即病者，复感春寒，名曰温病；复感春风，名曰风温。风温有汗，不可汗也。若误汗之，益助火邪，则身热如火，自汗津津不止，言语难出，身重多眠，鼻息鼾鸣也，风温阴阳脉俱浮，不可下也。[12] 372

《伤寒总病论·伤寒感异气成温病坏侯并疟证》：病人素伤于风，因复伤于热，风热相搏，则发风温。[13] 110

《叶选医衡·辨正风温温疟温毒温疫》卷上：观仲景于温字上加一风字，正以别夫伤于寒者耳。汗后身反灼热，脉阴阳俱浮，身重多眠睡，鼻息必鼾，语言难出，一一尽显伤风之因，则不可复从温病之伤寒施治矣。故温为怫郁，自内达外，不可发表。风温为卫虚自汗，更不可发表。即误下亦致表邪内陷，误火亦致外助温气，皆为促其死亡。[14] 63

《备急千金要方·辟温第二》：温风之病，脉阴阳俱浮，汗出体重，其息必喘，其形状不仁，默默但欲眠，下之者则小便难，发其汗者必谵言，加烧针者则耳聋、难言，但吐下之则遗矢便利，如此疾者，宜服葳蕤汤方。[15] 178

《感症宝筏·类伤寒诸感证》：头痛、身热、自汗，与伤寒同，而脉尺、寸俱浮，身重默默，但欲眠，鼻鼾，语言难出，四肢不收者，风温也。[16] 2, 3

《伤寒论纲目·风温》：李梴曰：太阳病，发汗则身凉，如发汗身犹灼热者，乃风温也。当春温气大行，又感风邪所致，惟风伤卫，四肢缓纵不收者瘫痪。惟温伤气，气昏而鼻息不利，语言蹇涩，身热，自汗多眠，治在心火肝木二经，忌汗下针，误汗则身必灼热，甚则烦渴谵语。若下则遗溺，针则耳聋，惟清肌解表为佳，宜葳蕤汤、败毒散，或小柴胡加桂枝微汗之。渴甚者，瓜蒌根汤；喘者，金沸草汤加杏仁、细辛、五味子；误汗，防己黄芪汤。谵语独语，直视遗尿者，不治。[17] 214

《伤寒发微论·论风温证》：仲景云：太阳病发热而渴，不恶寒者，为温病。若发汗已，身灼热者，名风温。风温为病，脉阴阳俱浮，自汗出，身重多眠睡，鼻息必鼾，语言难出。若被下者，小便不利，直视，失溲。若被火者，微发黄色，剧则如惊痫，时瘛疭。又云：阳脉浮滑，阴脉濡弱，更遇于风，变成风温。大抵温气大行，更感风邪，则有是证。今当春夏，病此者多。医作伤寒漏风治之，非也。不可火、不可下、不可大发汗。而仲景无药方，古法或谓当取手少阴火、足厥阴木，随经所在而取之。如麻黄薏苡仁汤、葳蕤汤之辈。予以谓败毒、独活、续命，减麻黄去附子，益佳。[18] 19, 20

《伤寒指掌·伤寒类症》卷四：凡天时晴燥，温风过暖，感其气者，即是风温之邪。阳气熏灼，先伤上焦。其为病也，身热汗出，头胀咳嗽，喉痛声浊，治宜辛凉轻剂解之，大忌辛温汗散。古人治风温，有葳蕤汤、知母葛根汤，内有麻黄、羌活等药，皆不可用。风温吸入，先伤太阴肺分，右寸脉独大，肺气不舒，身痛胸闷，头胀咳嗽，发热口渴，或发痧疹，主治在太阴气分。栀豉、桑杏、蒌皮、牛蒡、连翘、薄荷、枯芩、桔梗、桑叶之类，清之解之。[19] 2

《温病条辨·上焦篇》：风温者，初春阳气始开，厥阴行令，风夹温也。[20] 24

《医门棒喝·温暑提纲》：故风为诸邪领袖，而称百病之长。然风即阴阳之化气，故温和之阳风则生物，杀厉之阴风则戕物。而有时令方位之宜否，若非其时令方位者，虽非杀厉，亦为虚风贼邪，伤人致病。故四时皆有邪风，而春令温暖，又为风木主令，故风温之病较三时为多。[21] 51

《中西温热串解·治温热方法上焦篇》：风温者，初春阳气始开，肝经行令，温风挟蕴热而发作也。始发热而恶风寒，旧主桂枝汤，愚意仍以葱豉汤加芦根、桑叶、滑石、生芍主之。[22] 138

《温热经纬·陈平伯外感温病篇》：风温证，身热畏风，头痛咳嗽，口渴，脉浮数，舌苔白者，邪在表也。当用薄荷、前胡、杏仁、桔梗、桑叶、川贝之属，凉解表邪。[8] 124

《温病条辨·上焦篇》：太阴温病，脉浮洪，渴甚，大汗，面赤，恶热者，辛凉重剂白虎汤主之。[20] 29

《温病条辨·中焦篇》：面目俱赤，语声重浊，呼吸俱粗，大便闭，小便涩，舌苔老黄，甚则黑有芒刺，但恶热，不恶寒，日晡益甚者，传至中焦，阳明温病也。脉浮洪躁甚者，白虎汤主之；脉沉数有力，甚则脉体反小而实者，大承气汤主之。暑温、湿温、温疟，不在此例。[20] 60

《温热经纬·叶香岩三时伏气外感篇》：又此证初因发热喘嗽，首用辛凉，清肃上焦，如薄荷、连翘、牛蒡、象贝、桑叶、沙参、栀皮、姜皮、花粉。若色苍，热胜烦渴，用石膏、竹叶辛寒清散，痧疹亦当宗此。若日数渐多，邪不得解，芩、连、凉膈亦可用。至热邪逆传膻中，神昏目瞑，鼻窍无涕泪，诸窍欲闭，其势危急，必用至宝丹或牛黄清心丸。病减后余热，只甘寒清养胃阴足矣。[8] 108

《温病条辨·上焦篇》：太阴风温、温热、温疫、温毒、冬温，初起恶风寒者，桂枝汤主之；但热不恶寒而渴者，辛凉平剂银翘散主之。温毒、暑温、湿温、温疟，不在此例。[20] 26

《温病条辨·上焦篇》：太阴风温，但咳，身不甚热微渴者，辛凉轻剂桑菊饮主之。[20] 28

《医学衷中参西录·医论》：风温初得宜用凉药发其汗，薄荷、连翘、蝉蜕诸药是也。至传经已深，阳明热实，无论伤寒、风温，皆宜治以白虎汤。[23] 721

《温病条辨·下焦篇》：喘咳息促，吐稀涎，脉洪数，右大于左，喉哑，是为热饮，麻杏石甘汤主之。[20] 125

《温病条辨·中焦篇》：阳明温病，无上焦证，数日不大便，当下之。若其人阴素虚，不可行承气者，增液汤主之。服增液汤已，周十二时观之，若大便不下者，合调胃承气汤微和之。[20] 63

《温病条辨·上焦篇》：燥伤肺胃阴分，或热或咳者，沙参麦冬汤主之。[20] 50

《温病条辨·下焦篇》：温病愈后，或一月，至一年，面微赤，脉数，暮热，常思饮不欲食者，五汁

饮主之，牛乳饮亦主之。病后肌肤枯燥，小便溺管痛，或微燥咳，或不思食，皆胃阴虚也，与益胃、五汁辈。[20] 117

《温热经纬·叶香岩外感温热篇》：再论其热传营，舌色必绛。绛，深红色也。初传，绛色中兼黄白色，此气分之邪未尽也，泄卫透营，两和可也。纯绛鲜泽者，包络受病也，宜犀角、鲜生地、连翘、郁金、石菖蒲等。延之数日，或平素心虚有痰，外热一陷，里络就闭，非菖蒲、郁金等所能开，须用牛黄丸、至宝丹之类以开其闭，恐其昏厥为痉也。[8] 86

《温热经纬·陈平伯外感温病篇》：风温证，热渴烦闷，昏愦不知人，不语如尸厥，脉数者，此热邪内蕴，走窜心包络。当用犀角、连翘、焦远志、鲜石菖蒲、麦冬、川贝、牛黄、至宝之属，泄热通络。[8] 130

《温病条辨·上焦篇》：太阴温病，血从上溢者，犀角地黄汤合银翘散主之。有中焦病者，以中焦法治之。若吐粉红血水者，死不治；血从上溢，脉七八至以上，面反黑者，死不治。可用清络育阴法。[20] 30

附录二　常用方药

大承气汤：大黄六钱、芒硝三钱、厚朴三钱、枳实三钱。

水八杯，先煮枳、朴，后纳大黄、芒硝，煮取三杯。先服一杯，约二时许，得利止后服，不知，再服一杯，再不知，再服。（《温病条辨·中焦篇》）[20] 61

五汁饮方：梨汁、荸荠汁、鲜苇根汁、麦冬汁、藕汁（或用蔗浆）。

临时斟酌多少，和匀凉服，不甚喜凉者，重汤炖温服。（《温病条辨·上焦篇》）[20] 31

白虎汤：生石膏（研）一两、知母五钱、生甘草三钱、白粳米一合。

水八杯，煮取三杯，分温三服，病退，减后服，不知，再作服。（《温病条辨·上焦篇》）[20] 29

至宝丹：犀角（镑）一两、朱砂（飞）一两、琥珀（研）一两、玳瑁（镑）一两、牛黄五钱、麝香五钱，以安息重汤炖化，和诸药为丸一百丸，蜡护。（《温病条辨·上焦篇》）[20] 36

安宫牛黄丸：牛黄一两、郁金一两、犀角一两、黄连一两、朱砂一两、梅片二钱五分、麝香二钱五分、真珠五钱、山栀一两、雄黄一两、金箔衣、黄芩一两。

上为极细末，炼老蜜为丸，每丸一钱，金箔为衣，蜡护。脉虚者人参汤下，脉实者银花、薄荷汤下，每服一丸。兼治飞尸卒厥，五痫中恶，大人小儿痉厥之因于热者。大人病重体实者，日再服，甚至日三服；小儿服半丸，不知再服半丸。（《温病条辨·上焦篇》）[20] 35

沙参麦冬汤：沙参三钱、玉竹二钱、生甘草一钱、冬桑叶一钱五分、麦冬三钱、生扁豆一钱五分、花粉一钱五分。

水五杯，煮取二杯，日再服。久热久咳者，加地骨皮三钱。（《温病条辨·上焦篇》）[20] 50

益胃汤：沙参三钱、麦冬五钱、冰糖一钱、细生地五钱、玉竹（炒香）一钱五分。

水五杯，煮取二杯，分二次服，渣再煮一杯服。（《温病条辨·中焦篇》）[20] 65

调胃承气汤：大黄三钱、芒硝五钱、生甘草二钱。（《温病条辨·中焦篇》）[20] 63

桑菊饮：杏仁二钱、连翘一钱五分、薄荷八分、桑叶二钱五分、菊花一钱、苦梗二钱、甘草八分、苇根二钱。

水二杯，煮取一杯，日二服。二、三日不解，气粗似喘，燥在气分者，加石膏、知母；舌绛暮热，甚燥，邪初入营，加元参二钱、犀角一钱；在血分者，去薄荷、苇根，加麦冬、细生地、玉竹、丹皮各二钱；肺热甚者加黄芩；渴者加花粉。（《温病条辨·上焦篇》）[20] 29

银翘散：连翘一两、银花一两、苦桔梗六钱、薄荷六钱、竹叶四钱、生甘草五钱、芥穗四钱、淡豆豉五钱、牛蒡子六钱。

上杵为散，每服六钱，鲜苇根汤煎，香气大出，即取服，勿过煮。肺药取轻清，过煮则味厚而入中焦矣。

病重者，约二时一服，日三服，夜一服；轻者，三时一服，日二服，夜一服；病不解者，作再服。(《温病条辨·上焦篇》)[20] 27

麻杏石甘汤：麻黄（去节）三钱、杏仁（去皮尖碾细）三钱、石膏（碾）三钱、甘草（炙）二钱。

水八杯，先煮麻黄，减二杯，去沫，内诸药，煮取三杯，先服一杯，以喉亮为度。(《温病条辨·下焦篇》)[20] 126

增液汤：元参一两、麦冬（连心）八钱、细生地八钱。

水八杯，煮取三杯，口干则与饮，令尽，不便，作再服。(《温病条辨·中焦篇》)[20] 64

葳蕤汤：葳蕤、白薇、麻黄、独活、杏仁、川芎、甘草、青木香各二两、石膏三两。

上九味㕮咀。以水八升。煮取三升。去滓。分三服。取汗。若一寒一热。加朴硝一分及大黄三两下之。如无木香。可用麝香一分。[15] 178（《备急千金要方·辟温第二》）

参 考 文 献

[1]［汉］张仲景. 伤寒论［M］.［晋］王叔和，撰次. 钱超尘，郝万山，整理. 北京：人民卫生出版社，2009.

[2]［清］钱潢. 伤寒溯源集［M］. 周宪宾，陈居伟校注. 北京：学苑出版社，2009.

[3]［明］王肯堂. 伤寒证治准绳［M］. 宋立人点校. 北京：人民卫生出版社，2014.

[4]［清］程国彭. 医学心悟［M］. 闫志安校注. 北京：中国中医药出版社，1996.

[5]［清］陆子贤. 六因条辨［M］. 张灿玾，徐国仟，于振海，校点. 济南：山东科学技术出版社，1982.

[6]［宋］朱肱. 类证活人书［M］. 唐迎雪，张成博，欧阳兵，点校. 天津：天津科学技术出版社，2003.

[7]［隋］巢元方. 诸病源候论［M］. 北京：人民卫生出版社，1955.

[8]［清］王士雄. 温热经纬［M］. 达美君，周金根，王荣根，校注. 北京：中国中医药出版社，2007.

[9]［清］柳宝诒. 温热逢源［M］. 北京：人民卫生出版社，1959.

[10]［清］周扬俊. 温热暑疫全书［M］. 赵旭初点校. 上海：上海中医学院出版社，1993.

[11]［清］雷丰. 时病论［M］. 北京：人民卫生出版社，1964.

[12]［清］吴谦. 医宗金鉴［M］. 鲁兆麟主校. 石学文，高春媛，王新佩等，点校. 沈阳：辽宁科学技术出版社，1997.

[13]［宋］庞安时. 伤寒总病论［M］. 邹德琛，刘华生点校. 北京：人民卫生出版社，1989.

[14]［清］叶天士. 叶选医衡［M］. 张明锐，刘连续，德学慧，等校注. 北京：人民军医出版社，2012.

[15]［唐］孙思邈. 备急千金要方［M］. 北京：人民卫生出版社，1982.

[16] 何廉臣. 感症宝筏［M］. 阎卫青，王雅琴，郝大勇校注. 太原：山西科学技术出版社，2011.

[17]［清］沈金鳌. 伤寒论纲目［M］. 蔡永敏，刘文礼，王铭，等校注. 北京：中国中医药出版社，2015.

[18]［宋］许叔微. 伤寒发微论［M］. 上海：商务印书馆，1956.

[19]［清］吴坤安. 伤寒指掌［M］.［清］邵仙根，评. 上海：上海科学技术出版社，1959.

[20]［清］吴瑭. 温病条辨［M］. 张志斌校点. 福州：福建科学技术出版社，2010.

[21]［清］章楠. 医门棒喝［M］. 李玉清，曹金虎，黄娟等校注. 北京：中国医药科技出版社，2011.

[22] 吴瑞甫. 中西温热串解［M］. 刘德荣，金丽点校. 福州：福建科学技术出版社，2003.

[23]［清］张锡纯. 医学衷中参西录［M］. 北京：中医古籍出版社，2016.

[24]［清］叶天士. 临证指南医案［M］.［清］徐灵胎评. 上海：上海科学技术出版社，2000.

[25]［清］张乃修. 张聿青医案［M］. 苏礼，王怡，卢棣整理. 北京：人民卫生出版社，2006.

[26] 丁甘仁. 丁甘仁医案［M］. 苏礼，王怡，谢晓丽整理. 北京：人民卫生出版社，2007.

[27] 何廉臣选编. 重印全国名医验案类编［M］. 上海：上海科学技术出版社，1982.

[28]［清］林珮琴. 类证治裁［M］. 李德新整理. 北京：人民卫生出版社，2005.

（张晓艳　李建生）

第九章　秋　　燥

秋燥病名最早见于清代喻嘉言《医门法律》，此后医家对秋燥才多有论述，认为秋燥是感受燥热病邪而引起的以肺为病变中心的急性外感热病，初起邪在肺卫时，即有咽干、鼻燥、皮肤干燥等津液干燥的特点，本病多发于初秋季节。燥邪致病有内燥、外燥之分，病性有温燥、凉燥之别，本章讨论的秋燥属外燥中之温燥。

经典原文

《素问·阴阳应象大论》：风胜则动，热胜则肿，燥胜则干，寒胜则浮，湿胜则濡泻。[1]23

《素问·至真要大论》：治诸胜复，寒者热之，热者寒之，温者清之，清者温之，散者收之，抑者散之，燥者润之，急者缓之，坚者软之，脆者坚之，衰者补之，强者泻之，各安其气，必清必静，则病气衰去，归其所宗，此治之大体也。[1]353

《素问·至真要大论》：寒者热之，热者寒之，微者逆之，甚者从之，坚者削之，客者除之，劳者温之，结者散之，留者攻之，燥者濡之，急者缓之，散者收之，损者温之，逸者行之，惊者平之，上之下之，摩之浴之，薄之劫之，开之发之，适事为故。[1]364

钩玄提要

1. 病因病机

关于"秋伤于燥"在《内经》中并无明文记载，只提到了燥邪伤人"燥胜则干"的病机特点。到金元时期刘河间在《内经》"燥胜则干"的基础上才首次补充了病机十九条中燥气为病的缺如，《素问玄机原病式·卷二》提出："诸涩枯涸，干劲皴揭，皆属于燥。"[2]15 认为燥邪的产生与"亡液为燥"有关，其原因有"风热胜湿为燥""风胜湿而为燥"以及"寒能收敛，腠理密闭，无汗而燥"等。[2]15 由此可知，此时尚无内燥、外燥的区别。《医学入门·卷二》首次提出内燥的说法："燥因血虚而然。盖血虚生热，热生燥是也。"[3]192 "以上诸药，治上中下三焦内燥，兼补血和血之剂。"[3]210 这之后才引起了医家对外感燥邪致病的重视。

2. 症状与诊断

由于"燥胜则干"，故燥之见证多与津液不足有关。《素问玄机原病式·卷二》提出"如遍身中外涩滞，皆属燥金之化，故秋脉涩，涩，涩也。或麻者，亦由涩也，由水液衰少而燥涩，气行壅滞，而不得滑泽通利。""燥金主于紧敛，所以秋脉紧细而微"[2]15。以上所论仍以内燥为主。

3. 治法方药

鉴于"燥胜则干"，在《黄帝内经》"燥者润之""燥者濡之"大法的指导下，《素问病机气宜保命集·卷上》提出"宜开通道路，养阴退阳，凉药调之"[4] 23的治疗原则，应用时又应根据燥邪相兼为病的不同特点，灵活采用退风散热、养液润燥、寒润除热润燥等治燥的方法。

■■■ 传承发展 ■■■

1. 病因病机

在《黄帝内经》"燥胜则干"的基础上，喻嘉言在《医门法律·卷四》中首次确立"秋燥"的病名，认为秋燥发于秋分以后，因"秋月天气肃而燥胜，斯草木黄落。"[5] 204而且此前医家"他凡秋伤于燥，皆谓秋伤于湿。历代诸贤，随文作解，弗察其讹，昌特正之。"[5] 205后世医家论秋燥，多不出其右。

（1）病因。秋燥病因有内因、外因之别。外因者，乃秋感燥邪所致。如《证治心传·卷一》："时值夏秋交替之时，最易变幻，直迨深秋，燥令大行，往往盛于秋末冬初。人在气交之中，受其戾气伏而不宣，是为秋燥。"[6] 15《六因条辨·卷中》："留心斯症，都因秋令太温，两泽愆期，风阳化燥，鼓荡寰宇，以致消烁之势，乘虚袭肺。"[7] 61《医醇賸义·卷二》："立秋以后，湿气去而燥气来。初秋尚热，则燥而热。"[8] 40《温病正宗·第二章》："秋月天气肃而燥胜，故秋分以后，风燥凉之证多；若天气晴暖，秋阳以曝，温燥之证反多于凉燥。"[9] 105内因者，多与素体阴亏有关。如《六因条辨·卷中》"盖犯是症者，必由禀赋阴亏，亢阳偏盛，或形瘦身长，或色苍少泽，禀乎木火之质者，比比皆然。"[7] 61

（2）病机。燥热伤人，多先犯肺，引起肺失宣降，热盛伤津。这是秋燥的主要病机。如《医门法律·卷四》"燥气过甚，自戕肺金"[5] 206，指出燥邪为病，主要责之于肺，"苟肺气不燥，则诸气禀清肃之令，而周身四达"[5] 207，认为《内经》中"诸气膹郁，皆属于肺，诸痿喘呕，皆属于上，二条明言燥病矣。"[5] 206《温热经纬·叶香岩三时伏气外感篇》："温自上受，燥自上伤，理亦相等，均是肺气受病。"[10] 112《医学体用·卷中》"燥火烁金，先伤上焦气分，盖肺为轻虚之娇脏，主一身之气化，肺气为燥邪所郁，清肃失司，肺气不宣。"[11] 38燥邪伤人，以伤津为主要特点，但是在不同病程阶段，其累及的脏腑及津伤之轻重亦有不同，如《增订通俗伤寒论·第一编》："故秋燥一症，先伤肺津，次伤胃液，终伤肝血肾阴。"[12] 53

2. 症状与诊断

由于燥邪伤人，首先犯肺，临床多见肺失宣降的症状。《医门法律·卷四》："惟肺燥甚，则肺叶痿而不用，肺气逆而喘鸣，食难过膈而呕出。三者皆燥证之极也。"[5] 207《证治心传·卷一》："秋燥……其症咳嗽。身热，胸闷，甚则谵妄痉厥。"[6] 15《中西温热串解·卷五》："燥乃感阳明燥金之化也，此证必有咳嗽，声甚重浊，甚则咯血。"[13] 136由于"燥胜则干"，故燥邪伤人，多津液干燥见症，如《医门法律·卷四》："干于外而皮肤皱揭，干于内而精血枯涸，干于津液而荣卫气衰，肌肉消烁，皮着于骨，随其大经小络，各为病所。"[5] 206燥证之脉，《医学体用·卷中》指出"涩乃肺伤燥邪之征也"[11] 11，《增订通俗伤寒论·第三编》亦强调秋燥脉"多细涩，虽有因兼证变证，而化浮洪虚大弦数等兼脉，重按则无有不细不涩也。"[12] 279《四诊抉微·卷之四》亦指出"若肺不伤燥，必无短涩之理。"[14] 86除影响肺气肃降以外，燥邪还可引起其他脏腑的病变，如《张氏医通·卷二》："燥在上必乘肺经，故上逆而咳……燥于下必乘大肠，故大便燥结。然须分邪实、津耗、血枯三者为治。"[15] 22《症因脉治·卷三》提出燥火身肿和燥热痿软，症见："喘促气急，两胁刺痛，身面浮肿，烦躁不得卧，唇口干燥，小便赤涩，"[16]188和"口燥唇焦，皮毛干揭，手足痿软不能行动。"[16]231《增订通俗伤寒论·第十章》还提出燥热致痉，认为："燥痉其因有二：一因五气化火，火必就燥，液涸动风，每致痉瘛；一因秋燥时，伏暑内发，新凉外搏，燥热动风，亦多发痉瘛。"[12]454

秋燥与风温，均以肺为病变中心，临证时要注意与风温鉴别。《张聿青医案·卷十八》指出："若风温则风火内旋，此则燥热伤肺，故彼之变险，则发痉神昏，此之变险则痰鸣气喘。治而愈者，类进甘寒清气，润燥清金。盖金受天气之燥而克盛木，复气伤肺，由内而起之枯燥，与清凉未寒，天气爽燥之燥，判若霄渊。有脉可凭，有舌可验，有象可征，临证推求，深有望于明敏者。"[17]502

3. 治法方药

秋燥的治疗，在《内经》"燥者润之"原则指导下，后世医家多遵此旨，以甘润为法，且重在治肺。由于秋燥病程所处阶段有别，又有"上燥治气，中燥增液，下燥治血"的三期治疗大法，其中甘寒养阴法贯穿秋燥治疗始终，具体见下：

（1）辛凉清润，轻透肺卫。因燥热上受，内应于肺，且肺外合皮毛，宣发卫气，故初起多见肺卫失宣，肺津不足之症。治宜辛凉宣肺，兼养肺津。常用方剂有桑杏汤、桑菊饮等。如《温热经纬·叶香岩三时伏气外感篇》："秋燥一证，气分先受，治肺为急。"[10]112《医学体用·卷中》："故始伤于人也，头痛鼻塞，微畏寒，身有微热，肤燥肌疼，其脉形微浮而涩。治以辛凉疏解。"[11]11《温病条辨·卷一》："秋感燥气，右脉数大，伤手太阴气分者，桑杏汤主之。"[18]49"感燥而咳者，桑菊饮主之"。[18]29常用药物有桑叶、杏仁、栀子皮、梨皮、贝母、沙参、瓜蒌皮等。

此外，秋燥治疗初期，还应辨明燥邪性质，明确疾病属性。《证治心传·卷一》指出："直至秋深燥令大行，身热，暖嗽，咽痛者，辨天时之凉暖，以分寒化、热化。然用药有温润、甘寒之别，此秋燥之治法也。"[6]38《增订通俗伤寒论·第一编》亦强调："首必辨其凉燥、温燥。凉燥温润，宜用紫菀、杏仁、桔梗、蜜炙橘红等，开达气机为君。……温燥凉润，宜用鲜桑叶、甜杏仁、瓜蒌皮、川贝等，清润轻宣为君。"[12]53《六气感证要义·燥》："清者温之，治寒燥也，燥者润之，治热燥也。"[19]48如果寒温不辨，误作凉燥而治，必助热伤津。如《六因条辨·卷中》中提到："切不可辛温升阳，而助其燥气，又不可过于寒凉，而遏其肺气。"[7]62

（2）辛凉甘润，清肺润燥。肺卫燥热之邪不解，势必内传入里，其病变重心仍在肺，治宜清肺润燥，常用方剂有清燥救肺汤等。如《医学体用·卷中》："……其燥热之势渐炽，身热、口干、胸闷、鼻息不宣，肺之病已进一层……邪入既深，津液枯燥，邪气鸱张，……斯乃燥火刑金，正气渐伤，胃火已盛，求救于水，脉见浮滑或见虚数，非投清燥救肺不足以清其势。"[11]11《温病条辨·卷一》："诸气膹郁，诸痿喘呕之因于燥者，喻氏清燥救肺汤主之。"[18]50常用药物有石膏、桑叶、枇杷叶、麦冬、麻仁、沙参、阿胶等。治疗时应注意保护阴津，不可过用苦寒。如《温病条辨·卷二》强调："温病欲解燥者，先滋其干，不可纯用苦寒，服之反燥甚。"[18]72《温热经纬·叶香岩三时伏气外感篇》："更有粗工，亦知热病，与泻白散加芩、连之属，不知愈苦助燥，必增他变。"[10]112

（3）甘寒生津，滋养肺胃。病至后期，燥热已衰，而阴液大伤，治宜甘寒生津，滋养肺胃。常用方剂有沙参麦冬汤、五汁饮、玉竹麦门冬汤等。如《温病条辨·卷一》："燥伤肺胃阴分，或热或咳者，沙参麦冬汤主之。"[18]50《温病条辨·卷二》："燥伤胃阴，五汁饮主之，玉竹麦门冬汤亦主之。"[18]104常用药物有沙参、麦冬、玉竹、花粉、梨汁等。

（4）咸寒甘润，养阴息风。秋燥一般很少累及下焦肝肾，如果出现多属病重，现真阴耗伤之证。如《温热经纬·叶香岩三时伏气外感篇》："秋燥……若延绵数十日之久，病必入血分，又非轻浮肺药可治。"[10] 112《医学体用·卷中》："至若胃津被涸，化源欲绝，咳喘气逆，诸痿喘呕，皮肤销烁，所见危殆诸症，虽投益阴生津，润肺救燥，势有鞭长莫及之虞。"[11] 11 常用方剂有三甲复脉汤等。如《温病条辨·卷三》："燥久伤及肝肾之阴，上盛下虚，昼凉夜热，或干咳，或不咳，甚则痉厥者，三甲复脉汤主之，定风珠亦主之，专翕大生膏亦主之。"[18] 139 常用药物有生鳖甲、生龟板、生牡蛎、干地黄、白芍、阿胶、麦冬、麻仁等。

除上述治则之外，喻嘉言在《医门法律》中提出了著名的"燥证五律"，强调了秋燥治疗时的注意事项，如："凡秋月燥病，误以为湿治者，操刃之事也。从前未明，咎犹可诿。今明知故犯，伤人必多，孽镜当前，悔之无及。凡治燥病，燥在气而治血，燥在血而治气，燥在表而治里，燥在里而治表，药不适病，医之过也。凡治杂病，有兼带燥证者，误用燥药，转成其燥，因致危困者，医之罪也。凡治燥病，须分肝肺二脏见证。肝脏见证，治其肺燥可也。若肺脏见证，反治其肝，则坐误矣，医之罪也。肝脏见燥证，固当急救肝叶，勿令焦损，然清其肺金，除其燥本，尤为先务。若肺金自病，不及于肝，即专力救肺。焦枯且恐立至，尚可分功缓图乎？凡治燥病，不深达治燥之旨，但用润剂润燥，虽不重伤，亦误时日，只名粗工，所当戒也。"[5] 210 可谓字字珠玑，医者仁心，跃然纸上。

4. 预后

秋燥病情较轻，较少传变，预后较好，但是临床亦可见险证，如《增订通俗伤寒论·第三编》："证虽险变百出，大纲亦只数端。在上焦有二：一肺之化源绝；二热闭神昏。中焦亦有二：一胃络脉绝；二脏结下痢。下焦只有一：男则精竭髓枯，女则血枯肝绝。"[12] 285

━━━━━━━━ 应用示例 ━━━━━━━━

1. 燥热犯卫

《邵兰荪医案》卷一：盛陵徐闺女。

秋燥发热，脉浮数，咳嗽气急，舌微黄，渴不多饮，症非轻貌。宜防昏变，候正。九月初四日。

薄荷钱半、桑叶三钱、光杏仁三钱、象贝三钱、连翘三钱、蝉衣钱半、广橘红一钱、淡豆豉三钱、花粉三钱、前胡钱半、淡竹叶三钱、引活水芦根一两、二帖。

介按：燥有凉燥、温燥之殊。凉燥治法，宜遵《内经》"燥淫所胜，平以苦温"之旨。而此案系是温燥之症，即《内经》所谓"燥化于天，热反胜之"之候。须防化热劫液。兹从叶氏上燥治气。辛凉宣上之意，而清燥救肺，俾上焦之燥热，逐渐清解。[20] 1777

2. 燥热伤肺

《重印全国名医验案类编》第五卷：病者王敬贤，年三十五岁，业商，住南街柴场弄。

病名 温燥伤肺。

原因 秋深久晴无雨，天气温燥，遂感其气而发病。

证候 初起头疼身热，干咳无痰，即咳痰多稀而黏，气逆而喘，咽喉干痛，鼻干唇燥，胸膈胁疼，心烦口渴。

诊断 脉右浮数,左弦涩,舌苔白薄而干,边尖俱红。此内经所谓"燥化于天热反胜之"是也。

疗法 遵经旨以辛凉为君,佐以苦甘,清燥救肺汤加减。

处方 冬桑叶三钱、生石膏四钱(冰糖水炒)、原麦冬钱半、瓜蒌仁四钱(杵)、光杏仁二钱、南沙参钱半、生甘草七分、制月石二分、柿霜钱半(分冲)。

先用鲜枇杷叶一两(去毛筋)、雅梨皮一两、二味煎汤代水。

次诊 连进辛凉甘润,肃清上焦,上焦虽渐清解,然犹口渴神烦,气逆欲呕,脉右浮大搏数者,此燥热由肺而顺传胃经也。治用竹叶石膏汤加减,甘寒清镇以肃降之。

次方 生石膏六钱(杵)、毛西参钱半、生甘草六分、甘蔗浆两瓢(冲)、竹沥夏钱半、原麦冬钱半、鲜竹叶卅片、雅梨汁两瓢(冲)。

先用野菰根二两、鲜茅根二两(去皮)、鲜刮竹茹三钱、煎汤代水。

三诊 烦渴已除,气平呕止,惟大便燥结,腹满似胀,小溲短涩,脉右浮数沉滞。此由气为燥郁,不能布津下输,故二便不调而秘涩,张石顽所谓燥于下必乘大肠也。治以增液润肠,五汁饮加减。

三方 鲜生地汁两大瓢、雅梨汁两大瓢、生莱菔汁两大瓢、广郁金三支(磨汁约二小匙)、用净白蜜一两,同四汁重汤炖温,以便通为度。

四诊 一剂而频转矢气,二剂而畅解燥矢,先如羊粪,继则夹有稠痰,气平咳止,胃纳渐增,脉转柔软,舌转淡红微干。用清燥养营汤调理以善其后。

四方 白归身一钱、生白芍三钱、肥知母三钱、蔗浆两瓢(冲)、细生地三钱、生甘草五分、天花粉二钱、蜜枣两枚(劈)。

效果 连投四剂,胃渐纳谷,神气复元而愈。[21]185,186

3. 肺燥肠闭

《重印全国名医验案类编》第五卷:病者陈周溪,年近四旬,身体强盛,广德屠宰税经理,住本城。

病名 燥咳。

原因 时值秋燥司令,先患房事,后宴会,酒罢当风而卧,醒则发咳。

证候 干咳无痰,胸膺板闷,胃脘拒按,口干喜冷,日晡发热,夜不安寐。

诊断 六脉强直有力,舌苔黄燥。合病因脉象断之,乃肺燥胃实也。先以清燥活痰药投之,不应。继以消导豁痰药治之,转剧。此由时值燥令,胃肠积热化燥,燥火横行,宜其无济也。

疗法 大承气汤合调胃法,君以苦寒荡积之大黄,佐以咸寒润燥之芒硝,臣以苦辛开泄之朴实,少加甘草以缓硝黄之峻为使。

处方 川锦纹一两(酒洗)、川卷朴三钱、炒枳实三钱、玄明粉三钱、生甘草钱半

上药先煎,后纳玄明粉,俟玄明粉溶化,去滓顿服。

效果 服一剂,下燥屎数十枚,其病霍然。改用清燥救肺汤二剂,以善其后。[21]186,187

4. 肺燥下利

《重印全国名医验案类编》第五卷:病者黄君,年三十岁,住本乡。

病名 秋燥泄泻。

原因 秋病燥泄,日数十度,身热微咳。以粗阅医书,初服消散药,不应。继进疏利,亦

不应。易以温补升提，病势愈剧，特来延诊。

　　证候　形容惨晦，焦急不堪，舌苔淡白而薄，杂露红点。

　　诊断　脉浮而虚。余曰：此等证候，从前名家，惟喻嘉言知之，有案可稽。若时医则无从问津，服药不对，宜其愈治愈乖也。

　　疗法　仿喻治吴吉长乃室救误之方，病者犹疑信参半，乃命家人就邻舍取喻氏书，请为指示。余为检出受阅，并告以屡试屡验，切勿疑阻自误。

　　处方　陈阿胶三钱（烊冲）、生桑皮五钱、地骨皮五钱、苦桔梗钱半、青子芩二钱、生甘草一钱。

　　效果　连服七剂，平复如初。[21] 195

5. 肺胃阴伤

　　《临证指南医案》卷五：卞夏热秋燥致伤。都因阴分不足。肺胃津液虚。

　　冬桑叶、玉竹、生甘草、白沙参、生扁豆、地骨皮、麦冬、花粉。[22] 363

6. 肝肾阴伤

　　《临证指南医案》卷二：周（三二）秋燥从天而降。肾液无以上承。咳嗽吸不肯通。大便三四日一更衣。脉见细小。议治在脏阴。

　　牛乳、紫衣胡桃、生白蜜、姜汁。[22] 79

　　附录一　文献辑录

　　《素问玄机原病式》：诸涩枯涸，干劲、皱揭，皆属于燥。[2] 15

　　《素问玄机原病式》：物湿则滑泽，干则涩滞，燥湿相反故也。如遍身中外涩滞，皆属燥金之化，故秋脉濇，濇，涩也。或麻者，亦由涩也，由水液衰少而燥涩，气行壅滞，而不得滑泽通利，气强攻冲，而为麻也。如平人抑其手足，则其气顿行之甚，而涩滞壅碍，不得通利而麻。亦犹鼓物之象也，其不欲动者，动则为阳，使气行之转甚，故转麻也。俗方治麻病，多用乌、附者，令气行之暴甚，以故转麻。因之冲开道路，以得通利，药气尽则平，气行通，而麻愈也。然六气不必一气独为病，气有相兼，若亡液为燥，或麻无热证，即当此法。或风热胜湿为燥，因而病麻，则宜以退风散热，活血养液，润燥通气之凉药调之，则麻自愈也。治诸燥涩悉如此法。[2] 15

　　《素问玄机原病式》：皱揭，皮肤启裂也。乾为天，而为燥金；坤为地，而为湿土。天地相反，燥湿异用，故燥金主于紧敛，所以秋脉紧细而微；湿土主于纵缓，所以六月其脉缓大而长也。如地湿则纵缓滑泽，干则紧敛燥涩，皱揭之理，明可见焉。俗云。皱揭为风者，由风能胜湿，而为燥也。《经》曰：厥阴所至为风府、为璺启。由风胜湿而为燥也。所谓寒月甚、而暑月衰者，由寒能收敛，腠理闭密，无汗而燥，故病甚也。热则皮肤纵缓，腠理疏通而汗润，故病衰也。或以水湿皮肤，而反喜皱揭者，水湿自招风寒故也。[2] 15

　　《医学入门》：燥因血虚而然。盖血虚生热，热生燥是也。宜用解热生津药及滋血润燥药。夫燥热皆属阳，宜与治热门通看。[3] 192

　　《医学入门》：以上诸药，治上中下三焦内燥，兼补血和血之剂。[3] 210

　　《素问病机气宜保命集》：诸涩枯涸，干劲皱揭，皆属于燥。涩枯者，水液气衰少血，不荣于皮肉，气不通利，故皮肤皱揭而涩也。及甚则麻痹不仁、涸干者，水少火多，《系辞》云"燥万物者，莫熯乎火"。故火极热甚，水液干而不润于身，皮肤乃启裂，手足有如斧伤而深三二分者，冬月甚而夏月衰。故法曰寒能收敛，收敛则燥涩皱揭；热能纵缓，纵缓则滋荣润泽，皆属燥金之化也。王注曰："物之生滑利，物之死枯涩。"其为治也，宜开通道路，养阴退阳，凉药调之，荣血通流，麻木不仁、涩涸、干劲皲揭皆得其所。慎毋服乌、附之药。[4] 22, 23

《医门法律》：燥之与湿，有霄壤之殊。燥者天之气也，湿者地之气也。水流湿，火就燥，各从其类，此胜彼负，两不相谋。春月地气动而湿胜，斯草木畅茂；秋月天气肃而燥胜，斯草木黄落。故春分以后之湿，秋分以后之燥，各司其政。今指秋月之燥为湿，是必指夏月之热为寒然后可。奈何《内经》病机一十九条，独遗燥气。他凡秋伤于燥，皆谓秋伤于湿。历代诸贤，随文作解，弗察其讹。昌特正之。大意谓春伤于风，夏伤于暑，长夏伤于湿，秋伤于燥，冬伤于寒。[5] 204, 205

《证治心传》：历来注家随文注释，亦未正其讹谬。又复曲为误引，长夏暑湿见证，混淆于其间。岂知初秋承长夏之末，暑湿伏气为患者，可以仍用清暑燥湿之法。时值夏秋交替之时，最易变幻，直迫深秋，燥令大行，往往盛于秋末冬初。人在气交之中，受其戾气伏而不宣，是为秋燥。其症咳嗽身热，胸闷，甚则谵妄痉厥诸危候毕呈。当审天时之凉暖，而分寒燥热燥之治，药用温润甘寒之品，出入加减。又当验其舌苔，若焦黄燥裂，口渴能饮者，须用大剂清下，如三黄承气等法，为釜底抽薪之治。切勿畏攻而留邪，致延日久，大实而有羸状，误于温补不起，以误人者。余为利人救危计，不得不将历验心法，公诸宇内，以便后进得指归之益耳。[6] 15, 16

《六因条辨》：尝观《内经》《金匮》及后贤诸书，所论六淫之病，因于四时。故冬有伤寒，春有温症，夏有暑湿。惟秋令燥气，则并未论及。迨喻嘉言先生，著有秋燥一症，诚为另开手眼。然仲景先师，非无卓识而遗漏也，其散见诸条之内者，如《金匮》但热无寒之瘅疟；寒少热多之温疟。及《内经》分脾瘅消渴而为风发，伤寒烧针发狂而为风温，皆用甘凉濡润，清肃肺胃等法，非燥火而何。予三十余年阅历以来，留心斯症，都因秋令太温，雨泽愆期，风阳化燥，鼓荡寰宇，以致消烁之势，乘虚袭肺。肺失清肃，则洒洒恶寒，翕翕发热，鼻鸣干燥，咳逆衄血，舌赤齿枯，诸症丛生。盖犯是症者，必由禀赋阴亏，亢阳偏盛，或形瘦身长，或色苍不泽，禀乎木火之质者，比比皆然。[7] 61

《医醇賸义》：此则燥字之义，乃作大凉解，而燥中全无热气矣。独不思"秋阳以暴之"一语，朱子注中，谓秋日燥烈，言暴之干也。可见秋阳甚于夏日，燥非全主乎凉。乃篇中又申其说，以为天道春不分不温，夏不至不热，则秋不分不燥之意，隐然言下矣。信斯言也，则必秋分以后，方得谓之秋燥。是燥病亦只主得半季，而秋分以前之四十五日，全不关秋燥矣。由斯以推，则冬至以后方是伤寒，春分以后方是春温，夏至以后方是三气；而于冬至以前、春分以前、夏至以前、秋分以前之四十五日内，所感者为何气，所得者谓之何病乎？愚谓燥者干也，对湿言之也。立秋以后，湿气去而燥气来。初秋尚热，则燥而热；深秋既凉，则燥而凉。以燥为全体，而以热与凉为之用，兼此二义，方见燥字圆相。若专主一边，遗漏一边，恐非确论。窃附管见，或亦愚者千虑之一云。[8] 39, 40

《温病正宗》：春月地气动而湿胜，故春分以后，风湿暑湿之证多；秋月天气肃而燥胜，故秋分以后，风燥凉燥之证多；若天气晴暖，秋阳以曝，温燥之证反多于凉燥。[9] 105

《医门法律》：经曰，燥胜则干。夫干之为害，非遍赤地千里也。有干于外而皮肤皱揭者，有干于内而精血枯涸者，有干于津液而荣卫气衰、肉烁而皮着于骨者，随其大经小络，所属上下中外前后，各为病所。燥之所胜，亦云熯矣。至所伤则更厉，燥金所伤，本摧肝木，甚则自戕肺金。盖肺金主气，而治节行焉。此惟土生之金，坚刚不挠，故能生杀自由，纪纲不紊。若病起于秋而伤其，金受火刑，化刚为柔，方圆且随型埴，欲仍清肃之旧，其可得耶？经谓咳不止而出白血者死。白血谓色浅红，而似肉似肺者。非肺金自削。何以有此？试观草木菁英可掬，一乘金气，忽焉改容，焦其上首，而燥气先伤上焦华盖，岂不明耶？详此则病机之诸气膹郁，皆属于肺；诸痿喘呕，皆属于上，二条明指燥病言矣。《生气通天论》谓：秋伤于燥，上逆而咳，发为痿厥。燥病之要，一言而终，与病机二条适相吻合。[5] 205, 206

《医门法律》：虽以东垣之大贤，其治燥诸方，但养荣血，及补肝肾亏损，二便闭结而已。初不论及于肺也。是非谓中下二焦有燥病，而上焦独无也？不过阙经旨，伤湿之疑，遂因仍不察耳。夫诸气膹郁之属于肺者，属于肺之燥，非属于肺之湿也。苟肺气不燥，则诸气禀清肃之令，而周身四达，亦胡致膹郁耶？诸痿喘呕之属于上者，上亦指肺，不指心也。若统上焦心肺并言，则心病不主痿喘及呕也。惟肺燥甚，则肺叶痿而不用，肺气逆而喘鸣，食难过膈而呕出。三者皆燥证之极者也。经文原有逆秋气，则太阴不收，肺气焦满之文，其可称为湿病乎？更考东垣治肺消方中，引用白豆蔻、荜澄茄，及治诸气方中，杂用辛香行气之药，觉于伤燥一途，有未悉耳。[8] 207

《温热经纬》：秋深初凉，稚年发热咳嗽，证似春月风温证。但温乃渐热之称，凉即渐冷之意。春月为病，犹是冬令固密之余；秋令感伤，恰值夏月发泄之后，其体质之虚实不同。但温自上受，燥自上伤，理亦相等，均是肺气受病。世人误认暴感风寒，混投三阳发散，津劫燥甚，喘急告危。若果暴凉外束，身热痰嗽，只宜葱豉汤，或苏梗、前胡、杏仁、枳、桔之属，仅一二剂亦可。更有粗工，亦知热病与泻白散加芩、连之属，不知愈苦助燥，必增他变。当以辛凉甘润之方，气燥自平而愈，慎勿用苦燥劫烁胃汁。[10] 112

《医学体用》：经曰："夏暑汗不出者，秋成风疟。"时在秋分以后，渐至新凉，阳明燥金主气，金气搏束，燥乃行令。燥从天降，首伤肺金，先受暑气内蕴，复感秋燥，风邪袭于肺、胃，即病寒热、咳嗽者，所谓秋伤于燥之候也。以燥热为燥气之常，燥火烁金，先伤上焦气分，盖肺为轻虚之娇脏，主一身之气化，肺气为燥邪所郁，清肃失司，肺气不宣，始起微有憎寒，寒从背起，寒已即身灼热，汗出而热不撤，口渴神烦，咳嗽而胸胁牵痛，咯痰不爽，干呕，头晕，便坚，溺赤，继则热伤气液，即《内经》云："金位之下，火气乘之。"燥从金化，燥热归于阳明，肺津与胃液皆被燥邪所耗，遂致胃气不清，肺气不肃，所以见症如斯也。[11] 38

《增订通俗伤寒论》：《内经》云：燥热在上。故秋燥一症，先伤肺津，次伤胃液，终伤肝血肾阴。故《内经》云：燥者润之。首必辨其凉燥、温燥。凉燥温润，宜用紫菀、杏仁、桔梗、蜜炙橘红等，开达气机为君。恶风怕冷者，加葱白、生姜，辛润以解表；咳嗽胸满者，加蜜炙苏子、百部，通润以利肺；挟湿者，加蔻仁四分拌研滑石，辛滑淡渗以祛湿；痰多者，加瓜蒌仁、半夏、姜汁、荆沥等，辛滑流利以豁痰；里气抑郁，大便不爽，或竟不通而腹痛者，加春砂仁三分拌捣郁李净仁、松仁、光桃仁、柏子仁、蒌皮、酒捣薤白等，辛滑以流利气机，气机一通，大便自解；后如胃液不足，肝逆干呕者，用甜酱油、蔗浆、姜汁等，甘咸辛润以滋液而止呕；阳损及阴，肝血肾阴两亏者，用当归、苁蓉、熟地、杞子、鹿胶、菟丝子等，甘温滋润以补阴，且无阴凝阳滞之弊。温燥凉润，宜用鲜桑叶、甜杏仁、瓜蒌皮、川贝等，清润轻宣为君。热盛者，如花粉、知母、芦根、菰根、银花、池菊、梨皮、蔗皮等，酌加三四味以泄热，热泄则肺气自清，肺清则气机流利，每多化津微汗而解；如咳痰不爽，甚则带血者，酌加竹沥、梨汁、藕汁、芽根汁、童便等，甘润咸降以活痰而止血；若痰活而仍带血者，加犀角汁、鲜地汁等，重剂清营以止血；胃阴虚燥者，酌加鲜石斛、鲜生地、蔗浆、麦冬等，以养胃阴；便艰或秘者，酌加海蜇、荸荠、白蜜和姜汁一二滴，甘咸辛润，滋液润肠以通便。总之上燥则咳，嘉言清燥救肺汤为主药；中燥则渴，仲景人参白虎汤为主药；下燥则结，景岳济川煎为主药；肠燥则隔食，五仁橘皮汤为主药；筋燥则痉挛，阿胶鸡子黄汤为主药；阴竭阳厥，坎气潜龙汤为主药；阴虚火旺，阿胶黄连汤为主药；生津液以西参、燕窝、银耳、柿霜为主药；养血则归身、生地、阿胶、鸡血藤胶；益精则熟地、杞子、龟胶、鱼鳔、猪羊脊髓。在用者广求之。此总论凉燥、温燥、实燥、虚燥用药之要略也。[12] 53, 54

《中西温热串解》：燥乃感阳明燥金之化也，此证必有咳嗽，声甚重浊，甚则咯血，在西医谓之流行性肺病，或名曰疫咳，从一岁至七岁之间为多，大人亦有患之。[13] 136

《医学体用》：内经脱秋伤于燥一条，从人不敢畅发议论，惟喻氏独开生面，著有秋燥论一篇，后有石芾南论燥气一节，二公著论，可为精深透辟，尚何须后人之赘述乎？惟燥之一症，具有始终本末，而可引申触类以尽其义者。如经云：西方生燥，燥生金，金生辛，辛生肺，肺生皮毛，故天以五行化五气，以生寒暑燥湿风。各有主时。喻氏提论秋燥者，即三秋之时气焉，凡秋分以后，燥气日盛，西风凛冽，万物渐凋，枝叶渐落，干劲皱揭，斯乃燥气行令之征也。凡人有血虚液衰之症，未有不触发者。故始伤于人也，头痛鼻塞，微畏寒，身有微热，肤燥肌疼，其脉形微浮而涩。治以辛凉疏解，斯时正气未伤，易于化解。失时则传舍于气分。其燥热之势渐炽，身热、口干、胸闷、鼻息不宜，肺之病已进一层，金气外见故舌苔薄白，脉见浮数。邪入既深，津液枯燥，邪气鸱张，故见证肌肤灼热、咽干、头痛、微汗出而热仍不得解，加以气逆、口渴欲饮、咳吐白沫、舌苔燥白，斯乃燥火刑金，正气渐伤，胃火已盛，求救于水，脉见浮滑或见虚数，非投清燥救肺不足以清其势。至若胃津被涸，化源欲绝，咳喘气逆，诸痿喘呕，皮肤销烁，所见危殆诸症，虽投益阴生津，润肺救燥，势有鞭长莫及之虞。[11] 11

《增订通俗伤寒论·第三编》：燥证脉多细涩，虽有因兼证变证，而化浮洪虚大弦数等兼脉，重按则无有不细不涩也。[12] 279

《四诊抉微》：肺脉毛，昔人以浮涩而短为平脉，意谓多气少血，脉不能滑，不知独受营血之先，营行脉中之第一关隘，若肺不伤损，必无短涩之理，即感秋燥之气，亦属病耳，非肺气之本燥也。[14] 86

《张氏医通》：夫燥有脏腑之燥，有血脉之燥。燥在上必乘肺经，故上逆而咳，宜《千金》五味子汤；若外内合邪者，《千金》麦门冬汤。风热心烦，脾胃热壅，食不下者，《千金》地黄煎。积热烦渴，日晡转剧，喘咳面青，能食便秘者，生地黄煎主之。燥于下，必乘大肠，故大便燥结，然须分邪实、津耗、血枯三者为治。[15] 22

《症因脉治》：喘促气急，两胁刺痛，身面浮肿，烦躁不得卧，唇口干燥，小便赤涩。此即河间燥伤肺气、节斋先喘后肿之症也。[16] 188

《症因脉治》：口燥唇焦，皮毛干揭，手足痿软不能行动。此燥热痿软之症也。[16] 231

《增订通俗伤寒论》：廉按燥痉其因有二：一因五气化火，火必就燥，液涸动风，每致痉瘛；一因秋燥时，伏暑内发，新凉外搏，燥热动风，亦多发痉瘛。[12] 454

《张聿青医案》：若风温则风火内旋，此则燥热伤肺，故彼之变险，则发痉神昏，此之变险，则痰鸣气喘。治而愈者，类进甘寒清气，润燥清金。盖金受天气之燥而克盛木，复气伤肺，由内而起之枯燥，与清凉未寒，天气爽燥之燥，判若霄渊。有脉可凭，有舌可验，有象可征，临症推求，深有望于明敏者[17] 502

《温病条辨》：秋感燥气，右脉数大，伤手太阴气分者，桑杏汤主之。[18] 49

《温病条辨》：感燥而咳者，桑菊饮主之。[18] 29

《证治心传》：直至秋深燥令大行，身热咳嗽咽痛者，辨天时之凉暖，以分寒化热化。然用药有温润甘寒之别，此秋燥之治法也。若热已入胃，便结溲赤，舌苔焦黄垢腻，亦宜急下存津，切勿延久，正伤气弱，反成危候。[6] 38

《六气感证要义·燥》：由前之说，阳明介相火寒水之间。秋分以前，自毗于热，秋分以后，自毗于寒。毗于热，则有伏气之病，火克金也。毗于寒，则有胜气之病，金克木也。热燥者阳，故感而即发，寒燥者阴，故久而积坚。热燥之治，古无其方，喻氏制清燥救肺汤，实大开后人智慧。寒燥如胁痛癫疝之类，《巢氏病源》以下诸书，皆不以为燥，而独责之寒。此在《内经》，亦若为分别部居者。清者温之，治寒燥也，燥者润之，治热燥也。不然，清与燥一也，而治则分之，宁无故哉。[19] 48

《六因条辨》：此条乃燥症之提纲。凡秋燥之来，必由秋阳太暴，致阳气化风，风又化燥，燥必化火，先伤肺金。苟其人真阴不足，木火偏燃，不觉类从就燥。其初起也，先袭皮毛，后乃入肺，故必洒洒恶寒，翕翕发热，鼻干息鸣，所见无非燥热之状。然此症不与伤寒同例，亦与温热迥异。切不可辛温升阳，而助其燥气，又不可过于寒凉，而遏其肺气。[7] 62

《温病条辨》：诸气膹郁，诸痿喘呕之因于燥者，喻氏清燥救肺汤主之。[18] 50

《温病条辨》：温病欲解燥者，先滋其干，不可纯用苦寒，服之反燥甚。[18] 72

《温病条辨》：燥伤肺胃阴分，或热或咳者，沙参麦冬汤主之。[18] 50

《温病条辨》：燥伤胃阴，五汁饮主之，玉竹麦门冬汤亦主之。[18] 104

《温病条辨》：燥久伤及肝肾之阴，上盛下虚，昼凉夜热，或干咳，或不咳，甚则痉厥者，三甲复脉汤主之，定风珠亦主之，专翕大生膏亦主之。[18] 139

《医门法律》：凡秋月燥病，误以为湿治者，操刃之事也。从前未明，咎犹可逭，今明知故犯，伤人必多。孽镜当前，悔之无及。凡治燥病，燥在气而治血，燥在血而治气，燥在表而治里，燥在里而治表，药不适病，医之过也。凡治杂病，有兼带燥证者，误用燥药，转成其燥，因致危困者，医之罪也。凡治燥病，须分肝、肺二脏见证。肝脏见证，治其肺燥可也。若肺脏见证，反治其肝，则坐误矣，医之罪也。肝脏见燥证，固当急救肝叶，勿令焦损，然清其肺金，除其燥本，尤为先务。若肺金自病，不及于肝，即专力救肺。焦枯且恐立至，尚可分功缓图乎？凡治燥病，不深达治燥之旨，但用润剂润燥，虽不重伤，亦误时日，只名粗工，所当戒也！[5] 210

《增订通俗伤寒论》：证虽险变百出，大纲亦只数端。在上焦有二：一肺之化源绝；二热闭神昏。中焦亦有二：一胃络脉绝；二脏结下痢。下焦只有一：男则精竭髓枯，女则血枯肝绝。[12] 285

附录二　常用方药

三甲复脉汤：炙甘草六钱、干地黄六钱、生白芍六钱、麦冬（不去心）五钱、阿胶三钱、麻仁三钱、生牡蛎五钱、生鳖甲八钱、生龟板一两。（《温病条辨·下焦篇》）[18] 110

五汁饮：梨汁、荸荠汁、鲜苇根汁、麦冬汁、藕汁（或用蔗浆）。临时斟酌多少，和匀凉服，不甚喜凉者，重汤炖温服。（《温病条辨·上焦篇》）[18] 31

专翕大生膏：人参二斤（无力者以制洋参代之）、茯苓二斤、龟板另熬胶一斤、乌骨鸡一对、鳖甲一斤，另熬胶，牡蛎一斤、鲍鱼二斤、海参二斤、白芍二斤、五味子半斤、麦冬二斤不去心、羊腰子八对、猪脊髓一斤、鸡子黄二十九、阿胶二斤、莲子二斤、芡实三斤、熟地黄三斤、沙苑蒺藜一斤、白蜜一斤、枸杞子炒黑一斤。

上药分四铜锅（忌铁器，搅用铜勺），以有情归有情者二，无情归无情者二，文火细炼三昼夜，去渣；再熬六昼夜，陆续合为一锅，煎炼成膏，末下三胶，合蜜和匀，以方中有粉无汁之茯苓、白芍、莲子、芡实为细末，合膏为丸。每服二钱，渐加至三钱，日三服，约一日一两，期年为度。每殒胎必三月，肝虚而热者，加天冬一斤，桑寄生一斤，同熬膏，再加鹿茸二十四两为末（本方以阴生于八，成于七，故用三七二十一之奇方，守阴也。加方用阳生于七，成于八，三八二十四之偶方，以生胎之阳。古法通方多用偶，守法多用奇，阴阳互也）。（《温病条辨·下焦篇》）[18] 140

玉竹麦门冬汤：玉竹三钱、麦冬三钱、沙参二钱、生甘草一钱。

水五杯，煮取二杯，分二次服。土虚者，加生扁豆。气虚者，加人参。（《温病条辨·中焦篇》）[18] 104

沙参麦冬汤：沙参三钱、玉竹二钱、生甘草一钱、冬桑叶一钱五分、麦冬三钱、生扁豆一钱五分、花粉一钱五分。

水五杯，煮取二杯，日再服。久热久咳者，加地骨皮三钱。（《温病条辨·上焦篇》）[18] 50

泻白散：又名泻肺散，治小儿肺盛气急，喘嗽。

地骨皮洗去皮，焙、桑白皮细锉，炒黄各一两、甘草炙一钱。

上锉散，入粳米一撮，水二小盏，煎七分，食前服。（《小儿药证直诀·卷下》）[23] 56

桑杏汤：桑叶一钱、杏仁一钱五分、沙参二钱、象贝一钱、香豉一钱、栀皮一钱、梨皮一钱。

水二杯，煮取一杯，顿服之，重者再作服（轻药不得重用，重用必过病所。再一次煮成三杯，其二三次之气味必变，药之气味俱轻故也）。（《温病条辨·上焦篇》）[18] 49, 50

桑菊饮：杏仁二钱、连翘一钱五分、薄荷八分、桑叶二钱五分、菊花一钱、苦梗二钱、甘草八分、苇根二钱。

水二杯，煮取一杯，日二服。二、三日不解，气粗似喘，燥在气分者，加石膏、知母；舌绛暮热，甚燥，邪初入营，加元参二钱、犀角一钱；在血分者，去薄荷、苇根，加麦冬、细生地、玉竹、丹皮各二钱；肺热甚者加黄芩；渴者加花粉。(《温病条辨·上焦篇》)[18] 29

清燥救肺汤：治诸气膹郁，诸痿喘呕。桑叶经霜者，得金气而柔润不凋，取之为君，去桔梗、(三钱)、石膏煅，禀清肃之气。极清肺热，(二钱五分)、甘草和胃生金、(一钱)、人参生胃之津，养肺之气、(七分)、胡麻仁炒，研、(一钱)、真阿胶(八分)、麦门冬去心、(一钱二分)、杏仁炮，去皮尖，炒黄、(七分)、枇杷叶一片，刷去毛，蜜涂炙黄。

水一碗，煎六分，频频二三次、滚热服。痰多加贝母、瓜蒌，血枯加生地黄，热甚加犀角、羚羊角，或加牛黄。(《医门法律·卷四》)[5] 212

参 考 文 献

[1] 佚名. 黄帝内经素问 [M]. 北京：人民卫生出版社，2012.

[2] [金] 刘完素. 素问玄机原病式 [M]. 鲁兆麟点校. 沈阳：辽宁科学技术出版社，1997.

[3] [明] 李梴. 医学入门 [M]. 何永，韩文霞校注. 北京：中国医药科技出版社，2011.

[4] [金] 刘完素. 素问病机气宜保命集 [M]. 刘阳校注. 北京：中国医药科技出版社，2012.

[5] [清] 喻昌. 医门法律 [M]. 张晓梅点校. 北京：中国中医药出版社，2002

[6] [明] 袁体庵. 证治心传 [M]. 太原：山西科学技术出版社，2012.

[7] [清] 陆子贤. 六因条辨 [M]. 张灿玾，徐国仟，于振海校点. 济南：山东科学技术出版社，1982.

[8] [清] 费伯雄. 医醇賸义 [M]. 王鹏，王振国整理. 北京：人民卫生出版社，2006.

[9] 王德宣. 温病正宗 [M]. 李刘坤点校. 北京：中医古籍出版社，1987.

[10] [清] 王士雄. 温热经纬 [M]. 达美君，周金根，王荣根校注. 北京：中国中医药出版社，2007.

[11] 王香岩. 医学体用 [M]. 南京：江苏人民出版社，1957.

[12] [清] 俞根初. 增订通俗伤寒论 [M]. 连智华点校，王致谱，审订. 福州：福建科学技术出版社，2006.

[13] 吴瑞甫. 中西温热串解 [M]. 刘德荣，金丽点校. 福州：福建科学技术出版社，2003.

[14] [清] 林之翰. 四诊抉微 [M]. 王宏利校注. 北京：中国医药科技出版社，2011.

[15] [清] 张璐. 张氏医通 [M]. 李静芳，建一校注. 北京：中国中医药出版社，1995.

[16] [明] 秦昌遇. 症因脉治 [M]. [清] 秦之桢，辑. 王晨，校点. 北京：中国中医药出版社，2008.

[17] [清] 张乃修. 张聿青医案 [M]. 苏礼，王怡，卢棣，整理. 北京：人民卫生出版社，2006.

[18] [清] 吴瑭. 温病条辨 [M]. 张志斌校点. 福州：福建科学技术出版社，2010.

[19] [清] 周岩. 六气感证要义 [M]. 上海：上海科学技术出版社，1986.

[20] [清] 邵兰荪. 邵兰荪医案 [M]. 福州：福建科学技术出版社，2008.

[21] 何廉臣选编. 重印全国名医验案类编 [M]. 上海：上海科学技术出版社，1982.

[22] [清] 叶天士著. 临证指南医案 [M]. [清] 徐灵胎评. 上海：上海科学技术出版社，2000.

[23] [宋] 钱乙. 小儿药证直诀 [M]. [宋] 阎孝忠，编集；郭君双，整理. 北京：人民卫生出版社，1991.

（张晓艳 李建生）

第十章　肺　风

肺风是由于风邪入侵，影响肺脏功能，导致人体气液不能宣通，以多汗、恶风、面色白、咳嗽、短气、日轻夜重，甚则气喘、肿胀为主要表现的肺脏疾病。多因肺气虚损，卫表失固，感受外邪侵袭，肺失宣肃，输化无权所致。本病在隋唐之前的医著中，着重于论述病机及症状，唐代以后除对病机病证补充外，又丰富了本病的治疗方药。然至金元之后，医家对此病证少有论述，本病名现已少用。本病大致包括体虚感受外邪、慢性肺系疾病如肺胀等因外感而诱发加重的急危重证。

经典原文

《素问·风论》："黄帝问曰：风之伤人也，或为寒热，或为热中，或为寒中，或为疠风，或为偏枯，或为风也，其病各异，其名不同，或内至五脏六腑，不知其解，愿闻其说。岐伯对曰：风气藏于皮肤之间，内不得通，外不得泄，……以春甲乙伤于风者为肝风，以夏丙丁伤于风者为心风，以季夏戊己伤于邪者为脾风，以秋庚辛中于邪者为肺风，以冬壬癸中于邪者为肾风。……帝曰：五脏风之形状不同者何？愿闻其诊及其病能。岐伯曰：肺风之状，多汗恶风，色皏然白，时咳短气，昼日则差，暮则甚，诊在眉上，其色白。"[1] 83, 84

《金匮要略方论·五脏风寒积聚病脉证并治》："肺中风者，口燥而喘，身运而重，冒而肿胀。"[2] 48

钩玄提要

1. 病名

"肺风"病名始载于《素问·风论》，后世医家根据有关脏腑中风的理论，指出随着天时、季节的变化，风邪中人，与人体五脏相应而发病的机制，沿袭了《内经》有关"肺风"的概念。如《灵素节注类编·诸风病证》指出："以春甲乙伤于风者为肝风，以夏丙丁伤于风者为心风，以季夏戊己伤于邪者为脾风，以秋庚辛中于邪者为肺风，以冬壬癸中于邪者为肾风。人身与天地气化相通，五脏合五时之气候，风为天气，故以天干之五行而应五脏也。"[3] 252-255

2. 病因病机

《黄帝内经》最早提出了有关肺风的论述，后世医家在本病病机的论述中多强调"内不得通，外不得泄"，指出由于风邪的侵袭，营卫不和，腠理开合失司，导致人体气液宣通不利，从而形成本病。如《黄帝内经太素·诸风数类》认为："风气藏于皮肤之间，内不得通生大小便道，外不得腠理中泄。"[4] 519-522《灵素节注类编·诸风病证》认为："……营卫不得通和，腠理开闭不常，以致阴阳相争……"[3] 252《素问悬解·风论》进一步指出："风以

疏泄为性，善行而数变，有时风强而卫不能敛，腠理开则洒然寒；有时卫强而风不能泄，皮毛闭则热而闷。"[5]155-159

肝气升发，肺气肃降，肝火上炎、灼伤肺阴，则出现"木火刑金"。如《金匮玉函经二注·五脏风寒积聚病脉证治》认为："……今为风中之，夫风者，内应肝木之气，得火反侮所不胜之金，然木之子，火也，火必随木而至……"[6]159, 160

肺脏受风，肺失宣肃，水道通调失常，津结而气壅发为本病。如《金匮要略心典·五脏风寒积聚病脉证并治》载述："肺中风者，津结而气壅，津结则不上潮而口燥，气壅则不下行而喘也。"[7]68, 69《金匮悬解·五脏风寒》进一步指出："肺主气，气化津，肺中风者，风邪在表，肺气壅阻，是以发喘。……"[8]860

3. 症状与诊断

后世医著在《黄帝内经》《金匮要略》论述的基础上，延续了对肺风症状的认识，以"多汗、恶风、面色白、咳嗽、短气、昼轻暮甚、眉间色白"为主要症状，如《黄帝内经太素·诸风状论》："肺气病能凡有七别：一曰多汗；二曰恶风；三曰色白，谓面色白薄也；四曰嗽咳；五曰短气；六曰昼间暮甚，以肺主太阴，故暮甚也；七曰诊五色各见其部。薄泽者，五脏风之候也。白，肺色也。"[4]519-522《黄帝素问直解·风论》指出："风性鼓动，开发毛窍，故多汗。正邪不合，故恶风。……肺受风邪，故时咳。肺气不足，故短气。昼则阳气盛，故昼日则差；暮则阳气衰，故暮夜则甚。此肺风之形状病能，其诊视之部，在眉上阙庭之间，其色皏然白者是也。"[9]304

《金匮要略浅注·五脏风寒积聚病脉证并治》进一步指出了肺风的里证与表证辨别："按以上证，皆言肺本受病，则所伤在气，而凡身之藉气以为常者，作诸变证如此，乃详肺中风寒之内象也。若《内经》所云，肺风之状，多汗恶风，时咳，昼瘥暮甚，诊在眉上，其色白，此言肺感表邪之外象。"[10]109, 110

传承发展

1. 病因病机

肺风多以脏腑虚损为基础，外邪侵犯为诱因，外感与内伤相因为病。

（1）肺气虚弱。系因肺气不足，腠理疏松，卫阳不固，又感风邪中于肺脏发为本病，如《奇效良方·肺脏中风》载述："岐伯曰：以秋庚辛中于邪者为肺风。由腠理开疏，正气虚怯，风邪所侵，攻于腑脏也。"[11]7《太平圣惠方·治肺脏中风诸方》曰："夫肺中风者，由腠理开疏，气血虚弱，风邪所侵，攻于脏腑也。肺主气，气为卫，卫为阳，阳气行于表，荣华于皮肤。"[12]183

（2）外邪侵袭。风为百病之长，善行而数变，侵袭肺脏常兼寒热，或兼燥邪合并犯肺，以致卫阳被郁，腠理内闭，肺气不能清宣肃降而发为本病，如《诸病源候论·风病诸候上》载述："中风者，风气中于人也。风是四时之气，分布八方，主长养万物。从其乡来者，人中少死病；不从其乡来者，人中多死病。其为病者，藏于皮肤之间，内不得通，外不得泄。其入经脉，行于五脏者，各随脏腑而生病焉。"[13]1《医经原旨·风》论述："风寒袭于肤腠，则玄府闭封，故内不得通，外不得泄，此外感之始也。风性动，故善行数变。风本阳邪，阳主疏泄，故令腠理开，开则卫气不固，故洒然而寒。若寒胜则腠理闭，闭则阳气内壅，故烦热而闷。"[14]262-264

如《医宗金鉴·五脏风寒积聚病脉证并治》载述："肺主气，外合皮毛，肺中风邪，风伤气则津结不行，故口燥；风伤肺则气逆上壅，故喘咳。头运而身重者，气伤而力乏也。冒风而肿胀者，皮伤风水也。"[15] 249

2. 症状与诊断

后世医家在《黄帝内经》《金匮要略》基础之上补充了对肺风"气喘、唾血、声音嘶哑、身体沉重、胸满"等症状的描述。如《备急千金要方·气极》："以秋庚辛日伤风邪之气，为肺风。肺风之状，多汗。若阴伤则寒，寒则虚，虚则气逆咳，咳则短气，暮则甚，阴气至，湿气生，故甚。阴畏阳气，昼日则瘥。若阳伤则热，热则实，实则气喘息上胸臆，甚则唾血也。"[16] 525-527 又如《小品方·治头面风（论杂风状）诸方》载述："秋庚辛金，西方凉风，伤之者为肺风，入肩背肺俞中。为病多汗，恶风，寒热，咳动肩背，颜色白，需然病疟，昼差夕甚。"[17] 54《圣济总录·肺中风》中归纳总结为："肺中风之状，多汗恶风，色皏然白，时咳短气，昼日则差，暮则甚，诊在眉上，其色白，又口燥而喘，身运而重，冒而肿胀，偃卧则胸满短气，冒闷汗出。"[18] 120, 121

在后世医书中还有关于肺风"脉浮弦"或"人迎与右寸口脉浮涩而短"的脉象描述，如《奇效良方·肺脏中风》载述："若卫气虚少，风邪相搏，则胸满短气，谓金木相制，肝肺相克，冒闷汗出，嘘吸颤掉，语声嘶塞，身体沉重，四肢痿弱，其脉浮弦者，是肺脏中风也。治肺经受病，多汗恶风，时咳短气，昼差夜甚，其状偃卧胸满，息促冒闷，风中于肺也。"[11] 7《三因极一病证方论·五脏中风证》中指出："肺中风者，人迎与右寸口脉浮涩而短。在天为燥，在地为金，在人脏为肺。肺虚，因中邪风为乘克，故脉应在右手寸口。肺风之状，多汗恶风，色皓然而白，口燥而喘，逆气肩息，身重背痛，面胀肿，昼差暮甚，诊在鼻，其色白。"[19] 24

3. 治法方药

后世医家在完善肺风病机及证候同时，进一步从临床方面发展和充实了方药及针灸的运用，强调调整脏腑功能的同时，丰富了对兼杂证、变证的治疗，突出祛除外邪的治疗原则。

（1）疏风散邪，清热解毒。风性善行而数变，其见证亦是复杂多端，常兼寒、热、燥、湿，故在用药上亦是寒热错杂，补泻互见。常用方剂有防风散方、羚羊角散方、大排风天麻散方、白花蛇散方、羚羊角丸方、茅汤方等。如《圣济总录·肺中风》载述："治肺中风项背强直，胸满短气，身如虫行，四肢无力，防风散方……治肺中风，项背强直，心胸烦满，冒闷汗出，语声嘶塞，少气促急，羚羊角散方……治肺中风，痹麻木不仁，手足牵急，大排风天麻散方……治肺中风，心胸烦满，项背强直，皮肤不仁，白花蛇散方……治肺中风气急，背项强硬，语声嘶败，羚羊角丸方……治肺中风，项强鼻塞，语声不出，喘鸣肩息，胸满短气，茅汤方……"[18] 120, 121 常用药物有：防风、羌活、附子、当归、天麻、黄芩、羚羊角、茯苓、白鲜皮、芍药等。

（2）温肺散寒，补肺益气。素体阳虚，寒邪入里，治宜补益肺气，温肺散寒，常用方剂有麻黄散、五味子汤、独活散等。如《奇效良方·肺脏中风》载述："麻黄散治肺脏中风，心胸气促，项背强硬，皮肤不仁，并宜服之……五味子汤治肺经受病，多汗恶风，时咳短气，昼瘥夜甚，其状偃卧胸满，息促冒闷，风中于肺也……独活散治肺脏中风，头痛项强，背痛鼻干心闷，语声不出，胸中少气，四肢无力疼痛。"[11] 7 常用中药有：麻黄、附子、五味子、杏仁、防风、白术、桑白皮、甘草、川芎等。

（3）针灸治疗。《素问》云："风中五脏六腑之俞，亦为脏腑之风，各入其门户。"[1] 83, 84

后世医家多重视肺俞穴对本病的治疗作用，如《备急千金要方·肺脏方》载述："治肺风气痿绝，四肢满胀喘逆胸满方：灸肺俞各二壮，肺俞对乳引绳度之，在第三椎下两旁相去各一寸五分。"[16] 260, 261《仁斋直指方论·论诸风证治》指出："肺风喘促满胸堂，……目下及鼻四周，以至于口色白者，可治，灸肺俞。……肺俞二穴在第三椎骨下两旁各一寸半。"[20] 47《圣济总录·肺中风》曰："凡肺风气痿绝，四肢满胀，喘逆胸满，灸肺俞各二壮，肺俞对乳，引绳度之，在第三椎下，两旁相去各一寸五分。"[18] 120《针灸资生经·肺气（肺风）》进一步指出："凡肺风气痿绝，四支满胀，喘逆胸满：灸肺俞各二壮。水沟：疗面肿唇动，叶叶肺风，状如虫行（《明》）。风池（见面肿）：疗肺风。"[21] 84

4. 预后

外邪侵袭，肺脏受损，正虚无力祛邪，可出现瘀热互结，血败肉腐。肺为娇脏，本脏受累甚及心肝，则传变则为危候。正如《诸病源候论·风病诸候上》载述："肺中风，偃卧而胸满短气，冒闷汗出，视目下鼻上下两旁下行至口，色白者可治，急灸肺俞百壮。若色黄者，为肺已伤，化为血不可复治。其人当妄，掇空指地，或自拈衣寻缝，如此数日而死。"[13] 1《备急千金要方·论杂风状》中进一步指出："肺中风者，其人偃卧而胸满，短气冒闷汗出者，肺风之证也。视目下鼻上两边下行至口色白者，尚可治，急灸肺俞百壮，服续命汤，小儿减之；若色黄者，此为肺已伤，化为血矣，不可复治，其人当妄言，掇空指地，或自拈衣寻缝，如此数日死，若为急风邪所中，便迷漠恍惚，狂言妄语，或少气惵惵，不能复言，若不求师即治，宿昔而死，即觉便灸肺俞及膈俞、肝俞数十壮，急服续命汤，可救也。若涎唾出不收者，既灸当并与汤也。诸阳受风，亦恍惚妄语，与肺病相似，然著缓可经久而死。"[16] 260, 261

附录一 文献辑录

《黄帝内经太素·诸风数类》：或内至五脏六腑，不知其解，愿闻其说。岐伯曰：风气藏于皮肤间，内不得通，外不得泄，风者喜行而数变，言风入于脏腑之内为病，遂名脏腑之风。风气藏于皮肤之间，内不得通生大小便道，外不得腠理中泄。风性好动，故喜行数变以为病也。……腠理开则洒然寒闭，闭则热而闷，风气之邪得之因者，或因饥虚，或因复用力，腠理开发，风入毛腠，洒然而寒，腠理闭塞，内壅热闷。洒，音洗，如洗而寒也。……以春甲乙伤于风者为肝风，以夏丙丁伤于风者为心风，以季夏戊己伤于邪者为脾风，以秋庚辛中于邪者为肺风，以冬壬癸中于邪者为肾风。春甲乙者，木王时也。木王盛时，冲上风来，名曰邪风。木盛近衰，故冲上邪风来伤于肝，故曰肝风。余皆仿此。平按："戊己伤于邪"，《甲乙》"邪"作"风"。"庚辛中于邪"，及"壬癸中于邪"，《甲乙》均作"伤于风"。[4] 519-522

《黄帝内经太素·诸风状论》：岐伯曰：肺风之状，多汗恶风，色餅然白，时咳短气，昼日则差，暮则甚，诊在眉上，其色白。餅，普幸反，白色薄也。肺气病能凡有七别：一曰多汗；二曰恶风；三曰色白，谓面色白薄也；四曰嗽咳；五曰短气；六曰昼间暮甚，以肺主太阴，故暮甚也；七曰诊五色各见其部。薄泽者，五脏风之候也。白，肺色也。[4] 519-522

《灵素节注类编·诸风病证》：风由阳气所化，随寒热温凉而变。……以春甲乙伤于风者为肝风，以夏丙丁伤于风者为心风，以季夏戊己伤于邪者为脾风，以秋庚辛中于邪者为肺风，以冬壬癸中于邪者为肾风。人身与天地气化相通，五脏合五时之气候，风为天气，故以天干之五行而应五脏也。……此即明上文五时风邪中于五脏之病证也。风必由皮毛而入，腠理开泄，故多汗，伤风，故恶风，而五脏病证皆然也。肺色白，邪郁肺气，故时咳而短气也，昼则气升而肺开，故病差，暮则气降而肺阖，故病甚也……[3] 252-255

《素问悬解·风论》：岐伯对曰：风气藏于皮肤之间，内不得通，外不得泄，风者善行而数变，腠理开则洒然寒，闭则热而闷，其寒也则衰饮食，其热也则消肌肉，使人怢慄而不能食，名曰寒热。风气藏于皮肤之间，泄其卫气，卫气愈泄而愈敛，故内不得通，外不得泄。风以疏泄为性，善行而数变。有时风强而卫不能敛，腠理开则洒然寒；有时卫强而风不能泄，皮毛闭则热而闷。其寒也，则饮食衰减；其热也，则肌肉消烁。使人怢慄战摇而不能食，名曰寒热。此或为寒热之义也。……肺风之状，多汗恶风，色皏然白，短气时咳，昼日则差，暮则甚，诊在眉上，其色白。肺主收敛，收敛失政，故多汗恶风。"白"，金色也。["皏"，白色。]肺气上逆，故短气时咳。日暮肺金不降，气道愈阻，故昼差暮甚。"眉上"，阙庭之部，外司肺候，故诊在眉上，其色白也。[5] 155-159

《金匮玉函经二注·五脏风寒积聚病脉证治》：肺中风者，口燥而喘，身运而重，冒而肿胀。〔衍义〕肺者，手太阴燥金，与足太阴同为湿化，内主音声，外合皮毛，属上焦阴部，行营卫，在五行生克，畏火克木，今为风中之，夫风者，内应肝木之气，得火反侮所不胜之金，然木之子，火也，火必随木而至，风能胜湿，热能燥液，故为口燥，风火皆阳，二者合，则摇动不宁，动于肺，则燥其所液之湿，鼓其音声，有出难入，而作喘鸣，动于荣卫，鼓其脉络肌肉，则身运作肿胀。虽然，此特风中于肺，失其运用之一证耳，若内经所论肺风者，多汗、恶寒、色白、时咳、昼瘥、暮剧，是又叙其邪在肺作病状如是，各立一义以为例耳，然后人自此而推，皆可得之。其在脏在舍在经络，凡所见之病，不患其不备也，余脏皆然。[6] 159, 160

《金匮要略心典·五脏风寒积聚病脉证并治》：肺中风者，口燥而喘，身运而重，冒而肿胀。肺中寒，吐浊涕，肺死脏，浮之虚，按之弱如葱叶，下无根者，死。肺中风者，津结而气壅，津结则不上潮而口燥，气壅则不下行而喘也。身运而重者，肺居上焦，治节一身，肺受风邪，大气则伤，故身欲动而弥觉其重也。冒者，清肃失降，浊气反上，为蒙冒也。肿胀者，输化无权，水聚而气停也。肺中寒，吐浊涕者，五液在肺为涕，寒气闭肺窍而蓄脏热，则浊涕从口出也。肺死脏者，肺将死而真脏之脉见也。浮之虚，按之弱如葱叶者，沈氏所谓有浮上之气，而无下翕之阴是也。《内经》云："真肺脉至，大而虚，如以毛羽中人肤，"亦浮虚中空，而下复无根之象尔。[7] 68, 69

《金匮悬解·五脏风寒》：五脏风寒肺中风者，口燥而喘，身运而重，冒而肿胀。肺主气，气化津，肺中风者，风邪在表，肺气壅阻，是以发喘。气滞津凝，是以口燥。风郁勃而外泄，故身体旋运。气收敛而内闭，故身体沉重。阳遏不能外达，故昏冒无觉。气滞不能四达，故肿胀不消。[8] 860

《黄帝素问直解·风论》：帝曰：五脏风之形状不同者何？愿闻其诊及其病能。风病五脏，则有五脏之形状病能，何以诊其不同。岐伯曰：肺风之状，多汗，恶风，色皏然白，时咳短气，昼日则差，暮则甚，诊在眉上，其色白。恶，去声，下同。皏，音骈。差，瘥同。状，形状也。风性鼓动，开发毛窍，故多汗。正邪不合，故恶风。不特肺风为然，下文心风肝风脾风肾风胃风皆多汗恶风，血不充于皮毛，故色皏然白。肺受风邪，故时咳。肺气不足，故短气。昼则阳气盛，故昼日则差；暮则阳气衰，故暮夜则甚。此肺风之形状病能，其诊视之部，在眉上阙庭之间，其色皏然白者是也。[9] 304

《金匮要略浅注·五脏风寒积聚病脉证并治》：肺为主气之脏，其中风者，气不布津而口燥气不下行而喘，气伤不支，而身如坐舟车之上，而转运气伤力乏而身重，气伤则清阳不升而头冒，气伤则水道不行而肿胀。五液在肺为涕，肺中寒，则寒气闭于肺窍，而蓄藏之郁热，则反从口中吐出浊涕，肺将死而脉见真脏，浮之虚，按之弱，如葱叶，下无根者，为天水不交，故死。此篇与《内经》不同，所以补《内经》之未及也。此节言肺中风寒证脉也。徐忠可云：按已上证，皆言肺本受病，则所伤在气，而凡身之藉气以为常者，作诸变证如此，乃详肺中风寒之内象也。若《内经》所云，肺风之状，多汗恶风，时咳，昼瘥暮甚，诊在眉上，其色白，此言肺感表邪之外象。[10] 109, 110

《奇效良方·肺脏中风》：岐伯曰：以秋庚辛中于邪者为肺风。由腠理开疏，正气虚怯，风邪所侵，攻于腑脏也。肺主气，气为卫，卫为阳，阳气行于表，循于皮肤，若卫气虚少，风邪相搏，则胸满短气，谓金木相制，肝肺相克，冒闷汗出，嘘吸颤掉，语声嘶塞，身体沉重，四肢痿弱，其脉浮弦者，是肺脏中风也。[11] 7

《太平圣惠方·治肺脏中风诸方》：夫肺中风者，由腠理开疏，气血虚弱，风邪所侵，攻于脏腑也。肺主于气，气为卫，卫为阳，阳气行于表，荣华于皮肤。若卫气虚少，风邪相搏，则胸满短气，冒闷汗出，嘘吸颤掉，语声嘶塞，身体沉重，四肢萎弱，其脉浮数者，是肺脏中风之候也。[12] 183

《诸病源候论·风病诸候上》：中风者，风气中于人也。风是四时之气，分布八方，主长养万物。从其乡来者，人中少死病；不从其乡来者，人中多死病。其为病者，藏于皮肤之间，内不得通，外不得泄。其入经脉，行于五脏者，各随脏腑而生病焉。……肺中风，偃卧而胸满短气，冒闷汗出，视目下鼻上下两旁下行至口，色白者可治，急灸肺俞百壮。若色黄者，为肺已伤，化为血不可复治。其人当妄，掇空指地，或自拈衣寻缝，如此数日而死。诊其脉，虚弱者，亦风也；缓大者，亦风也；浮虚者，亦风也；滑散者，亦风也。[13] 1

《医经原旨·风》：风气藏于皮肤之间，内不得通，外不得泄。风寒袭于肤腠，则玄府闭封，故内不得通，外不得泄，此外感之始也。风者，善行而数变，腠理开则洒然寒，闭则热而闷。风性动，故善行数变。风本阳邪，阳主疏泄，故令腠理开，开则卫气不固，故洒然而寒。若寒胜则腠理闭，闭则阳气内壅，故烦热而闷。……肺风之状，多汗恶风，色皏然白，时咳短气，昼日则瘥，暮则甚，诊在眉上，其色白。多汗者阳受风气，开泄腠理也。恶风者，伤风恶风也。下文诸脏皆同。皏然，浅白貌，金色白也。肺主气，在变动为咳，风邪迫之，故时咳短气也。昼则卫气在表，风亦随之，故觉其瘥；暮则卫气入阴，邪应于内，故为甚也。眉上乃阙庭之间，肺之候也，故肺病则白色见于此。[14] 262-264

《医宗金鉴·五脏风寒积聚病脉证并治》：肺中风者，口燥而喘，身运而重，冒而肿胀。[按]身运而重，当是"头运而身重"，冒而肿胀，当是"冒风而肿胀"，始与文义相合，此必传写之讹可知。[注]肺主气，外合皮毛，肺中风邪，风伤气则津结不行，故口燥；风伤肺则气逆上壅，故喘咳。头运而身重者，气伤而力乏也。冒风而肿胀者，皮伤风水也。[集注]李彣曰：肺主气，风邪中之则气壅而津液不行，故口燥、气逆而呼吸不利，故气喘也。[15] 249

《备急千金要方·论杂风状》凡风多从背五脏俞入，诸脏受病，肺病最急，肺主气息，又冒诸脏故也。肺中风者，其人偃卧而胸满，短气冒闷汗出者，肺风之证也。视目下鼻上两边下行至口色白者，尚可治，急灸肺俞百壮，服续命汤，小儿减之；若色黄者，此为肺已伤，化为血矣，不可复治，其人当妄言，掇空指地，或自拈衣寻缝，如此数日死，若为急风邪所中，便迷漠恍惚，狂言妄语，或少气惙惙，不能复言，若不求师即治，宿昔而死，即觉便灸肺俞及膈俞、肝俞数十壮，急服续命汤，可救也。若涎唾出不收者，既灸当并与汤也。诸阳受风，亦恍惚妄语，与肺病相似，然著缓可经久而死。[16] 260, 261

《备急千金要方·气极》：凡气极者，主肺也。肺应气，气与肺合。又曰：以秋遇病为皮痹，皮痹不已，复感于邪，内舍于肺，则寒湿之气客于六腑也。若肺有病，则先发气，气上冲胸，常欲自恚。以秋庚辛日伤风邪之气，为肺风。肺风之状，多汗。若阴伤则寒，寒则虚，虚则气逆咳，咳则短气，暮则甚，阴气至，湿气生，故甚。阴畏阳气，昼日则瘥。若阳伤则热，热则实，实则气喘息上胸臆，甚则唾血也。然阳病治阴，阴是其里。阴病治阳，阳是其表。是以阴阳表里衰旺之源。[16] 523-527

《备急千金要方·肺脏方》：治肺气不足，咽喉苦干，宜服饧煎方：作饧任多少，取干枣一升，去核，熟捣，水五升，和使相得，绞去滓，澄去上清，取浊，纳饧中搅，火上煎，勿令坚。令连连服如鸡子，渐渐吞之，日三夜二。凡肺风气痿绝，四肢满胀，喘逆胸满，灸肺俞各二壮，肺俞对乳引绳度之，在第三椎下两旁相去各一寸五分。肺与大肠俱虚，右手寸口气口以前脉阴阳俱虚者，手太阴与阳明经俱虚也。病苦耳鸣嘈嘈，时妄见光明，情中不乐，或如恐怖，名曰肺与大肠俱虚也。[16] 523-527

《小品方·治头面风（论杂风状）诸方》秋庚辛金，西方凉风，伤之者为肺风，入肩背肺俞中。为病多汗，恶风，寒热，咳动肩背，颜色白，霈然病疟，昼差夕甚。[17] 54

《圣济总录·肺中风》：论曰：肺中风之状，多汗恶风，色皏然白，时咳短气，昼日则差，暮则甚，诊在眉上，其色白。又口燥而喘，身运而重，冒而肿胀，偃卧则胸满短气，冒闷汗出。夫热生风，风盛则热，腠理开多汗者，热胜故也。风薄于内，所以恶风，皏然而白，金之色也。在变动为咳，又肺主气，故时咳、短气也。风阳也，阳昼则在表，暮则在里，阳里而风应之，故暮则甚也。诊在眉上，其色白，肺之色。身运而重，风使然也。喘而肿胀，偃卧而胸满短气，以肺主气故也。[18] 120, 121

《三因极一病证方论·五脏中风证》：肺中风者，人迎与右寸口脉浮涩而短。在天为燥，在地为金，在人脏为肺。肺虚，因中邪风为乘克，故脉应在右手寸口。肺风之状，多汗恶风，色皓然而白，口燥而喘，逆气肩息，身重背痛，面胀肿，昼差暮甚，诊在鼻，其色白。[19] 24

《仁斋直指方·论诸风证治》：肺中风肺风喘促满胸堂，偃卧憼憼燥异常，口鼻之间须要白，寻衣肺坏色忧黄。肺中风，偃卧胸满气短，喘息时嗽，燥闷汗出，其鼻白。目下及鼻四周，以至于口色白者，可治，灸肺俞。若色黄，乃肺坏为血，其与寻衣摸空者并不治。肺俞二穴在第三椎骨下两旁各一寸半。[20] 47

《针灸资生经·肺气（肺风）》：肺胀气抢，胁下热痛：灸阴都随年壮。肺胀胁满，呕吐上气等病：灸大椎并两乳上第三肋间，……凡肺风气痿绝，四支满胀，喘逆胸满：灸肺俞各二壮。水沟：疗面肿唇动，叶叶肺风，状如虫行（《明》）。风池（见面肿）：疗肺风。[21] 84

附录二　常用方药

防风散方：防风（去叉）二两、天麻三两、白僵蚕（炒）二两、白附子（炮裂）二两、乌蛇（酒炙，用肉）二两、人参一两半、白茯苓（去黑皮）一两半、枳壳（去瓤，麸炒）二两、羌活（去芦头）一两、厚朴（去粗皮，涂生姜汁炙三遍）二两、独活（去芦头）一两、蝉壳（微炙）一两半、白蒺藜（炒）一两半、川芎一两、蔓荆实（揉去白皮）一两半、犀角（镑）一两、羚羊角（镑）一两、当归（切焙）一两、槟榔（煨，剉）一两、大麻仁一两、郁李仁（汤退皮并双仁，炒）一两、木香一两。春时即去木香，用大黄一两半，（剉如生栗，醋炒令紫色）、牛黄（研）半两、上二十三味，先将二十二味捣罗为散，次入研者牛黄同拌匀。每服食后温酒调下二钱匕，日二夜一，如要丸，入麝香半两，与末同研，炼蜜和丸梧桐子大。每服温酒下十丸，日三服。《圣济总录·肺中风》[18] 120, 121

羚羊角散方：羚羊角（镑）、人参、防风（去叉）、赤箭、麻黄（去根节）、藁本（去苗土）、羌活（去芦头）、细辛（去苗叶）、甘菊、赤芍药、枳壳（去瓤，麸炒）、当归（切，焙）、甘草（炙）各一两、麝香（研）半分、牛黄（研）一分、上一十五味，除研二味外，捣罗为散，入研药再罗匀，每服荆芥薄荷汤调下二钱匕，不计时候。《圣济总录·肺中风》[18] 120, 121

大排风天麻散方：天麻二两、乌蛇（酒炙，用肉）一两一分、羌活（去芦头）一两、独活（去芦头）一两、秦艽（去苗，土）二两半、当归（切，焙）一两一分、桂（去粗皮）三分、白芷（炒）一两一分、麻黄（去根节，先煎，掠去沫，焙干）二两一分、细辛（去苗叶）二两、青葙子（微炒）二两、枳壳（去瓤，麸炒）二两半、附子（炮裂，去皮脐）一分、白蒺藜（炒）二两、羚羊角（镑）半两、芍药一两一分，上一十六味，捣罗为散。每日空心及晚食前，温酒调下二钱匕。《圣济总录·肺中风》[18] 120, 121

白花蛇散方：白花蛇（酒浸一宿，去皮、骨取肉，炙）三两、人参半两、白茯苓（去黑皮）半两、当归（切，焙）半两、甘草（炙）半两、麻黄（去根节）半两、白附子（炮）半两、天麻半两、川芎半两、羌活（去芦头）半两、藁本（去苗、土）半两、附子（炮裂，去皮脐）半两、细辛（去苗叶）一两、干蝎（炒）一两、白芷半两、防风（去叉）半两、白鲜皮一分、丹砂（别研）一分、麝香（别研）二钱、牛黄（别研）一分，上二十味，除别研外，捣罗为散，即入研药，再罗匀细。每服二钱匕，葱白（腊茶调下）。《圣济总录·肺中风》[18] 120, 121

羚羊角丸方：羚羊角（镑）二两、白鲜皮一两半、升麻一两、蔓荆实一两、天麻（二两，白者）、秦艽（去苗土）二两、恶实（炒）一两、枳壳（去瓤麸炒）一两，上八味，捣罗为细末，炼蜜和丸梧桐子大。食后煎桑根白皮汤下十五丸，日三服。《圣济总录·肺中风》[18] 120, 121

荠苨汤方：荠苨二两、防风（去叉）、人参各一两半、独活（去芦头）、细辛（去苗叶）、赤箭、川芎、羚羊角（镑）各半两、麻黄（去根节）二两、桔梗（剉，炒）三分、前胡（去芦头）、甘草（炙，剉）、石膏（碎）各一两、蔓荆实、白鲜皮各半两、上一十五味，粗捣筛。每服三钱匕，水一盏，煎至七分，去滓，温服，食后、临卧服。"《圣济总录·肺中风》[18] 120, 121

五味子汤：治肺经受病，多汗恶风，时咳短气，昼瘥夜甚，其状偃卧胸满，息促冒闷，风中于肺也。其鼻两边，下至于口，上至于眉白色，急灸肺百壮。若色黄，其肺已伤，化而为血，不可治也。若妄撮空指地，拈衣摸床，如此数日必死矣。五味子、杏仁（炒，去皮尖）、桂心（各一钱）、防风（去芦）、甘草（炙）、赤芍药、川芎（各二钱）、川椒（三分）、作一服，水二盅，煎一盅，不拘时服。《奇效良方·肺脏中风》[11] 7

独活散：治肺脏中风，头痛项强，背痛鼻干心闷，语声不出，胸中少气，四肢无力疼痛，宜服之。独活（去芦）、细辛（去苗）、附子（炮，去皮脐）、甘菊花、麻黄（去节）、白芷、五味子、紫菀茸、赤茯苓（去皮）、肉桂、白术、川芎、桑白皮（各一钱）、甘草（炙，半钱）、杏仁（麸炒，去皮）、防风（去芦，各一钱）、作一服，水二盅，煎一盅，不拘时服。《奇效良方·肺脏中风》[11] 7

麻黄散：治肺脏中风，心胸气促，项背强硬，皮肤不仁，并宜服之。麻黄（去节）、附子（炮，去皮脐）、天麻、防风（去芦）、细辛（去苗）、杏仁（炮，去皮尖）、菖蒲、白蒺藜、桑白皮、白花蛇肉（酒浸）荆芥（各七钱）、麝香（另碾，二钱半），上为细末，同和匀，每服二钱，薄荷酒调下，不拘时服。《奇效良方·肺脏中风》[11] 7

参 考 文 献

[1]［战国］佚名. 黄帝内经素问 [M]. 田代华, 整理. 北京：人民卫生出版社, 2005.

[2]［汉］张机. 金匮要略方论 [M]. 李玉清, 黄海量, 吴晓青, 点校. 北京：中国中医药出版社, 2006.

[3]［清］章楠. 医门棒喝三集 灵素节注类编 [M]. 方春阳, 孙芝斋, 点校. 杭州：浙江科学技术出版社, 1986.

[4]［隋］杨上善. 黄帝内经太素 [M]. 北京：人民卫生出版社, 1965.

[5]［清］黄元御. 素问悬解 [M]. 孙国中, 方向红, 校注. 北京：学苑出版社, 2008.

[6]［明］赵以德. 金匮玉函经二注 [M]. ［清］周扬俊, 补注, 周衡, 王旭东, 点校. 北京：人民卫生出版社, 1990.

[7]［清］尤怡. 金匮要略心典 [M]. 雷风, 晓雪, 点校. 北京：中国中医药出版社, 1992.

[8]［清］黄元御. 黄元御医书全集·金匮悬解 [M]. 北京：中医古籍出版社, 2016.

[9]［清］高士宗. 黄帝素问直解 [M]. 于天星, 按. 北京：科学技术文献出版社, 1982.

[10]［清］陈修园. 陈修园医学丛书·金匮要略浅注 [M]. 林慧光, 戴锦成, 高申旺, 校注. 北京：中国中医药出版社, 2016.

[11]［明］董宿. 奇效良方 [M]. ［明］方贤, 续补, 可嘉, 校注. 北京：中国中医药出版社, 1995.

[12]［宋］王怀隐. 太平圣惠方校注 [M]. 田文敬, 孙现鹏, 牛国顺等, 校注. 郑州：河南科学技术出版社, 2015.

[13]［隋］巢元方. 诸病源候论 [M]. 鲁兆麟, 黄作阵, 点校. 沈阳：辽宁科学技术出版社, 1997.

[14]［清］薛雪. 医经原旨 [M]. 洪丕谟, 姜玉珍, 点校. 上海：上海中医学院出版社, 1992.

[15]［清］吴谦. 医宗金鉴 [M]. 闫志安, 何源, 校注. 北京：中国中医药出版社, 1994.

[16]［唐］孙思邈撰. 备急千金要方 [M]. 魏启亮, 郭瑞华点校. 北京：中医古籍出版社, 1999.

[17]［南北朝］陈延之. 小品方 [M]. 高文铸, 校注. 北京. 中国中医药出版社, 1995.

[18]［宋］赵佶敕. 圣济总录校注上 [M]. 王振国, 杨金萍, 点校. 上海：上海科学技术出版社, 2016.

[19]［宋］陈无择著. 中医非物质文化遗产临床经典读本·三因极一病证方论 [M]. 侯如艳, 校注. 北京：中国医药科技出版社, 2011.

[20]［宋］杨士瀛. 仁斋直指方论 [M]. 北京：中医古籍出版社, 2016.

[21]［宋］王执中. 针灸资生经 [M]. 向显衡, 章威, 整理. 北京：人民军医出版社, 1999.

（谢剑鹏）

第十一章 劳 风

劳风是因劳而虚、因虚而感风邪所致，以恶风振寒、项强冥视、咳吐稠痰为主要临床表现的病症。多因素体劳倦过度，耗伤肺气，卫外失固，腠理疏松，复感风邪而为病。劳风之病，痰出邪去则安，预后良好，否则痰阻气道、邪气内陷、蕴结伤肺而预后差。该病是内伤与外感的兼杂病，后世医家以虚劳肺损兼夹伏风之证候称之为劳风，多见诸肺卫不固而感受外邪诱发慢性肺系疾病发作或加重，如支气管扩张症等。

经典原文

《素问·评热病论》："帝曰：劳风为病何如？岐伯曰：劳风法在肺下，其为病也，使人强上冥视，唾出若涕，恶风而振寒，此为劳风之病。帝曰：治之奈何？岐伯曰：以救俯仰。巨阳引精者三日，中年者五日，不精者七日，咳出青黄涕，其状如脓，大如弹丸，从口中若鼻中出，不出则伤肺，伤肺则死也。"[1] 66

钩玄提要

1. 病名

"劳风"病名首见于《黄帝内经素问》。后世医家多认为本病系以病因命名，病之所发，必有风邪作祟，如《黄帝内经太素·热病说》："劳中得风为病，名曰劳中，亦曰劳风。"[2] 429, 430；《灵素节注类编·诸风病证》载述："肺下之邪，与津液胶结，故唾出稠痰如涕；表邪仍在，故恶风而振寒，此因劳伤而感风邪，故名劳风。"[3] 257

2. 病因病机

《黄帝内经素问》篇中未明言"劳风"之病因、病机，历代注家看法不一，有医家认为"劳"即肾劳，亦是虚劳，如《重广补注黄帝内经素问》："从劳风生，故曰劳风。劳，谓肾劳也。"[4] 223, 224《黄帝内经素问集注》中指出："此论劳汗当风，而伤其肾也。烦劳则阳气外张，精气内绝，阳虚于外，则易于受风，精虚于内，则反动其水气矣。"[5] 118

也有医家指出，此"劳"非肾劳，而是劳累过度，劳倦之意，如《类经·风厥劳风》所云："劳风者，因劳伤风也。肺下者，在内则胸膈之间，在外则四椎五椎之间也。风受于外则病应于内，凡人之因于劳者必气喘，此劳能动肺可知。按：王氏曰：劳，谓肾劳也。肾脉从肾上贯肝膈入肺中，故肾劳风生，上居肺下也。此固一说，第劳之为病，所涉者多，恐不止于肾经耳。"[6] 259, 260《灵素节注类编·诸风病证》亦云："肺下之邪，与津液胶结，故唾出稠痰如涕；表邪仍在，故恶风而振寒，此因劳伤而感风邪，故名劳风。"[3] 257

更有医家认为是烦劳所致，如《黄帝素问直解·评热病论》曰："劳，烦劳也；劳风，烦

劳内虚，生风病也。承上文风厥而问劳风，亦热病之变证也。"[7] 241, 242

3. 症状与诊断

《黄帝内经素问》中对劳风的症状描述较为详尽，后世医家在此基础之上，完善了劳风相关症状的论述，以"头项强、恶风、振寒、迟视、痰黏稠"等为主要症状。如《黄帝内经太素》载述："肺下，病居处也。强上，好仰也。冥视晚，晚，迟也，谓合眼迟视不见。唾若涕者，唾如脓也。不用见风，见风即便振寒，此为劳中之病状也。"[2] 429, 430《类经·风厥劳风》："邪在肺下，则为喘逆，故令人强上不能首。风热上壅，则畏风羞明，故令人冥目而视。风热伤阴，则津液稠浊，故唾出若涕。肺主皮毛，卫气受伤，故恶风振寒。"[6] 259, 260《黄帝内经素问集注·评热病论》进一步指出："强上者，头项强也。阳气张而重感于风，则使人强于上，阴精竭而更受其伤，故目肓不可以视也。唾出若涕，恶风而振寒，此为劳风之病。肾之水液，入肺为涕，自入为唾，风动肾水，注在肺下，故唾出若涕。肺主皮毛，肺受风寒，故恶风而振寒。此为勇而劳甚，则肾汗出，肾汗出而逢于风也。"[5] 118

4. 治法方药

关于劳风的治疗，《黄帝内经素问》[1] 66 中并未记载具体治法和方药，仅指出了本病的治疗原则，即"以救俯仰"，后世医家多宗其法，如《黄帝内经太素》指出："此病多为俛仰，故救之，以针引巨阳者三日，俛仰即愈，引阳明精者五日，少阳不精引之七日，方有青黄浊涕，从口鼻中出，其病得愈。"[2] 429, 430《灵素节注类编·诸风病证》："太阳经脉行于背，故背强不能俯仰，治之当先救其俯仰，用针法引太阳经之精气三日，若中年及精衰之人，须引五日七日，精气生发，则内陷之邪得以渐出，咳出青黄涕如浓，大如弹丸，或从口或从鼻而出，病方可愈。"[3] 257

也有医家提出用温散、利水之法治疗，如《类经·风厥劳风》载述："风之微甚，证在俛仰之间也，故当先救之。然救此者必先温肺，温肺则风散，风散则俛仰安矣。若温散不愈，郁久成热，然后可以清解。温清失宜，病必延甚。"[6] 259, 260《黄帝内经素问集注·评热病论》指出："此言救俯仰之法，当从小便而出也。巨阳引精者，谓太阳膀胱之府，津液藏焉，气化则出，巨阳气盛，能引肾精之邪水，从小便而出者，三日而愈。"[5] 118

5. 预后

关于"劳风"预后，后世医家多强调本病与素体的相关性以及排痰重要性，指出有二：其一是病程长短与病者年龄、体质相关，或年老或禀赋虚弱、精气难复。其二是排出浓痰对于本病预后的重要性，咳吐浓痰是机体排毒外出的表现，若浓痰不能排出，蓄积肺脏势必伤肺而有致死危象。如《黄帝内经太素》："以针引巨阳者三日，俛仰即愈，引阳明精者五日，少阳不精引之七日，方有青黄浊涕，从口鼻中出，其病得愈。若不出者，上伤于肺，不免死也。"[2] 429, 430 如《类经》指出："风邪之病肺者，必由足太阳膀胱经风门、肺俞等穴，内入于脏。太阳者水之府，三阳之表也，故当引精上行，则风从咳散。若巨阳气盛，引精速者，应在三日。中年精衰者，应在五日。衰年不精者，应在七日。当咳出青黄痰涕而愈如下文者，是即引精之谓。咳涕不出者，即今人所谓干咳嗽也，甚至金水亏竭，虚劳之候，故死。"[6] 259, 260《灵素节注类编·诸风病证》进一步指出："用针法引太阳经之精气三日，若中年及精衰之人，须引五日七日，精气生发，则内陷之邪得以渐出，咳出青黄涕如浓，大如弹丸，或从口或从鼻而出，病方可愈。

若邪不出，则伤肺，伤肺将成失音、肺痈等病而死也。引太阳精气，如用药当开提肺气，疏利太阳经脉也。"[3] 257

━━━━━━━━ 传承发展 ━━━━━━━━

1. 病因病机

《黄帝内经素问》对劳风的病因病机未明确表述，后世医家见解各异，主要包括以下几个方面：

（1）肺虚伤风。系因劳力过度，卫外失固，腠理疏松，感风邪乘袭。正如《景岳全书·咳嗽》中所载述："此劳风之证，即劳力伤风证也。盖人之劳者，必毛窍开而汗液泄，所以风邪易入。凡今人之患伤风者，多有此证。故轻者惟三四日，重者五七日，必咳出浊痰如涕而愈者，此即劳风之属也，但以外感之法治之，自无不愈。其有劳之甚者，或内摇其精，或外劳其形，劳伤既甚，精血必亏，故邪不能散，而痰不能出，此即劳损干嗽之类也，所以多不可治。"[8] 415

（2）体虚感寒：素体劳倦，感风寒外邪，侵袭肺卫，致使肺卫失宣而成。肺司呼吸，外合皮毛，风寒外感，最易袭表犯肺，肺气被束，失于宣降而上逆而咳，肺津不布，聚成痰涎。如《兰台轨范》中载述："《内经·评热病论》曰：劳风法在肺下，其为病使人强上冥视，唾出若涕，恶风而振寒，此为劳风之病。帝曰：治之奈何？岐伯曰：以救俯仰。巨阳引精者三日，中年者五日，不精者七日。咳出青黄涕，其状如脓，大如弹丸，从口中若鼻中出。不出则伤肺，伤肺则死也。此等病最当体认。若误以为肺痈、肺痿，则失之远矣。盖肺痈乃肺生痈，肺痿乃肺痿瘪。此则风寒入肺，痰涎凝结也。"[9] 26, 27

（3）阴虚外感。系因过劳伤精，阴精暗耗，复受风热，精愈耗则阳愈亢，从而形成风邪中于肺下的热性病证。如《医学读书记》所云："劳风者，既劳而又受风也。劳则火起于上，而风又乘之，风火相搏，气凑于上，故云法在肺下也。肺主气而司呼吸，风热在肺，其液必结，其气必壅，是以俯仰皆不顺利，故曰当救俯仰也。救俯仰者，即利肺气、散邪气之谓乎？然邪气之散与否，在乎正气之盛与衰。若阳气旺而精气引者，三日，次五日，又次七日，则青黄之涕从咳而出，出则风热俱去，而肺无恙矣。设不出，则风火留积肺中而肺伤，肺伤则喘咳声嘶，渐及五脏，而虚劳之病成矣。"[10] 10《不居集》中亦云："风劳与伤寒不同，伤寒由表传里，而劳风法是肺下，在第五、六椎之间也。风为阳邪，善行数变，熏蒸肺络，使人强上而不能俯仰。风热内盛，使人眼视而羞明。津液暗灼，使人唾出稠黏而若涕。风客皮毛，使人恶风而振寒。所见在此，所因在彼，果在肾非由肺也。"[11] 457-470

2. 症状与诊断

后世医家在《内经》对劳风症状的描述基础之上，补充了"咳嗽、痰多、项强、音烁、脉浮数"等症状及脉象，丰富完善了对劳风症状的认识。如《柳选四家医案》中曹仁伯《评选继志堂医案·咳喘门》中有关劳风的载述："伤风不醒，咳嗽呕恶，所见之痰，或薄或浓，或带血色。左关脉独见浮弦且数，小有寒热，此损证之根也。咳嗽吐出青黄之痰，项强恶风音烁，寒热分争，是名劳风，服秦艽鳖甲而更甚者，当进一层治之。"[12] 86吴澄在《不居集》中详论风劳之证，对其证脉有较为详细的论述："平人脉大为虚，浮大表虚，虚细微弱者盗汗。大而无力阳虚，数而无力阴虚。寸弱而软上虚，尺弱而涩下虚，尺涩而疾血虚，两关沉细为虚。此皆内损之脉也，并不见有弦急碍指紧数之象。盖元气既虚，脉安能实？凡见实脉，必挟外邪，切不可从内损治。"[11] 457-470

3. 治法方药

《内经》中未言治疗劳风的具体方法，提出的"救俯仰，巨阳引"是对该病治疗原则的高度概括，后世医家在此基础上对劳风的治法方药进行论述。

（1）健脾益肺、燥湿化痰。脾失健运，肺津不布，聚成痰涎，化痰是贯穿本病始终的治疗大法，常用方剂有皂角化痰丸等，如《内外伤辨惑论·暑伤胃气论》："皂角化痰丸治劳风，心脾壅滞，痰涎盛多，喉中不利，涕唾稠黏，嗌塞吐逆，不思饮食，或时昏愦。"[13] 25 常用药物有皂角、白附子、半夏、天南星、白矾、人参、枳壳等。

（2）宣肺清热、养阴解毒。过劳伤精，外邪侵袭肺卫，入里化热，治宜宣肺清热，常用方剂以麻黄汤加减，如《圣济总录·劳风》："麻黄汤方治劳风胸膈不利，涕唾稠黏，上焦壅滞，喉中不快。"[14] 28 常用药物有麻黄、荆芥穗、杏仁、木香、黄芩、芍药、柴胡、大黄、半夏等。病情迁延，阴精暗耗，精愈耗阳愈亢，治宜凉血除烦，常用方剂有萎蕤饮方等，如《圣济总录·劳风》载："萎蕤饮方，治劳风项强急痛，四肢烦热。"[14] 28 常用药物有萎蕤、人参、羚羊角等。

除上述治法外，清代吴澄将《内经》中"劳风"一证引申为"有外感之后而终变虚劳，亦有虚劳而复兼外感"的论据，在其虚劳专著《不居集》中详细论述了风劳之证治，立解托、补托之法，创解托六方、补托七方。书中载述："风劳一症，其中虚虚实实，疑似难明。初起原在皮毛，疏之散之，解之托之，邪自无容身之地……上集治法立有解托六方，以治不能大表大散者……又立补托七方，以治正虚之人，徒然解表无益者……"[11] 457-470

4. 预后

关于劳风的预后，后世医家结合劳风的病性、病位，认为劳风机转总的趋势是由表入里，由寒化热。劳风经过治疗，排出浓痰，是肺气宣通、郁热清泄的表现，疾病向愈，预后良好。若热痰不除，郁热不散，必然引起疾病传变，此病有化脓的趋势，预后则不良。如尤氏在《医学读书记》指出："若阳气旺而精气引者，三日，次五日，又次七日，则青黄之涕从咳而出，出则风热俱去，而肺无恙矣。设不出，则风火留积肺中而肺伤，肺伤则喘咳声嘶，渐及五脏，而虚劳之病成矣。"[10] 10 吴氏在《不居集》进一步指出："少壮之人，水足以制火，则巨阳能引精，三日可愈。中年者，精虽未匮，比少壮者不无精弱，故必五日。老年之人，天癸将竭，真阴衰败，不能制火，故曰不精者七日。迹此观之，不必论人之少壮，为病之重轻，而审其精之盛衰，以察邪气之出入。旺者出速，弱者稍迟，衰者日久，精亏气弱之人，内无托送，则终不出也。咳出青黄若涕，是邪出之色也；如脓，邪出之状也；大如弹丸，邪出之征也；从口若鼻，邪出之路也。出则愈也，不出则伤肺，伤肺则死矣。"[11] 457-470

━━━━━ 应用示例 ━━━━━

1. 肺虚伤风

《丁甘仁医案·咳嗽》：林左，劳力伤阳，卫失外护，风邪乘隙入于肺俞，恶风多汗，咳嗽痰多，遍体酸楚，纳少神疲，脉浮缓而滑，舌苔薄白。经所谓劳风发于肺下者是也，恙延匝月，病根已深。姑拟玉屏风合桂枝汤加减。

蜜炙黄芪三钱，蜜炙防风一钱，生白术一钱五分，清炙草五分，川桂枝五分，大白芍一钱五分，光杏仁三钱，象贝母三钱，薄橘红八分，炙紫菀一钱，蜜姜两片，红枣四枚。[15] 79

《不居集》：予治房侄，感冒风邪，未经解散，名医遍治之不愈，遂变劳损，咳嗽吐红，下午潮热，痰涎奎甚，咽喉痛痒，梦遗泄泻，肌肉尽消。名家或滋或补，或寒或热，反加左胁胀痛，不能侧卧，声音渐哑，饮食渐微。余归诊视，六脉弦细而数。检其所服之方，有用麻黄峻散者，有用桂、附温补者，有用滋阴降火者，有用理脾保肺者，种种不效，哀哀求救。先以柴前梅连散不应，急以蒸脐之法，温补下元，透邪外出。然后用药饵调治，再以双补内托散止汗退热，用鳗鱼霜清痰止嗽，甘露丸起其大肉，山药丸理脾，益营煎收其全功。是疾也，人皆以为必死，而余幸治偶中，此亦百中之一也。[11] 457-470

2. 体虚感寒

《不居集》：予治休邑雁塘吴奕绳翁内侄媳，溪边村女也。感冒风寒，潮热咳嗽，吐痰咯血。诸医皆以滋阴降火、童便等剂调理，半年不疹。后迎予治，按其脉弦急且数；据其症，憎寒壮热，干咳不起。此风邪不清，类虚损症也。因初起失于清解，以致热郁不彻，误用滋阴降火之剂，又加童便，收敛降下之品太过，以致风寒郁而不解，故热而干咳无痰也。先用地仙散除乌梅，加桑叶，二剂，以退其热。再以竹沥、胆星开痰利气之味，以止其嗽。后以理脾药收功，改煎剂为丸，调治而痊。[11] 457-470

3. 阴虚外感

《不居集》：竹林汪又鸿兄，喜食荤酒，又感风邪，咳嗽音哑。素有痰火，又外为风邪所乘，不得发越。其性躁急，见声哑咳嗽喉痛，诸医皆以为劳损，欲用滋降。余急止之曰：当润肺清热，化痰调气，以治其本；兼用解散外邪，以治其标，庶乎喉痛可除，声音可开。

若滋补则外邪愈束，而成风劳之症矣。先用畅郁汤，再以桔梗、甘草、瓜蒌霜、橘红、贝母、桑皮、地骨皮、葛根、山楂、前胡，四帖；复以紫菀、款冬花、杏仁、桑皮、贝母、半夏、甘草，两帖，而诸症顿除，声且晓晓矣。[11] 457-470

附录一　文献辑录

《黄帝内经太素·热病说》：黄帝曰：劳风为病何如？岐伯曰：劳风法在肺下，其为病也，使人强上冥视晚，唾出若涕，恶风即振寒，此为劳中之病也。劳中得风为病，名曰劳中，亦曰劳风。肺下，病居处也。强上，好仰也。冥视晚，晚，迟也，谓合眼迟视不见也。唾若涕者，唾如脓也。不用见风，见风即便振寒，此为劳中之病状也。……问曰：治之奈何？答曰：以救俛仰，此病多为俛仰，故救之。巨阳引精者三日，中者五日，不精者七日，微出青黄涕，其状如稠脓，大如弹丸，从口中若鼻孔中出，不出则伤肺，伤肺则死。以针引巨阳精者三日，俛仰即愈，引阳明精者五日，少阳不精之七日，方有青黄浊涕，从口鼻中出，其病得愈。若不出者，上伤于肺，不免死也。[2] 429, 430

《灵素节注类编·诸风病证》：帝曰：劳风为病何如？岐伯曰：劳风法在肺下，其为病也，使人强上冥视，唾出若涕，恶风而振寒，此为劳风之病。帝曰：治之奈何？岐伯曰：以救俛仰。巨阳引精者三日，中年者五日，不精者七日，咳出青黄涕，其状如浓，大如弹丸，从口中若鼻中出，不出则伤肺，伤肺则死也。太阳经浅在皮毛，而皮毛为肺之合，平日劳伤肺气，太阳风邪乘虚入肺，肺气主降，邪随走于肺下。太阳经脉为目上纲，风邪伤之，故目不能正视，勉强上视，即冥无所见；肺下之邪，与津液胶结，故唾出稠痰如涕；表邪仍在，故恶风而振寒，此因劳伤而感风邪，故名劳风。太阳经脉行于背，故背强不能俯仰，治之当先救其俛仰，用针法引太阳经之精气三日，若中年及精衰之人，须引五日七日，精气生发，则内陷之邪得以渐出，咳出青黄涕如浓，大如弹丸，或从口或从鼻而出，病方可愈。若邪不出，则伤肺，伤肺将成失音、肺痈等病而死也。引太阳精气，如用药当开提肺气，疏利太阳经脉也。[3] 257

《重广补注黄帝内经素问》：帝曰："劳风为病何如？"岐伯曰：劳风法在肺下，从劳风生，故曰劳风。"劳"，谓肾劳也。肾脉者，从肾上贯肝膈，入肺中。故肾劳风生，上居肺下也，其为病也，使人强上瞑视。……膀胱脉，起于目内眦，上额交巅上，入络脑，还出别下项，循肩髆内夹脊抵腰中，入循膂络肾。今肾精不足，外吸膀胱，膀胱气不能上营，故使人头项强而视不明也。肺被风迫，劳气上熏，故令唾出若鼻涕状。肾气不足，阳气内攻，劳热相合，故恶风而振寒。帝曰："治之奈何？"岐伯曰：以救俯仰。"救"，犹止也。"俯仰"，谓屈伸也。言止屈伸于动作，不使劳气滋蔓。巨阳引精者三日，中年者五日，不精者七日。……巨阳者，膀胱之脉也。膀胱与肾为表里，故巨阳引精。"巨"，大也。然太阳之脉吸引精气上攻于肺者三日，中年者五日，素不以精气用事者七日，当咳出稠涕，其色青黄如脓状。平调咳者，从咽而上出于口，暴碎咳者，气冲突于蓄门而出于鼻。夫如是者，皆肾气劳竭，肺气内虚，阳气奔迫之所为，故不出则伤肺也。肺伤则营卫散解，魄不内治，故死。[4] 223, 224

《黄帝内经素问集注·评热病论》：帝曰：劳风为病何如？（此论劳汗当风，而伤其肾也。烦劳则阳气外张，精气内绝，阳虚于外，则易于受风，精虚于内，则反动其水气矣。）岐伯曰：劳风法在肺下。（伯言风动寒水之气，法当在肺下。《水热穴论》曰：肾者至阴也，至阴者盛水也；肺者太阴也，少阴者冬脉也。故其本在肾，其末在肺，皆积水也。）其为病也，使人强上冥视。（强上者，头项强也。阳气张而重感于风，则使人强于上，阴精竭而更受其伤，故目盲不可以视也。）唾出若涕，恶风而振寒，此为劳风之病。（肾之水液，入肺为涕，自入为唾，风动肾水，注在肺下，故唾出若涕。肺主皮毛，肺受风寒，故恶风而振寒。此为勇而劳甚，则肾汗出，肾汗出而逢于风也。）帝曰：治之奈何？岐伯曰：以救俯仰。（《金匮·水气篇》曰：气强则为水，难以俯仰。此水寒之气，厥逆于上，则有形之水，将欲随之，故当急救其水邪，勿使其上溢，以致不能俯仰也。）巨阳引精者三日，中年者五日，不精者七日。（此言救俯仰之法，当从小便而出也。巨阳引精者，谓太阳膀胱之府，津液藏焉，气化则出，巨阳气盛，能引肾精之邪水，从小便而出者，三日而愈。中年精气虚者五日，老年精气衰者七日，三五七者，阳之数也，谓得阳气之化，而阴水自出矣。）咳出青黄涕，其状如脓，大如弹丸，从口中若鼻中出，不出则伤肺，伤肺则死也。（此言水寒之邪，逆于肺下者，又当从上窍以出之，此上下分消之法。夫肾为水脏，受五脏之精而藏之。今肾藏之水气，反逆于上，则四脏之津，皆为之凝聚而不下矣。青黄涕者，肝脾之津也。脓乃赤白之间色，如脓状者，心肺之津也。四脏之津，不下归于肾，反凝聚于肺下，故当咳而出之，肺之下，脾之上也。或从脾而出之口，或从肺而出之鼻，皆涕唾所出之外窍也。肺主气而至清虚，故邪浊伤之则死。）[5] 118

《类经·风厥劳风》：帝曰：劳风为病何如？岐伯曰：劳风法在肺下，劳风者，因劳伤风也。肺下者，在内则胸膈之间，在外则四椎五椎之间也。风受于外则病应于内，凡人之因于劳者必气喘，此劳能动肺可知。按：王氏曰：劳，谓肾劳也。肾脉从肾上贯肝膈入肺中，故肾劳风生，上居肺下也。此固一说，第劳之为病，所涉者多，恐不止于肾经耳。其为病也，使人强上冥视，邪在肺下，则为喘逆，故令人强上不能首。风热上壅，则畏风羞明，故令人冥目而视。唾出若涕，恶风而振寒，此为劳风之病。风热伤阴，则津液稠浊，故唾出若涕。肺主皮毛，卫气受伤，故恶风振寒。帝曰：治之奈何？岐伯曰：以救俛仰。风之微甚，证在俛仰之间也，故当先救之。然救此者必先温肺，温肺则风散，风散则仰安矣。若温散不愈，郁久成热，然后可以清解。温清失宜，病必延甚。俛俯同。巨阳引精者三日，中年者五日，不精者七日，风邪之病肺者，必由足太阳膀胱经风门、肺俞等穴，内入于脏。太阳者水之府，三阳之表也，故当引精上行，则风从咳散。若巨阳气盛，引精速者，应在三日。中年精衰者，应在五日。衰年不精者，应在七日。当咳出青黄痰涕而愈如下文者，是即引精之谓。咳出青黄涕，其状如脓，大如弹丸，从口中若鼻中出，不出则伤肺，伤肺则死也。咳涕不出者，即今人所谓干咳嗽也，甚至金水亏竭，虚劳之候，故死。王氏曰：平调咳者，从咽而上出于口。暴卒咳者，气冲突于蓄门而出于鼻。夫如是者，皆肾气劳竭，肺气内虚，阳气奔迫之所为，故不出则伤肺而死也。按王氏所谓蓄门者，义出营气篇，详经络类二十四。[6] 259, 260

《黄帝素问直解·评热病论》：帝曰：劳风为病何如？劳，烦劳也；劳风，烦劳内虚，生风病也。承上文风厥而问劳风，亦热病之变证也。岐伯曰：劳风法在肺下，其为病也，使人强上冥视，唾出若涕，恶风而振寒，此为劳风之病。强、恶俱去声。肺下，心也。烦劳则伤心，故劳风之病，法在肺下，心脉从心系，上挟咽，系目系，病则不能挟咽系目，故其为病也，使人强上冥视。火气内炎，故唾出若涕。风淫经脉，故恶风而振寒。凡此皆为劳风之病。帝曰：治之奈何？岐伯曰：以救俛仰，巨阳引精者，三日；中年者，五日；不精者，七日。咳出青黄涕，其状如脓，大如弹丸，从口中若鼻中出，不出则伤肺，伤肺则死也。治之之法，当调和经脉以救俛仰，经脉调和，则俛仰自如，强上可愈。巨阳之脉，起于目内眦，上额交巅，从巅络脑，救其俛仰，不使强上，斯时巨阳能引精上行者，三日而冥视愈。中年精气稍虚者，五日而冥视愈。老年不足于精者，七日而冥视愈。始则唾出若涕，至此复咳出青黄涕，其状如脓，大如弹丸，从口中若鼻中出，则病当愈。若不能出，则火热伤肺。伤肺则死。此言劳风为病，火气盛而肺全伤，则死也。[7] 241, 242

《景岳全书·咳嗽》：劳风证，《内经·评热病论》曰：劳风法在肺下，其为病使人强上冥视，唾出若涕，恶风而振寒，此为劳风之病。巨阳引精者三日，中年者五日，不精者七日，咳出青黄涕，其状如脓，大如弹丸，从口中若鼻中出，不出则伤肺，伤肺则死矣。宾按：此劳风之证，即劳力伤风证也。盖人之劳者，必毛窍开而汗液泄，所以风邪易入。凡今人之患伤风者，多有此证。故轻者惟三四日，重者五七日，必咳出浊痰如涕而愈者，此即劳风之属也，但以外感之法治之，自无不愈。其有劳之甚者，或内摇其精，或外劳其形，劳伤既甚，精血必亏，故邪不能散，而痰不能出，此即劳损干嗽之类也，所以多不可治。[8] 415

《兰台轨范·风》：帝曰：劳风为病何如？岐伯曰：劳风法在肺下，其为病也，使人强上冥视，唾出若涕，恶风而振寒，此为劳风之病。帝曰：治之奈何？岐伯曰：以救俯仰。巨阳引精者三日，中年者五日，不精者七日，咳出青黄涕，其状如脓，大如弹丸，从口中若鼻中出。不出则伤肺，伤肺则死也。此等病最当体认。若误以为肺痈、肺痿，则失之远矣。盖肺痈乃肺生痈，肺痿乃肺痿瘪。此则风寒入肺，痰涎凝结也。[9] 26, 27

《医学读书记·劳风》：劳风法在肺下。其为病也，强上冥视，唾出若涕，恶风而振寒。治之奈何？曰：以救俯仰，巨阳引精者三日，中年者五日，不精者七日，咳出青黄涕，其状如脓，大如弹丸、从口中或鼻中出，不出则伤肺，伤肺则死矣。读此，可悟伤风不解成痨之故。劳风者，既劳而又受风也。劳则火起于上，而风又乘之，风火相拊，气凑于上，故云法在肺下也。肺主气而司呼吸，风热在肺，其液必结，其气必壅，是以俯仰皆不顺利，故曰当救俯仰也。救俯仰者，即利肺气、散邪气之谓乎？然邪气之散与否，在乎正气之盛与衰。若阳气旺而精气引者，三日，次五日，又次七日，则青黄之涕从咳而出，出则风热俱去，而肺无恙矣。设不出，则风火留积肺中而肺伤，肺伤则喘咳声嘶，渐及五脏，而虚劳之病成矣。今人治劳，日用滋养而不少益者，非以邪气未出之故欤？而久留之邪，补之固无益，清之亦不解，虚劳病之所以难治也。再按《脉解》篇云：太阳所谓强上引背者，阳气大上而争，故强上也。劳风之病，火在上而风乘之，风、火皆阳也；风性善行，火性炎上，非所谓阳气大上而争者乎？[10] 10

《柳选四家医案》：伤风不醒，咳嗽呕恶，所见之痰，或薄或浓，或带血色。左关脉独见浮弦且数，小有寒热，此损证之根也。咳嗽吐出青黄之痰，项强恶风音烁，寒热分争，是名劳风，服秦艽鳖甲而更甚者，当进一层治之。[12] 86

《内外伤辨惑论·暑伤胃气论》：皂角化痰丸治劳风，心脾壅滞，痰涎盛多，喉中不利，涕唾稠黏，嗌塞吐逆，不思饮食，或时昏愦。皂角木白皮（酥炙）、白附子（炮）、半夏（汤洗七次）、天南星（炮）、白矾（枯）、赤茯苓（去皮）、人参以上各一两、枳壳（炒）二两，上为细末，生姜汁面糊为丸，如梧桐子大，每服三十丸，温水送下，食后。[13] 25

《圣济总录精华本·劳风》：麻黄汤方治劳风胸膈不利，涕唾稠黏，上焦壅滞，喉中不快。麻黄（去根节）、荆芥穗、杏仁（去皮尖、双仁）、木香、当归、黄芩（去黑心）、羌活、芍药、柴胡、大黄（炮熟）各一分，半夏（汤洗七遍去滑）一钱，牵牛子半两，每服二钱，生姜一片，同煎，食后温服。芎枳圆方治劳风强上冥视。芎劳一两，枳壳（去瓤麸炒）为末，炼蜜丸如梧桐子大，每服十丸，食后温水下。萎蕤饮方治劳风项强急痛，四肢烦热。萎蕤三两，人参、羚羊角（镑）各二两，每半两，入豆豉三合，葱白一握，以水煎，分温空腹二服。[14] 28

《不居集》：劳风法在肺下，其为病使人强上瞑视，唾出若涕，恶风而振寒，此为劳风之病。巨阳引精者三日，中年者五日，不精者七日，咳出青黄涕，其状如脓，大如弹丸，从口中若鼻中出，不出则伤肺，伤肺则死矣。吴澄曰：风劳与伤寒不同，伤寒由表传里，而劳风法是肺下，在第五、六椎之间也。风为阳邪，善行数变，熏蒸肺络，使人强上而不能俯仰。风热内盛，使人眼视而羞明。津液暗灼，使人唾出稠黏而若涕。风客皮毛，使人恶风而振寒。所见在此，所因在彼，果在肾非由肺也。少壮之人，水足以制火，则巨阳能引精，三日可愈。中年者，精虽未匮，比少壮者不无精弱，故必五日。老年之人，天癸将竭，真阴衰败，不能制火，故曰不精者七日。迹此观之，不必论人之少壮，为病之重轻，而审其精之盛衰，以察邪气之出入。旺者出速，弱者稍迟，衰者日久，精亏气弱之人，内无托送，则终不出也。咳出青黄若涕，是邪出之色也；如脓，邪出之状也；大如弹丸，邪出之征也；从口若鼻，邪出之路也。出则愈也，不出则伤肺，伤肺则死矣。……体虚最易感于邪，当先和解，或微利、微下之，从其缓而治之，次则调之。医者不知邪气加之于身而未除，便行补剂，邪气得补，遂入经络，致死不治。如此误者，何啻千万，良可悲哉！《内经》中本无风劳之说，而有曰劳者温之。此乃虚劳之劳，温者温存之义。不足者补之以味，谷肉果菜，百味珍馐，无非补也。……澄按：禀赋各有不同，脏腑阴阳亦多偏胜。此条所论与前数条大都相似，但虚劳之劳与风劳之劳，病因不同，药亦各别。风劳之劳，当以祛邪为急；而虚劳之劳，必以补养为先。偏执温补，偏执清凉，皆非法也。凡人气血壮旺，则外邪不侵；脾胃健运，则饮食不滞；七情无过，则气足神旺，百病从何而生?惟根本一虚，各症迭出。风劳一症，其中虚虚实实，疑似难明。初起原在皮毛，疏之散之，解之托之，邪自无容身之地。而昧者不察，误用温补、寒凉、酸敛、滋阴、降火之剂，妄为施治。酸敛则收束，寒凉则冰伏，温补则燥热，滋阴则入内，降火则闭塞，不虚而虚，不损而损矣。皮薄肉弱之人，不胜四方之虚风。当其初入，浅在经络时，祛之甚易。[11] 457-470

附录二 常用方药

麻黄汤方：治劳风胸膈不利，涕唾稠黏，上焦壅滞，喉中不快。麻黄（去根节）、荆芥穗、杏仁（去皮尖双仁）、木香、当归、黄芩（去黑心）、羌活、芍药、柴胡、大黄（炮熟）各一分，半夏（汤洗七遍去滑）一钱、牵牛子半两，每服二钱，生姜一片，同煎，食后温服。《圣济总录精华本·劳风》[14] 28

萎蕤饮方：治劳风项强急痛，四肢烦热。萎蕤三两、人参、羚羊角（镑）各二两，每半两，入豆豉三合，葱白一握，以水煎，分温空腹二服。《圣济总录精华本·劳风》[14] 28

柴陈解托汤：治外感之证，寒热往来，寒重热轻，有似虚劳寒热者。

柴胡、干葛、半夏、厚朴、泽泻各六分，甘草三分，秦艽、藿香各六分，陈皮五分，生姜、大枣、山楂八分如外邪盛者，加防风、荆芥七分。营虚者，加当归八分。气陷，加升麻五分。脾胃热或泻，加白术八分。腹中痛，加芍药八分，甘草五分。有汗，加桂枝五分。气滞，加香附子六分。《不居集·吴师朗治虚损法》[11] 83-89

柴芩解托汤：治外感之证，寒热往来，热重寒轻，有似虚劳寒热者。柴胡、黄芩、干葛各一钱，陈皮八分、山楂、泽泻各一钱，甘草五分、赤芩、如内热甚者，加连翘七分。外邪甚者，加防风一钱。痰甚者，加贝母、橘红六分。兼风热者，加玉竹一钱。小便不利者，加车前子一钱。《不居集·吴师朗治虚损法》[11] 83-89

和中解托汤：治外感之证，手足厥冷，恶寒渐沥，肢节酸疼，有似阳微者；口渴欲饮，舌上微苔，有似阴弱者，此方主之。柴胡、干葛、山楂、泽泻各一钱，陈皮八分，甘草三分，生姜、大枣，如头痛者，加川芎八分。如呕恶者，加半夏五分。如兼寒滞不散者，加桂枝、防风。如胸腹有微滞者，加厚朴八分。《不居集·吴师朗治虚损法》[11] 83-89

清里解托汤：治外感之邪，蒸蒸烦热，躁闷喘渴，有似阳虚内热者。桔梗、麦冬、干葛、柴胡、瓜蒌仁、泽泻、车前各一钱，黄芩一钱五分，生甘草三分，如阴不足，而邪不解者，加生地一钱。如外邪甚者，加防风、秦艽各一钱。热甚者，加连翘六分。虚热有痰，加玉竹、贝母各七分。《不居集·吴师朗治虚损法》[11] 83-89

葛根解托汤：治正气内虚，客邪外逼，有似虚劳各证。

干葛、柴胡、前胡各八分，防风六分，陈皮、半夏、泽泻各一钱，生甘草三分，生姜、大枣，如寒气胜者，加当归七分，肉桂五分。阴气不足者，加熟地一钱。若元气大虚，正不胜邪，兼用补托之法。如头痛者，加川芎、白芷各七分。气逆多嗽者，加杏仁一钱。痞满气滞者，加白芥子五七分。《不居集·吴师朗治虚损法》[11] 83-89

升柴拔陷汤：治外感客邪，日轻夜重，有似阴虚者。

升麻、柴胡、前胡、葛根、陈皮、半夏、枳壳、山楂、泽泻、车前子、生姜、大枣，若阳虚内陷者，用补中益气汤，或举元煎。若阴虚内陷者，补阴益气煎、理阴煎。若初起而邪有内陷不出者，照方随症加减。若虚甚者，宜用补托之法。《不居集·吴师朗治虚损法》[11] 83-89

益营内托散：治阴虚不足，不能托邪外出者，此方主之。

柴胡七分，干葛一钱，熟地一钱，当归八分，人参五分，甘草三分，秦艽八分，续断八分，生姜、大枣，若阴胜之时，外感寒邪者，去秦艽、续断，加细辛、附子五六分。若火盛阴虚，而邪有不能解者，加人参五分。若脾肾两虚，而痰多者，加茯苓八分，白芥子五分。若泄泻者，加山药、扁豆一钱。若腰腹痛者，加杜仲、枸杞一钱。《不居集·吴师朗治虚损法》[11] 83-89

助卫内托散：治阳虚不足，不能托邪外出者，此方主之。

柴胡八分，干葛一钱，黄芪一钱，白术一钱，人参五分，甘草三分，茯神八分，当归六分，生姜、大枣，若气滞者加藿香、砂仁六分。外邪盛者，加羌活、防风各六七分。咳嗽者，加佛耳草、款冬花八分。兼痰者，贝母、橘红八分。腹痛或泻者，加炮姜、木香五分。气虚甚者，参、芪加至一二钱为主。《不居集·吴师朗治虚损法》[11] 83-89

双补内托散：治阴阳两虚，不能托邪外出者，此方主之。

人参五分，黄芪一钱，熟地一钱，当归八分，柴胡八分，干葛八分，白术八分，秦艽七分，川芎六分，甘草三分，生姜、大枣。若寒盛阳虚者，加制附子七八分。表邪盛者，加羌活、防风七八分。头痛者，加蔓荆子八分。阳气虚陷者，加升麻三五分。《不居集·吴师朗治虚损法》[11] 83-89

宁志内托散：治外感客邪，内伤情志，忧思抑郁，矜持恐怖，神情不畅，意兴不扬，恶寒发热，身胀头疼者，此方主之。柴胡八分，茯神六分，葛根一钱，人参五分，当归八分，枣仁六分，远志六分，橘红六分，贝母八分，益智仁五分，加生姜、大枣同煎。若阳分虚者，加黄芪、白术各一钱。若阴分虚者，加熟地、白芍一钱。若气滞者，加木香三五分。若虚火，加丹皮、栀子七分。若肝脾两虚者，加何首乌、圆眼肉。《不居集·吴师朗治虚损法》[11] 83-89

补真内托散：治房劳过度，耗散真元，外挟客邪者，此方主之。

柴胡八分，干葛八分，人参五分，黄芪一钱，熟地一钱，当归八分，茯神八分，枣仁六分，麦冬七分，如虚火上泛，或吐衄血者，加泽泻六分，茜根八分，丹皮八分。如血不止者，加牛膝、丹参各一钱。如咳嗽痰多，加贝母、阿胶、天冬各七八分。如脾胃弱，加山药、扁豆一钱。《不居集·吴师朗治虚损法》[11] 83-89

宁神内托散：治食少事烦，劳心过度，兼感外邪，寒热交作者，此方主之。

丹参一钱，茯神八分，枣仁六分，人参五分，甘草三分，当归八分，续断一钱，柴胡八分，干葛八分，远志六分，生姜、大枣，若用心太过者，加丹参一钱，柏子仁一钱。若兼用力太过者，加秦艽、续断各一钱。

若食少心烦者，加莲肉、扁豆、谷芽各一钱。若心虚不眠多汗者，加五味子三分。若邪甚不能解散，加秦艽、羌活五七分。《不居集·吴师朗治虚损法》[11] 83-89

理劳神功散：治伤筋动骨，劳苦太过，损气耗血，而邪有不能外出者，此方主之。

秦艽一钱，续断一钱，杜仲一钱，香附七分，当归八分，骨碎补一钱，陈皮七分，甘草三分，五加皮八分，金毛脊八分，柴胡八分，葛根八分，生姜、大枣，若发热，加柴胡七分，干葛八分。若咳嗽，加白前、桔梗六分。若久嗽，加紫苑、百部八分。若腰痛，加破故纸一钱。若骨蒸夜热，加地骨皮、青蒿、鳖甲八分。若胸满，加砂仁、木香六分。《不居集·吴师朗治虚损法》[11] 83-89

玉屏风合桂枝汤加减。蜜炙黄芪三钱，蜜炙防风一钱，生白术一钱五分，清炙草五分，川桂枝五分，大白芍一钱五分，光杏仁三钱，象贝母三钱，薄橘红八分，炙紫菀一钱，蜜姜两片，红枣四枚。《丁甘仁医案·咳嗽》[15] 79

参 考 文 献

[1] [战国] 佚名. 黄帝内经素问 [M]. 田代华整理. 北京：人民卫生出版社，2005.

[2] [隋] 杨上善. 黄帝内经太素 [M]. 北京：人民卫生出版社，1965.

[3] [清] 章楠. 医门棒喝三集灵素节注类编 [M]. 方春阳，孙芝斋，点校. 杭州：浙江科学技术出版社，1986.

[4] [唐] 王冰. 重广补注黄帝内经素问 [M]. 孙国中，方向红，点校. 北京：学苑出版社，2004.

[5] [清] 张志聪. 黄帝内经素问集注 [M]. 王宏利，吕凌，校注；吴少祯，主编. 北京：中国医药科技出版社，2014.

[6] [明] 张景岳. 类经 [M]. 范志霞，校注. 北京：中国医药科技出版社，2011.

[7] [清] 高士宗. 黄帝素问直解 [M]. 于天星，按. 北京：科学技术文献出版社，1982.

[8] [明] 张介宾. 景岳全书 [M]. 赵立勋，主校. 北京：人民卫生出版社，1991.

[9] [清] 徐灵胎. 中医非物质文化遗产临床经典读本·兰台轨范 [M]. 陈婷，校注. 北京：中国医药科技出版社，2011.

[10] [清] 尤怡. 中医非物质文化遗产临床经典读本·医学读书记 [M]. 艾青华，校注. 北京：中国医药科技出版社，2012.

[11] [清] 吴澄. 不居集 [M]. 达美君，王荣根，孙炜华等，校注. 北京：中国中医药出版社，2002.

[12] [清] 柳宝诒. 柳选四家医案 [M]. 盛江燕，校注. 北京：中国中医药出版社，1997.

[13] [金] 李东垣. 内外伤辨惑论 [M]. 张年顺，校注. 北京：中国中医药出版社，2007.

[14] [宋] 赵佶敕. [清] 程林纂辑. 圣济总录精华本 [M]. 余瀛鳌，林菁等，编选. 北京：科学出版社，1998.

[15] 丁甘仁. 丁甘仁医案 [M]. 苏礼，王怡，谢晓丽，整理. 北京：人民卫生出版社，2007.

（谢剑鹏）

第十二章 咳 嗽

咳嗽是指肺失宣降，肺气上逆作声，咳吐痰液而言，为肺系疾病的主要证候之一。有声无痰为咳，有痰无声为嗽，一般多为痰声并见，难以截然分开，故以咳嗽并称。咳嗽分为外感和内伤两类，外感咳嗽多为六淫外邪侵袭肺系，内伤咳嗽多为脏腑功能失调，内邪干肺。本病在经典著作中常作咳、嗽、咳嗽、久咳嗽病症记载。咳嗽既是独立性的病症，又是肺系多种疾病的一个症状。

经典原文

《素问·咳论》："五脏六腑皆令人咳，非独肺也"。"肺咳之状，咳而喘息有音，甚则唾血；心咳之状，咳则心痛，喉中介介如梗状，甚则咽肿喉痹；肝咳之状，咳则两胁下痛，甚则不可以转，转则两胠下满；肺咳之状，咳则右胁下痛，阴阴引肩背，甚则不可以动，动则咳剧；肾咳之状，咳则腰背相引而痛，甚则咳涎。"[1]160

《难经·十六难》："假令得肺脉，其外证：面白，善嚏，悲愁不乐，欲哭；其内证：齐右有动气，按之牢若痛；其病：喘咳，洒淅寒热。"[2]39

《伤寒杂病论》卷七："伤寒，表不解，心下有水气，干呕，发热而咳，或渴，或利，或噎，或小便不利，少腹满，或喘者，小青龙汤主之。小青龙汤方，麻黄三两（去节），芍药三两，细辛三两，桂枝三两，干姜三两，甘草三两，五味子半升，半夏半升（洗）右八味，以水一斗，先煮麻黄减二升，去上沫，纳诸药，煮取三升，去滓，温服一升；日三服。若渴去半夏，加瓜蒌根三两；若微利，若噎者，去麻黄，加附子一枚；若小便不利，少腹满者，去麻黄，加茯苓四两；若喘者，加杏仁半升，去皮尖。"[3]63

《伤寒杂病论》卷十四："咳而上气，咽喉不利，脉数者，麦门冬汤主之。麦门冬汤方，麦门冬七升，半夏一升，人参二两，甘草二两（炙）粳米三合，大枣十二枚，右六味，以水一斗二升，煮取六升，去滓，温服一升，日三服，夜三服。"[3]143

《伤寒杂病论》卷十四："咳而有饮者，咳不得卧，卧则气急，此为实咳，不能言，言则气短，此为虚咳，病多端，治各异法，谨守其道，庶可万全。"[3]142

《伤寒杂病论》卷十四："咳而脉沉者，泽漆汤主之。泽漆汤方，半夏半升，紫参五两，泽漆三升，生姜五两，人参三两，甘草三两（炙），右六味，以东流水五斗，先煮泽漆，取一斗五升，纳诸药，煮取五升，温服五合，日夜服尽。"[3]143

《伤寒杂病论》卷十四："咳而脉浮者，厚朴麻黄汤主之。厚朴麻黄汤方，厚朴五两，麻黄四两，石膏如鸡子大，杏仁半升，半夏半升，五味子半升，右六味，以水一斗，先煮麻黄，去沫，纳诸药，煮取三升，去滓，分温三服。"[3]143

《伤寒杂病论》卷十四："咳家其脉弦者，此为有水，十枣汤主之。十枣汤方，芫花（熬），甘遂，大戟各等分，右三味，捣筛，以水一升五合，先煮肥大枣十枚，取八合，去滓，纳药末，强人服一钱匙，羸人服半钱匙，平旦温服之，不下，明日更加半钱，得快利后，糜粥自养。"[3]142

《伤寒杂病论》卷十四："似咳非咳，唾多涎沫，其人不渴，此为肺冷，甘草干姜汤主之。甘草干姜汤方，甘草四两（炙），干姜二两（炮），右二味，以水三升煮取一升五合，去滓，分温再服。"[3]144, 145

《伤寒杂病论》卷十四："咳逆倚息，不得卧，脉浮弦者，小青龙汤主之。小青龙汤方，麻黄三两，甘草三两（炙），桂枝三两，芍药三两，五味子半升，干姜三两，半夏半升，细辛三两，右八味，以水一斗，先煮麻黄，减二升，去上沫，纳诸药，煮取三升，去滓，分温三服。"[3]143, 144

《伤寒杂病论》卷十四："肺咳不已，则流于大肠，脉与肺同，其状则咳而遗矢也。"[3]142

《伤寒杂病论》卷十四："肺咳，脉短而涩。假令浮而涩，知受风邪；紧短而涩，知受寒邪；数短而涩，知受热邪；急短而涩，知受燥邪；濡短而涩，知受湿邪。此肺咳之因也。其状则喘息有音，甚则唾血。"[3]141

《伤寒杂病论》卷五："热病，口渴，喘，嗽，痛引胸中，不得太息，脉短而数，此热邪乘肺也，黄连石膏半夏甘草汤主之。黄连石膏半夏甘草汤方，黄连一两，石膏一斤碎（棉裹），半夏半升（洗），甘草三两，右四味，以水六升，煮取三升，去滓，温服一升，日三服。"[3]43, 44

《伤寒杂病论》卷八："肺脏结，胸中闭塞，喘，咳，善悲，脉短而涩，百合贝母茯苓桔梗汤主之。若咳而唾血，胸中痛，此为实，葶苈瓜蒌桔梗牡丹汤主之。百合贝母茯苓桔梗汤方，百合七枚（洗去沫），贝母三两，茯苓三两，桔梗二两，右四味，以水七升，煮取三升，去滓，温服一升，日三服。"[3]77

《伤寒杂病论》卷五："寒病，喘，咳，少气，不能报息，口唾涎沫，耳聋，嗌干，此寒邪乘肺也，脉沉而迟者，甘草干姜汤主之；其著也，则肘内痛，转侧不便，枳实橘皮桔梗半夏生姜甘草汤主之。甘草干姜汤方，甘草四两（炙），干姜二两（炮），右二味，以水三升，煮取一升五合，去滓，分温再服。枳实橘皮桔梗半夏生姜甘草汤方，枳实四枚，橘皮二两，桔梗三两，半夏半升（洗），生姜三两（切），甘草二两（炙），右六味，以水八升，煮取三升，去滓，温服一升，日三服。"[3]53, 54

《伤寒杂病论》卷十五："胸痹，喘、息、咳、唾，胸背痛，寸脉沉迟，关上小紧数者，瓜蒌薤白白酒汤主之。瓜蒌薤白白酒汤方，瓜蒌实一枚（捣），薤白半斤，白酒七升，右三味，同煮取二升，分温再服。"[3]157

《金匮要略方论·肺痿肺痈咳嗽上气病脉证并治》："咳而上气，喉中水鸡声，射干麻黄汤主之。"[4]23

《金匮要略方论·肺痿肺痈咳嗽上气病脉证并治》："咳逆上气，时时吐唾浊，但坐不得眠，皂荚丸主之。"[4]23

钩玄提要

1. 病名

咳嗽病名最早见于《黄帝内经》，《素问·咳论》通篇只提"咳"字，但在《阴阳应象大论》、《五脏生成》等内容中，皆言咳嗽，"咳嗽"并称仅出现两次，《素问·阴阳应象大论》"秋伤于湿，冬生咳嗽"，[1]24"西方生燥，燥生金，金生辛，辛生肺，肺生皮毛，皮毛在肾，肺主鼻……在声为哭，在变动为咳"，[1]26《素问·宣明五气》言"五气所病，肺为咳"，[1]118但常以咳、咳逆、咳喘出现。《素问·咳论》中确立了以脏腑分类的方法，将咳嗽分为五脏咳与六腑咳，分别为：肺咳、心咳、肝咳、脾咳、肾咳、胃咳、胆咳、大肠咳、小肠咳、膀胱咳、三焦咳，并详述了五脏咳与六腑咳的症状及传变规律。

《伤寒杂病论》单言咳不言嗽，未出现咳嗽一词，文中常以咳、咳喘出现，如"伤寒，心下有水气，咳而微喘，发热不渴，服汤已，渴者，此寒去欲解也。小青龙汤主之"。[3] 63

《金匮要略方论》在"肺痿肺痈咳嗽上气病脉证并治""痰饮咳嗽病脉证并治"篇中以咳嗽并称，文中仍以咳等出现，如"咳逆上气，时时吐浊，但坐不得眠，皂荚丸主之"，"咳而脉浮者，厚朴麻黄汤主之；咳而脉沉者，泽漆汤主之"。[4] 28《金匮要略方论》中以咳嗽并称，后世多用"咳嗽"作为病名或症状名沿用下来。

2. 病因病机

（1）病因。咳嗽病因有外因、内因之别。外因者，乃风、寒等六淫之邪犯肺所致，如《素问·咳论》曰："皮毛者肺之合也，皮毛先受邪气，邪气以从其合也。其寒饮食入胃，从肺脉上至于肺则肺寒，肺寒则外内合邪，因而客之，则为肺咳"，[5] 214首先对咳嗽病因进行论述。《素问·宣明五气》云："五气所病，……肺主咳"，[5] 150《素问·生气通天论》："秋伤于湿，上逆而咳"，[5] 21《素问·气交变大论》："岁金太过，燥气流行……甚则喘咳逆气。"[5] 406提示外感咳嗽，多因起居不慎，寒温失宜，或过度疲劳，肺的卫外功能减退或失调，导致气候变化时，外邪侵入肺系而出现咳嗽。内因者，乃脾虚生痰、肝火犯肺、肾气虚衰所致。如《黄帝内经太素·脉论》云："咳嗽烦悗，是肾气之逆。水道不利，气循肾脉上入心肺，故咳嗽烦悗，是肾气之逆也。"[6] 281指出咳嗽病因是肾气上逆导致的。

（2）病机。《素问·六元正纪大论》："金郁之发……燥气以行……故民病咳逆。"[5] 490"五脏六腑皆令人咳，非独肺也。"[5] 214五脏六腑之咳"皆聚于胃，关于肺"。[5] 216说明外感邪气，内伤饮食，内外合邪而作咳，外邪犯肺可致咳，其他脏腑受邪，功能失调而影响于肺者亦可致咳，咳嗽不只限于肺，也不离乎肺，这是对咳嗽病机的最早记载。外感咳嗽由外邪侵袭，肺卫受感，肺失宣降而致咳嗽。内伤咳嗽多由肺脏虚弱，或他脏有病累及于肺引起咳嗽。

1）外邪犯肺。肺主气司呼吸，上连气道、喉咙，开窍于鼻，在外合于皮毛，在内为五脏之华盖，其气贯百脉而通他脏，易感外邪而致宣肃失常，产生咳嗽。《黄帝内经素问集注》曰："皮毛者肺之合，邪在皮毛，弗以汗解，则邪气乃从其合矣。夫皮肤气分为阳，五脏为阴，病在阳者名曰风，病在阴者名曰痹，病舍于肺，名肺痹也，痹者闭也，邪闭于肺，故咳而上气。"[7] 84"肺属金，其色白。肺主气，在变动为咳，风邪迫之，故时咳短气也。"[7] 166"次论五脏之邪，上归于肺，而亦为咳也。乘春则肝先受邪，乘夏则心先受邪，乘秋则肺先受邪，是五脏各以所主之时而受病，如非其秋时，则五脏之邪，各传与之肺而为咳也。"[7] 152春季肝先受邪，疏泄功能失常，气的输布失常阻塞于肺，则肺之功能失常而为咳。

2）脾生痰湿。肺主气，脾主运化，肺气有赖于脾所运化的水谷精微以充养，若脾虚日久可损伤肺气，出现咳嗽、气喘、语言低微等症状；脾失健运，不能输布水谷精微，酿痰生痰，上渍于肺，壅塞肺气，影响气机出入，遂为咳嗽，即"脾为生痰之源，肺为储痰之器"。《重广补注黄帝内经素问·生气通天论》中指出："秋伤于湿，上逆而咳，湿，谓地湿气也。秋湿既胜，冬水复王，水来乘肺，故咳逆病生。新校正云：按《阴阳应象大论》云：'秋伤于湿，冬生咳嗽。'发为痿厥。湿气内攻于脏腑则咳逆，外散于筋脉则痿弱也。地之湿气，感则害皮肉筋脉。故湿气之资，发为痿厥。厥，谓逆气也。"[8] 29脾为后天之本，气血津液生化之源，脾虚运化功能失常，使水液停聚，形成水湿、痰饮等病理产物，进而阻滞气道，气机不畅而咳。

3）肝火犯肺。肝气升发，肺气急肃降，升发与肃降互相制约、互相协调，则人体气机升降正常。若肝气郁结，失其升发疏泄之能，就会影响肺气的肃降，而致咳嗽。《读素问钞》曰："诸气膹郁，皆属于肺，燥金甚则肺太过，而病化膹郁，岁金太过，甚则喘咳之类。东垣谓之寒喘，治以热剂是也。火热胜则肺为邪攻，而病亦化膹郁，如岁火太过病喘咳之类，东垣谓之热喘，治以寒剂是也。"[9] 144

3. 症状与诊断

对于咳嗽的辨证，《内经》提出了"五脏咳""六腑咳"。五脏咳主要是由于五脏经脉气血阻滞，及于肺而发病，其症除了咳嗽外，多见咳甚而引起的牵引疼痛不适。六腑咳则主要兼见脏腑气化失常，气机上逆或气虚不摄而导致一系列症状，如呕逆、遗失、遗溺、失气等。《黄帝内经太素·脉论》中指出："邪在肺，则病皮肤寒热、上气、喘、汗出、咳动肩背。"[6] 717《素问·咳论》中说"肺咳之状，咳而喘息有音，甚则唾血"。[5] 217

4. 治法方药

《素问》中对咳嗽的治疗提出了"治脏者治其俞，治腑者治其合，浮肿者治其经"。为后世对咳嗽的治疗提供了借鉴。汉·张仲景在《伤寒论》和《金匮要略》中对咳嗽证治作出了许多具体的论述，创立了小青龙汤、射干麻黄汤、麦门冬汤等，均为后世治疗咳嗽的著名方剂。

（1）宣肺降逆，化饮止咳。《金匮要略方论》："咳而脉浮者，厚朴麻黄汤主之；咳而脉沉者，泽漆汤主之。"[4] 28 治疗寒饮夹热引起的咳嗽，用厚朴麻黄汤散饮除热、止咳平喘，适用于饮热偏上而近于表；用泽漆汤逐水消饮，适用于饮结胸胁而偏于里。"咳逆上气，时唾浊痰，但坐不得眠者，皂荚丸主之"。[4] 28 用于痰浊壅肺咳喘的证治，痰浊阻塞气道，咳喘气急，故用涤痰除浊之峻剂皂荚丸。

（2）通阳散结，行气祛痰。《伤寒杂病论》卷十五指出："胸痹、喘、息、咳、唾，胸背痛，寸脉沉迟，关上小紧数者，瓜蒌薤白白酒汤主之。"[3] 157 因胸阳不振，肺失宣降而致喘息咳唾、短气，用瓜蒌薤白白酒汤通阳宣痹。

（3）宣肺祛痰，下气止咳。《金匮悬解》曰："咳嗽气逆，倚物布息，不得眠卧，此支饮在膈，气阻而不降也。小青龙汤，麻黄、桂、芍，发汗而泄水，五味、姜、辛，下气而止咳，甘草、半夏，补中而降逆也。"[10] 590 水饮射肺，阻滞气机，肺失宣降，致咳嗽气逆，用小青龙汤化饮止咳。《金匮要略方论》"咳而上气，喉中水鸡声，射干麻黄汤主之"。[4] 28 咳逆上气，谓咳则气上冲逆也，以气上逆，喉中有水鸡声为肺经寒，故以生姜佐麻黄，是以散外为主也。病同冷饮，而有在外在内之别，方同辛温，而有主温主散之异也。水鸡声者，谓水与气相触之声，在喉中连连不绝也，故用射干麻黄汤散寒宣肺、降气化痰。

（4）解表散寒，温肺化饮。《伤寒百问经络图》卷五曰："咳嗽者，何也？伤寒咳嗽有两证：有太阳证咳嗽，小青龙、小柴胡是也；有少阴证咳嗽，玄武汤、四逆汤、猪苓汤是也。大抵太阳证，热在上焦，其人必饮水，水停心下则肺为之浮，肺主于咳，水气乘之故咳嗽，小青龙汤加五味子细辛干姜汤。头疼发热而嗽者，小柴胡汤，人参、大枣、生姜加五味子、干姜。肺寒咳嗽，声重多涕者，温肺汤、降气汤。若少阴证咳嗽，四肢沉重疼痛，小便不利，自下利而咳，玄武汤加五味子、细辛、干姜也。四肢厥逆，腹中痛，或泄利而咳，四逆汤加五味子、干姜也。下利而呕，渴烦不得眠而咳，猪苓汤主之。天行时气咳嗽，《外台》《千金》甚详。"[11] 561 咳嗽的主要诱因是感受寒邪，有外寒和内寒之别，常见的是外寒引动内饮，其中小青龙汤是治疗表寒内饮咳喘的代表，即使无表证，只要属于寒饮咳喘即可用之。

（5）祛邪宣肺，化痰止咳。《金匮翼·咳嗽》中更系统的指出："治嗽最要分别肺之虚实，痰之滑涩，邪之冷热，及他脏有无侵凌之气，六腑有无积滞之物。虚者人参、黄芪之属补之，使气充则脏自固。实者葶苈、杏仁之属泻之，使邪去则肺自宁。痰滑者，南星、半夏之属燥其湿。痰涩者，瓜蒌、杏仁之属润其燥。寒者，干姜、细辛温之。热者，黄芩、栀子清之。气侵者，五味、芍药收其气，使不受邪也。积滞者，枳实、瓜蒌逐其客，使无来犯也。"[12] 286 又曰："杏仁煎治燥痰在肺中，上气咳嗽，或心胸烦热。"[12] 206《素问病机气宜保命集·咳嗽论》云："防风丸治痰嗽，胸中气不清利者。枳术丸亦妙。"[13] 93 内伤咳嗽多是邪实与正虚并见，病史较长，伴有其他脏腑病证，病理因素以痰、火为主，痰有寒、热之别，且多夹杂风、燥等邪气，火有虚、实之分，痰可郁久化火，火能炼液灼津为痰，标实为主者，治以祛邪止咳，本虚为主者，治以扶正补虚，兼化痰止咳。

5. 预后

关于咳嗽的预后，《脉经·诊百病死生诀第七》记载："咳嗽，脉沉紧者死，浮直者生，浮软者生，小沉伏匿者死。咳嗽，羸瘦，脉形坚大者死。咳嗽，脱形，发热，脉小坚急者死；肌瘦，不脱形，热不去者死。"[14] 376 外感咳嗽其病尚浅而易治，但燥与湿二者为病者较为缠绵。内伤咳嗽多呈反复发作，其病较深，治疗难取速效。如痰湿咳嗽之部分老年患者，病久肺脾两伤，可出现痰从寒化为饮、病延及肾的转归，表现为寒饮伏肺或肺气虚寒之痰饮咳喘。而肺阴亏虚咳嗽，如延误失治，可成为劳损。部分患者病情逐渐加重病变由肺、脾、肾累及于心，可演变成为肺胀。

传承发展

1. 咳嗽分类

隋·巢元方《诸病源候论·咳嗽候》在论述《内经》五脏六腑皆令人咳的基础上又把咳嗽分为：风咳、寒咳、支咳、肝咳、心咳、脾咳、肺咳、肾咳、胆咳、厥阴咳，并对这十种咳嗽做了症状的描述及鉴别，并将咳、嗽并称，且阐释了久咳的含义，对后世有较大的影响。唐·孙思邈《千金方》、王焘《外台秘要》、宋《太平圣惠方》、《圣济总录》等均宗巢氏之说。至宋以后医家们对咳和嗽进行了区分，宋·陈无择《三因极一病证方论》将咳嗽分为外因咳嗽、内因咳嗽、不内外因咳嗽三类。金·刘完素《咳嗽论》明确阐释咳、嗽、咳嗽三者的区别，对后世影响明显。元·朱丹溪《丹溪心法·咳嗽》则将咳嗽分为：风寒、痰饮、火郁、劳嗽、肺胀五类，其中劳嗽指久嗽成劳或劳极伤肺所致的咳嗽。《医学入门》首先出现外感、内伤分类，为后世对咳嗽的分类提供了借鉴。至明·张介宾《景岳全书·咳嗽》中对外感和内伤咳嗽的病因、病机、证候、治疗，论述颇详，对后世治疗咳嗽起到了很大的指导作用。这种辨证分类方法，至今仍为临床所应用。清·沈金鳌综各家之言，将外感、内伤、五脏六腑之咳详以陈列，综合为风、寒、热、火、劳、食积、痰、气、血等十六种咳嗽。咳嗽既是独立性的病，又是肺系疾病的主要症状，临床上二者常共同出现，后世大多不区分，以咳嗽并称。

2. 病因病机

《素问·咳论》载述本病的发生主要为肺经经脉受到外邪侵犯所致。后世医家在此基础上,对咳嗽的病因病机有较全面地认识。

（1）外感六淫。主要由风、寒、暑、湿、燥、火六淫之邪犯肺所致。《诸病源候论》云"咳嗽者,肺感于寒,微则成咳嗽也。"[15] 74 "气虚为微寒客皮毛,入伤于肺,则不足,成咳嗽。"[15] 75 "此由邪热客于肺也。上焦有热,其人必饮水,水停心下,则肺为之浮,肺主于咳,水气乘之,故咳嗽。"[15] 45 风邪为六淫之首,其他外邪多随风邪侵袭人体,所以外感咳嗽常以风为先导,或夹寒,或夹热,或夹燥,表现为风寒、风热、风燥等。《增订幼科类萃·咳嗽门》认为:"外感咳嗽,多因外邪侵袭肺卫,肺气不得宣畅而致。因肺为娇脏,最易感受外邪而为病。外感咳嗽又可分为风寒、风热、燥热等。"[16] 199 六淫皆能致咳,但是由于四时气候变化的不同,人体感受的致病外邪亦有区别,因而在临床上也就会出现风寒、风热或燥热等不同咳嗽,临床所见以风寒为多。《症因脉治·咳嗽总论》曰:"伤燥咳嗽之因:天行燥烈,燥从火化,肺被燥伤,则必咳嗽。"[17] 81 燥性干涩,易伤肺气,肺主气司呼吸,直接与自然界大气相通,并且外合皮毛,开窍于鼻,所以燥邪容易侵袭肺,损伤津液而影响肺气之宣降,或者损伤肺络出现干咳、少痰、甚至痰中带血等。

（2）脾失健运。脾不能输布水谷精微,酿痰生痰,上渍于肺,壅塞肺气,影响气机出入,遂为咳嗽。《证治汇补·胸膈门·咳嗽》曰:"咳谓无痰而有声,肺气伤而不清也。嗽谓无声而有痰,脾湿动而生痰也。咳嗽谓有声有痰,因伤肺气复动脾湿也。"[18] 483

（3）饮食不节。因贪凉阴冷损伤脾胃阳气,脾失健运,聚湿为痰,或因嗜食辛辣等燥烈之品,熏灼肺胃,酿生湿热,或因过食肥甘厚味,损伤脾胃,痰浊内生,郁而化热,痰邪干肺,肺气上逆,乃生咳嗽。故饮食失宜,肺胃不降,致肺气上逆而咳。

1）饮冷。《秘传证治要诀及类方·诸嗽门》指出:"有饮冷热酒,或饮冷水,伤肺咳嗽,俗谓之凑肺。"[19] 78 其寒邪通过胃经相传于肺,肺寒而咳。《内伤集要》指出:"饮养阳气,食养阴气。过于大饮则气逆,形寒饮冷则伤肺,肺伤气逆,则为喘满、咳嗽、水泻等症矣。"[20] 282

2）过食瓜果。不可过食柿,因柿为西方之木,享秋金之气而成,与肺金为同气相求,食柿过多则伤肺,久病咳嗽气喘,久咳则肾气亦虚,上泛为痰,肺肾两虚作咳。果瓜多受冷气,性寒,过食则伤胃阳,寒饮停胃,"形寒冷饮则伤肺",肺亦寒作。《中西汇通医经精义·五脏所伤》提出:"若饮水浆果瓜之属,多受冷气,则阳气不能布化,水饮停积为咳喘癖痛等症。"[21] 50

3）过食辛辣厚味。《赤水玄珠》指出:"饮食失节,与夫素斋,内伤脾胃,而脉虚身热,咳嗽,腹胀,泄泻等症。"[22] 43 提示恣食辛辣肥甘厚味,食积滞于胃或热伤肺胃之阴,酿生痰湿或湿热,阻遏肺胃气机,或虚火灼肺,肺气上逆而咳。

4）食积。《杂病源流犀烛》曰:"凡有食积者,必面青黄白不常,面上如蟹爪路,一黄一白者,此又可望色而知也。"[23] 36 认为食积咳则通过望诊而知,食积咳嗽常五更病咳嗽、吐痰、痰味甜、胸前饱闷;若黄昏睡熟中,忽嗽痰数口,也为食积痰也,因睡则脾静不运,痰停积于胃,至明而嗽出。《医理真传》云:"咳而不发热,身痛,饱闷嗳腐臭者,饮食为病也。亦间有发热者。"[24] 131 提示食积于胃,胃中嗳腐嘈杂,若食积郁久化热,郁热上入肺中而咳。若饮食失节,内伤脾胃,脾土不能生肺金,肺亦虚作咳。

（4）情志内伤。肺为诸脏之华盖,统领一身之气。肺主悲,悲则伤肺,肺气郁闭作咳。若悲则伤肺，肺气伤则亦为咳。同时忧、思、怒等五志易致气滞气郁，肺气不利，且"五志过极皆为热甚"，五志易化火，火灼肺金亦作咳。

1）过忧思。《素问·痿论》曰："有所亡失，所求不得，则发肺鸣，鸣则肺热叶焦，故五脏因肺热叶焦发为痿躄，此之谓也。"[1] 192此乃不得志，郁而化火，上灼肺金，则肺热作咳，故肺损之病，多由五志生火，销烁金脏，咳嗽发热，渐至气喘侧眠，消瘦羸瘠，虚症交集，咽痛失音而不起矣。若气郁痰滞，阻遏气道，亦病咳嗽，如《杂病源流犀烛》认为"气嗽，七气积伤成咳也，其脉洪滑数，必兼上气喘急，痰涎凝结，或如败絮，或如梅核，滞塞咽喉，吐不出，咽不下，多因七情郁结，或劳伤脾肺。"[23] 36

2）过怒。若郁火生痰，痰郁火在肺中，则病干咳，如《丹溪心法》云："干咳嗽难治。此系火郁之证，乃痰郁其火邪，……此不得志者有之。"[25] 29《扫叶庄医案》提出："若肝脾两伤，则因恼怒伤肝，思虑伤脾，脾伤则生湿，肝伤则生热，湿热相合妄行，上入于肺阴塞肺道，故咳嗽。"[26] 73且妇人常因情志不遂，肝气郁结，若大怒则气上，肝郁化火，肝火侮金，肺失清肃而咳嗽。

（5）肺脏本病。咳嗽病变的主要部位是肺脏，《备急千金要方》指出："肺居外而近上，合于皮毛，皮毛喜受邪，故肺独易为咳也。"[27] 330《证治汇补·咳嗽》云："肺居至高，主持诸气，体之至清，至轻者也。外因六淫，内因七情，肺金受伤，咳嗽之病从此作矣。"[18] 483《证治百问·咳嗽》曰："肺居上，为五脏之华盖，凡风邪外入，气火内冲，而肺独先受，故咳嗽者，必归罪于肺也。"[28] 574《脉诀乳海·肺脏歌》曰："语过多成嗽，肺主气，语言太过，则气伤矣。肺气伤则发嗽矣。"[29] 657以上提示因肺脏自身的生理特性最易受邪侵袭而发咳嗽，肺系疾病反复迁延不愈，耗气伤阴，肺气亏虚，气不化津，津聚成痰，痰阻气道而致咳嗽，肺阴不足导致阴虚火旺，灼津为痰，终致肃降不利，肺气上逆而咳。

（6）他脏及肺。肺朝百脉，五脏六腑之邪气，皆可上犯于肺而生咳嗽。《景岳全书·咳嗽》曰："外感之咳，其来在肺，故必由肺以及脏，此肺为本而脏为标也；内伤之咳，先因伤脏，故必由脏以及肺，此脏为本而肺为标也。"[30] 1109提示他脏病后累及于肺可致咳。《杂病源流犀烛》云："盖肺不伤不咳，脾不伤不久咳，肾不伤火不炽、咳不甚其大较也。"[23] 34《增订幼科类萃》提出"内因咳嗽，多由他脏有病，累及肺脏而致。如脾虚生湿，聚为痰浊，上渍于肺，阻塞气机，遂生咳嗽。又如肾气衰弱，气化功能失常，水液输布障碍，水气泛溢，上逆犯肺，而为咳嗽等"。[16] 199指出肺脾肾三脏是咳嗽的主要病变所在，随着病情的加重而由肺及脾，由脾及肾，临证常见的他脏及肺的咳嗽有以下几种情况。

1）由脾及肺。《素问病机气宜保命集·咳嗽论》中云："咳嗽谓有痰而有声，盖因伤于肺气，动于脾湿，咳而且嗽也。"[13] 147指出痰湿作咳，多为脾虚不能运化水谷精微，反成痰湿，上渍于肺而致。《医学要数·四气所伤》中说："夫肺为诸气之主，今既有病，则气不外运，又湿滞经络，故四肢痿弱无力，而或厥冷也。后篇所谓冬生咳嗽，既言过时则与前篇之义颇不同矣。夫湿气久客不散，至冬而寒气大行，肺恶寒而或受伤，故湿气得以乘虚上侵于肺，发为咳嗽也。观者以此意求之经旨，其或著乎。"[31] 9《四圣心源·咳嗽根原》中说："咳证缘土湿胃逆，肺金不降，气滞痰生，窍隧阻碍，呼吸不得顺布。稍感风寒，闭其皮毛，肺气愈郁，咳嗽必作。其肺家或有上热，而非脾肾湿寒，不成此病。岐伯之论，仲景之法，不可易也。"[32] 731说明脾虚运化失常，或不能输精以养肺，致肺气虚衰而咳，或输布失常，酿湿生痰，奎塞肺气而致咳。《济因纲目》中云："盖肺属辛金，生于己土，嗽久不愈者，多因脾土虚而不能生肺气，而腠理不密，以致外邪复感，或因肺气虚不能生水，以致阴火上炎所致。"[33] 150提示土不生金，致肺脾气虚，卫外功能减退，易感外邪而咳，或气虚及阴，导致气阴两虚而咳。

2）由肝及肺。肝与肺以经络相连，肝主升发，肺主肃降，二者互相制约，互相协调，则人体气机升降正常，若肝气郁结，失于疏泄，则可影响肺的肃降功能而致咳。若情志不遂，肝郁化火，木火刑金灼伤肺阴亦可致咳，故历代医家对肝火犯肺致咳嗽者，常有戒燥戒怒之医嘱。

3）由肾及肺。《证治准绳·杂病·咳嗽》指出："肺出气也，肾纳气也，肺为气之主，肾为气之本"，阐发了肺肾对气的相互关系，为肾虚咳嗽治疗提供了理论依据。[34] 91《医贯·咳嗽论》中云："肺为娇脏，畏寒畏热，火刑金故嗽，水冷金寒亦嗽。"指出若肾阴下亏不能上滋肺金或虚火上炎，灼伤肺阴，则会出现咳嗽；若肾阳不振，气化不利，以致水液停积，上逆犯肺，亦可导致咳嗽。[35] 88《证治百问·咳嗽》中说："五脏者，皆可致嗽，不独于肺也……今五脏之气随咳随逆，其火则转咳转升，而伤经损络，血热妄行，痰随气壅，精神气血从此日削，金燥水枯，势必至咽痛喉烂，气逆喘急而死。若止于肺家受伤，早为清润，何至于咳嗽？所以治人者，不可不慎也。"[28] 574提示若肾阴下亏不能上滋肺金或虚火上炎，灼伤肺阴，则会出现咳嗽；若肾阳不振，气化不利，以致水液停积，上逆犯肺，亦可致咳；若致金燥水枯而咳，预后较差。

3. 症状与诊断

（1）外感咳嗽。外感六淫，首先犯肺，临床多见肺失宣降的症状。《赤水玄珠》："风乘肺者，日夜无度，汗出头痛，痰涩不利。热乘肺者，急喘而嗽，面赤，潮热，手足寒，乳子亦每多有之。火乘肺者，咳喘上壅，涕唾出血，甚者，七窍血溢。燥乘肺者，气壅不利，百节内痛，头面汗出，寒热往来，皮肤干燥，细疮燥痒，大便秘涩，涕唾稠黏。寒乘肺者，或因形寒饮冷，冬月卧湿地，或冒冷风寒，秋冬水冷中感之。嗽急而喘。此非六气之云乎。"[22] 152提示六淫侵袭导致的咳嗽临证表现各不相同。

1）伤寒咳嗽。《症因脉治·咳嗽总论》曰："伤寒咳嗽之症：头痛身痛，恶寒发热，无汗喘咳，此寒邪咳嗽之症也。"[17] 79寒为阴邪，易伤阳气，能侵袭肌表，导致卫阳被遏，肺失宣降而咳嗽。

2）伤风咳嗽。《症因脉治·咳嗽总论》曰："憎寒壮热，头痛眼眶痛，自汗恶风，鼻塞涕流，痰结肺管，咳嗽不已，此风伤肺气。即痰饮门风痰咳嗽，今人名曰伤风症也。"[17] 78感受风邪，风邪伤肺，肺失宣降则发咳嗽。

3）伤热咳嗽。《症因脉治·咳嗽总论》曰："面赤烦躁，嗽则多汗，夜卧不宁，清晨嗽多，小便赤涩，此积热咳嗽之症也。"[17] 88热为阳邪，其性炎上且燔灼急迫，易扰心神，又耗津伤肺，出现热咳。

4）伤暑咳嗽。《症因脉治·咳嗽总论》曰："身热引饮，内热烦躁，外反恶寒；或身痛口渴，咳嗽身倦，此暑邪伤肺气之症也。"[17] 80《聊复集·咳嗽分证合证兼证辨》云："暑热咳嗽：唾沫，口中渴，喘急烦躁。"[36] 46暑性升散，导致气机上逆而生咳。

5）伤湿咳嗽。《症因脉治·咳嗽总论》曰："身重身痛，或发热有汗，或面目浮肿，或小便不利，骨节烦疼，气促咳嗽，此伤湿咳嗽之症也。"[17] 80湿邪重浊黏腻，久而生痰，痰阻气道，肺失宣降而咳。

6）气虚咳嗽。《症因脉治·咳嗽总论》曰："面黄肌瘦，气怯神离，咳嗽吐痰，痰色清稀，饮食减少，此气虚咳嗽之症也。"[17] 86肺主气司呼吸，肺气虚，则肃降功能失常，肺气上逆而致咳嗽。

7）伤燥咳嗽。《症因脉治·咳嗽总论》曰："口渴唇焦，烦热引饮，吐痰不出，或带血缕，二便赤带，喘急咳嗽，此伤燥咳嗽之症也。"[17] 81《读医随笔·卷三证治类》中说："有因燥而咳者，声干无痰，断续不匀，如为烟所呛，亦无定时，时吐涎沫，治宜降气养液，此多由时气亢旱，燥气所伤也。"[37] 91《医阶辨证·咳嗽分证合证兼证辨》云："肺生燥，干咳，有声无痰。肺中发咳，频多痰唾少。"[38] 115《聊复集·咳嗽分证合证兼证辨》云："燥气咳嗽：口中燥，咽干，痰涎少，身热。"[36] 46燥性干涩，燥易损伤肺津，影响肺的宣发和肃降功能，出现干咳无痰，或痰中夹血。

（2）内伤咳嗽。多由他脏腑病变传至肺脏，主要症状为咳嗽，内伤病因不同，痰的色、质、量、味有差异。

1）虚火咳嗽。《症因脉治·咳嗽总论》曰："咽喉干痛，面赤潮热，夜卧不宁，吐痰黄浊，或带血腥臭，烦躁喘咳，每咳自汗。此即痰饮门热痰嗽。"[17] 88《证治百问·咳嗽》曰："虚火者，非火不足也。因人元气亏损，三焦之火乘虚炎上。肺为火灼，则气逆而嗽，痰涎清薄，嗽时面红气喘，咽干，喉癣喉痒，口臭，烦渴，饮食减少，其脉虚弱，或浮弦而无力，或微数而不清，是为虚火咳嗽。"[28] 574肺阴不足，阴虚则热，热伤津液，肺失滋润，清肃失司，气逆于上而咳，痰多色白或黄或黄白相间或痰中带血、量少、质黏、难咯。

2）痰湿咳嗽。《医阶辨证·咳嗽分证合证兼证辨》云："肺旺，喘咳上气，胸膈壅满。咳为气病，咳而声微无力为虚，声高有力为实，身热口燥为热，身凉口不燥为寒。嗽而不咳，有痰无声。饮气喘嗽，胸膈满，痰唾多，喉中作水鸡声。"[38] 115多因素有痰疾，或脾虚生痰，或外湿侵袭、内外合邪，或中阳受困，聚湿生痰，上干于肺，痰多色白、量多、质地清稀或稠厚，易咯。

3）湿热咳嗽。《聊复集·咳嗽分证合证兼证辨》云："湿热咳嗽：胸满，身重，小便不利。"[36] 46多因外邪犯肺，郁而化热，热伤肺津，炼液成痰，或素有宿痰，郁久化热，痰热壅肺，肺失清肃而咳，痰多色黄、量多、质稠、易咯。

4）虚劳咳嗽。《杂病源流犀烛》曰："劳嗽，虚劳咳嗽也，其脉细数，必兼盗汗出，痰多，作寒热，火升喘促，盖缘酒色过度，虚劳少血，津液内耗，心火上炎，遂使燥热乘肺，唾咯脓血，上气涎潮，其嗽连续不已也。"[23] 36《聊复集·咳嗽分证合证兼证辨》云："内伤咳嗽：厥气上逆，骤咳连声不已，唾痰少。"[36] 46多因久患肺疾，肺气阴两虚而久咳，声低气怯，痰多色白或黄白相间、量少或无、质黏、难咯。

4. 治法方药

咳嗽的治法和方药运用较广泛，外感咳嗽需祛邪利肺，内伤咳嗽多虚实夹杂，本虚标实，当祛邪止咳、扶正补虚。《景岳全书·咳嗽》曰："外感之邪多有余，若实中有虚，则宜兼补以散之。内伤之病多不足，若虚中夹实，亦当兼清以润之。"[30] 1109提示外感咳嗽宜"辛温发散"，内伤咳嗽宜"甘平养阴"。《临证指南医案·咳嗽》云："若因于风者，辛平解之；因于寒者，辛温散之；因于火者，以甘寒为主。至于内因为病，有刚亢之威，木叩而金鸣者，当清金制木，佐以柔肝和络；若土虚而不生金，真气无所禀摄者，有甘凉、甘温二法。又因水虚痰泛，元海竭而诸气上冲者，则有金水双收，阴阳并补之治，或大剂滋填镇摄，葆固先天一炁元精。"[39] 71, 72其堪为治疗咳嗽的基本规律，具体分类如下。

（1）疏风散寒。风寒是咳嗽发作的常见诱因，疏风散寒、宣肺止咳是常用治法，常用方剂有三拗汤、止嗽散等。《冷庐医话·咳嗽》曰："咳嗽有寒热之别，不可误治。感寒者，鼻塞流涕，或微恶寒，宜服生姜、葱白。日二次，不宜常服。挟热者，夜嗽较甚，喉痒，口或微渴，宜服淡盐汤；可常服代茶。初起服此者，不致久延，余家用之恒验。"[40] 108 生姜、葱白能够解表通络，使寒去则咳嗽止，这是预防初期咳嗽的一般措施。

若风寒夹饮，用小青龙汤加减，《医学见能·咳嗽》曰："外感咳嗽，吐痰清白而涎者，伤寒有水气也，宜小青龙原方。"[41] 619 小青龙汤辛散温化之力较强，宜用于水寒搏于肺者。若外寒内热，多为风寒外束、肺热内郁，俗称"寒包火咳"，宜散寒清热，用麻杏石甘汤。《赤水玄珠》认为感受外邪，肺气失宣是本病的主要病机，"热伤风，咳嗽，喉疼，面热，此素有痰火郁热在内，热极生风。或为风寒所束，不得发越。此热为本，寒为标，治宜清热散寒。经云：火郁则发之。又曰：风寒外束者可发。二陈汤加桔梗、天花粉、玄参、薄荷、酒芩、前胡。嗽不转加瓜蒌仁。夜嗽多加知母。喉疼减半夏。痰盛加贝母、枳壳。肺热气雍，轻则加桑白皮、地骨皮，重则加石膏。"[22] 30 外寒内热与燥邪伤肺不同，不宜早投清润之剂。外寒内热证，清热不可过用寒凉，散寒不可过用辛温。

（2）疏风清热。风热从口鼻而入，首先犯肺，风热咳嗽初期的主要治法是疏风清热。常用方剂有银翘散、桑菊饮等。如《温热经纬·陈平伯外感温病篇》："风温证，身热畏风，头痛咳嗽口渴，脉浮数，舌苔白者，邪在表也。当用薄荷、前胡、杏仁、桔梗、桑叶、川贝之属，凉解表邪。"[42] 38 《温病条辨·上焦篇》曰："太阴风温、温热、温疫、温毒、冬温，……但热不恶寒而渴者，辛凉平剂银翘散主之。太阴风温，但咳，身不甚热而渴者，辛凉轻剂桑菊饮主之。"[43] 5-10 常用药物有薄荷、连翘、桑叶、前胡、杏仁、桔梗等，如《医学衷中参西录》："风温初得宜凉药发其汗，薄荷、连翘、蝉蜕诸药是也。"[44] 498 此外，本病初起投剂，最忌温燥劫津，尤忌苦寒伤胃。

（3）疏风润燥。燥易伤肺，《医门法律·咳嗽门》论述"燥易伤肺，温燥用桑杏汤，凉燥用杏苏散"，且"邪盛，咳频，断不可用劫涩药。咳久势衰，其势不脱，方可涩之"。[45] 229, 230 对后世治疗温燥咳嗽和凉燥咳嗽有颇多启迪。《温病方书·秋燥》曰："感燥而咳者，桑菊饮主之。肺感燥气，必咳而无痰。"[46] 39 《温病正宗·正宗辑要》记载："凡治初患之燥气，当宗属凉拟法。夫秋燥之气，始客于表，头微痛，畏寒，咳嗽，无汗，鼻塞，舌苔白薄者，宜用苦温平燥法治之。若热渴有汗，咽喉作痛，是燥之凉气已化为火，宜本法内除去苏、荆、桂、芍，加元参、麦冬、牛蒡、象贝治之。如咳逆胸疼，痰中兼血，是肺络被燥火所劫，宜用金水相生法，去东参、五味，加西洋参、旱莲草治之。如诸证一无，惟腹作胀，大便不行，此燥结盘踞于里，宜用松柏通幽法治之。总而言之，燥气侵表，病在乎肺；入里，病在肠胃。其余肝燥、肾燥、血枯虚燥，皆属内伤之病，兹不立论。"[47] 134 《时病论·干咳》曰："温润辛金法，治无痰干咳，喉痒胁疼。"[48] 136 常用药物紫菀、百部、松子仁、款冬花、杏仁、陈皮、冰糖。

（4）燥湿化痰。脾虚健运失常，痰湿内生，上渍于肺，阻碍气机，肺气上逆而咳，常用治法是燥湿化痰、理气止咳，代表方剂是二陈平胃散合三子养亲汤。《医学正传》："欲治咳嗽者，当以治痰为先。治痰者，必以顺气为主，是以南星、半夏胜其痰，而咳嗽自愈；枳壳、橘红利其气，而痰饮自降。"[49] 108 提出化痰在治疗咳嗽中至关重要。

（5）清热化痰。痰热壅肺，肺失宣肃，常用治法是清热化痰、肃肺止咳，代表方剂是清金化痰汤。《陈氏幼科秘诀·咳嗽》记载："咳嗽属肺，风热郁于肺则生痰，故嗽有喉间作小鸡声者，先用小红丸下之。不惟下痰，且肺与大肠相为表里，腑不实脏不能实也。大率顺气化痰清肺为主，宜清金贝母汤。痰甚加胆星；食积痰去贝母，加制半夏、山楂；痰而嗽甚加山栀；喘加马兜铃或紫菀；嗽而血加山栀、石膏；嗽而气逆，倍苏子；嗽不转加麻黄、石膏；嗽久加款冬花、马兜铃，或瓜蒌仁、紫菀、五味、乌梅。食积痰须用制半夏、枳实、青皮、枳壳，嗽甚，眼白上有胬肉生者，此嗽伤血分也，宜服生地、当归入血分，槟榔下其气。"[50] 733《医门法律·咳嗽门》中言："干咳无痰，火热内壅，用四物桔梗汤开提之。伤酒热积，用琼玉膏滋润之。色欲过度，肾水不升，用八味丸蒸动之。"[45] 229 提示痰热壅肺常用黄芩、栀子、桑白皮、知母、瓜蒌、浙贝母、桔梗、橘红等。

（6）泻肝清肺。情志不遂，肝气郁结化火，逆乘于肺，肺失清肃而咳，常用治法是清肺泻肝、化痰止咳，代表方剂是黄芩泻白散合黛蛤散。《吴古年医案·干咳》曰："干咳少痰，属肝火冲肺。感风头辄觉痛，是外风引动内风也。手足心热，时或汗溢，又为心肾不足，以肾主五液、入心为汗故也。脉初持左关独弦，右寸濡于诸部，久按则右濡于左，舌中光绛。治以滋清。"[51] 90 常用海石粉、大生地、杜煎驴皮胶、黑豆衣、杏仁、川贝、茯神、青黛、蛤壳、炒黑滁菊、粉丹皮、冬桑叶、连心莲子、枇杷叶。《时病论·干咳》曰："痰气阻郁，干咳，呼吸不利，诊时手指掣搐，脉来沉涩。病非轻浅，诸宜谨慎。"[48] 90 常用药物杏仁、川贝、苏子、旋覆花、海蛤壳、茯苓、橘红、通草、瓜蒌、竹茹。《医学见能·咳嗽》云："妇人干咳，由于经水不行者，冲任之气逆也，宜变化柴胡汤。"[41] 123

（7）补气养阴。久咳伤肺，或平素体弱，肺气不足，或脾虚运化不健，水谷精微不能上荣于肺，肺气亏虚，阴虚内燥，肺失滋润，肃降无权，气阴两虚，常用治法益气养阴，代表方剂是补肺汤合沙参麦冬汤。《邵氏方案·咳嗽》曰："肺肾阴伤，咳嗽气急，甚至不能卧下。姑与纳下清上。"[52] 9 常用药物熟地、葶苈、阿胶、川贝、杏仁、苏子、大黑枣、马兜铃、橘红。《景岳全书·内伤嗽证治》云："凡治劳损咳嗽，必当以壮水滋阴为主，庶肺气得充，嗽可渐愈，宜一阴煎、左归饮、琼玉膏、六味地黄丸之类。其有元阳下亏，生气不布，以致脾困于中，肺困于上，而为喘促，为痞满，为痰涎呕恶，为泄泻畏寒，凡见脉细弱，证见虚寒而咳嗽不已者。此等证候，皆不必治嗽，但补其阳而嗽自止，如右归饮、右归丸、八味地黄丸、大补元煎、六味回阳饮、理中汤、劫劳散之类皆当随宜速用，不得因循，以致汲深无及也。"[30] 1111《医贯》对咳嗽的治疗提出"治之之法不在于肺，而在于脾，不在于脾，而反归于肾。"又曰："盖病本起于房劳太过，亏损真阴，阴虚而火上，火上而刑金，故咳。咳则金不能不伤矣。予先以壮水之主之药，如六味地黄之类，补其真阴，使水生而火降；随即以参芪救肺之品，以补肾之母，使金水相生而病易愈矣。"[35] 89, 90

（8）其他治法。

止咳平喘。以手太阴经穴和相应背俞穴为主。《备急千金要方·心腹第二》曰："缺盆、膻中、巨阙，主咳嗽。然谷、天泉、陷谷、胸堂、章门、曲泉、天突、云门、肺俞、临泣、肩井、风门、行间，主咳逆。扶突，主咳逆上气，咽中鸣喘。"[27] 535, 536 根据腧穴所在，主治所及原理而选穴。

解表止咳。咳嗽的常见诱因是风寒，灸法可散寒解表，降气止咳，常用的有水突、列缺、合谷。列缺为肺之络穴，散风祛邪、宣肺解表，合谷与列缺，原络相配，加强解表作用。《西方子明堂灸经》记载："水突二穴，在颈大筋前，直人迎下，气舍上（原注：又名水门）。灸三壮。主咳逆上气，咽喉痛肿，呼吸短气，喘息不得卧。"水突气管两旁，根据腧穴所在，主治所及而取。"华盖在璇玑下一寸，陷中。仰而取之。任脉气之所发。灸五壮。主胸胁支满，痛引胸中，咳逆上气，喘不能言。"[53] 11, 88

补气化痰。以手足太阴经穴位为主，《治病针法·八穴主治病证》云："久嗽不愈，咳唾血痰，风门二穴，膻中一穴，太渊二穴。"[54] 17《神农黄帝真传针灸图》记载："列缺穴，治咳嗽气喘疼。可灸七壮。在手腕侧上一寸五分，以两手交叉中指头尽处是穴。此穴属手太阴肺经。身柱穴治咳嗽。可灸十四壮。在第三椎下陷中。此穴属肾脉。肺俞穴，治咳嗽，吐血红痰，骨蒸虚芳。可灸十四壮。在三椎下两傍各开二寸。此穴属足太阳膀胱经。天突穴，治气喘咳嗽。可灸七壮。在结喉下一寸，即四指宛中。"[55] 48 列缺属于肺经，肺经主治肺系疾病，包括咳嗽、咽痛、咽痒等；身柱、肺俞、天突定位均属于肺部，能够治疗肺系疾病，如咳嗽、咽痛等。

《神应经•痰喘咳嗽部》曰："咳嗽：列缺、经渠、尺泽、鱼际、少泽、前谷、三里、解溪、昆仑、肺俞（百壮）、膻中（七壮），咳嗽饮水：太渊，咳血：列缺、三里、肺俞、百劳、乳根、风门、肝俞，喘呕欠伸：经渠，上喘：曲泽、大陵、神门、鱼际、三间、商阳、解溪、昆仑、膻中、肺俞，数欠而喘：太渊，咳喘隔食：膈俞，喘满：三间、商阳，肺胀膨膨，气抢胁下热满痞：阴都（灸）、太渊、肺俞，喘息不能行：中脘、期门、上廉。"[56] 41

补益肺气。《万病验方•咳嗽》曰："灸法治远年咳嗽不愈。将本人乳下大约离一指头，看其低陷之处，与乳直对不偏者，此名为直骨穴。如妇人，即按其乳头直向者，看其乳头所到之处即是穴。艾灸三壮，其艾只可如赤豆大，男灸左，女灸右，不可差错，其嗽即愈。如不愈，则其病再不可治矣。又法肺俞穴，在背脊第三椎骨下，两旁各开一寸半，灸七壮。风门穴，在背脊第二椎骨下，两旁各开一寸半，灸七壮。乳根穴，在乳中下一寸六分陷中，去中行各四寸，灸三壮。"[57] 178 灸法有补益作用，通过艾灸能够温经散寒，引热外行等。能够使皮肤腠理开放，毛窍通畅，使热有出路，从而达到治疗功效。

宣肺止咳。《小儿推拿方脉活要秘旨全书•掌面诸穴图》曰："无名属肺。掐肺一节及离宫节，止咳嗽；离至乾中，要轻。掐中指一节及指背一节，止咳嗽。"[58] 1106 小儿无名属肺经，掐肺经指节能够治疗咳嗽、气喘、痰鸣等。

降逆止咳。肺气上逆是咳嗽的主要病机，常用治法是肃肺理气、止咳化痰，常用腧穴有天突、肺俞、中府。《明堂孔穴针灸治要•咳逆上气》云："咳逆上气，魄户及气舍主之。咳逆上气，唾沫，天突及行间主之。咳逆上气，咽喉痛肿，呼吸短气，喘息不通，水突主之一作天突。咳逆上气，咽喉鸣渴喘息，扶突主之。"[59] 697

除上述外，还有如下配伍。《针灸薪传集•咳嗽门》云："伤寒咳嗽：大抒、风门、肺俞。伤风咳嗽：太渊、列缺、天突、三里，针。血虚咳嗽：昆仑、气海，温针。女去昆仑加三阴交。痰饮咳嗽：太渊、胃俞、三里。痰热咳嗽：太渊、列缺、肺俞、丰隆。小儿顿咳：天突、肺俞。虚芳咳嗽：曲池、膈俞、三里、三阴交。老年久咳：肺俞、气海、天突、乳根、关元、中脘、三里。"[60] 106, 107 根据腧穴所在部位，咳嗽证型以及腧穴功能而选择相应穴位。

5. 预后

（1）外感咳嗽。病位在肺，病情较轻，预后较好。《万氏妇人科》记载："如发热、恶寒、咳嗽甚者，此病在手太阴经也。本方加麻黄（去根节）、杏仁各一钱，葱白三根，姜引。水煎，食后服，以汗而解。"[61] 24 《证治准绳》曰："咳为肺疾，必发散而可已。然又有不可发者，经曰：咳而小便利，不可发汗。发汗则四肢厥冷。又曰：咳而发汗，蜷而苦满，腹中复坚，此为逆也。又脉数者，为心刑肺金则死。"[34] 1075 《保婴撮要•不治五证》云："咳嗽声哑，饮食挫喉。腹胀气促，闷乱不宁。渴泻不止，咬牙寒战。疮嫩易破，痒塌不止。紫黑灰色，顶陷喘渴。"[62] 438 《杂病源流犀烛》曰："自表入者病在阳，若用寒凉收敛，必连绵不解，变生他症，故宜辛温（宁嗽汤，或二陈汤加防风紫苏之属），以求其属，散其邪，肺清而嗽自愈。"[23] 34

（2）内伤咳嗽。由肺及脾至肾的过程即是病情由轻转重的过程，至于肾者，治疗棘手，预后较差。《察病指南·杂病类》记载："咳嗽，脉浮直者生，沉坚者死。咳嗽，羸瘦，脉坚大者死。嗽脱形，发热，脉紧息者死，嗽而呕，脉弦欲绝者死。诸嗽，脉浮软者生，沉伏者死。"[63] 40 "吐血而嗽，上气，脉数，有热不得卧者死。吐血衄血，脉滑小弱者生，实大者死（一云沉细者生，浮大者死；一云浮大而牢者死）。衄血汗出，脉小滑者生，大躁者死。唾血，脉坚强者死，滑者生。瘀血在内腹胀，脉牢大者生，沉者死。"[63] 43 "咳而尿血，脉微细者生，大者死。寒热瘰疬，脉代绝者死。"[63] 44

《保命歌括·血病》曰："咳嗽连绵气上奔，血随气上几忧惊，急须补肺清心火，咳久成痨肾病深。咳血者，出于肺也。肺主气，心主热，热则伤肺，故咳不已而有血也。宜以清金降火为主，茯苓补心汤、鸡苏散、天、麦门冬汤。如咳久不止，只三两声，痰中带血者，此肾咳嗽也，不可治。"[64] 134《片玉心书》中记载："凡咳嗽日久，喉舌生疮，其声嘎者，不治。凡咳嗽日久，面白唇青，目闭闷乱，头摇手摆者，此肺气将绝，不治。"[65] 66 此属内伤咳嗽，日久不愈，而致他病，预后较差。

内伤久咳的部分患者易反复发作。《一见能医》曰："劳嗽声哑者，死……久而嗽血，咽痛无声，为自下传上；不嗽不痛，久而溺浊，脱精泄泻，为自上传下，皆死证也……骨蒸，干咳声哑，寒热似疟者，必死。"[66] 207《医贯·咳嗽论》云："有一等干咳嗽者，丹溪云：干咳嗽极难治。此系火郁之证，乃痰郁其火，邪在中，用逍遥散以开之，下用补阴之剂而愈。"[35] 90《万金至宝·咳嗽门》曰："清金丸治咳嗽久不能愈，身热，肌瘦将欲成痨之症。"[67] 16《仁文书院集验方》云："咳嗽久不愈者，肺枯，胃口受风临睡时用连皮核桃肉一个，同连皮生姜一片，细细嚼吃，吞下又再吃，共吃核桃肉五个、生姜五片。吃完再不要说话，即将白水漱口，就倒床睡，明早即愈。如未全愈者，第二三夜如法再吃五个，即全愈。"[68] 70

━━━━━■ 应用示例 ■━━━━━

1. 外感风寒

《叶熙春专辑·内科·咳嗽》：宣某男，39岁。4月。杭州。风寒外袭，内有郁热，恶寒身热，咳嗽气急痰黄，胸胁震痛，口渴喜饮，脉紧数，舌苔黄糙。麻杏石甘汤加味。

生麻黄4克、白杏仁9克（杵）、生石膏15克（杵，先煎）、甘草3克、竹沥半夏8克、炙前胡6克、冬瓜子皮各9克、竹茹9克、茯苓9克、炙橘红4克、白茅根12克。

二诊：外寒束表，得汗身热渐解，里热内退，咳嗽痰黄依然，胸痛气急如故，舌苔黄糙已转薄润。仍用前方加减。

麻黄2.4克、生石膏18克（杵，先煎）、甘草3克、炙前胡6克、浙贝母9克、白杏仁9克（杵）、炙橘红4克、竹茹12克、炙枇杷叶12克、白茅根4克、冬瓜子皮各9克、竹沥半夏8克。

三诊：表邪已解，寒热尽退，肺气犹未清肃，咳嗽欠爽。症势虽平，务慎饮食。

赤白苓各9克、浙贝母9克、仙露夏5克、生蛤壳18克（杵）、蜜炙前胡5克、白杏仁9克（杵）、白茅根12克、冬瓜子皮各9克、炙枇杷叶12克、炙橘红4克、金沸草8克（包）。

按：恶寒身热，乃表寒外束，苔黄渴饮，为里热内盛。表寒里热，麻杏石甘汤属正治。服后表寒渐解，而里热尚盛，故仍宗原方，减少麻黄，加重石膏，用药细审，切于病情，深为可法。[69] 73, 74

2. 外感风热

《陆观虎医案·咳嗽门》：李某，男，21岁，辨证：咳嗽。病因：内热伤风，汗出当风。症状：鼻塞咳嗽，气短，胸痞作堵，腰痛三天，脉细数。质红，苔黄。治法：清热疏风化痰。[70] 315

《沈氏医案》：病起于抑郁不舒，郁则肝气不得疏泄，血为气滞而停蓄之久，则血大下。去血之后，肝火升腾，肺金受烁，以致咳嗽气急，肺失清肃降下之令，小便不利而为胀满，气喘不得安卧，脉息沉弦而数，此肝金郁火烁肺，而为喘急不得卧而肿。治法当以清肺为主，所谓先咳嗽，后肿满者治在肺，肺清则便利而肿退矣。朝服滋肾丸，晚服煎方：半夏、广皮、瓜蒌、黄芩、苏子、枳壳、杏仁、莱菔子、香附、山栀。[71] 72

《玲珑医鉴·温热病诊治》：清燥救肺汤、头痛，发热，干咳无痰，气逆而喘，咽喉干痛，心烦口渴，此方主之。桑叶、石膏、人参、炙甘草、胡麻仁、阿胶、麦冬、杏仁、枇杷叶水煎服。[72] 80

3. 燥邪犯肺

《痰火点雪》：苏游凤髓汤治肺燥咳嗽。用松子仁一两，胡桃仁二两，研膏和熟蜜收之。每二钱，食后沸汤点服。[73] 143

《全国名医验案类编·燥咳案（内科）》：病者：陈周溪，年近四旬，身体强盛，广德屠宰税经理，住本城。病名：燥咳。原因：时值秋燥司令，先患房事，后宴会，酒罢当风而卧，醒则发咳。证候：干咳无痰，胸膺板闷，胃脘拒按，口干喜冷，日晡发热，夜不安寐。诊断：六脉强直有力，舌苔黄燥。合病因脉象断之，乃肺燥胃实也。先以清燥活痰药投之，不应。继以消导豁痰药治之，转剧。此由时值燥令，胃肠积热化燥，燥火横行，宜其无济也。[74] 236

《全国名医验案类编》：病者：郎君，年六十三岁，镇江丹徒县人，住本城内。病名：燥咳。原因：中年失偶，身长而瘦，木火体质，适感秋燥而发病。证候：干咳喉痒，胸胁刺痛，头胀肌热，鼻流浊涕。诊断：舌红苔干，脉浮而数。乃温燥引动肝热冲肺也。[74] 237

《李聪甫医案》：邹××，女，40岁。两年来，咳嗽气喘，夜不安枕，两颧泛赤，精神萎顿。今秋，喘发益剧。诊视脉浮而濡，舌质光剥。"秋脉不及，则令人喘，呼吸少气"。此属肺虚伤燥而喘之喉。肺恶燥，燥则肺阴伤，肺叶焦举，上逆而喘。当清肺润燥，养阴化痰。[75] 67

4. 痰湿蕴肺

《叶熙春专辑·肺痈》：倪某，男，40岁。9月。昌化。平素嗜酒，痰湿内滞，久蕴化热，熏灼肺胃，身热咳嗽，胸胁作痛，痰多腥红，咽喉梗疼，唇舌糜烂，舌紫绛，中剥，脉象弦数。热壅血凝，肺痈已成，但体属阴虚，不可忽视。[69] 88

《太平惠民和剂局方·治痰饮附咳嗽》：金珠化痰圆治痰热，安神志，除头痛眩运，心松恍惚，胸膈烦闷，涕唾稠黏，痰实咳嗽，咽嗌不利。皂荚仁炒、天竺黄、白矾光明者，放石，铁器内熬汁尽，放冷，研、铅白霜细研，各一两、半夏汤洗七次，用生姜二两洗，刮去皮，同捣细，作饼子，炙微黄色，四两、生白龙脑细研，半两、辰砂研，飞，二两金箔为衣，二十片。[76] 93

5. 痰热郁肺

《王氏医案续编》：王汇涵室，年逾六旬，久患痰嗽，食减形消，夜不能眠，寝汗舌绛，广服补剂，病日以增。孟英视之曰：固虚证之当补者，想未分经辨证，而囫囵颠顶，翻与证悖，是以无功。投以熟地、苁蓉、坎板、胡桃、百合、石英、茯苓、冬虫夏草等药，一剂知，旬日愈。以其左脉弦细而虚，右尺寸皆数，为阴亏气不潜纳之候，及阅前服方，果杂用芪、术以助气，二陈、故纸、附、桂等以劫阴也，宜乎愈补而愈剧矣。[77] 122

《清太医院配方·痰嗽门》：除痰降火丸。治肺胃不清，痰涎壅盛，咽喉堵塞，鼻息不清，头目眩晕，口舌生疮，饮食无味，大小便不利，不闻香臭，咳嗽泣喷等症，并皆治之。此药有化痰涎，清肺胃，化滞降火之功。每服 3 克，用萝卜汤或茶清送下。忌食葱、蒜、椒、酒等物。陈皮 60 克、黄柏 60 克、前胡 60 克、泽泻 60 克、茯苓 60 克、木香 60 克、知母 60 克、半夏 60 克、甘草 60 克、共研细末，水泛和丸。[78] 24

6. 肝火犯肺

《吴古年医案·干咳》：干咳少痰，属肝火冲肺。感风头辄觉痛，是外风引动内风也。手足心热，时或汗溢，又为心肾不足，以肾主五液、入心为汗故也。脉初持左关独弦，右寸濡于诸部，久按则右濡于左，舌中光绛。治以滋清。[51] 90

《孟河马培之医案论精要》：赵左，头眩咳嗽，鼻血如注，胸胁作痛，症势凶险。此乃肝火犯肺，治当清泄肝火。症属肝火犯肺，治当清泄肝火。方为费晋卿氏豢龙汤，立方用药，颇有思路可取。[79] 296

《清宫代茶饮精华》：解金沸草代茶饮。组成：荷梗二尺、荷蒂七个、鲜石斛三钱、银花二钱、橘红八分、鲜青果十个、羚羊角三钱、功用：清肺泻肝，化痰止咳。主治：肝热犯肺，胸胁串痛，口渴舌干，时作咳嗽，咯痰黄稠。按语：光绪三十四年十月二十四日，懿嫔胸胁串痛，口渴咽干，时作咳嗽，左关脉弦右寸关滑数，御医张仲元、戴家瑜给予解金沸草代茶饮调治。方中羚羊角、银花、荷梗、荷蒂清解肺肝之邪热，石斛清热养阴，青果、橘红化痰止咳。诸药合用，共奏清肺泻肝，止咳化痰之功。[80] 58

7. 脾胃虚弱（土不生金）

《全国名医验案类编》：叶左，肺胃两伤，呛咳胸痛，谷少短气，神羸脉弱，肾气亦伤。损症将成。姑拟培土生金，佐以育肾。方用参苓白术散。[74] 5

《孟河费氏祖孙医案》：肺胃不和，脾多痰湿，失血之后，呛咳而喘。宜培土生金，参以肃降。方用二陈汤合参苓白术散。[81] 291

8. 阴虚肺热

《全国名医验案类编》：陈左，阴虚肺热，脾有湿痰，又触外寒，引动宿哮，寒热、咳嗽、气喘，当清疏肃肺化痰。青蒿、川贝母、法半夏、橘红、枳壳、茯苓、杏仁、瓜蒌、桑叶、前胡、生姜、枇杷叶。[74] 23

《邵氏方案·咳嗽》：咳嗽久久不愈，甚于夜分，脉象细软。尊年肺阴受伤。[52] 16

《问斋医案·咳嗽》：阴亏体质，肺络干槁，咳痰不豁，气机不利，动引百骸，声闻四近，法当辛润。[82] 88

《察病指南·杂病类》：肺阴不足，肺热有余，时作咳嗽，其口干过甚，是阳明蕴热，津液少于上承是也。脉数略缓。前法加以滋清。[63] 44

9. 气阴两虚

《叶熙春专辑·咳嗽》：蒋某，男，48岁。2月。余杭。去冬曾经咳血，治后血止，咳嗽迄未根除。入春肝旺阳升，头昏目眩，夜来盗汗，五心作热，午后面红升火。昨夜痰中挟血，今日盈口不止，胸痛气逆，四肢乏力，面色晄白，形瘦骨立，两脉芤而兼数，已入劳损之途。如今失血过多，气血涣散，须防阴阳脱离之变，病已入险，拟生脉散一法。[69] 132

《清太医院配方·痰嗽门》：安嗽化痰丸治男妇远年近日，一切痰喘咳嗽。此药能清利咽喉，蠲化痰涎，降有余之邪火，保受伤之肺金，止久劳之咳嗽，定气壅之喘急。每服一二丸，食后用梨汤嚼下，白开水亦可。黄芩90克、天冬90克、麦冬90克、半夏90克、阿胶60克、五味子60克、杏仁60克、甘草60克、冬花120克、川贝120克、桑皮240克，共研细末，炼蜜和丸。[78] 25

附录一 文献辑录

《黄帝内经太素·脉论》：咳嗽烦悗，是肾气之逆。水道不利，气循肾脉上入心肺，故咳嗽烦悗，是肾气之逆也。[6] 281

《素问·咳论》：帝曰：愿闻其状。岐伯曰：皮毛者肺之合也，皮毛先受邪气，邪气以从其合也。其寒饮食入胃，从肺脉上至于肺则肺寒，肺寒则外内合邪，因而客之，则为肺咳。[5] 214

《素问·六元正纪大论》：金郁之发，天洁地明，风清气切，大凉乃举，草树浮烟，燥气以行，霧雾数起，杀气来至，草木苍干，金乃有声，故民病咳逆，心胁满引少腹，善暴痛，不可反侧，嗌干，面尘色恶。[5] 490

《素问·气交变大论》：岁金太过，燥气流行，肝木受邪。民病两胁下少腹痛，目赤痛，眦疡，耳无所闻。肃杀而甚，则体重，烦冤，胸痛引背，两胁满且痛引少腹。上应太白星。甚则喘咳逆气，肩背痛，尻、阴、股、膝、髀、腨、胻、足皆病。上应荧惑星。收气峻，生气下，草木敛，苍干凋陨，病反暴痛，胠胁不可反侧，咳逆甚而血溢，太冲绝者，死不治。上应太白星。[5] 406

《重广补注黄帝内经素问·生气通天论》：秋伤于湿，上逆而咳，湿，谓地湿气也。秋湿既胜，冬水复王，水来乘肺，故咳逆病生。[8] 29

《黄帝内经素问集注》卷三：皮毛者肺之合，邪在皮毛，弗以汗解，则邪气乃从其合矣。夫皮肤气分为阳，五脏为阴，病在阳者名曰风，病在阴者名曰痹，病舍于肺，名肺痹也，痹者闭也，邪闭于肺，故咳而上气。[7] 84

《黄帝内经素问集注·咳论》卷五：肺属金，其色白。肺主气，在变动为咳，风邪迫之，故时咳短气也。次论五脏之邪，上归于肺，而亦为咳也。乘春则肝先受邪，乘夏则心先受邪，乘秋则肺先受邪，是五脏各以所主之时而受病，如非其秋时，则五脏之邪，各传与之肺而为咳也。[7] 166

《读素问钞·病能》：诸气膹郁，皆属于肺，燥金甚则肺太过，而病化膹郁，岁金太过，甚则喘咳之类。东垣谓之寒喘，治以热剂是也。火热胜则肺为邪攻，而病亦化膹郁，如岁火太过病喘咳之类，东垣谓之热喘，治以寒剂是也。[9] 144

《黄帝内经太素·五脏刺》：邪在肺，则病皮肤寒热、上气、喘、汗出、咳动肩背。[6] 287

《伤寒百问经络图》卷五：咳嗽者，何也？伤寒咳嗽有两证：有太阳证咳嗽，小青龙、小柴胡是也；有少阴证咳嗽，玄武汤、四逆汤、猪苓汤是也。大抵太阳证，热在上焦，其人必饮水，水停心下则肺为之浮，肺主于咳，水气乘之故咳嗽，小青龙汤加五味子细辛干姜汤。头疼发热而嗽者，小柴胡汤，人参、大枣、生姜加五味子、干姜。肺寒咳嗽，声重多涕者，温肺汤、降气汤。若少阴证咳嗽，四肢沉重疼痛，小便不利，自下利而咳，玄武汤加五味子、细辛、干姜也。四肢厥逆，腹中痛，或泄利而咳，四逆汤加五味子、干姜也。下利而呕，渴烦不得眠而咳，猪苓汤主之。[11]561

《金匮翼·咳嗽》：治嗽最要分别肺之虚实，痰之滑涩，邪之冷热，及他脏有无侵凌之气，六腑有无积滞之物。虚者人参、黄芪之属补之，使气充则脏自固。实者葶苈、杏仁之属泻之，使邪去则肺自宁。痰滑者，南星、半夏之属燥其湿。痰涩者，瓜蒌、杏仁之属润其燥。寒者，干姜、细辛温之。热者，黄芩、栀子清之。气侵者，五味、芍药收其气，使不受邪也。积滞者，枳实、瓜蒌逐其客，使无来犯也。[12]286

《金匮翼·痰饮》：杏仁煎治燥痰在肺中，上气咳嗽，或心胸烦热。杏仁去皮尖，三两、生姜汁、白蜜、饴糖各一两半、桑皮、贝母、木通各一两二钱半、紫菀、五味各一两，上锉碎，用水三升，熬至半升，去滓，入前杏仁等四味，再熬成膏，每服一匕，含化。一方有款冬、知母。一方有生地汁、紫苏子。[12]206

《素问病机气宜保命集·咳嗽论》：防风丸，治痰嗽，胸中气不清利者。枳术丸亦妙。防风半两、枳壳半两，去穰，麸炒、白术一两，上细末，烧饭为丸，每服五七十丸，生姜汤下。[13]149

《脉经·诊百病死生诀第七》：咳嗽，脉沉紧者死，浮直者生，浮软者生，小沉伏匿者死。咳嗽，羸瘦，脉形坚大者死。咳嗽，脱形，发热，脉小坚急者死；肌瘦，不脱形，热不去者死。[14]64

《诸病源候论》：咳嗽者，肺感于寒，微则成咳嗽也。气虚为微寒客皮毛，入伤于肺则不足，成咳嗽。此由邪热客于肺也。上焦有热，其人必饮水，水停心下，则肺为之浮，肺主于咳，水气乘之，故咳嗽。[15]45, 74, 75

《增订幼科类萃·咳嗽门》：外感咳嗽，多因外邪侵袭肺卫，肺气不得宣畅而致。因肺为娇脏，最易感受外邪而为病。外感咳嗽又可分为风寒、风热、燥热等。[16]199

《症因脉治·咳嗽总论》：伤燥咳嗽之因：天行燥烈，燥从火化，肺被燥伤，则必咳嗽。[17]81

《证治汇补·胸膈门·咳嗽》：咳谓无痰而有声，肺气伤而不清也。嗽谓无声而有痰，脾湿动而生痰也。咳嗽谓有声有痰，因伤肺气复动脾湿也。[18]483

《秘传证治要诀及类方》：肺经起于胃中，肺胃二脉相连，饮食失宜则胃气不降，胃气上逆则肺气亦上逆作咳。[19]94

《秘传证治要诀及类方》：形寒冷饮则伤肺。[19]94

《内伤集要》：饮养阳气，食养阴气。过于大饮则气逆，形寒饮冷则伤肺，肺伤气逆，则为喘满、咳嗽、水泻等症矣。[20]282

《中西汇通医经精义·五脏所伤》：若饮水浆果瓜之属，多受冷气，则阳气不能布化，水饮停积为咳喘癖痛等症。[21]50

《赤水玄珠》：若饮食失节，与夫素斋，内伤脾胃，而脉虚身热，咳嗽，腹胀，泄泻等症。[22]43

《杂病源流犀烛》：凡有食积者，必面青黄白不常，面上如蟹爪路，一黄一白者，此又可望色而知也。[23]36

《医理真传》：咳而不发热，身痛，饱闷嗳腐臭者，饮食为病也。亦间有发热者。[24]131

《素问·痿论》曰：有所亡失，所求不得，则发肺鸣，鸣则肺热叶焦，故五脏因肺热叶焦发为痿躄，此之谓也。[1]192

《丹溪心法》：干咳嗽难治。此系火郁之证，乃痰郁其火邪，在中用苦梗开之，下用补阴降火之剂，四物加炒柏竹沥之类，不已则成劳，此不得志有之，倒仓法好。[25]70

《杂病源流犀烛》：气嗽，七气积伤成咳也，其脉洪滑数，必兼上气喘急，痰涎凝结，或如败絮，或如梅核，滞塞咽喉，吐不出，咽不下，多因七情郁结，或劳伤脾肺。[23]36

《扫叶庄医案》：若肝脾两伤，则因恼怒伤肝，思虑伤脾，脾伤则生湿，肝伤则生热，湿热相合妄行，上入于肺阴塞肺道，故咳嗽。[26]73

《医学要数·四气所伤》：夫肺为诸气之主，今既有病，则气不外运，又湿滞经络，故四肢痿弱无力，而或厥冷也。后篇所谓：冬生咳嗽，既言过时，则与前篇之义颇不同矣。夫湿气久客不散，至冬而寒气大行，肺恶寒而或受伤，故湿气得以乘虚上侵于肺，发为咳嗽也。观者以此意求之经旨，其或著乎。[31]9

《证治百问·咳嗽》问曰：咳嗽亦人之常事，何至于气逆火炎，以至不起？答曰：五脏者，皆可致嗽，不独于肺也。曰肺居上，为五脏之华盖，凡风邪外入，气火内冲，而肺独先受，故咳嗽者，必归罪于肺也。今五脏之气随咳随逆，其火则转咳转升，而伤经损络，血热妄行，痰随气壅，精神气血从此日削，金燥水枯，势必至咽痛喉烂，气逆喘急而死。若止于肺家受伤，早为清润，何至于咳嗽？所以治人者，不可不慎也。[28]574

《四圣心源·咳嗽根原》：咳证缘土湿胃逆，肺金不降，气滞痰生，窍隧阻碍，呼吸不得顺布。稍感风寒，闭其皮毛，肺气愈郁，咳嗽必作。其肺家或有上热，而非脾肾湿寒，不成此病。岐伯之论，仲景之法，不可易也。[32]731

《脉诀乳海·肺脏歌》：语过多成嗽肺主气，语言太过，则气伤矣。肺气伤则发嗽矣。[29]45

《济因纲目》：盖肺属辛金，生于己土，嗽久不愈者，多因脾土虚而不能生肺气，而腠理不密，以致外邪复感，或因肺气虚不能生水，以致阴火上炎所致。[33]150

《增订幼科类萃》：内因咳嗽，多由他脏有病，累及肺脏而致。如脾虚生湿，聚为痰浊，上渍于肺，阻塞气机，遂生咳嗽。又如肾气衰弱，气化功能失常，水液输布障碍，水气泛溢，上逆犯肺，而为咳嗽等。[16]199

《证治准绳·咳嗽》：肺出气也，肾纳气也，肺为气之主，肾为气之本。[34]91

《医贯·咳嗽论》：肺为娇脏，畏寒畏热，火刑金故嗽，水冷金寒亦嗽。[35]88

《赤水玄珠·咳嗽》：风乘肺者，日夜无度，汗出头痛，痰涎不利。热乘肺者，急喘而嗽，面赤，潮热，手足寒，乳子亦每多有之。火乘肺者，咳喘上壅，涕唾出血，甚者，七窍血溢。燥乘肺者，气壅不利，百节内痛，头面汗出，寒热往来，皮肤干燥，细疮燥痒，大便秘涩，涕唾稠黏。寒乘肺者，或因形寒饮冷，冬月卧湿地，或冒冷风寒，秋冬水冷中感之。嗽急而喘。此非六气之云乎。[22]152

《症因脉治·咳嗽总论》：伤寒咳嗽之症：头痛身痛，恶寒发热，无汗喘咳，此寒邪咳嗽之症也。[17]79

《症因脉治·咳嗽总论》：伤风咳嗽之症：憎寒壮热，头痛眼眶痛，自汗恶风，鼻塞涕流，痰结肺管，咳嗽不已，此风伤肺气。即痰饮门风痰咳嗽，今人名曰伤风症也。[17]78

《症因脉治·咳嗽总论》伤热咳嗽之症：咽喉干痛，面赤潮热，夜卧不宁，吐痰黄浊，或带血腥臭，烦躁喘咳，每咳自汗。此即痰饮门热痰嗽。[17]82

《症因脉治·咳嗽总论》：伤暑咳嗽之症：身热引饮，内热烦躁，外反恶寒；或身痛口渴，咳嗽身倦，此暑邪伤肺气之症也。[17]80

《症因脉治·咳嗽总论》：伤燥咳嗽之症：口渴唇焦，烦热引饮，吐痰不出，或带血缕，二便赤带，喘急咳嗽，此伤燥咳嗽之症也。[17]81

《症因脉治·咳嗽总论》：积热咳嗽之症：面赤烦躁，嗽则多汗，夜卧不宁，清晨嗽多，小便赤涩，此积热咳嗽之症也。[17]88

《症因脉治·咳嗽总论》：气虚咳嗽之症：面黄肌瘦，气怯神离，咳嗽吐痰，痰色清稀，饮食减少，此气虚咳嗽之症也。[17]86

《症因脉治·咳嗽总论》：伤湿咳嗽之症：身重身痛，或发热有汗，或面目浮肿，或小便不利，骨节烦疼，气促咳嗽。此伤湿咳嗽之症也。[17]80

《证治百问·咳嗽》：虚火咳嗽脉症虚火者，非火不足也。因人元气亏损，三焦之火乘虚炎上。肺为火灼，则气逆而嗽，痰涎清薄，嗽时面红气喘，咽干，喉癣喉痒，口臭，烦渴，饮食减少，其脉虚弱，或浮弦而无力，或微数而不清，是为虚火咳嗽。[28]574

《医阶辨证·咳嗽分证合证兼证辨》：肺生燥，干咳，有声无痰。肺中发咳，频多痰唾少。肺旺，喘咳上气，胸膈壅满。[38]115

《聊复集·咳嗽分证合证兼证辨》：燥气咳嗽：口中燥，咽干，痰涎少，身热。[36]46

《聊复集·咳嗽分证合证兼证辨》：暑热咳嗽：唾沫，口中渴，喘急烦躁。[36] 46

《聊复集·咳嗽分证合证兼证辨》：湿热咳嗽：胸满，身重，小便不利。[36] 46

《聊复集·咳嗽分证合证兼证辨》：内伤咳嗽：厥气上逆，骤咳连声不已，唾痰少。[36] 46

《医阶辨证·咳嗽分证合证兼证辨》：咳为气病，咳而声微无力为虚，声高有力为实，身热口燥为热，身凉口不燥为寒。嗽而不咳，有痰无声。饮气喘嗽，胸膈满，痰唾多，喉中作水鸡声。[38] 115

《杂病源流犀烛·脏腑门》：劳嗽，虚劳咳嗽也，其脉细数，必兼盗汗出，痰多，作寒热，火升喘促，盖缘酒色过度，虚劳少血，津液内耗，心火上炎，遂使燥热乘肺，唾咯脓血，上气涎潮，其嗽连续不已也宜人参清肺汤、诃黎勒丸、人参芎归汤。[23] 36

《读医随笔·论咳嗽》：有因燥而咳者，声干无痰，断续不匀，如为烟所呛，亦无定时，时吐涎沫，治宜降气养液，此多由时气亢旱，燥气所伤也。[37] 91

《冷庐医话·咳嗽》：咳嗽有寒热之别，不可误治。感寒者，鼻塞流涕，或微恶寒，宜服生姜、葱白。日二次，不宜常服。挟热者，夜嗽较甚，喉痒，口或微渴，宜服淡盐汤；可常服代茶。初起服此者，不致久延，余家用之恒验。[40] 108

《医学见能·咳嗽》：外感咳嗽，吐痰清白而涎者，伤寒有水气也，宜小青龙原方。桂枝二钱、半夏三钱、麻黄七分、甘草一钱（炙）、干姜一钱、细辛五分、白芍二钱、五味子一钱。[41] 619

《赤水玄珠》：热伤风，咳嗽，喉疼，面热，此素有痰火郁热在内，热极生风。或为风寒所束，不得发越。此热为本，寒为标，治宜清热散寒。经云：火郁则发之。又曰：风寒外束者可发。二陈汤加桔梗、天花粉、玄参、薄荷、酒芩、前胡。嗽不转加瓜蒌仁。夜嗽多加知母。喉疼减半夏。痰盛加贝母、枳壳。肺热气雍，轻则加桑白皮、地骨皮，重则加石膏。[22] 30

《温热经纬·陈平伯外感温病篇》：风温证，身热畏风，头痛咳嗽口渴，脉浮数，舌苔白者，邪在表也。当用薄荷、前胡、杏仁、桔梗、桑叶、川贝之属，凉解表邪。[42] 38

《温病条辨·上焦篇》：太阴风温、温热、温疫、温毒、冬温，初起恶风寒者，桂枝汤主之；但热不恶寒而渴者，辛凉平剂银翘散主之。温毒、暑温、湿温、温疟，不在此例。[43] 5

《温病条辨·上焦篇》：太阴风温，但咳，身不甚热而渴者，辛凉轻剂桑菊饮主之。[43] 10

《医学衷中参西录·医论》：风温初得宜用凉药发其汗，薄荷、连翘、蝉蜕诸药是也。至传经已深，阳明热实，无论伤寒、风温，皆宜治以白虎汤。[44] 498

《医门法律·咳嗽门》：干咳无痰，火热内壅，用四物桔梗汤开提之。伤酒热积，用琼玉膏滋润之。色欲过度，肾水不升，用八味丸蒸动之。[45] 229

《温病方书·秋燥》：感燥而咳者，桑菊饮主之。肺感燥气，必咳而无痰。桑菊饮、杏仁、连翘、薄荷、桑叶、菊花、苦梗（竹茹）甘草、苇根。[46] 39

《温病正宗·燥病》：凡治初患之燥气，当宗属凉拟法。夫秋燥之气，始客于表，头微痛，畏寒，咳嗽，无汗，鼻塞，舌苔白薄者，宜用苦温平燥法治之。若热渴有汗，咽喉作痛，是燥之凉气已化为火，宜本法内除去苏、荆、桂、芍，加元参、麦冬、牛蒡、象贝治之。如咳逆胸疼，痰中兼血，是肺络被燥火所劫，宜用金水相生法，去东参、五味，加西洋参、旱莲草治之。如诸证一无，惟腹作胀，大便不行，此燥结盘踞于里，宜用松柏通幽法治之。总而言之，燥气侵表，病在乎肺；入里，病在肠胃。其余肝燥，肾燥，血枯虚燥，皆属内伤之病，兹不立论。[47] 134

《时病论·干咳》：温润辛金法治无痰干咳，喉痒胁疼。紫菀一钱（蜜水炒）、百部一钱（蒸）、松子仁三钱、款冬花一钱五分、杏仁二钱（去皮尖用）、陈广皮一钱（蜜水炒，加冰糖五钱为引）。[48] 136

《时病论·干咳》：琼玉膏治干咳嗽。地黄四斤、茯苓十二两、人参六两、白蜜二斤，先将地黄熬汁去渣，入蜜炼稠，再将参、苓为末和入，瓷罐封，水煮半日，白汤化服。[48] 136

《时病论·干咳》：清金宁络法治燥气化火，喉痛咳红。麦冬三钱（去心）、肥玉竹二钱、北沙参三钱、玄参一钱五分、细生地三钱、旱莲草三钱、冬桑叶三钱，加枇杷叶三钱（去毛，蜜炙）为引。[48] 136

《陈氏幼科秘诀·咳嗽》：咳嗽属肺，风热郁于肺则生痰，故嗽有喉间作小鸡声者，先用小红丸下之。不惟下痰，且肺与大肠相为表里，腑不实脏不能实也。大率顺气化痰清肺为主，宜清金贝母汤。清金贝母汤、贝母、杏仁、桑皮、花粉、桔梗、枳壳、甘草、黄芩、木通、苏子、陈皮、茯苓。痰甚加胆星；食积痰去贝母，加制半夏、山楂；痰而嗽甚加山栀；喘加马兜铃或紫菀；嗽而血加山栀、石膏；嗽而气逆，倍苏子；嗽不转加麻黄、石膏；嗽久加款冬花、马兜铃，或瓜蒌仁、紫菀、五味、乌梅。食积痰须用制半夏、枳实、青皮、枳壳，嗽甚，眼白上有瘀肉生者，此嗽伤血分也，宜服生地、当归入血分，槟榔下其气。[50] 733

《吴古年医案·干咳》：干咳少痰，属肝火冲肺。感风头辄觉痛，是外风引动内风也。手足心热，时或汗溢，又为心肾不足，以肾主五液、入心为汗故也。脉初持左关独弦，右寸濡于诸部，久按则右濡于左，舌中光绛。治以滋清。海石粉一钱五分（拌大生地四钱）、杜煎驴皮胶一钱五分、黑豆衣三钱、杏仁三钱、川贝二钱、茯神三钱、青黛五分（拌蛤壳五钱）、炒黑滁菊一钱五分、粉丹皮一钱五分、冬桑叶三钱、连心莲子二十粒、枇杷叶三片。[51] 90

《邵氏方案·咳嗽》：肺肾阴伤，咳嗽气急，甚至不能卧下。姑与纳下清上。熟地六钱、葶苈（五分、七分）、阿胶半钱、川贝三钱、杏仁三钱、苏子三钱、大黑枣二个、兜铃七分、橘红一钱。[52] 9

《景岳全书·内伤嗽证治》：凡治劳损咳嗽，必当以壮水滋阴为主，庶肺气得充，嗽可渐愈，宜一阴煎、左归饮、琼玉膏、六味地黄丸之类。其有元阳下亏，生气不布，以致脾困于中，肺困于上，而为喘促，为痞满，为痰涎呕恶，为泄泻畏寒，凡见脉细弱，证见虚寒而咳嗽不已者，此等证候，皆不必治嗽，但补其阳而嗽自止，如右归饮、右归丸、八味地黄丸、大补元煎、六味回阳饮、理中汤、劫劳散之类皆当随宜速用，不得因循，以致汲深无及也。[30] 1111

《吴古年医案·干咳》：痰气阻郁，干咳，呼吸不利，诊时手指掣搐，脉来沉涩。病非轻浅，诸宜谨慎。杏仁三钱、川贝二钱、苏子二钱、旋覆花一钱五分、海石二钱、蛤壳五钱、茯苓三钱、橘红一钱、通草一钱、瓜蒌皮子各二钱、海石三钱、竹茹一钱五分。[51] 90

《医学见能·咳嗽》：妇人干咳，由于经水不行者，冲任之气逆也，宜变化柴胡汤。柴胡三钱、香附三钱、元胡二钱、当归三钱、丹皮二钱、茯苓三钱、贝母二钱、黄芩二钱、麦冬三钱、牛膝一钱、桃仁二钱、法夏二钱、白芍三钱、甘草一钱。[41] 120

《备急千金要方·心腹第二》：然谷、天泉、陷谷、胸堂、章门、曲泉、天突、云门、肺俞、临泣、肩井、风门、行间，主咳逆。[27] 535, 536

《备急千金要方·心腹第二》：缺盆、膻中、巨阙，主咳嗽。[27] 535

《备急千金要方·心腹第二》：扶突，主咳逆上气，咽中鸣喘。[27] 536

《西方子明堂灸经》：水突二穴、在颈大筋前，直人迎下，气舍上（原注：又名水门）。灸三壮。主咳逆上气，咽喉痈肿，呼吸短气，喘息不得卧。[53] 11

《西方子明堂灸经》：华盖、在璇玑下一寸，陷中。仰而取之。任脉气之所发。灸五壮。主胸胁支满，痛引胸中，咳逆上气，喘不能言。[53] 88

《治病针法·八穴主治病证》：久嗽不愈，咳唾血痰，风门二穴，膻中一穴，太渊二穴。[54] 17

《神农黄帝真传针灸图》：列缺穴治咳嗽气喘疼。可灸七壮。在手腕侧上一寸五分，以两手交叉中指头尽处是穴。此穴属手太阴肺经。[55] 48

《神农黄帝真传针灸图》：治男女咳嗽气喘者，灸：百劳二穴肺腧一穴曲池二穴下三里二穴。[55] 48

《神农黄帝真传针灸图》：身柱穴治咳嗽。可灸十四壮。在第三椎下陷中。此穴属肾脉。[55] 48

《神农黄帝真传针灸图》：肺俞穴治咳嗽，吐血红痰，骨蒸虚芳。可灸十四壮。在三椎下两傍各开二寸。

此穴属足太阳膀胱经。[55] 48

《神农黄帝真传针灸图》：天突穴治气喘咳嗽。可灸七壮。在结喉下一寸，即四指宛中。[55] 48

《神应经·痰喘咳嗽部》：咳嗽：列缺、经渠、尺泽、鱼际、少泽、前谷、三里、解溪、昆仑、肺俞（百壮）、膻中（七壮），咳嗽饮水：太渊，咳血：列缺、三里、肺俞、百劳、乳根、风门、肝俞，喘呕欠伸：经渠，上喘：曲泽、大陵、神门、鱼际、三间、商阳、解溪、昆仑、膻中、肺俞，数欠而喘：太渊，咳喘隔食：膈俞，喘满：三间、商阳、肺胀膨膨，气抢胁下热满痛：阴都（灸）、太渊、肺俞，喘息不能行：中脘、期门、上廉。[56] 41

《万病验方·咳嗽》：灸法治远年咳嗽不愈。将本人乳下大约离一指头，看其低陷之处，与乳直对不偏者，此名为直骨穴。如妇人，即按其乳头直向者，看其乳头所到之处即是穴。艾灸三壮，其艾只可如赤豆大，男灸左，女灸右，不可差错，其嗽即愈。如不愈，则其病再不可治矣。又法肺俞穴，在背脊第三椎骨下，两旁各开一寸半，灸七壮。风门穴，在背脊第二椎骨下，两旁各开一寸半，灸七壮。乳根穴，在乳中下一寸六分陷中，去中行各四寸，灸三壮。[57] 178

《万病验方·惊风》：灸法治咳嗽不痊。肺俞穴，在背上第三椎骨下，两旁各一寸五分，各灸二七壮，三七壮，愈。[57] 509

《小儿推拿方脉活要秘旨全书·掌面诸穴图》：无名属肺。掐肺一节及离宫节，止咳嗽；离至乾中，要轻。[58] 1106

《小儿推拿方脉活要秘旨全书·掌面诸穴图》：掐中指一节及指背一节，止咳嗽。[58] 1106

《明堂孔穴针灸治要·咳逆上气》：咳逆上气，魄户及气舍主之。咳逆上气，唾沫，天突及行间主之。咳逆上气，咽喉痈肿，呼吸短气，喘息不通，水突主之一作天突。咳逆上气，咽喉鸣渴喘息，扶突主之。[59] 697

《针灸薪传集·咳嗽门》：伤寒咳嗽：大抒、风门、肺俞。[60] 106

《针灸薪传集·咳嗽门》：伤风咳嗽：太渊、列缺、天突、三里，针。[60] 106

《针灸薪传集·咳嗽门》：血虚咳嗽：昆仑、气海，温针。女去昆仑加三阴交。[60] 107

《针灸薪传集·咳嗽门》：痰饮咳嗽：太渊、胃俞、三里。[60] 106

《针灸薪传集·咳嗽门》：痰热咳嗽：太渊、列缺、肺俞、丰隆。[60] 106

《针灸薪传集·咳嗽门》：小儿顿咳：天突、肺俞。[60] 106

《针灸薪传集·咳嗽门》：虚劳咳嗽：曲池、膈俞、三里、三阴交。[60] 107

《针灸薪传集·咳嗽门》：老年久咳：肺俞、气海、天突、乳根、关元、中脘、三里。[60] 106

《万氏妇人科》：如发热、恶寒、咳嗽甚者，此病在手太阴经也。本方加麻黄（去根节）、杏仁各一钱，葱白三根，姜引。水煎，食后服，以汗而解。[61] 24

《察病指南·杂病类》：咳嗽，脉浮直者生，沉坚者死。咳嗽，羸瘦，脉坚大者死。嗽脱形，发热，脉紧息者死，嗽而呕，脉弦欲绝者死。诸嗽，脉浮软者生，沉伏者死。[63] 40

《察病指南·杂病类》：吐血而嗽，上气，脉数，有热不得卧者死。吐血衄血，脉滑小弱者生，实大者死（一云沉细者生，浮大者死；一云浮大而牢者死）。衄血汗出，脉小滑者生，大躁者死。唾血，脉坚强者死，滑者生。瘀血在内腹胀，脉牢大者生，沉者死。[63] 43

《察病指南·杂病类》：咳而尿血，脉微细者生，大者死。寒热瘛疭，脉代绝者死。[63] 44

《保命歌括·血病》：咳嗽连绵气上奔，血随气上几忧惊，急须补肺清心火，咳久成痨肾病深。咳血者，出于肺也。肺主气，心主热，热则伤肺，故咳不已而有血也。宜以清金降火为主，茯苓补心汤、鸡苏散、天、麦门冬汤。如咳久不止，只三两声，痰中带血者，此肾咳嗽也，不可治。[64] 134

《片玉心书》：凡咳嗽日久，喉舌生疮，其声嘎者，不治。[65] 66

《片玉心书》：凡咳嗽日久，面白唇青，目闭闷乱，头摇手摆者，此肺气将绝，不治。[65] 66

《证治准绳》：咳嗽有寒者，有热者，有停饮者，有在表者，有在里者，有在半表半里者，病各不同，治亦有异。如停饮与表寒相合而咳者，小青龙汤。停饮与里寒相合而咳者，真武汤。邪热在半表半里而咳者，小柴胡汤。咳为肺疾，必发散而可已。然又有不可发者，经曰：咳而小便利，不可发汗。发汗则四肢厥冷。又曰：咳而发汗，蜷而苦满，腹中复坚，此为逆也。又脉数者，为心刑肺金则死。[34] 1075

《保婴撮要·不治五症》：咳嗽声哑，饮食挫喉。腹胀气促，闷乱不宁。渴泻不止，咬牙寒战。疮嫩易破，痒塌不止。紫黑灰色，顶陷喘渴。[62] 438

《杂病源流犀烛》：自表入者病在阳，若用寒凉收敛，必连绵不解，变生他症，故宜辛温（宁嗽汤，或二陈汤加防风紫苏之属），以求其属，散其邪，肺清而嗽自愈。[23] 34

《一见能医·五劳六极皆缘火烁乎天真》：劳嗽声哑者，死……久而嗽血，咽痛无声，为自下传上；不嗽不痛，久而溺浊，脱精泄泻，为自上传下，皆死证也……骨蒸，干咳声哑，寒热似疟者，必死。[66] 207

《医贯·咳嗽论》：有一等干咳嗽者，丹溪云：干咳嗽极难治。此系火郁之证，乃痰郁其火，邪在中，用逍遥散以开之，下用补阴之剂而愈。[35] 90

《万金至宝·咳嗽门》：清金丸治咳嗽久不能愈，身热，肌瘦将欲成痨之症。用枇杷叶（去毛、炙）、款冬花、紫菀杏仁、桑皮、木通各三钱，大黄（酒蒸）一两。蜜和为丸，夜服二钱。[67] 16

《仁文书院集验方》：咳嗽久不愈者，肺枯，胃口受风临睡时用连皮核桃肉一个，同连皮生姜一片，细细嚼吃，吞下又再吃，共吃核桃肉五个、生姜五片。吃完再不要说话，即将白水漱口，就倒床睡，明早即愈。如未全愈者，第二三夜如法再吃五个，即全愈。[68] 70

《叶熙春专辑·内科·咳嗽》：宣某，男，39 岁。4 月。杭州。风寒外袭，内有郁热，恶寒身热，咳嗽气急痰黄，胸胁震痛，口渴喜饮，脉紧数，舌苔黄糙。麻杏石甘汤加味。

生麻黄 4 克、白杏仁 9 克（杵）、生石膏 15 克（杵，先煎）、甘草 3 克、竹沥半夏 8 克、炙前胡 6 克、冬瓜子皮各 9 克、竹茹 9 克、茯苓 9 克、炙橘红 4 克、白茅根 12 克。

二诊：外寒束表，得汗身热渐解，里热内退，咳嗽痰黄依然，胸痛气急如故，舌苔黄糙已转薄润。仍用前方加减。

麻黄 2.4 克、生石膏 18 克（杵，先煎）、甘草 3 克、炙前胡 6 克、浙贝母 9 克、白杏仁 9 克（杵）、炙橘红 4 克、竹茹 12 克、炙枇杷叶 12 克、白茅根 4 克、冬瓜子皮各 9 克、竹沥半夏 8 克。

三诊：表邪已解，寒热尽退，肺气犹未清肃，咳嗽欠爽。症势虽平，务慎饮食。

赤白苓各 9 克、浙贝母 9 克、仙露夏 5 克、生蛤壳 18 克（杵）、蜜炙前胡 5 克、白杏仁 9 克（杵）、白茅根 12 克、冬瓜子皮各 9 克、炙枇杷叶 12 克、炙橘红 4 克、金沸草 8 克（包）。

按：恶寒身热，乃表寒外束，苔黄渴饮，为里热内盛。表寒里热，麻杏石甘汤属正治。服后表寒渐解，而里热尚盛，故仍宗原方，减少麻黄，加重石膏，用药细审，切于病情，深为可法。[69] 73, 74

《陆观虎医案·咳嗽门》：李某，男，21 岁，辨证：咳嗽。病因：内热伤风，汗出当风。症状：鼻塞咳嗽，气短，胸痞作堵，腰痛三天，脉细数。质红，苔黄。治法：清热疏风化痰。[70] 315

《沈氏医案》：病起于抑郁不舒，郁则肝气不得疏泄，血为气滞而停蓄之久，则血大下。去血之后，肝火升腾，肺金受烁，以致咳嗽气急，肺失清肃降下之令，小便不利而为胀满，气喘不得安卧，脉息沉弦而数，此肝金郁火烁肺，而为喘急不得卧而肿。治法当以清肺为主，所谓先咳嗽，后肿满者治在肺，肺清则便利而肿退矣。朝服滋肾丸，晚服煎方：半夏、广皮、瓜蒌、黄芩、苏子、枳壳、杏仁、莱菔子、香附、山栀。[71] 72

《玲珑医鉴·温热病诊治》：清燥救肺汤。头痛，发热，干咳无痰，气逆而喘，咽喉干痛，心烦口渴，此方主之。桑叶、石膏、人参、炙甘草、胡麻仁、阿胶、麦冬、杏仁、枇杷叶水煎服。[72] 80

《痰火点雪》：苏游凤髓汤治肺燥咳嗽。用松子仁一两，胡桃仁二两，研膏和熟蜜收之。每二钱，食后沸汤点服。[73] 143

《全国名医验案类编·燥咳案（内科）》：病者：陈周溪，年近四旬，身体强盛，广德屠宰税经理，住本城。病名：燥咳。原因：时值秋燥司令，先患房事，后宴会，酒罢当风而卧，醒则发咳。证候：干咳无痰，胸膺板闷，胃脘拒按，口干喜冷，日晡发热，夜不安寐。诊断：六脉强直有力，舌苔黄燥。合病因脉象断之，乃肺燥胃实也。先以清燥活痰药投之，不应。继以消导豁痰药治之，转剧。此由时值燥令，胃肠积热化燥，燥火横行，宜其无济也。[74] 236

《全国名医验案类编》：病者：郎君，年六十三岁，镇江丹徒县人，住本城内。病名：燥咳。原因：中年失偶，身长而瘦，木火体质，适感秋燥而发病。证候：干咳喉痒，胸胁刺痛，头胀肌热，鼻流浊涕。诊断：舌红苔干，脉浮而数。乃温燥引动肝热冲肺也。[74] 237

《李聪甫医案》：邹某，女，40岁。两年来，咳嗽气喘，夜不安枕，两颧泛赤，精神萎顿。今秋，喘发益剧。诊视脉浮而濡，舌质光剥。"秋脉不及，则令人喘，呼吸少气"。此属肺虚伤燥而喘之喉。肺恶燥，燥则肺阴伤，肺叶焦举，上逆而喘。当清肺润燥，养阴化痰。[75] 67

《叶熙春专辑·肺痈》：倪某，男，40岁。9月。昌化。平素嗜酒，痰湿内滞，久蕴化热，熏灼肺胃，身热咳嗽，胸胁作痛，痰多腥红，咽喉梗疼，唇舌糜烂，舌紫绛，中剥，脉象弦数。热壅血凝，肺痈已成，但体属阴虚，不可忽视。[69] 88

《太平惠民和剂局方·治痰饮附咳嗽》：金珠化痰圆治痰热，安神志，除头痛眩运，心松恍惚，胸膈烦闷，涕唾稠黏，痰实咳嗽，咽嗌不利。皂荚仁、炒天竺黄、白矾光明者，放石，铁器内熬汁尽，放冷，研、铅白霜细研，各一两、半夏汤洗七次，用生姜二两洗，刮去皮，同捣细，作饼子，炙微黄色，四两、生白龙脑细研，半两、辰砂研，飞，二两、金箔为衣，二十片。[76] 93

《王氏医案续编》：王汇涵室，年逾六旬，久患痰嗽，食减形消，夜不能眠，寝汗舌绛，广服补剂，病日以增。孟英视之曰：固虚证之当补者，想未分经辨证，而囫囵颟顸，翻与证悖，是以无功。投以熟地、苁蓉、坎板、胡桃、百合、石英、茯苓、冬虫夏草等药，一剂知，旬日愈。以其左脉弦细而虚，右尺寸皆数，为阴亏气不潜纳之候，及阅前服方，果杂用芪、术以助气，二陈、故纸、附、桂等以劫阴也，宜乎愈补而愈剧矣。[77] 122

《清太医院配方·痰嗽门》：除痰降火丸治肺胃不清，痰涎壅盛，咽喉堵塞，鼻息不清，头目眩晕，口舌生疮，饮食无味，大小便不利，不闻香臭，咳嗽泣喷等症，并皆治之。此药有化痰涎，清肺胃，化滞降火之功。每服3克，用萝卜汤或茶清送下。忌食葱、蒜、椒、酒等物。陈皮60克、黄柏60克、前胡60克、泽泻60克、茯苓60克、木香60克、知母60克、半夏60克、甘草60克、共研细末，水泛和丸。[78] 24

《吴古年医案·干咳》：干咳少痰，属肝火冲肺。感风头轍觉痛，是外风引动内风也。手足心热，时或汗溢，又为心肾不足，以肾主五液、入心为汗故也。脉初持左关独弦，右寸濡于诸部，久按则右濡于左，舌中光绛。治以滋清。[51] 90

《孟河马培之医案论精要》：赵左，头眩咳嗽，鼻血如注，胸胁作痛，症势凶险。此乃肝火犯肺，治当清泄肝火。症属肝火犯肺，治当清泄肝火。方为费晋卿氏豢龙汤，立方用药，颇有思路可取。"[79] 296

《清宫代茶饮精华》：解金沸草代茶饮。组成：荷梗二尺、荷蒂七个、鲜石斛三钱、银花二钱、橘红八分、鲜青果十个、羚羊角三钱。功用：清肺泻肝，化痰止咳。主治：肝热犯肺，胸胁串痛，口渴舌干，时作咳嗽，咯痰黄稠。按语：光绪三十四年十月二十四日，懿嫔胸胁串痛，口渴咽干，时作咳嗽，左关脉弦右寸关滑数，御医张仲元、戴家瑜给予解金沸草代茶饮调治。方中羚羊角、银花、荷梗、荷蒂清解肺肝之邪热，石斛清热养阴，青果、橘红化痰止咳。诸药合用，共奏清肺泻肝，止咳化痰之功。[80] 58

《全国名医验案类编》：叶左，肺胃两伤，呛咳胸痛，谷少短气，神羸脉弱，肾气亦伤，损症将成。姑拟培土生金，佐以育肾。方用参苓白术散。[74] 5

《孟河费氏祖孙医案》：肺胃不和，脾多痰湿，失血之后，呛咳而喘。宜培土生金，参以肃降。方用二陈

汤合参苓白术散。[81] 291

《全国名医验案类编》：陈左，阴虚肺热，脾有湿痰，又触外寒，引动宿哮，寒热、咳嗽、气喘，当清疏肃肺化痰。青蒿、川贝母、法半夏、橘红、枳壳、茯苓、杏仁、瓜蒌、桑叶、前胡、生姜、枇杷叶。[74] 23

《邵氏方案·咳嗽》：咳嗽久久不愈，甚于夜分，脉象细软。尊年肺阴受伤。[52] 16

《问斋医案·咳嗽》：阴亏体质，肺络干槁，咳痰不豁，气机不利，动引百骸，声闻四近，法当辛润。[82] 88

《察病指南·杂病类》：肺阴不足，肺热有余，时作咳嗽，其口干过甚，是阳明蕴热，津液少于上承是也。脉数略缓。前法加以滋清。[63] 44

《叶熙春专辑·咳嗽》：蒋某，男，48 岁。2 个月。余杭。去冬曾经咳血，治后血止，咳嗽迄未根除。入春肝旺阳升，头昏目眩，夜来盗汗，五心作热，午后面红升火，昨夜痰中挟血，今日盈口不止，胸痛气逆，四肢乏力，面色㿠白，形瘦骨立，两脉芤而兼数，已入劳损之途。如今失血过多，气血涣散，须防阴阳脱离之变，病已入险，拟生脉散一法。[69] 132

《清太医院配方·痰嗽门》：安嗽化痰丸治男妇远年近日，一切痰喘咳嗽。此药能清利咽喉，蠲化痰涎，降有余之邪火，保受伤之肺金，止久劳之咳嗽，定气壅之喘急。每服一、二丸，食后用梨汤嚼下，白开水亦可。黄芩 90 克、天冬 90 克、麦冬 90 克、半夏 90 克、阿胶 60 克、五味子 60 克、杏仁 60 克、甘草 60 克、冬花 120 克、川贝 120 克、桑皮 240 克、共研细末，炼蜜和丸。[78] 25

附录二 常用方药

十枣汤：芫花（熬）、甘遂、大戟各等分，右三味，捣筛，以水一升五合，先煮肥大枣十枚，取八合，去滓，纳药末，强人服一钱匙，羸人服半钱匙，平旦温服之，不下，明日更加半钱，得快利后，糜粥自养。（《伤寒杂病论·卷十四·辨咳嗽水饮黄汗历节病脉证并治》）[3] 142

小青龙汤：麻黄三两、甘草三两（炙）、桂枝三两、芍药三两、五味子半升、干姜三两、半夏半升、细辛三两、右八味，以水一斗，先煮麻黄，减二升，去上沫，纳诸药，煮取三升，去滓，分温三服。（《伤寒杂病论·卷十四·辨咳嗽水饮黄汗历节病脉证并治》）[3] 143

小青龙汤原方：桂枝二钱、半夏三钱、麻黄七分、甘草一钱（炙）、干姜一钱、细辛五分、白芍二钱、五味子一钱（《医学见能·咳嗽》）[41] 619

百合贝母茯苓桔梗：百合七枚（洗去沫）、贝母三两、茯苓三两、桔梗二两、右四味，以水七升，煮取三升，去滓，温服一升，日三服。（《伤寒杂病论·卷八》）[3] 77

防风丸：防风半两、枳壳半两（去穰、麸炒）、白术一两，上细末，烧饭为丸，每服五七十丸。生姜汤下（《素问病机气宜保命集·咳嗽论》）[13] 149

安嗽化痰丸：黄芩 90 克、天冬 90 克、麦冬 90 克、半夏 90 克、阿胶 60 克、五味子 60 克、杏仁 60 克、甘草 60 克、冬花 120 克、川贝 120 克、桑皮 240 克、共研细末，炼蜜和丸。（《清太医院配方·痰嗽门》）[78] 25

杏仁煎：杏仁去皮尖，三两、生姜汁、白蜜、饴糖各一两半、桑皮、贝母、木通各一两二钱半、紫菀、五味各一两，上锉碎，用水三升，熬至半升，去滓，入前杏仁等四味，再熬成膏，每服一匕，含化。一方有款冬、知母。一方有生地汁、紫苏子。（《金匮翼·痰饮》）[12] 206

麦门冬汤：麦门冬七升、半夏一升、人参二两、甘草二两（炙）、粳米三合、大枣十二枚、右六味，以水一斗二升，煮取六升，去滓，温服一升，日三服，夜三服。（《伤寒杂病论·卷十四·辨咳嗽水饮黄汗历节病脉证并治》）[3] 143

皂荚丸：皂荚八两（刮去皮酥炙）右一味，末之，蜜丸如梧桐子大，以枣膏和汤，服三丸，日三服，夜一服。（《伤寒杂病论·卷十四·辨咳嗽水饮黄汗历节病脉证并治》）[3] 143

泽漆汤：半夏半升、紫参五两、泽漆三升、生姜五两、人参三两、甘草三两（炙）右六味，以东流水五斗，先煮泽漆，取一斗五升，纳诸药，煮取五升，温服五合，日夜服尽。(《伤寒杂病论·卷十四·辨咳嗽水饮黄汗历节病脉证并治》)[3] 143

厚朴麻黄汤：厚朴五两、麻黄四两、石膏如鸡子大、杏仁半升、半夏半升、五味子半升，右六味，以水一斗，先煮麻黄，去沫，纳诸药，煮取三升，去滓，分温三服。(《伤寒杂病论·卷十四·辨咳嗽水饮黄汗历节病脉证并治》)[3] 143

厚朴麻黄汤：厚朴五两、麻黄四两、石膏如鸡子大、杏仁半斤、半夏半斤、干姜二两、细辛二两、小麦一升、五味子半斤，右九味，以水一斗二升，先煮小麦粥，去渣，内诸药，煮取三升，温服一升，日三服。(《金匮要略方论·肺痿肺痈咳嗽上气病脉证并治》)[4] 23

除痰降火丸：陈皮60克，黄柏60克，前胡60克，泽泻60克，茯苓60克，木香60克，知母60克，半夏60克，甘草60克，共研细末，水泛和丸。(《清太医院配方·痰嗽门》)[78] 24

枳实橘皮桔梗半夏生姜甘草汤：枳实四枚、橘皮二两、桔梗三两、半夏半升(洗)、生姜三两(切)、甘草二两(炙)，右六味，以水八升，煮取三升，去滓，温服一升，日三服。(《伤寒杂病论·卷五·寒病脉证并治第十二》)[3] 53, 54

瓜蒌薤白白酒汤：瓜蒌实一枚(捣)、薤白半斤、白酒七升，右三味，同煮取二升，分温再服。(《伤寒杂病论·卷十五·辨胸痹病脉证并治》)[3] 157

瓜蒌茯苓汤：瓜蒌大者一枚(共皮子捣)、茯苓三两、半夏三两(洗)、黄连二两、甘草一两(炙)，右五味，以水五升，煮取二升，温服一升，日再服。(《伤寒杂病论·卷五·伤暑脉证并治第七》)[3] 41

黄连石膏半夏甘草汤：黄连一两、石膏一斤碎(棉裹)、半夏半升(洗)、甘草三两，右四味，以水六升，煮取三升，去滓，温服一升，日三服。(《伤寒杂病论·卷五·热病脉证并治第八》)[3] 43, 44

黄芩石膏杏子甘草汤：黄芩三两、石膏半斤(碎)、杏仁十四枚(去皮尖)、甘草一两(炙)，右四味，以水五升，煮取三升，去滓，温服一升，日三服。(《伤寒杂病论·卷四·温病脉证并治第六》)[3] 37

清金贝母汤：贝母、杏仁、桑皮、花粉、桔梗、枳壳、甘草、黄芩、木通、苏子、陈皮、茯苓、痰甚加胆星；食积痰去贝母，加制半夏、山楂；痰而嗽甚加山栀；喘加马兜铃或紫菀；嗽而血加山栀、石膏；嗽而气逆，倍苏子；嗽不转加麻黄、石膏；嗽久加款冬花、马兜铃，或瓜蒌仁、紫菀、五味、乌梅。食积痰须用制半夏、枳实、青皮、枳壳，嗽甚，眼白上有翳肉生者，此嗽伤血分也，宜服生地、当归入血分，槟榔下其气。(《陈氏幼科秘诀·咳嗽》)[50] 733

琼玉膏：地黄四斤、茯苓十二两、人参六两、白蜜二斤，先将地黄熬汁去渣，入蜜炼稠，再将参、苓为末和入，瓷罐封，水煮半日，白汤化服。(《时病论·干咳》)[48] 136

变化柴胡汤：柴胡三钱、香附三钱、元胡二钱、当归三钱、丹皮二钱、茯苓三钱、贝母二钱、黄芩二钱、麦冬三钱、牛膝一钱、桃仁二钱、法夏二钱、白芍三钱、甘草一钱。(《医学见能·咳嗽》)[41] 120

桑菊饮：杏仁二钱、连翘一钱五分、薄荷八分、桑叶二钱五分、菊花一钱、苦梗二钱、甘草八分、苇根二钱、水二杯，煮取一杯，日二服。二、三日不解，气粗似喘，燥在气分者，加石膏、知母；舌绛暮热，甚燥，邪初入营，加元参二钱、犀角一钱；在血分者，去薄荷、苇根，加麦冬、细生地、玉竹、丹皮各二钱；肺热甚者加黄芩；渴者加花粉。(《温病条辨·上焦篇》)[43] 10

银翘散：连翘一两、银花一两、苦桔梗六钱、薄荷六钱、竹叶四钱、生甘草五钱、芥穗四钱、淡豆豉五钱、牛蒡子六钱、上杵为散，每服六钱，鲜苇根汤煎，香气大出，即取服，勿过煎。肺药取轻清，过煎则味厚而入中焦矣。病重者，约二时一服，日三服，夜一服；轻者，三时一服，日二服，夜一服；病不解者，作再服。(《温病条辨·上焦篇》)[43] 6, 7

参 考 文 献

[1]［明］吴崑. 黄帝内经素问吴注［M］. 山东中医学院中医文献研究室点校. 济南：山东科学技术出版社，1984.

[2]［汉］秦越人. 难经［M］. 南京中医学院校释. 北京：人民卫生出版社，1979.

[3]［汉］张仲景. 伤寒杂病论［M］. 南宁：广西人民出版社，1980.

[4]［汉］张仲景. 金匮要略方论［M］. 北京：人民卫生出版社，1956.

[5]［唐］王冰. 黄帝内经素问［M］. 北京：人民卫生出版社，1963.

[6]［隋］杨上善. 黄帝内经太素［M］. 王洪图，李云重校. 北京：科学技术文献出版社，2005.

[7]［清］张志聪. 黄帝内经素问集注［M］//张志聪医学全书. 北京：中国中医药出版社，1999.

[8]［唐］王冰. 重广补注黄帝内经素问［M］//王冰医学全书. 北京：中国中医药出版社，2006.

[9]［明］汪机. 读素问钞［M］//汪石山医学全书. 北京：中国中医药出版社，1999.

[10]［清］黄元御. 金匮悬解［M］//黄元御医学全书. 孙洽熙，主校. 北京：中国中医药出版社，1996.

[11]［宋］朱肱. 伤寒百问经络图［M］//海外回归中医善本古籍丛书. 北京：人民卫生出版社，2010.

[12]［清］尤在泾. 金匮翼［M］//尤在泾医学全书. 北京：中国中医药出版社，1999.

[13]［金］刘完素. 素问病机气宜保命集［M］. 鲍晓东，校注. 北京：中医古籍出版社，1998.

[14]［晋］王叔和. 脉经［M］//三国两晋南北朝医学总集. 北京：人民卫生出版社，2009.

[15]［隋］巢元方. 诸病源候论［M］. 沈阳：辽宁科学技术出版社，1997.

[16]［明］王銮. 增订幼科类萃［M］. 天津：天津科学技术出版社，1986.

[17]［明］何亚勋. 症因脉治注释［M］//中医临床捷径丛书. 长沙：湖南科学技术出版社，1998.

[18]［清］李用粹. 证治汇补［M］//中医内科名著集成. 北京：华夏出版社，1997.

[19]［明］戴思恭. 秘传证治要诀及类方［M］. 才维秋，赵燕，胡海波，校. 北京：中国中医药出版社，1998.

[20]［清］蔡贻绩. 内伤集要［M］//湖湘名医典籍精华. 长沙：湖南科学技术出版社，1999.

[21]［清］唐容川. 中西汇通医经精义［M］//唐容川医学全书. 北京：中国中医药出版社，1999.

[22]［明］孙一奎. 赤水玄珠［M］. 北京：中国中医药出版社，1999.

[23]［清］沈金鳌. 杂病源流犀烛［M］//沈金鳌医学全书. 北京：中国中医药出版社，1999.

[24]［清］郑寿全. 医理真传［M］//郑钦安医学三书. 太原：山西科学技术出版社，2006.

[25]［元］朱震亨. 丹溪心法［M］. 鲁兆麟主校；彭建中点校. 沈阳：辽宁科学技术出版社，1997.

[26]［清］薛雪. 扫叶庄医案［M］. 北京：中国中医药出版社，1998.

[27]［唐］孙思邈. 备急千金要方［M］. 沈澍农，高文柱，校注. 北京：华夏出版社，2007.

[28]［清］刘默. 证治百问［M］//中医内科名著集成. 北京：华夏出版社，1997.

[29]［清］王邦傅. 脉诀乳海［M］//珍本医书集成. 北京：中国中医药出版社，1999.

[30]［明］张介宾. 景岳全书［M］//张景岳医学全书. 北京：中国中医药出版社，1999.

[31]［明］胡文焕. 医学要数［M］. 北京：中国中医药出版社，2008.

[32]［清］黄元御. 四圣心源［M］//黄元御医学全书. 北京：中国中医药出版社，1996.

[33]［明］武之望. 济阴纲目［M］//武之望医学全书. 北京：中国中医药出版社，1999.

[34]［明］王肯堂. 证治准绳［M］. 北京：人民卫生出版社，1991.

[35]［明］赵献可. 医贯［M］. 晏婷婷，校注. 北京：中国中医药出版社. 2009.

[36]［清］汪燕亭. 聊复集［M］//新安医籍丛刊. 合肥：安徽科学技术出版社，1990.

[37]［清］周学海. 读医随笔［M］. 杭州：浙江科学技术出版社，1999.

[38]［清］汪必昌. 医阶辨证［M］//三三医书. 北京：中国中医药出版社，1998.

[39]［清］叶天士. 临证指南医案［M］.［清］华岫云，编订. 北京：华夏出版社，1995.

[40]［清］陆以湉. 冷庐医话［M］. 杭州：浙江科学技术出版社，2010.

[41]［宋］唐容川. 医学见能［M］//唐容川医学全书. 北京：中国中医药出版社，1999.

[42]［清］王士雄. 温热经纬［M］. 图娅，点校. 沈阳：辽宁科学技术出版社，1997.

[43]［清］吴瑭. 温病条辨［M］. 北京：中国医药科技出版社，2013.

[44]［清］张锡纯. 医学衷中参西录［M］. 北京：中医古籍出版社，2016.

[45]［清］喻嘉言. 医门法律［M］. 赵俊峰，点校. 北京：中医古籍出版社，2002.

[46][清] 沈灵犀. 温病方书 [M] //温病大成. 福州：福建科学技术出版社，2007.

[47][清] 王德宣. 温病正宗 [M]. 李刘坤，点校. 北京：中医古籍出版社，1987.

[48][清] 雷丰. 时病论 [M] //近代中医珍本集. 杭州：浙江科学技术出版社，2003.

[49][明] 虞抟. 医学正传 [M]. 郭瑞华，马湃，王爱华等，点校. 北京：中医古籍出版社，2002.

[50][不详] 佚名. 陈氏幼科秘诀 [M] //三三医书. 北京：中国中医药出版社，1998.

[51][民国] 凌晓五. 吴古年医案 [M] //近代中医珍本集. 杭州：浙江科学技术出版社，1989.

[52][清] 邵杏泉. 邵氏方案 [M]. 张苇航，点校. 上海：上海科学技术出版社，2004.

[53][元] 佚名. 西方子明堂灸经 [M]. 李鼎，吴自东，校. 上海：上海中医学院出版社，1989.

[54][明] 何柬. 治病针法 [M] //海外回归中医善本古籍丛书（第四册）. 北京：人民卫生出版社，2003.

[55][明] 佚名. 神农黄帝真传针灸图 [M] //海外回归中医善本古籍丛书（第十二册）. 北京：人民卫生出版社，2002.

[56][明] 陈会. 神应经 [M] //神应经扁鹊神应针灸玉龙经. 李宁，校. 北京：中医古籍出版社，1990.

[57][明] 胡正心. 万病验方 [M]. 北京：中医古籍出版社，1991.

[58][明] 龚廷贤. 小儿推拿方脉活要秘旨全书 [M] //龚廷贤医学全书. 北京：中国中医药出版社，1999.

[59][民国] 孙鼎新. 明堂孔穴针灸治要 [M] //湖湘名医典籍精华. 长沙：湖南科学技术出版社，2000.

[60][民国] 承淡安. 针灸薪传集 [M]. 汤晓龙，点校. 福州：福建科学技术出版社，2008.

[61][明] 万密斋. 万氏妇人科 [M]. 武汉：湖北人民出版社，1983.

[62][明] 薛立斋. 保婴撮要 [M] //薛立斋医学全书. 北京：中国中医药出版社，1999.

[63][宋] 施桂堂. 察病指南 [M]. 上海：上海卫生出版社，1957.

[64][明] 万密斋. 保命歌括 [M] // 万氏家传保命歌括. 武汉：湖北科学技术出版社，1986.

[65][明] 万密斋. 片玉心书 [M]. 武汉：湖北人民出版社，1981.

[66][清] 朱时进. 一见能医 [M]. 上海：上海科学技术出版社，2004.

[67][清] 尚宗康. 万金至宝 [M]. 草茹，点校. 北京：中医古籍出版社，1993.

[68][明] 邹元标. 仁文书院集验方 [M]. 北京：人民卫生出版社，2010.

[69]浙江省中医学会. 叶熙春专辑 [M]. 北京：人民卫生出版社，2006.

[70]纪民裕. 陆观虎医案 [M]. 天津：天津科学技术出版社，1986.

[71][清] 沈鲁珍. 沈氏医案 [M]. 上海：上海科学技术出版社，2004.

[72][民国] 秦子文. 玲珑医鉴 [M]. 赵敬华，校. 北京：中医古籍出版社，2006.

[73][明] 龚居中. 痰火点雪 [M] //中医内科名著集成. 北京：华夏出版社，1997.

[74][民国] 何廉臣. 全国名医验案类编 [M]. 王德敏，崔京艳，点校. 福州：福建科学技术出版社，2003.

[75][清] 李聪甫. 李聪甫医案 [M]. 长沙：湖南科学技术出版社，1979.

[76][清] 太平惠民和剂局. 太平惠民和剂局方 [M]. 北京：华夏出版社，1998.

[77][清] 王孟英. 王氏医案续编 [M] //王孟英医学全书. 北京：中国中医药出版社，1999.

[78]王立山. 清太医院配方 [M]. 石家庄：河北科学技术出版社，1997.

[79][清] 吴中泰. 孟河马培之医案论精要 [M]. 北京：人民卫生出版社，1985.

[80]陈可冀. 清宫代茶饮精华 [M]. 北京：人民卫生出版社，2012.

[81][清] 费伯雄. 孟河费氏祖孙医案 [M]. [清] 费绳甫，合著. 杭州：浙江科学技术出版社，1989.

[82][清] 蒋宝素. 问斋医案 [M]. 北京：人民卫生出版社，2005.

（陈丽平）

第十三章　喘　　证

　　喘证是以呼吸困难,甚则张口抬肩,鼻翼煽动,不能平卧等为主要表现的肺系疾病,是呼吸系统常见病证。该病常因外邪侵袭、饮食不当、情志失调、劳欲久病等,引起肺失宣降、肺气上逆或气无所主、肾失摄纳而致,严重者可由喘致脱出现喘脱之危重证候。喘证在古代文献亦称"喘息""喘促""鼻息""肩息""上气""逆气"等。喘证是以症状命名的疾病,既是独立性疾病,也是多种急、慢性疾病过程中的症状,若伴发于其他疾病时则应结合有关疾病治疗,本节主要讨论以喘促为临床特征的病证。慢性支气管炎、慢性阻塞性肺疾病等疾病,当出现以喘证为主要临床表现时,可参照本节进行辨证论治。

经典原文

　　《灵枢·经脉》:"肺手太阴之脉,起于中焦,下络大肠,还循胃口,上膈属肺,从肺系横出腋下,下循臑内,行少阴心主之前,下肘中,循臂内上骨下廉,入寸口,上鱼,循鱼际,出大指之端,其支者,从腕后直出次指内廉,出其端。是动则病肺胀满膨膨而喘咳,缺盆中痛,甚则交两手而瞀,此为臂厥。是主肺所生病者,咳,上气喘渴,烦心胸满,臑臂内前廉痛厥,掌中热。气盛有余,则肩背痛风寒,汗出中风,小便数而欠。气虚则肩背痛寒,少气不足以息,溺色变。为此诸病,盛则泻之,虚则补之,热则疾之,寒则留之,陷下则灸之,不盛不虚,以经取之。盛者寸口大三倍于人迎,虚者则寸口反小于人迎也。"[1]29,30

　　《灵枢·经脉》:"肾足少阴之脉,起于小指之下,邪走足心,出于然谷之下,循内踝之后,别入跟中,以上踹内,出腘内廉,上股内后廉,贯脊属肾络膀胱;其直者,从肾上贯肝膈,入肺中,循喉咙,挟舌本;其支者,从肺出络心,注胸中。是动则病饥不欲食,面如漆柴,咳唾则有血,喝喝而喘,坐而欲起,目䀮䀮如无所见,心如悬若饥状。"[1]32,33

　　《灵枢·五阅五使》:"鼻者,肺之官也;目者,肝之官也;口唇者,脾之官也;舌者,心之官也;耳者,肾之官也。……故肺病者,喘息鼻张;肝病者,眦青;脾病者,唇黄;心病者,舌卷短,颧赤;肾病者,颧与颜黑。"[1]74

　　《灵枢·本脏》曰:"肺小则少饮,不病喘喝;肺大则多饮,善病胸痹喉痹逆气。肺高则上气肩息咳;肺下则居贲迫肺,善胁下痛。肺坚则不病咳上气;肺脆则苦病消瘅易伤。肺端正则和利难伤;肺偏倾则胸偏痛也。"[1]86

　　《素问·逆调论》:"帝曰:人有逆气不得卧而息有音者,有不得卧而息无音者,有起居如故而息有音者,有得卧行而喘者,有不得卧不能行而喘者,有不得卧卧而喘者,皆何脏使然?愿闻其故。岐伯曰:不得卧而息有音者,是阳明之逆也。足三阳者下行,今逆而上行,故息有音也。阳明者胃脉也,胃者六腑之海,其气亦下行,阳明逆不得从其道,故不得卧也。《下经》曰:胃不和则卧不安。此之谓也。夫起居如故而息有音者,此肺之络脉逆也,络脉不得随经上下,故留经而不行,络脉之病人也微,故起居如故而息有音也。夫不得卧卧则喘者,是水气之

客也，夫水者循津液而流也，肾者水脏，主津液，主卧与喘也。"[2] 135, 136

《素问·至真要大论》："诸气膹郁，皆属于肺。诸湿肿满，皆属于脾。诸热瞀瘛，皆属于火。诸痛痒疮，皆属于心。诸厥固泄，皆属于下。……诸病水液，澄彻清冷，皆属于寒。诸呕吐酸，暴注下迫，皆属于热。"[2] 362, 363

《伤寒论·辨太阳病脉证并治上》："喘家作，桂枝汤加厚朴杏子，佳。"[3] 4

《伤寒论·辨太阳病脉证并治中》："太阳病，头痛发热，身疼，腰痛，骨节疼痛，恶风，无汗而喘者，麻黄汤主之。"[3] 12

《伤寒论·辨太阳病脉证并治中》："太阳与阳明合病，喘而胸满者，不可下，宜麻黄汤。"[3] 13

《伤寒论·辨太阳病脉证并治中》："伤寒表不解，心下有水气，干呕发热而咳，或渴，或利，或噎，或小便不利，少腹满，或喘者，小青龙汤主之。"[3] 14

《伤寒论·辨太阳病脉证并治中》："伤寒，心下有水气，咳而微喘，发热不渴。服汤已渴者，此寒去欲解也，小青龙汤主之。"[3] 15

《伤寒论·辨太阳病脉证并治中》："太阳病，下之微喘者，表未解故也，桂枝加厚朴杏子汤主之。"[3] 15

《伤寒论·辨太阳病脉证并治中》："发汗后，不可更行桂枝汤。汗出而喘，无大热者，可与麻黄杏仁甘草石膏汤。"[3] 19

《伤寒论·辨太阳病脉证并治下》："下后不可更行桂枝汤。若汗出而喘，无大热者，可与麻黄杏子甘草石膏汤。"[3] 48

《金匮要略·血痹虚劳病脉证并治第六》："男子面色薄者，主渴及亡血，卒喘悸，脉浮者，里虚也。"[4] 23

《金匮要略·血痹虚劳病脉证并治第六》："脉沉小迟，名脱气，其人疾行则喘喝，手足逆寒，腹满，甚则溏泄，食不消化也。"[4] 24

《金匮要略·肺痿肺痈咳嗽上气病脉证治第七》："上气，面浮肿，肩息，其脉浮大，不治；又加利，尤甚。"[4] 27

《金匮要略·肺痿肺痈咳嗽上气病脉证治第七》："咳而上气，喉中水鸡声，射干麻黄汤主之。"[4] 28

《金匮要略·肺痿肺痈咳嗽上气病脉证治第七》："咳逆上气，时时唾浊，但坐不得眠，皂荚圆主之。"[4] 28

《金匮要略·肺痿肺痈咳嗽上气病脉证治第七》："大逆上气，咽喉不利，止逆下气者，麦门冬汤主之。"[4] 29

《金匮要略·痰饮咳嗽病脉证并治第十二》："膈上病痰，满喘咳吐，发则寒热，背痛腰疼，目泣自出，其人振振身瞤剧，必有伏饮。"[4] 48

《金匮要略·痰饮咳嗽病脉证并治第十二》："肺饮不弦，但苦喘短气。支饮亦喘而不能卧，加短气，其脉平也。"[4] 48

《金匮要略·痰饮咳嗽病脉证并治第十二》："膈间支饮，其人喘满，心下痞坚，面色黧黑，其脉沉紧。"[4] 50

钩玄提要

1. 病名

在《内经》《难经》《伤寒论》《金匮要略》中，对喘证的命名，多从喘证发作时的临床表现而称呼，如："喘""喘咳""喘喝""喘促""喘息""喘逆""肩息""上气""逆气"等。本病临床表现虽多，但都以喘为主，故以"喘"名之，如《杂病广要·喘》："喘，古又称之上气"[5] 833，《本草纲目·喘逆》也说"喘逆，古名咳逆上气。"[6] 82

2. 病因病机

喘证多由外感、内伤、饮食、体质等因素所致，有虚有实，病位在肺、肾，多涉其他脏腑，病理因素有寒、燥、火、湿、水饮等，总以肺失宣降，而致肺气上逆或气无所主而致。

（1）病位在肺。喘证病位在肺，如《灵枢·五阅五使》云："故肺病者，喘息鼻张"[1] 74，《素问·至真要大论》云："诸气膹郁，皆属于肺"[2] 362, 363，《素问·脏气法时论》亦云："肺病者，喘咳逆气，肩背痛"[2] 100，这些论述均明确指出喘证是肺的病变。同时，喘证也与肺经有关，如《灵枢·经脉》论肺经主病云："是动则病肺胀满膨膨而喘咳"[1] 29, 30，认为喘咳是肺经所主病变，张景岳《类经》注曰："肺脉起于中焦，循胃口上膈属肺，故病如此。"[7] 227 所以《奇效良方》指出"《内经·灵枢》诸篇，所论诸喘，而名不同，所感各异。若言喘喝，与言喘息，言喘迫，言喘致，言喘呕，言上气者，虽名不同，而病之皆出于肺。"[8] 247

（2）肾虚致喘。肾阳亏虚，水湿泛滥：肾主水，阳虚不能主水，导致水饮泛滥，上凌于肺则喘。《素问·逆调论》云："肾者水脏，主津液，主卧与喘也"[2] 135, 136，即肾虚失摄、水饮上逆，肺失宣肃而生喘证。在《素问·逆调论》中指出："夫不得卧卧则喘者，是水气之客也，夫水者循津液而流也，肾者水脏，主津液，主卧与喘也。"[2] 135, 136《慎五堂治验录》在论述肾经主病时就指出："盖肾为根本之脏，封蛰之本……而肝为肾子，母气一衰，水不生木……内风一动……将肾中之水液波扬不宁，逆奔而上，喘痰之来势属潮涌，有莫能制伏之状。"[9] 287, 288

肺肾阴虚致喘：肾阴亏虚，不能滋养肺金，子病及母，则肺中燥热而喘，如《灵枢·经脉》足少阴肾经主病中指出："是动则病饥不欲食，面如漆柴，咳唾则有血，喝喝而喘，坐而欲起"[1] 32, 33，《黄帝内经灵枢注证发微》认为，"脉入肺中，循喉咙，挟舌本，火盛水亏之疾"[10] 99，即认为肾阴不足，阴不制阳，阳盛则热刑肺金，故发喘证。

（3）脏腑气机失调。在《内经》中还可看到，喘证与五脏气机失调有关，如《素问·生气通天论》说"味过于甘，心气喘满"[2] 14, 15，《内经知要》注"甘归土味，过食则缓滞上焦，故心气喘满"[11] 61，即喘又与脾、心有关。七情内伤而引起五脏气机失调也可致喘，如《素问·经脉别论》云："是以夜行则喘出于肾，淫气病肺。有所堕恐，喘出于肝，淫气害脾。有所惊恐，喘出于肺，淫气伤心。度水跌仆，喘出于肾与骨"[2] 94，《医学入门》论述此段时指出："此喘之名同，而所感各异耳。"[12] 443

（4）腑实致喘。肺与大肠互为表里，饮食失常，胃肠积滞，阳明热盛，上逆于肺，导致肺气不降而作喘。如《素问·阳明脉解》云："阳明厥则喘而惋，惋则恶人"[2] 52；《素问·厥论》也说："阳明厥逆，喘咳身热"[2] 172，以及《素问·缪刺论》的"邪客于手阳明之络，令人气满胸中，喘息而支胠"[2] 235等。

《伤寒论》阳明病中多论及喘，往往与阳明热盛有关，如《伤寒论·太阳病脉证并治中》36条："太阳与阳明合病，喘而胸满者，不可下，宜麻黄汤。"[3] 13《伤寒论·辨阳明病脉证并治》189条："阳明中风，口苦咽干，腹满微喘，发热恶寒，脉浮而紧"，病机与胃家、大肠积热有关，所以本型喘证又多与腹满并见。

（5）肺热致喘。肺热内盛，肺失宣肃，则发为喘。《素问·刺热篇》也说："肺热病者，先淅然厥，起毫毛，恶风寒，舌上黄身热。热争则喘咳，痛走胸膺背，不得大息，头痛不堪，汗出而寒"[2] 128，病机即为肺热内盛而致喘。又如《素问·阴阳应象大论》又云："阳胜则身热，腠理闭，喘粗为之俯仰"[2] 29，《医经原旨》指出："阳胜者火盛，故身热，阳盛者表实，故腠理闭。阳实于胸，则喘粗不得卧，故为俛仰"[13] 9，即内热炽盛，又加腠理闭塞，阳热内郁于胸肺，故发为喘证。又如《素问·生气通天论》："因于暑，汗，烦则喘喝，静则多言，体若燔炭，汗出而散"[2] 11，《内经知要》注云："炎蒸劳役，病属于阳，故多汗而烦，气高喘喝。"[11] 59又如《伤寒论·辨太阳病脉证并治下》162条："下后不可更行桂枝汤。若汗出而喘，无大热者，可与麻黄杏子甘草石膏汤"[3] 48，即风热袭肺，或风寒郁而化热，壅遏于肺，而发的喘证。

（6）肺寒致喘。风寒袭肺，或风寒在表，腠理闭塞，肺气不宣，均可致喘证，如《伤寒论》35条"太阳病，头痛发热，身疼，腰痛，骨节疼痛，恶风，无汗而喘者，麻黄汤主之"[3] 12，《伤寒溯源集》指出："无汗而喘者，肺主皮毛，寒邪在表，内通于肺，邪气不得发泄，肺气不宣通，故无汗而喘也"[14] 53。又如《伤寒论》第18条"喘家作，桂枝汤加厚朴杏子，佳。"[3] 4与第43条"太阳病，下之微喘者，表未解故也，桂枝加厚朴杏子汤主之。"[3] 15，皆主治由风寒迫肺，肺寒气逆，宣降失常的咳喘证。

（7）水饮致喘。水饮为人体津液代谢的病理产物，水饮犯肺常可致喘。水饮所致喘证与肺、肾、脾（胃）有关。如《素问·逆调论》指出："夫不得卧卧则喘者，是水气之客也，夫水者循津液而流也，肾者水脏，主津液，主卧与喘也"[2] 135, 136，《素问·水热穴论》说："故水病下为胕肿大腹，上为喘呼，不得卧者，标本俱病，故肺为喘呼，肾为水肿。"[2] 222肾主水，肾虚则水饮凌心迫肺，而发喘证。

在《伤寒论》《金匮要略》中记载了不少因水饮在肺而致的喘咳证，《金匮要略·痰饮咳嗽病脉证并治第十二》指出："肺饮不弦，但苦喘短气。"[4] 48具体有外寒内饮、支饮、伏饮等。如外寒内饮者，如《伤寒论》40条"伤寒表不解，心下有水气，干呕发热而咳，或渴，或利，或噎，或小便不利，少腹满，或喘者，小青龙汤主之"[3] 14，41条"伤寒，心下有水气，咳而微喘，发热不渴。服汤已渴者，此寒去欲解也，小青龙汤主之"[3] 15。又有痰饮伏肺者，如《金匮要略·痰饮咳嗽病脉证并治第十二》"膈上病痰，满喘咳吐，发则寒热，背痛腰疼，目泣自出，其人振振身瞤剧，必有伏饮"。[4] 48亦有支饮者，《金匮要略·痰饮咳嗽病脉证并治第十二》"支饮亦喘而不能卧，加短气，其脉平也"[4] 48，"膈间支饮，其人喘满，心下痞坚，面色黧黑，其脉沉紧"[4] 50，均为因饮邪停留于胸膈之间，上迫于肺，肺失肃降所致，如《伤寒论注》云"发汗而不得汗，或下之而仍不汗喘不止，其阳气重也。"[15] 24

（8）气血亏虚而喘。胸为宗气所注，宗气不足，气血亏虚，甚或气脱，亦可见喘证。《素问·举痛论》说："劳则喘息汗出，外内皆越，故气耗矣。"[2] 152又如《金匮要略·血痹虚劳病脉证并治第六》论曰："男子面色薄者，主渴及亡血，卒喘悸，脉浮者里虚也"[4] 23，《金匮要略广注》云："又劳者，气血俱耗，肺主气，气虚则喘，心主血，血虚则悸。"[16] 50《金匮要略·血痹虚劳病脉证并治第六》又说："脉沉小迟，名脱气，其人疾行则喘喝，手足逆寒，腹满，甚则溏泄，食不消化也"[4] 24，《高注金匮要略》云："夫疾行之所用者，宗气也。气脱于胸中，而不及上接，故疾行则喘声如喝矣"[17] 91，指出了宗气上脱致喘的机理。

（9）燥热致喘。肺为娇脏，属金而应秋，易受燥热之邪侵袭而为喘证，如《素问·气交变大论》指出"岁火太过，炎暑流行，肺金（守）受邪，民病疟，少气咳喘"[2] 274，《素问·五常政大论》说"坚成之纪……其病喘喝，胸凭仰息"[2] 298，《素问·至真要大论》也说："少阴在泉，热淫所胜，则焰浮川泽，阴处反明。民病腹中常鸣，气上冲胸，喘不能久立"[2] 344，指出了燥、火伤肺，肺金气阴两伤而致喘的情况。在《金匮要略·肺痿肺痈咳嗽上气病脉证治第七》更明确了相应的治法方剂："大逆上气，咽喉不利，止逆下气者，麦门冬汤主之。"[4] 29

（10）体质因素。体质因素在喘证发作中有重要意义，如《灵枢·本脏》云："肺小则少饮，不病喘喝；肺大则多饮，善病胸痹喉痹逆气。肺高则上气肩息咳；肺下则居贲迫肺，善胁下痛。肺坚则不病咳上气；肺脆则苦病消瘅易伤。"[1] 86 明确指出"肺小""肺高"均易致喘，而"肺大""肺低""肺坚"则不易病喘。

3. 症状与诊断

喘证的症状，《灵枢·本脏》载有"肺高则上气肩息咳"[1] 86，因喘证发病主要在肺，以清阳上升之气，居五脏之上，肺最清高无窒塞，一有邪干便喘急，外邪犯肺，或他脏病气上犯，皆可使肺失宣降，肺气胀满，呼吸不利，肺气上逆而致喘咳。临床常表现为"喘咳""肩息""喘息""鼻张""喘鸣""胸满""不得卧""胁支满痛""两胁满""咳唾"等。由于喘证是以症状命名的疾病，既是独立性疾病，也常见于多种急、慢性疾病过程中的症状，若伴发于其他疾病时则应结合有关疾病治疗，若以喘促为临床特征的病证，则为喘证。

4. 治法方药

针对喘证的治疗，《灵枢》《素问》提到用针刺方法治疗本病。在《伤寒论》《金匮要略》中则进一步提出了具体治法方药。

（1）针刺治疗。《素问·缪刺论》："邪客于手阳明之络，令人气满胸中，喘息而支胠，胸中热，刺手大指次指爪甲上，去端如韭叶各一痏，左取右，右取左，如食顷已"[2] 235，邪热入中手阳明经的络脉、肺中有热而致的喘证，当刺商阳穴，《针灸大成》指出："斯乃以其脉自肩端入缺盆，络肺；其支别者从缺盆中直而上颈，故邪客于手阳明之络，而有是病。可刺手阳明大肠井穴商阳也。"[18] 77

《素问·脏气法时论》："肺病者，喘咳逆气，肩背痛，汗出尻阴股膝髀腨胻足皆痛，虚则少气不能报息，耳聋嗌干，取其经，太阴足太阳之外厥阴内血者。"[2] 100 肺病虚实皆有喘咳，治喘时除了治肺经本经外，还要取太阴经，以及足太阳、厥阴经之间的少阴经，如张景岳《类经》指出："太阴，肺之本经也，故当因其虚实取而刺之。更取足太阳之外，外言前也。足厥阴之内，内言后也。正谓内踝后直上腨之内侧者，乃足少阴脉次也。视左右足脉，凡少阴部分，有血满异于常处者，取而去之，以泻其实。"[7] 239

（2）辛温解表，宣肺平喘。《伤寒论·辨太阳病脉证并治》36 条："太阳与阳明合病，喘而胸满者，不可下，宜麻黄汤。"[3] 13 《医宗金鉴》谓："太阳阳明合病，不利不呕者，是里气实不受邪也。若喘而胸满，是表邪盛，气壅于胸肺间也。邪在高分之表，非结胸也，故不可下，以麻黄汤发表通肺，喘满自愈矣。"[19] 133 因喘证发病主要在肺，以清阳上升之气，居五脏之上，肺最清高无窒塞，一有邪干便喘急，外邪犯肺，或他脏病气上犯，皆可使肺失宣降，肺气胀满，呼吸不利，肺气上逆而致喘咳，治疗以宣肺平喘，辛温解表。

（3）解肌祛风，降气平喘。《伤寒论·辨太阳病脉证并治》："喘家作，桂枝汤加厚朴杏子，佳。"[3] 4 由于风邪外袭内迫于肺，以致肺气更为不利而作喘，《医学心悟》认为，"肺主皮毛，司气之升降。寒邪侵于皮毛，肺气不得升降，故喘。试以麻黄汤论之，内有杏仁，为定喘设也。又云：喘家作，桂枝汤加厚朴杏子佳。明言喘属表邪也"。[20] 58, 59 方用桂枝汤以解肌祛风，加杏仁、厚朴宣肺降气以平喘。

（4）温肺化饮，散寒平喘。《伤寒论·辨太阳病脉证并治》40 条："伤寒表不解，心下有水气，干呕发热而咳，或渴，或利，或噎，或小便不利，少腹满，或喘者，小青龙汤主之。"[3] 14 《伤寒贯珠集》针对该条文的阐释，"表寒不解，而心下有水饮，饮寒相搏，逆于肺胃之间，为干呕发热而咳，乃伤寒之兼证也。夫饮之为物，随气升降，无处不到，或壅于上，或积于中，或滞于下，各随其所之而为病。而其治法，虽各有加减，要不出小青龙之一法。麻黄、桂枝散外入之寒邪，半夏、细辛、干姜消内积之寒饮，芍药、五味监麻、桂之性，且使表里之药相就而不相格耳"。[21] 25

前者分析了桂枝加厚朴杏仁与麻黄汤之喘证，二方均见喘证，然麻黄汤之喘，咎由风寒束表，卫闭营郁，肺气不能宣发于外，重在不宣，并伴见发热、恶寒、无汗等症；然桂枝加厚朴杏子汤之喘，由风寒袭表，营卫不调，肺寒气逆，重在不降，并伴见发热、恶寒、自汗等症。后者分析了小青龙汤之喘证，该汤证之喘与桂枝加厚朴杏子汤同为表证兼喘，然桂枝加厚朴杏子汤证之喘属表虚兼肺寒气逆，小青龙汤证为表实兼寒饮犯肺。故前者表虚兼喘应解肌祛风而温肺平喘，后者应发汗解表而温化水饮。临证鉴别诊断应当予以分析，对症治疗。

（5）温肺化痰，止咳平喘。《金匮要略·肺痿肺痈咳嗽上气病脉证治第七》："咳而上气，喉中水鸡声，射干麻黄汤主之。"[4] 28 本方证为痰饮内停，外感风寒，肺失宣降，痰阻肺气所致，如张路玉云："上气而作水鸡声，乃是痰碍其气，风寒入肺"，《诸病源候论·气病诸候》曰："肺病令人上气，兼胸膈痰满，气机壅滞，喘息不调，致咽喉有声，如水鸡之鸣也。"[22] 76 当治以温肺化饮，止咳平喘。本方与小青龙汤治证有相似之处，但小青龙汤亦治外寒内饮，但外寒偏重，本方则外寒较轻。

（6）涤痰平喘。《金匮要略·肺痿肺痈咳嗽上气病脉证治第七》："咳逆上气，时时唾浊，但坐不得眠，皂荚圆主之。"[4] 28 本条论述了痰浊壅肺的喘证的证治，"时时唾浊"是频频吐出黏稠的浊痰，乃浊痰壅塞于肺之征。"但坐不得眠"是不能平卧入眠，是肺气上逆不降之象。二者同时出现，足以说明浊痰壅塞于肺，有气闭之虞，故用祛痰最猛的皂荚涤痰逐饮。诚如徐灵胎所云："稠痰黏肺，不能清涤，非此不可。"[23] 352

（7）辛凉宣泄，清肺平喘。《伤寒论·辨太阳病脉证并治中》63 条说："发汗后，不可更行桂枝汤。汗出而喘，无大热者，可与麻黄杏仁甘草石膏汤。"[3] 19 本方主治太阳病，发汗未愈，风寒入里化热，"汗出而喘者"。王子接《绛雪园古方选注》说："今以麻黄、石膏加杏子，治热喘也。"[24] 41 《古今名医方论》说："程扶生云：此治寒深入肺，发为喘热也。汗既出矣，而喘是寒邪未尽。若身无大热，则是热壅于肺。故以麻黄散邪，石膏除热，杏仁利肺，于青龙汤内减麻黄，去姜、桂，稳为发散除热清肺之剂也。石膏去热清肺，故肺热亦可用。"[25] 99

（8）养阴润肺，降逆平喘。《金匮要略·肺痿肺痈咳嗽上气病脉证治第七》："大逆上气，咽喉不利，止逆下气者，麦门冬汤主之。"[4] 29 本证为火逆是指"温针火灸"而"重亡津液"，津液损伤则阴虚火旺更甚，火旺上炎灼肺，故气逆则咳则喘。咽喉为肺胃之门户，肺胃虚火上灼故"咽喉不利"，咯痰不爽。治法以益气养阴，降逆下气。

5. 预后

影响喘证预后及转归的因素较多，如病之新久，体质的强弱，病邪的性质，病位深浅，病情轻重，诊治是否得当等。喘证预后，《素问·经脉别论》云："夜行则喘出于肾，淫气病肺，……勇者气行则已，怯者则着而为病也"[2]94，勇怯可以反映出人体正气的强弱虚实，张景岳《类经》指出："此结上文而言有病有不病者，因气有强弱不同也。"[7]290《金匮要略·肺痿肺痈咳嗽上气病脉证治第七》第三条"上气，面浮肿，肩息，其脉浮大，不治；又加利，尤甚"[4]27，《金匮悬解》指出"其脉浮大者，阳根下绝，此为不治。又加下利，中气败泄，尤为甚也"[26]965，所以气喘病人阳浮于上，阴脱于下者难治，虚喘为气失摄纳，根本不固，补之未必即效，且每因体虚易感外邪，诱致反复发作，往往喘甚而致汗脱，故难治。

━━━━━━ 传承发展 ━━━━━━

1. 病因病机

《素问·举痛论》载述本病的发生主要为外感和内伤侵袭肺系所致。后世医家在此基础上，对喘证的病因病机有更全面的认识。

（1）外邪侵袭。感受风寒，侵袭于肺，外感之邪未能及时表散，邪蕴于肺，壅阻肺气，肺气不得宣降；或风寒从毛窍，从背脊，入于肺络，侵及与肺，上逆作喘。正如《景岳全书·喘促》曰："实喘之证，以邪实在肺也，肺之实邪，非风寒则火邪耳。"[27]428《古今医鉴·喘急》曰："夫喘者，上气急促，不能以息之谓也。有肺虚挟寒而喘者，有肺实挟热而喘者，有水气乘肺而喘者，有惊忧气郁肺胀而喘者，有阴虚者，有气虚者，有痰者，有气急者，有胃虚者，有火炎上者，原其受病之不同，是以治疗因而有异。"[28]63《临证指南医案·喘》亦指出："若由外邪壅遏而致者，邪散则喘亦止，后不复发，此喘症之实者也。"[29]299可见，喘证之病因病机不同，治疗亦不同。

（2）痰壅气逆。脾为生痰之源，肺为贮痰之器，病属在里，痰浊日盛，肺气壅阻，痰阻经隧，则气之呼吸不得旁达，而聚于膻中，直上咽喉，出于口鼻，气逆而上致喘。正如《仁斋直指方论·喘嗽方论》云："惟夫邪气伏藏，痰涎浮涌，呼不得呼，吸不得吸，于是上气促急。"[30]290

（3）情志不畅。情志失调，忧思气结，肝失条达，气失疏泄，肺气痹阻，或郁怒伤肝，肝气上逆于肺，肺气不得肃降，升多降少，气逆而喘。正如《医学入门·喘》云："惊忧气郁，惕惕闷闷，引息鼻张气喘，呼吸急促而无痰声者。"[12]442

（4）肺肾虚弱。久病迁延不愈，由肺及肾，或劳欲伤肾，或先天禀赋不足，精气内夺，肺之气阴亏耗，不能下荫于肾，肾之真元伤损，根本不固，则气失摄纳，上出于肺，出多入少，逆气上奔为喘。如《证治准绳·喘》曰："肺虚则少气而喘。"[31]98《医贯·喘论》进一步指出："真气耗损，喘出于肾气之上奔。其人平日若无病，但觉气喘，非气喘也，乃气不归元也。视其外证，四肢厥逆，面赤而烦躁恶热，似火非火也。乃命门真元之火，离其宫而不归也。察其脉两寸虽浮大而数，两尺微而无力，或似有而无为辨耳。"[32]54《临证指南医案·喘》亦指出："若因根本有亏，肾虚气逆，浊阴上冲而喘者，此不过一二日之间，势必危笃，用药亦难奏功，此喘证之属虚者也。"[29]299

《丹溪心法·喘》认为，"肺以清阳上升之气，居五脏之上，通荣卫，合阴阳，升降往来，无过不及。六淫七情之所感伤，饱食动作，脏气不和，呼吸之息，不得宣畅而为喘急。亦有脾肾俱虚，体弱之人，皆能发喘。又或调摄失宜，为风寒暑湿邪气相干，则肺气胀满，发而为喘"[33] 80，故而"肺病者，喘息鼻张""肺高则上气肩息咳"。因喘证发病主要在肺，以清阳上升之气，居五脏之上，肺最清高无窒塞，一有邪干便喘急，外邪犯肺，或他脏病气上犯，皆可使肺失宣降，肺气胀满，呼吸不利，肺气上逆而致喘咳。

2. 症状与诊断

关于喘证的症状，《灵枢·五阅五使》《灵枢·本脏》《金匮要略方论·肺痿肺痈咳嗽上气病脉证治》等已有比较详细的记载，后世医家在之基础上，对喘证的症状作了比较全面的概述。如《证治准绳·杂病·喘》云："喘者，促促气急，喝喝息数，张口抬肩，摇身撷肚。"[31] 94《景岳全书·喘促》更明确指出喘证应当辨虚实"气喘之病，最为危候，治失其要，鲜不误人，欲辨之者，亦惟二证而已。所谓二证者，一曰实喘，一曰虚喘也"。[27] 426《症因脉治·喘》指出了虚喘之辨证纲领："气虚喘逆之因，或本元素虚，或大病后，大劳后，失于调养，或过服克削，元气大伤。"[34] 264即喘证的主要症状为呼吸急促困难，张口抬肩，摇身撷肚，诊断应辨虚实，并指出了虚喘的辨证纲领，虚喘发病一般为气虚喘逆或本元素虚，又或大病大劳之后失于调养，或过服尅削，元气大伤，发为虚喘。

此外，《医学正传》明确地对哮与喘作了区别，"哮以声响名，喘以气息言。夫喘促喉中如水鸡声者，谓之哮；气促而连属不能以息者，谓之喘。"[35] 115, 116《症因脉治》进一步指出：哮与喘的主要区别，在于哮是发作性疾患："每发六七日，轻则三四日，或一月，或半月，起居失慎，则旧病复发。"[34] 275综上所述，哮证与喘证的鉴别是，喘为邪祛喘止，哮为反复发作性及顽固性的疾病。故《临证指南医案·哮》曰："邪散则喘亦止，后不复发，……若夫哮证，……邪伏于里，留于肺俞，故频发频止，淹缠岁月。"[29] 299二者主要从气息和声响、是否发作性疾患及治疗原则方面予以鉴别。

3. 治法方药

喘证的治疗，《内经》未载具体方法。《伤寒论·辨太阳病脉证并治》载有麻黄汤、桂枝加厚朴杏子汤和小青龙汤等方。后世医家在此基础上，对喘证治疗方法的载述主要有以下几个方面：

（1）宣散肺热。火邪刑金，热闭肺气，使肺气郁闭，发为热喘。宣散肺热平喘法的常用方剂有麻黄杏仁甘草石膏汤、泻白散等。《伤寒论》中载有麻黄杏仁甘草石膏汤。后世医家在此基础上对该方的应用作了进一步发挥。如《注解伤寒论》曰："发汗后喘，当作桂枝加厚朴杏子汤，汗出则喘愈，今汗出而喘，为邪气拥甚，桂枝汤不能发散，故不可更行桂枝汤。汗出而喘有大热者，内热气甚也；无大热者，表邪必甚也。与麻黄杏子甘草石膏汤，以散其邪。"[36] 62又如《医宗金鉴》曰："太阳病，下之后微喘者，表未解也，当以桂枝加厚朴杏仁汤，解太阳肌表，而治其喘也。太阳病桂枝证，医反下之，下利脉促，汗出而喘，表未解者，当以葛根黄连黄芩汤，解阳明之肌热，而治其喘也。今太阳病发汗后，汗出而喘，身无大热而不恶寒者，知邪已不在太阳之表；且汗出而不恶热，知邪亦不在阳明之里。其所以汗出而喘，即无大热，又不恶寒，是邪独在太阴肺经，故不可更行桂枝汤，可与麻黄杏子甘草石膏汤，发散肺邪，而汗、喘自止矣。"[19] 13即麻杏石甘汤主要治疗汗出而喘，无大热不恶寒者。同时，后世医家尚记载有泻白散的应用，如《小儿药证直诀》云："有肺盛者，咳而后喘，面肿，欲饮水。有不饮水者，其身即热，以泻白散泻之。"[37] 19 又云："肺虚热，唇绛红色，治之散热虚肺，少服泻白散。"[37] 7 泻白散用于肺热咳喘实热证，虚热应用他方治疗，明确指出了泻白散方的应用原则。

（2）散寒宣肺。风寒袭肺，肺气失宣，喘急胸闷、闭遏肺气为本病的主要病因病机，治以散寒解表，宣肺平喘为主。常用方剂有华盖散、麻黄汤、三拗汤、小青龙汤等。《伤寒论》中载有麻黄汤、小青龙汤两方。后世医家在此基础上对两方的应用作了进一步发挥。麻黄汤的应用，如《医灯续焰》曰："呼吸疾速曰喘，气息短促曰急。息肩者，肩随息动。吸则提气，呼则舒气。出入不利，故肩亦为之耸动耳。脉浮骨者，浮为阳、为表、为风。（宜汗解。仲景麻黄汤或香苏散，及枳桔桑杏之类）。"[38] 84 即麻黄汤治疗呼吸急促及肩息之喘，脉象浮滑者应用该方；小青龙汤的应用，如《证治针经》曰："治喘大法，当别两途。在肺为实，在肾为虚。实而寒兮，（必挟凝饮，上干阻气）杏仁、厚朴桂枝汤、小青龙汤并主。"[39] 53 即小青龙汤治疗寒饮浮肺，挟痰之喘促之证。后世医家对华盖散、三拗汤的应用，如《太平惠民和剂局方》曰："论伤寒发喘，伤寒喘急者，皆因风寒，邪乘于肺，经气上盛发喘，可与麻黄汤、华盖散，款冬花散、人参润肺圆……皆可服也。"[40] 127 即华盖散治疗肺感风寒，内伤肺气，引气逆不降，呼吸喘急之喘证；后世医家对三拗汤的应用，如《证治汇补》曰："三拗汤治风寒郁闭，喘促不得息。"[41] 200 又如《仁斋直指方论》曰："风寒伤而喘者，三拗汤、华盖散、神秘汤可选而用之。"[30] 295 华盖散治疗风寒袭肺引肺气郁闭之喘证。

（3）逐痰降气。痰浊内壅，横格膻中，阻塞气道，致肺气闭塞不通，发为喘证。治以逐痰降逆，宣肺平喘为主。常用方剂有桑白皮汤、苏子降气汤等。如《圣济总录》云："论曰肺主皮毛，皮毛先受寒邪，乃为咳嗽，五脏六腑。又皆禀气于肺。……治咳嗽、胸满气急。桑白皮汤方，桑根白皮（剉）、紫苏（连茎叶）、知母（焙）、贝母（去心炒）、款冬花、半夏（汤洗七遍焙干）、五味子（各一两）、厚朴（去粗皮生姜汁炙）、甘草（炙剉）、人参（各半两）……去滓温服、日三。"[42] 1172, 1173 《古今医统大全》指出："苏子降气汤治痰喘气逆不已。"[43] 1261 即肺因痰浊阻逆，肺气不宣，痰喘气急，胸满气逆，苏葶滚痰丸、桑白皮汤、苏子降气汤即可用之。

（4）肃肺通腑。邪热壅腑，腹部胀满，胸膈满闷，肺气不降之喘急气壅为本病的主要病因病机。治法当调畅肺气，宣化痰热，肃肺通腑。常用方剂有宣白承气汤。如《温病指南》曰："阳明温病，下之不通者，险证有五，……喘促不宁，痰涎壅滞，右寸实大者，肺气不降里证又实也，宣白承气汤主之。……阳明太热，津液不足，间服增液，仍不下者，脏燥太甚无水舟停也。增液承气汤主之。"[44] 42, 43

（5）行气化痰。忧思气结，复因精神刺激，咽中不适，胸膈满闷，气喘促急为本病病因病机。治以行气化痰、镇肺平喘为主。常用方剂有沉香降气散。如《伤寒绪论》指出："沉香降气散治气逆喘胀。沉香（四钱，另研）、香附（二两，姜汁拌）、砂仁（四钱，槌）、甘草（八钱，同砂仁拌湿，炒）……虚人参汤服。"[45] 217, 218 即沉香降气散功能主治为忧思气结，气不升降，胸膈痞塞，心腹胀满，喘促气短，干哕烦满，咳嗽痰涩之喘证。

（6）补肺助金。肺气不足，外不足发越卫气以固表，内不足统司诸气以呼出吸入，发为短气而喘为本病的主要病因病机。治以补肺助金，宣肺平喘为主。常用方剂有洁古黄芪汤、百合固金汤等。如《彤园医书（小儿科）》曰："小儿虚喘，气乏神疲，声音短涩，寸脉微弱者，服洁古黄芪汤；若虚喘夹痰者，服百合固金汤；……洁古黄芪汤，蜜炙黄芪、蜜炒桑皮、地骨皮、炙草（各二钱）、人参（五分）。百合固金汤，百合、生地、熟地、去心麦冬（各钱半）、当归、炒芍、玄参、桔梗、贝母、甘草（各一钱）。本事黄芪汤，蜜炙黄芪、去心麦冬、熟地（各二钱）、茯苓、炒芍、天冬（各一钱）、五味子、人参、甘草（各五分）、乌梅（一个）、红枣（一枚）、生姜（三片）。"[46] 1017 即虚喘乏力、声音短涩、脉微弱者用洁古黄芪汤，肺气虚挟痰喘者用百合固金汤，二者应辨证论治。

（7）温肾纳气。肾虚不能纳气归原，喘促日久，呼多吸少，动则喘息更甚为本病的主要病因病机。治以微寓潜阳，温肾纳气为主。常用方剂有加减金匮肾气丸等。如《明医杂著》曰："加减金匮肾气丸治脾肾虚……或喘急痰盛，已成蛊症，其效如神。此症多因脾胃虚弱，治失其宜，元气复伤而变症者，非此药不能救。白茯苓（三两）、附子（五钱）、川牛膝、桂、泽泻、车前子、山茱萸、山药、牡丹皮（各一两），熟地黄（四两，捣碎，酒拌，杵膏），右为末，和地黄，加炼蜜丸，桐子大。每服七八十丸，空心米饮下。"[47] 189 即金匮肾气丸用来治疗肾虚之喘证。

（8）滋补宣化。久喘肺肾阴伤，痰阻肺闭，发为咳喘。治以养阴培本，肃化痰湿为主。常用方剂有金水六君煎等。如《胎产心法》曰："金水六君煎治肺肾虚寒，水泛为痰。或年迈阴虚，血气不足，外受风寒，咳嗽呕恶，多痰喘急等证。当归、半夏（制）、茯苓（各二钱）、熟地（三五钱）、陈皮（一钱五分）、炙草（一钱），水二钟，生姜三五片，煎八分，食远温服。如大便不实而多湿者，去当归，加山药。如痰甚气滞，胸胁不快者，加白芥子七八分。如阴寒甚而嗽不愈者，加细辛五七分。如兼表邪寒热者，加柴胡一二钱。"[48] 539, 540 即金水六君煎治疗肺肾阴虚，多痰喘急之喘证。

（9）针灸治疗。《素问·脏气法时论》载有针灸治疗喘证的治法。后世医家针对本病的不同症状、不同病因病机采用针灸治疗方法亦有诸多记载。如《铜人腧穴针灸图经》曰"膻中：……治肺气咳嗽，上喘"[49] 181；《针灸资生经》指出："天突、华盖主喘暴"[50] 123 "肺俞疗肺喘。"[50] 124《针灸聚英》曰："喘：有痰、气虚、阴虚。灸中府、云门、天府、华盖、肺俞"[51] 157；《神灸经纶》曰："诸喘气急：天突、璇玑、华盖、膻中、乳根、期门、气海。"[52] 340 历代医家根据其之病因病机及不同的症状应用针灸治疗喘证。

此外，后世医家对小儿暴喘（俗名马脾风）的治疗有进一步的阐释。该病病机为寒邪客肺，寒化为热，闭于肺经，发为喘证。治以回阳救逆，逐痰平喘为主。常用方剂有五虎汤，一捻金等。如《幼科指南》指出："小儿暴喘，俗传其名马脾风。因寒邪客于肺俞，寒化为热，闭于肺经，故胸高气促，肺胀喘满，两胁扇动，陷下作坑，鼻窍扇动，神气闷乱。初遇之，急服五虎汤，继用一捻金下之。倘得气开，其效最灵。如儿生百日内，见此者，病多不救。"[53] 86, 87 即小儿出现胸高气促，肺胀喘满，两胁扇动，陷下作坑，鼻窍扇动，神气闷乱等症状，为小儿暴喘，应急服五虎汤，继用一捻金下之，如百日内小儿患此疾患，为难治。

4. 预后

喘证预后，后世医家除沿载了《素问》"夜行则喘出于肾，淫气病肺，……勇者气行则已，怯者则着而为病也"[2] 94 的病因病机及证候外，尚记载有喘证的难治证候，如《临证指南医案·喘》曰："若由外邪壅遏而致者，邪散则喘亦止，后不复发，此喘证之实者也；若因根本有亏，肾虚气逆，浊阴上冲而喘者，此不过一二日之间，势必危笃，用药亦难奏效，此喘证之属虚者也。"[29] 299《医宗必读》曰："治实者攻之即效，无所难也。治虚者补之未必即效，须悠久成功，其间转折进退，良非易也。"[54] 541 即喘证出现肾虚气逆，浊阴上喘，气失摄纳，根本不固之虚喘者属难治之证。

《古今医鉴·喘急》认为，"夫喘者，上气急促，不能以息之谓也。有肺虚挟寒而喘者，有肺实挟热而喘者，有水气乘肺而喘者，有惊忧气郁肺胀而喘者，有阴虚者，有气虚者，有痰者，有气急者，有胃虚者，有火炎上者，原其受病之不同，是以治疗因而有异。"[28] 63《临证指南医案·喘》言："若由外邪壅遏而致者，邪散则喘亦止，后不复发，此喘证之实者也；若因根本有亏，肾虚气逆，浊阴上冲而喘者，此不过一二日之间，势必危笃，用药亦难奏效，此喘证之属虚者也。"[29] 299《医宗必读》亦认为："治实者攻之即效，无所难也。治虚者补之未必即效，须悠久成功，其间转折进退，良非易也。"[54] 541 影响喘证预后及转归的因素较多，如病之新久，体质的强弱，病邪的性质，病位深浅，病情轻重，诊治是否得当等。一般而论，实喘易治，虚喘难疗。实喘由于邪气壅阻，祛邪利肺则愈，故治疗较易；虚喘为气失摄纳，根本不固，补之未必即效，且每因体虚易感外邪，诱致反复发作，往往喘甚而致汗脱，故难治。

此外，后世医家尚记载了喘证死候。如《医心方》云："上气喘嗽，肩息不得卧，手足逆冷及面浮肿者，死。"[55] 388《仁斋直指方论》曰："汗出发润喘者，为肺绝；身汗如油喘者，为命绝；直视谵语喘满者不治。"[30] 291《医宗金鉴·杂病心法要诀》曰："喘汗润发为肺绝，脉涩肢寒命不昌，喘咳吐血不得卧，形衰脉大气多亡。"[19] 500 提示出现喘息难卧，手足逆冷，喘时胸前突起，脉络散张，汗出而喘，脉涩肢寒，喘咳吐血，形寒脉大者为危急重症。

应用示例

1. 风寒犯肺

《古今医彻》卷之二：一丙午季秋，幼儿患肺风痰喘，因避热乘凉所致，痰喘四五日，胸骨俱高，消痰降喘药，俱不效。延郡中曹子叔明视之曰，此虽天热，而肺则受寒也，以麻黄三分，杏仁五粒，桔梗、枳壳、广皮、荆防、前胡之属，进一剂而得汗，喘稍定。余以贝母瓜蒌霜连饮之，以保破残之肺，获安。向非叔明见之精切，则喘何由而定哉。因录之以鸣感，且以示后之同患者。三拗汤治寒喘，麻黄（一钱）、杏仁（十粒）、甘草（三分）姜三片，水煎。[56] 78, 79

2. 肺热郁闭

《经方实验录》第一集上卷：冯蘅荪（嵩山路尊庐账房十月廿九日）始而恶寒，发热，无汗，一身尽痛。发热必在暮夜，其病属营，而恶寒发热无汗，则其病属卫，加以咳而咽痛，当由肺热为表寒所束，正以开表为宜。净麻黄（三钱）、光杏仁（四钱）、生石膏（五钱）、青黛（四分，同打）、生甘草（二钱）、浮萍（三钱）。佐景按：本案脉案中所谓营卫，盖本《内经》"营气夜行于阳，昼行于阴；卫气昼行于阳，夜行于阴"之说。余则谓本案乃麻黄汤证化热而为麻杏石甘汤证耳。观其恶寒发热无汗身疼，非麻黄汤证而何？观其咳而咽痛，非由寒邪化热，热邪灼津而何？方依证转，病随药除。[57] 59

3. 火邪伤肺

《王旭高临证医案》卷之三：王高年烘火，误烧被絮，遭惊受寒，烟熏入肺，陡然喘逆，痰嘶，神糊，面浮。防其厥脱。旋覆花、前胡、杏仁、川贝、代赭石、茯神、苏子、沉香、桑白皮、款冬花、竹油（冲）、姜汁（冲）。渊按：此火邪伤肺而喘也。与寻常痰喘不同，故不用温纳。[58] 135

4. 痰涎壅盛

《古今医案按》卷五：汪石山治一人，体肥色白，年近六十，痰喘声如曳锯，夜不能卧。汪诊之，脉浮洪，六七至中或有一结。曰：喘病脉洪，可治也。脉结者，痰碍经隧耳。宜用生脉汤加竹沥。服之至十余帖，稍定。患者嫌迟，更医用三拗汤、五拗汤，势渐危。于是复以前方，服至三四十帖，病果如失。[59]118

5. 肺肾虚弱

《明医杂著》卷之三：一富商，饮食起居失宜，大便干结，常服润肠等丸。后胸腹不利，饮食不甘，口干，体倦，发热，吐痰。服二陈、黄连之类，前症益甚，小便滴沥，大便泄泻，腹胀少食。服五苓、瞿麦之类，小便不通，体肿喘嗽，用《金匮》肾气丸、补中益气汤而愈。[47]82

《临证经应录》卷二七情内伤门：某，真阴不足，肾失司摄之权，气不归原，致咳喘数月，脾土大伤，饮食少进，营卫交虚，寒热更作，两脉细涩，渐有喘满之虞。《书》云：夫外感之喘治肺，内伤之喘治肾，以肾主纳气，妄拟金匮肾气煎，摄纳下元，以观动静。大熟地、制附子、上肉桂、北五味、山萸肉、远志肉、怀山药、怀牛膝、福泽泻、于术、车前子、甘枸杞、青铅、紫衣胡桃肉。[60]33

附录一　文献辑录

《杂病广要·喘》："喘，古又称之上气，气即气息之谓，故巢太医书以短气、少气等并而为门。"[5]833

《本草纲目·喘逆》："喘逆，古名咳逆上气。"[6]82

《类经》："肺脉起于中焦，循胃口上膈属肺，故病如此。"[7]227

《类经》："太阴，肺之本经也，故当因其虚实取而刺之。更取足太阳之外，外言前也。足厥阴之内，内言后也。正谓内踝后直上腨之内侧者，乃足少阴脉次也。视左右足脉，凡少阴部分，有血满异于常处者，取而去之，以泻其实。"[7]239

《类经》："此结上文而言有病有不病者，因气有强弱不同也。"[7]290

《奇效良方》："《内经·灵枢》诸篇，所论诸喘，而名不同，所感各异。若言喘喝，与言喘息，言喘迫，言喘致，言喘呕，言上气者，虽名不同，而病之皆出于肺。"[8]247

《慎五堂治验录》："盖肾为根本之脏，封蛰之本……而肝为肾子，母气一衰，水不生木……内风一动……将肾中之水液波扬不宁，逆奔而上，喘痰之来势属潮涌，有莫能制伏之状。"[9]287, 288

《黄帝内经灵枢注证发微》："脉入肺中，循喉咙，挟舌本，火盛水亏之疾。"[10]99

《内经知要》："甘归土味，过食则缓滞上焦，故心气喘满。"[11]61

《内经知要》："炎蒸劳役，病属于阳，故多汗而烦，气高喘喝。"[11]59

《医学入门·喘》："惊忧气郁，惕惕闷闷，引息鼻张气喘，呼吸急促而无痰声者。"[12]442

《医学入门》："此喘之名同，而所感各异耳。"[12]443

《医经原旨》："阳胜者火盛，故身热，阳盛者表实，故腠理闭。阳实于胸，则喘粗不得卧，故为俛仰。"[13]9

《伤寒溯源集》："无汗而喘者，肺主皮毛，寒邪在表，内通于肺，邪气不得发泄，肺气不宣通，故无汗而喘也。"[14]53

《伤寒论注》："发汗而不得汗，或下之而仍不汗喘不止，其阳气重也。"[15]24

《金匮要略广注》："又劳者，气血俱耗，肺主气，气虚则喘，心主血，血虚则悸。"[16]50

《高注金匮要略》："夫疾行之所用者，宗气也。气脱于胸中，而不及上接，故疾行则喘声如喝矣。"[17] 91

《针灸大成》："斯乃以其脉自肩端入缺盆，络肺；其支别者从缺盆中直而上颈，故邪客于手阳明之络，而有是病。可刺手阳明大肠井穴商阳也。"[18] 77

《医宗金鉴》："太阳阳明合病，不利不呕者，是里气实不受邪也。若喘而胸满，是表邪盛，气壅于胸肺间也。邪在高分之表，非结胸也，故不可下，以麻黄汤发表通肺，喘满自愈矣。"[19] 133

《医宗金鉴》："太阳病，下之后微喘者，表未解也，当以桂枝加厚朴杏仁汤，解太阳肌表，而治其喘也。太阳病桂枝证，医反下之，下利脉促，汗出而喘，表未解者，当以葛根黄连黄芩汤，解阳明之肌热，而治其喘也。今太阳病发汗后，汗出而喘，身无大热而不恶寒者，知邪已不在太阳之表；且汗出而不恶热，知邪亦不在阳明之里。其所以汗出而喘，即无大热，又不恶寒，是邪独在太阴肺经，故不可更行桂枝汤，可与麻黄杏子甘草石膏汤，发散肺邪，而汗、喘自止矣。"[19] 377

《医宗金鉴·杂病心法要诀·喘急死证》："喘汗发为肺绝，脉涩肢寒命不昌，喘咳吐血不得卧，形寒脉大气多亡。"[19] 500

《医学心悟》："肺主皮毛，司气之升降。寒邪侵于皮毛，肺气不得升降，故喘。试以麻黄汤论之，内有杏仁，为定喘设也。又云：喘家作，桂枝汤加厚朴杏子佳。明言喘属表邪也。"[20] 58, 59

《伤寒贯珠集》："表寒不解，而心下有水饮，饮寒相搏，逆于肺胃之间，为干呕发热而咳，乃伤寒之兼证也。夫饮之为物，随气升降，无处不到，或壅于上，或积于中，或滞于下，各随其所之而为病。而其治法，虽各有加减，要不出小青龙之一法。麻黄、桂枝散外入之寒邪，半夏、细辛、干姜消内积之寒饮，芍药、五味监麻、桂之性，且使表里之药相就而不相格耳。"[21] 25

《诸病源候论·气病诸候》："肺病令人上气，兼胸膈痰满，气机壅滞，喘息不调，致咽喉有声，如水鸡之鸣也。"[22] 76

《徐灵胎医学全书》："稠痰粘肺，不能清涤，非此不可。"[23] 352

《绛雪园古方选注》："今以麻黄、石膏加杏子，治热喘也。"[24] 41

《古今名医方论》："程扶生云：此治寒邪深入肺，发为喘热也。汗既出矣，而喘是寒邪未尽。若身无大热，则是热壅于肺。故以麻黄散邪，石膏除热，杏仁利肺，于青龙汤内减麻黄，去姜、桂，稳为发散除热清肺之剂也。石膏去热清肺，故肺热亦可用。"[25] 99

《金匮悬解》："其脉浮大者，阳根下绝，此为不治。又加下利，中气败泄，尤为甚也。"[26] 965

《景岳全书·喘促》："实喘之证，以邪实在肺也，肺之实邪，非风寒则火邪耳。"[27] 428

《景岳全书·喘促》："气喘之病，最为危候，治失其要，鲜不误人，欲辨之者，亦惟二证而已。所谓二证者，一曰实喘，一曰虚喘也。"[27] 426

《古今医鉴·喘急》："夫喘者，上气急促，不能以息之谓也。有肺虚挟寒而喘者，有肺实挟热而喘者，有水气乘肺而喘者，有惊忧气郁肺胀而喘者，有阴虚者，有气虚者，有痰者，有气急者，有胃虚者，有火炎上者，原其受病之不同，是以治疗因而有异。"[28] 63

《临证指南医案·喘》："若由外邪壅遏而致者，邪散则喘亦止，后不复发，此喘症之实者也。"[29] 299

《临证指南医案·喘》："若因根本有亏，肾虚气逆，浊阴上冲而喘者，此不过一二日之间，势必危笃，用药亦难奏功，此喘证之属虚者也。"[29] 299

《临证指南医案·哮》："邪散则喘亦止，后不复发，……若夫哮证，……邪伏于里，留于肺俞，故频发频止，淹缠岁月。"[29] 299

《仁斋直指方论·喘嗽方论》："惟夫邪气伏藏，痰涎浮涌，呼不得呼，吸不得吸，于是上气促急。"[30] 290

《仁斋直指方论》："风寒伤而喘者，三拗汤、华盖散、神秘汤可选而用之。"[30] 295

《仁斋直指方论》："汗出发润喘者，为肺绝；身汗如油喘者，为命绝；直视谵语喘满者不治。"[30] 291

《证治准绳·杂病·喘》："喘者，促促气急，喝喝息数，张口抬肩，摇身撷肚。"[31] 94

《证治准绳·杂病·喘》："肺虚则少气而喘。"[31] 98

《医贯·喘论》："真气耗损。喘出于肾气之上奔。其人平日若无病。但觉气喘。非气喘也。乃气不归元也。视其外证。四肢厥逆。面赤而烦躁恶热。似火非火也。乃命门真元之火。离其宫而不归也。察其脉两寸虽浮大而数。两尺微而无力。或似有而无为辨耳。"[32] 54

《丹溪心法·喘》："肺以清阳上升之气，居五脏之上，通荣卫，合阴阳，升降往来，无过不及。六淫七情之所感伤，饱食动作，脏气不和，呼吸之息，不得宣畅而为喘急。亦有脾肾俱虚，体弱之人，皆能发喘。又或调摄失宜，为风寒暑湿邪气相干，则肺气胀满，发而为喘。"[33] 80

《症因脉治·喘》："气虚喘逆之因，或本元素虚，或大病后，大劳后，失于调养，或过服克削，元气大伤。"[34] 264

《症因脉治》："每发六七日，轻则三四日，或一月，或半月，起居失慎，则旧病复发。"[34] 275

《医学正传》："哮以声响名，喘以气息言。夫喘促喉中如水鸡声者，谓之哮；气促而连属不能以息者，谓之喘。"[35] 115, 116

《注解伤寒论》："发汗后喘，当作桂枝加厚朴杏子汤，汗出则喘愈，今汗出而喘，为邪气壅甚，桂枝汤不能发散，故不可更行桂枝汤。汗出而喘有大热者，内热气甚；无大热者，表邪必甚也。与麻黄杏子甘草石膏汤，以散其邪。"[36] 62

《小儿药证直诀》："有肺盛者，咳而后喘，面肿，欲饮水。有不饮水者，其身即热，以泻白散泻之。"[37] 19

《小儿药证直诀》："肺虚热，唇绛红色，治之散热虚肺，少服泻白散。"[37] 7

《医灯续焰》："呼吸疾速曰喘，气息短促曰。息肩者，肩随息动。吸则提气，呼则舒气。出入不利，故肩亦为之耸动耳。脉浮骨者，浮为阳、为表、为风。（宜汗解。仲景麻黄汤或香苏散，及枳桔桑杏之类）。"[38] 84

《证治针经》："治喘大法，当别两途。在肺为实，在肾为虚。实而寒兮，（必挟凝饮，上干阻气）杏仁、厚朴桂枝汤、小青龙汤并主。"[39] 53

《太平惠民和剂局方》："论伤寒发喘，伤寒喘急者，皆因风寒，邪乘于肺，经气上盛发喘，可与麻黄汤、华盖散，款冬花散、人参润肺圆……皆可服也。"[40] 127

《证治汇补》："三拗汤治风寒郁闭，喘促不得息。"[41] 200

《圣济总录》："论曰肺主皮毛，皮毛先受寒邪，乃为咳嗽，五脏六腑。又皆禀气于肺。……治咳嗽、胸满气急。桑白皮汤方，桑根白皮（剉）、紫苏（连茎叶）、知母（焙）、贝母（去心炒）、款冬花、半夏（汤洗七遍焙干）、五味子（各一两）、厚朴（去粗皮生姜汁炙）、甘草（炙剉）、人参（各半两）……去滓温服、日三。"[42] 1172, 1173

《古今医统大全》："苏子降气汤治痰喘气逆不已。"[43] 1261

《温病指南》："阳明温病。下之不通者。险证有五。……喘促不宁。痰涎壅滞。右寸实大者。肺气不降里证又实也。宜白承气汤主之。……阳明太热。津液不足。间服增液。仍不下者。脏燥太甚无水舟停也。增液承气汤主之。"[44] 42, 43

《伤寒绪论》："沉香降气散，治气逆喘胀。沉香（四钱，另研）香附（二两，姜汁拌）砂仁（四钱，槌）甘草（八钱，同砂仁拌湿，炒）……虚人人参汤服。"[45] 217, 218

《彤园医书（小儿科）》："小儿虚喘，气乏神疲，声音短涩，寸脉微弱者，服洁古黄芪汤；若虚喘夹痰者，服百合固金汤；……洁古黄芪汤，蜜炙黄芪、蜜炒桑皮、地骨皮、炙草（各二钱），人参（五分）。百合固金汤，百合、生地、熟地、去心麦冬（各钱半），当归、炒芍、玄参、桔梗、贝母、甘草（各一钱）。本事黄芪汤，蜜炙黄芪、去心麦冬、熟地（各二钱），茯苓、炒芍、天冬（各一钱），五味子、人参、甘草（各五分），乌梅（一个）、红枣（一枚）、生姜（三片）。"[46] 1017

《明医杂著》："加减金匮肾气丸、治脾肾虚……或喘急痰盛，已成蛊症，其效如神。此症多因脾胃虚弱，治失其宜，元气复伤而变症者，非此药不能救。白茯苓（三两）、附子（五钱）、川牛膝、桂、泽泻、车前子、山茱萸、山药、牡丹皮（各一两）、熟地黄（四两，捣碎，酒拌，杵膏）右为末，和地黄，加炼蜜丸，桐子大。每服七八十丸，空心米饮下。"[47] 189

《明医杂著》："一富商，饮食起居失宜，大便干结，常服润肠等丸，后胸腹不利，饮食不甘，口干，体倦，发热，吐痰，服二陈、黄连之类，前症益甚，小便滴沥，大便泄泻，腹胀少食，服五苓、瞿麦之类，小便不通，体肿喘嗽，用《金匮》肾气丸、补中益气汤而愈。"[47] 82

《胎产心法》："金水六君煎治肺肾虚寒，水泛为痰。或年迈阴虚，血气不足，外受风寒，咳嗽呕恶，多痰喘急等证。当归、半夏（制）、茯苓（各二钱）、熟地（三五钱）、陈皮（一钱五分）、炙草（一钱），水二钟，生姜三五片，煎八分，食远温服。如大便不实而多湿者，去当归，加山药。如痰甚气滞，胸胁不快者，加白芥子七八分。如阴寒甚而嗽不愈者，加细辛五七分。如兼表邪寒热者，加柴胡一二钱。"[48] 539, 540

《铜人腧穴针灸图经》："膻中：……治肺气咳嗽，上喘。"[49] 181

《针灸资生经》："天突、华盖主喘暴。"[50] 123

《针灸资生经》："肺俞疗肺喘。"[50] 124

《针灸聚英》："喘：有痰、气虚、阴虚。灸中府、云门、天府、华盖、肺俞。"[51] 157

《神灸经纶》："诸喘气急：天突、璇玑、华盖、膻中、乳根、期门、气海。"[52] 340

《幼科指南》："小儿暴喘，俗传其名马脾风。因寒邪客于肺俞，寒化为热，闭于肺经，故胸高气促，肺胀喘满，两胁扇动，陷下作坑，鼻窍扇动，神气闷乱。初遇之，急服五虎汤，继用一捻金下之。倘得气开，其效最灵。如儿生百日内，见此者，病多不救。"[53] 86, 87

《医宗必读》："治实者攻之即效，无所难也。治虚者补之未必即效，须悠久成功，其间转折进退，良非易也。"[54] 541

《医心方》："上气喘嗽，肩息不得卧，手足逆冷及面浮肿者，死。"[55] 388

《古今医彻》："一丙午季秋，幼儿患肺风痰喘，因避热乘凉所致，痰喘四五日，胸骨俱高，消痰降喘药俱不效。延郡中曹子叔明视之曰，此虽天热，而肺则受寒也。以麻黄三分、杏仁五粒、桔梗枳壳广皮荆防前胡之属。进一剂而得汗，喘稍定，余以贝母瓜蒌霜连饮之，以保破残之肺，获安。向非叔明见之精切，则喘何由而定哉。因录之以鸣感，且以示后之同患者。三拗汤治寒喘。麻黄（一钱）杏仁（十粒）甘草（三分）姜三片，水煎。"[56] 78, 79

《经方实验录》："冯蘅荪（嵩山路尊庐账房十月廿九日）始而恶寒，发热，无汗，一身尽痛。发热必在暮夜，其病属营，而恶寒发热无汗，则其病属卫，加以咳而咽痛，当由肺热为表寒所束，正以开表为宜。净麻黄（三钱）、光杏仁（四钱）、生石膏（五钱）、青黛（四分，同打）、生甘草（二钱）、浮萍（三钱）。佐景按本案脉案中所谓营卫，盖本《内经》"营气夜行于阳，昼行于阴；卫气昼行于阳，夜行于阴"之说。余则谓本案乃麻黄汤证化热而为麻杏石甘汤证耳。观其恶寒发热无汗身疼，非麻黄汤证而何？观其咳而咽痛，非由寒邪化热，热邪灼津而何？方依证转，病随药除。"[57] 59

《王旭高临证医案》："王高年烘火，误烧被絮，遭惊受寒，烟熏入肺，陡然喘逆，痰嘶，神糊，面浮。防其厥脱。旋覆花、前胡、杏仁、川贝、代赭石、茯神、苏子、沉香、桑白皮、款冬花、竹油（冲）、姜汁（冲）。渊按：此火邪伤肺而喘也。与寻常痰喘不同，故不用温纳。"[58] 135

《古今医案按》："汪石山治一人，体肥色白，年近六十，痰喘声如曳锯，夜不能卧。汪诊之，脉浮洪，六七至中或有一结。曰：喘病脉洪，可治也。脉结者，痰碍经隧耳。宜用生脉汤加竹沥。服之至十余帖，稍定。患者嫌迟，更医用三拗汤、五拗汤，势渐危。于是复以前方，服至三四十帖，病果如失。"[59] 118

《临证经应录》："某，真阴不足，肾失司摄之权，气不归原，致咳喘数月，脾土大伤，饮食少进，营卫交虚，寒热更作，两脉细涩，渐有喘满之虞。《书》云：夫外感之喘治肺，内伤之喘治肾，以肾主纳气，妄拟金匮肾气煎，摄纳下元，以观动静。大熟地、制附子、上肉桂、北五味、山萸肉、远志肉、怀山药、怀牛膝、

福泽泻、于术、车前子、甘枸杞、青铅、紫衣胡桃肉。"[60] 33

附录二　常用方药

桂枝汤：桂枝三两（去皮）、芍药三两、甘草二两（炙）、生姜三两（切）、大枣十二枚（擘）上五味，咬咀三味，以水七升，微火煮取三升，去滓，适寒温，服一升。服已须臾，吸热稀粥一升余，以助药力。温覆令一时许，遍身染染微似有汗者益佳，不可令如水流离，病必不除。若一服汗出病瘥，停后服，不必尽剂。若不汗，更服依前法；又不汗，后服小促其间，半日许，令三服尽，若病重者，一日一夜服，周时观之，服一剂尽。病证犹在者，更作服。若不汗出，乃服至二三剂。禁生冷、黏滑、肉面、五辛、酒酪、臭恶等物。（《伤寒论·辨太阳病脉证并治》第十八条）[3] 2, 3

麻黄汤：麻黄三两（去节）、桂枝二两（去皮）、甘草一两（炙）、杏仁七十个（去皮尖）上四味，以水九升，先煮麻黄，减二升，去上沫，内诸药，煮取二升半，去滓，温服八合，覆取微似汗，不须啜粥，余如桂枝法将息。（《伤寒论·辨太阳病脉证并治》第三十六条）[3] 12

小青龙汤：麻黄（去节）、芍药、细辛、干姜、甘草（炙）、桂枝各三两（去皮），五味子半升、半夏半升（洗）上八味，以水一斗，先煮麻黄，减二升，去上沫，内诸药，煮取三升，去滓，温服一升。（《伤寒论·辨太阳病脉证并治中第六》第四十条）[3] 14

桂枝加厚朴杏子汤：桂枝三两（去皮），甘草二两（炙），生姜三两（切），芍药三两，大枣十二枚（擘），厚朴二两（炙，去皮），杏仁五十枚（去皮尖）。上七味，以水七升，微火煮取三升，去滓，温服一升。覆取微似汗。（《伤寒论·辨太阳病脉证并治》第十八条）[3] 15

麻黄杏仁甘草石膏汤：麻黄四两（去节）、杏仁五十个（去皮尖）、甘草二两（炙）、石膏半斤（碎，绵裹）上四味，以水七升，煮麻黄，减二升，去上沫，内诸药，煮取二升，去滓，温服一升。（《伤寒论·辨太阳病脉证并治》第六十三条）[3] 19

麦门冬汤：麦门冬七升、半夏一升、人参二两、甘草二两、粳米三合大、枣十二枚、上六味，以水一斗二升，煮取六升，温服一升，日三、夜一服。（《金匮要略·肺痿肺痈咳嗽上气病脉证治第七》）[4] 29

射干麻黄汤：射干十三枚（一法三两）、麻黄四两、生姜四两、细辛、紫菀、款冬花各三两、大枣七枚、半夏大者洗八枚（一法半升）、五味子半升、上九味，以水一斗二升，先煮麻黄两沸，去上沫，内诸药煮取三升，分温三服。（《金匮要略·肺痿肺痈咳嗽上气病脉证治第七》）[4] 28

皂荚丸：皂荚八两（刮去皮，用酥炙）上一味，末之，蜜丸梧子大，以枣膏和汤服三丸。日三、夜一服。（《金匮要略·肺痿肺痈咳嗽上气病脉证治第七》）[4] 28

苏葶滚痰丸：苏子（炒、一两）、苦葶苈（微炒、一两）、大黄（酒蒸一次、四两）、沉香五钱、黄芩四两、青礞石（火煅如金为度、五钱），上为末，水为丸，量儿虚实服之，姜汤送下。（《医宗金鉴》）[19] 616

五虎汤：麻黄（七分）、杏仁（去皮尖，一钱）、甘草（四分）、细茶（炒，八分）、白石膏（一钱五分），上作一服，白水煎。（《仁斋直指》卷八）[30] 295

泻白散：地骨皮、桑白皮（炒各一两）、甘草（炙一钱），上锉散，入粳米一撮，水二小盏，煎七分，食前服。（《小儿药证直诀》卷下）[37] 42

香苏散：香附子（炒香，去毛）、紫苏叶各四两，甘草（炙）一两、陈皮二两（不去白），上为粗末。每服三钱，水一盏，煎七分，去滓，热服，不拘时候，日三服，若作细末，只服二钱，入盐点服。（《太平惠民和剂局方》）[40] 18

三拗汤：甘草（不炙）、麻黄（不去根、节）、杏仁（不去皮、尖）上等分，咬咀为粗散。每服五钱，水一盏半，姜钱五片，同煎至一盏，去滓，通口服，以衣被盖覆睡，取微汗为度。（《太平惠民和剂局方》卷二）[40] 23

苏子降气汤：紫苏子、半夏（汤洗七次，各二两半）、川当归（去芦，两半）、甘草（燧，二两）、前胡（去芦）、厚朴（去粗皮，姜汁拌炒，各一两）、肉桂（去皮，一两半，一本有陈皮去白，一两半）。（《太平惠民和剂局方》卷三）[40] 32

人参润肺丸：人参、款冬花（去梗）、细辛（去叶，洗）、杏仁（去皮、尖，麸炒）、甘草（爁）、知母、肉桂（去粗皮）、桔梗。（《太平惠民和剂局方》卷四）[40] 42, 43

款冬花汤：款冬花、桑根白皮（剉）、人参、前胡（去芦头）、杏仁（去皮尖双仁，麸炒）、甘草（炙）、桔梗（炒）、半夏（汤浸七遍去滑）、细辛（去苗叶）各半两、陈橘皮（汤浸，去白）三分、右十一味。粗捣筛。每服四钱匕，以水一盏，加生姜五片，煎取七分，去滓温服。（《圣济总录》卷四十八）[42] 914

华盖散：黄芪（剉）、人参、桑根白皮（炙剉）、防风（去叉）、白茯苓（去黑皮）各一两，甘草（炙）三分，右六味。捣罗为散。每服二钱匕。生姜蜜汤调下。常服入生姜二片。如茶点。不拘时候。（《圣济总录》卷六十五）[42] 927

桑白皮汤：桑根白皮（剉），紫苏连茎叶，知母（焙），贝母（去心炒），款冬花，半夏（汤洗七遍焙干），五味子（各一两），厚朴（去粗皮生姜汁炙），甘草（炙剉），人参（各半两）……去滓温服，日三。（《圣济总录》卷第六十五）[42] 1172, 1173

沉香降气散：沉香（四钱，另研），香附（二两，姜汁拌），砂仁（四钱，槌），甘草（八钱，同砂仁拌湿，炒）。（《伤寒绪论》卷下）[45] 217

洁古黄芪汤：蜜炙黄芪、蜜炒桑皮、地骨皮、炙草（各二钱）、人参（五分）。（《彤园医书》小儿科卷之三）[46] 1017

百合固金汤：百合、生地、熟地、去心麦冬（各钱半）、当归、炒芍、玄参、桔梗、贝母、甘草（各一钱）。（《彤园医书》小儿科卷之三）[46] 1017

加减金匮肾气丸：白茯苓（三两），附子（五钱），川牛膝，桂枝，泽泻，车前子，山茱萸，山药，牡丹皮（各一两），熟地黄（四两，捣碎酒拌杵膏）上为末，和地黄，加炼蜜丸，桐子大。每服七八十丸，空心米饮下（《明医杂著》卷之六）[47] 189

金水六君煎：当归，半夏（制），茯苓（各二钱），熟地（三五钱），陈皮（一钱五分），炙草（一钱），水二钟，生姜三五片，煎八分，食远温服。（《胎产心法》卷之下）[48] 540

一捻金：生大黄、黑丑、白丑、人参、槟榔、为细末，蜜水调服。（《幼科指南》）[53] 138

宣白承气汤：生石膏五钱、生大黄三钱、杏仁粉二钱、瓜蒌皮一钱五分、水五杯，煮取二杯、先服一杯，不知，再服。（《温病条辨》）[61] 68

增液承气汤：即于增液汤内加大黄三钱，芒硝一钱五分，水八杯，煮取三杯，先服一杯，不知，再服。（《温病条辨》）[61] 68

参 考 文 献

[1] [战国] 佚名. 灵枢经 [M]. 北京：人民卫生出版社，2012.
[2] [战国] 佚名. 黄帝内经素问 [M]. 北京：人民卫生出版社，2012.
[3] [汉] 张仲景. 伤寒论 [M]. 北京：中国医药科技出版社，2016.
[4] [汉] 张仲景. 金匮要略方论 [M]. 北京：人民卫生出版社，2012.
[5] [日] 丹波元坚. 杂病广要 [M]. 李洪涛，校. 北京：中医古籍出版社. 2002.
[6] [明] 李时珍. 本草纲目 [M]. 张守康，张向群，王国辰，点校. 北京：中国中医药出版社，1998.
[7] [明] 张景岳. 类经 [M]. 范志霞，校注. 北京：中国医药科技出版社，2011.
[8] [明] 董宿辑录. 奇效良方 [M]. 方贤，续补. 北京：中国中医药出版社，1995.
[9] [清] 钱艺. 慎五堂治验录 [M]. 钱雅乐，纂辑；杨杏林，点校. 上海：上海科学技术出版社，2004.
[10] [明] 马莳. 黄帝内经灵枢注证发微 [M]. 王洪图，李砚青，点校. 北京：科学技术文献出版社，1998.

［11］［明］李中梓. 内经知要［M］. 王体, 校注. 北京：中国医药科技出版社, 2011.

［12］［明］李梴. 医学入门［M］. 何永, 韩文霞, 校注. 北京：中国医药科技出版社, 2011.

［13］［清］薛雪. 医经原旨［M］. 洪丕谟, 姜玉珍, 点校. 上海：上海中医学院出版社, 1992.

［14］［清］钱潢. 伤寒溯源集［M］. 上海：上海卫生出版社, 1957.

［15］［清］柯琴. 伤寒论注［M］. 北京：人民军医电子出版社, 2011.

［16］［清］李彣. 金匮要略广注［M］. 杜晓玲, 校注. 北京：中国中医药出版社, 1992.

［17］［清］高学山. 高注金匮要略［M］. 黄仰模, 田黎, 校. 北京：中国古籍出版社, 2013.

［18］［明］杨继洲. 针灸大成［M］. 田思胜, 校注. 北京：中国中医药出版社, 1997.

［19］［清］吴谦. 医宗金鉴［M］. 闫志安, 何源, 校注. 北京：中国中医药出版社, 1994.

［20］［清］程国彭. 医学心悟［M］. 闫志安, 校注. 北京：中国中医药出版社, 1996.

［21］［清］尤在泾. 伤寒贯珠集［M］. 黄海波, 姚春, 莫德芳, 校注. 北京：中国中医药出版社, 2008.

［22］［隋］巢元方. 诸病源候论［M］. 北京：人民卫生出版社, 1955.

［23］［清］徐灵胎. 徐灵胎医学全书［M］. 太原：山西科学技术出版社, 2014.

［24］［清］王子接. 绛雪园古方选注［M］. 赵小青, 点校. 北京：中国中医药出版社, 1993.

［25］［清］罗美. 古今名医方论［M］. 张慧芳, 伊广谦, 校注. 北京：中国中医药出版社, 1994.

［26］［清］黄元御. 金匮悬解［M］. 黄元御医书全集：中. 北京：中医古籍出版社, 2016.

［27］［明］张介宾. 景岳全书［M］. 赵立勋, 校. 北京：人民卫生出版社, 1991.

［28］［明］龚信. 著. ［明］龚廷贤, 续编；［明］王肯堂, 订补；古今医鉴［M］. 熊俊, 校注. 北京：中国医药科技出版社, 2014.

［29］［清］叶天士. 著. ［清］徐灵胎, 评. 临证指南医案［M］. 上海：上海科学技术出版社, 1959.

［30］［宋］杨士瀛. 仁斋直指方论［M］. 盛维忠, 王致谱, 傅芳, 等校注. 福州：福建科学技术出版社, 1989.

［31］［明］王肯堂. 证治准绳［M］. 北京：人民卫生出版社, 1991.

［32］［明］赵献可. 医贯［M］. 北京：人民卫生出版社, 1959.

［33］［元］朱丹溪. 丹溪心法［M］. 北京：中国医药科技出版社, 2012.

［34］［明］秦昌遇. ［清］秦之桢, 辑；症因脉治［M］. 王晨, 校点. 北京：中国中医药出版社, 2008.

［35］［明］虞抟. 医学正传［M］. 郭瑞华, 马湃, 王爱华, 校注. 北京：中国古籍出版社, 2002.

［36］［金］成无己. 注解伤寒论［M］. 田思胜, 马梅青, 校注. 北京：中国医药科技出版社, 2011.

［37］［宋］钱乙. 小儿药证直诀［M］. 杨金萍, 于建芳, 点校. 天津：天津科学技术出版社, 2000.

［38］［清］潘楫. 医灯续焰［M］. 何源注, 闫志安, 张黎临, 校注. 北京：中国中医药出版社, 1997.

［39］［清］郭诚勋. 证治针经［M］. 江一平, 校注. 北京：中国中医药出版社, 1996.

［40］［宋］陈承, 裴宗元, 陈师文. 太平惠民和剂局方［M］. 鲁兆麟, 点校. 沈阳：辽宁科学技术出版社, 1997.

［41］［清］李用粹. 证治汇补［M］. 太原：山西科学技术出版社, 2011.

［42］［宋］赵佶. 圣济总录［M］. 北京：人民卫生出版社, 1962.

［43］［明］徐春甫. 古今医统大全［M］. 崔仲平, 王耀廷, 点校. 北京：人民卫生出版社, 1991.

［44］［清］娄杰辑. 温病指南［M］. 北京：中医古籍出版社, 1985.

［45］［清］张璐. 伤寒绪论［M］. 许敬生, 施淼, 范敬, 校注. 北京：中国中医药出版社, 2015.

［46］郑玉坛. 湘湘名医典籍精华·彤园医书妇科卷·儿科卷［M］. 长沙：湖南科学技术出版社, 2000.

［47］［明］王伦. 明医杂著［M］. 沈凤阁, 点校. 北京：人民卫生出版社, 1995.

［48］［清］阎纯玺. 胎产心法［M］. 上海：上海科学技术出版社, 2000.

［49］［元］佚名. 铜人腧穴针灸图经［M］. 李经纬, 孙学威主编. 北京：中国书店, 1987.

［50］［宋］王执中. 针灸资生经［M］. 北京：中国书店, 1987.

［51］［明］高武. 针灸聚英［M］. 闫志安, 张黎临, 李慧清, 整理. 北京：中国中医药出版社, 2007.

［52］［清］吴亦鼎. 神灸经纶［M］. 北京：中医古籍出版社, 1987.

［53］［清］周震原. 幼科指南释义［M］. 陶文强, 周德生主编. 太原：山西科学技术出版社, 2014.

［54］［明］李中梓. 医宗必读［M］. 邹高祁, 点校. 北京：人民卫生出版社, 1996.

［55］［日］丹波康赖. 医心方［M］. 上海：上海科学技术出版社, 1998.

［56］［清］怀抱奇. 珍本医术集成5通治类甲·古今医彻［M］. 上海：上海科学技术出版社, 1985.

［57］曹颖甫. 经方实验录［M］. 北京：人民军医出版社, 2015.

［58］［清］王旭高. 王旭高临证医案［M］. 张殿民, 史兰华, 点校. 北京：人民卫生出版社, 1987.

[59] [清] 俞震. 古今医案按 [M]. 北京：中国医药科技出版社，2014.

[60] [清] 刘金方. 临证经应录 [M]. 程磐基，郑彩慧. 点校. 上海：上海科学技术出版社，2004.

[61] [清] 吴瑭. 温病条辨 [M]. 张志斌，校点. 福州：福建科学技术出版社，2010.

（程传浩　沈柳杨）

第十四章　哮　病

哮病是一种发作性的痰鸣气喘疾患，临床以发作时喉中哮鸣有音，呼吸气促困难，甚则喘息不能平卧为特征。多因脏气虚弱，宿痰伏肺，遇诱因或感外邪而引触，是临床常见病、多发病。

经典原文

《素问·阴阳别论》：阴争于内，阳扰于外，魄汗未藏，四逆而起，起则熏肺，使人喘鸣。[1]37

《素问·太阴阳明论》：故犯贼风虚邪者，阳受之；食饮不节起居不时者，阴受之。阳受之则入六腑，阴受之则入五脏。入六腑则身热不时卧，上为喘呼。[1]122

《素问·通评虚实论》：帝曰：乳子中风热，喘鸣肩息者，脉何如？岐伯曰：喘鸣肩息者，脉实大也，缓则生，急则死。[1]120

《素问·水热穴论》：故水病下为胕肿大腹，上为喘呼，不得卧者，标本俱病，故肺为喘呼，肾为水肿，肺为逆不得卧，分为相输，俱受者水气之所留也。[1]222

《素问·逆调论》：人有逆气不得卧而息有音者，有不得卧而息无音者，有起居如故而息有音者，有得卧行而喘者，有不得卧不能行而喘者，有不得卧卧而喘者，皆何脏使然？愿闻其故。岐伯曰：不得卧而息有音者，是阳明之逆也，足三阳者下行，今逆而上行，故息有音也。[1]135

《灵枢·本神》：肺气虚则鼻塞不利少气，实则喘喝胸盈仰息。[2]24

《金匮要略·痰饮咳嗽病脉证并治》：膈上病痰，满喘咳吐，发则寒热，背痛腰疼，目泣自出，其人振振身𥄧剧，必有伏饮。[3]48

《金匮要略·肺痿肺痈咳嗽上气病脉并治》：咳而上气，喉中水鸡声，射干麻黄汤主之。[3]28

《金匮要略·肺痿肺痈咳嗽上气病脉并治》：咳逆上气，时时唾浊，但坐不得眠，皂荚丸主之。[3]28

钩玄提要

1. 病名

《内经》中并无"哮病"之名，而有"喘鸣""喘呼""喘喝"等记载，后世医家认为喘鸣、喘呼和喘喝所描述的症状特点与哮病的发作特点类似，故可视为哮病的最初病名。如《素问经注节解》卷二："喘鸣者，气急则喘，喘急则有呼吸之声也。"[4]102《黄帝内经太素》卷三："肺气不足，喘呼咳而上气，唾而有血，下闻胸中喘呼气声也。"[5]390《黄帝内经太素》卷十九："喝，肺喘声也。"[5]551《医经原旨》卷四："喝，声粗急也。"[6]226至汉代张仲景仍未直接记载哮病的病名，但是将其归于"上气"之下，或混于喘病之中，并以"水鸡声"形象描述了哮病发作时的典型症状，后世医家多从。如《症因脉治》卷二："若喘促，喉中如水鸡声，谓之哮。"[7]150《脉经》则沿用《内经》之名，亦将哮病称为"喘喝""喘鸣"。如"肺气虚则鼻息利，少气；实则喘喝，胸凭仰息。"[8] 83 "诊妇人生产，因中风、伤寒、热病，喘鸣而肩息，脉实大浮缓者，生；小急者，死。"[8] 163《诸病源候论》中记载哮病为"呷嗽"，并详述其病因病机，"其胸膈痰饮多者，嗽则气动于痰，上搏喉咽之间，痰气相击，随嗽动息，呀呷有声，谓之呷嗽。"[9] 458《备急千金要方》则用"上气喉咽鸣，气逆""上气，喉中如吹管声"描述哮病发作时喉中有声的特点。《外台秘要方·卷九》用"喉里呀声"来描述喉中痰鸣的声音，"久患气嗽，发时奔喘，坐卧不得，并喉里呀声，气欲绝方。"[10] 147《圣济总录》仍称哮病为"呷嗽"，如"论曰：呷嗽者，咳而胸中多痰，结于喉间，与气相击，随其呼吸，呀呷有声，故名呷嗽。"[11] 1185《普济本事方》则以"呴嗽"指代哮病，"紫金丹，治多年肺气喘急，呴嗽晨夕不得眠。"[12] 26《医说》将本病称为"齁喘"，指出本病发生与饮食不调有关，"因食咸虾过多，并得齁喘之疾。"[13] 154

　　综观此前医籍，虽然哮病在不同时期有不同的称谓与表述，但均提到了哮病发作时的两个主要特点：一是有气喘的表现，二是具有喉间有声的特点，这为后世医家用"哮"字作为病名奠定了一定的基础。《针灸资生经》首次将哮、哮喘作为独立病名列出，并将哮与喘区别开来。如"凡有喘与哮者，为按肺俞无不酸疼，皆为谬刺肺俞，令灸而愈……因此与人治哮喘，只谬肺俞，不谬他穴。"[14] 193《丹溪心法》一书首次将"哮喘"作为独立的病名，在《丹溪治法心要》中更是将哮与喘分篇论述，分而治之，自此哮与喘成为两个并列的不同病证。到明代，大部分医学著作已将哮与喘分别论述，并出现"哮吼""哮呴""齁喘""齁鲐"等名称，哮病开始作为独立病名出现并为众医家所认可，且对哮与喘的鉴别研究也逐步深入。

2. 病因病机

　　《内经》对哮病的病因病机已有初步认识，明确指出从外感受"贼风虚邪"或"风热"均可致发哮病，其病位主要责之于肺，与肺气壅滞、肺气上逆有关，如《黄帝内经太素》卷三："五脏为阴，内邪阴气，以伤五脏，故曰争内；六腑为阳，外邪阳气，以侵六腑，故曰扰外……阴阳争扰，汗出腠理未闭，寒气因入，四肢逆冷，内伤于肺，故使喘喝。"[5] 93《素问经注节解》卷二："阴主内，阳主外，内外争扰，则气乱而汗大泄，汗愈泄则气愈乱。四逆非四肢厥逆，言诸经之气，奔迫逼肺，致令喘急叫呼也。"[4] 102《灵素节注类编》卷四："若中风热阳邪，而受于上部阳分，心肺气逆，故喘鸣肩息。"[15] 200

　　感受外邪虽是诱发哮病的主因，《内经》还指出"水病"是哮病发作的内因之一，与肺、肾两脏相关。如《黄帝内经太素》卷十一："标为肺也，本为肾也，肺为喘呼，肾为水肿，二脏共为水病，故曰俱病也。"[5] 291《类经》卷二十一："肺主气，水在上则气不化，故肺为喘呼。肾主水，水在下则湿不分，故肾为水肿。然病水者必自下而升，上及于肺，其病剧矣，故肺为逆不得卧也。"[16] 332

　　张仲景在《金匮要略·肺痿肺痈咳嗽上气病脉并治》中进一步指出"痰饮"是导致哮病发作的重要病因，如《医宗金鉴》卷二十一："伏而难攻，谓之伏饮，伏饮者，乃饮留膈上伏而不出，发作有时者也。即今之或值秋寒，或感春风，发则必喘满咳吐痰盛，寒热背痛腰疼，咳剧则目泣自出，咳甚则振振身动，世俗所谓吼喘病也。"[17] 561 为后世提出宿根说奠定了理论基础。

3. 症状与诊断

　　《内经》中虽无哮病之名，却在诸多篇章中记载了哮病发作时喉中痰鸣，呼吸困难的临床症状，如"喘鸣""喘呼""不得卧而息有音"以及"喘喝"等。如《黄帝内经太素》卷十一："其上气有音者，治其喉中央，在缺盆中者。有音，上气喘鸣声也。喉中央，廉泉也。"[5] 311《类经》卷三："喘喝者，气促声粗也。"[16] 25《金匮要略》中以"咳而上气，喉中水鸡声"描述了哮病的症状。如《金匮玉函要略辑义》卷二："水鸡声者，谓水与气相触之声，在喉中连连不绝也。"[18] 76《幼幼集成》卷三："喉中如拽锯，若水鸡声者是也。"[19] 52《脉诀乳海》卷五："咽喉者，气之道路也。风痰壅塞，道路窒碍，故作水鸡之声也。"[20] 132 均强调了哮病发作时喉中哮鸣有声，呼吸困难的临床特点。

4. 治法方药

《内经》并未记载治疗哮病的具体方法。《金匮要略·肺痿肺痈咳嗽上气病脉并治》载有射干麻黄汤等方，可谓治疗哮病的祖方，后世医家多遵其治法。如《古今医统大全·卷四十四》："喉中作水鸡声，射干麻黄汤之属是也。"[21] 1275《金匮要略心典》卷上："咳而上气，肺有邪，则气不降而反逆也。肺中寒饮，上入喉间，为呼吸之气所激，则作声如水鸡。射干、紫菀、款冬降逆气，麻黄、细辛、生姜发邪气，半夏消饮气，而以大枣安中，五味敛肺，恐劫散之药，并伤及其正气也。"[22] 57, 58 指出上气的病位与病机，并对方中药物的功效逐一解析。《张氏医通》卷四："上气而作水鸡声，乃是痰碍其气，气触其痰，风寒入肺之一验耳。发表、下气、润燥、开痰，四法萃于一方，用以分解其邪。"[23] 73 此条解析了上气的病因及射干麻黄汤的组方特点。皂荚丸所治之证较射干麻黄汤更甚，如《证治摘要》卷上："皂荚丸，哮喘不得卧者。"[24] 42《金匮玉函要略辑义》卷二："此比水鸡声，乃咳而上气中之逆甚者也。"[18] 77《医宗金鉴》卷十九："今咳逆上气，惟时时唾浊，痰涎多也。但坐不得卧，气逆甚也，此痰气为病，非寒饮亦非火气。主之以皂荚丸者。"[17] 513

5. 预后

《内经》指出："喘鸣肩息者，脉实大也。缓则生，急则死"，指出可根据脉象之缓急判断哮病的预后。如《黄帝内经太素》卷十六："乳子中风病热，气多血少，得脉缓，热宣泄，故生；得急，为寒不泄，故死也。"[5] 495《类经》卷十五："风热中于阳分，为喘鸣肩息者，脉当实大。但大而缓，则胃气存，邪渐退，故生；实而急，则真脏见，病日进，故死。"[16] 234《灵素节注类编》卷七："中风热而受于上部阳分，肺气逆满，故喘鸣；肩息者，喘急有声而抬肩也。邪盛于上，脉必实大，若和缓有胃气者，泻其邪热，则生；如急强而无和缓之象，是真脏脉，而本元已脱，故死也。"[15] 318 指出脉若和缓则有胃气，故生，反之则死。

───────────────── 传承发展 ─────────────────

1. 病因病机

《内经》载述本病的发生与感受外邪、内有水饮有关。《金匮要略》则强调痰饮是本病的主因。后世医家在此基础上，对哮病的病因病机进行了更全面的阐述。

（1）外邪侵袭。哮病可由外邪侵袭肺脏引发，亦可由外邪引发体内伏邪而诱发。外邪以风邪、寒邪、热邪为主。《诸病源候论》认为"邪乘于肺……故气上喘逆，鸣息不通"。[9] 422《幼幼集成》提及哮病有"因外感而得者"，有"因热而得者"。《丹溪心法》有"风伤寒者，必上气急不得卧，喉中有声，或声不出"[25] 91 的记录。若素体有宿疾，感受外邪更易诱发哮病。

如《医旨绪余》上卷："一遇风寒即发，缘肺合皮毛，风寒外束，弗得发越，内热壅郁，新痰复生，因新痰而致旧痰并作也。"[26] 50

（2）伏饮痰浊。伏饮、痰浊与哮病的反复发作密切相关。或因痰饮上壅，气机升降失常，如《证治准绳·杂病》："呼吸本无声，胸中之痰随气上升，沾结于喉咙及会厌悬雍，故气出入不得快利，与痰饮相击而作声也。"[27] 99或宿有痰饮，一受外邪而发为哮病。如《秘传证治要诀及类方》卷六："喘气之病，哮吼如水鸡之声，牵引胸背，气不得息，坐卧不安，此谓嗽而气喘。或宿有此根，如遇寒暄则发，一时暴感。"[28] 79《症因脉治》卷二："哮病之因，痰饮伏留，结成窠臼，潜伏于内，偶有七情之犯，饮食之伤，或外有时令之风寒，束其肌表，则哮喘之症作矣。"[7] 162《时方妙用》卷二："哮喘之病，寒邪伏于肺俞，痰窠结于肺膜，内外相应。"[29] 54《中西温热串解》卷二："哮喘乃肺家素有痰火，一受疫邪，其湿热之气从其类而入肺，发为哮喘。"[30] 47《医学入门》卷四："哮，即痰喘甚，而常发者。"[31] 443均强调了痰饮为哮病夙根。

（3）饮食不节。饮食不节与哮病的发病也较密切。如《医旨绪余》上卷："有自幼童时，被酸咸之味，或伤脾，或抢肺，以致痰积气道，积久生热，妨碍升降而成哮证。"[26] 50《医宗必读》曰："别有哮证……或因酸咸过食，或因积火熏蒸。病根深久，难以卒除。"[32] 542《医碥》亦指出："哮者……得之食味酸咸太过，渗透气管，痰入结聚，一遇风寒，气郁痰壅即发。"[33] 95《证治准绳·杂病》："是痰得之食味咸酸太过，因积成热，由来远矣，故胶如漆黏于肺系。特哮出喉间之痰去，则声稍息，若味不节，其胸中未尽之痰，复与新味相结，哮必更作。"[27] 99, 100指出过食酸咸厚味易内生痰湿，若外感风寒则易发为哮病。

（4）脏气虚弱。《普济方》记载："喉中呷嗽不止，皆因虚损肺脏，致劳气相侵。"[34] 1812《杂病广要·脏腑类》："有饮食厚味伤脾，不能运化而发者。脾伤则津液不得布散而生痰涎，壅塞经隧，肺气为之不利，则胸满腹痛，盗汗潮热，昼夜发哮，声如拽锯。"[35] 834指出哮病的发生与肺、脾、肾三脏密切相关，且多发于脏气虚弱之人。

（5）先天遗传。哮病发作除与后天病因有关外，还可因遗传而受。如《万病回春》卷之二："凡遇天气欲作雨便发齁喘，甚至坐卧不得……此病有苦至终身者，亦有子母相传者。"[36] 125"子母相传"即现代医学所指的遗传因素致病。

上述病因既可单独致病，亦可相合而发为哮病。如《证治汇补》卷五："因内有壅塞之气，外有非时之感，膈有胶固之痰，三者相合，闭拒气道，搏击有声，发为哮病。"[37] 242《类证治裁》卷二："症由痰热内郁，风寒外束，初失表散，邪留肺络，宿根积久，随感辄发，或贪凉露卧，专嗜甜咸，胶痰与阳气并于膈中，不得泄越，热壅气逆，故声粗为哮。"[38] 105《杂病源流犀烛》卷一："哮之一症……窃思之大都感于幼稚之时，客犯盐醋，渗透气脘，一遇风寒，便窒塞道路，气息急促，故多发于冬初，必须淡饮食，行气化痰为主。"[39] 22《扁鹊心书》卷下："此证方书名为哮喘，因天寒饮冷，或过食盐物，伤其肺气，故喉常如风吼声，若作劳，则气喘而满。"[40] 56, 57《医宗必读》卷九："良由痰火郁于内，风寒束其外，或因坐卧寒湿，或因酸咸过食，或因积火熏蒸，病根深久，难以卒除。"[32] 542《医学实在易》卷四："哮症，寒邪伏于肺俞，痰窠结于肺膜，内外相应，一遇风、寒、暑、湿、燥、火六气之伤即发，伤酒伤食亦发，动怒动气亦发，役劳房劳亦发。"[41] 95均指出哮病往往是多种因素相兼为病，病情复杂，较为难治。

2. 症状与诊断

《内经》《金匮要略》对哮病症状的记载均突出了其发作时喉间哮鸣有音，同时伴有呼吸困难的临床特点，后世医家之论多在此基础上发挥。如《外台秘要方》卷九："久患气嗽，发时奔喘，坐卧不得，并喉里呀声，气欲绝。"[10] 147《诸病源候论》卷十三："肺病令人上气，兼胸膈痰满，气机雍滞，喘息不调，致咽喉有声，如水鸡之鸣也。"[9] 422《症因脉治》卷二："短息倚肩，不能仰卧，伛偻伏坐，每发六七日，轻则三四日，或一月，或半月，起居失慎，则旧病复发，此哮病之症也"[7] 162，其脉"多见沉弦，沉数痰火，沉涩湿痰，沉迟寒饮，沉结顽痰。"[7] 162《证治准绳·杂病》："与喘相类，但不似喘开口出气之多……以胸中多痰，结于喉间，与气相击，随其呼吸呀呷于喉中作声。呷者，口开；呀者，口闭，乃开口闭口，尽有其声……呼吸本无声，胸中之痰随气上升，沾结于喉咙，及于会厌悬雍，故气出入不得快利，与痰引逆相击而作声也。"[27] 99《类证治裁》卷二："哮者，气为痰阻，呼吸有声，喉若拽锯，甚则喘咳，不能卧息。"[38] 105《仁斋直指方论》卷之八："痴涎浮涌，呼不得呼，吸不得吸，于是上气促急，填塞肺脘，激动争鸣，如鼎之沸。"[42] 290《秘传证治要诀及类方》卷六："哮吼如水鸡之声，牵引胸背，气不得息，坐卧不安。"[28] 79 上述医家所论哮病之症状相似，强调了本病临床以喉中痰鸣伴喘促的特点。

《内经》有喘无哮，至唐宋始哮、喘并论，两者虽皆属呼吸困难，然病理证候不同。临证时，要注意将哮病与喘加以区别。如《医学正传》卷之二："大抵哮以声响名，喘以气息言，夫喘促喉中如水鸡声谓之哮；气促而连属不能以息者，谓之喘。"[43] 115《杂病源流犀烛》卷一："哮肺病也。当先辨哮与喘与短气三症之相似而不同。"[39] 22《医宗必读》卷九："别有哮证，似喘而非，呼吸有声，呀呷不已。"[32] 542《重订通俗伤寒论》第九章："哮症与喘不同，盖哮症多有兼喘，而喘有不兼哮者。"[44] 352

3. 治法方药

哮病的治疗，《内经》未载具体方法。《金匮要略》载有射干麻黄汤、皂荚丸等方，至今在临床仍广为使用，体现了化痰除饮的基本治疗大法。后世医家治疗本病时多在此法基础上，详辨病因，随症加减。

（1）祛邪宣肺。祛邪应区分寒热，若为寒邪，则温肺散寒。常用方剂有射干麻黄汤、小青龙汤、温肺汤等。如《类证治裁》卷之二："冷哮有二，一则中外皆寒，宜温肺以劫寒痰，温肺汤……"[38] 105《重订通俗伤寒论》第九章："或由初感寒邪，失于表散，邪伏于里，留于肺俞，此即冷哮痰喘。若因遇冷即发，顽痰结聚者，宜用小青龙汤……"[44] 352 常用药物有麻黄、桂枝、杏仁、射干、干姜、细辛、半夏等。若为热邪，则宜清热宣肺。常用方剂有桑白皮汤、白虎汤等。如《类证治裁》卷之二有"热哮当暑月火盛疾喘者，桑白皮汤，或白虎汤加芩、枳、瓜蒌霜。"[38] 106 常用药物有桑白皮、地骨皮、栀子、瓜蒌、黄芩、贝母、滑石等。若为寒包火，则宜清肺散寒。常用方剂有越婢加半夏汤等。如《丹溪心法》卷二："哮喘必用薄滋味，专主于痰，宜大吐药中多用醋，不用凉药，须常带表散，此寒包热也。"[25] 79《证治准绳·杂病》："哮喘遇冷则发者有二证……其二属寒包热，此法乃仲景、丹溪用越婢加半夏汤等发表诸剂"[27] 100，治疗表寒肺热之证。常用药物有生石膏、麻黄、桂枝、半夏、杏仁、橘红、白芥子等。

（2）化痰除饮。此法是治疗哮病的基本方法，常用方剂有二陈汤、三子养亲汤、小半夏汤、滚痰丸等。如《丹溪治法心要》卷二："哮专主乎痰，宜吐法。"[45]47《症因脉治》卷二："身无热，无外邪者，消痰理气为主，二陈汤、三子养亲汤、小半夏汤。伏痰留饮，结成窠臼，控涎丹、滚痰丸，量情选用，然必气壮人乃可。"[7]163《张氏医通》卷四："哮证……喉中水鸡声，有积痰在肺络中，必用吐法以提散之。"[46]85《重订通俗伤寒论》第九章："如痰结喉间，咳而上气，或呻或呀，喉中作水鸡声者，此寒痰包热阻塞喉管也，名曰痰哮。法当开肺豁痰，射干麻黄汤加减。"[44]325 常用药物有陈皮、半夏、瓜蒌、竹茹、竹沥、白芥子、苏子、莱菔子、枳实等。

（3）消导泄积。多用于饮食不节所致的哮病。常用方剂有清金丹等。如《证治准绳·杂病》："遇厚味即发者，清金丹主之。"[27]100《张氏医通》卷四："遇厚味即发者，用莱菔子炒研一两、猪牙皂荚烧存性三钱，共研细末……名清金丹，消其食积，则肺胃自清，仍当薄滋味以清肺胃之气。"[46]85《幼幼集成》卷三："有因宿食而得者，必痰涎壅盛，喘息有声，先用山楂、神曲、麦芽各三钱，煎汤与服，消其食。"[19]52 常用药物有莱菔子、猪牙皂、山楂、神曲、麦芽等。

（4）补益虚损。若哮病日久，久病必虚，应扶助正气，以补法治之。常用方剂有六君子汤、补中益气汤、六味地黄丸等。如《景岳全书》卷之十九："然发久者气无不虚，故于消散中宜酌加温补，或于温补中宜量加消散。此等证候，当惓惓以元气为念，必使元气渐充，庶可望其渐愈，若攻之太过，未有不致日甚而危者。"[47]429《医家心法·咳嗽》："如每月一二发，弱证之渐也，六君子汤以补土生金，六味丸以滋水养金。"[48]55 常用药物有党参、白术、陈皮、半夏、茯苓、怀山药等。

（5）其他疗法。除了内服法外，后世医家尚有采用针灸、穴位敷贴等方法治疗哮病的记载。如《针灸资生经》第四："凡有哮与喘者，皆为谬刺肺俞，令灸而愈。"[14]193《张氏医通》卷四："冷哮夏月三伏中，用白芥子涂法，往往获效。"[46]85 常用穴位有肺俞、膏肓、天俞、百劳等。

哮病的治疗，除针对病因灵活辨治外，朱丹溪更是强调治疗时应辨"未发"和"既发"，分而治之，"未发以扶正气为主，既发以攻邪气为急"，奠定了后世分期、分虚实治哮的基础。如《类证治裁》卷二："大率新病多实，久病多虚。""哮既发，主散邪；哮定，则扶正为主也。"[38]105,106《景岳全书》卷之十九："未发时以扶正气为主，既发时以攻邪气为主，扶正气者须辨阴阳……攻邪气者，须分微甚，或散其风，或温其寒，或清其痰火。"[47]428 可谓切合临床。另外，临床用药时应注意不可偏颇。如《医学入门》卷四："凡哮须忌燥药，亦不宜纯凉，须常带表。"[31]443《医宗必读》卷九："禁用凉剂，恐风邪难解，禁用热剂，恐痰火易升。理气疏风，勿忘根本，为善治也。"[32]542 而且强调起居有常，饮食清淡可预防哮病发作，如《医学入门》卷四："欲断根者，必先淡滋味，然后服清肺金、扶正气之剂，如定喘汤、黄芩利膈丸是也。"[31]443《医学原理》卷九："哮喘之症多原痰与火，必须患者薄滋味，安心静养。"[49]414

4. 预后

继《内经》"喘鸣肩息者，脉实大也。缓则生，急则死"，指出临床可据脉象判断哮病的预后，后世医家在此基础上对于如何判断哮病的预后作了进一步阐释。如《中藏经》卷中："病上喘气急，四肢寒，脉涩者死。"[50]54《脉经》卷第四："上气，喘息低昂，其脉滑，手足温者，生；脉涩，四肢寒者，死。"[8]57 "上气，面浮肿，肩息，其脉大，不可治，加利必死。"[8] 57《时方妙用》卷二："脉喜浮滑，忌短涩代散。"[29] 54《张氏医通》卷四："凡哮证见胸凸背驼者，此肺络败，为痼疾，不治。"[46] 85补充了判断哮病预后的内容。

■■■■■ 应用示例 ■■■■■

1. 寒哮

《临证指南医案》卷四：王受寒哮喘，痰阻气，不能着枕。

川桂枝一钱、茯苓三钱、淡干姜一钱、五味一钱（同姜捣）、杏仁一钱半、炙甘草四分、白芍一钱、制麻黄五分。[51] 298

2. 寒包火哮

《费伯雄医案》第一章：某，痰火内郁，风寒外束，哮喘发呃，脉滑舌腻。化痰肃降。

蜜炙麻黄三分、苏子霜一钱、杏仁三钱、橘红一钱、法夏二钱、象贝三钱、蒌仁三钱、赭石三钱、旋覆花（包）二钱、海浮石三钱、桑皮三钱、款冬二钱、杷叶（炙）三钱、沉香三分。[52] 77

《张聿青医案》卷五：顾（童）寒入肺腧，稍涉感寒，则外寒与伏寒相触，遂致哮喘咳嗽频发，甚则见红。良由喘咳激损肺络，与吐血实属两途。伏寒既深，肺热不解，而肺为娇脏，过进辛温，恐转损肺。拟辛温寒合方，而用重药轻服法。

麻黄（蜜炙）三分、川桂枝三分、石膏（煨，打）一钱五分、生熟甘草各二分、白茯苓三钱、淡干姜二分、光杏仁（打）三钱、冬瓜子三钱。[53] 146

3. 热哮

《王孟英医案》卷一：一耳姓回妇病哮，自以为寒，频饮烧酒，不但病加，更兼呕吐泄泻，两脚筋掣，既不能卧，又不能坐。孟英诊曰：口苦而渴乎？泻出如火乎？小溲不行乎？痰黏且韧乎？病者云：诚如君言，想受寒太重始然。孟英曰：汝何愚耶！见症如是，犹谓受寒。设遇他医，必然承教。况当此小寒之候，而哮喘与霍乱，世俗无不硬指为寒者。误投姜、附，汝命休矣。与北沙参、生薏苡、冬瓜子、丝瓜络、竹茹、石斛、枇杷叶、贝母、知母、栀子、芦根、橄榄、海蜇、芦菔汁为方，一剂知，二剂已。[54] 137

4. 痰哮

《丛桂草堂医案》卷一：周珊甫君夫人，年逾五旬，素患肺病，咳嗽哮喘，痰声如拽锯，呼吸几不能通，予视其体胖神强，两手脉滑有神，盖富裕之家，奉养太过，肥甘油腻，蕴酿成痰，致肺气管枝发炎也。拟方用杏仁泥、白前、桔梗各一钱五分，薄荷五分，橘红八分，贝母、苡仁各三钱，茯苓二钱，甘草五分，枇杷叶一片，作煎剂，一服呼吸大畅，哮喘亦定，接服三剂全愈。[55] 8

《丁甘仁医案续编》卷一：余右，哮喘咳嗽音暗，喉中痰声漉漉，脉象弦滑，新寒引动痰饮，堵塞肺俞，清肃之令不行，症势非轻。姑宜开肺化痰。

旋覆花（包）钱半，净蝉衣八分，嫩前胡钱半，嫩射干八分，光杏仁三钱，炙白苏子钱半，云茯苓三钱，仙半夏二钱，炙远志一钱，象贝母三钱，莱菔子二钱，白芥子（炒）钱半，炙款冬钱半，淡竹沥（冲服）一两。[56] 129, 130

5. 虚哮

《类证治裁》卷之二：包，哮症每十日一发，嗽痰夜甚，脉形俱属虚寒。乃用六味滋阴，治不对症，焉能奏效。议补益中气为虚哮治法，用潞参、山药、茯苓、半夏、炙甘草、于术（炒）、杏仁、煨姜。数服而效。[38] 107

《续名医类案》卷三十：冯楚瞻治朱姓儿，三岁，哮喘大作，数日，身热汗出。或以滚痰丸利之，益甚，脉洪数，胸胁扇动，扶肚抬肩，头汗如雨，不食不眠。曰：久喘下元已伤，复以峻利伤之，故见诸恶候也。以人参、麦冬各五钱，五味三粒，肉桂二分煎服，日二三帖，喘顿减。至夜复作，盖夜属阴，而阴未有以配之也。以八味丸加牛膝、麦冬、五味，内熟地六钱，桂、附各四分，水煎冷服，午前后各一剂，睡醒食进喘止。但劳动则喘声微有，此未复元之故，以生脉饮，调理三四日全安。[57] 969，970

附录一 文献辑录

《素问经注节解》卷二：阴争于内，阳扰于外，魄汗未藏，四逆而起，起则熏肺，使人喘鸣。（按：此言阴阳纷扰，以致气逆而为喘急之病者，肺病之一端也。阴主内，阳主外，内外争扰，则气乱而汗大泄，汗愈泄则气愈乱。四逆非四肢厥逆，言诸经之气，奔迫逼肺，致令喘急叫呼也。注谓金鼓不已，以致肺病，是顶上文，误矣。魄汗，解已见前。未藏，谓汗出不止也。喘鸣者，气急则喘，喘急则有呼吸之声也。）[4] 102

《黄帝内经太素》卷三：肺气不足，喘呼咳而上气，唾而有血，下闻胸中喘呼气声也。[5] 390

《黄帝内经太素》卷十九：形志俱苦劳气，客邪伤气，在于咽喝，肺之应也。喝，肺喘声也。有本作渴。故疗之汤液丸散药之也。[5] 551

《医经原旨》卷四：咳，上气喘喝，烦心，胸满，臑臂内前廉痛，厥，掌中热。（喝，声粗急也。太阴之别，直入掌中，故为痛、厥、掌热。）[6] 226

《症因脉治》卷二：秦子曰：喘者，促促气急，喝喝喘息，甚者张口抬肩，摇身撷肚，与短气不相接续、逆气上奔而不下者不同。若喘促，喉中如水鸡声，谓之哮。[7] 150

《脉经》卷第六：肺气虚则鼻息利，少气；实则喘喝，胸凭仰息。[8] 83

《脉经》卷第六：诊妇人生产，因中风、伤寒、热病，喘鸣而肩息，脉实大浮缓者，生；小急者，死。[8] 163

《诸病源候论》卷十四：呷嗽者，犹是咳嗽也。其胸膈痰饮多者，嗽则气动于痰，上搏喉咽之间，痰气相击，随嗽动息，呀呷有声，谓之呷嗽。其与咳嗽大体虽同，至于投药，则应加消痰破饮之物，以此为异耳。[9] 458

《外台秘要方》卷九：《集验》疗久患气嗽，发时奔喘，坐卧不得，并喉里呀声，气欲绝方。[10] 147

《圣济总录》卷六十五：论曰：呷嗽者，咳而胸中多痰，结于喉间，与气相击，随其呼吸，呀呷有声，故名呷嗽。[11] 1185

《普济本事方》卷第二：紫金丹，治多年肺气喘急，呴嗽晨夕不得眠。[12] 26

《医说》卷四：信州老兵女三岁，因食咸虾过多，并得鮪喘之疾，乳食不进，贫无可召医。[13] 154

《针灸资生经》第四：凡有喘与哮者，为按肺俞无不酸疼，皆为谬刺肺俞，令灸而愈。亦有只谬刺而不灸而愈，此病有浅深也。舍弟登山，为雨所搏，一夕气闷几不救，见昆季必泣，有欲别之意。予疑其心悲，为刺百会，不效，按其肺俞，云其疼如锥刺。以火针微刺之即愈。因此与人治哮喘，只谬肺俞，不谬他穴。惟按肺俞不疼酸者，然后点其他穴云。[14] 193

《黄帝内经太素》卷三：阴争于内，阳扰于外，魄汗未藏，四逆而起，起则动肺，使人喘喝。（五脏为阴，内邪阴气以伤五脏，故曰争内；六腑为阳，外邪阳气以侵六腑，故曰扰外。皮毛腠理也，肺魄所主，故汗出腠理，名魄汗也。藏，犹闭也。阴阳争扰，汗出腠理未闭，寒气因入，四肢逆冷，内伤于肺，故使喘喝。喝，喘声，呼割反。[5] 92, 93

《灵素节注类编》卷四：乳子者，新产乳哺其子之妇人也。新产脱血，而患温热病，其脉小者，正虚邪盛也，若手足温，其脾胃阳和之气尚能周布而生；手足寒，则阳气厥逆而死也。若中风热阳邪，而受于上部阳分，心肺气逆，故喘鸣肩息，乃喘息有声而抬肩也，邪壅于上，故脉必实大，若和缓有胃气者，但泻其邪热，可生；若实大急强，是气脱之真脏脉，则死矣。[15] 200

《黄帝内经太素》卷十一：标为肺也，本为肾也，肺为喘呼，肾为水肿，二脏共为水病，故曰俱病也。[5] 291

《类经》卷二十一：肺主气，水在上则气不化，故肺为喘呼。肾主水，水在下则湿不分，故肾为水肿。然病水者必自下而升，上及于肺，其病剧矣，故肺为逆不得卧也。[16] 332

《医宗金鉴》卷二十一：伤饮之病，留而不去，谓之留饮；伏而难攻，谓之伏饮。伏饮者，乃饮留膈上伏而不出，发作有时者也。即今之或值秋寒，或感春风，发则必喘满咳吐痰盛，寒热背痛腰疼，咳剧则目泣自出，咳甚则振振身动，世俗所谓吼喘病也。[17] 561

《黄帝内经太素》卷十一：其上气有音者，治其喉中央，在缺盆中者。有音，上气喘鸣声也。喉中央，廉泉也。缺盆中央，天突穴也。[5] 311

《类经》卷三：肺藏气，气舍魄，肺气虚则鼻塞不利少气，实则喘喝胸盈仰息。（喘喝者，气促声粗也。胸盈，胀满也。仰息，仰面而喘也。宣明五气篇曰：肺藏魄。调经论曰：气有余则喘咳上气，不足则息利少气。）[16] 25

《金匮玉函要略辑义》卷二：咳逆上气，谓咳则气上冲逆也。水鸡声者，谓水与气相触之声，在喉中连连不绝也。[18] 76

《幼幼集成》卷三：喘者，肺之膹郁也。吼者，喉中如拽锯，若水鸡声者是也；喘者，气促而连属，不能以息者是也。故吼以声响言，喘以气息名。凡喉如水鸡声者为实，喉如鼾声者为虚；虽由于痰火内郁，风寒外束，而治之者不可不分虚实也。[19] 52

《脉诀汇海》卷五：咽喉者，气之道路也。风痰壅塞，道路窒碍，故作水鸡之声也。[20] 132

《古今医统大全》卷四十四：巢氏曰：呷嗽者，犹咳嗽也。其胸膈痰饮多者，嗽则气动于痰，上搏咽喉之间，痰气相搏，随嗽动息，呼呷有声，谓之呷嗽。（仲景丹溪皆云：喉中作水鸡声，射干麻黄汤之属是也。）其与咳嗽，大抵虽同，至于投药，则应加消痰破饮之物，以此为异耳。[21] 1275

《金匮要略心典》卷上：咳而上气，肺有邪，则气不降而反逆也。肺中寒饮，上入喉间，为呼吸之气所激，则作声如水鸡。射干、紫菀、款冬降逆气，麻黄、细辛、生姜发邪气，半夏消饮气，而以大枣安中，五味敛肺，恐劫散之药，并伤及其正气也。[22] 57, 58

《张氏医通》卷四：上气而作水鸡声，乃是痰碍其气，气触其痰，风寒入肺之一验耳。发表、下气、润燥、开痰，四法萃于一方，用以分解其邪。[23] 73

《证治摘要》卷上：皂荚丸，哮喘不得卧者。[24] 42

《金匮玉函要略辑义》卷二：此比水鸡声，乃咳而上气中之逆甚者也。[18] 77

《医宗金鉴》卷十九：咳逆上气，喉中有水鸡声者，是寒饮冲肺，射干麻黄汤证也。咳逆上气，咽喉不利者，是火气冲肺，麦门冬汤证也。今咳逆上气，惟时时唾浊，痰涎多也。但坐不得卧，气逆甚也，此痰气为病，非寒饮亦非火气。主之以皂荚丸者，宣导其痰，通达其气；佐枣膏之甘，以药性剽悍缓其势也。[17] 513, 514

《黄帝内经太素》卷十六：问曰：乳子中风病热者，喘鸣肩息者，何如？答曰：喘鸣肩息者，脉实大也，缓则生，急则死。乳子中风病热，气多血少，得脉缓，热宣泄，故生；得急，为寒不泄，故死也。[5] 495

《类经》卷十五：此言小儿之外感也。风热中于阳分，为喘鸣肩息者，脉当实大。但大而缓，则胃气存，邪渐退，故生；实而急，则真脏见，病日进，故死。愚按：此二节之义，可见古人之诊小儿者，未尝不重在

脉也。即虽初脱胞胎，亦自有脉可辨。[16] 234

《灵素节注类编》卷七：热病脉应洪大，其小弱者，正虚邪盛，为逆证，不治。乳子者，谓新产而乳其子者也。新产又乳子，其气血内虚，虽热病而脉甚小弱，故问其吉凶何如。岐伯言手足温者，其脾胃阳和之气，尚能周布，而邪可渐解，则生；手足寒者，正虚邪闭而厥逆，则死矣。中风热而受于上部阳分，肺气逆满，故喘鸣；肩息者，喘急有声而抬肩也。邪盛于上，脉必实大，若和缓有胃气者，泻其邪热，则生；如急强而无和缓之象，是真脏脉，而本元已脱，故死也。[15] 317, 318

《诸病源候论》卷十三：肺主于气，邪乘于肺则肺胀，胀则肺管不利，不利则气道涩，故气上喘逆，鸣息不通。诊其肺脉滑甚，为息奔上气。脉出鱼际者，主喘息。其脉滑者生，快者死也。[9] 422

《丹溪心法》卷二：风伤寒者，必上气急不得卧，喉中有声，或声不出，以三拗汤、华盖散、九宝汤、神秘汤，皆可选用。若痰喘，以四磨汤或苏子降气汤。若虚喘，脉微，色青黑，四肢厥，小便多，以活人书五味汤，或四磨汤。[25] 91

《医旨绪余》上卷：生生子曰：丹溪云：哮者，专主于痰，宜用吐法。亦有虚而不可吐者，必使薄滋味，不可纯用寒凉，必兼表散。此深造病情者也。其间亦有自童幼时，被酸咸之味，或伤脾，或抢肺，以致痰积气道，积久生热，妨碍升降，而成哮症。一遇风寒即发，缘肺合皮毛，风寒外束，弗得发越，内热壅郁，新痰复生，因新痰而致旧痰并作也。是以气高而哮，抬肩撷项，不得仰卧，而赤头痛，恶寒发热，治宜散表，表散热解，气道流通，庶亦暂可。[26] 49, 50

《证治准绳·杂病》：与喘相类，但不似喘开口出气之多。如《圣济总录》有名呷嗽者是也。以胸中多痰，结于喉间，与气相系，随其呼吸，呀呷于喉中作声。呷者口开，呀者口闭，乃开口闭口尽有其声。盖喉咙者，呼吸之气出入之门也。会厌者，声音之户也。悬雍者，声之关也。呼吸本无声，胸中之痰随气上升，沾结于喉咙及于会厌悬雍，故气出入不得快利，与痰引逆相击而作声也。是痰得之食味咸酸太过，因积成热，由来远矣，故胶如漆黏于肺系。特哮出喉间之痰去，则声稍息，若味不节，其胸中未尽之痰，复与新味相结，哮必更作，此其候矣。[27] 99, 100

《秘传证治要诀及类方》卷六：喘气之病，哮吼如水鸡之声，牵引胸背，气不得息，坐卧不安，此谓嗽而气喘。或宿有此根，如遇寒暄则发，一时暴感。[28] 79

《症因脉治》卷二：痰饮留伏，结成窠臼，潜伏于内，偶有七情之犯，饮食之伤，或外有时令之风寒，束其肌表，则哮喘之症作矣。[7] 162

《时方妙用》卷二：哮喘之病，寒邪伏于肺俞，痰窠结于肺膜，内外相应。[29] 54

《中西温热串解》卷二：哮喘乃肺家素有痰火，一受疫邪，其湿热之气从其类而入肺，发为哮喘。[30] 47

《医学入门》卷四：哮，即痰喘甚，而常发者。[31] 443

《医宗必读》卷九：别有哮证，似喘非喘，呼吸有声，呀呷不已。良由痰火郁于内，风寒束其外，或因坐卧寒湿，或因酸咸过食，或因积火熏蒸，病根深久，难以卒除。避风寒，节厚味，禁用凉剂，恐风邪难解；禁用热剂，恐痰火易升。理气疏风，勿忘根本，为善治也。[32] 542

《医碥》卷二：哮者，喉间痰气作响，以胸中多痰，黏结喉间，与呼吸之气相触成声，得之食味酸咸太过，（幼时多食盐醋，往往成此疾，俗谓之盐哮。）渗透气管，痰入结聚，一遇风寒，气郁痰壅即发。其发每在冬初，必须淡饮食，行气化痰。禁凉剂恐风寒难解，禁热药恐痰火愈炽。[33] 95

《普济方》卷一百六十：夫气者肺之所主，若肺虚为风冷搏，则经络否涩，气道不利。嗽而作声也，此由肺气不足，上焦壅滞，痰饮留结，在于胸腹不能消散。嗽则气动于痰，上搏咽喉之间，痰与气相击，随嗽动息，故呀呷有声也。宜调肺经加消痰破饮之剂，方紫菀杏仁煎，治肺脏气积。喉中呀嗽不止，皆因虚损肺脏，致劳气相侵，或胃中冷膈上热，并宜服。[34] 1812

《杂病广要·脏腑类》：有饮食厚味伤脾，不能运化而发者。脾伤则津液不得布散而生痰涎，壅塞经隧，

肺气为之不利，则胸满腹痛，盗汗潮热，昼夜发哮，声如拽锯。[35] 834

《万病回春》卷二：凡遇天气欲作雨便发齁喘，甚至坐卧不得，饮食不进，此乃肺窍中积有冷痰，乘天阴，寒气从背、口、鼻而入，则肺胀作声。此病有苦至终身者，亦有子母相传者。[36] 125

《证治汇补》卷五：哮即痰喘之久而常发者。因内有壅塞之气，外有非时之感，膈有胶固之痰，三者相合，闭拒气道，搏击有声，发为哮病。[37] 242

《类证治裁》卷二：哮者，气为痰阻，呼吸有声，喉若拽锯，甚则喘咳，不能卧息。症由痰热内郁，风寒外束，初失表散，邪留肺络，宿根积久，随感辄发，或贪凉露卧，专嗜甜咸，胶痰与阳气并于膈中，不得泄越，热壅气逆，故声粗为哮。须避风寒，节厚味，审其新久虚实而治之。大率新病多实，久病多虚。喉如鼾声者虚，如水鸡者实。遇风寒而发者为冷哮，为实。伤暑热而发者为热哮，为虚。其盐哮、酒哮、糖哮，皆虚哮也。冷哮有二，一则中外皆寒，宜温肺以劫寒痰。温肺汤、钟乳丸、冷哮丸，并以三建膏护肺俞穴。一则寒包热，宜散寒以解郁热。麻黄汤、越婢加半夏汤。如邪滞于肺，咳兼喘者，六安煎加细辛、苏叶。冬感寒邪甚者，华盖散、三拗汤。外感寒，内兼微火者，黄芩半夏汤。热哮当暑月火盛痰喘者，桑白皮汤，或白虎汤加芩、枳、瓜蒌霜。[38] 105、106

《杂病源流犀烛》卷一：哮之一症，古人专主痰，后人谓寒包热，治须表散。窃思之大都感于幼稚之时，客犯盐醋，渗透气脘，一遇风寒，便窒塞道路，气息急促，故多发于冬初，必须淡饮食，行气化痰为主。禁凉剂恐风邪难解也，禁热剂恐痰火易升也，苏子、枳壳、青皮、桑皮、桔梗、半夏、前胡、杏仁、山栀皆治哮必用之药。[39] 22

《扁鹊心书》卷下：此证方书名为哮喘，因天寒饮冷，或过食盐物，伤其肺气，故喉常如风吼声，若作劳，则气喘而满。须灸天突穴五十壮，重者灸中脘穴五十壮，服五膈散，或研蚯蚓二条，醋调服立愈。[40] 56、57

《医学实在易》卷四：哮症，寒邪伏于肺俞，痰窠结于肺膜，内外相应，一遇风、寒、暑、湿、燥、火六气之伤即发，伤酒伤食亦发，动怒动气亦发，役劳房劳亦发。一发，则肺俞之寒气与肺膜之浊痰狼狈相依，窒塞关隘，不容呼吸。而呼吸正气，转触其痰，鼾齁有声，非泛常之药所能治，宜圣济射干丸主之。[41] 95

《诸病源候论》卷十三：肺病令人上气，兼胸鬲痰满，气机壅滞，喘息不调，致咽喉有声，如水鸡之鸣也。[9] 422

《症因脉治》卷二：短息倚肩，不能仰卧，伛偻伏坐，每发六七日，轻则三四日，或一月，或半月，起居失慎，则旧病复发，此哮病之症也。[7] 162

《症因脉治》卷二：多见沉弦，沉数痰火，沉涩湿痰，沉迟寒饮，沉结顽痰。[7] 162

《仁斋直指方论》卷之八：痰涎浮涌，呼不得呼，吸不得吸，于是上气促急，填塞肺脘，激乱争鸣，如鼎之沸，而喘之形状具矣。[42] 290

《医学正传》卷二：大抵哮以声响名，喘以气息言。夫喘促喉中如水鸡声者，谓之哮；气促而连属不能以息者，谓之喘。虽然未有不由痰火内郁、风寒外束而致之者欤。外有阴虚发喘，气从脐下起，直冲清道而上者。又有气虚发喘，而短气不能以接续者。是故知喘之为证，有实有虚，治法天渊悬隔者也。若夫损不足而益有余者，医杀之耳，学者不可不详辨焉。[43] 115、116

《杂病源流犀烛》卷一：哮肺病也。当先辨哮与喘与短气三症之相似而不同。[39] 22

《重订通俗伤寒论》第九章：哮症与喘不同，盖哮症多有兼喘，而喘有不兼哮者。因哮症似喘而非，呼吸有声，呀呷不已，良由痰火郁于内，风寒束其外。古方如厚朴麻黄汤，越婢加半夏汤，时方如白果定喘汤、五虎汤加节斋化痰丸，表散寒邪，整肃痰火，此四方最为的对。或由初感寒邪，失于表散，邪伏于里，留于肺俞，此即冷哮痰喘。若因遇冷即发，顽痰结聚者，宜用小青龙汤送下立除冷哮散。[44] 352

《丹溪心法》卷二：哮喘必用薄滋味，专主于痰，宜大吐药中多用醋，不用凉药，须常带表散，此寒包热也。亦有虚而不可吐者。一法用二陈汤加苍术、黄芩作汤，下小胃丹，看虚实用。[25] 79

《丹溪治法心要》卷二：哮专主乎痰，宜吐法。亦有虚而不可吐者。[45] 47, 48

《症因脉治》卷二：身无热，无外邪者，消痰理气为主，二陈汤、三子养亲汤、小半夏汤。伏痰留饮，结成窠臼，控涎丹、滚痰丸，量情选用，然必气壮人乃可。[7] 163

《张氏医通》卷四：哮证多属寒包热邪，所以遇寒即发，喉中水鸡声，有积痰在肺络中，必用吐法以提散之。不可纯用寒凉，常须兼带辛散，小青龙汤探吐最妙，年高气弱人忌吐。凡喘未发时，以扶正气为主；既发时，以散邪为主。哮喘遇冷则发，其法有二：一属中外皆寒，温肺汤、钟乳丸、冷哮丸选用，并以三建膏护肺俞穴最妙；一属寒包热，越婢加半夏汤、麻黄定喘汤，表散其邪，平时用芦吸散亦妙。古人治寒包热邪，预于八九月未寒之时，用滚痰丸下其热痰，后至冬无热可包，则不发矣。丹方治冷哮痰喘，用胡椒四十九粒，入活虾蟆腹中，盐泥煅存性。卧时，分三次醇酒服之。羸者凉分五七服，用之辄效。若有伏热者误用，喘逆倍剧，不可不辨。冷哮灸肺俞、膏肓、天突，有应有不应。夏月三伏中，用白芥子涂法，往往获效。方用白芥子净末一两、延胡索一两、甘遂、细辛各半两，共为细末，入麝香半钱，杵匀，姜汁调涂肺俞、膏肓、百劳等穴。涂后麻瞀疼痛，切勿便去。候三炷香足，方可去之。十日后涂一次，如此三次，病根去矣。遇厚味则发者，用莱菔子炒研一两，猪牙皂荚（烧存性）三钱，共为细末，姜汁调蒸饼为丸，绿豆大，每服五十丸，沸汤或枳实汤下，名清金丹。消其食积，则肺胃自清，仍当薄滋味以清肺胃之气。伤咸冷冻饮料食而喘者，用白面二钱，砂糖二钱，饴糖饼化汁，捻作饼子，炉内炸熟，划出，加轻粉四钱，令患人食尽，吐出病根即愈。年幼体虚者，分三四次服之。盖咸哮胃受伤，白面、砂糖、胶饴甘温恋膈，使之留连病所，引领轻粉搜涤淤之痰上涌，三涌三补，屡建奇功。补用五味异功稍加细辛服之。醋呛而嗽、甘草二两，中半劈开，用猪胆汁五枝，浸五日，火炙为末，蜜丸，茶清吞二铰，临卧服。凡哮证见胸凸背驼者，此肺络败，为痼疾，不治。[46] 85

《重订通俗伤寒论》第九章：如痰结喉间，咳而上气，或呷或呀，喉中作水鸡声者，此寒痰包热阻塞喉管也，名曰痰哮。法当开肺豁痰，射干麻黄汤（射干钱半，麻黄一钱，姜半夏、款冬花、紫菀各三钱，干姜八分拌捣北五味三分，北细辛五分，大红枣三枚），口噙清金丸（牙皂三钱、拌炒莱菔子一两，研细，姜汁少许和竹沥捣丸，如芡实大，每用一丸含化）。[44] 325

《幼幼集成》卷三：有因宿食而得者，必痰涎壅盛，喘息有声。先用山楂、神曲、麦芽各三钱，煎汤与服，消其食，次千缗汤。[19] 52

《景岳全书》卷十九：喘有夙根，遇寒即发，或遇劳即发者，亦名哮喘。未发时以扶正气为主，既发时以攻邪气为主，扶正气者须辨阴阳，阴虚者补其阴，阳虚者补其阳。攻邪气者，须分微甚，或散其风，或温其寒，或清其痰火。然发久者气无不虚，故于消散中酌加温补，或于温补中宜量加消散。此等证候，当惓惓以元气为念，必使元气渐充，庶可望其渐愈，若攻之太过，未有不致日甚而危者。[47] 428, 429

《医家心法·咳嗽》：初起者，金沸草散主之。年壮力盛，即久亦可用。如每月一二发，弱证之渐也，六君子汤以补土生金，六味丸以滋水养金。此攻补二法也。[48] 55

《医学入门》卷四：水哮者，因幼时被水，停蓄于肺为痰，宜金沸草散、小青龙汤倍防己，或古葶枣散、导水丸。有寒包热者，麻黄汤加桔梗、紫苏、半夏、黄芩。有风痰者，千缗汤，或用鸡子一枚，略敲壳损，勿令膜破，放尿缸中三日夜，取煮食之，效。凡哮须忌燥药，亦不宜纯凉，须常带表。[31] 443

《医学入门》卷四：欲断根者，必先淡滋味，然后服清肺金、扶正气之剂，如定喘汤、黄芩利膈丸是也。遇厚味发者，清金丸；久不得睡者，兜铃丸。[31] 443

《医学原理》卷九：哮喘之症多原痰与火，必须患者薄滋味，安心静养。医者不可纯用寒凉药，必兼散表之剂，亦用因吐法而愈者。但虚怯人，其吐法难以概用。而戴元礼又谓有痰喘、气急喘、胃虚喘、火炎喘四者之分，不可不察。[49] 414

《中藏经》卷中：病上气喘急，四肢寒，脉涩者死。[50] 54

《脉经》卷四：上气，喘息低昂，其脉滑，手足温者，生；脉涩，四肢寒者，死。上气，面浮肿，肩息，其脉大，不可治，加利必死。[8] 57

《时方妙用》卷二：脉喜浮滑，忌短涩代散。[29] 54

附录二　常用方药

二陈汤：半夏汤洗七次、橘红各五两、白茯苓三两、甘草炙，一两半、上为咬咀。每服四钱，用水一盏，生姜七片，乌梅一个，同煎六分，去滓，热服，不拘时候。(《太平惠民和剂局方·绍兴续添方》)[58] 41

三子养亲汤：紫苏子主气喘咳嗽、白芥子主痰、萝卜子主食痞兼痰。上三味，各洗净，微炒，击碎，看何证多，则以所主者为君，余次之，每剂不过三钱，用生绢小袋盛之，煮作汤饮，随甘旨，代茶水啜用，不宜煎熬太过。若大便素实者，临服加熟蜜少许，若冬寒，加生姜三片。(《韩氏医通》卷下)[59] 12

小半夏汤：半夏一升、生姜半斤。

上两味，以水七升，煮取一升半，分温再服。(《金匮要略·痰饮咳嗽病脉证并治》)[3] 51

小青龙汤：麻黄去节、芍药、细辛、干姜、甘草炙、桂枝各三两，去皮五味子半升、半夏半升，洗。上八味，以水一斗，先煮麻黄，减二升，去上沫，内诸药，煮取三升，去滓，温服一升。(《伤寒论·辨太阳病脉证并治》)[60] 37

六君子汤：陈皮一钱、半夏一钱五分、茯苓一钱、甘草一钱、人参一钱、白术一钱五分，上细切，作一服，加大枣二枚，生姜三片，新汲水煎服。(《医学正传·呃逆》)[43] 153

六味丸：六味丸（一名六味地黄丸）此壮水制火之剂。夫人之生，以肾为主，人之病多由肾虚而致者。此方乃天一生水之剂，无不可用。若肾虚发热作渴，小便淋秘，痰壅失喑，咳嗽吐血，头目眩晕，眼花耳聋，咽喉燥痛，口舌疮裂，齿不坚固，腰腿痿软，五脏亏损，自汗盗汗，便血诸血，凡肝经不足之症，尤当用之，盖水能生木故也。此水泛为痰之圣药，血虚发热之神剂。又治肝肾精血不足虚热，不能起床。即八味丸去附子、肉桂。《校注妇人良方·妇人足跟疮肿方论》[61] 544

射干麻黄汤：射干十三枚，一法三两、麻黄四两、生姜四两、细辛、紫菀、款冬花各三两、五味子半升、大枣七枚、半夏大者，洗，八枚，一法半升。上九味，以水一斗二升，先煮麻黄两沸，去上沫，内诸药，煮取三升，分温三服。(《金匮要略·肺痿肺痈咳嗽上气病脉并治》)[3] 28

白虎汤：知母六两、石膏一斤（碎）、甘草二两（炙）、粳米六合。

上四味，以水一斗，煮米熟，汤成去滓。温服一升，日三服。(《伤寒论·辨阳明病脉证并治》)[60] 74

皂荚丸：皂荚八两，刮去皮，用酥炙。

上一味，末之，蜜丸梧子大，以枣膏和汤服三丸，日三夜一服。(《金匮要略·肺痿肺痈咳嗽上气病脉并治》)[3] 28

定喘汤：白果二十一枚，去壳扎碎，炒黄色、麻黄三钱、苏子二钱、甘草一钱、款冬花三钱、杏仁一钱五分，去皮尖、桑皮三钱，蜜炙黄芩一钱五分，微炒、法制半夏三钱（如无，用甘草汤泡七次去脐用）。

上用水三钟，煎二钟，作二服，每服一钟，不用姜，不拘时，徐徐服。(《摄生众妙方·哮喘门》)[62] 113

桑白皮汤：桑白皮、半夏、苏子、杏仁、贝母、山栀、黄芩、黄连各八分。

上水二盏，姜三片，煎八分，通口服。(《古今医统大全·治喘通用诸方》)[21] 1308

黄芩利膈丸：生黄芩、炒黄芩各一两、半夏、黄连、泽泻各五钱、南星、枳壳、陈皮各三钱、白术二钱、白矾五分

上为末，汤浸蒸饼为丸，如梧桐子大。每服三五十丸，食远温水下。忌酒、湿面。(《兰室秘藏·杂病门》)[63] 100

清金丹：〔食哮〕萝卜子蒸晒为末一两、猪牙皂角烧存性三钱、姜汁糊丸。(《杂病源流犀烛·脏腑门》)[39] 27

控涎丹：甘遂去心、紫大戟去皮、白芥子真者，各等份。

上为末。煮糊丸如梧子大，晒干，食后临卧，淡姜汤或熟水下，五七丸至十丸。《三因极一病证方论》[64] 222

越婢加半夏汤：麻黄六两、石膏半斤、生姜三两、大枣十五枚、甘草二两、半夏半升上六味，以水六升先煮麻黄，去上沫，内诸药，煮取三升，分温三服。（《金匮要略·肺痿肺痈咳嗽上气病脉并治》）[3] 29

紫金丹：信砒一钱半，研，飞如粉、豆豉好者，一两半，水略润少时，以纸泡干，研成膏

上用膏子和砒同杵极匀，圆如麻子大。每服十五圆，小儿量大小与之，并用腊茶清极冷吞下，临卧以知为度。（《普济本事方·肺肾经病》）[12] 26

温肺汤：白芍药（六两）、五味子（去梗，炒）、干姜（炮）、肉桂（去粗皮）、半夏（煮熟，焙）、陈皮（去白）、杏仁、甘草（炒，各三两）、细辛（去芦，洗，二两）。

上件锉粗散。每服三大钱，水一盏半，煎至八分，以绢捹汁，食后服，两服滓再煎一服。一方去白芍药、细辛二味，可加减用。（《太平惠民和济局方·绍兴续添方》）[58] 41

滚痰丸：王隐君滚痰丸。

括曰：甑里翻身甲挂金，于金头戴草堂深。相逢二八求斤正，硝煅青礞倍若沉，十七两中零半两，水丸桐子意常斟。千般怪证如神效，水泻双身却不任。按：此以大黄、黄芩为君，大泻阳明湿热之药，礞石以坠痰，沉香则引诸气上而至天，下而及泉为使也。以上二方有实热者可用。《玉机微义·攻下之剂》[65] 22

参 考 文 献

[1] 佚名. 黄帝内经素问 [M]. 北京：人民卫生出版社，2012.
[2] 佚名. 灵枢经 [M]. 北京：人民卫生出版社，2015.
[3] [汉] 张仲景. 金匮要略 [M]. 北京：人民卫生出版社，2013.
[4] [清] 姚止庵. 素问经注节解 [M]. 北京：人民卫生出版社，1963.
[5] [唐] 杨上善. 黄帝内经太素 [M]. 萧延平，校正. 北京：科学技术文献出版社，2000.
[6] [清] 薛雪. 医经原旨 [M]. 洪丕谟，姜玉珍，点校. 上海：上海中医学院出版社，1992
[7] [明] 秦昌遇. 症因脉治 [M]. 张慧芳，杨建宇，点校. 北京：中国中医药出版社，2008.
[8] [晋] 王叔和. 脉经 [M]. 陈婷，校注. 北京：中国医药科技出版社，2011.
[9] [隋] 巢元方. 诸病源候论 [M]. 南京中医学院，校释. 北京：人民卫生出版社，1980.
[10] [唐] 王焘. 外台秘要方 [M]. 王淑民，校注. 北京：中国医药科技出版社，2011.
[11] [宋] 赵佶敕. 圣济总录 [M]. 北京：人民卫生出版社，1962.
[12] [宋] 许叔微. 普济本事方 [M]. 刘景超，李具双，校注. 北京：中国中医药出版社，2007.
[13] [宋] 张杲. 医说 [M]. 王旭光，张宏，校注. 北京：中国中医药出版社，2009.
[14] [宋] 王执中. 针灸资生经 [M]. 北京：中国书店，1987.
[15] [清] 章楠. 灵素节注类编 [M]. 方春阳，孙芝斋，点校. 杭州：浙江科学技术出版社，1986.
[16] [明] 张介宾. 类经 [M]. 郭洪耀，吴少祯，校注. 北京：中国中医药出版社，1997.
[17] [清] 吴谦等. 医宗金鉴 [M]. 北京：人民卫生出版社，1977.
[18] [日] 丹波元简. 金匮玉函要略辑义 [M]. 北京：人民卫生出版社，1955.
[19] [清] 陈复正. 幼幼集成 [M]. 鲁兆麟，主校. 图娅，点校. 沈阳：辽宁科学技术出版社，1997.
[20] [清] 王邦傅. 脉诀乳海 [M]. 张玉萍，校注. 北京：中国中医药出版社，2017.
[21] [明] 徐春甫. 古今医统大全 [M]. 崔仲平，王耀廷，主校. 北京：人民卫生出版社，1991.
[22] [清] 尤在泾. 金匮要略心典 [M]. 李占永，岳雪莲，点校. 北京：中国中医药出版社，2009.
[23] [清] 张璐. 张氏医通 [M]. 李静芳，建一，校注. 北京：中国中医药出版社，1995.
[24] [日] 中川成章. 证治摘要 [M]. 北京：人民卫生出版社，1955.
[25] [元] 朱震亨. 丹溪心法 [M]. 王英，竹剑平，江临圳，点校. 北京：人民卫生出版社，2017.
[26] 明] 孙一奎. 医旨绪余 [M]. 韩学杰，张印生，校注. 北京：中国中医药出版社，2008.
[27] [明] 王肯堂. 证治准绳 [M]. 北京：人民卫生出版社，1991.

[28]［明］戴原礼. 秘传证治要诀及类方［M］. 才维秋，赵燕，胡海波，校注. 北京：中国中医药出版社，1998.

[29]［清］陈修园. 时方妙用［M］. 杨护生，校注. 福州：福建科学技术出版社，2007.

[30] 吴瑞甫. 中西温热串解［M］. 刘德荣，金丽，点校. 福州：福建科学技术出版社，2003.

[31]［明］李梴. 医学入门［M］. 何永，韩文霞，校注. 北京：中国医药科技出版社，2011.

[32]［明］李中梓. 医宗必读［M］. 邹高祁，点校. 北京：人民卫生出版社，1994.

[33]［清］何梦瑶. 医碥［M］. 上海：上海科学技术出版社，1982.

[34]［明］朱橚. 普济方［M］. 北京：人民卫生出版社，1960.

[35]［日］丹波元坚. 杂病广要［M］. 李洪涛，校. 北京：中医古籍出版社，2002.

[36]［明］龚廷贤. 万病回春［M］. 张效霞，整理. 北京：人民卫生出版社，2007.

[37]［清］李用粹. 证治汇补［M］. 竹剑平，江临圳，王英，整理. 北京：人民卫生出版社，2006.

[38]［清］林佩琴. 类证治裁［M］. 李德新，整理. 北京：人民卫生出版社，2005.

[39]［清］沈金鳌. 杂病源流犀烛［M］. 李占永，李晓林，校注. 北京：中国中医药出版社，1996.

[40]［宋］窦材. 扁鹊心书［M］. 宋白杨，校注. 北京：中国医药科技出版社，2011.

[41]［清］陈修园. 医学实在易［M］. 林乾树，校注. 北京：中国中医药出版社，2016.

[42]［宋］杨士瀛. 仁斋直指方论［M］. 福州：福建科学技术出版社，1989.

[43]［明］虞抟. 医学正传［M］. 郭瑞华，主校. 北京：中医古籍出版社，2002.

[44]［清］俞根初. 重订通俗伤寒论［M］. 北京：中国中医药出版社，2011.

[45]［元］朱震亨. 丹溪治法心要［M］. 张奇文等. 校注. 济南：山东科学技术出版社，1985.

[46]［清］张璐. 张氏医通［M］. 李静方，建一，校注. 北京：中国中医药出版社．1995.

[47]［明］张介宾. 景岳全书［M］. 赵立勋，校. 北京：人民卫生出版社，1991.

[48]［清］高鼓峰. 医家心法［M］. 王新华，点校. 南京：江苏科学技术出版社．1983.

[49]［明］汪机. 医学原理［M］. 储全根，万四妹校注. 北京：中国中医药出版社，2009.

[50]［汉］华佗. 中藏经［M］. 谭春雨，整理. 北京：人民卫生出版社．2007.

[51]［清］叶天士. 临证指南医案［M］. ［清］徐灵胎，评. 上海：上海科学技术出版社，2000.

[52] 费伯雄. 费伯雄经典医案赏析［M］. 林俊华，主编. 北京：中国医药科技出版社，2015.

[53]［清］张聿青. 张聿青医案［M］. 苏礼，王怡，卢棣等，整理. 北京：人民卫生出版社，2006.

[54]［清］王士雄. 王孟英医案［M］. 达美君，周金根，王荣根，校注. 北京：中国中医药出版社，1997.

[55] 珍本医书集成 医案类［M］. 吉生，原编. 上海：上海科学技术出版社，1986.

[56] 丁甘仁. 丁甘仁医案续编［M］. 吴中泰，整理. 上海：上海科学技术出版社，2001

[57]［清］魏之琇. 续名医类案［M］. 黄汉儒，蒙木荣，廖崇文，点校. 北京：人民卫生出版社，1997.

[58]［宋］太平惠民和剂局编. 太平惠民和剂局方［M］. 鲁兆麟，主校. 沈阳：辽宁科学技术出版社，1997.

[59]［明］韩懋. 韩氏医通［M］. 上海：上海科学技术出版社，1959.

[60]［汉］张仲景. 伤寒论［M］. 钱超尘，郝万山，整理. 北京：人民卫生出版社，2005.

[61]［明］陈自明著，薛立斋注. 校注妇人良方［M］. 上海：科技卫生出版社，1959.

[62]［明］张时彻. 摄生众妙方［M］. 张树生，点校. 北京：中医古籍出版社，1994.

[63]［金］李杲. 兰室秘藏［M］. 刘更生，臧守虎，点校. 天津：天津科学技术出版社，2000.

[64]［宋］陈无择. 三因极一病证方论［M］. 侯如燕，校注. 北京：中国医药科技出版社，2011.

[65]［明］徐彦纯. 玉机微义［M］. 刘洋，校注. 北京：中国医药科技出版社，2011.

（张晓艳）

第十五章 肺　　胀

肺胀是肺叶久胀不敛，以胸中胀闷、咳嗽、咯痰、气短而喘、唇舌紫绀为主要表现的肺脏疾病。多因慢性肺系疾病反复发作，迁延不愈，导致肺气胀满、不能敛降所致。其病程缠绵，时轻时重，经久难愈，严重者可出现肢体浮肿、神昏、喘脱等危重证候。本病在经典著作中常作为胀病或咳嗽上气病证载述，现已列为肺脏的一种常见的独立疾病。

经典原文

《灵枢·经脉》：肺手太阴之脉，起于中焦，下络大肠，还循胃口，上膈属肺……是动则病肺胀满膨膨而喘咳，缺盆中痛，甚则交两手而瞀，此为臂厥。是主肺所生病者，咳，上气喘渴，烦心胸满，臑臂内前廉痛厥，掌中热。气盛有余，则肩背痛，风寒汗出中风，小便数而欠。气虚则肩背痛寒，少气不足以息，溺色变。为此诸病，盛则泻之，虚则补之，热则疾之，寒则留之，陷下则灸之，不盛不虚，以经取之。[1]100

《灵枢·胀论》：夫心胀者，烦心短气，卧不安。肺胀者，虚满而喘咳。肝胀者，胁下满而痛引小腹。脾胀者，善哕，四肢烦悗，体重不能胜衣，卧不安。肾胀者，腹满引背央央然，腰髀痛。六腑胀，胃胀者，腹满，胃脘痛，鼻闻焦臭，妨于食，大便难。大肠胀者，肠鸣而痛，濯濯冬日重感于寒则飧泄不化。小肠胀者，少腹。胀，引腰而痛。膀胱胀者，少腹满而气癃。三焦胀者，气满于皮肤中，轻轻然而不坚。胆胀者，胁下痛胀，口中苦，善太息。凡此诸胀者，其道在一，明知逆顺，针数不失，泻虚补实，神去其室，致邪失正，真不可定，粗之所败，谓之天命，补虚泻实，神归其室，久塞其空，谓之良工。[1]249

《金匮要略方论·肺痿肺痈咳嗽上气病脉证治》：咳而上气，此为肺胀，其人喘，目如脱状，脉浮大者，越婢加半夏汤主之。[2]29

《金匮要略方论·肺痿肺痈咳嗽上气病脉证治》：肺胀，咳而上气，烦躁而喘，脉浮者，心下有水，小青龙加石膏汤主之。[2]29

《金匮要略方论·肺痿肺痈咳嗽上气病脉证治》：上气喘而躁者，属肺胀，欲作风水，发汗则愈。[2]27

钩玄提要

1. 病名

"肺胀"病名始载于《灵枢·胀论》。后世医家根据其病机及症状特点，又称之为"喘胀"。如《重订通俗伤寒论·证治各论》曰："伤寒夹证……夹胀伤寒（一名伤寒夹肿胀，又名肿胀兼伤寒）……气裹痰胀，即肺胀，一名喘胀。胸中痞满，气喘咳逆，目突如脱，鼻塞涕出，甚则肠鸣濯濯，满腹胀痛，飧泄不化，舌苔白滑而腻。"[3]373

2. 病因病机

肺胀的病因病机，《灵枢·经脉》载为"是动则病"。《内经知要》曰："动者，变也，变常而病也。肺脉起中焦，循胃上鬲属肺，故病如此。"[4] 77《黄帝内经灵枢集注》进一步指出："夫是动者，病因于外；所生者，病因于内。"[5] 87即本病的发生是由于肺经经脉受到外邪侵犯所致。

3. 症状与诊断

肺胀的症状，《灵枢·胀论》载有"虚满而喘咳"。《丁甘仁医案》认为，"肺为至高之脏，位主上焦，职司清肃。寒客于肺，肺气壅塞，清肃之令，不得下行"，故而"虚满喘咳"。[6] 120因肺为娇脏，位主上焦，外邪犯肺，则致肺的宣降功能失常，气逆于上而咳，升降失常则喘，喘咳日久则肺虚，肺气壅塞则胀满。

对于《金匮要略方论·肺痿肺痈咳嗽上气病脉证治》载录的"上气喘而躁者，属肺胀……，咳而上气，烦躁而喘，脉浮者，心下有水"[2] 27等肺胀诸症，《金匮要略心典》认为，"外邪内饮，填塞肺中"，则为胀，为喘，为咳而上气；而"目如脱状"者，则为"壅气使然也"。[7] 56《订正仲景全书金匮要略注》指出，肺胀"目突如脱之状"，系"邪入于肺则气壅，气壅则欲不喘不可得，惟喘极，故目如脱"。[8] 194《金匮悬解》认为，肺胀"烦躁而喘"，系"此心下有水，阻隔金火降路，气阻而发喘咳，肺热而生烦躁也"。[9] 965《伤寒寻源·烦躁》更明确指出，"因水气而烦躁者……盖心下有水，上射及肺，肺为之胀，故烦躁而喘"。[10] 71说明肺胀咳喘除了外邪因素外，尚与内饮壅肺有关；目脱则为邪气壅肺喘极所致；烦躁系心下有水，金火不降，肺热而生。

4. 治法方药

针对肺胀的治疗，《内经》未载具体方法。《金匮要略方论·肺痿肺痈咳嗽上气病脉证治》载有越婢加半夏汤与小青龙加石膏汤两方。《张氏医通》认为，仲景"二方分治肺胀，皆以其脉浮，当从汗解之例。越婢方中有石膏无半夏，小青龙方中有半夏无石膏。观二方所加之意，全重在半夏、石膏二味协力建功。石膏清热，藉辛温亦能豁痰；半夏豁痰，藉辛凉亦能清热也。观麦门冬汤方中，下气止逆，全藉半夏入生津药中，此二方又藉半夏入清热药中，仲景加减成方，无非生心化裁，后学所当神往矣"。[11] 80《伤寒寻源》针对小青龙加石膏汤的主治进一步指出："盖心下有水，上射及肺，肺为之胀，故烦躁而喘，乃立此泄肺行水之法。然此病不独风寒之从外入者，足以与内饮相合，即湿热之在里者，或因热甚而恣啖生冷，或湿邪未解，误投寒凉，皆能停饮于胸膈之间，寒饮怫郁其邪，外不能达表，内不能传胃，故烦躁转甚，必先消其水气，则邪得有出路，而烦躁自能渐除，又治法之变也。"[10] 71前者分析了仲景两方分别重用半夏和石膏的用药特点；后者指出了小青龙加石膏汤的治法之变，即肺胀病因除了风寒外邪入侵、风寒入里化热外，尚有寒邪、水饮、湿热、血瘀相互夹杂等因素，应用此方，当辨证辨病，方可奏效。

5. 预后

关于肺胀预后，《金匮要略方论》记载"上气喘而躁者，属肺胀，欲作风水，发汗则愈"。《金匮要略广注》认为，"合《内经》观之，肾病水气上逆，因致肺胀，以肺为母，肾为子，因子病而害及于母，所以喘出于肺，躁出于肾也。发汗则愈者，肺合皮毛，汗出则风水之邪从皮毛中泄去，肺胀自消矣"。[12] 78《金匮玉函经二注》认为："同一上气也，此则作喘而不肩息者，正以皮毛乃肺之合，为邪所蔽，遂令肺气不得外达，故寒伤营者，亦作喘也。彼燥，阴也，上气何以复燥？肺气既塞，遂令下流不化，水既不化，又令木气不疏，此皆以母病而兼及于子也。一发其汗，则塞者得以外通矣，逆者得以下达矣。故曰愈也。"[13] 118《金匮要略心典》指出，"上气喘而躁者，水性润下，风性上行，水为风激，气凑于肺，所谓激而行之，可使在山者也，故曰欲作风水。发汗令风去，则水复其润下之性矣，故愈"。[7] 56 因气为水母，此欲作风水，以风中皮毛，遏闭肺气，辛金不降，无以行水，发汗以泻其皮毛而消肺胀，故病愈。

传承发展

1.病因病机

《灵枢·胀论》载述本病的发生主要为肺经经脉受到外邪侵犯所致。后世医家在此基础上，对肺胀的病因病机有更全面地认识，具体包括以下几个方面：

（1）肺气虚弱。本病的发生，多与肺脏慢性疾患反复发作，迁延失治，久致肺虚有关。因肺主气，肺虚则宣降功能失常，气失宣外，闭塞于内，故发本病。正如《不居集》曰："肺胀者，肺统周身之气，因虚不能宣布于外，而反逆归本经，诸窍闭塞不通而发胀，则中府、云门两胁间之经络，皆不能利，所以气高而似喘，实非喘症。"[14] 344

（2）感受外邪。因肺位主上焦，为娇脏，故感受外邪，首先犯肺，致肺之宣降功能失调，气机痹阻，久致肺气胀。如《诸病源候论》曰："上气鸣息候……肺主于气，邪乘于肺则肺胀，胀则肺管不利。不利则气道涩，故气上喘逆，鸣息不通。"[15] 69 又云："咳逆短气候……肺虚为微寒所伤，则咳嗽。嗽则气还于肺间，则肺胀，肺胀则气逆。而肺本虚，气为不足，复为邪所乘，壅否不能宣畅，故咳逆短气也。"[15] 76《症因脉治》指出："[肺胀之因]内有郁结，先伤肺气，外复感邪，肺气不得发泄，则肺胀作矣。"[16] 271 可见，感受外邪亦为发生本病的主要原因之一。

（3）火热郁肺。肺脏因火热郁结于内，肺因火伤，气机郁遏，致肺气胀满，故而喘咳。如《方症会要》云："又有肺胀嗽者，动则喘气急息重是也。肺因火伤，遂郁遏胀满。"[17] 126《脉症治方》进一步指出："喘嗽……肺胀者，肺气因火伤极，遂成郁遏、胀满，或左右不得眠者。"[18] 96 后世医家对火热郁肺引起的肺胀，重在强调火伤的因素。

（4）痰瘀阻肺。肺胀的病理因素主要为痰浊、水饮与血瘀互为影响。痰瘀互因，阻闭肺之气机，复增痰瘀之变。《丹溪心法》曰："咳嗽有风寒、痰饮、火郁、劳嗽、肺胀……肺胀而嗽，或左或右，不得眠，此痰挟瘀血，碍气而病。"[19] 72《明医指掌》指出："肺胀嗽者，或左或右，不得眠，动则喘急息重，此痰挟瘀血。"[20] 74《医学入门》也认为："肺胀满，即痰与瘀血碍气，所以动则喘急，或左或右，眠一边不得者是。"[21] 409 可见，风痰、水饮和血瘀相互兼挟，为引起肺气胀满的又一主要原因。

2.症状与诊断

关于肺脏的症状，《灵枢·胀论》《金匮要略方论·肺痿肺痈咳嗽上气病脉证治》已有比较详细的记载，后世医家在此基础上，对肺胀的症状作了比较全面的概述。如《脉经》曰："肺胀者，虚而满，喘，咳逆倚息，目如脱状，其脉浮。是动则病肺胀满，膨膨而喘咳，缺盆中痛，甚则交两手而瞀，是为臂厥。"[22] 94《证治汇补》更明确指出："肺胀者，动则喘满，气急息重，或左或右，不得眠者是也。"[23] 235《症因脉治》则将肺胀的脉证分别归纳载述："[肺胀之症]喘不得卧，短息倚肩，抬身擷肚，肩背皆痛，痛引缺盆，此肺胀之症也。[肺胀之脉]寸口独大，或见浮数，或见浮紧，浮数伤热，浮紧伤寒；寸实肺壅，浮扎气脱，和缓易治，代散则绝。"[16] 271 即肺胀的主要症状为"虚满而喘咳"，喘咳日久则肺虚，肺气壅塞则胀满。

此外，《重订通俗伤寒论·伤寒诊法》尚对肺胀与龟胸在诊断上予以鉴别："胸前高起，按之气喘者，则为肺胀；膈间突起，按之实硬者，即是龟胸。"[3] 108 两者从视诊和触诊方面进行鉴别诊断。胸前凸起，按之气喘为肺胀；膈间突起，按之实硬者为龟胸。

3. 治法方药

肺胀的治疗，《内经》未载具体方法。《金匮要略方论·肺痿肺痈咳嗽上气病脉证治》载有越婢加半夏汤与小青龙加石膏汤两方。后世医家在此基础上，对肺胀治疗方法的载述主要有以下几个方面：

（1）补敛肺气。肺失宣降，久胀不敛为本病的主要病机。故在后世医家载述的各种治疗肺胀的方法中，补敛肺气为应用最多的一种。常用方剂有紫菀汤、诃黎丸、诃子青黛丸、清化丸等。如《外台秘要》曰："石发热嗽冲头面兼口干方六首……又疗肺胀气急，呀嗽喘粗，眠卧不得极重恐气即绝，紫菀汤方。"[24] 1059《济阳纲目》曰："治咳嗽肺胀方　一方，治肺胀而嗽，动喘满，气急息重，法主收敛。诃黎丸，治肺胀喘满气急，身重及劳嗽，干咳无痰等证。"[25] 642《杂病源流犀烛》云："肺胀，肺家气分病也……可知肺胀本为肺经气分之病，故宜以收敛为主（宜诃子青黛丸、清化丸）。"[26] 17 常用药物有诃子、青黛、杏仁等。如《杂病治例·咳嗽》曰："风、寒、火、劳、痰、肺胀、湿、五脏咳，看痰例分六气治为要。肺胀者，诃子、青黛、杏仁，久咳自汗宜用之。"[27] 62《方症会要》曰："又有肺胀嗽者，动则喘气急息重是也。肺因火伤，遂郁遏胀满。治主收敛，用诃子为君，佐以香附海粉青黛杏仁之类。"[17] 126 此外，明代李中梓认为，补敛肺气药物主要适应于"无外邪而内虚之肺胀"。如他在《医宗必读》指出："肺胀嗽而上气，鼻扇抬肩，脉浮大者，越婢加半夏汤主之。无外邪而内虚之肺胀，宜诃子、海藻、香附、瓜蒌仁、青黛、半夏、杏仁、姜汁为末，蜜调噙之。"[28] 532

（2）滋补肺肾。肺肾两虚，气失摄纳为本病的主要病机，治以补肺纳肾，降气平喘为主。常用方剂有六味丸等。如《证治汇补》曰："肺胀者，动则喘满，气急息重，或左或右，不得眠者是也……有肾虚水枯，肺金不敢下降而胀者，其症干咳烦冤，宜六味丸加麦冬、五味。"[23] 235

（3）养血降火。血虚火郁气滞为本病的主要病机，治法以滋阴补血，调理气机为主。常用方剂有四物汤、加味四物汤等。如《丹溪心法》曰："肺胀而嗽，或左或右，不得眠，此痰挟瘀血碍气而病，宜养血以流动乎气，降火疏肝以清痰，四物汤加桃仁、诃子、青皮、竹沥、姜汁之类。"[19] 72《证治汇补》云："肺胀者，动则喘满，气急息重，或左或右，不得眠者是也。如痰挟瘀血碍气，宜养血以流动乎气，降火以清利其痰，用四物汤加桃仁、枳壳、陈皮、瓜蒌、竹沥。"[23] 235《医学入门》指出："肺胀满，即痰与瘀血碍气，所以动则喘急，或左或右，眠一边不得者是，四物汤加桃仁、诃子、青皮、竹沥、姜汁。"[21] 409《济阳纲目》曰："治咳嗽肺胀方……加味四物汤，治肺胀而嗽，或左或右不得眠，此痰挟瘀血碍气而病。"[25] 642

（4）利水宣肺。水饮内停，肺气阻遏为其主要病机，治法当宣肺，化饮利水为主。常用方剂有四苓散加味。如《证治汇补》曰："肺胀者……有停水不化，肺气不得下降者，其症水入即吐，宜四苓散加葶苈、桔梗、桑皮、石膏。"[23] 235

（5）温肺散寒。寒饮郁肺，肺气阻滞为其主要病机，治法应以温肺散寒，化饮利水为主。常用方剂有射干麻黄汤加减。如《丁甘仁医案》曰："肺胀者……肺金之实喘也。宜温肺散寒，射干麻黄汤加减。"[6] 120

（6）清宣肺热。外感风热，风寒郁而化热、热壅于肺为其主要病机。治法当以清宣肺热，止咳平喘为主。肺热常用方剂有麻杏石甘汤等。如《丁甘仁医案》曰："肺胀者……如寒包热者，麻杏石甘汤治之。"[6] 120

（7）针灸治疗。后世医家针对本病的不同症状不同年龄采用针灸治疗方法亦有诸多记载。如《备急千金要方》曰："灸法……肺胀气抢胁下热痛，灸阴都，随年壮，穴在侠胃管两边相去一寸，胃管在心下三寸。肺胀胁满，呕吐上气等病，灸大椎并两乳上第三肋间各七壮。"[29] 306《千金翼方》曰："肺病第七……肺胀气抢胁下热痛，灸侠胃管两边相去一寸，名阴都，随年壮。肺胀胁满，呕吐上气等，灸大椎并两乳上第三肋间各三壮。"[30] 329

此外，后世医家尚强调，对于肺胀的治疗，当详辨虚实，据证论治。即肺胀的治疗应抓住治标治本两个方面，祛邪与扶正共施，依标本缓急，有所侧重。如《证治汇补》曰："肺胀者……又有气散而胀者，宜补肺；气逆而胀者，宜降气，当参虚实而施治。"[23] 235

4. 预后

肺胀预后，后世医家除沿载了《金匮要略方论》"发汗则愈"证候外，尚记载有肺胀的难治证候，如《丹溪心法》曰："咳嗽……有嗽而肺胀壅遏不得眠者，难治。"[19] 73《明医指掌》曰："肺胀嗽者，或左或右，不得眠，动则喘急息重，此痰挟瘀血。肺胀不得卧者难治。"[20] 74《医述》曰："肺胀者，动则喘满，气急息重，左右不得眠者是也。又肺胀壅遏不得卧，喘急鼻煽者难治。"[31] 799 即肺胀出现肺气阻滞，咳嗽喘息气促以及痰瘀互阻，辗转反侧不得眠者属难治之证。

此外，《医学入门》尚记载了肺胀死候："外感寒类凡咳至肺胀及咽疮失音者，必死。"[21] 409 提示外感寒邪，咳嗽至胀满不得息，舌咽生疮者为危急重症。

━━━━━━━ 应用示例 ━━━━━━━

1. 痰瘀阻肺

《赤水玄珠》卷七：肺胀……张光显，年四十二，患肺胀咳嗽，或左或右不得眠，此痰挟瘀血碍气而病，降火疏肝以清其痰，四物汤加桃仁、诃子、青皮、竹沥，八帖而安。[32] 117

《续名医类案》卷十二：吐血……丁酉春，韦法海少女，患痰嗽四十余日，不能卧，卧即两胁发胀，惟背拥枕蓐跌坐而已，且吐血成椀，医与消痰，止血药不效。诊之，两脉洪滑，曰：此肺胀也，弗止血，当活血。遂用四物汤加桃仁、青皮、诃子、竹沥。因沈阳无竹，改用瓜蒌。服下即血止安睡，调理数月而痊。[33] 333

2. 痰浊壅肺

《陈莲舫医案》卷上：哮嗽……哮嗽重发，即为肺胀，喉痰呜呜，未能爽吐，脉息沉弦。

治以疏降。葶苈，杏仁，会红，芥子，菔子，川贝，款冬，冬瓜子，苏子，茯苓，桑叶，通草，银杏肉，红枣。复：肺胀频仍，咳痰稍松，脉息细弦。宣肺气而豁痰饮。葶苈，白前，茯苓，冬瓜子，苏子，通草，款冬，莱菔子，川贝，会络，杏仁，桑叶，红枣（五枚）。[34] 59

3. 饮热郁肺

《续名医类案》卷十四：喘……孙氏女久嗽而喘，凡顺气化痰、清金降火之剂，几于遍尝，绝不见效。一日喘甚烦躁，李视其目则胀出，鼻则鼓肩，脉则浮而且大，肺胀无疑矣。遂以越婢加半夏汤投之，一剂而减，再剂而愈。曰：今虽愈，未可恃也，当以参、术补之，助养金气，使清肃下行。竟因循月余终不补，再发遂不可救药矣。（急则治其标，用越婢善矣。缓则治其本，用参、术以善后，犹未为当也。）[33] 428

《遯园医案》卷下：傅某之子，才五岁，咳嗽久而不愈。延诊时，见其喘急，目突泪流，莫名其苦，舌苔白而薄，脉浮数。时值夏至，诸医但以通套疏散药与之，无一应者。余曰：此症必用麻黄方效，不可拘泥时禁。即疏越婢加半夏汤。其父犹豫之，余引《金匮》"咳而上气，此为肺胀"详细告之，因取药少少进服，不一杯而疾如失。可见经方之通神，匪夷所思矣。[35] 74

4. 风寒痰饮

《丛桂草堂医草》卷一：乙巳二月，季姓妇，咳喘倚息不得卧，恶寒发热，头疼身痛，胸闷不舒，心痛彻背，脉沉而滑，舌苔白腻。此风寒痰饮内外搏结，肺气不得下降而成肺胀也。乃用小青龙汤合瓜蒌薤白汤，麻黄、细辛、各四分。干姜、五味子各五分。瓜蒌、薤白各三钱，甘草五分。余药各一钱五分，服后得汗，而寒热喘息俱平，惟身痛咳嗽未已。易方，以桂枝汤和营卫，加干姜、五味子各五分。细辛三分以治咳，一剂效，因贫不复延诊，遂渐愈。[36] 24

《全国名医验案类编·四时六淫病案》：寒淫病案，风寒夹痰饮案（内科）。

病者：季姓妇，年约三旬，住本镇。

病名：风寒夹痰饮。

原因：乙巳二月，外感风寒，内蓄痰饮，抟结于中，不得下降，致成斯疾。

证候：咳喘，倚息不得卧，恶寒发热，头疼身痛，胸闷不舒，心痛彻背。

诊断：脉沉而滑，舌苔白腻。此风寒痰饮，内外抟结，肺气不得下降而成肺胀也。

疗法：用小青龙汤以驱风寒，合瓜蒌薤白汤以蠲痰饮。

处方：麻黄四分、桂枝四分、淡干姜五分、北细辛四分、生白芍钱半、五味子五分、甘草五分、瓜蒌仁三钱（杵）、干薤白三钱（白酒洗捣）、姜半夏三钱。

次诊：服后得汗，而寒热喘息俱平，惟身痛咳嗽未已。易方以桂枝汤和营卫，加干姜、五味子各五分，细辛三分以治咳。

效果：一剂效，二剂更瘥，因贫不复延诊，遂渐愈。

廉按：小青龙汤为治风寒外搏痰饮内动之主方，临证善为加减，莫不随手而愈。况合瓜蒌、薤白辛滑涤痰，当然奏效更速。接方桂枝汤加味，修园治身痛咳嗽。凡夹痰饮者，辄用五味、姜、辛，为神应妙法。故仲景伤寒论、金匮要略两书，不可不悉心研究也。[37] 86

附录一　文献辑录

《重订通俗伤寒论·证治各论》：伤寒夹证……夹胀伤寒（一名伤寒夹肿胀，又名肿胀兼伤寒）……气裹痰胀，即肺胀，一名喘胀。胸中痞满，气喘咳逆，目突如脱，鼻塞涕出，甚则肠鸣濯濯，满腹胀痛，飧泄不

化，舌苔白滑而腻。[3] 373

《内经知要》卷下：肺，手太阴也，是动则病，肺胀满膨膨而喘咳（动者，变也，变常而病也。肺脉起中焦，循胃上膈属肺，故病如此），缺盆中痛，甚则交两手而瞀，此谓臂厥（缺盆近肺，肺病则痛。瞀，麻木也。肺脉出腋下行肘臂，故臂厥）。[4] 77

《黄帝内经灵枢集注》卷二：夫是动者，病因于外；所生者，病因于内。凡病有因于外者，有因于内者，有因于外而及于内者，有因于内而及于外者，有外内之兼病者。[5] 87

《丁甘仁医案》卷五：肺胀者，虚满喘咳。肺为至高之脏，位主上焦，职司清肃。寒客于肺，肺气壅塞，清肃之令，不得下行。先哲云：喘咳之为病，在肺为实，在肾为虚，此肺金之实喘也。宜温肺散寒，射干麻黄汤加减，如寒包热者，麻杏石甘汤治之。[6] 120

《订正仲景全书金匮要略注》卷二：咳而上气，此为肺胀，其证肩息而喘，目突如脱之状……邪入于肺则气壅，气壅则欲不喘不可得，惟喘极，故目如脱，所以肺胀与喘之至也……今治肺胀，则麻黄散表邪，石膏清内热，甘草、大枣养正缓邪，半夏、生姜散逆下气也。[8] 194

《金匮悬解》卷十五：肺胀，咳而上气，烦躁而喘，脉浮者，此心下有水，阻隔金火降路，气阻而发喘咳，肺热而生烦躁也。[9] 965

《伤寒寻源·烦躁》：又有因水气而烦躁者，《金匮》云：肺胀咳而上气，烦躁而喘，脉浮者，心下有水，小青龙加石膏汤主之。盖心下有水，上射及肺，肺为之胀，故烦躁而喘，乃立此泄肺行水之法。然此病不独风寒之从外入者，足以与内饮相合，即湿热之在里者，或因热甚而恣啖生冷，或湿邪未解，误投寒凉，皆能停饮于胸膈之间，寒饮怫郁其邪，外不能达表，内不能传胃，故烦躁转甚，必先消其水气，则邪得有出路，而烦躁自能渐除，又治法之变也。[10] 71

《张氏医通》卷四：咳而上气，此为肺胀，其人喘，目如脱状，脉浮大者，越婢加半夏汤主之。肺胀咳而上气，烦躁而喘，脉浮者，心下有水气，小青龙加石膏汤主之。按：二方分治肺胀，皆以其脉浮，当从汗解之例。越婢方中有石膏无半夏，小青龙方中有半夏无石膏。观二方所加之意，全重在半夏、石膏二味协力建功。石膏清热，藉辛温亦能豁痰；半夏豁痰，藉辛凉亦能清热也。观麦门冬汤方中，下气止逆，全藉半夏入生津药中，此二方又藉半夏入清热药中，仲景加减成方，无非生心化裁，后学所当神往矣。[11] 80

《金匮要略广注》卷中：上气，喘而躁者，属肺胀，欲作风水，发汗则愈……合《内经》观之，肾病水气上逆，因致肺胀，以肺为母，肾为子，因子病而害及于母，所以喘出于肺，躁出于肾也。发汗则愈者，肺合皮毛，汗出则风水之邪从皮毛中泄去，肺胀自消矣。肺胀，咳而上气，烦躁而喘，脉浮者，心下有水，小青龙加石膏汤主之。心下有水，则水寒射肺，故致肺胀，而有喘咳烦躁之证，水病脉宜沉，而反浮者，水气泛溢上壅，又心肺居上焦，其脉原属浮也。[12] 63

《金匮玉函经二注》卷七：同一上气也，此则作喘而不肩息者，正以皮毛乃肺之合，为邪所蔽，遂令肺气不得外达，故寒伤营者，亦作喘也。彼燥，阴也，上气何以复燥？肺气既塞，遂令下流不化，水既不化，又令木气不疏，此皆以母病而兼及于子也。一发其汗，则塞者得以外通矣，逆者得以下达矣。故曰愈也。[13] 118

《金匮要略心典》卷上：上气面浮肿，肩息，气但升而不降矣。脉复浮大，则阳有上越之机，脉偏盛者，偏绝也。又加下利，是阴复从下脱矣，阴阳离决，故当不治。肩息，息摇肩也。上气喘而躁者，水性润下，风性上行，水为风激，气凑于肺，所谓激而行之，可使在山者也。故曰欲作风水。发汗令风去，则水复其润下之性矣，故愈。[7] 56

《不居集》卷十五：肺胀者，肺统周身之气，因虚不能宣布于外，而反逆归本经，诸窍闭塞不通而发胀，则中府、云门两胁间之经络，皆不能利，所以气高而似喘，实非喘症。[14] 344

《诸病源候论》卷十三：上气鸣息候……肺主于气，邪乘于肺则肺胀，胀则肺管不利，不利则气道涩，故气上喘逆，鸣息不通。[15] 69

《诸病源候论》卷十四：咳逆短气候……肺虚为微寒所伤则咳嗽，嗽则气还于肺间则肺胀，肺胀则气逆。而肺本虚，气为不足，复为邪所乘，壅否不能宣畅，故咳逆短气也。[15] 76

《症因脉治》卷二：【肺胀之症】喘不得卧，短息倚肩，抬身撷肚，肩背皆痛，痛引缺盆，此肺胀之症也。【肺胀之因】内有郁结，先伤肺气，外复感邪，肺气不得发泄，则肺胀作矣。【肺胀之脉】寸口独大，或见浮数，或见浮紧；浮数伤热，浮紧伤寒；寸实肺壅，浮扎气脱；和缓易治，代散则绝。【肺胀之治】脉实壅盛者，葶苈泻肺汤；肺受热邪，加味泻白散；肺受寒邪，小青龙汤加石膏、家秘立加味泻白散、前胡汤、《三因》神秘汤，随症加减治之。[16] 271

《方症会要》卷一：又有肺胀嗽者，动则喘气急息重是也，肺因火伤，遂郁遏胀满，治主收敛用诃子为君，佐以香附海粉青黛杏仁之类。[17] 126

《脉症治方》卷二：火咳者，因火盛上炎烁肺金，遂成郁满，甚则咳嗽无痰。或吐血痨劳者，由好色肾虚，则子能令母虚，气血俱虚，阴虚则生火，肺金耗散，而津液气血皆化为痰矣。痰者方碍清气升降，滞气不行，遂成咳嗽。肺胀者，肺气因火伤极，遂成郁遏，胀满，或左右不得眠者。有伤暑亦令人嗽，其症烦热引饮口燥，或吐沫，声嘶咯血。伤湿咳者，骨节烦疼，四肢重，着洒淅寒热。大抵风寒为病，主乎肺。盖肺主皮毛而司于外，伤之则腠理不疏，风寒内郁于肺，清萧之气不利，而生痰动嗽。又寒入胃，从脾脉上至于肺，则肺寒，肺寒则内外合邪壅而为咳。学者必求其本而治之，无不效也。[18] 96

《丹溪心法》卷二：咳嗽有风寒、痰饮、火、劳嗽、肺胀……上半日多嗽者，此属胃中有火，用贝母、石膏降胃火；午后嗽多者，属阴虚，必用四物汤加炒柏、知母降火；黄昏嗽者，是火气浮于肺，不宜用凉药，宜五味子、五倍子敛而降之；五更嗽多者，此胃中有食积，至此时，火气流入肺，以知母、地骨皮降肺火；肺胀而嗽，或左或右，不得眠，此痰挟瘀血，碍气而病，宜养血以流动乎气，降火疏肝以清痰，四物汤加桃仁、诃子、青皮、竹沥、姜汁之类……有嗽而肺胀壅遏不得眠者，难治。[19] 72, 73

《明医指掌》卷三：肺胀嗽者，或左或右，不得眠，动则喘急息重，此痰挟瘀血。[20] 74

《医学入门》卷四：肺胀满，即痰与瘀血碍气，所以动则喘急，或左或右，眠一边不得者，四物汤加桃仁、诃子、青皮、竹沥、姜汁。凡咳至肺胀及咽疮失音者，必死。[21] 409

《脉经》卷六：肺胀者，虚而满，喘咳逆倚息，目如脱状，其脉浮。是动则病肺胀满，膨膨而喘咳，缺盆中痛，甚则交两手而瞀，是为臂厥。[22] 94

《证治汇补》卷五：肺胀者，动则喘满，气急息重，或左或右，不得眠者也。如痰挟瘀血碍气，宜养血以流动乎气，降火以清利其痰，用四物汤加桃仁、枳壳、陈皮、瓜蒌、竹沥。又风寒郁于肺中，不得发越，喘嗽胀闷者，宜发汗以祛邪，利肺以顺气，用麻黄越婢加半夏汤。有停水不化，肺气不得下降者，其症水入即吐，宜四苓散加葶苈、桔梗、桑皮、石膏；有肾虚水枯，肺金不敢下降而胀者，其症干咳烦冤，宜六味丸加麦冬、五味。又有气散而胀者，宜补肺；气逆而胀者，宜降气，当参虚实而施治。若肺胀壅遏，不得眠卧，喘急鼻煽者，难治。[23] 235

《重订通俗伤寒论·伤寒诊法》：胸前高起，按之气喘者，则为肺胀；膈间突起，按之实硬者，即是龟胸。[3] 108

《外台秘要》卷三十八：石发热嗽冲头面兼口干方六首……又疗肺胀气急，呀嗽喘粗，眠卧不得，极重恐气即绝，紫菀汤。[24] 1059

《济阳纲目》卷二十八：治咳嗽肺胀方　一方，治肺胀而嗽，动喘满，气急身重，法主收敛。诃黎丸，治肺胀喘满，气急身重，及劳嗽，干咳无痰等证……加味四物汤，治肺胀而嗽，或左或右不得眠。此痰挟瘀血碍气而病。[25] 642

《杂病源流犀烛》卷一：肺胀……肺家气分病也。仲景曰：咳而上气烦躁者，为肺胀，欲作风水，发汗自愈。又曰：咳而上气，此为肺胀，其人喘，目如脱状，脉浮大者，越婢加半夏汤主之。又曰：肺胀咳而上气，烦躁而喘，脉浮者心下有水气，小青龙汤加石膏主之。丹溪曰：肺胀而嗽，或左或右，不得眠，此痰挟瘀血碍气而病，宜养血以流动乎气，降火疏肝以清痰，四物汤加桃仁、诃子、青皮，竹沥之类。据二家说，可知肺胀本为肺经气分之病，故宜以收敛为主（宜诃子青黛丸、清化丸）。[26] 17

《杂病治例·咳嗽》：风、寒、火、劳、痰、肺胀、湿、五脏咳，看痰例分六气治为要。肺胀者，诃子、青黛、杏仁，久咳自汗宜用之。[27] 62, 63

《医宗必读》卷九：肺胀嗽而上气，鼻扇抬肩，脉浮大者，越婢加半夏汤主之。无外邪而内虚之肺胀，宜诃子、海石、香附、瓜蒌仁、青黛、半夏、杏仁、姜汁为末，蜜调噙之。肺胀躁喘，脉浮，心下有水，小青龙汤加石膏汤。肺胀而左右不得眠，此痰夹瘀血，碍气而病。[28] 532

《备急千金要方》卷十七：灸法……肺胀气抢胁下热痛，灸阴都，随年壮，穴在挟胃脘两边相去一寸，胃脘在心下三寸。肺胀胁满，呕吐上气等病，灸大椎并两乳上第三肋间各七壮。[29] 306

《千金翼方》卷二十七：肺病第七……肺胀气抢胁下热痛，灸侠胃管两边相去一寸，名阴都，随年壮。肺胀胁满，呕吐上气等，灸大椎并两乳上第三肋间各三壮。[30] 329

《医述》卷十二：肺胀者，动则喘满，气急息重，左右不得眠者是也。又肺胀壅遏不得卧，喘急鼻煽者难治。[31] 799

附录二 常用方药

小青龙加石膏汤：麻黄、芍药、桂枝、细辛、甘草、干姜各三两，五味子、半夏各半升，石膏二两。上九味，以水一斗，先煮麻黄，去上沫，纳诸药，煮取三升。强人服一升，羸者减之，小儿服四合。（《金匮要略方论·肺痿肺痈咳嗽上气病脉证治》）[2] 29

六味丸：熟地黄八钱，山萸肉、山药各四钱，泽泻、茯苓、牡丹皮（去皮）各三钱。（《证治汇补》卷五）[23] 235

四物汤：当归，川芎，白芍，熟地黄。（《丹溪心法》卷三）[19] 72

加味四物汤：当归，川芎，芍药，地黄，陈皮，甘草，桃仁，红花。（《济阳纲目》卷二十八）[25] 642

四苓散：白术，茯苓，泽泻，猪苓。（《证治汇补》卷五）[23] 235

诃黎丸：诃子皮，海石，瓜蒌仁，青黛，杏仁，贝母，香附。（《济阳纲目》卷二十八）[25] 642

诃子青黛丸：诃子，青黛，杏仁，海粉，香附，瓜蒌仁，半夏曲。（《杂病源流犀烛》卷一）[26] 18

射干麻黄汤：射干，紫菀，款冬花，麻黄，生姜，半夏，细辛，五味子，大枣。（《丁甘仁医案》卷五）[6] 120

越婢加半夏汤：麻黄，石膏，生姜，大枣，甘草，半夏。（《医宗必读》卷九）[28] 532

紫菀汤：紫菀，天冬，桔梗，炙甘草，杏仁，桑白皮，淡竹茹。（《外台秘要》卷三十八）[24] 1059

清化丸：贝母，杏仁，青黛。（《杂病源流犀烛》卷一）[26] 18

麻杏石甘汤：麻黄（四两，去节），杏仁（五十个，去皮尖），甘草（二两，炙），石膏（半斤，碎，绵裹）。上四味，以水七升，煮麻黄，减二升，去上沫，内诸药，煮取二升，去滓，温服一升。（《丁甘仁医案》卷五）[6] 120

参 考 文 献

[1] 佚名. 黄帝内经灵枢 [M]. 北京：人民卫生出版社，2015.
[2] [汉] 张仲景. 金匮要略方论 [M]. 北京：人民卫生出版社，2012.
[3] [清] 俞根初. 重订通俗伤寒论 [M]. 北京：中国中医药出版社，2011.
[4] [明] 李中梓. 内经知要 [M]. 胡晓峰，整理. 北京：人民卫生出版社，2007.
[5] [清] 张隐庵. 黄帝内经灵枢集注 [M]. 矫正强，王玉兴，王洪武，校注. 北京：中医古籍出版社，2012.
[6] 丁甘仁. 丁甘仁医案 [M]. 苏礼，王怡，谢晓丽，整理. 北京：人民卫生出版社，2007.
[7] [清] 尤怡. 金匮要略心典 [M]. 李占永，岳雪莲，点校. 北京：中国中医药出版社，2009.
[8] [清] 吴谦. 订正仲景全书金匮要略注 [M] //医宗金鉴. 沈阳：辽宁科学技术出版社，1997.
[9] [清] 黄元御. 金匮悬解 [M] //黄元御医书全集：中. 北京：中医古籍出版社，2016.

[10]［清］吕震名. 伤寒寻源［M］. 王琳，姜枫，叶磊，校注. 北京：中国中医药出版社，2015.

[11]［清］张璐. 张氏医通［M］. 李静芳，建一，校注. 北京：中国中医药出版社，1995.

[12]［清］李彣. 金匮要略广注［M］. 杜晓玲，校注. 北京：中国中医药出版社，2007.

[13]［明］赵以德. 金匮玉函经二注［M］.［清］周扬俊，补注；周衡，王旭东，点校. 北京：人民卫生出版社，1990.

[14]［清］吴澄. 不居集［M］. 何传毅，祝新年，陈加玉，点校. 北京：人民卫生出版社，1998.

[15]［隋］巢元方. 诸病源候论［M］. 鲁兆麟，主校. 沈阳：辽宁科学技术出版社，1997.

[16]［明］秦景明. 症因脉治［M］. 孙玉信，朱平生，主校. 上海：第二军医大学出版社，2008.

[17]［清］佚名. 方症会要［M］. 北京：中医古籍出版社，1985.

[18]［明］吴正伦. 脉症治方［M］. 李董男，校注. 北京：人民卫生出版社，2018.

[19]［元］朱丹溪. 丹溪心法［M］. 田思胜，校注. 北京：中国中医药出版社，2008.

[20]［明］皇甫中. 明医指掌［M］. 北京：中国中医药出版社，2006.

[21]［明］李梴. 医学入门［M］. 何永，韩文霞，校注. 北京：中国医药科技出版社，2011.

[22［晋］王叔和. 脉经［M］. 北京：人民卫生出版社，2007.

[23]［清］李用粹. 证治汇补［M］. 竹剑平，江临圳，王英，整理. 北京：人民卫生出版社，2006.

[24]［唐］王焘. 外台秘要［M］. 北京：人民卫生出版社，1955.

[25]［明］武之望. 济阳纲目［M］. 北京：中国中医药出版社，1996.

[26]［清］沈金鳌. 杂病源流犀烛［M］. 李占水，李晓琳，校注. 北京：中国中医药出版社，1994.

[27]［明］刘纯. 杂病治例［M］. 北京：中医古籍出版社，2013.

[28]［明］李中梓. 医宗必读［M］. 邹高祁，点校. 北京：人民卫生出版社，1994.

[29]［唐］孙思邈. 备急千金要方［M］. 北京：人民卫生出版社，1982.

[30]［唐］孙思邈. 千金翼方［M］. 王勤俭，周艳艳，主校. 北京：人民卫生出版社，2008.

[31]［清］程杏轩. 医述［M］. 李明回，王乐匋，校注. 合肥：安徽科学技术出版社，1981.

[32]［明］孙一奎. 赤水玄珠［M］. 叶川，建一，许峰，校注. 北京：中国中医药出版社，1996.

[33]［清］魏之琇. 续名医类案［M］. 黄汉儒，蒙木荣，廖崇文，点校. 北京：人民卫生出版社，1997.

[34]［清］陈莲舫. 陈莲舫医案集［M］. 肖梅华，点校. 福建：福建科学技术出版社，2008.

[35] 萧伯章. 遯园医案［M］. 伍悦，点校. 北京：学苑出版社，2012.

[36]［清］袁焯. 丛桂草堂医草［M］. 云歌，点校. 北京：学苑出版社，2013.

[37] 何廉臣. 全国名医验案类编［M］. 上海：上海科学技术出版社，1922.

（徐变玲　王梦婷　吴明明）

第十六章 肺 痈

肺痈属内痈之一，即肺内生成痈肿脓疡的一种疾病。主要由于风邪热毒蕴结肺中所致。临床上以发热、咳嗽、胸痛、吐腥臭脓痰，甚至咳吐脓血为主症。病变可分为表证期、酿脓期、溃疡期三个阶段。东汉张仲景《金匮要略》一书最早提出了肺痈的概念，并列有专篇进行论述。

经典原文

《素问·大奇论》："肺之雍，喘而两胠满。"[1]305

《金匮要略·肺痿肺痈咳嗽上气病脉证并治》："若口中辟辟燥，咳即胸中隐隐痛，脉反滑数，此为肺痈，咳唾脓血。脉数虚者为肺痿，数实者为肺痈。"[2]111

《金匮要略·肺痿肺痈咳嗽上气病脉证并治》："问曰：病咳逆，脉之何以知此为肺痈？当有脓血，吐之则死，其脉何类？师曰：寸口脉微而数，微则为风，数则为热；微则汗出，数则恶寒。风中于卫，呼气不入；热过于荣，吸而不出。风伤皮毛，热伤血脉。风舍于肺，其人则咳，口干喘满，咽燥不渴，时唾浊沫，时时振寒。热之所过，血为之凝滞，畜结痈脓，吐如米粥。始萌可救，脓成则死。"[2]116

《金匮要略·肺痿肺痈咳嗽上气病脉证并治》："肺痈，喘不得卧，葶苈大枣泻肺汤主之。葶苈大枣泻肺汤方：葶苈（熬令黄色，捣丸如弹丸大）、大枣十二枚。上先以水三升，煮枣取二升，去枣，内葶苈，煮取一升，顿服。"[2]117

《金匮要略·肺痿肺痈咳嗽上气病脉证并治》："肺痈胸满胀，一身面目浮肿，鼻塞清涕出，不闻香臭酸辛，咳逆上气，喘鸣迫塞，葶苈大枣泻肺汤主之。"[2]117

《金匮要略·肺痿肺痈咳嗽上气病脉证并治》："咳而胸满，振寒脉数，咽干不渴，时出浊唾腥臭，久久吐脓如米粥者，为肺痈，桔梗汤主之。桔梗汤方：桔梗一两、甘草二两。上二味，以水三升，煮取一升，分温再服，则吐脓血也。"[2]118

钩玄提要

1. 病名

"肺痈"病名始载于张仲景《金匮要略·肺痿肺痈咳嗽上气病脉证并治》："若口中辟辟燥，咳即胸中隐隐痛，脉反滑数，此为肺痈，咳唾脓血。"

2. 病因病机

（1）外邪侵犯。《金匮要略·肺痿肺痈咳嗽上气病脉证并治》指出："风中于卫""风伤皮毛"。徐忠可指出外邪侵犯是肺痈初期发病的重要原因，如其在《金匮要略论注》有言："此言肺痈之始终全由客邪。"徐氏还指出肺痈是由外而内、从轻到重不断发展的："其邪之从外而内，从微而极，则亦有渐也。"[3] 104 李彣亦认为肺痈是有外感之病因，并非仅为内伤，如其在《金匮要略广注》所载："此肺痈一症，不独内伤，而亦有受外感者也。"[4] 61

（2）风热蕴结，血凝不通。肺痈成痈期多因风热邪毒留滞于肺，如仲景所言"热过于荣""风舍于肺"；溃脓期是热毒炽盛，血液凝滞而败，热盛肉腐，蓄积痈脓，如仲景所言"热之所过，血为之凝滞，蓄结痈脓"。尤在泾《金匮要略心典》指出："此原肺痈之由，为风热畜结不解也"；又云："热畜不解，血凝不通，而痈脓成。"[5] 56 沈明宗认为邪热入内，浸淫营血，凝滞成痈则吐脓，如其在《金匮要略编注》记载："风伤皮毛，浸淫营血，为热伤血脉，即伤肺之血脉"；"热之所过于营，凝滞为痈。"[6] 卷七·五

3. 症状与诊断

关于诊断，《内经》载有"喘而两胠满"的症状。仲景对于肺痈之症状有更明确论述，如"口中辟辟燥""咳即胸中隐隐痛""咳唾脓血"；对其脉象亦有明确记载，如"脉反滑数""数实者为肺痈"。仲景认为："此为肺痈。"李彣在其《金匮要略广注》中有言："辟辟者，燥咳唾脓血之声，胸中为肺之部分，隐隐痛者，以热腐脓血，气与火相搏而痛也，脉数且滑者，脓血内溃也，此肺痈之症也。"[4] 60

仲景对于肺痈在不同阶段的脉症亦论述详尽，有利于诊断。如肺痈初期，其病因为外感风邪热毒，其脉象为"寸口脉微而数"。如喻昌《医门法律·肺痈肺痿门》记载："微数者，初起之因也。"[7] 305 到肺痈中期，邪热壅遏于肺，气机不利，津液不布，加受热灼，聚而成痰，故仲景描述为："风舍于肺，其人则咳，口干喘满，咽燥不渴，多唾浊沫，时时振寒。"至肺痈后期，仲景指出："热之所过，血为之凝滞，畜结痈脓，吐如米粥。"此因热壅血瘀，血败肉腐，痈成脓溃，故而咳唾如米粥样之腥臭脓血痰。曹颖甫《金匮发微》记载："惟其热郁肺脏，肺中血络凝阻，若疮疡然，其始以血络不通而痛。痛之不已，遂至蒸化成脓，吐如米粥，则内痈已成。"[8] 92

与肺痿之鉴别。肺痿是因肺气痿弱不振所致，以多唾浊沫、短气为主症，有虚热与虚寒之分。仲景在《金匮要略》中对二病之病因病机、脉症论述详尽，肺痿有"浊唾涎沫"；肺痈有"胸中隐隐痛""咳唾脓血"等症状。更是直接将二者之脉象进行对比："脉数虚者为肺痿，数实者为肺痈。"

后世注家对此多有论述。《金匮要略论注》记载："此言肺痿、肺痈，一出于热，但肺痿者，气痿而不振，乃无形之气病，其成以渐，与肺痈之邪入血分，致有形血脉壅而不通，其源由风者不同也。"[3] 102 喻昌《医门法律·肺痈肺痿门》云："其人咳，口中反有浊唾涎沫，倾之遍地者，为肺痿，言咳而口中不干燥也。若咳而口中辟辟燥，则是肺已结痈……"[7] 305 尤在泾《金匮要略心典》有言："其人咳，咽燥不渴，多唾浊沫，则肺痿、肺痈二证多同，惟胸中痛，脉滑数，唾脓血，则肺痈所独也。比而论之，痿者萎也，如草木之萎而不荣，为津烁而肺焦也；痈者壅也，如土之壅而不通，为热聚而肺溃也。故其脉有虚实不同，而其数则一也。"[5] 55 黄元御《金匮悬解》记载："肺痿因于燥热，故数虚而无脓，肺痈因于湿热，故数实而有脓也。"[9] 455 曹颖甫在其《金匮发微》中亦有言："要知肺痿之与肺痈，皆出于热，不过为虚实之辨，故脉数相似，浮而虚者为痿，滑而实者为痈也。"[8] 91

4. 治法方药

肺痈之治法，依据其发病阶段有宣肺解表、清肺化痰、祛瘀排脓。张仲景在《金匮要略·肺

痿肺痈咳嗽上气病脉证并治》中记载了葶苈大枣泻肺汤和桔梗汤两方治疗肺痈。

对于肺痈之脓成之前，应泻肺开闭，逐痰下气。有葶苈大枣泻肺汤，以治肺痈邪实肺气壅滞证。仲景云："肺痈，喘不得卧，葶苈大枣泻肺汤主之。"又云："肺痈胸满胀，一身面目浮肿，鼻塞清涕出，不闻香臭酸辛，咳逆上气，喘鸣迫塞，葶苈大枣泻肺汤主之。"

后世注家对此论述颇多。沈明宗认为，此方重在治标，急泻肺中壅滞。如其在《金匮要略编注》所载："此治标之方也，风中于卫，血气壅逆，呼气不入，则喘不得卧，因循日久，必致肺叶腐败，吐脓而死，故用葶苈急泻肺实之壅，俾气血得利，不致腐溃吐脓；且以大枣先固脾胃之元，其方虽峻，不妨用之耳。"[6]卷七·六尤在泾指出，该方苦寒之葶苈子，能泻肺中气闭，以解肺气被迫之势，配以大枣以和药力。如其在《金匮要略心典》记载："肺痈喘不得卧，肺气被迫，亦已甚矣，故须峻药顿服，以逐其邪。葶苈苦寒，入肺泄气闭，加大枣甘温以和药力，亦犹皂荚丸之饮以枣膏也。"[5]60吴谦认为肺中壅邪甚急，须治以峻泻之法，故施以此方，稍缓则不利。如《医宗金鉴》记载："肺痈者，谓口中辟辟干燥，胸中隐隐作痛，脉数实也，而更加喘不得卧，是邪壅肺甚急，故以葶苈大枣泻肺汤，大苦大寒，峻泻肺邪，恐稍迁延，脓成则死矣。"[10]192喻昌认为，在血结而脓未成之际，因势利导，急以泻法则成。如其在《医门法律·肺痈肺痿门》记载："此治肺痈吃紧之方也。肺中生痈，不泻其肺，更欲何待？然日久痈脓已成，泻之无益，日久肺气已索，泻之转伤。惟血结而脓未成，当亟以泻肺之法夺之，亦必其人表证尽于里，因势利导，乃可为功。"[7]308陆渊雷认为该方为祛除稀痰之方。如其在《金匮要略今释》所述："此治呼吸器病痰多喘盛之方，须阳证实证，乃可用之，其效用为祛痰，与皂荚丸相似，皂荚丸主黏痰，此则主稀痰。"[11]130曹颖甫认为，肺痈未成脓之证与支饮不得息证一致，皆可以此方主之。《金匮发微》记载："痈脓未成，但见胀满，故气机内闭而不顺，此证与支饮不得息者，同为肺满气闭，故宜葶苈大枣泻肺汤直破肺脏之郁结。"[8]97李彣认为，此乃肺气不利引起，胀满且喘不得卧，以方中葶苈子泻肺气，大枣缓图。如《金匮要略广注》有言："肺痈气逆则喘，喘自不得卧，葶苈泻肺，大枣甘以缓之，甘以泻之也。"[4]62又云："肺在胸中，痈则胸为胀满。一身面目浮肿者，肺主气、合皮毛，火升气逆也。鼻塞涕出，不闻香臭酸辛者，肺开窍于鼻，肺气壅塞也。咳逆上气、喘鸣迫塞，总属肺气不利所致。"[4]63

对于肺痈之脓成之后，应排脓解毒，用桔梗汤以治肺痈血腐脓溃证。仲景有言："咳而胸满，振寒脉数，咽干不渴，时出浊唾腥臭，久久吐脓如米粥者，为肺痈，桔梗汤主之。"

后世注家对此有较多论述。徐忠可认为，桔梗汤是治肺痈已成之方，桔梗下结热而提肺气，甘草清热解毒。如其在《金匮要略论注》记载："此乃肺痈已成，所谓热过于荣，吸而不出，邪热结于肺之荣分，故以苦梗下其结热，开提肺气，生甘草以清热解毒，此亦开痹之法，故又注曰：再服则吐脓血也。"[3]110尤在泾认为该方桔梗苦以开壅，甘草解毒，此非峻剂，但合毒溃之时所用。如其在《金匮要略心典》所载："此病为风热所壅，故以苦梗开之；热聚则成毒，故以甘草解之。而甘倍于苦，其力似乎太缓，意者痈脓已成，正伤毒溃之时，有非峻剂所可排击者，故药不嫌轻耳。"[5]60吴谦认为肺痈溃脓后属虚邪，可施以桔梗汤解肺毒排痈脓。如其在《医宗金鉴》记载："咳而胸满，振寒脉数，咽干不渴，时吐浊唾腥臭，久久吐脓如米粥者，此为肺痈证也。肺痈尚未成脓实邪也，故以葶苈之剂泻之；今已溃后虚邪也，故以桔梗之苦，甘草之甘，解肺毒排痈脓也。此治已成肺痈，轻而不死者之法也。"[10]193喻昌认为此方开提肺气，败血提而出之则愈。如其在《医门法律·肺痈肺痿门》记载："此上提之法也。痈结肺中，乘其新造未固，提而出之，所提之败血，或从唾出，或从便出而可愈，与滋蔓难图，脓成自溃之死证迥殊。脓未成时，多服此种，亦足以杀其毒势，而坚者渐瑕，壅者渐通也。然用药必须有因，此因胸满，振寒不渴，病不在里而在表，用此开提其肺气，适为恰当。如其势已入里，又当引之从胃入肠，此法殊不中用矣。"[7] 308 曹颖甫认为桔梗汤中以桔梗去滋垢，加倍甘草剂量以消毒，脓易出则痈自愈。如《金匮发微》所论："桔梗汤方治，桔梗开泄肺气，兼具滑泽之碱性，以去滋垢，倍甘草以消毒，使脓易吐出，而痈自愈矣。"[8] 97 李彣认为该方中桔梗可升提气血，如同舟楫，可载甘草上行，吐肺痈之脓血则愈。在其《金匮要略广注》记载："肺痈脓成则死，然既有脓血，则又宜吐出，《本草》云：甘草吐肺痈之脓血者，以甘能泻热也。桔梗色白，味苦辛，入肺经，苦以泄之，辛以散之，能升提气血，为舟楫之剂，所以载甘草上升而使之吐也。"[4] 62

5. 预后

关于肺痈预后，张仲景在《金匮要略·肺痿肺痈咳嗽上气病脉证并治》记载："始萌可救，脓成则死。"指出肺痈病开始时治疗较为容易，化脓后治疗较难，甚或死亡。

关于仲景对肺痈预后之论述，后世注家亦多有诠释。徐忠可指出，肺痈因于客邪，由外入内而成。如《金匮要略论注》记载："此言肺痈之之始终全由客邪，较肺痿之因热久咳者其证稍聚，然其邪之从外而内，从微而极，则亦有渐也。……故曰始萌可救，脓成则死。萌者，为初有脓而未甚也。"[3] 105 尤在泾认为脓成未必不治，肺叶腐败则不可治。如其在《金匮要略心典》记载："由是热畜不解，血凝不通，而痈脓成矣。吐如米粥，未必便是死证，至浸淫不已，肺叶腐败，则不可治矣，故曰始萌可救，脓成则死。"[5] 56 李彣认为，人之脏真伤，故而脓成则死，如其在《金匮要略广注》所云："脓成则死，以脏真不可伤也。"[4] 62 曹颖甫认为肺痈始萌乃治疗之关键，如其在《金匮发微》有言："始萌尚有方治，脓溃则万无一生，此肺痈之大略也。"[8] 92 黄元御推理肺痈发生发展过程，认为营血腐败化脓，肺脏溃败，则为死证。如《金匮悬解》记载："盖肺痈之病，因胸膈湿盛，外感风邪，肺气壅遏，湿郁为热，表则寒热兼作，里则瘀浊淫蒸，营血腐烂，化而为脓，久而肺脏溃败，是以死也。"[9] 456 喻昌指出尽早以泻肺之法驱除有形之败浊，则不至于肺叶腐败而不救。如其在《医门法律·肺痈肺痿门》记载："是则有形之败浊，必从泻肺之法而下驱之。若得其毒随驱下移，入胃入腹入肠，再一驱即尽去不留矣。安在始萌不救，听其脓成，而致肺叶腐败耶！"[7] 305 沈明宗指出，肺痈起初急泻其肺则可救，迁延日久则肺叶腐败脓成而死。如其在《金匮要略编注》卷七记载："若始萌急泻其肺，则可图救，迟延至于肺叶腐败，脓成则死。"[6] 卷七·六

传承发展

---

1. 病名

元代齐德之《外科精义·论诊候肺疽肺痿法》将肺痈称作肺疽、肺疮："其肺疮之候，口干喘满，咽燥而渴，甚则四肢微肿，咳唾脓血，或腥臭浊沫，胸中微微隐痛者，肺疽也"；"大凡肺疮，当咳嗽短气，胸满时唾脓血，久久如粳米粥者，难治。"[12] 16

2. 病因病机

《金匮要略·肺痿肺痈咳嗽上气病脉证并治》载述肺痈的发生主要为热邪犯肺，内蕴不散，壅滞肺络，以致血败肉腐而化脓成痈。后世医家在此基础上，对肺痈的病因病机有了进一步的认识与发展。根据仲景对肺痈发病的论述，总结出初期、成痈期、溃脓期、恢复期等不同阶段。

（1）初期。因外邪侵表，内郁于肺，肺失宣降，而致恶寒、发热、咳嗽、胸痛、呼吸不利、咯白色黏痰、舌苔薄黄、脉浮数而滑等症。历代医家对于肺痈之初期多因外邪袭肺所致多有论述。

唐代孙思邈通过脉象推理肺痈之初有受寒而咳嗽的症状，如其在《千金要方》中记载："寸口脉数，趺阳脉紧，寒热相搏，故振寒而咳。"[13]265 隋代巢元方指出肺痈初期多因风寒之邪犯肺所致，如其在《诸病源候论·痈疽病诸候·肺痈候》记载："肺痈者，由风寒伤于肺，其气结聚所成也。"巢氏又指出正虚感邪是肺痈之基本病因，如其云："其气虚者，寒乘虚伤肺，寒搏于血，蕴结成痈。"巢氏还指出在肺痈初期因感受寒邪有轻微咳嗽症状："肺处胸间，初肺伤于寒，则微嗽。"[14]636 清代张璐《张氏医通·肺痈》认为肺痈："盖由感受风寒，未经发越，停留肺中，蕴发为热，或挟湿热痰涎垢腻，蒸淫肺窍，皆能致此。"[15]81 李用粹指出感受风寒外邪是其起因，如其在《证治汇补·胸膈门》记载："因风寒内郁，痰火上凑，邪气结聚，蕴蓄成痈。"[16]235 清代林佩琴指出了风热客肺是肺痈发病之因，如其在《类证治裁·肺痿肺痈》记载："肺痈者，咽干吐脓，因风热客肺，蕴毒成痈……"[17]62 明代医家龚廷贤阐明了风寒侵袭是肺痈之缘由，如其在《寿世保元》记载："夫肺痈者，由寒热之气，内舍于肺，其气结聚之所成也。盖因调理失宜，劳伤血气，风寒得以乘之，寒生热，风亦生热，壅积不散，遂成肺痈。"[18]459

（2）成痈期。邪热蕴肺，血脉瘀阻，瘀热内结成痈为本期之主要病机。热邪内盛，化火成毒，壅遏肺气，瘀阻肺络，故有壮热不退、咳嗽气急、胸胁疼痛、转侧不利等症状。瘀热内结成痈，故咳吐腥臭脓痰。热毒扰心，则烦躁不安。热邪耗津，致口燥咽干。舌红，苔黄腻，脉滑数或洪数，均为热势亢盛之表现。

历代医家对肺痈瘀热内结成痈之病机论述颇多。隋代巢元方认为，热聚不消，血腐败则成脓，如其在《诸病源候论·痈疽病诸候·肺痈候》记载："热又加之，积热不散，血败为脓。"[14]636 明代陈实功从五行相生相克做了论述，如其在《外科正宗·肺痈论》所言："夫肺痈者，金受火刑之症也。"[19]57 喻昌认为，肺痈是因肺受火热之邪，血凝痰裹而成，如其在《医门法律·肺痿肺痈门》记载："肺痈由五脏蕴崇之火，与胃中停蓄之热，上乘乎肺，肺受火热熏灼，即血为之凝，血凝即痰为之裹，遂成小痈。"[7]304 清代林佩琴认为，肺痈是因邪热熏蒸于肺，导致咳腥臭痰、胸痛等，如《类证治裁·肺痿肺痈》指出："肺痈由热蒸肺窍，至咳吐臭痰，胸胁刺痛，呼吸不利。"[17]63 清代沈金鳌也指出是肺热致病，吐痰腥臭，甚至带脓，如《杂病源流犀烛·肺病源流》云："肺热极而成病也。其症痰中腥臭，或带脓也。"[20]17

（3）溃脓期。热壅血瘀，血败肉腐，化为痈脓。在此阶段，痈肿内溃，故而排出大量腥臭脓痰。肺中蓄脓，肺气不利，肺脉瘀阻，故致胸中烦满而痛。热毒内蕴而身热面赤。热耗阴津而口渴喜饮。

对肺痈溃脓期病机之论述，孙思邈指出肺痈溃脓期有咳唾脓血之表现，且脉象但数不紧为脓成之表现，如《千金要方》记载："假令脓在胸中者，为肺痈，其脉数，咳唾有脓血。设脓未成，其脉自紧数，紧去但数，脓为已成也。"[13]265

（4）恢复期。该期主要病机是正虚邪恋，阴伤气耗。因大量腥臭脓痰排出，邪毒渐去，故而发热、咳嗽、咯痰、胸痛等症状逐渐缓解。但由于邪正相争日久，阴津为热邪所耗伤，邪热未尽而气阴已亏，故有口燥咽干、短气、心烦、自汗盗汗等表现。

3. 症状与诊断

《金匮要略·肺痿肺痈咳嗽上气病脉证并治》对于肺痈的症状有比较详细的记载，后世医家在此基础上，对肺痈的症状作了更加全面的论述。

巢元方《诸病源候论》记载："肺痈之状，其人咳，胸内满，隐隐痛而战寒。诊其肺部脉紧，为肺痈。"[14] 636 元代齐德之在其所著《外科精义·论诊候肺疽肺痈法》中将肺痈称为肺疮，并阐述其症状为："其肺疮之候，口干喘满，咽燥而渴，甚则四肢微肿，咳唾脓血，或腥臭浊沫。"[12] 16 张璐在其《张氏医通》有言："凡咳嗽吐臭稠痰，胸中隐痛，鼻息不闻香臭，项强不能转侧，咳则遗尿，自汗喘急，呼吸不利，饮食减少，脉数盛而芤，恶风毛耸，便是肺痈之候。"[15] 81 李用粹《证治汇补·胸膈门》指出："久咳不已，浊吐腥臭，咳则胸中隐隐痛，口中辟辟燥，脉实滑数，大小便涩数，振寒吐沫，右胁拒按，为肺痈之病。"[16] 235 沈金鳌《杂病源流犀烛·肺病源流》记载肺痈："其症痰中腥臭，或带脓也。"[20] 17 清代林佩琴《类证治裁·肺痿肺痈》记载肺痈有"咳吐臭痰，胸胁刺痛，呼吸不利"等症状表现。[17] 63 明代龚廷贤《寿世保元·肺痈》记载了用口嚼生黄豆验口味的肺痈辅助诊断方法："肺痈，吐脓腥臭，用黄豆予患者口嚼，不觉豆之气味，是肺痈也。"[18] 460 清代潘楫《医灯续焰·肺痈脉证》记载通过验痰诊断肺痈之法："凡人觉胸中隐隐痛，咳嗽有臭痰，吐在水内，沉者是痈脓，浮者是痰。"[21] 232

肺痿与肺痈皆有咳嗽咯痰等症状，故在临床中要注意肺痿与肺痈之鉴别。肺痿是以肺胀痿弱为主要病变的慢性衰弱疾病。起病缓，病程长，形体虚，多继发于其他疾病。肺痿有虚寒和虚热之分，并以虚热者多见。吐浊唾涎沫乃其重要症状之一。《医灯续焰·肺痈脉证》从虚实角度以作鉴别："亡津液而虚为肺痿，热迫结聚为肺痈。"[21] 227 清代李用粹《证治汇补·胸膈门》记载："久嗽肺虚，寒热往来，皮毛枯燥，声音不清，或嗽血线，口中有浊唾涎沫，脉数而虚，为肺痿之病。"[16] 235 林佩琴《类证治裁》从二病之病机与治法上进行了鉴别："肺痿伤在无形之气，气伤者调其元。肺痈毒结有形之血，血结者排其毒。"[17] 62 肺痿是阴虚有热，枯萎不荣；肺痈是热聚肺溃，壅塞不通；肺痿脉数而虚，肺痈脉数而实。肺痿与肺痈一虚一实，可作鉴别。

4. 治法方药

对于肺痈的治疗，张仲景创有葶苈大枣泻肺汤与桔梗汤两方，后世医家在此基础上，依据肺痈在不同发病阶段的症状表现，有所完善、创新。

（1）初期，以清肺散邪为主。如明代陈实功《外科正宗·肺痈论》指出在肺痈初起宜解散风邪或实表清肺，继则滋阴养肺，或降火抑阴。[19] 58 王肯堂在《证治准绳》指出："若咳嗽喘急者，小青龙汤。"[22] 151 清代李用粹《证治汇补·胸膈门》亦指出："若风邪内结者，小青龙汤。"[16] 235 林佩琴《类证治裁·肺痿肺痈》亦云："初期肺受风寒喘嗽者，小青龙汤散解之。"[17] 63 沈金鳌《杂病源流犀烛·肺病源流》记载："如初起，咳嗽气急，胸中隐痛，吐脓痰，急平之，宜麦冬平肺饮。"[20] 17

（2）成痈期，以清热解毒、化瘀消痈为主。孙思邈《备急千金要方》卷十七[13] 265 记载："咳有微热，烦满，胸心甲错"之肺痈，用黄昏汤；还记载有苇茎汤，后世医家多将此方用于肺痈成痈期的治疗。张璐在《张氏医通》记载了苇茎汤的功效以及如何随症加减："初起用苇茎汤，此方大疏肺气，服之使湿瘀悉趋尿孔而去，一二服即应。脉浮表热，加葱白、香豉；气口脉盛，加犀角、竹茹；痰多加贝母、蒌仁、蛤粉；引痛，加紫菀、白蜜。"[15] 81 对于初起咳逆不利，张璐指出用二味桔梗汤加贝母、紫菀；若多汗，则再加防己、黄芪。王肯堂在《证治准绳》指出："咳嗽胸胀者，葶苈大枣泻肺汤。"[22] 151 李用粹《证治汇补·胸膈门》记载："火邪内灼者，二冬汤；痰火郁结者，葶苈大枣泻肺汤。"[16] 235 沈金鳌《杂病源流犀烛·肺病源流》记载："咳吐浓痰，胸膈胀满，喘气，发热，急清之，宜元参清肺饮。"[20] 17 清代喻昌《医门法律·肺痿肺痈门》提出治疗肺痈以"清肺热，救肺气"为要，并认为"清一分肺热，即存一分肺气"，强调了清肺热之重要。[7] 310

　　（3）溃脓期，以排脓解毒为主。王焘《外台秘要》载有"桔梗白散"治疗肺痈之"时出浊唾腥臭，久久吐脓如米粥"，并注明出自仲景《伤寒论》，药物组成有桔梗、贝母、巴豆。还记载了《备急千金要方》疗肺痈方，有升麻、白蔹、漏芦等药。还记载了《古今录验》疗肺痈方，由薏苡仁、醇苦酒组成，指出"温令顿服，有脓血当吐"。另记载有"桔梗汤"，由桔梗、白术、当归、地黄、甘草、败酱草、薏苡仁、桑白皮组成，治疗"肺痈，经时不差"。[23] 74 明代陈实功《外科正宗·肺痈论》指出脓成则平肺排脓。[19] 58 王肯堂在《证治准绳》指出："咳脓腥浊者，桔梗汤。"[22] 151 沈金鳌《杂病源流犀烛·肺病源流》记载："病重不能卧，急安之，宜宁肺桔梗汤。或已吐脓血，必去脓补气为要，宜排脓散。勿论已成未成，总当清热涤痰，使无留壅，自然易愈，宜金鲤汤。"[20] 17 张璐《张氏医通》记载："溃后唾脓血不止，葶苈薏苡泻肺汤随证加减。"张氏还记载了诸多治疗肺痈的简验方，如初起唾臭痰沫，用陈年芥菜汁，温服灌吐最妙；用荷叶浓煎，稍入白蜜，不时服之，不问已溃未溃皆效；猪肺去心，竹刀剖去垢沫，取接骨木二两，缶器中煮熟淡食，日服无间，五七日当效；溃后排脓，用金鲤汤，以小活鲤鱼去肠垢，入贝母末三钱，隔水童便煮，和汁食之，日服一枚，皆屡验。张氏认为薏苡是治疗肺痈之专药，但其性燥气滞，服之未免上壅，而其根汁可以"立能下夺，已溃未溃，皆可挽回"。[15] 82 清代林佩琴《类证治裁·肺痿肺痈》记载肺痈："治在利气疏痰，降火排脓。宜安肺桔梗汤。"林氏还记载"若痰中带血胸痛者，桔梗杏仁煎，或肺痈神汤主之"。[17] 63

　　（4）恢复期，以阴气耗伤者以养阴益气为主，久病邪恋正虚者，宜扶正兼以祛邪。王焘《外台秘要》记载了"生地黄汁汤方"治疗肺痈。[23] 75 李用粹《证治汇补·胸膈门》记载："溃后收敛疮口，用团参饮子。"又记载："若觉胸膺有窍，口中所咳脓血，与窍相应而出者，当大补气血，佐以排脓之品。"[16] 235 明代陈实功《外科正宗·肺痈论》指出肺痈"热退身凉，脉来短涩，精神减少，自汗盗汗，应补肺健脾"。[19] 58 王肯堂在《证治准绳》指出："咳喘短气，或小便短少者，佐以参芪补肺汤。体倦食少者，佐以参术补脾汤。咳唾痰壅者，肾虚水泛也，六味地黄丸。口干咽燥者，虚火上炎也，加减八味丸。"[22] 151 清代林佩琴《类证治裁·肺痿肺痈》记载了痈久不敛者，用川槿汤。[17] 63

5. 预后

　　关于肺痈预后，历代医家论述颇为翔实。

　　隋代巢元方认为，若寸口脉数实，吐痰腥臭则难以治愈，如其《诸病源候论》所述："寸口脉数而实，咽干，口内辟辟燥，不渴，时时吐浊唾腥臭，久久吐脓如粳米粥者，难治也。"[14] 636 巢氏还指出，若症脉不符，则亦不治，如其所言："肺病身当有热，咳嗽短气，唾出脓血，其脉当短涩，而反浮大；其色当白，而反赤者，此是火之剋金，大逆不治。"[14] 637

　　元代齐德之认为，若病进邪盛，如呕脓不止、面赤脉大者，则预后不良；若病退邪衰，如呕脓自止，脉短而涩者，则预后较好。如其在《外科精义·论诊候肺疽肺痿法》记载："大凡肺疮，当咳嗽短气，胸满时唾脓血，久久如粳米粥者，难治。若呕脓而不止者，亦不可治也。其呕脓而自止者，自愈。其脉短而涩者，自痊。浮大者，难治。其面色当白而反面赤者，此火之剋金，皆不可治。"[12] 16

明代陈实功依据肺痈之临床表现，来阐明如何判别病情顺逆，如其在《外科正宗·肺痈论》所载："初起，脉浮虚细，身体不热，咳嗽有痰，呼吸调匀者顺。已成脉浮微数，咳吐脓痰，形色鲜明，语声清朗者吉。溃后咯吐脓痰，间吐鲜血，时发时止，饮食知味者顺。吐脓渐渐稀少，胸胁不痛，面色微微带黄，便调多秒。初起脉洪弦数，身热多寒，胸疼气喘，面红多汗损寿。已成咯吐浓痰，气味滗臭，黄痰如胶黏固，唇反终亡。咯吐再兼白血，气急多烦，指甲紫而带湾，终归冥路。手掌反如枯树，面艳颧红，咽痛音如鸭声，鼻掀终死。"[19] 58

明代龚廷贤根据脉象判断痊愈或难治，如《万病回春》记载："脉短而涩者，自痊；浮大者，难治。"[24] 333

清代张璐《张氏医通·肺痈》认为，治疗肺痈"慎不可用温补保肺药，尤忌发汗伤其肺气，往往不救"。[15] 81 并认为在排脓后，病情仍有反复："肺痈溃后，脓痰渐稀，气息渐减，忽然臭痰复甚，此余毒未尽，内气复发，必然之理。"并指出病情反复亦有不同转归："但虽屡发，而势渐轻，可许收功；若屡发而痰秽转甚，脉形转疾者，终成不起也。"[15] 82

清代林佩琴根据胸痛位置、食欲等情况判断预后，如其在《类证治裁》记载："咳则微痛，痛在胸右，为肺之长叶，坐卧如常，饮食知味者，易治；若溃后寒热胁痛，痛在胸左，为肺之短叶，或坐卧不安，饮食无味者，难治；若喘鸣不休，坐不得卧，咯吐脓血，色如败卤，饮食艰进，声哑鼻扇者，不治。"林氏还根据肺痈之脉象来判断其预后："吐脓如米粥者难治，呕脓不止者，脉浮洪而大者难治……肺痈溃后，脉忌短涩，缓滑面白者生，弦急面赤者死。"[17] 63

清代沈金鳌依据患者之手掌皮粗、颧红及脉象等来进行判断，如其在《杂病源流犀烛》记载："凡患肺痈，手掌皮粗，气急脉数，颧红鼻煽，不能饮食者，皆不治。"[20] 17

<hr style="border: 2px solid black" />
应用示例
<hr style="border: 2px solid black" />

1. 痰浊壅肺

《石山医案》：一妇年近三十，形色瘦白，素时或咳嗽一二声，月水或前或后。夏月取凉，遂嗽甚，不能伏枕者月余，痰中或带血，或兼脓，嗽紧则吐食。医用芩、连、二陈不效，复用参、芪等补药病重。予视左脉浮滑，右脉稍弱而滑。幼伤手腕，掌不能伸，右脉似难凭矣。乃以左脉验之，恐妊兼肺痈也。遂以清肺泻肺之剂进之。三服而能着枕，痰不吐，脓不咯，惟时或恶阻。予曰：此妊之常病也。教用薏苡仁、白术、茯苓、麦门冬、黄芩、阿胶煎服，病减。月余，复为诊脉，皆稍缓而浮。曰：热已减矣。但吐红太多，未免伤胃，教用四君子加陈皮、黄芩、枳壳煎服调理。妊至六月，食鸡病作，却鸡而愈。至九月，病又复作，声哑，令服童便获安。予曰：产后病除，乃是佳兆，病若复来，非吾所知。月足而产，脾胃病作，加泄而卒。[25] 87

《经方实验录》：辛未七月中旬，余治一陈姓疾。初发时，咳嗽，胸中隐隐作痛，痛连缺盆。其所吐者，浊痰腥臭，与悬饮内痛之吐涎沫，固自不同，决为肺痈之始萌。遂以桔梗汤，乘其未集而先排之。进五剂，痛稍止，诸证依然，脉滑实。因思是证确为肺痈之正病，必其肺脏壅阻不通而腐，腐久乃吐脓，所谓久久吐脓如米粥者，治以桔梗汤。今当壅塞之时，不去其壅，反排其腐，何怪其不效也。《淮南子》云：葶苈愈胀，胀者，壅极不通之谓。《金匮》曰：肺痈，喘而不得眠，即胀也。《千金》重申其义曰：肺痈胸满胀，故知葶苈泻肺汤非泻肺也，泻肺中壅胀。今有此证，必用此方，乃以葶苈子五钱，大黑枣十二枚，凡五进，痛渐止，咳亦爽。其腥臭挟有米粥状之痰，即腐脓也。后乃以《千金》苇茎汤，并以大小蓟、海藻、桔梗、甘草、杜赤豆出入加减成方。至八月朔日，先后凡十五日有奇，用药凡十余剂，始告全瘥。九月底，其人偶受寒凉，宿恙又发，乃嘱兼服犀黄醒消丸，以一两五钱分作五服。服后，腥臭全去。但尚有绿色之痰，复制一料服之，乃愈，而不复来诊矣。[26] 143

2. 肠胃素枯、燥邪伤阴

《寓意草》：治陆令仪尊堂肺痈奇验：陆令仪尊堂平日持斋，肠胃素枯，天癸已尽之后，经血犹不止，似有崩漏之意。余鉴姜宜人交肠之流弊，急为治之，久已痊可。值今岁秋月，燥金太过，湿虫不生，无人不病咳嗽，而尊堂血虚津枯之体，受伤独猛，胸胁紧胀，上气喘急，卧寐不宁，咳动则大痛，痰中带血而腥，食不易入，声不易出，寒热交作。而申酉二时，燥金用事，诸苦倍增。其脉时大时小，时牢时伏时弦紧。服清肺药，如以勺水沃焦，无裨缓急。诸子徨无措，知为危候，余亦明告以肺痈将成，高年难仟。于是以葶苈大枣泻肺汤，先通其肺气之壅，即觉气稍平，食稍入，痰稍易出，身稍可侧，大有生机。余曰：未也，吾见来势太急，不得已而取快于一时，究竟暂开者易至复闭，迨复闭则前法不可再用矣。迄今乘其暂开，多方以图，必在六十日后，交冬至节方是愈期。盖身中之燥，与时令之燥，胶结不解，必俟燥金退气，而肺金乃得太宁耳。令仪昆季极恳专力治之。此六十日间，屡危屡安，大率皆用活法斡旋。缘肺病不可用补，而脾虚又不能生肺，肺燥喜于用润，而脾滞又艰于运食。今日脾虚之极，食饮不思，则于清肺药中，少加参术以补脾；明日肺燥之极，热盛咳频，则于清肺药中，少加阿胶以润燥。日续一日，扶至立冬之午刻，病者忽然云，内中光景，大觉清爽，可得生矣，奇哉！天时之燥去，而肺金之燥，遂下传于大肠，五六日不一大便，略一润肠，旋即解散，正以客邪易去耳！至小雪节，康健加餐，倍于曩昔。盖胃中空虚已久，势必加餐，复其水谷容受之常，方为痊愈也。令仪昆季咸录微功，而余于此证有遐思焉。语云：宁医十男子，莫医一妇人。乃今宁医十妇人。不医一男子矣！[27] 49

3. 肺痈脓成

《洄溪医案》：苏州钱君复庵，咳血不止，诸医以血证治之，病益剧。余往诊，见其吐血满地，细审之中，似有脓而腥臭者，余曰：此肺痈也，脓已成矣。《金匮》云：脓成则死，然有生者。余遂多方治之，君亦始终相信，一月而愈。盖余平日因此证甚多，集唐人以来治肺痈之法，用甘凉之药，以清其火，滋润之药，以养其血，滑降之药，以祛其痰，芳香之药，以通其气，更以珠黄之药解其毒，金石之药填其空，兼数法而行之，屡试必效。今治钱君，亦兼此数法而痊，强健逾旧。凡二十年，至乾隆三十年，家业日隆，因迁居大造，途中相值，邀余视其新居，坐谈良久，辞出，见其右额有豆大黑点，问之，钱对曰：昨此处生一瘰，颇痒，无他苦也。余谛审之曰：此毒发于内，治之失宜，可以伤命，非轻疾也。钱笑而腹非之。余曰：本当为君竭力，但君未信，若一用药，而毒大发，则反以为病由药作，故不敢。但多年相好，不可不尽言，如五六日病势增重，当来相闻，勿为人误。越五日，遣人邀余山中，往则见其额肿目闭，哀号竟夕，方悔信余之不早。细视皮中有物，乃三品一条枪也。拔去五条。嗟乎！此乃腐烂死肌之恶药，好肉用上，其痛应心，况额上皮内即骨，横插皮中，所以痛极。余既不能久留，

又坏证难治，力辞归山。易以他医，面目俱腐而卒。嗟乎!前何相信之深，后何不信之至，岂非命乎![28] 68

《孙文垣医案》：从嫂程氏，年近五十，患咳嗽吐臭脓血，一日夜一碗余。发热昼轻夜重，肌肉大瘦，六脉浮而洪滑且数。人皆谓：呕血身热脉大，法在不治。予曰：此非吐血比也。此系酿酒伤肺，又为怒气所触，瘀血浊痰滞于肺之气窍，无从而出，久之化而为脓，成肺痈也。治宜开肺窍，活血化痰，使脓尽当自愈也。诸人治之，二年不效，予教以白及、薏苡仁各三钱，牡丹皮、桔梗、茜根、归尾、山栀子、贝母、白芍药各一钱，甘草、葶苈子各五分，三十帖，痊愈。后寿七十三，以它病而终，此疾再不复发。[29] 104

4. 上盛下虚

《旧德堂医案》：遂安令曹绿岩长君安初，少年嗜欲，真元素虚。己亥秋，丁内艰，悲恸太过，内火燔灼，肾水干涸，肌肉顿消，咯咳脓血，腥秽异常。延予商治，六脉洪大，重按虚豁，右寸独数，此上盛下虚之候。夫上盛者赫曦过极，肺中之假阳旺也；下虚者涸流衰竭，肾家真阴虚也。阴虚则火独发，坎宫津液上腾救母，浸浸炽灼，反成稠痰浊阴，胶结于清虚之脏，久而肺热叶焦，腐化为痈。若不求本而治，则肾阴愈虚，邪火更旺，痈将溃也。法当先清上焦痰火，保定肺气，以麦冬、沙参、紫菀、贝母、橘红、茯苓、甘草、桔梗、瓜蒌霜等，五更时服，复用六味汤加麦冬、五味，大剂临卧服，以滋化源，数帖而痰清嗽减，一月而精充神复。越三载，因感于邪术，广图婢妾以自娱，前症复发，卒至不救。[30] 28

5. 误药致痈

《吴鞠通医案》：王氏，五十六岁，癸亥三月初八日，初起喉痹，为快利药所伤，致成肺痈。胸中痛，口中燥，喉痹仍未痊，不食不寐，痰气腥臭，已有成脓之象，脉短而数，寒热，且移热于大肠而泄泻。难愈之证，勉与急急开提肺气，议千金苇茎汤与甘桔合法。

桔梗二两、甘草一两、桃仁五钱、冬瓜仁五钱、薏仁一两、鲜苇根四两、水八碗，煮三碗，二煎再煎一碗，分四次服。[31] 203

《张聿青医案》：陈左，肝郁气滞，病从左胁作痛而起。加以火灸，络热动血。屡进阴柔之药，阴分固赖以渐复，然湿热由此而生，发为浊症。湿热逗留，风邪外触，遂致咳嗽。先以燥药伤气，致气虚不能鼓舞旋运，饮食悉化为痰。又以柔药滋其阴，酸寒收涩，痰湿之气，尽行郁遏，以致痰带腥秽色尽黄稠。黄为土色，是湿痰也。今内热咳嗽，痰仍腥秽。脉数濡弦，左部虚弦，舌苔薄白而滑。此气阴两亏，而湿热逗留之象。从实变虚，从假变真，殊难措手。前人谓因虚致病者，补其虚而病自除；因病致虚者，去其病而阴自复。八年之病，虽有成例可遵，恐鞭长之莫及耳。拟导其湿热下行，而不涉戕伐，俾得熏蒸之焰息，即所以保其阴气之消耗也。[32] 141

6. 嗜酒生痈

《类证治裁》：老年嗜饮热火酒，致热毒熏肺，发疮生痈，咳吐秽脓，胸右痛，不利转侧，脉左大。初用桔梗汤去芪、姜、加连翘、山栀，四服咳稀痛止。仍宜排脓解毒，用桔梗、银花（各一钱）、贝母（钱半）、生薏苡（五钱）、当归、甘草节、广皮（各一钱二分）、白及、生芪（各一钱）、甜葶苈（炒、七分），数服，脓稀疮痈皆平。[17] 64

附录一 文献辑录

《金匮要略心典·肺痿肺痈咳嗽上气病脉证治第七》:"此原肺痈之由,为风热畜结不解也。凡言风脉多浮或缓,此云微者,风入营而增热,故脉不浮而反微,且与数俱见也。微则汗出者,气伤于热也;数则恶寒者,阴反在外也。呼气不入者,气得风而浮,利出而艰入也;吸而不出者,血得热而壅,气亦为之不伸也。肺热而壅,故口干而喘满;热在血中,故咽燥而不渴。且肺被热迫,而反从热化,为多唾浊沫;热盛于里,而外反无气,为时时振寒。由是热畜不解,血凝不通,而痈脓成矣。"[5] 56

《金匮要略广注·肺痿肺痈咳嗽上气病脉证治第七》:"此肺痈一症,不独内伤,而亦有受外感者也。肺位上焦,故脉应上部寸口。微则为风,外邪至而正气虚也;数则为热者,火势张而性速疾也。正气虚而腠理疏泄,故汗出。热伏于内,肌表反觉洒淅恶寒,此火极似水之象也。卫在外,呼出气亦在外,风中于卫,呼气不入者,风邪壅于外而真息不收于内也,夫壅于外,则风外伤皮毛矣。荣在内,吸入气亦在内,热过于荣,吸而不入者,热气郁于内而不宣于外也,夫郁于内,则热内伤血脉矣。是以风伤皮毛,邪气舍其所合,则肺气壅逆,故咳而喘满。热伤血脉,则津液不布,故口干咽燥,但热不在胃,故不渴耳。多唾浊沫者,肺热液败也。时时振寒者,即上文数则恶寒之意。夫始因中风,其既也风悉化而为热,则不觉其有风,但见其有热,故热之所过,血为凝滞,而蓄脓致吐。"[4] 61

《金匮要略编注》卷七:"此风入肺之营分成痈,辨已成未成之脉也。前言脉滑数,为痈成之脉,此寸口脉微而数,是风邪伤肺,未成痈脓之脉也。脉微,乃肺虚受风,曰微则为风,邪化为火,曰数则为热。盖风性轻扬,能开腠理,表虚受风则自汗,为微则汗出,风热在肺,外应皮毛而恶寒,即恶风之互辞也。但呼出心肺,卫气主之。肺受外邪,阻遏卫气,则呼气不入,吸入肾肝。营血所司,邪传血分,为热过于营,营气壅塞,吸而不出。风伤皮毛,浸淫营血,为热伤血脉,即伤肺之血脉也。风舍于肺,邪正搏击,气乱于胸,其人即咳。热郁胸中,所以口干喘满。涎沫制燥,以故咽燥不渴。肺津化而为涎,则多唾浊沫。肺气应于皮毛,时时振寒,热之所过于营,凝滞为痈,成脓吐如米粥。"[6] 卷七·五

《金匮要略广注·肺痿肺痈咳嗽上气病脉证治第七》:"辟辟者,燥咳唾脓血之声,胸中为肺之部分,隐隐痛者,以热腐脓血,气与火相搏而痛也,脉数且滑者,脓血内溃也,此肺痈之症也。"[4] 60

《医门法律·肺痈肺痿门》:"肺痈之脉,既云滑数,此复云微数者,非脉之有不同也,。滑数者,已成之脉,微数者,初起之因也。"[7] 305

《金匮发微·肺痿肺痈咳嗽上气病脉证治第七》:"惟其热郁肺脏,肺中血络凝阻,若疮疡然,其始以血络不通而痛。痛之不已,遂至蒸化成脓,吐如米粥,则内痈已成。"[8] 92

《金匮要略论注·肺痿肺痈咳嗽上气病脉证治第七》:"此言肺痿、肺痈,一出于热,但肺痿者,气痿而不振,乃无形之气病,其成以渐,与肺痈之邪入血分,致有形血脉壅而不通,其源由风者不同也。"[3] 102

《医门法律·肺痈肺痿门》:"其人咳,口中反有浊唾涎沫,倾之遍地者,为肺痿,言咳而口中不干燥也。若咳而口中辟辟燥,则是肺已结痈,火热之毒,出现于口,咳声上力,触动其痈,胸中即隐隐而痛,其脉必见滑数有力,正邪气方盛之征也。"[7] 305

《金匮要略心典·肺痿肺痈咳嗽上气病脉证治第七》有言:"其人咳,咽燥不渴,多唾浊沫,则肺痿、肺痈二证多同,惟胸中痛,脉滑数,唾脓血,则肺痈所独也。比而论之,痿者萎也,如草木之萎而不荣,为津烁而肺焦也;痈者壅也,如土之壅而不通,为热聚而肺溃也。故其脉有虚实不同,而其数则一也。"[5] 55

《金匮悬解》卷十五:"肺痿因于燥热,故数虚而无脓,肺痈因于湿热,故数实而有脓。"[9] 455

《金匮发微·肺痿肺痈咳嗽上气病脉证治第七》:"要知肺痿之与肺痈,皆出于热,不过为虚实之辨,故脉数相似,浮而虚者为痿,滑而实者为痈也。"[8] 91

《金匮要略编注》卷七:"此治标之方也,风中于卫,血气壅逆,呼气不入,则喘不得卧,因循日久,必

致肺叶腐败，吐脓而死，故用葶苈急泻肺实之壅，俾气血得利，不致腐溃吐脓；且以大枣先固脾胃之元，其方虽峻，不妨用之耳。"[6] 卷七·六

《金匮要略心典·肺痿肺痈咳嗽上气病脉证治第七》："肺痈喘不得卧，肺气被迫，亦已甚矣，故须峻药顿服，以逐其邪。葶苈苦寒，入肺泄气闭，加大枣甘温以和药力，亦犹皂荚丸之饮以枣膏也。"[5] 60

《医宗金鉴》卷十九："肺痈者，谓口中辟辟干燥，胸中隐隐作痛，脉数实也，而更加喘不得卧，是邪壅肺甚急，故以葶苈大枣泻肺汤，大苦大寒，峻泻肺邪，恐稍迁延，脓成则死矣。"[10] 192

《医门法律·肺痈肺痿门》："此治肺痈吃紧之方也。肺中生痈，不泻其肺，更欲何待？然日久痈脓已成，泻之无益，日久肺气已索，泻之转伤。惟血结而脓未成，当亟以泻肺之法夺之，亦必其人表证尽入于里，因势利导，乃可为功。"[7] 308

《金匮要略今释》卷三："此治呼吸器病痰多喘盛之方，须阳证实证，乃可用之，其效用为祛痰，与皂荚丸相似，皂荚丸主黏痰，此则主稀痰。"[11] 130

《金匮发微·肺痿肺痈咳嗽上气病脉证治第七》："痈脓未成，但见胀满，故气机内闭而不顺，此证与支饮不得息者，同为肺满气闭，故宜葶苈大枣泻肺汤直破肺脏之郁结。"[8] 97

《金匮要略广注·肺痿肺痈咳嗽上气病脉证治第七》："肺痈气逆则喘，喘自不得卧，葶苈泻肺，大枣甘以缓之，甘以泻之也。"[4] 62

《金匮要略广注·肺痿肺痈咳嗽上气病脉证治第七》："肺在胸中，痈则胸为胀满。一身面目浮肿者，肺主气，合皮毛，火升气逆也。鼻塞涕出，不闻香臭酸辛者，肺开窍于鼻，肺气壅塞也。咳逆上气，喘鸣迫塞，总属肺气不利所致。"[4] 63

《金匮要略论注·肺痿肺痈咳嗽上气病脉证治第七》："此乃肺痈已成，所谓热过于荣，吸而不出，邪热结于肺之荣分，故以苦梗下其结热，开提肺气，生甘草以清热解毒，此亦开痹之法，故又注曰：再服则吐脓血也。"[3] 110

《金匮要略心典·肺痿肺痈咳嗽上气病脉证治第七》："此病为风热所壅，故以苦梗开之；热聚则成毒，故以甘草解之。而甘倍于苦，其力似乎太缓，意者痈脓已成，正伤毒溃之时，有非峻剂所可排击者，故药不嫌轻耳。"[5] 60

《医宗金鉴》卷十九："咳而胸满，振寒脉数，咽干不渴，时吐浊唾腥臭，久久吐脓如米粥者，此为肺痈证也。肺痈尚未成脓实邪也，故以葶苈之剂泻之；今已溃后虚邪也，故以桔梗之苦，甘草之甘，解肺毒排痈脓也。此治已成肺痈，轻而不死者之法也。"[10] 193

《医门法律·肺痈肺痿门》："此上提之法也。痈结肺中，乘其新造未固，提而出之，所提之败血，或从唾出，或从便出而可愈，与滋蔓难图，脓成自溃之死证迥殊。脓未成时，多服此种，亦足以杀其毒势，而坚者渐瑕，壅者渐通也。然用药必须有因，此因胸满，振寒不渴，病不在里而在表，用此开提其肺气，适为恰当。如其势已入里，又当引之从胃入肠，此法殊不中用矣。"[7] 308

《金匮发微·肺痿肺痈咳嗽上气病脉证治第七》："桔梗汤方治，桔梗开泄肺气，兼具滑泽之碱性，以去滋垢，倍甘草以消毒，使脓易吐出，而痈自愈矣。"[8] 97

《金匮要略广注·肺痿肺痈咳嗽上气病脉证治第七》："肺痈脓成则死，然既有脓血，则又宜吐出，《本草》云：甘草吐肺痈之脓血者，以甘能泻热也。桔梗色白，味苦辛，入肺经，苦以泄之，辛以散之，能升提气血，为舟楫之剂，所以载甘草上升而使之吐也。"[4] 62

《金匮要略论注·肺痿肺痈咳嗽上气病脉证治第七》："此言肺痈之始终，全由客邪，较肺痿之因热久咳者，其证稍聚。然其邪之从外而内，从微而极，则亦有渐也。谓肺痈亦伤肺，故必咳逆，然初时未见痈证，即欲别其为痈，为脓血，为死不治，非脉不可，其脉岂即数实乎？不知初时，寸口脉本微而数，盖风脉之形原缓而弱，在火伏肺内之时，外但见风脉，之影响而微，故曰微则为风；然气实挟风而热，仍露数象，故曰数则

为热；微主风，风则表虚自汗，故微则汗出，内热则外寒，故曰数则恶寒；其以渐而深，则自卫而营，有遍及之势，当其中于卫也，先及皮毛，而趋于其合，则卫受之，然其邪盛，不与呼吸相随，故呼则气出而已。卫有邪，不与呼俱出，而此时之正气不复能入，而与邪争，逮风郁为热，过于营分，则气因吸入者，邪热与吸俱入而不出。于是皮毛受风伤，血脉受热伤，风在上，则咳而口干；肺气实，则喘而且满。然上输之水液，聚而不散，故咽为火灼而自燥，胸仍贮饮而不渴，乃风败所合，渐舍肺俞，而咳唾振寒。则肺叶间有形之凝滞，必急从泻肺之法而下驱之，乃复因循，致大败决裂，肺叶欲尽，尚可为耶，故曰：始萌可救，脓成则死。萌者，为初有脓而未甚也。"[3] 104, 105

《金匮要略心典·肺痿肺痈咳嗽上气病脉证治第七》："由是热畜不解，血凝不通，而痈脓成矣。吐如米粥，未必便是死证，至浸淫不已，肺叶腐败，则不可治矣，故曰始萌可救，脓成则死。"[5] 56

《金匮要略广注·肺痿肺痈咳嗽上气病脉证治第七》："脓成则死，以脏真不可伤也。"[4] 62

《金匮发微·肺痿肺痈咳嗽上气病脉证治第七》："始萌尚有方治，脓溃则万无一生，此肺痈之大略也。"[8] 92

《金匮悬解》卷十五："盖肺痈之病，因胸膈湿盛，外感风邪，肺气壅遏，湿郁为热，表则寒热兼作，里则瘀浊淫蒸，营血腐烂，化而为脓，久而肺脏溃败，是以死也。"[9] 456

《医门法律·肺痈肺痿门》："是则有形之败浊，必从泻肺之法而下驱之。若得其毒随驱下移，入胃入腹入肠，再一驱即尽去不留矣。安在始萌不救，听其脓成，而致肺叶腐败耶。"[7] 305

《金匮要略编注》卷七："若始萌急泻其肺，则可图救，迟延至于肺叶腐败，脓成则死。"[6] 卷七·六

《外科精义·论诊候肺疽肺痿法》："其肺疽之候，口干喘满，咽燥而渴，甚则四肢微肿，咳唾脓血，或腥臭浊沫，胸中微微隐痛者，肺疽也"；"大凡肺疽，当咳嗽短气，胸满时唾脓血，久久如粳米粥者，难治。"[12] 16

《千金要方》卷十七："寸口脉数，趺阳脉紧，寒热相搏，故振寒而咳。"[13] 265

《诸病源候论·痈疽病诸候·肺痈候》："肺痈者，由风寒伤于肺，其气结聚所成也"；"其气虚者，寒乘虚伤肺，寒搏于血，蕴结成痈"；"热又加之，积热不散，血败为脓"；"肺处胸间，初肺伤于寒，则微嗽。"[14] 636

《张氏医通·肺痈》："盖由感受风寒，未经发越，停留肺中，蕴发为热，或挟湿热痰涎垢腻，蒸淫肺窍，皆能致此。"[15] 81

《证治汇补·胸膈门》："因风寒内郁，痰火上凑，邪气结聚，蕴蓄成痈。"[16] 235

《类证治裁·肺痿肺痈》："肺痈者，咽干吐脓，因风热客肺，蕴毒成痈，始则恶寒毛耸，喉间燥咳，胸前隐痛，痰脓腥臭，按右胁必痛着左卧则喘，脉滑数有力者是也。"[17] 62

《寿世保元》卷六："夫肺痈者，由寒热之气，内舍于肺，其气结聚之所成也。盖因调理失宜，劳伤血气，风寒得以乘之，寒生热，风亦生热，壅积不散，遂成肺痈。"[18] 459

《外科正宗·肺痈论》："夫肺痈者，金受火刑之症也。"[19] 57

《医门法律·肺痿肺痈门》："肺痈由五脏蕴崇之火，与胃中停蓄之热，上乘乎肺，肺受火热熏灼，即血为之凝，血凝即痰为之裹，遂成小痈。"[7] 304

《类证治裁·肺痿肺痈》："肺痈由热蒸肺窍，至咳吐臭痰，胸胁刺痛，呼吸不利。"[17] 63

《杂病源流犀烛·肺病源流》："肺热极而成病也。其症痰中腥臭，或带脓也。"[20] 17

《千金要方》卷十七："假令脓在胸中者，为肺痈，其脉数，咳唾有脓血。设脓未成，其脉自紧数，紧去但数，脓为已成也。"[13] 265

《诸病源候论·痈疽病诸候·肺痈候》："肺痈之状，其人咳，胸内满，隐隐痛而战寒。诊其肺部脉紧，为肺痈。"[14] 636

《张氏医通·肺痈》："凡咳嗽吐臭稠痰，胸中隐痛，鼻息不闻香臭，项强不能转侧，咳则遗尿，自汗喘急，呼吸不利，饮食减少，脉数盛而芤，恶风毛耸，便是肺痈之候。"[15] 81

《证治汇补·胸膈门》："久咳不已，浊吐腥臭，咳则胸中隐隐痛，口中辟辟燥，脉实滑数，大小便涩数，

振寒吐沫，右胁拒按，为肺痈之病。"[16] 235

《类证治裁·肺痿肺痈》："肺痈由热蒸肺窍，至咳吐臭痰，胸胁刺痛，呼吸不利。治在利气疏痰，降火排脓。（宜安肺桔梗汤。）"[17] 63

《寿世保元·肺痈》："肺痈，吐脓腥臭，用黄豆予患者口嚼，不觉豆之气味，是肺痈也。"[18] 460

《医灯续焰·肺痈脉证》："凡人觉胸中隐隐痛，咳嗽有臭痰，吐在水内，沉者是痈脓，浮者是痰。"[21] 232

《医灯续焰·肺痈脉证》："亡津液而虚为肺痿，热迫结聚为肺痈。"[21] 227

《证治汇补·咳嗽》："久嗽肺虚，寒热往来，皮毛枯燥，声音不清，或嗽血线，口中有浊唾涎沫，脉数而虚，为肺痿之病。"[16] 235

《类证治裁·胸膈门》："肺痿伤在无形之气，气伤者调其元。肺痈毒结有形之血，血结者排其毒。"[17] 62

《证治准绳》卷之二："若咳嗽喘急者，小青龙汤。咳嗽胸胀者，葶苈大枣泻肺汤。咳脓腥浊者，桔梗汤。咳喘短气，或小便短少者，佐以参芪补肺汤。体倦食少者，佐以参术补脾汤。咳唾痰壅者，肾虚水泛也，六味地黄丸。口干咽燥者，虚火上炎也，加减八味丸。"[22] 151

《证治汇补·胸膈门》："若风邪内结者，小青龙汤；火邪内灼者，二冬汤；痰火郁结者，葶苈大枣泻肺汤。溃后收敛疮口，用团参饮子。"[16] 235

《类证治裁·肺痿肺痈》："初期肺受风寒喘嗽者，（小青龙汤散解之。）"[17] 63

《杂病源流犀烛·肺病源流》："如初起，咳嗽气急，胸中隐痛，吐脓痰，急平之，宜麦冬平肺饮。或咳吐浓痰，胸膈胀满，喘气，发热，急清之，宜元参清肺饮。或病重不能卧，急安之，宜宁肺桔梗汤。或已吐脓血，必以去脓补气为要，宜排脓散。勿论已成未成，总当清热涤痰，使无留壅，自然易愈，宜金鲤汤。"[20] 17

《诸病源候论·痈疽病诸候·肺痈候》："寸口脉数而实，咽干，口内辟辟燥，不渴，时时吐浊唾腥臭，久久吐脓如粳米粥者，难治也。"[14] 636

《诸病源候论·痈疽病诸候·肺痈候》："肺病身当有热，咳嗽短气，唾出脓血，其脉当短涩，而反浮大；其色当白，而反赤者，此是火之剋金，大逆不治也。"[14] 637

《外科精义·论诊候肺疽肺痿法》："大凡肺疽，当咳嗽短气，胸满时唾脓血，久久如粳米粥者，难治。若呕脓而不止者，亦不可治也。其呕脓而自止者，自愈。其脉短而涩者，自痊。浮大者，难治。其面色当白而反面赤者，此火之剋金，皆不可治。"[12] 16

《外科正宗·肺痈论》："初起，脉浮虚细，身体不热，咳嗽有痰，呼吸调匀者顺。已成脉浮微数，咳吐脓痰，形色鲜明，语声清朗者吉。溃后咯吐脓痰，间吐鲜血，时发时止，饮食知味者顺。吐脓渐渐稀少，胸胁不痛，面色微微带黄，便调多秒。初起脉洪弦数，身热多寒，胸疼气喘，面红多汗损寿。已成咯吐浓痰，气味滃臭，黄痰如胶黏固，唇反终亡。咯吐再兼白血，气急多烦，指甲紫而带湾，终归冥路。手掌反如枯树，面艳颧红，咽痛音如鸭声，鼻掀终死。"[19] 58

《万病回春》："脉短而涩者，自痊；浮大者，难治。"[24] 333

《张氏医通·肺痈》："慎不可用温补保肺药，尤忌发汗伤其肺气，往往不救"[15] 81；"肺痈溃后，脓痰渐稀，气息渐减，忽然臭痰复甚，此余毒未尽，内气复发，必然之理。不可归就于调理服食失宜也。但虽屡发，而势渐轻，可许收功；若屡发而痰秽转甚，脉形转疾者，终成不起也。"[15] 82

《类证治裁·肺痿肺痈》："咳则微痛，痛在胸右，为肺之长叶，坐卧如常，饮食知味者，易治；若溃后寒热胁痛，痛在胸左，为肺之短叶，或坐卧不安，饮食无味者，难治；若喘鸣不休，坐不得卧，咯吐脓血，色如败卤，饮食艰进，声哑鼻扇者，不治。"此是根据胸痛位置、食欲等情况判断预后。林氏还根据肺痈之脉象来判断其预后："吐脓如米粥者难治，呕脓不止者，脉浮洪而大者难治……肺痈溃后，脉忌短涩，缓滑面白者生，弦急面赤者死。"[17] 63

《杂病源流犀烛》："凡患肺痈，手掌皮粗，气急脉数，颧红鼻煽，不能饮食者，皆不治。"[20] 17

附录二 常用方药

二冬汤：天冬、麦冬各一钱半、生地、熟地各二钱、款冬、桔梗、贝母、紫菀、茯苓、甘草、沙参、瓜蒌霜各一钱、水煎。（《证治汇补·胸膈门》）[16] 237

小青龙汤：半夏（汤泡七次）二两半、干姜（炮）细辛、麻黄（去节）肉桂、芍药、甘草（炙），各三两、五味子（蜜拌、炒）二两。上每服五钱，姜水煎服。（《证治准绳》卷之二）[22] 153

川槿汤：川槿皮、白蔹、等分、水煎。（《类证治裁·肺痿肺痈》）[17] 64

千金苇茎汤：苇茎（切），二升，以水一斗，煮取五升，去滓、薏苡仁、半升、瓜瓣、半升、桃仁三十枚、上四味、吹咀、内苇汁中、煮取二升、服一升、当有所见吐脓血。（《备急千金要方》）[13] 265

元参清肺饮：元参、柴胡、桔梗、地骨皮、茯苓、麦冬、苡仁、人参、甘草、槟榔。（《杂病源流犀烛·肺病源流》）[20] 18

生地黄汤：生地黄汁（一升）、当归、甘草（炙）、白石英（绵裹）、人参（各一两）、附子（二分、炮）、白小豆（三十）、白鸡（一头）、男用雌女用雄疗如食法。上八味切，以水一斗五升煮鸡，取七升汁去滓。内地黄汁诸药等，煮取三升，去滓。分服六合，日三夜二，忌芜荑、海藻、菘菜、冷水、猪肉等。（《外台秘要》）[23] 75

宁肺桔梗汤：（不卧）桔梗、贝母、当归、黄芪、枳壳、桑皮、防己、瓜蒌仁、甘草节、五味子、百合、苡仁、葶苈、杏仁、地骨皮、知母。咳甚倍百合，身热加柴胡，便秘加大黄。（《杂病源流犀烛·肺病源流》）[20] 18

《古今录验》疗肺痈方：薏苡仁一升、醇苦酒三升、上二味煮取一升，温令顿服，有脓血当吐。（《外台秘要》）[23] 285

团参饮子：紫团参、紫菀茸（各三钱）、款冬花（二钱）、乌梅（一枚），水煎。（《证治汇补·胸膈门》）[16] 237

安肺桔梗汤：杏、蒌、枳、桔、归、芪、二母、桑皮、防己、百合、苡仁、地骨、葶苈、味、草。（《类证治裁·肺痿肺痈》）[17] 63

麦冬平肺饮：麦冬、人参、赤芍、槟榔、甘草、赤苓、陈皮、桔梗。（《杂病源流犀烛·肺病源流》）[20] 18

参芪补肺汤：人参、黄芪、白术、茯苓、陈皮、当归（各一钱）、山茱萸肉、山药（各二钱）、麦门冬（七分）、甘草（炙）、五味子（各五分）、熟地黄（自制，一钱半）、牡丹皮（八分）、上姜枣，水煎服。（《证治准绳》卷之二）[22] 156

参术补脾汤：人参、白术（各二钱）、黄芪（二钱五分）、茯苓、陈皮、当归（各一钱）、升麻（三分）、麦门冬（七分）、五味子（四分）、桔梗（六分）、甘草（炙）五分、上姜枣，水煎服。（《证治准绳》卷之二）[22] 156

金鲤汤：鲤鱼重四两者，去肠，勿见水，入贝母末二钱缝好，童便半碗浸之，重汤煮至晴出，去鳞骨，将肉仍浸童便内顿热，一日分三次，便肉俱食之，其效至速。（《杂病源流犀烛·肺病源流》）[20] 18

肺痈神汤：桔梗、银花、炙芪、白及（各一钱）、苡仁（五钱）、贝母（钱六分）、甘草节（钱半）、陈皮（钱二分）、葶苈（炒）八分、姜二片，水煎。（《类证治裁·肺痿肺痈》）[17] 64

桔梗汤：桔梗一两、甘草二两，上二味，以水三升，煮取一升，分温再服，则吐脓血也。（《金匮要略·肺痿肺痈咳嗽上气病脉证并治》）[2] 118

桔梗杏仁煎：杏、贝、枳、桔、翘、麦、草、银花、阿胶、百合、夏枯草、红藤。（《类证治裁·肺痿肺痈》）[17] 64

桔梗白散：仲景伤寒论咳，胸中满而振寒，脉数，咽干不渴，时出浊唾腥臭，久久吐脓如粳米粥者，肺痈也。桔梗白散主之方。桔梗三分、贝母三分、巴豆一分（去皮心，熬研作脂）。右三味捣筛，强人饮服半钱匕，羸人减之，若病在膈上者必吐，膈下者必利，若利不止者，饮冷水一杯则定，忌猪肉、芦笋等。（《外台秘要》）[23] 285

桔梗汤：桔梗三升、白术二两、当归一两、地黄二两，甘草（炙）、败酱、薏苡仁各二两，桑白皮一升（切）。上八味，切，以水一斗五升，煮大豆四升，取七升汁，去豆，内清酒三升，合诸药煮之，取三升，去滓，服六合，日三夜再，忌猪肉、芜荑、桃李、雀肉、海藻、菘菜等。（《外台秘要》）[23] 286

黄昏汤：黄昏手掌大一片，是合昏皮也，㕮咀，以水三升，煮取一升，分二服。（《备急千金要方》）[13] 265

排脓散：（已成）人参、黄芪、白芷、五味子等分。（《杂病源流犀烛 • 肺病源流》）[20] 18

葶苈大枣泻肺汤：葶苈（熬令黄色，捣丸如弹丸大）、大枣十二枚。上先以水三升，煮枣取二升，去枣，内葶苈，煮取一升，顿服。（《金匮要略 • 肺痿肺痈咳嗽上气病脉证并治》）[2] 117

参 考 文 献

[1] [唐] 王冰注解；[宋] 林亿补注；孙国中 方向红点校. 重广补注黄帝内经素问 [M]. 北京：学苑出版社，2004.

[2] 范永升主编. 金匮要略 [M]. 北京：中国中医药出版社，2003.

[3] [清] 徐忠可著. 邓明仲，张家礼点校. 金匮要略论注 [M]. 北京：人民卫生出版社，1993.

[4] [清] 李彣著. 杜晓玲校注. 金匮要略广注 [M]. 北京：中国中医药出版社，1992.

[5] [清] 尤怡著. 李占永，岳雪莲点校. 金匮要略心典 [M]. 第 2 版. 北京：中国中医药出版社，2009.

[6] [清] 沈目南编注. 沈注金匮要略（金匮要略编注）[M]. 上海：上海科学技术出版社，1990.

[7] [清] 喻嘉言著. 韩飞等点校. 医门法律 [M]. 太原：山西科学技术出版社，2006.

[8] 曹家达著. 汤晓龙点校. 金匮发微 [M]. 福州：福建科学技术出版社，2007.

[9] [清] 黄元御撰. 麻瑞亭等点校. 金匮悬解 [M]. 北京：人民卫生出版社，1990.

[10] [清] 吴谦等撰. 石学文等点校. 医宗金鉴 [M]. 沈阳：辽宁科学技术出版社，1997.

[11] 陆渊雷编著. 金匮要略今释 [M]. 北京：人民卫生出版社，1955.

[12] [元] 齐德之著. 裘钦豪点校. 外科精义 [M]. 北京：人民卫生出版社，1990.

[13] [唐] 孙思邈撰. 鲁兆麟主校. 备急千金要方 [M]. 沈阳：辽宁科学技术出版社，1997.

[14] [隋] 巢元方著. 丁光迪主编. 诸病源候论校注 [M]. 北京：人民卫生出版社，2013.

[15] [清] 张璐著. 李静芳等校注. 张氏医通 [M]. 北京：中国中医药出版社，1995.

[16] [清] 李用粹编撰. 竹剑平等整理. 证治汇补 [M]. 北京：人民卫生出版社，2006.

[17] [清] 林佩琴著. 王雅丽点校. 类证治裁 [M]. 北京：中国医药科技出版社，2011.

[18] [明] 龚廷贤原著. 王均宁等点校. 寿世保元 [M]. 天津：天津科学技术出版社，1999.

[19] [明] 陈实功著. 韩平点校. 外科正宗 [M]. 沈阳：辽宁科学技术出版社，1997.

[20] [清] 沈金鳌撰. 李占永，李晓林校注. 杂病源流犀烛 [M]. 北京：中国中医药出版社，1994.

[21] [清] 潘楫著. 何源等校注. 医灯续焰 [M]. 北京：中国中医药出版社，1997.

[22] [明] 王肯堂著. 施仲安点校. 证治准绳（四）疡医证治准绳 [M]. 北京：人民卫生出版社，2014.

[23] [唐] 王焘著. 外台秘要 [M]. 北京：人民卫生出版社，1955.

[24] [明] 龚廷贤原著. 朱广仁点校. 万病回春 [M]. 天津：天津科学技术出版社，1993.

[25] [明] 汪石山著. 高尔鑫主编. 汪石山医学全书 • 石山医案 [M]. 第 2 版. 北京：中国中医药出版社，2015.

[26] 曹颖甫编著. 姜佐景编按. 朱俊整理. 经方实验录（完整版）[M]. 北京：中国医药科技出版社，2014.

[27] [清] 喻昌编. 寓意草 [M]. 太原：山西科学技术出版社，2012.

[28] [清] 徐大椿撰. 洄溪医案 [M]. 上海：上海三民图书公.

[29] [明] 孙一奎撰. 许霞，张玉才校注. 孙文垣医案 [M]. 北京：中国中医药出版社，2009.

[30] [清] 李用粹著. 路波等校注. 旧德堂医案 [M]. 北京：中国中医药出版社，2015.

[31] [清] 吴鞠通原著. 焦振廉等校释. 吴鞠通医案 [M]. 上海：上海浦江教育出版社，2013.

[32] [清] 张乃修著. 苏礼等整理. 张聿青医案 [M]. 北京：人民卫生出版社，2006.

（代民涛）

第十七章　肺　痿

肺痿，是指咳喘日久不愈，肺气受损，津液耗伤，肺叶痿弱不用，临床以气短、咳吐浊唾涎沫为主症，为肺脏的慢性虚损性疾患。《金匮要略》一书中最早提出了肺痿的概念，并列有专篇，对肺痿的特点、病因病机、辨证用药等做了较为系统的论述。

经典原文

《素问·痿论》："肺主身之皮毛……故肺热叶焦，则皮毛虚弱急薄，著则生痿躄也。"[1]373

《素问·痿论》："肺者，脏之长也，为心之盖也。有所失亡，所求不得，则发为肺鸣，鸣则肺热叶焦。故曰：五脏因肺热叶焦，发为痿躄，此之谓也。"[1]374

《素问·痿论》："肺热者，色白而毛败。"[1]376

《金匮要略·肺痿肺痈咳嗽上气病脉证治》："问曰：热在上焦者，因咳为肺痿，何从得之？师曰：或从汗出，或从呕吐，或从消渴，小便利数，或从便难，又被快药下利，重亡津液，故得之。曰：寸口脉数，其人咳，口中反有浊唾涎沫者何？师曰：为肺痿之病。若口中辟辟燥，咳即胸中隐隐痛，脉反滑数，此为肺痈，咳唾脓血。脉数虚者为肺痿，数实者，为肺痈。"[2]217

《金匮要略·肺痿肺痈咳嗽上气病脉证治》："大逆上气，咽喉不利，止逆下气者，麦门冬汤主之。麦门冬汤方：麦门冬七升、半夏一升、人参三两、甘草二两、粳米三合、大枣十二枚、上六味，以水一斗二升，煮取六升，温服一升，日三夜一服。"[2]233

《金匮要略·肺痿肺痈咳嗽上气病脉证治》："肺痿吐涎沫而不咳者，其人不渴，必遗尿，小便数，所以然者，以上虚不能制下故也。此为肺中冷，必眩，多涎唾，甘草干姜汤以温之。若服汤已渴者，属消渴。甘草干姜汤方：甘草四两（炙）、干姜二两（炮）。上咬咀，以水三升，煮取一升五合，去滓，分温再服。"[2]223

钩玄提要

1. 病名

"肺痿"病名始载于张仲景《金匮要略·肺痿肺痈咳嗽上气病脉证治》："问曰：寸口脉数，其人咳，口中反有浊唾涎沫者何？师曰：为肺痿之病。"尤在泾《金匮要略心典》对肺痿之"痿"字进行了诠释："痿者萎也，如草木之萎而不荣，为津烁而肺焦也。"[3]55

2. 病因病机

（1）肺热阴伤。肺热液涸，肺叶焦苦，发为肺痿，《内经》指出是"肺叶热焦"。《黄帝内经素问集注》云："肺属金，肺热则金燥而叶焦。"[4]386 张仲景《金匮要略》记载："热在上焦者，因咳而肺痿。"肺为娇脏，喜润恶燥，若上焦热甚，肺因热灼则咳，咳久不已，肺气受损，痿弱不振，则形成肺痿。关于导致上焦有热之因，仲景指出："或从汗出，或从呕吐，或从消渴，小便利数，或从便难，又被快药下利，重亡津液。"即由于发汗过多、呕吐频频、消渴、小便频数量多、大便干结而施以峻猛之剂等原因，致使津液损伤明显，阴虚则生内热，而导致本病的发生。徐忠可认为是胃中津液难以输布于肺，肺失濡养，乃为肺痿，如《金匮要略论注》所载："痿非无因，故曰或从汗出，是津脱也；或从呕吐，是液伤也；或从消渴，是心火耗其阴也；或肠枯、便秘，强利求快，是脾津因下而亡也；总属燥热亡阴边事，乃胃中津液，不输于肺，肺失所养，而肺乃痿矣。"[5] 102 尤在泾也认为出汗过多、呕吐、消渴等易于伤津而肺热，而成肺痿，如《金匮要略心典》所言："汗出、呕吐、消渴、二便下多，皆足以亡津液而生燥热，肺虚且热，则为痿矣。"[3] 55 沈明宗从肾水不足的角度论述，如《金匮要略编注》指出："心肺居上，肾水不足，心火刑金，为热在上焦，肺阴日消，气逆则咳，故致肺痿。"[6] 卷七·一 黄元御亦认为是津液亡失所致，如《金匮悬解》指出："热在上焦者，因咳嗽而为肺痿，肺痿之病，由于津亡而金燥也。"[7] 455

（2）肺中虚冷。素体阳虚，肺中虚冷；或虚热肺痿失治，久则阴损及阳，导致虚寒肺痿。仲景《金匮要略》讲述虚寒肺痿指出为"肺中冷"所致。由于肺中虚冷，气失于宣发，津液难以洒陈于脏腑，反聚于肺中，遂有"多涎唾"之症状。肺气虚通调失常，上焦虚冷不能制约下焦，津液直趋膀胱，故有"遗尿、小便数"之症状。阳气不足，清阳不能上升，故有头眩之症状。尤在泾指出不仅虚热，虚寒也会引起肺痿，如《金匮要略心典》载："此举肺痿之属虚冷者，以见病变之不同。盖肺为娇脏，热则气烁，故不用而痿；冷则气沮，故亦不用而痿也。"[3] 57 魏念庭《金匮要略方论本义》记载："肺痿较肺痈固为虚热之证矣，然又有肺痿而属之虚寒者，则又不可不辨也。"[8] 卷之七·四十二 魏氏还将肺叶比喻为草木之花叶，诠释了虚热与虚寒肺痿之成因，如其所言："肺叶如草木之花叶，有热之痿，如日炙之则枯；有冷之痿，如霜杀之则干矣，此肺冷之所以成痿也。"

3. 症状与诊断

（1）肺痿与肺痈。肺痈是肺内生成痈肿脓疡的一种疾病。主要由于风邪热毒蕴结肺中所致。临床上以发热、咳嗽、胸痛、吐腥臭脓痰，甚至咳吐脓血为主症。肺痿与肺痈，皆首见于张仲景《金匮要略·肺痿肺痈咳嗽上气病脉证治》篇，仲景对二者从症状和脉象上进行了详细诊断与鉴别，肺痿吐"浊唾涎沫"；肺痈"咳唾脓血"。肺痿脉"数虚"；肺痈脉"数实"。

历代医家对于二病之鉴别多有论述。徐忠可从气血而论，如《金匮要略论注》认为肺痿是"气痿而不振，乃无形之气病"；肺痈是"邪入血分，致有形血脉壅而不通"。[5] 102 尤在泾《金匮要略心典》从病名解释，肺痿是"痿者萎也，如草木之萎而不荣，为津烁而肺焦"；肺痈是"痈者壅也，如土之壅而不通，为热聚而肺溃"。[3] 55 尤在泾还认为，脉皆数脉，但有虚实不同。喻昌《医门法律》指出肺痿"浊唾涎沫倾之遍地"；肺痈是"口中辟辟燥"。[9] 305 李彣从症状及脉象有较为详细比较，如《金匮要略广注》认为肺痿"属肺气虚，虽有热而不烈，虽亡津液不至燥涸，虽咳而口中尚有浊唾涎沫，虽客热亦不至腐为脓血，故脉虽数而虚也"；肺痈"气壅邪实而热烈，故津液亡更觉干涸，口中辟辟燥咳，即胸中隐隐痛。津液既涸，脉应涩滞，而反滑数者，蓄热腐脓，脉且数实也"。[10] 59 沈明宗《金匮要略编注》以病机结合脉象进行了鉴别："无形虚热致痿，故脉数虚；有形气血凝滞成痈，而脉数实。"[6] 卷七·二 黄元御《金匮悬解》从病因病机以及有脓无脓角度，并结合脉象对肺痿肺痈进行了诊断与鉴别，肺痿"因于燥热，故脉数而无脓"；肺痈"因于湿热，故脉实而有脓"。[7] 455

（2）虚热肺痿和虚寒肺痿。仲景记载虚热肺痿的主要症状是"寸口脉数，其人咳，口中反有浊唾涎沫……";虚寒肺痿的主要症状是"肺痿吐涎沫而不咳者,其人不渴,必遗尿,小便数,……此为肺中冷,必眩,多涎唾……"魏念庭将肺叶比作花叶,从病因病机及发病症状表现方面做了鉴别。如其在《金匮要略方论本义》云:"肺叶如草木之花叶,有热之痿,如日炙之则枯;有冷之痿,如霜杀之则干矣……"[8]卷之七·四十三尤在泾认为病因病机虽一热一冷,但二者皆导致了肺痿不用。如《金匮要略心典》载:"盖肺为娇脏,热则气烁,故不用而痿;冷则气沮,故亦不用而痿也。"[3]57

4. 治法方药

肺痿分虚寒与虚热,虚寒肺痿治以温肺散寒,恢复阳气;虚热肺痿治以滋阴清热,止逆降气。张仲景在《金匮要略·肺痿肺痈咳嗽上气病脉证治》中记载了甘草干姜汤和麦门冬汤两方分别治疗。

(1)温肺散寒,恢复阳气。对于虚寒肺痿,仲景以甘草干姜汤以治之,方中炙甘草补中益气,干姜辛温,炮后苦温,守而不走,温复脾肺之阳,仲景合用二药,补脾温中以暖肺,体现了"培土生金"之法。尤在泾《金匮要略心典》载:"甘草、干姜,甘辛合用,为温肺复气之剂。"[3]57吴谦《医宗金鉴》云:"……上焦阳虚,不能约制下焦阴水,下焦之水泛上而唾涎沫,用甘草干姜汤以温散肺之寒饮也。"[11]193

(2)滋阴清热,止逆降气。对于虚热肺痿,有麦门冬汤一方以用之。甘草干姜汤治疗虚寒肺痿,是仲景明确提出,而麦门冬汤治疗虚热肺痿,仲景未明示。但后世不少医家尤《金匮要略》之注家认为此方乃仲景治疗虚热肺痿之方。沈明宗《金匮要略编注》认为麦门冬汤"麦冬、人参、甘、米、大枣滋培后天胃气,以生肺金,即生阴水而降火邪,惟以半夏涤痰下逆",故而得出"余窃拟为肺痿之主方也。"[6]卷七·十四魏念庭《金匮要略方论本义》亦解释"火逆上气,挟热气冲也,咽喉不利,肺燥津干也",认为"主之以麦冬生津润燥,佐以半夏开其结聚,人参、甘草、粳米、大枣概施补益于胃土,以资肺金之助",指出是"为肺虚有热津短者立法也,亦所以预救乎肺虚而有热之痿也"。[8]卷之七·四十六范永升[12]112主编《金匮要略》教材中,明确将肺痿分为虚寒证和虚热证,虚热以麦门冬汤治之。张琦[13]94主编《金匮要略讲义》虽将麦门冬汤证列入咳嗽上气部分,但在【临床应用指要】一栏亦指出:"本方还可以治疗虚热肺痿。"

5. 预后

关于预后,对于虚寒肺痿,用甘草干姜汤以温之,仲景特指出:"若服汤已渴者,属消渴。"喻昌认为,肺痿服药后转属消渴,当随证调治之,如其在《医门法律》所言:"若始先不渴,服温药即转渴者,明是消渴饮一溲二之证,消渴又与痈疽同类,更当消息之矣。"[9]306尤在泾《金匮要略心典》亦记载:"服后病不去而加渴者,则属消渴,盖小便数而渴者为消,不渴者,非下虚即肺冷也。"[3]57指出若服药后渴甚且小便数为消渴,而若不渴则为肺痿之证。唐宗海《金匮要略浅注补正》亦云:"或服汤渴者,又为饮一溲二之下消证,亦非肺痿也。"[14]68李彣《金匮要略广注》记载:"服汤已渴者,肺中有热,则遗尿便数,非肺痿乃消渴也。"[10]61

━━━━━━ 传承发展 ━━━━━━

1. 病因病机

张仲景在《金匮要略》论述肺痿的病因病机有虚寒与虚热两个方面,后世医家在此基础上有进一步的发展，但仍遵循此两个方面。

（1）阴虚燥热。肺之燥热，在感受外邪或劳役过度大汗之后有之，隋代巢元方在《诸病源候论·脾胃病诸候》记载："肺主气，为五脏上盖。气主皮毛，故易伤于风邪。风邪伤于腑脏，而气血虚弱，又因劳役，大汗之后，或经大下，而亡津液，津液竭绝，肺气壅塞，不能宣通诸脏之气，因成肺萎也。"[15] 415 清代李用粹在《证治汇补·胸膈门》记载："久嗽肺虚，寒热往来，皮毛枯燥，声音不清，或嗽血线，口中有浊唾涎沫，脉数而虚，为肺痿之病。因津液重亡，火炎金燥，如草木亢旱而枝叶萎落也。"[16] 235

肺痿乃久咳不愈演变所致，因而其发病与肺部其他疾病如肺痈、哮喘、肺痨等密切相关，可继发于此类疾病之后。如痰热久嗽，热灼阴伤，王肯堂《证治准绳·诸血门》记载："久嗽咯血成肺痿。"[17] 175 或肺痨久咳，痨热蕴肺，灼伤肺阴；或是热病之后，邪热耗津，津伤液亏，肺失濡养；亦或肺痈日久，余毒未清，正气虚损，灼伤肺阴，如《外科正宗·肺痈论》记载："久嗽劳伤，咳吐痰血，寒热往来，形体消削，咯吐瘀脓，声哑咽痛，其候转为肺痿。"[18] 58 还有如误用汗、吐、下后，致使津液大伤。以上诸因，可直接或间接损伤肺阴胃阴，胃津难以上输，津伤肺失濡养，则上焦生热，以致肺燥津枯，燥热日益耗伤阴液，其阴难复，肺失清肃，宣降失司，津液不布，则咳而浊唾涎沫，虚热肺痿乃成。

（2）肺气虚冷。虚热肺痿日久，阴伤及阳；内伤久咳或冷哮不解，肺气耗伤；或大病之后，耗伤阳气，肺虚有寒，诸上原因皆可导致肺气虚冷，气不化津，津液不行，反成涎沫。肺气虚冷则不能温摄津液，致使肺叶逐渐痿弱，而形成虚寒肺痿。

肺痿的发生有肺有燥热和肺中虚冷之分，从而有虚热肺痿与虚寒肺痿之别。二者亦可相互转化，若虚热肺痿日久不愈，阴损及阳，常可转为虚寒之证；反之，虚寒肺痿，亦可由寒郁化热，转为虚热之候。总之，阴伤、气耗皆可导致肺痿形成，热则灼伤肺阴，形成虚热肺痿；冷则气阻津液不布，形成虚寒肺痿，正如尤在泾《金匮要略心典》所论："肺为娇脏，热则气烁，故不用而痿；冷则气阻，故亦不用而痿。"[3] 57

2. 症状与诊断

《金匮要略·肺痿肺痈咳嗽上气病脉证治》对于肺痿的症状有比较详细的记载，后世医家在此基础上，对肺痿的症状作了更加全面的论述。唐代孙思邈《备急千金要方·卷第十七·肺脏》记载："寸口脉不出而反发汗，阳脉早索，阴脉不涩，三焦踟蹰，入而不出。阴脉不涩，身体反冷，其内反烦，多唾唇燥，小便反难，此为肺痿。伤于津液，便如烂瓜，下如豚脑，但坐发汗故也。其病欲咳不得咳，咳出干沫，久久小便不利，其脉平弱。"[19] 264 明代王肯堂将肺痿分别列入咳嗽门与血证门论述，其在《证治准绳·诸气门》记载："肺痿，或咳沫，或咳血，今编咳沫者于此，咳血者入血证门。"[17] 123 进一步说明肺痿日久不仅有咳吐浊唾涎沫，亦会有咳血表现。

肺痿与肺痈皆有咳嗽吐痰等症状，故在临床中要注意肺痿与肺痈之鉴别。张璐在《张氏医通》有言："肺痈属在有形之血，血结宜骤攻；肺痿属在无形之气，气伤宜徐理，兼润肺燥。"[20] 102 喻昌《医门法律》记载："肺痈者，肺气壅而不通也。肺痿者，肺气委而不振也。"[9] 304 肺痈多实；肺痿多虚。肺痈多阳实；肺痿多阴虚。肺痈多以实证或虚实夹杂证为主；肺痿纯属虚证。肺痈多为浓痰腥臭；肺痿多浊痰不臭。肺痈多发病急骤；肺痿多发病缓，病程长。

3. 治法方药

肺痿的治疗，张仲景在《金匮要略·肺痿肺痈咳嗽上气病脉证治》根据肺痿分虚寒与虚热的不同载有甘草干姜汤与麦门冬汤两方，后世医家在此基础上，有新的发展与补充完善。

肺痿不外乎虚热与虚寒，在治法上有养阴、清热、益气、温阳等。

（1）养阴清热。虚热肺痿在临证中多见，故养阴清热法乃常用之法，常用方剂如下。王焘《外台秘要》[21]279记载：《肘后》疗肺痿咳嗽吐涎沫，心中温温，咽燥而渴者方，由生天门冬、饴糖、紫菀、酒组成。还记载了用童子小便、甘草、病人中指节，治肺痿，时时寒热，两颊赤气急。李用粹《证治汇补·胸膈门》在治疗肺痿方面指出："治宜养血润肺，养气清金。初用二地二冬汤以滋阴，后用门冬清肺饮以收功。"[16]235张璐在其《张氏医通·肺痿》提出："大要缓而图之，生胃津，润肺燥，下逆气，开积痰，止浊唾，补真气，以通肺之小管，散火热，以复肺之清肃。"张璐又指出："刘默生言，痿本虚燥，总不离壮水清金，滋补气血津液，消痰止嗽，宜天冬、麦冬、生地、熟地、知母、人参、葳蕤、紫菀为主。"[20]102沈金鳌在其《杂病源流犀烛·肺病源流》认为："大约此症总以养肺、养气、养血，清金降火为主。"[22]17并据肺痿症状提出了治疗宜忌与方药："久嗽气虚而热在上焦病也。其症之发，必寒热往来自汗，气急，烦闷多唾，或带红线脓血，宜急治之。"认为应用举肺汤、元参清肺饮。并强调"切忌升散辛温燥热"。又指出对于火盛者，可以用人参平肺散。

（2）益气温阳。肺气不足，气虚生寒，肺中冷，咳吐涎沫，形成虚寒肺痿，须补肺脾肾之气，温中补阳。常用方剂如孙思邈在其《备急千金要方·卷第十七·肺脏》中记载的甘草汤方，该方在《千金翼方》中又叫做温液汤，可治肺痿，涎唾多，出血，心中温温液液。又如生姜甘草汤，由生姜、甘草、人参、大枣组成，用治肺痿，咳唾涎沫不止，咽燥而渴。又如桂枝去芍药加皂荚汤，由桂枝、生姜、甘草、皂荚、大枣组成，用治肺痿，吐涎沫不止。王焘《外台秘要》记载了半夏肺痿汤方，治疗虚寒喘鸣多饮，逆气呕吐，方由半夏、母姜、橘皮、白术、桂心组成。又记载有干地黄煎方，治虚寒肺痿喘气，方由干地黄、桑根白皮、芎䓖、桂心、人参、大麻仁组成。还有炙甘草方治肺痿涎唾多，心中温温液液者。

4. 预后

关于肺痿预后，有医家指出，有"欲饮"之表现者为愈合之征象，如隋代巢元方在其《诸病源候论·脾胃病诸候》有言："咳唾咽燥，欲饮者，必愈。欲咳而不能咳，唾干沫而小便不利者，难治。"[15]416张璐在《张氏医通》记载："肺痿咳唾，咽燥欲饮水者自愈，张口短气者危。"又云："肺痿属热，如咳久肺痿，喉哑声嘶咯血，此属阴虚，多不可治。肺痿六脉沉涩而急，或细数无神，脉口皮肤枯干，而气高息粗者死。"[20]102张氏对肺痿危证之表现论述详尽，值得参考。

━━━ 应用示例 ━━━

1. 肺燥津伤

《临证指南医案》：沈，积劳忧思，固是内伤。冬温触入，而为咳嗽。乃气分先虚，而邪得外凑。辛散斯气分愈泄，滋阴非能安上。咽痛音哑，虚中邪伏。恰值春暖阳和，脉中脉外，气机流行，所以小效旬日者，生阳渐振之象。谷雨暴冷骤加，卫阳久弱，不能拥护，致小愈病复。诊得脉数而虚，偏大于右寸，口吐涎沫，不能多饮汤水，面色少华，五心多热，而足背浮肿。古人谓金空则鸣，金实则无声，金破碎亦无声，是为肺病显然。然内伤虚馁为多，虚则补母，胃土是也。肺痿之疴，议宗仲景麦门冬汤。[23]108

《王旭高临证医案》：周，咳吐臭痰，已延三月。脉数而虚，其阴已伤，面白无华，饮食渐减，肺失所恃，防成肺痿。

沙参、黄芪、麦冬、白及、茯苓、元参、大生地、杏仁、百合、芦根尖。

又诊　咳痰腥臭，面色青晦，脉数而虚，纳谷大减。此木火乘金，金伤及土，脏气克贼，恐延不治。

北沙参、桑白皮、麦冬、苡仁、茯苓、白扁豆、野菱根、橘红、紫菀、元参、芦根尖。[24] 160

《沈俞医案合钞》：水不制火，金受火刑，身热咳呛，已成损症。若纳谷不减犹可图，维今食少痰多，肌肉尽化为痰，土又败矣。咳痰自觉腥臭，浓厚如肉坏，此为肺痿，非肺痈。肺痿则诸藏无所禀承，枯槁难支，势殊危笃。姑再用养阴保肺之法，以图侥幸于万一。

生地、麦冬、地骨皮、桑叶、北沙参、丹皮、橘红、白花百合、苡仁、芦根。[25] 37

2. 误药致痿

《卫生宝鉴精要》：华严寺和上座代史侯出家，年未四十。至元癸酉四月间，因澡浴大汗出，还寺剃头，伤风寒。头疼，四肢困倦，就市中购通圣散服之，又发之汗，头疼少减。再日复作，又以通圣散发之。发汗数回，反添劳动喘促，自汗恶风，咳而有血，懒于言语，饮食减少。求医治之，医与药，多以生姜为引子。至六月间，精神愈困，饮食减少，形体羸瘦，或咳，或唾红血极多，扶而后起。请予治之，具说前由。诊其脉，浮数七八至，按之无力。予曰：不救矣。或曰：何谓不救？《内经》曰：血之与汗，异名而同类，夺汗者无血，夺血者无汗。《金匮要略》云：肺痿之病，从何而得之？师曰：或从汗出，又被快药下利，重亡津液，故得之。今肺气已虚，又以辛药泻之，重虚其肺，不死何待？脏气法时论曰：肺欲收，急食酸以收之，用酸补之，辛泻之，盖不知《内经》之旨。仲景云：祸术浅狭，懵然不知病源为治，乃误发汗吐下之相反，其祸至速。世上之士，但务彼禽习之荣，而莫见此倾危之败，惟明者居然能识其本。近取诸身，夫何远之也。其僧不数日，果亡。[26] 39

《石山医案》：村庄一妇，年五十余。久嗽，咯脓血，日轻夜重。诣予诊视，脉皆细濡而滑。曰：此肺痿也，曾服何药？出示其方，非人参清肺散，乃知母茯苓汤也。二药皆犯人参、半夏，一助肺中伏火，一燥肺之津润，故病益加。为处一方：天麦门冬、阿胶、贝母为君，知母、生地、紫菀、山栀为臣，桑白皮、马兜铃为佐，款冬花、归身、甜葶苈、桔梗、甘草为使。煎服五贴遂安。[27] 81

《谢映庐医案》：黄守基，年二十岁。客汉阳，当秋寒热咳嗽，足跗浮肿，延疡科医治，误用敷药，足大指溃烂沥沥，又误用燥血药，煎熬津液，勉强收功，渐至足不能移，肌肤益削，已成瘫痪，历医不瘳，皆以不痛为不治。次年六月，买舟归里，求治于余。两人抬出诊视，余视其形羸发脱，脉象细数，腿股大肉已尽，脚垂纵缓废驰。因思《经》云：大筋软短，小筋驰长，软短为拘，驰长为痿。又曰：阳明虚则宗筋失润，不能束骨而利机关。法当专取阳明。且起自秋间，寒热咳嗽，肺失清肃，误进燥药，津液枯焦，此燥气焚金，当以肺热或叶焦，则生痿躄论治，盖痿者枯萎之象，非滋血液，何以得生。惟胃为生血之源，又为金之母，故曰治痿独取阳明也。况寒暑交迁，又值燥金用事，宜清金润燥，佐以甘淡益胃之药。于是以二地、二冬、石斛、薏苡、梨汁、蔗汁之属，日进大剂，按治十日，饮食稍加，改进虎潜丸，加黄芪、白术、薏苡、桑枝、茅根，补助阳明。自秋至腊，按日不歇，仅得肌肉稍充，筋骨稍束，尚未能开步。次年继进前药百日，至夏乃愈。计治一载，始获全功。[28] 71

3. 酒欲致痿

《两都医案》：徽友汪君，字遗民，昔在燕都与为莫逆。余壬申卜居留都，汪君已先隐于青溪，自筑室，额曰托园。余访之，始知其境之幽，真隐士庐也，于是得续旧交。至癸酉夏日，其乃弟山民忽怆惶召余视其兄，云是伤寒之证且重。余讶之甚，即振衣趋之。及诊，按得心脉浮数，肺脉浮涩，肝脉浮大，脾脉沉滑，肾脉浮而微，命门脉弱而沉。余曰：此非外感也，乃平日素劳心神，抑遏肺气，兼有积饮在肺胃间耳。不必过虑，但宜速治之，迟则恐成肺痿。遗民闻肺痿二字，愕然曰：弟嗽中正带红紫之色痰，此兼之以右胁疼痛，身躯不能展转，兄言是也。余应曰：不妨，但能戒饮酒，茹淡，清必寡欲，慎气以守予戒，余保兄旬日霍然也。否则缠绵，未可速愈。然汪兄素健啖，若作外感治之，必大禁其饮食，即胃气转虚，脾元亦不能旺，故先以粥助其胃气，次立方，用葛花、扁豆、山药、薏米、沙参、白茯、桔梗、甘草以健脾土，保益肺金，兼消积饮，服一二剂，嗽稍止而红稍淡。再二剂，痛即减而身能展转。又二剂，红更止而嗽尽蠲矣。如前方，加百合、白及收敛肺经，又数剂，旬日外果霍然无恙矣。噫嘻！此证非细察脉理，竟作伤寒治者，岂不大误哉？[29]46

《旧德堂医案》：茂才虞葛来，少年多欲，醉饱无惮，初患胁痛，继而嘈杂，渐成反胃。医久无效，邀家君往视。见面色如土，面上两颧稍带赤色，六脉细数，食饮即吐。历览前方，颇不相胶，但四君、理中频服不瘳，知病不独在中州也，信为无阴则吐耳。况诸呕吐皆属于火，而季胁又属肝肾之乡，即以地黄汤加石斛、沉香，愈。后一载秋前，旧症复发，适家君有携李之行，于予诊治，左关弦长，知怒气伤肝，故现独大之象，用加味逍遥散而安。又两月，因劳忍饥，恣酒感怒，前症蜂起，较前尤甚，六脉虚冥，胁痛胀闷，卧则气塞欲绝，此大虚而得盛候，为脉证相反，法在不治。伊父强请立方，仍用逍遥散。更医，用小建中汤二十余剂，胁胀稍宽，痛则仍在，咯血稠痰，腥秽难近。复干余治，往者虚冥之脉变成蛛丝之细，两眸露白，气促声嘶，脾元大坏，肺气孤危，此肺痿之恶候也。时冬水将弱，春木方强，延于冬者，得肾水之相助也。记初十立春，木气临官，肺受其侮，脾受其乘，岂能再延耶？果殁于初十之寅时。[30]23

《叶氏医案存真》：吴江，陈，三十八，酒客脾胃自来不旺，大便不实，奔走劳动失血，乃形色之伤。止血理嗽，无非清滋，声音日哑，肺痿气馁，难治之证。

人参、茯苓、苡仁、炙草、白及、黄精。[31]84

附录一 文献辑录

《金匮要略心典·肺痿肺痈咳嗽上气病脉证治第七》："此设为问答，以辨肺痿、肺痈之异。热在上焦二句，见《五脏风寒积聚篇》，盖师有是语，而因之以为问也。汗出、呕吐、消渴、二便下多，皆足以亡津液而生燥热，肺虚且热，则为痿矣。口中反有浊唾涎沫者，肺中津液，为热所迫而上行也，或云肺既痿而不用，则饮食游溢之精气，不能分布诸经，而但上溢于口，亦通。口中辟辟燥者，魏氏以为肺痈之痰涎脓血，俱蕴畜结聚于肺脏之内，故口中反干燥，而但辟辟作空响燥咳而已。然按下肺痈条亦云，其人咳，咽燥不渴，多唾浊沫，则肺痿肺痈二证多同，惟胸中痛，脉滑数，唾脓血，则肺痈所独也。比而论之，痿者萎也，如草木之萎而不荣，为津烁而肺焦也；痈者壅也，如土之壅而不通，为热聚而肺溃也。故其脉有虚实不同，而其数则一也。"[3]55

《黄帝内经素问集注》云："肺属金，肺热则金燥而叶焦矣。肺主皮毛，肺热叶焦则皮毛虚薄矣。夫食饮入胃，其精液乃传之肺，肺朝百脉，输精于皮毛。毛脉合精，行气于脏腑，是五脏所生之精神气血，所主

皮肉筋骨。皆由肺脏输布之精液，以资养皮肤，薄着则精液不能转输，是以五脏皆热而生痿躄矣。"[4] 386

《金匮要略论注》卷七："此言肺痿、肺痈，一出于热，但肺痿者，气痿而不振，乃无形之气病，其成以渐，与肺痈之邪入血分，致有形血脉壅而不通，其源由风者不同也。故谓胸中为肺之府，热在上焦，则肺为热燥而咳，所谓因热而咳，因咳而为肺痿也。然亦有久咳而不为肺痿者，则知痿非无因，故曰或从汗出，是津脱也；或从呕吐，是液伤也；或从消渴，是心火耗其阴也；或肠枯、便秘，强利求快，是脾津因下而亡也；总属燥热亡阴边事，乃胃中津液，不输于肺，肺失所养，而肺乃痿矣。唯其因热，所以寸口脉数，寸口虽当以右寸为主，然两手脉皆属肺，则数当不止于右寸而已。数脉为热，热宜口干，乃咳则浊唾涎沫，似乎相反，不知肺唯无病，故能输精于皮毛，毛脉合精，行气于腑，痿则瘁而不用，饮食之水气上输者不能收摄而运化，则为浊沫而出诸口矣。故曰此为肺痿之病，因热而失其清肃不用也。若口中辟辟燥，是内有实邪也，咳则隐痛，是专有所伤也。更脉滑，是邪实不虚也，其为肺痈无疑，甚则咳唾脓血矣。唯其皆属于热，故脉皆数，但虚实不同，故曰虚为肺痿，实为肺痈，实者，即上滑字义自见，然后章注肺痈本证又曰脉微而数，非相背也，滑数者已成而邪盛，微数者初起而火伏也。"[5] 102

《金匮要略编注》卷七："此肺痿肺痈之辨也。心肺居上，肾水不足，心火刑金，为热在上焦，肺阴日消，气逆则咳，故致肺痿。然本经明其始病之因，或从病后阴虚，过汗伤液，呕吐伤津，消渴血虚津竭，或利小便，数而伤阴，或便难，反被快药下利，而重亡津液，以致肺金枯燥，虚热熏蒸，故寸口脉数，其人咳嗽，气弱不振，津液不布，化为唾沫，而成肺痿。若口中辟辟燥，咳即胸中隐隐痛者，乃风寒侵入肺中，凝滞荣血为痈，故脉滑数，而咳唾脓血。然无形虚热致痿，故脉数虚；有形血凝滞成痈，而脉数实。此肺痈属实，肺痿属虚也。"[6] 卷七·一、二

《金匮悬解》卷十五："热在上焦者，因咳嗽而为肺痿，肺痿之病，由于津亡而金燥也，溯其由来，或从汗出而津亡于表，或从呕吐而津亡于里，或从消渴便数而津亡于前，或从胃燥便难津液原亏，又被快药下利重亡而津亡于后，故得之也。寸口数虚，咳而口中反有浊唾涎沫者，此为肺痿，若口中辟辟然干燥，咳即胸中隐隐作痛，脉又滑数，此为肺痈。脉数而虚者为肺痿，脉数而实者为肺痈，肺痿困于燥热，故脉数而无脓，肺痈因于湿热，故脉实而有脓也。"[7] 455

《金匮要略心典·肺痿肺痈咳嗽上气病脉证治第七》："此举肺痿之属虚冷者，以见病变之不同。盖肺为娇脏，热则气烁，故不用而痿；冷则气沮，故亦不用而痿也。遗尿、小便数者，肺金不用而气化无权，斯膀胱无制而津液不藏也。头眩，多涎唾者，经云上虚则眩，又云上焦有寒，其口多涎。甘草、干姜，甘辛合用，为温肺复气之剂。服后病不去而加渴者，则属消渴，盖小便数而渴者为消，不渴者，非下虚即肺冷也。"[3] 57

《金匮要略方论本义·肺痿肺痈咳嗽上气病脉证治第七》："肺痿较肺痈固为虚热之证矣，然又有肺痿而属之虚寒者，则又不可不辨。乃吐涎沫而不咳，其人既不渴也，又遗尿，小便数，则肺痿同，而有所以不同者也。师又自明其所以然者，以上虚不能制水故也。肺气既虚，而无收摄之力，但趋脱泄之势，膀胱之阳气下脱，而肺金益清冷干燥以成痿也。肺叶如草木之花叶，有热之痿，如日炙之则枯；有冷之痿，如霜杀之则干矣，此肺冷之所以成痿也。"[8] 126

《医门法律·肺痈肺痿门》："其人咳，口中反有浊唾涎沫，倾之遍地者，为肺痿，言咳而口中不干燥也。若咳而口中辟辟燥，则是肺已结痈，火热之毒，出现于口，咳声上力，触动其痈，胸中即隐隐而痛，其脉必见滑数有力，正邪气方盛之征也。数虚数实之脉，以之分别肺痿、肺痈，是则肺痿当补，肺痈当泻，隐然言表。"[9] 305

《金匮要略广注·肺痿肺痈咳嗽上气病脉证治第七》："潘硕甫先生曰：痿与痈皆热在上焦，其脉皆数，皆咳亡津液，未有异也。但痿属肺气虚，虽有热而不烈，虽亡津液不至燥涸，虽咳而口中尚有浊唾涎沫，虽客热亦不至腐为脓血，故脉虽数而虚也。痈则气壅邪实而热烈，故津液亡更觉干涸，口中辟辟燥咳，即胸中隐痛。津液既涸，脉应涩滞，而反滑数者，蓄热腐脓，脉且数实也。"[10] 59

《医宗金鉴·肺痿肺痈咳嗽上气病脉证并治第七》：“咳而不吐涎沫者，肺燥咳也；咳而吐涎沫者，肺热痿也。若似肺痿之吐涎沫而不咳者，此为肺中有冷饮，非为肺中成热痿也。肺中冷则其人必不渴，遗尿小便数，头眩多涎唾。所以然者，以上焦阳虚，不能约制下焦阴水，下焦之水泛上而唾涎沫，用甘草干姜汤以温散肺之寒饮也。如服汤已渴者，属消渴，谓始先不渴，服温药即转渴者，不但非肺中热，亦非肺中冷，乃胃中热也，则不当以属肺中冷寒饮治之，当以属胃中热消渴治之也。”[11] 193

《金匮要略编注》卷七：“此阴火粘逆也。真阴之虚，阴火上逆刑金，为火逆上气，咽喉不利，惟当壮水之主，以镇阳光，曰止逆下气，故用麦冬、人参、甘、米、大枣滋培后天胃气，以生肺金，即生阴水而降火邪，惟以半夏涤痰下逆，余窃拟为肺痿之主方也。”[6] 卷七·十四

《金匮要略方论本义》记载：“火逆上气，挟热气冲也，咽喉不利，肺燥津干也。主之以麦冬生津润燥，佐以半夏开其结聚，人参、甘草、粳米、大枣概施补益于胃土，以资肺金之助，是为肺虚有热津短者立法也，亦所以预救乎肺虚而有热之痿也。”[12] 134

《医门法律·肺痈肺痿门》：“肺热，则膀胱之气化亦热，小便必赤涩而不能多。若肺痿之候，但吐涎沫而不咳，复不渴，反遗尿而小便数者，何其与本病相反耶？必其人上虚不能制下，以故小便无所收摄耳。此为肺中冷，阴气上巅，侮其阳气，故必眩，阴寒之气，凝滞津液，故多涎唾。若始先不渴，服温药即转渴者，明是消渴饮一溲二之证。消渴又与痈疽同类，更当消息之矣。”[9] 306

《金匮要略浅注补正·肺痿肺痈咳嗽上气病脉证并治第七》：“仲景书皆互相比较，以明其意，非板论也。此篇肺痿肺痈为主，因肺痿肺痈必见咳嗽上气，故又举咳嗽上气与肺痿肺痈不同者，以明之也。此节甘草干姜汤证，是因肺痿必吐涎沫，故又举吐涎沫而不咳者，以明其非痿也。修园未知文法，乃以为肺痿正治之方，差误之至。予为之证曰：肺痿之证，自当吐涎沫，然必见咳渴，不遗尿，目不眩，乃为肺痿证也。若吐涎沫而不咳又不渴，必遗浊，小便数，以肺阳虚不能制下，此为肺中冷。仲景著此四字，正是大声疾呼，明其非肺痿之热证，读者不当作肺痿治矣。必眩多涎唾，宜甘草干姜汤以温肺，若作痿症而用清润，则反误矣。或服汤渴者，又为饮一溲二之下消证，亦非肺痿也。层层缴转，以辨其非肺痿，而仲师辨肺痿之真面尽见，修园混此，以为肺痿正治，岂不滋谬？注肺冷为冷落，尤可笑。”[14] 68

《金匮要略广注·肺痿肺痈咳嗽上气病脉证治第七》：“吐涎沫者，脾为肺母，脾虚不能摄涎也。肺气虚而不逆，故不咳，内无热，故不渴也。遗尿、小便数，为下虚。盖肺居上部，膀胱居下部，肺气虚不能约束津液而偏渗膀胱，此上虚不能制下也。虚则必寒，故肺中冷。以肺热则闭癃，肺寒则遗溺。《经》所谓水液澄彻清冷皆属于寒是也。《经》云上虚则眩，甘草干姜汤以温肺经。服汤已渴者，肺中有热，则遗尿便数，非肺痿乃消渴也。《内经》云：肺消者，饮一溲二，死不治。又云：必遗热于肺，传为膈消是也。”[10] 61

《诸病源候论·脾胃病诸候》：“肺主气，为五脏上盖。气主皮毛，故易伤于风邪。风邪伤于腑脏，而气血虚弱，又因劳役，大汗之后，或经大下，而亡津液，津液竭绝，肺气壅塞，不能宣通诸脏之气，因成肺萎也。其病咳唾而呕逆涎沫，小便数是也。咳唾咽燥，欲饮者，必愈。欲咳而不能咳，唾干沫而小便不利者，难治。”[15] 415

《证治汇补·胸膈门》：“久嗽肺虚，寒热往来，皮毛枯燥，声音不清，或嗽血线，口中有浊唾涎沫，脉数而虚，为肺痿之病。因津液重亡，火炎金燥，如草木亢旱而枝叶萎落也。治宜养血润肺，养气清金。初用二地二冬汤以滋阴，后用门冬清肺饮以收功。”[16] 235

王肯堂《证治准绳·诸血门》记载：“久嗽咯血成肺痿。”[17] 175

《外科正宗·肺痈论》记载：“久嗽劳伤，咳吐痰血，寒热往来，形体消削，咯吐瘀脓，声哑咽痛，其候转为肺痿，如此者百死一生之病也，治宜知母茯苓汤主之，人参五味子汤调之。”[18] 58

《千金要方·卷第十七·肺脏》：“寸口脉不出而反发汗，阳脉早索，阴脉不涩，三焦踟蹰，入而不出。阴脉不涩，身体反冷，其内反烦，多唾唇燥，小便反难，此为肺痿。伤于津液，便如烂瓜，下如豚脑，但坐发

汗故也。其病欲咳不得咳，咳出干沫，久久小便不利，其脉平弱。"[19] 264

《张氏医通》卷四："肺痈属在有形之血，血结宜骤攻；肺痿属在无形之气，气伤宜徐理，兼润肺燥。"[20] 102

《医门法律·肺痈肺痿门》："肺痈者，肺气壅而不通也。肺痿者，肺气委而不振也。"[9] 304

《杂病源流犀烛·肺病源流》："大约此症总以养肺、养气、养血，清金降火为主。"[22] 17

《张氏医通》卷四："肺痿咳唾，咽燥欲饮水者自愈，张口短气者危。咳而口中自有津液，舌白苔滑，此为肺寒，甘草干姜汤。肺痿属热，如咳久肺瘪，喉哑声嘶咯血，此属阴虚，多不可治。肺痿六脉沉涩而急，或细数无神，脉口皮肤枯干，而气高息粗者死。"[20] 102

附录二 常用方药

干地黄煎：干地黄五两、桑根白皮（切）二升、川芎五两、桂心、人参各三两、大麻人一升（炒）。右六味切，以水九升先煮五味，取三升，去滓，内大麻人煎数沸，分三服，忌生葱、芜荑。（《外台秘要》）[21] 280

半夏肺痿汤：半夏一升（汤洗）、母姜一斤、橘皮一斤、白术八两、桂心四两。上五味切，以水九升，煮取三升，去滓，分温三服，忌羊肉汤，桃李，雀肉，生葱。（《外台秘要》）[21] 279

生姜甘草汤：生姜五两、甘草四两，人参三两、大枣十二枚。上四味，㕮咀，以水七升，煮取三升，去滓，分三服。（《千金要方》）[19] 265

甘草干姜汤方：甘草四两（炙）、干姜二两（炮）上，㕮咀，以水三升，煮取一升五合，去滓，分温再服。（《金匮要略·肺痿肺痈咳嗽上气病脉证治》）[2] 223

甘草汤（《千金翼》名温液汤）：甘草二两，㕮咀，以水三升，煮取一升半，去滓，分三服。（《千金要方》）[19] 265

疗肺痿咳嗽吐涎沫，心中温温，咽燥而渴者方：生天门冬（捣）取汁一升、酒一升、饴糖一斤、紫菀末四合。上四味，合同铜器中于汤上煎可丸，服如杏仁一丸，日三，忌鲤鱼。（《外台秘要》）[21] 279

疗肺痿，时时寒热，两颊赤气急方：童子小便，每日晚取之，去粗末少许，小便可有五合。取上好甘草，量病人中指节，男左女右，长短截之炙令熟，破作四片，内小便中，置于闲净处露一宿，器上横一小刀，明日平旦去甘草，顿服之。每日一剂。其童子勿令吃五辛，忌海藻、菘菜、热面。（《外台秘要》）[21] 279

麦门冬汤：麦门冬七升、半夏一升、人参三两、甘草二两、粳米三合、大枣十二枚，上六味，以水一斗二升，煮取六升，温服一升，日三夜一服。（《金匮要略·肺痿肺痈咳嗽上气病脉证治》）[2] 233

炙甘草汤：甘草四两（炙）、生姜三两（去皮）、人参二两、地黄一斤、阿胶三两（炙），大麻子仁半升、大枣四十枚、麦门冬半斤（去心）、桂心二两。上九味切，以美酒七升，水八升，相和先煮八味，取四升，绞去滓，内胶上微火烊销，温服七合，日三夜一。（《外台秘要》）[21] 279

桂枝去芍药加皂荚汤：桂枝、生姜各三两、甘草二两、皂荚一挺、大枣十二枚。上五味，㕮咀，以水七升，煮三升，去滓，分三服。（《千金要方》）[19] 265

参 考 文 献

[1] 姚春鹏译注. 黄帝内经素问 [M]. 北京：中华书局, 2010.

[2] 陈纪藩主编. 金匮要略 [M]. 第 2 版. 北京：人民卫生出版社, 2015.

[3] [清] 尤怡著. 李占永, 岳雪莲点校. 金匮要略心典 [M]. 第二版. 北京：中国中医药出版社, 2009.

[4] [清] 张隐庵集注. 孙国中, 方向红点校. 黄帝内经素问集注 [M]. 北京：学苑出版社, 2002.

[5] [清] 徐忠可著. 邓明仲, 张家礼点校. 金匮要略论注 [M]. 北京：人民卫生出版社, 1993.

[6] [清] 沈目南编注. 沈注金匮要略（金匮要略编注）[M]. 上海：上海科学技术出版社, 1990.

[7] [清] 黄元御撰. 麻瑞亭等点校. 黄元御医书十一种·金匮悬解 [M]. 北京：人民卫生出版社, 1990.

[8] [清] 魏荔彤撰. 金匮要略方论本义·二 [M]. 影印本：卷之七·四十二, 四十三, 四十六.

[9]［清］喻嘉言著. 韩飞等点校. 医门法律［M］. 太原：山西科学技术出版社，2006.

[10]［清］李彣著. 杜晓玲校注. 金匮要略广注［M］. 北京：中国中医药出版社，1992.

[11]［清］吴谦等撰. 石学文等点校. 医宗金鉴［M］. 沈阳：辽宁科学技术出版社，1997.

[12] 范永升主编. 金匮要略［M］. 北京：中国中医药出版社，2003.

[13] 张琦主编. 金匮要略讲义［M］. 上海：上海科学技术出版社，2008.

[14]［清］唐容川撰. 李怀常等校注. 金匮要略浅注补正［M］. 太原：山西科学技术出版社，2013.

[15]［隋］巢元方著. 丁光迪主编. 诸病源候论校注［M］. 北京：人民卫生出版社，2013.

[16]［清］李用粹编撰. 竹剑平等整理. 证治汇补［M］. 北京：人民卫生出版社，2006.

[17]［明］王肯堂著. 倪和宪点校. 证治准绳（一）杂病证治准绳［M］. 北京：人民卫生出版社，2014.

[18]［清］陈实功著. 韩平点校. 外科正宗［M］. 沈阳：辽宁科学技术出版社，1997.

[19]［唐］孙思邈撰. 鲁兆麟主校. 备急千金要方［M］. 沈阳：辽宁科学技术出版社，1997.

[20]［清］张璐著. 李玉清等校注. 张氏医通［M］. 北京：中国医药科技出版社，2011.

[21]［唐］王焘撰. 外台秘要［M］. 北京：人民卫生出版社，1955.

[22]［清］沈金鳌撰. 李占永，李晓林校注. 杂病源流犀烛［M］. 北京：中国中医药出版社，1994.

[23]［清］叶天士著. 艾军等主校. 临证指南医案［M］. 北京：中国中医药出版社，2008.

[24]［清］王泰林著. 王宏利校注. 王旭高临证医案［M］. 北京：中国医药科技出版社，2012.

[25]［清］沈又彭，俞震撰. 王文容辑. 陈晓点校. 沈俞医案合钞［M］. 上海：上海科学技术出版社，2004.

[26]［元］罗天益原著. 张文平主编. 卫生宝鉴精要［M］. 贵阳：贵州科学技术出版社，2008.

[27]［明］汪石山著. 高尔鑫主编. 汪石山医学全书·石山医案［M］. 第2版. 北京：中国中医药出版社，2015.

[28]［清］谢映庐著. 谢映庐医案［M］. 上海：上海科学技术出版社，2010.

[29]［明］倪士奇撰. 王友和等校注. 两都医案［M］. 北京：中国中医药出版社，2016.

[30]［清］李用粹. 路波等校注. 旧德堂医案［M］. 北京：中国中医药出版社，2015.

[31]［清］叶天士著. 彭宪彰编著. 叶氏医案存真疏注［M］. 北京：中国中医药出版社，2016.

（代民涛）

第十八章 肺　痹

肺痹，属内脏痹证之一，是由皮痹日久不愈，病邪浸淫肺脏，肺脏虚损，致肺气痹阻，宣降失司，而致咳嗽、喘息、气急、胸闷甚至胸痛等为主要特征的一种病证。

经典原文

《素问·五脏生成篇》："白，脉之至也，喘而浮，上虚下实，惊，有积气在胸中，喘而虚，名曰肺痹，寒热，得之醉而使内也。"[1]108

《素问·玉机真脏论》："是故风者百病之长也。今风寒客于人，使人毫毛毕直，皮肤闭而为热，当是之时，可汗而发也；或痹不仁肿痛，当是之时，可熨燙及火灸刺而去之。弗治，病入舍于肺，名曰肺痹，发咳上气。"[1]183

《素问·痹论》："皮痹不已，复感于邪，内舍于肺。"[1]366

《素问·痹论》："肺痹者，烦满喘而呕。"[1]366

《素问·痹论》："淫气喘息，痹聚在肺。"[1]367

《素问·四时刺逆从论》："少阴有余，病皮痹隐疹；不足，病肺痹。"[1]513

钩玄提要

1. 病名

"肺痹"病名，始载于《黄帝内经》。在《素问·五脏生成篇》《素问·玉机真脏论》《素问·痹论》《素问·四时刺逆从论》等皆有该病名之记载，如《素问·五脏生成篇》："……有积气在胸中，喘而虚，名曰肺痹……"，《素问·玉机真脏论》："病入舍于肺，名曰肺痹……"，《素问·痹论》："肺痹者，烦满喘而呕。"

2. 病因病机

感受寒热，并在醉后入房可导致肺痹。如《素问·五脏生成篇》指出是由于"寒热，得之醉而使内"。明代马莳《黄帝内经素问注证发微》云："盖酒味苦燥，内入于心，醉甚入房，故心气上胜于肺，而为惊为喘，为虚为寒者，宜也。"[2]95明代张景岳《类经》有言："因醉以入房，则火必更炽，水必更亏，肾虚盗及母气，故肺病若是矣。"[3]209清代张志聪《黄帝内经素问集注》云："酒者，熟谷之液，其气慓悍，入于胃中，则胃胀，气上逆则满于胸中，醉而使内则气上逆，故有积气在胸中也。入房太过则伤肾，肾为本，肺为末，本伤故肺虚也。"[4]109医家皆指出酒醉入房伤身，张景岳与张志聪并指出肾虚则肺伤。

风寒内侵人体，若不及时治疗，则内舍于肺，形成肺痹，如《素问·玉机真脏论》记载："风寒客于人……弗治，病入舍于肺，名曰肺痹……"《黄帝内经素问注证发微》有言："今风寒客于人，正以邪从外来，如客之至，故不曰感而曰客。"[2]147 又云："盖邪入于阴，则病必为痹，而肺主皮毛，故为肺痹也。"[2]148 指出风寒客肺是肺痹之病因。张景岳在《类经》中云："风入于肺为肺痹。"[3]91 张志聪在《黄帝内经素问集注》曰："皮毛者，肺之合。邪在皮毛，弗以汗解，则邪气乃从其合矣。夫皮肤气分为阳，五脏为阴。病在阳者，名曰风；病在阴者，名曰痹；病舍于肺，名肺痹也。"[4]183

皮痹，未得愈合又感受邪气，内藏于肺，而致肺痹，如《素问·痹论》记载："皮痹不已，复感于邪，内舍于肺。"《黄帝内经素问注证发微》记载："皮痹不已，而又重感于三气，则内舍于肺。"[2]275 张景岳《类经》云："舍者，邪入而居之也……病久不去，而复感于邪，气必更深，故内舍其合而入于脏。"[3]597

气失其平和而喘息迫促，进而风寒湿之痹气易于凝聚在肺，形成肺痹，如《素问·痹论》："淫气喘息，痹聚在肺。"《黄帝内经素问注证发微》云："邪气浸淫，喘息靡宁，正以肺主气，惟痹聚在肺，故喘息若是。"[2]277 张景岳《类经》认为淫气为"邪乱之气"。[3]598 张志聪《黄帝内经素问集注》认为"淫气"是阴气淫伏不静藏，并云："淫气而致于喘息，则肺气不藏，而痹聚在肺矣。"[4]380

少阴之气不足，则病肺痹。《素问·四时刺逆从论》："少阴有余，病皮痹瘾疹；不足，病肺痹。"马莳《黄帝内经素问注证发微》有言："少阴者，足少阴肾经也。肾脉从肾上贯肝膈，入肺中，肾为肺之子，其水上逆于肺母，故皮为肺之合，今肾有余，当病皮痹、瘾疹，其病在表也。不足，当为肺痹，其病在里也。"[2]397 张景岳《类经》指出："少阴者君火之气也，火盛则克金，皮者肺之合，故为皮痹。"又云："火不足，则金无所畏，燥邪独胜，则病为肺痹。"[3]608 马氏从肺肾的母子关系进行了诠释，而张氏从心肺之相克关系进行了解说。张志聪《黄帝内经素问集注》云："心主脉而上归于肺，肺主皮毛，毛脉合精于皮肤之间，是以少阴之为皮痹、肺痹也。"[4]539

3. 症状与诊断

关于肺痹之症状为面部白色，病气积聚胸中，喘而且虚惊；脉象为躁数而又浮大，上虚下实。如《素问·五脏生成篇》记载："白，脉之至也，喘而浮，上虚下实，惊，有积气在胸中，喘而虚，名曰肺痹。"马莳《黄帝内经素问注证发微》记载："诊人之色已白矣，及其脉之至也，涌盛如喘之状，而举指则甚浮，肺居上，故曰上虚；病不在下，故曰下实，且有惊。当诊之日，有积气在胸中，其脉喘，当为虚，名曰肺痹。"[2]95 张景岳《类经》记载："白者，肺色见也。脉喘而浮者，火乘金而病在肺也。喘为气不足，浮为肺阴虚。肺虚于上，则气不行而积于下，故上虚则为惊，下实则为积。"[3]208 张志聪《黄帝内经素问集注》载有："呼吸急则脉亦急，故以呼吸之喘急，以形容脉之急疾也。肺主气而虚，故脉浮，病气而不病血，病上而不病下，故脉上虚而下实也。阳气虚则善为惊骇矣。胸中为气之海，上注于肺，以司呼吸，邪积于上，则膻中之正气反虚，故为虚喘也。"[4]109

肺痹亦有咳嗽上气之表现，如《素问·玉机真脏论》记载肺痹的症状是"发咳上气"。《黄帝内经素问注证发微》认为："肺在变动为咳，乃发咳而气上耳。"[2]148 《黄帝内经素问集注》认为："痹者，闭也，邪闭于肺，故咳而上气。"[4]183

肺痹的症状还有烦闷、喘息、呕恶，如《素问·痹论》载有："肺痹者，烦满喘而呕。"马莳《黄帝内经素问注证发微》记载："肺脉起于中焦，下络大肠，还循胃口，上膈，属肺，又主息，故其为痹也，烦满，喘息而呕。"[2]275 张景岳《类经》有言："肺在上焦，其脉循胃口，故为烦满喘而呕。"[3] 597 清代张志聪《黄帝内经素问集注》有言："肺主气而司呼吸，其脉起于中焦，还循胃口，上膈属肺，故痹则烦喘而呕。"[4] 378

═══════ 传承发展 ═══════

1. 病名

关于肺痹病名，明代秦昌遇《症因脉治》认为即是皮痹，如其所言："肺痹之症，即皮痹也。"[5] 244 喻昌在其《医门法律·卷三》中称作"气痹"，如其所言："肺为相傅之官，治节行焉，管领周身之气，无微不入，是肺痹即为气痹，明矣。"[6] 171

2. 病因病机

《黄帝内经》载述本病的病因病机主要有感受寒热、阴气浸淫、少阴不足等。后世医家在此基础上对肺痹的病因病机有更全面而深入的认识，大致可以概括为内因和外因两个方面。外因主要为感受风寒湿邪，滞留日久，皮肤痹阻不宣，复感三邪，内侵肺脏；内因主要为病久不瘥，肺脏虚损，病邪得以乘虚内舍。内外相应，发为肺痹。其主要病机为外邪乘虚内舍，痰瘀互结，肺气痹阻不通，宣降失司，病久耗伤气阴，故致血瘀、痰浊、气虚、阴虚四种病理因素，贯穿于疾病全过程，互为因果，相兼为患，形成虚实夹杂。

（1）风寒湿痹阻。风寒湿邪阻滞皮肤，复感风寒，内舍于肺脏，使肺气宣降失职，清气不升，浊邪不降，喘促气急，形成肺痹。或阳虚阴寒之体，复感风寒，邪气内侵入肺，两寒相加，内外合邪，肺气失宣，痰浊痹阻不行，发为肺痹。隋代巢元方《诸病源候论·风痹候》云："皮痹不已，又遇邪者，则移入于肺。"[7] 21《圣济总录·肺痹》云："皮痹不已，复感于邪，内舍于肺，是为肺痹。"[8] 478 清代程杏轩在其《医述·肺痹》载有："肺为呼吸之橐籥，位居最高，受脏腑上朝之清气，禀清肃之体，性主乎降。又为娇脏，不耐邪侵，六淫之气一有所著，即能致病。其性恶寒、恶热、恶燥、恶湿，最畏火风，邪著则失其清肃，降令遂痹塞不通爽矣（《临证指南医案》）。"[9] 793

（2）痰热壅阻。感受风寒湿邪，留而不去，入舍于肺，日久化热，热灼津炼痰，痰热阻滞气机，肺失宣降，致使肺痹发生。或素体阴虚内热，或过食辛辣炙煿之品，肺热痰阻，宣降失职，致使肺痹发生。如明代秦昌遇《症因脉治》记载肺痹之因即有提及"形热饮热"[5] 244。

（3）肺虚气痹。皮痹之人，日久不愈，损伤肺气，肺气虚损，宣降失司，气痹不行，发生肺痹。或情志不遂，或悲哀动中，或失于调养，房劳过度，损伤正气，肺脏虚损，功能失职，宣降失司，或肺虚及肾，肾不纳气，致使肺痹发生。如《症因脉治》指出："悲哀动中，肺气受损，而肺痹之症作。"[5] 244

3. 症状与诊断

肺痹有心胸烦闷、喘息、呕吐、胸背疼痛等症状。如巢元方《诸病源候论》载："其状，气奔痛。"[7] 21《症因脉治》记载："肺痹之症，即皮痹也。烦满喘呕，逆气上冲，右胁刺痛，牵引缺盆，右臂不举，痛引腋下。"[5] 244 张璐在《张氏医通》中云："肺痹则肺气不清，胃热上逆，故烦喘而呕。"[10] 159 喻昌《医门法律》指出肺痹有"心膈窒塞，上气不下"之症状。[6] 170 从脉象而言，辨证为寒证则脉见迟弦，热证则脉见洪数，如《症因脉治》记载肺痹之脉为："寸口脉涩，责之在肺。或见迟弦，寒饮所伤；或见洪数，乃是伤热。浮迟肺寒，沉数里热。"[5] 244

4. 治法方药

因火热伤肺的肺痹，应清热养阴，《症因脉治》载有泻白散；[5] 244《临证指南医案》载有用射干、连翘、山栀、兜铃、竹叶、沙参、象贝来治疗"温热壅遏而痹者"，并指出因燥则用梨皮、芦根、枇杷叶、紫菀。[11] 215

因风寒湿而致之肺痹，可祛风散寒化湿，如《临证指南医案》指出："因于风者，则用薄荷、桑叶、牛蒡之属，兼寒则用麻黄、杏仁之类……因湿则用通草、滑石、桑皮、苡仁、威喜丸。"[11] 215

因肺虚气痹而导致肺痹，可补气理气通痹，如《症因脉治》记载："肺气受损，肺虚液少，生脉散加二冬、二母；气虚上逆，参橘煎、人参平肺散。"[5] 244《临证指南医案》指出开气则用"蒌皮、香豉、苏子、桔梗、蔻仁"。[11] 215 喻昌《医门法律》指出："肺为相傅之官，治节行焉，管领周身之气，无微不入，是肺痹即为气痹。"故提出肺痹用"紫苏汤"，[6] 170 由紫苏子、半夏、陈皮、桂心、人参、白术、甘草等组成。

━━━ 应用示例 ━━━

1. 外感寒湿，痹阻皮络

《吴鞠通医案》：辛卯十月十八日，薛，二十二岁。外痹寒湿太重，内痰饮，不食不寐，咳嗽口渴，大小便赤，脉数。先开肺痹。

生石膏（先煎代水）一两、桂枝四钱、姜半夏三钱、飞滑石（先煎）六钱、生苡仁三钱、杏仁泥五钱、小枳实三钱、茯苓皮五钱、防己五钱、橘皮三钱。

煮四杯，日三夜一，分四次服。

二十日：外痹痛而内痰饮，内外俱痹。

生石膏（先煎代水）二两、桂枝三钱、海桐皮三钱、飞滑石六钱、杏仁五钱、片姜黄三钱、茯苓皮五钱、穿山甲三钱（炒）、姜半夏五钱、地龙三钱、生苡仁三钱、白通草一钱、橘皮三钱。

煮四杯，分四次服。二帖。

廿二日：痹痛腕重，用药以由经达络为要。

生石膏二两、桂枝尖三钱、防己五钱、飞滑石六钱、穿山甲三钱（炒）、杏仁泥五钱、片姜黄三钱、地龙三钱、茯苓皮五钱、嫩桑枝三钱、姜半夏三钱、乳香二钱、橘皮二钱。

煮四杯，分四次服。二帖。

廿四日：痹症先腿重而后腕重，昨与痛经活络，兹上下皆轻，痛减能动，脉亦渐小，脉小则病退也，但加饮咳。

生石膏八钱、飞滑石四钱、防己五钱、苏子霜三钱、杏仁泥五钱、姜半夏六钱、地龙三钱、穿山甲三钱（炒）、晚蚕沙三钱、云苓皮五钱、桂枝尖三钱、桑枝尖三钱、橘皮三钱。

煮四杯，分四次服。二帖。

廿日：右寸犹大，腿痛未除。

生石膏一两、飞滑石六钱、杏仁六钱、海桐皮三钱、云苓皮三钱、片姜黄三钱、穿山甲三钱（炒）、防己六钱、晚蚕沙三钱、姜半夏三钱、桂枝尖三钱、白通草一钱、地龙三钱。

煮四杯，分四次服。二帖。

廿八日：右寸已小，故右肢痛减；左脉弦，故左肢仍痛。

杏仁泥五钱、云苓皮五钱、独活一钱五分、防己六钱、乳香三钱、穿山甲三钱（炒）、桂枝尖五钱、没药三钱、地龙三钱、归须三钱、片姜黄三钱、海桐皮三钱。

煮四杯，分四次服。二帖。[12]125, 126

2. 风温夹痰，肺气闭阻

《增补临证指南医案》：朱，风温不解，邪结在肺，鼻窍干焦，喘急腹满，声音不出，此属上痹，急病之险笃者，急急开其闭塞，葶苈大枣合苇茎汤。

又　风湿喘急，是肺痹险症，未及周岁，脏腑柔嫩，故温邪内陷易结，前用苇茎汤，两通太阳气血频验，仍以轻药入肺，昼夜竖抱，勿令横卧为要，用泻白散法。

桑白皮、地骨皮、苡仁、冬瓜仁、芦根汁、竹沥。[13]194

3. 肺胃壅滞

《临证指南医案》：曹氏，肺痹，右肢麻，胁痛，咳逆喘急不得卧，二便不利，脘中痞胀。得之忧愁思虑，所以肺脏受病。宜开手太阴为治。[11]213

紫菀、瓜蒌皮、杏仁、山栀、郁金汁、枳壳汁。

《临证指南医案》：王，脉搏劲，舌干赤，嗳气不展，状如呃忒。缘频吐胃伤，诸经之气上逆，填胸聚脘，出入几逆，周行脉痹，肌肉着席而痛转加。平昔辛香燥药不受，先议治肺经，以肺主一身之气化耳。

枇杷叶汁、杏仁共煎汤，冲桔梗、枳实汁。[11]213

《临证指南医案》：某，风温化热上郁，肺气咽喉阻塞，胸脘不通，致呻吟呼吸不爽。上下交阻，逆而为厥，乃闭塞之症。病在上焦，幼科消食发散苦降，但表里之治，上气仍阻。久延慢惊，莫可救疗。

芦根、桑叶、滑石、梨皮、苡仁、通草。[11]214

4. 湿热伤肺

《临证指南医案》：李，肺象空悬，气窒声音不出。舌乃心苗，热灼则舌本不展。以唇口肺微之病，乃辛热酒毒之痹。主以轻扬为治，乃无质之病。

羚羊角、连翘心、竹叶心、野赤豆皮、川贝母、金银花。

又　暮服威喜丸二钱。[11]214

5. 怒劳气逆

《临证指南医案》：唐，脉小涩，失血呕逆之后，脘中痞闷，纳谷膜胀，小便短赤，大便七八日不通。此怒劳致气分逆乱，从肺痹主治。

鲜枇杷叶、土瓜蒌皮、黑栀皮、郁金、杏仁、杜苏子、紫降香、钩藤。

又　更衣丸。[11]214

附录一　文献辑录

《黄帝内经素问注证发微》云："斯疾也，得之既有外感，而又思虑而心虚，故积气之邪从而成耳。王注曰：喘为心气不足，坚为病气有余，积为病气积聚，痹为脏气不宣行也。按：《素问》有《痹论》，而此亦曰痹，今据此考彼，病全不合，当如王注所谓：脏气不行也。又，王注曰：脏居高，病则脉如喘状，故于心肺二脏独言之。此最得"喘"字之义。诊人之色已白矣，及其脉之至也，涌盛如喘之状，而举之则甚浮，肺居上，故曰上虚；病不在下，故曰下实，且有惊。当诊之日，有积气在胸中，其脉喘，当为虚，名曰肺痹，而外有寒热。斯疾也，得之醉而使内也。盖酒味苦燥，内入于心，醉甚入房，故心气上胜于肺，而为惊为喘，为虚为寒者，宜也。"[2] 95, 96

《类经》："白者，肺色见也。脉喘而浮者，火乘金而病在肺也。喘为气不足，浮为肺阴虚。肺虚于上，则气不行而积于下，故上虚则为惊，下实则为积。气在胸中，喘而且虚，病为肺痹者，肺气不行而失其治节也。寒热者，金火相争，金胜则寒，火胜则热也。其因醉以入房，则火必更炽，水必更亏，肾虚盗及母气，则肺病若是矣。"[3] 208, 209

《黄帝内经素问集注》："盖呼吸急则脉亦急，故以呼吸之喘急，以形容脉之急疾也。肺主气而虚，故脉浮，病气而不病血，病上而不病下，故脉上虚而下实也，阳气虚则善为惊骇矣。胸中为气之海，上注于肺，以司呼吸，邪积于上，则膻中之正气反虚，故为虚喘也。脏真高于肺，主行营卫阴阳，阴阳虚乘，则为往来之寒热矣。酒者，熟谷之液，其性慓悍，入于胃中，则胃胀，气上逆则满于胸中，醉而使内则气上逆，故有积气在胸中也。入房太过则伤肾，肾为本，肺为末，本伤故肺虚也。"[4] 109

《黄帝内经素问注证发微》："今风寒客于人，正以邪从外来，如客之至，故不曰感而曰客。使人毫毛尽直，皮肤受之，则闭而为热，当是之时，可汗而发。(《阴阳应象大论》云：善治者治皮毛。)渐至为痛痹，(如《痹论》之谓。)为不仁，痛痒不知也，为肿，为痛。《阴阳应象大论》曰：寒伤形，形伤肿，热伤气，气伤痛。当是之时，可用汤熨灸刺等法以去之，即上文可汗而发也。乃弗从而治之，则为肺痹之证。盖邪入于阴，则病必为痹，而肺主皮毛，故为肺痹也。(《宣明五气论》云：邪入于阳则狂，邪入于阴则痹。)然肺在变动为咳，乃发咳而气上耳。"[2] 147, 148

《类经》："黄帝曰：五脏相通，移皆有次，五脏有病，则各传其所胜。传其所胜者，如本篇下文云，风入于肺为肺痹，弗治，则肺传之肝为肝痹，弗治，则肝传之脾为脾风，弗治，则脾传之肾为疝瘕，弗治，则肾传之心曰瘛，弗治，则心复反传而行之肺，法当死者是也。"[3] 91

《黄帝内经素问集注》："皮毛者，肺之合。邪在皮毛，弗以汗解，则邪气乃从其合矣。夫皮肤气分为阳，五脏为阴。病在阳者，名曰风；病在阴者，名曰痹；病舍于肺，名肺痹也。'痹'者，闭也，邪闭于肺，故咳而上气。"[4] 183

《黄帝内经素问注证发微》："此言痹之入五脏者，以五痹不去，三气重感而入之于五脏也。帝问五痹在体，五脏在内，至有内舍于五脏者，何气使然也？舍者，藏也。伯言五脏皆有合，即如肾之合在骨，肝之合在筋，心之合在脉，脾之合在肌，肺之合在皮，五痹病久而不去，则内舍于其合矣。故骨痹不已而又重感于三气，则内舍于肾；筋痹不已，而又重感于三气，则内舍于肝；脉痹不已，而又重感于三气，则内舍于心；肌痹不已，而又重感于三气，则内合于脾；皮痹不已，而又重感于三气，则内舍于肺。所谓五脏之痹者，各以其所主之时，重感于风寒湿之三气，故使之入于五脏也。"[2] 275

《类经》："舍者，邪入而居之也。时，谓气旺之时，五脏各有所应也。病久不去，而复感于邪，气必更深，故内舍其合而入于脏。"[3] 597

《黄帝内经素问注证发微》："是故，邪气浸淫，喘息靡宁，正以肺主气，惟痹聚在肺，故喘息若是。"[2] 277

《黄帝内经素问集注》："'淫气'者，阴气淫佚不静藏也。淫气而致于喘息，则肺气不藏，而痹聚在肺矣。"[4] 380

《黄帝内经素问注证发微》："少阴者，足少阴肾经也。肾脉从肾上贯肝膈，入肺中，肾为肺之子，其水上逆于肺母，故皮为肺之合，今肾有余，当病皮痹、瘾疹，其病在表也。不足，当为肺痹，其病在里也。"[2] 397

《类经》："少阴者君火之气也，火盛则克金，皮者肺之合，故为皮痹。"又云："火不足则金无所畏，燥邪独胜，故病为肺痹。"[3] 608

《黄帝内经素问集注》："心主脉而上归于肺，肺主皮毛，毛脉合精于皮肤之间，是以少阴之为皮痹、肺痹

也。"[4] 539

《黄帝内经素问注证发微》："肺脉起于中焦，下络大肠，还循胃口，上膈，属肺，又主息，故其为痹也，烦满，喘息而呕。"[2] 275

《类经》："肺在上焦，其脉循胃口，故为烦满喘而呕。"[3] 597

《黄帝内经素问集注》："肺主气而司呼吸，其脉起于中焦，还循胃口，上膈属肺，故痹则烦喘而呕。"[4] 378

《诸病源候论·风痹候》："皮痹不已，又遇邪者，则移入于肺。其状，气奔痛。"[7] 21

《圣济总录·肺痹》："皮痹不已，复感于邪，内舍于肺，是为肺痹。"[8] 39

《症因脉治》："肺痹之症，即皮痹也。烦满喘呕，逆气上冲，右胁刺痛，牵引缺盆，右臂不举，痛引腋下。肺痹之因，或形寒饮冷，或形热饮热，肺为华盖，恶热恶寒，或悲哀动中，肺气受损，而肺痹之症作矣。肺痹之脉为：寸口脉涩，责之在肺。或见迟弦，寒饮所伤；或见洪数，乃是伤热。浮迟肺寒，沉数里热。肺痹之治，火热伤肺，《家秘》泻白散；肺气受损，肺虚液少，生脉散加二冬、二母；气虚上逆，参橘煎、人参平肺散。"[5] 244

《张氏医通》："肺痹则肺气不清，胃热上逆，故烦喘而呕。"[10] 159

《临证指南医案》："肺为呼吸之橐籥，位居最高，受脏腑上朝之清气，禀清肃之体，性主乎降。又为娇脏，不耐邪侵。凡六淫之气，一有所著，即能致病。其性恶寒恶热，恶燥恶湿，最畏火风。邪着则失其清肃降令，遂痹塞不通爽矣。今先生立法，因于风者，则用薄荷、桑叶、牛蒡之属，兼寒则用麻黄、杏仁之类；若温热壅遏而痹者，则有羚羊、射干、连翘、山栀、兜铃、竹叶、沙参、象贝。因湿则用通草、滑石、桑皮、苡仁、威喜丸，因燥则梨皮、芦根、枇杷叶、紫菀，开气则用蒌皮、香豉、苏子、桔梗、蔻仁。其苇茎汤，葶苈大枣汤，一切药品，总皆主乎轻浮，不用重浊气味，是所谓微辛以开之，微苦以降之，适有合乎轻清娇脏之治也。肺主百脉，为病最多。就其配合之脏腑而言，肺与大肠为表里，又与膀胱通气化，故二便之通闭，肺实有关系焉。"[11] 214, 215

《医门法律》："肺为相傅之官，治节行焉，管领周身之气，无微不入，是肺痹即为气痹，明矣。苏子虽能降气，其力甚轻，且桂心、半夏之燥，人参、白术之泥，俱非肺痹所宜。其陈皮虽能下气，然必广东化州所产，口中嚼试用，其辣气直入丹田者为贵。今肆中药无道地，下气亦非陈皮所胜矣。夫心火之明克肺金者，人之所知；而脾土之暗伤肺金者，多不及察。盖饮食入胃，必由脾转输于肺，倘脾受寒湿，必暗随食气输之于肺，此浊气干犯清气之一端也。肝之浊气，以多怒而逆干于肺；肾之浊气，以多欲而逆干于肺。三阴之邪以渐填塞肺窍，其治节不行，而痹成矣。"[6] 171

附录二　常用方药

人参平肺散：人参、桑白皮、地骨皮、肥知母、天门冬、橘红、甘草。《症因脉治》[5] 245

生脉散：人参、麦冬、五味子。三味同煎。《症因脉治》[5] 244

参橘煎：人参、橘红。二味同煎。《症因脉治》[5] 245

《家秘》泻白散：桑白皮、地骨皮、甘草、黄芩、石膏、黄连。《症因脉治》[5] 244

紫苏汤：原治肺痹，心膈窒塞，上气不下。紫苏子（炒）、半夏（制）、陈皮（去白，各一钱）、桂心、人参、白术各五分，甘草二分。上水盏半，姜五片、枣二枚，煎七分，不拘时温服。（《医门法律》）[6] 170, 171

参 考 文 献

[1] 姚春鹏译注. 黄帝内经·素问 [M]. 北京：中华书局，2010.

[2] [明] 马蒔著. 王洪图，李云点校. 黄帝内经素问注证发微 [M]. 北京：科学技术文献出版社，1999.

[3] [明] 张介宾（景岳）原撰. 郭教礼，张西相，王宗仁主编. 类经评注 [M]. 西安：陕西科学技术出版社，1996.

［4］［清］张隐庵集注. 孙国中，方向红点校. 黄帝内经素问集注［M］. 北京：学苑出版社，2002.

［5］［明］秦昌遇著. ［清］秦之桢辑. 王晨，罗会斌，李仝校注. 症因脉治［M］. 北京：中国中医药出版社，2008.

［6］［清］喻昌著. 史欣德整理. 医门法律［M］. 北京：人民卫生出版社，2006.

［7］［隋］巢元方著. 丁光迪主编. 诸病源候论校注［M］. 北京：人民卫生出版社，2013.

［8］［宋］赵佶编. 圣济总录上［M］. 北京：人民卫生出版社，1962.

［9］［清］程杏轩撰. 医述［M］. 合肥：安徽科学技术出版社，1983.

［10］［清］张璐著. 李玉清等校注. 张氏医通［M］. 北京：中国医药科技出版社，2011.

［11］［清］叶天士著. 艾军，戴铭主校. 临证指南医案［M］. 北京：中国中医药出版社，2008.

［12］［清］吴瑭著. 吴鞠通医案［M］. 北京：人民卫生出版社，1960.

［13］［清］叶天士著. 增补临证指南医案［M］. 太原：山西科学技术出版社，1999.

（代民涛）

第十九章　肺　痨

肺痨是一种由于正气虚弱，感染痨虫，侵蚀肺脏所致的，以咳嗽、咯血、潮热、盗汗及身体逐渐消瘦等症为主要临床表现，具有传染性的慢性消耗性疾病。本病在经典著作中常归于"虚损""虚劳"病证载述，后以"尸注""鬼注""肺劳""痨瘵"等命名，直到宋代《三因极一病证方论》始以"痨瘵"定名，现将肺痨列为肺脏的一种常见独立疾病。

经典原文

《素问·玉机真脏论》：大骨枯槁，大肉陷下，胸中气满，喘息不便，其气动形，期六月死，真脏脉见，乃予之期日。大骨枯槁，大肉陷下，胸中气满，喘息不便，内痛引肩项，期一月死，真脏见，乃予之期日。大骨枯槁，大肉陷下，胸中气满，喘息不便，内痛引肩项，身热脱肉破䐃，真脏见，十月之内死。大骨枯槁，大肉陷下，肩髓内消，动作益衰，真脏来见，期一岁死，见其真脏，乃予之期日。大骨枯槁，大肉陷下，胸中气满，腹内痛，心中不便，肩项身热，破䐃脱肉，目匡陷，真脏见，目不见人，立死，其见人者，至其所不胜之时则死。[1]125, 126

《灵枢·邪气脏腑病形》：肺脉急甚为癫疾；微急为肺寒热，怠惰，咳唾血，引腰背胸，若鼻息肉不通。缓甚为多汗；微缓为痿瘘，偏风，头以下汗出不可止。大甚为胫肿；微大为肺痹引胸背，起恶日光。小甚为泄，微小为消瘅。滑甚为息贲上气，微滑为上下出血。涩甚为呕血；微涩为鼠瘘，在颈支腋之间，下不胜其上，其应善酸矣。[2]13

《灵枢·玉版》：黄帝曰：诸病皆有逆顺，可得闻乎？岐伯曰：腹胀，身热、脉大，是一逆也；腹鸣而满，四肢清，泄，其脉大，是二逆也；衄而不止，脉大，是三逆也；咳且溲血脱形，其脉小劲，是四逆也；咳，脱形身热，脉小以疾，是谓五逆也。如是者，不过十五日而死矣。其腹大胀，四末清，脱形，泄甚，是一逆也；腹胀便血，其脉大，时绝，是二逆也；咳溲血，形肉脱，脉搏，是三逆也；呕血，胸满引背，脉小而疾，是四逆也；咳呕腹胀，且飧泄，其脉绝，是五逆也。如是者，不及一时而死矣。工不察此者而刺之，是谓逆治。[2]111

《灵枢·五禁》：黄帝曰：何谓五夺？岐伯曰：形肉已夺，是一夺也；大夺血之后，是二夺也；大汗出之后，是三夺也；大泄之后，是四夺也；新产及大血之后，是五夺也。此皆不可泻。黄帝曰：何谓五逆？岐伯曰：热病脉静，汗已出，脉盛躁，是一逆也；病泄，脉洪大，是二逆也；著痹不移，䐃肉破，身热，脉偏绝，是三逆也；淫而夺形身热，色夭然白，及后下血衃，血衃笃重，是谓四逆也；寒热夺形，脉坚搏，是谓五逆也。[2]112, 113

《灵枢·经脉》：是主骨所生病者，头痛颔痛，目锐眦痛，缺盆中肿痛，腋下肿，马刀侠瘿，汗出振寒，疟，胸胁肋髀膝外至胫绝骨外踝前及诸节皆痛，小指次指不用。为此诸病，盛则泻之，虚则补之，热则疾之，寒则留之，陷下则灸之，不盛不虚，以经取之。盛者人迎大一倍于寸口，虚者人迎反小于寸口也。[2]36

《灵枢·寒热》：黄帝问于岐伯曰：寒热瘰疬在于颈腋者，皆何气使生？岐伯曰：此皆鼠瘘寒热之毒气也，留于脉而不去者也。黄帝曰：去之奈何？岐伯曰：鼠瘘之本，皆在于脏，其末上出于颈腋之间，其浮于脉中，而未内著于肌肉而外为脓血者，易去也。黄帝曰：去之奈何？岐伯曰：请从其本引其末，可使衰去而绝其寒热。审按其道以予之，徐往徐来以去之，其小如麦者，一刺知，三刺而已。黄帝曰：决其生死奈何？岐伯曰：反其目视之，其中有赤脉，上下贯瞳子，见一脉，一岁死；见一脉半，一岁半死；见二脉，二岁死；见二脉半，二岁半死；见三脉，三岁而死，见赤脉不下贯瞳子，可治也。[2]126

《金匮要略·血痹虚劳病脉证并治》：人年五六十，其病脉大者，痹侠背行，若肠鸣，马刀侠瘿者，皆为劳得之。脉沉小迟，名脱气，其人疾行则喘喝，手足逆寒，腹满，甚则溏泄，食不消化也。脉弦而大，弦则为减，大则为芤，减则为寒，芤则为虚，虚寒相搏，此名为革。妇人则半产漏下，男子则亡血失精。[3]24

《金匮要略·血痹虚劳病脉证并治》：五劳虚极，羸瘦腹满，不能饮食，食伤、忧伤、饮伤、房室伤、饥伤、劳伤、经络荣卫气伤；内有干血，肌肤甲错，两目黯黑，缓中补虚，大黄䗪虫圆主之。[3]25

钩玄提要

1. 病名

"肺痨"病名在宋代以前的医籍中未有记载，根据其临床特点多归于"虚损""五劳""虚劳"范畴。如《素问·玉机真脏论》所载"传乘"，其症状有："大骨枯槁，大肉陷下，胸中气满，喘息不便，内痛引肩项，身热脱肉破䐃……"[1]125《灵枢·玉版》记载的五逆："咳，脱形身热，脉小以疾，是谓五逆也。"[2]111后世医家的注释中并未将《黄帝内经》中的虚劳、虚损等与"肺痨"相联系，未明确提出肺痨的传染性特点。

《金匮要略·血痹虚劳病脉证并治》描述了虚劳的症状，有"手足烦热""盗汗""虚烦不得眠"，同时记载了"若肠鸣，马刀侠瘿者，皆为劳得之"。《金匮要略浅注补正》谈到此内容时指出："盖以风气不去则正气日衰，瘀血不去则新血不生，久则致成劳证。……《肘后方》补入先生獭肝散一方，为冷极成劳者，指出阴邪依附之患，必得獭肝应月增减，正阴得位，而阴邪化焉。此二证，时医一目为百日劳，一目为劳瘵病，……"[4]105提示虚劳与劳瘵相关。

2. 病因病机

肺痨的病因病机，因《黄帝内经》中并未有"肺痨"之病名，根据其临床表现多属"虚劳""虚损"之范畴。其病因病机可归纳为：一是体虚、劳、损所得，如《素问·通评虚实论》中提出"精气夺则虚"。《金匮要略·血痹虚劳病脉证并治》"皆为劳得之"。二是寒热毒气，如《灵枢·寒热》为"此皆鼠瘘寒热之毒气也，留于脉而不去者也。"[2]126《黄帝内经太素·寒热瘰病》："风成为寒热，寒热之气在肺等脏中，循脉而上，发于颈腋。"[5]371,372三是肺气虚寒，如《黄帝内经灵枢集注》："肺主气，怠惰咳唾血，引腋背胸，鼻若有息肉而气不通，皆肺气虚寒之所致。……鼠瘘，寒热病也，其本在脏，其末在脉。[眉批：肾为本，肺为末。]肺主百脉，是以微缓之有热，微涩之有寒，为鼠瘘在颈腋之间。"[6]35四是正虚邪盛，如《黄帝内经灵枢注证发微·邪气脏腑病形》："若得急脉而微，则肺为寒热，为怠惰，为咳，为唾血，其咳引腰背与胸，又鼻中有息肉不通，皆肺气不足，风邪有余所致。"[7]30五是阴虚火旺，如《黄帝内经灵枢注证发微·玉版》："其声咳，其形脱，其身热，正衰火盛也，而脉之小者带疾，是邪亦未衰。"[7]304

《金匮要略浅注补正》："[张心在云]肺损之病，多由五志生火，销铄金脏，咳嗽发热，渐至气喘侧眠。消瘦羸瘠，虚证交集，咽痛失音而不起矣。"[4] 99 即本病的发生多因体虚、劳、损，寒热毒气侵袭所致，病位主要在肺肾。

3. 症状与诊断

肺痨的症状，《素问·玉机真脏论》记载的"传乘"，如"大骨枯槁，大肉陷下，胸中气满，腹内痛，心中不便，肩项身热，破䐃脱肉，目匡陷"[1] 125 及《灵枢·玉版》记载的"咳，脱形身热，脉小以疾"。[2] 111 均描述了肺痨的咳血、身热、消瘦等表现。《灵枢·邪气脏腑病形》又载："肺脉……微急为肺寒热，怠惰，咳唾血，引腰背胸，若鼻息肉不通。缓甚为多汗；微缓为痿瘘……微大为肺痹引胸背……滑甚为息贲上气，微滑为上下出血。涩甚为呕血；微涩为鼠瘘，在颈支腋之间，下不胜其上，其应善酸矣。"[2] 13 本段生动描述了肺痨的汗出、咳血、乏力及其并发症淋巴结结核（鼠瘘）等表现。《金匮要略·血痹虚劳病脉证并治》中描述了虚劳有"盗汗""手足烦热""虚烦不得眠"，同时也记载了肺痨常见并发症淋巴结结核（马刀侠瘿）的并发症。总之，这一时期尽管无"肺痨"之病名，但已出现与肺痨相类似的疾病表现，如：消瘦、咳嗽、咳血、乏力、心烦、失眠等，及其肺痨之常见并发症"淋巴结结核"。

4. 治法方药

肺痨在中医经典中多属"虚损""虚劳"的范畴，因此针对肺痨的治疗，《灵枢》只提出了虚损、虚劳的治则，未载针对肺痨治疗的具体方法。

《灵枢·经脉》中载有"盛则泻之，虚则补之，热则疾之，寒则留之，陷下则灸之，不盛不虚以经取之。"[2] 36 及《灵枢·寒热》中载有"从其本引其末，可使衰去而绝其寒热"[2] 126，提出根据虚实寒热的不同，辨证论治。

《素问·阴阳应象大论》提出"因其衰而彰之，行不足者，温之以气；精不足者，补之以味"。[1] 47 《素问·三部九候论》载"虚则补之"。《素问·至真要大论》曰"劳者温之"。由此可见，《黄帝内经》将虚劳分为阴虚、阳虚等病证，并提出了温补为主的虚劳的治则治法。肺痨见诸虚劳内，治以温补。

《难经》载有"损其脉者益其气"[8] 7，提出了治损大法，其中肺痨则肺损，治以益气。

《金匮要略·血痹虚劳病脉证并治》言"虚劳里急，悸，衄，腹中痛，梦失精，四肢酸疼，手足烦热，咽干口燥，小建中汤主之；虚劳里急，诸不足，黄芪建中汤主之。……五劳虚极，羸瘦腹满，不能饮食……内有干血，肌肤甲错，两目黯黑，缓中补虚，大黄䗪虫圆主之"。[3] 24, 25 《金匮要略心典》描述大黄䗪虫丸"润以濡其干，虫以动其瘀，通以去其闭，而仍以地黄、芍药、甘草和养其虚，攻血而不专主瘀血"。[9] 44 后世著作《千金翼》补入炙甘草一方，为热极而燥者。《肘后方》补入獭肝散一方，为治疗冷极而劳，并列出了具体的方药。《金匮要略论注》曰："獭者阴兽也，其肝独应月而增减，是得太阴之正，肝与脾同类，故以此治冷痨，邪遇正而化也。獭肉皆寒，惟肝独温，故尤宜冷痨，又主鬼疰一门相染，总属阴邪，须以正阴化之耳。"[10] 75

《金匮要略》首次将虚劳与干血并论，虽然虚劳不等于肺痨，但肺痨之常见证候阴虚在虚劳内，提出了从瘀论治的疗法。

5. 预后

关于肺痨的预后，《素问·玉机真脏论》载有"大骨枯槁，大肉陷下……立死，其见人者，至其所不胜之时则死"[1] 126。《灵枢·玉版》"如是者，不过十五日而死矣"[2] 111，提示本病，死亡率较高，预后较差。《金匮要略论注》曰："劳而不热，而独言冷者，阴寒之气与邪为类，……使少阳无权，生生气绝，故无不死。又邪气依正气而为病，药力不易及，故难愈。"[10] 74, 75 均提出本病缠绵难愈，预后较差，死亡率高。

传承发展

1. 病名

（1）传尸、尸注、鬼注、尸疰、鬼疰。东汉《华氏中藏经·传尸论》首次提出"传尸"的概念，将此病从劳病中分离，独立成篇。首次提到本病的传染性，不同于普通虚劳病，即"传尸者，非一门相染而成也"。[11] 11 并描述了咳嗽、消瘦、吐血、骨蒸的症状。由此可见，《中藏经》是第一本明确记载后世肺痨病（传尸）的病因、症状、治法、方药的医籍。并将此病首次从普通虚劳病中独立出来，强调内因为因劳致虚，外因为感染"鬼气"，传染所致。该书亦称之为"传尸劳""鬼疰""尸注"等。

唐《外台秘要·传尸方》曰："传尸之疾，本起于无端，莫问老少男女，皆有斯疾。……以至于死。死讫复易家亲一人，故曰传尸，亦名转注。以其初得，半卧半起，号为殗殜。气急咳者，名曰肺痿。骨髓中热，称为骨蒸。内传五脏，名之伏连。不解疗者，乃至灭门。假如男子因虚损得之，名为劳极。吴楚云淋沥，巴蜀云极劳。"[12] 210 本书阐明了传尸与肺痿、骨蒸、伏连、劳极、淋沥、极劳的关系，均为传尸，因主症不同而各命其名。

《肘后备急方·治尸注鬼注方》亦有"尸注""鬼注"病名，即"五尸之中尸注，又挟诸鬼邪为害也。其病变动，乃有三十六种至九十九种，大略使人寒热、淋沥、恍恍默默，不知其所苦，而无处不恶，累年积月，渐就顿滞，以至于死，死后复传之旁人，乃至灭门"。[13] 13 强调了此病强烈的传染性及致死性。《补辑肘后方·治卒中五尸方》有："尸注者，举身沉重，精神错杂，常觉惛废，每节气改变，辄致大恶。"[15] 21 此处并未见明显定位于肺系的症状，也无直接线索可证明为后世"肺痨"病，只是言明有一种致死率很高的传染病名为"尸注（鬼注）"。

唐《备急千金要方·肺脏病》："尸疰鬼疰者，即五尸之中尸疰，又挟诸鬼邪为害也。"[14] 383 首次将尸疰（注）、鬼疰（注）等病的主症定位于肺。

（2）虚劳咳嗽、皮蒸。《诸病源候论·虚劳病诸候》载："虚劳而咳嗽者，腑脏气衰，邪伤于肺故也。久不已，令人胸背微痛，或惊悸烦满，或喘息上气，或咳逆唾血，此皆脏腑之咳也。然肺主于气，气之所行，通荣脏腑，故咳嗽俱入肺也。"[16] 63 《诸病源候论·虚劳病诸候》中的"三曰皮蒸，其根在肺。必大喘鼻干，口中无水，舌上白，小便赤如血。蒸盛之时，胸满或自称得注热，两胁下胀。大嗽彻背连胛疼，眠寐不安。或蒸毒伤肺，口内唾血"。[16] 76 本书将皮蒸定位于肺，是以虚劳为其病理基础发展而来，描述了肺痨的"胸痛、胸满、咳嗽、咳血"等症状，此期的咳嗽、蒸病均与虚劳有关，均不能等同于后世肺痨之病。

（3）肺劳热。《备急千金要方·九虫》"肺劳热生虫，在肺为病"。[14] 405 即感染肺虫，首次将肺、劳、热、虫四者联系在一起。《外台秘要·肺劳实热》载"又疗肺劳热，损肺生虫，形如蚕，在肺为病，令人咳逆气喘，或为忧膈、气膈、恚膈、寒膈、热膈，皆从劳气所生"。[12] 271 亦认为肺虫是导致肺劳热的病因，治疗主张补肾以益肺。后世"劳瘵"病因为虫（肺虫、劳虫、瘵虫）的观点始出于此。

（4）劳瘵、痨瘵、痨。晋代之前大部分医家都写为"虚劳"，并无"痨""痨瘵""瘵"的病名。直到晋·葛洪《肘后备急方·治脾胃虚弱不能饮食方》中出现"羸弱成瘵"[13] 127，即"瘵"为虚劳病。这种影响一直延续至唐，如《备急千金要方》《千金翼方》《外台秘要》均持同一观点。

宋以来的医家，如宋·陈言《三因极一病证方论·劳瘵诸证》中将前人的骨蒸、尸疰等名称均归为"劳瘵"。宋·严用和《严氏济生方·劳瘵论治》云"夫劳瘵一证，为人之大患。凡受此病者，传变不一，积年疰易，甚至灭门，可胜叹哉！……夫疰者，注也，自上注下，病源无异，是之谓疰。"[18] 58 均将痨瘵类疾病从虚劳疾患中分离出来，但"劳"和"痨"混而不别。宋·杨仁斋《仁斋直指方论·痨瘵》中使用"痨"字与虚劳区分。《十药神书》"万病无如痨症之难"。《杂病源流犀烛》解释道"痨者，劳也，劳困疲惫也。瘵者，羸败凋敝也"，说明肺痨是虚弱虚耗性疾病。因此，"劳瘵""痨瘵"与后世"肺痨"十分接近。此时"劳瘵"仍是广义概念，即包含"虚劳"的概念，并非后世狭义的"肺痨"病。

其后，医家对"劳瘵"的认识逐渐清晰。朱丹溪认为"劳瘵主乎阴虚，痰与血病"。[19] 31 在其《丹溪心法·劳瘵》指出，疾病之初为"气体虚弱，劳伤心肾"，其后因"传变不同"而出现"骨蒸、复连、尸疰"等疾病，继而"相传骨肉，乃至灭门"。其中"瘵疾"病因为"其证脏中有虫，啮心肺间，名曰瘵疾，难以医治"，"传尸劳瘵"表现为"寒热交攻，久嗽咯血，日见羸瘦"。[19] 32 总之，劳瘵的内因为因劳而致阴虚，外因为感染"虫"，主症为咳嗽、咳血、消瘦、骨蒸，具有传染性、预后差的特点。自此，"劳瘵"与普通"虚劳"有了较为清晰的界定，此时"劳瘵"专指后世的"肺痨"。

2. 病因病机

《灵枢·寒热》载述本病的发生主要为寒热之毒气侵犯所致。《金匮要略·血痹虚劳病脉证并治》曰"皆为劳得之"。后世医家在此基础上，对肺痨的病因病机有更全面地认识，具体包括以下几个方面：

（1）正虚邪染。华佗《华氏中藏经·传尸论》载："传尸者，非一门相染而成也。人之气血衰弱，脏腑虚羸，中于鬼气，因感其邪，遂成其疾也。"又"或因酒食而遇，或因风雨而来，或问病吊丧而得，或朝走暮游而逢，或因气聚，或因血行，或露卧于田野，或偶会于园林。钟此病死之气，染而为疾，故曰传尸也。"[11] 11 说明"人之血气衰弱，脏腑虚羸"是染"气"成疾的内在因素，并推断外在因素是"鬼气"或"病死之气"，强调正虚邪乘。其正虚又因于"劳伤"，"劳者，劳于神气也；伤者，伤于形容也"。晋·葛洪《肘后备急方·治尸注鬼注方》进一步强调了本病的强传染性，认为其"死后复传之旁人，乃至灭门"[13] 13。明·虞抟《医学正传·劳极》："其侍奉亲密之人，或同气连枝之属，熏陶日久，受其恶气，多遭传染。"[20] 161 均指出与患者直接接触可引起传染。

（2）感染"痨虫"。唐·孙思邈《备急千金要方·九虫》在前人"鬼气""毒气""病死之气"的基础上，进一步提出"肺劳热，生虫在肺"[14] 405，又"肺虫，状如蚕"。提出"肺虫"之说，这在本病病因的认识上是一个很大的进步。宋《仁斋直指方论·痨瘵》"瘵虫食人骨髓，血枯精竭，不救者多"。[21] 319 "肺虫""瘵虫"的提出已考虑到感染的可能性，是关于肺痨病因认识的重大突破。

（3）阴虚火旺。元·朱丹溪《丹溪心法·劳瘵》有"劳瘵主乎阴虚，痰与血病。虚劳渐瘦属火，阴火销烁，即是积热做成"[19] 31 的论述，正面叙述了肺痨的病因病机。人在壮年的时候，气血充沛，精气神充足的时候，不能注意保养自己的身体健康，酒色劳倦，生活不规律导致元气耗散，出现呕血吐痰，骨蒸等症状，面白，双颊红等阴虚之证，日久渐渐消瘦，瘦人多火，本就阴虚，更生内热，火盛肺衰而发病。朱丹溪强调了劳瘵形成的内在因素，认为病机为火盛金衰。元·葛可久《十药神书》"日夜耽欲，无有休息，以致耗散精液，……斯因火乘金位"[22] 1，提出肺痨因"火乘金位"而导致，由此可见肺痨病位主要在肺，根据"其邪辗转，乘于五脏"之说，肺痨损及脾肾，同时也涉及心肝。清·喻嘉言《医门法律·虚劳门》："阴虚者，十常八九，阳虚者，十之一二。"[23] 230 明·龚居中《红炉点雪·痰火辨惑》龚居中认为痰火是致肺痨最为严重的因素。对于本病之病位的认识重视金水二脏（肺肾二脏），"人身生生之本，根于金水二脏，一水既亏，则五火随炽，上炎灼金，伤其化源，则生生之机已息，而痨瘵之证成焉。"[24] 5 因此他认为本病的主要病机是"水亏火炽金伤"。

（4）忧思之过。明·徐春甫《古今医统大全·痨瘵门》："七伤者，喜怒忧思悲恐惊，七情过伤是也。惟过于思者，寝成痨瘵。今之痨瘵而多起于脾肾之劳，忧思之过者也。先哲所谓五劳、六极、七伤，盖因证而言也。"[25] 443 清·沈金鳌《杂病源流犀烛·虚损痨瘵源流》："有思虑过度，心气不舒，郁热熏蒸胸中，因而生热，而成痨瘵者……"[26] 118

（5）禀赋不足。唐·王焘《外台秘要·灸骨蒸法图》"婴孺之流，传注更苦"。[12] 207 明·皇甫中《名医指掌》"小儿之劳，得之母胎"。清·唐宗海《血证论·抱儿痨论》："双斧伐枯树，不死何待。"[27] 110

（6）酒色劳倦。本证多因酒色过度，损伤精血，正虚而感。清·喻嘉言《医门法律·虚劳门》："夫男子平人，但知纵欲劳精，抑孰知阴精日损，饮食无味，转劳转虚，转虚转劳。"[23] 220 《十药神书》："惟务酒色。"[22] 1 《慎柔五书·痨瘵》："历观痨瘵，半因酒色之类，损伤心血，以致虚火妄动。"[28] 45 《杂病源流犀烛·虚损痨瘵源流》："有房劳精损困乏，虚火目晕，耳聋遗精，步履欹邪，而成痨者……"[26] 118, 119 《辨证录·痨瘵门》："夫人之贪色，……或劳而纵送，或一泄未已而再泄，或已劳未息而再劳，……或行疫辛苦犹然交会，或思虑困穷借以忘忧，……与泄精之多也，不知节便即成痨矣。"[40] 275

（7）血瘀、痰浊。《金匮钩玄·劳瘵》："劳瘵，其主在乎阴虚，痰与血病。"[29] 29 《医门法律·虚劳门》："血瘀则荣虚，荣虚则发热，热久则蒸其所瘀之血，化而为虫，遂成传尸瘵证。"[23] 220 《血证论》："人身亦必先有瘀血，虚热郁蒸，乃生痨虫。"[27] 78

3. 症状与诊断

关于肺痨的症状，《素问·玉机真脏论》《灵枢·邪气脏腑病形》《金匮要略·血痹虚劳病脉证并治》已有比较详细的记载，后世医家在此基础上，对肺痨的症状作了比较全面的阐述。如《华氏中藏经·传尸论》将其描述为："其候或咳嗽不已，或胸膈妨闷，或肢体疼痛，或肌肤消瘦，或饮食不入，或吐利不定，或吐脓血，或嗜水浆，或好歌咏，或爱悲愁，或癫风发歇，或便溺艰难。……"[11] 11 《外台秘要·肺劳实热》："令人咳逆气喘。或为忧膈、气膈、恚膈、寒膈、热膈，……"[12] 271 《十药神书》："则呕血吐痰、骨蒸、烦热、肾虚、精竭形羸、颊红面白、口干咽燥、小便白浊、遗精盗汗、饮食难进、气力全无……"[22] 1, 2 《明医杂著·劳瘵》："睡中盗汗，午后发热，哈哈咳嗽，倦怠无力，饮食少进，甚则痰涎带血，咯吐出血，或咳血、吐血、衄血，身热，脉沉数，肌肉消瘦，此名痨瘵。"[30] 19 总之，后世医家对肺痨的症状认识越来越清晰，其主要症状可归纳为：咳嗽、咯痰、咯血、胸闷（心烦）、骨蒸发热、盗汗、乏力、消瘦等，与现代对肺痨的症状认识基本一致。

4. 治法方药

肺痨的治疗，《灵枢》未载具体方法。《金匮要略·血痹虚劳病脉证并治》载有小建中汤、大黄䗪虫圆。后世医家在此基础上，对肺痨治疗方法的载述可归纳为祛邪法、扶正法。主要有以下几个方面。

（1）杀虫法。邪气、痨虫为其肺痨形成的直接原因，祛邪杀虫主要针对病因治疗。如《仁斋直指方论·痨瘵》"治瘵疾，杀瘵虫"的治疗方法。《医学正传·劳极》指出"一则杀其虫，以绝其根本"。《严氏济生方·劳瘵论治》"若究其根，惟心肺受虫啮，祸之甚也。治法先宜去根……"[18] 59 常用方剂有月华丸、安息香丸、明目丹等。如《医学心悟》"月华丸滋阴降火，消痰祛瘀，止咳定喘，和肺平肝，消风热，杀尸虫"。[31] 46《华氏中藏经·传尸论》"安息香丸治传尸，肺痿……明目丹治传尸劳"。[11] 11 常用药物有獭肝、桑白皮根、狼牙、青蒿、百部、乌梅、朱砂等。《外台秘要·肺劳实热》："又疗肺劳热，生肺虫，在肺为病，桑白皮根煎方。"[12] 271《备急千金要方·肺脏病》："獭肝一具。"《备急千金要方·九虫》"肺劳热，生虫在肺方。狼牙三两，东行桑根白皮切一升，东行吴茱萸根白皮五合，上三味咬咀，以酒七升，煮取一升，平旦顿服之。"[14] 405《证治汇补》"视其虫黄白者可治，青黑者不治，凡用药随脏腑见症，于滋补药中，加青蒿、百部、乌梅、朱砂之类。"[32] 120, 121

（2）止血、活血化瘀法。咯血、嗽血是肺痨常见的症状，止血是缓解病情的主要方法。另出血必留瘀，如《金匮要略·血痹虚劳病脉证并治》："内有干血，肌肤甲错，两目黯黑。"[3] 25 故止血之外，需活血化瘀。止血的常用方剂有十灰散、花蕊石散等。如《十药神书》"如呕血咳嗽者，先服十灰散揭住；如不住着，须以花蕊石散止之"。[22] 2 活血行瘀的方剂有大黄䗪虫丸、神应丸、移尸灭怪汤等。《金匮要略·血痹虚劳病脉证并治》"五劳虚极，羸瘦腹满，不能饮食，食伤、忧伤、饮伤、房室伤、饥伤、劳伤、经络营卫气伤；内有干血，肌肤甲错，两目黯黑，缓中补虚，大黄䗪虫丸主之"。[3] 25《证治汇补》："久则旧血不去，新血不生，气涩血枯，变为干血痨症，肌肤甲错，面目鳖黑，咳嗽困倦，遍身黄肿，月事不行。宜消其瘀血，神应丸主之。"[32] 121《血证论》中"《辨证录》用移尸灭怪汤治痨虫传尸，方以去瘀为主，故效"。[27] 79 常用药物有大黄、䗪虫、花蕊石等。

（3）宣化痰湿法。肺痨若兼痰湿，则应宣化痰湿。常用方剂有金蟾丸、消化丸等。如《血证论·痨瘵》："又凡湿热积痰，皆能生虫，与小儿疳虫无异，用金蟾丸即愈，不比血化之虫灵怪难治也。既杀虫后，但当滋补其虚。阴虚者十居八九，琼玉膏主之，加黄柏、知母、紫河车更佳。阳虚者十之二三，六君子汤主之。"[27] 79《十药神书》："消化丸下痰疏气……如痰壅，却先用饧糖烊消化丸百丸吞下，又依前嚼太平丸，令其仰卧而睡，嗽必止矣。"[22] 3, 4

（4）疏肝解郁法。常用方剂有逍遥散、生地黄丸等。如《证治汇补》："郁痨者……初起宜逍遥散，合生地黄丸。"[32] 121 常用药物有当归、地黄、茯神、远志、牡丹皮、酸枣仁等。如《红炉点雪·痰火咳嗽》："窥见一女子，觉慕之不遂，后得此疾。余以当归、地黄、茯神、远志、牡丹皮、酸枣仁、白术、甘草、桔梗，数十剂全愈。"[24] 15

（5）滋阴降火法。阴虚火旺证是肺痨常见的证型，滋阴降火法是肺痨常用的治法。常用方剂有月华丸、秦艽鳖甲散、百合固金丸、坎离膏、宁嗽膏、滋阴降火汤等。如《血证论》"既杀虫后，但当滋补其虚。阴虚者十居八九，琼玉膏主之……"[27] 79《医学心悟》"月华丸滋阴降火，消痰祛瘀，止咳定喘，和肺平肝，消风热，杀尸虫，此阴虚发咳之圣药也"。[31] 46《证治汇补》"风痨者，初起原因咳嗽鼻塞，久则风邪传里，耗气损血，渐变成痨。……惟罗谦甫主以秦艽鳖甲散，吴参黄集柴前梅连散"。[32] 121《古今医鉴》："坎离膏治痨瘵阴虚发热，咳吐咯血等证。"[33] 202 常用药物有黄柏、生地、麦冬、知母、地骨皮、紫河车等。如《血证论》"阴虚者十居八九，琼玉膏主之，加黄柏、知母、紫河车更佳。"[27] 79

（6）培土生金法。常用方剂有补中益气汤、清宁膏、六君子汤等。如《证治汇补》："心虚，主以归脾汤；脾虚，主以补中益气汤……若肺脾兼病，主以清宁膏。"[32] 120《血证论》曰："阳虚者十之二三，六君子汤主之。"[27] 79《慎柔五书》："注病亦似劳症，但两足无力，行则痿疲是也。其治法：六脉洪数，八物汤；脾肺不足，补中益气汤……不思食，六君子汤，随症推类。"[28] 46

（7）益气养阴法。常用方剂有独参汤、生脉散等。如《十药神书》："丙字独参汤，止血之后，此药补之。大人参二两去芦。"[22] 20《证治汇补》："肺虚，主以生脉散……"[32] 120

（8）气血双补法。常用方剂有保真汤、人参养荣汤、八珍汤、十补丸等。如《十药神书》："戊字保真汤，治虚弱、骨蒸、体虚。"[22] 31《证治汇补》："若肺脾兼病，主以清宁膏；肝肾俱虚，主以生熟地黄丸；心肾俱虚，主以人参养荣汤；气血俱虚，主以八珍汤；阴阳俱虚，主以十补丸。"[32] 120

（9）针灸治疗。常用穴位有：肺俞、膏肓、百劳、膈俞、鸠尾、肾俞、腰眼穴等。如《太平圣惠方》载："肺俞：传尸骨蒸，肺嗽"；《百证赋》曰："痨瘵传尸，趋魄户膏肓之路"；《行针指要歌》云："或针劳，须向膏肓及百劳"；《周氏经络》载："膈腧：劳瘵治此，以血妄行也。"《肘后方》治疗"五尸"："灸乳下一寸，随病左右，多其壮数，灸心下三寸，六十壮"；《医学纲目》曰："痨瘵骨蒸，鸠尾（灸二七壮，补之）"；《针灸聚英》治疗"羸瘦虚损，传尸骨蒸，灸足三里以引火气实下"；《外台秘要》载："又灸法。立脚于系鞋处横纹，以手四指于纹上量胫骨外，逼胫当四指中节按之，有小穴，取一缕麻刮令薄，以此麻缓系上灸，令麻缕断，男左女右，患多减。"[12] 211《扁鹊心书》载："妇人产后热不退，恐渐成痨瘵，急灸脐下三百壮"；《资生经》云："羸瘦固瘵疾，自有寒热等证……而肾俞等穴尤所当灸也"；《医学入门》载："虚损痨瘵，只宜早灸膏肓、四花、乃虚损未成之际。"《慎柔五书》："尸注一症，予尝治之。先癸、亥夜二更，六神皆聚之时，灸腰眼穴七壮，然后用药。"[28] 46

（10）其他疗法。包括导引法和倒仓法。如《新刻养生导引法·痨瘵门》："一法以两手着头上相叉，长气即吐之，坐地缓舒两脚，以两手外抱膝中，疾低头入两膝间，两手交叉头上十三通，愈三尸也。"或"叩齿二七过，取咽气二七。如三百通乃止。为之二十日，邪气悉去；六十日，小病愈；百日，大病除，三虫伏尸皆去，面体光泽也。"[34] 14, 15《格致余论·倒仓论》："糟粕之余，停痰瘀血，互相纠缠，日积月深，郁结成聚，甚者如核桃之穰，诸般奇形之虫，中宫不清矣，土德不和也。诚于中形于外，发为痈疽，为劳瘵，为蛊胀，为癫疾，为无名奇病。先哲制为万病丸、温白丸等剂，攻补兼施，寒热并用，期中病情，非不工巧，然不若倒仓之为便捷也。"[35] 53

5. 预后

肺痨传染性强，预后极差，宜尽早治疗，加强预防。如《十药神书》："万病无如痨证之难。"[22] 1《肘后备急方·治尸注鬼注方》："尸注、鬼注病者……累年积月，渐就顿滞，以至于死，死后复传之旁人，乃至灭门。"[13] 13《明医杂著·劳瘵》："痨瘵。最重难治，轻者必用药数十服，重者期以岁年。然必须病人爱命，坚心定志，绝房室，息妄想，戒恼怒，节饮食，以自培其根，否则虽服良药，亦无用也。此病治之于早则易，若到肌肉销铄，沉困着床，沉伏

细数，则难为矣。又此病大忌服人参，若曾服过多者，亦难治。"[30] 19

<hr>

应用示例

1. 肝气郁结

《红炉点雪·痰火咳嗽》：一童子年十三岁。患咳。盗汗。遂请幼科治之。乃曰小儿汗。不必服药。一月后。两目顿赤。少食。痰中带血丝。余诊其脉。左手微而无力。右手大而洪数。此火症也。想已有外务。其父母力为分解。再三私询。乃曰。前学中隔壁。窥见一女子。觉慕之。不遂。后得此疾。余以当归、地黄、茯神、远志、牡丹皮、酸枣仁、白术、甘草、桔梗。十数剂全愈。[24] 15

2. 阴虚火旺

《红炉点雪·痰火骨蒸》：一太学之子。年十六岁。患骨蒸劳热。召余诊视。六脉微数。乃阴虚火动也。余用滋阴降火汤。加地骨皮、柴胡。水煎。童便同服。数剂热略退。后每剂加炒黑干姜三分全愈。[24] 50

3. 肺脾气虚

《慎柔五书》：立斋尝治一妇，素勤苦，因丧子肺病，饮食少思脾病，忽吐血甚多心病而自止，此后每劳则吐数口。瘵证已具，形体甚倦。午前以补中益气汤滋其脾肺，午后以归脾汤养其心脾，送地黄丸滋肾而愈。[28] 52

4. 肺虫侵蚀

《医学纲目》：天庆观一法师，行考校，极精严，时一妇人投状，述患人有所附，须臾乃附语云：非我所祸，别是一鬼，亦自病患命衰为祟耳。今已成形，在患人肺中，为虫食其肺系，故令吐血声嘶。师掠之曰：此虫还得长生否？久而无语，再掠之，良久云：唯畏獭爪屑为末，以酒服之，则去矣。患家如其言，得愈。[36] 88, 89

5. 肺气壅竭

《朱丹溪医案·咯血》：台州林德芳，年三十余岁，得嗽而咯血，发热，肌体渐瘦。众医以补药调治数年，其病愈甚。予诊其脉，六脉皆涩。余曰：此因好色而多怒，精血耗少，又因补塞太过，荣卫不行，瘀血内积，肺气壅遏，不能以降内。肺壅，非吐不可，精血耗少，非补不可，唯倒仓法二者俱备，但使吐多于补耳。兼灸肺俞，五次而愈。[37] 25

6. 肺气虚寒

《吴天士医话医案集》：乙丑秋，岑山一程兄，患虚痨已久。血虽止不复吐，而咳嗽、吐痰、潮热，日盛一日，日服名医药，用天冬、麦冬、贝母、元参、花粉、桑皮、白前、鳖甲、地骨皮、枇杷叶、童便，服过五六十剂，绝无变通，渐至坐立不起，危困之极。乘余便中，邀余视之。其脉沉迟而细，乃虚而且寒之脉。视其面色，一闭黑滞，舌上灰白苔，作呕，饮食少进。余予八味地黄汤，内用大熟地四钱，附、桂各一钱，外加破故纸二钱，木香五分，牛膝一钱，人参二钱。服二剂，便能起立行走，再服二剂，嗽减热退，饮食多进。遂乘舆至舍复诊，脉渐

有神，面上黑滞之色俱退白。如前方内再加当归、陈皮，依方服十余日而一切痨证俱愈。[38] 175

7. 气虚血热

《孙文垣医案》：有金良美者，年十八，患咳嗽吐红，下午潮热梦遗。市医进四物汤加天门冬、黄柏、知母之类，治半年，反加左胁胀疼，不能侧卧，声音渐哑，饮食辄恶心，肌肉大削，六脉俱数，医告技穷，因就予治。观其面色白，又隐隐有青气夹之，两足痿弱无力，予语之曰：此症气虚血热，而肝脉甚弦，弦则木气太旺，脾土受亏，不能统血，殆始怒气所触，继为寒凉之剂所伤，以致饮食恶心，肌肉瘦削。书云，脾胃一虚，肺气先绝。以肺金不足，则肝木愈不能制。浊痰瘀血凝于肺窍，故咳嗽声哑，滞于肝，故左胁不能贴席面卧，病势危矣。喜在青年，犹可措手。因急用人参二钱、鳖甲五钱为君，白术、白芍、陈皮、茯苓、通草、贝母各一钱为臣，甘草、牡丹皮各七分为佐，桔梗五分为使。二十帖，潮热止，咳嗽减大半。三十帖，声音开亮，左胁亦能贴席而卧。后以大造丸调理全安矣。[39] 33, 34

附录一　文献辑录

《金匮要略浅注补正》：盖以风气不去则正气日衰，瘀血不去则新血不生，久则成劳证。……《肘后方》补入先生獭肝散一方，为冷极成劳者，指出阴邪依附之患，必得獭肝应月增减，正阴得位，而阴邪化焉。此二证，时医一目为百日劳，一目为劳瘵病，……[4] 105

《金匮要略论注》：劳而不热，而独言冷者，阴寒之气与邪为类，故邪挟寒入肝，而抟其魂气，使少阳无权，生生气绝，故无不死。又邪气依正气而为病，药力不易及，故难愈。獭者阴兽也，其肝独应月而增减，是得太阴之正，肝与脾同类，故以此治冷痨，邪遇正而化也。獭肉皆寒，惟肝性独温，故尤宜冷痨。又主鬼疰，一门相染，总属阴邪，须以正阴化之耳。[10] 74, 75

《华氏中藏经·传尸论》：传尸者，非一门相染而成也。人之血气衰弱，脏腑虚羸，中于鬼气，因感其邪，遂成其疾也。其候或咳嗽不已，或胸膈妨闷，或肢体疼痛，或肌肤消瘦，或饮食不入，或吐利不定，或吐脓血，或嗜水浆，或好歌咏，或爱悲愁，或癫风发歇，或便溺艰难。或因酒食而遇，或因风雨而来，或问病吊丧而得，或朝走暮游而逢，或因气聚，或因血行，或露卧于田野，或偶会于园林，钟此病死之气，染而为疾，故曰传尸也。治疗之方，备于篇末。[11] 11

《肘后备急方·治尸注鬼注方》：尸注鬼注病者，葛云即是五尸之中尸注，又挟诸鬼邪为害也。其病变动，乃有三十六种至九十九种，大略使人寒热、淋沥、恍恍默默，不知其所苦，而无处不恶，累年积月，渐就顿滞，以至于死，死后复传之旁人，乃至灭门。觉知此候者，便宜急治之。[13] 13, 14

《诸病源候论·虚劳病诸候》：虚劳而咳嗽者，腑脏气衰，邪伤于肺故也。久不已，令人胸背微痛，或惊悸烦满，或喘息上气，或咳逆唾血，此皆脏腑之咳也。然肺主于气，气之所行，通荣脏腑，故咳嗽俱入肺也。[16] 63

《诸病源候论·虚劳病诸候》：夫蒸病有五。一曰骨蒸，其根在肾。旦起体凉，日晚即热，烦躁，寝不能安，食无味，小便赤黄，忽忽烦乱，细喘无力，腰疼，两足逆冷，手心常热。蒸盛伤内，则变为疳，食人五脏。二曰脉蒸，其根在心。日增烦闷，掷手出足，翕翕思水，口唾白沫，睡即浪言，或惊恐不定，脉数。若蒸盛之时，或变为疳，脐下闷，或暴利不止。三曰皮蒸，其根在肺。必大喘鼻干，口中无水，舌上白，小便赤如血。蒸盛之时，胸满或自称得注热，两胁下胀。大嗽彻背连胛疼，眠寐不安。或蒸毒尚脏，口内唾血。四曰肉蒸，其根在脾。体热如火，烦躁无汗，心腹鼓胀，食即欲呕，小便如血，大便秘涩。蒸盛之时，身肿目赤，寝卧不安。[16] 76

《备急千金要方·肺脏病》：尸疰鬼疰者，即五尸之中尸疰，又挟诸鬼邪为害者也。其变动乃有三十六种至九十九种，大略令人寒热淋沥，沉沉默默，不的知其所苦，而无处不恶，累年积月，渐就顿滞，以至于死，死后复注易旁人，乃至灭门，觉如此候者，宜急疗之方：獭肝一具，阴干，治下筛，水服一方寸匕，日三。如一具不瘥，更作。[14] 383

《备急千金要方·九虫》：论曰：人腹中有尸虫，此物与人俱生，而为人大害。尸虫之形状似大马尾，或如薄筋，根据脾而居，乃有头尾，皆长三寸。又有九虫，一曰伏虫，长四分。二曰蛔虫，长一尺。三曰白虫，长一寸。四曰肉虫，状如烂杏。五曰肺虫，状如蚕。六曰胃虫，状如虾蟆。七曰弱虫，状如瓜瓣。八曰赤虫，状如生肉。九曰蛲虫，至细微，形如菜虫状。伏虫，则群虫之主也。……肺虫令人咳嗽……治肺劳热，生虫在肺为病方。狼牙三两，东行桑根白皮切一升，东行吴茱萸根白皮五合，上三味㕮咀，以酒七升，煮取一升，平旦顿服之。[14] 404, 405

《外台秘要·传尸方》：又论曰：传尸之疾，本起于无端，莫问老少男女，皆有斯疾。大都此病相克而生，先内传毒气，周遍五脏，渐就羸瘦，以至于死。死讫复易家亲一人，故曰传尸，亦名转注。以其初得，半卧半起，号为殗殜。气急咳者，名曰肺痿。骨髓中热，称为骨蒸。内传五脏，名之伏连。不解疗者，乃至灭门。假如男子因虚损得之，名为劳极，吴楚云淋沥，巴蜀云极劳。其源先从肾起，初受之气。两胫酸疼，腰脊拘急，行立脚弱，食饮减少，两耳飕飕，欲似风声，夜卧梦泄，阴汗痿弱。肾既受已，次传于心。心初受气，夜卧心惊，或多忪悸，心悬乏气，吸吸欲尽，梦见先亡，有时盗汗，食无滋味，口内生疮，心常烦热，唯欲眠卧，朝轻夕重，两颊口唇悉红赤如敷胭脂；又时手足五心皆热。心既受已，次传于肺。肺初受气，时时咳嗽，气力微弱，有时喘气，卧即更甚，鼻口干燥，不闻香臭，假令得闻，唯觉朽腐物气，有时恶心，愦愦欲吐，肌肤枯燥，或时刺痛，或似虫行，干皮细起，状若麸片。[12] 210

《外台秘要·传尸方》：文仲论：传尸病，亦名痎疟、遁疰、骨蒸、伏连、殗殜。此病多因临尸哭泣，尸气入腹，连绵或五年、三年，又能食不作肌肤，或二日、五日，若微劳即发。大都头额颈骨间，寻常微热翕翕然，死复家中更染一人，如此乃至灭门。疗之方。[12] 211

《外台秘要·肺劳实热》：又疗肺劳热，损肺生虫，形如蚕，在肺为病，令人咳逆气喘，或为忧膈、气膈、恚膈、寒膈、热膈，皆从劳气所生。名曰膏肓，针灸不著。麦门冬五膈下气丸方……。又疗肺劳热，生肺虫，在肺为病，桑白皮根煎方。[12] 271

《三因极一病证方论·劳瘵绪论》：夫骨蒸、殗殜、复连、尸疰、劳疰、虫疰、毒疰、热疰、冷疰、食疰、鬼疰等，皆曰传尸者，以疰者，注也，病自上注下，与前人相似，故曰疰。其变有二十二种，或三十六种，或九十九种。大略令人寒热盗汗，梦与鬼交，遗泄白浊，发干而耸，或腹中有块，或脑后两边有小结核，连复数个，或聚或散，沉沉默默，咳嗽痰涎，或咯脓血，如肺痿、肺痈状；或复下利，羸瘦困乏，不自胜持，积月累年，以至于死，死后乃疰易傍人，乃至灭门者是也。更有蜚尸、遁尸、寒尸、丧尸、尸注等，谓之五尸，及大小附着等证不的。知其所苦，无处不恶，乃挟诸鬼邪而害人。以三因收之，内非七情所忤，外非四气所袭，虽若丽乎不内外因，奈其证多端，传变迁移，难以推测。故自古及今，愈此病者，十不得一，所谓狸骨、獭肝、天灵盖、铜鉴鼻，徒有其说，未尝见效，唯膏肓俞、崔氏穴，若闻，早灸之，可否几半，晚既不济也。近集得经效方，有人服之颇验，谩录于左，余缺以俟明哲。[17] 158

《三因极一病证方论·劳瘵诸证》：病者增[注：应为憎]寒发热，自汗面白，目干口苦，精神不守，恐畏不能独卧，其传在肝；病者憎寒发热，面黑鼻燥，忽忽喜忘，大便苦难，或复泄泻口疮，其传在心；病者憎寒发热，面青唇黄，舌本强，不能咽，饮食无味，四肢羸瘦，吐涎沫，传在脾；病者憎寒发热，面赤鼻白，干燥毛折，咯嗽喘急，时吐白涎，或有血线，传在肺；病者憎寒发热，面黄，耳轮焦枯，脐骨酸痛，小便白浊遗沥，胸痛，传在肾。所谓劳蒸者，二十四种，随证皆可考寻。毛折发焦，肌肤甲错，其蒸在皮；外人觉热，自反恶寒，身振瞤剧，其蒸在肉；发焦鼻衄，或复尿血，其蒸在血；身热烦躁，痛如针刺，其蒸在脉；爪甲焦枯，眼昏，两胁急痛，其蒸在筋；板齿黑燥，大杼酸疼，其蒸在骨；……咳嗽喘满，咯痰吐血，声嘶音远，其蒸在肺；耳轮焦枯，脚气酸疼，起居不得，其蒸在肾；情想不宁，无故精泄，白物绵绵而下，其蒸在右肾；心主胞络，心膈噎塞，攻击疼痛，俯仰烦冤，其蒸在膈。诸证虽曰不同，其根多有虫啮其心肺，治之不可不绝其根也。[17] 159

《严氏济生方·劳瘵论治》：夫劳瘵一证，为人之大患。凡受此病者，传变不一，积年疰易，甚至灭门，可胜叹哉！大抵合而言之曰传尸，别而言之曰骨蒸、殗殜、复连、尸疰、劳疰、蛊疰、毒疰、热疰、冷疰、食疰、鬼疰是也。夫疰者，注也。自上注下，病源无异，是之谓疰。[18] 58

《严氏济生方·劳瘵论治》：若究其根，惟心肺受虫啮，祸之甚也。治法先宜去根，次须摄养调治，亦有早灸膏肓俞、崔氏穴而得愈者。若待其根深蒂固而治之，则无及矣。平时得三五方，用之颇验，谩录于后，以为备治。[18] 59

《明医杂著·劳瘵》：男子二十前后，色欲过度，损伤精血，必生阴虚火动之病，睡中盗汗，午后发热，哈哈咳嗽，倦怠无力，饮食少进，甚则痰涎带血，咯吐出血，或咳血、吐血、衄血，身热，脉沉数，肌肉消瘦，此名劳瘵。最重难治，轻者必用药数十服，重者期以岁年。然必须病人爱命，坚心定志，绝房室，息妄想，戒恼怒，节饮食，以自培其根，否则虽服良药，亦无用也。此病治之于早则易，若到肌肉销铄，沉困着床，沉伏细数，则难为矣。又此病大忌服人参，若曾服过多者，亦难治。今制一方于后，治色欲证，先见潮热、盗汗、咳嗽、倦怠，趁早服之。[30] 19

《仁斋直指方论·瘵疾》：瘵虫食人骨髓，血枯精竭，不救者多。人能平时爱护元气，保养精血，瘵不可得而传。惟夫纵欲多淫，精血内耗，邪气外乘，是不特男子有伤，妇人亦不免矣。然而气虚腹馁，最不可入劳瘵者之门吊丧问疾，衣服器用中，皆能乘虚而染触。间有妇人入其房睹其人病者，思之劳气随入，染患日久，莫不化而为虫。治疗之法，大抵以保养精血为上，去虫次之，安息、苏合、阿魏、麝、犀、丹砂、雄黄，固皆驱伐恶气之剂，亦须以天灵盖行乎其间。盖尸疰者，鬼气也。伏而未起，故令淹缠，得枯骸枕骨治之，魂气飞越，不复附人，于是乎瘥。外此，则虎牙骨、鲤鱼头皆食人之类也，其亦枕骨之亚乎？要之，发用以前，当以川芎、当归先立乎根本之地。[21] 319

《十药神书》：夫人之生，皆禀天地之气而成形，宜乎保养真元，固守根本，则一病不生，四体轻健。若日不养真元，不守根本，病即生矣。根本者，气血精津也。予得先师之教，万病无如瘵症之难。盖因人之壮年，血气充聚，津液完足之际，不能守养。惟务酒色，岂分饥饱。日夜耽欲，无有休息，以致耗散精液，则呕血吐痰、骨蒸、烦热、肾虚、精竭形羸、颊红面白、口干咽燥、小便白浊、遗精盗汗、饮食难进、气力全无，斯因火乘金位，重则半年而毙，轻则一载而倾。况为医者，不究其源，不通其治，或大寒大热之药，妄投乱进，不能取效；殊不知大寒则愈虚其中，大热则愈竭其内。所以世之医者，无察其情。予师用药治瘵，如羿之射，无不中的。余以用药次第，开列于后。用药之法，逐一条陈。如呕血咳嗽者，先服十灰散揭住；如不住着，须以花蕊石散止之。大抵血热则行，血冷则凝，见黑则止，此定理也。止血之后，患人必疏解其体，用独参汤补之，令其熟睡一觉，不要惊动，醒则病去六七矣。次服保真汤止嗽宁肺，太平丸润肺扶瘵。消化丸下痰疏气，保和汤分治血盛、痰盛、喘盛、热盛、风盛、寒盛六事，加味治之，余无加法。又服药法曰：三日前服保真汤。三日后服保和汤，二药相间服之为准。每月仍浓煎薄荷汤灌漱喉中，用太平丸徐徐咽下，次嚼一丸缓缓化下。至上床时候。如此用之，夜则肺窍开，药必流入肺窍，此诀最为切要。如痰壅，却先用饧糖烊消化丸百丸吞下，又依前嚼太平丸，令其仰卧而睡，嗽必止矣。如有余嗽，可煮润肺膏服之，复其根本，完其真元。痊愈之后，方合十珍丸服之，此谓收功起身药也。前药如神之妙，如神之灵，虽岐扁再世，不过于此。[22] 1-4

《丹溪心法·劳瘵》：劳瘵主乎阴虚，痰与血病。虚劳渐瘦属火，阴火销烁，即是积热做成。始健，可用子和法，后若羸瘦，四物汤加减送消积丸，不做阳虚。蒸蒸发热，积病最多。劳病四物汤加炒柏、竹沥、人尿、姜汁，大补为上。肉脱热甚者难治。[19] 31, 32

劳瘵之证，非止一端。其始也，未有不因气[注：应为禀]体虚弱，劳伤心肾而得之，以心主血，肾主精，精竭血燥，则劳生焉。故传变不同，骨蒸殗殜，复连尸疰。夫疰者，注也，自上至下，相传骨肉，乃至灭门者有之。其证脏中有虫，啮心肺间，名曰瘵疾，难以医治。传尸劳瘵，寒热交攻，久嗽咯血，日见羸瘦，先以三拗汤与莲心散煎，万一不失。[19] 32

《古今医统大全·痨瘵门》：七伤者，喜怒忧思悲恐惊，七情过伤是也。惟过于思者，寝成痨瘵。今之痨瘵而多起于脾肾之劳，忧思之过者也。先哲所谓五劳、六极、七伤，盖因证而言也。[25] 443

《医学正传·劳极》：虽然一人未足怜也，况其侍奉亲密之人，或同气连枝之属，熏陶日久，受其恶气，多遭传染名曰传尸，又曰丧尸，曰飞尸，曰遁尸，曰殗殜，曰尸注，曰鬼注，盖表其传性酷虐，而神妙莫能以测之名也。[20] 161

《医门法律·虚劳门》：夫男子平人，但知纵欲劳精，抑孰知阴精日损，饮食无味，转劳转虚，转虚转劳，脉从内变，色不外华，津液衰而口渴小便少。甚则目瞑衄血，阴精不交自走，盗汗淋漓，身体振摇，心胆惊怯者比比然也。故血不化精，则血痹矣。血痹则新血不生，并素有之血，亦瘀积不行。血瘀则荣虚，荣虚则发热，热久则蒸其所瘀之血，化而为虫，遂成传尸瘵证。穷凶极厉，竭人之神气而养虫之神气，人死则虫亦死。其游魂之不死者，传亲近之一脉，附入血隧，似有如无，其后虫日荣长，人日凋悴，阅三传而虫之为灵，非符药所能制矣。[23] 220

《慎柔五书·痨瘵》：传尸之说，不必深泥，离观痨瘵，半因酒色之类，损伤心血，以致虚火妄动。[28] 45

《杂病源流犀烛·虚损痨瘵源流》：有思虑过度，心气不舒，郁热熏蒸胸中，因而生热，而成痨者宜归脾汤。[26] 118

《血证论·痨瘵》：夫痨虫何由而生哉？木必先腐，而后虫生之。人身亦必先有瘀血，虚热郁蒸，乃生痨虫。虫者，风木之气所化，人身肝主风，木又主藏血，肝脏之血若有瘀积，是犹木之先腐也，于是肝脏之风气，郁遏蒸煽，将瘀血化生为虫。既化为虫，即从虫治之，宜天灵盖散治之。然天灵盖不易得，且不宜用，可用虎头骨代，或金蟾丸亦可，余每用干漆、明雄、川椒、楝根皮、白颈蚯蚓、升麻、郁金共为末，白汤五更时服，其虫不吐即下，义固取于杀虫，而尤在干漆、郁金兼治瘀血，以痨虫是瘀血所化，杀虫是治其标，去瘀是治其本也。诸书但言杀虫，而不知虫之所自生，宜乎未得其治也。吾为指出，痨虫是瘀血所化，治瘀血是治其本也。辨证录用移尸灭怪汤治痨虫传尸，方以去瘀为主，故效。[27] 78

痨虫之生，由瘀血所化。而痨虫既生，蚀人精血，人之正气日以消耗，不治其虚，但杀其虫，病终不能愈也，月华丸主之，义取补虚，而去瘀杀虫兼施，其治乃万全之策。鳗鱼肉常食亦佳。或鳗鱼骨、鳖甲、知母、山茱萸、柴胡、当归、青黛、桃枭为丸，人参汤下，亦攻补兼行之术。[27] 78, 79

又凡湿热积痰，皆能生虫，与小儿疳虫无异，用金蟾丸即愈，不比血化之虫灵怪难治也。既杀虫后，但当滋补其虚。阴虚者十居八九，琼玉膏主之，加黄柏、知母、紫河车更佳。阳虚者十之二三，六君子汤主之。[27] 79

《红炉点雪·痰火辨惑》：愚谓人身生生之本，根于金水二脏，一水既亏，则五火随炽，上炎灼金，伤其化源，则生生之机已息，而痨瘵之证成焉。[24] 5

附录二　常用方药

小建中汤：桂枝三两（去皮），甘草三两（炙），大枣十二枚，芍药六两，生姜三两，胶饴一升。上六味，以水七升，煮取三升，去滓，内胶饴，更上微火消解，温服一升，日三服。（《金匮要略·血痹虚劳病脉证并治》）[3] 24

大黄䗪虫丸：大黄十分（蒸），黄芩二两，甘草三两，桃仁一升，杏仁一升，芍药四两，干地黄十两，干漆一两，虻虫一升，水蛭百枚，蛴螬一升，䗪虫半升。上十二味，末之，炼蜜和丸小豆大，酒饮服五丸，日三服。（《金匮要略·血痹虚劳病脉证并治》）[3] 25

獭肝散：獭肝一具，阴干捣末，水服方寸匕，日三。(《肘后备急方•治尸注鬼注方》)[13] 14

月华丸：天冬（去心，蒸）、麦冬（去心，蒸）、生地（酒洗）、熟地（九蒸晒）、山药（乳蒸）、百部（蒸）、沙参（蒸）、川贝母（去心，蒸）、真阿胶各一两，茯苓（乳蒸）、獭肝、广三七各五钱。用白菊花二两（去蒂），桑叶二两（经霜者）熬膏。将阿胶化入膏内，和药稍加炼蜜为丸，如弹子大。每服一丸，嚼化，日三服。(《医学心悟•卷三》)[31] 46

安息香丸：安息香、木香、麝香、犀角、沉香、丁香、檀香、香附子、诃子、朱砂、白术、荜拨，以上各一两、乳香、龙脑、苏合香以上各半两、右为末，炼蜜成剂，杵一千下，圆如桐子大，新汲水化下四圆，老幼皆一圆。以绛囊子盛一圆，弹子大，悬衣辟邪毒魍魉甚妙。合时忌鸡犬妇人见之。《华氏中藏经•卷下》[11] 46

明月丹：雄黄半两、兔粪二两、轻粉一两、木香半两、天灵盖一两炙、鳖甲一个大者（去裙烂醋炙焦黄）。右为末，醇酒一大升，大黄一两熬膏，入前药末为圆，如弹子大，朱砂为衣。如是传尸劳，肌瘦面黄，呕吐血，咳嗽不定者是也。先烧安息香令烟起，吸之不嗽者，非传尸也，不可用此药。若吸烟入口，咳嗽不能禁止者，乃传尸也，宜用此药。五更初，勿令人知，以童子小便与醇酒共一盏，化一圆服之，如人行二十里，上吐出虫，其状若灯心，而细长及寸，或如烂李，又如虾蟆，状各不同。如未效，次日再服，以应为度。仍须初得血气未尽，精神未乱者，可用之。用甘草汤下二十圆，食后日三服，安即住服。《华氏中藏经•卷下》[11] 46, 47

桑白皮根煎方：桑根东引白皮（切，一升），狼牙（三两），东行茱萸根皮（五两），上三味切。以酒三升。煮取一升，平旦服之良。(《外台秘要•肺劳实热》)[12] 271

肺劳热，生虫在肺方：狼牙（三两），东行桑根白皮（切，一升），东行吴茱萸根白皮（五合），上三味㕮咀，以酒七升煮取一升，平旦顿服之。《备急千金要方•九虫》[14] 405

甲字十灰散：大蓟、小蓟、荷叶、扁柏叶、茅根、茜根、山栀、大黄、牡丹皮、棕榈皮各等分，上药烧灰存性。研极细末。用纸包。碗盖于地上一夕，出火毒。用时先将白藕捣碎绞汁，或萝卜汁磨京墨半碗。调服五钱。食后服下。(《十药神书》)[22] 10, 11

乙字花蕊石散：花蕊石火煅存性，研为末。右用童便一盅。顿温。调末三钱。甚者五钱。食后服下。男子用酒一半，女人用醋一半，与童便和药服。(《十药神书》)[22] 13, 14

移尸灭怪汤：人参一两，山茱萸一两，当归三钱，乳香末一钱，虻虫十四个，水蛭（火煅死）十四条，二蚕沙末三钱，各为末，蜜为丸，每日服百丸。《辨证录•卷八》[40] 285

神应丸：大黄（四两醋炙），鳖甲、桃仁（各一两），当归、生地（各八钱），黄芩、人参、甘草（各三钱）。用韭汁糊为丸，每丸六钱，朱砂为衣。经闭，红花酒下。骨蒸，地骨皮。咳嗽，桑白皮。俱用童便煎下。择除破日，空心，面东服，少顷，饮酒一杯，至午后，当利一二行为验。啜温粥碗许，忌荤冷油腻物，此药只可一服，病深者一月后再服除根。不可多服。《证治汇补》[32] 116

庚字沉香消化丸：青礞石、明矾（飞，研细）、猪牙皂角、生南星、生半夏、白茯苓、陈皮各二两、枳壳、枳实各一两五钱、黄芩、薄荷叶各一两、沉香五钱。上为细末和匀，姜汁浸神曲为丸，梧桐子大，每服一百丸，每夜临卧饧糖拌吞，嚼嚼太平丸，二药相攻，痰嗽除根。(《十药神书》)[22] 42, 43

己字太平丸：天门冬、麦门冬、知母、贝母、款冬花各二两、杏仁、当归、熟地、生地、阿胶珠、黄连各一两五钱、蒲黄、京墨、桔梗、薄荷各一两、白蜜四两、麝香少许。右为细末和匀，用银石器，先下白蜜炼熟，后下诸药末搅匀，再上火，入麝香略熬三二沸，丸吞下，却嚼嚼此丸，仰卧使药流入肺窍，则肺清润，其嗽退除，服七日病痊。(《十药神书》)[22] 37-39

金蟾丸：干虾蟆三钱，胡黄连二钱，鹤虱二钱，雷丸二钱，芦荟二钱，肉豆蔻二钱，苦楝根二钱，芜荑二钱，雄黄二钱。《血证论•卷七》[27] 146

琼玉膏：生地一斤汁，白蜜一斤，人参八两，云苓十二两。生地汁合白蜜入瓷瓶内。云苓、人参为末。和匀。放水中煮三昼夜。悬井中昼夜。取起。仍煮半日。白汤化服。(《血证论•卷七》)[27] 122

六君子汤：人参三钱、白术三钱、云苓三钱、甘草二钱、陈皮三钱、半夏三钱。(《血证论·卷七》)[27] 122

逍遥散：当归、白芍药、白术、白茯苓、柴胡各一钱、甘草五分。水煎。(《证治汇补·卷一》)[32] 51

生熟地黄丸：生地、熟地、天麻、川芎、茯苓、当归、白芍、黑豆、石斛、玄参、地骨皮。蜜丸。(《证治汇补·卷四》)[32] 199

秦艽鳖甲散：秦艽、知母、当归各五钱、鳖甲一两、柴胡一两、乌梅一枚、青蒿五叶、地骨皮一两。(《证治汇补·卷二》)[32] 123

归脾汤：人参、白术、茯神、枣仁(炒)各二钱半、远志一钱、当归一钱、木香、甘草(炙)各五分、黄芪、桂圆各二钱半、生姜五片，水煎。(《证治汇补·卷一》)[32] 13, 14

补中益气汤：人参、白术、当归、黄芪、升麻、柴胡、广皮、炙草、姜、枣。(《证治汇补·卷八》)[32] 400

生脉散：人参、麦门冬、北五味。水一盅，煎服。(《证治汇补·卷一》)[32] 34

清宁膏：生地十两、麦冬十两、橘红三两、桔梗二两、薏苡仁八两、川贝母二两、龙眼肉八两、苏州薄荷叶末五钱。用水煎膏，将薏仁、贝母、薄荷为末，拌入膏中，噙化，缓缓咽下。(《证治汇补·卷二》)[32] 122

人参养荣汤：人参一两、白芍钱半、陈皮、黄芪蜜炙、桂心、当归、白术、炙甘草各一钱、熟地、茯苓、五味各七分半、远志五分、姜、枣煎。(《证治汇补·卷一》)[32] 14

十补丸：即桂附八味丸，加鹿茸、五味子各三两。(《证治汇补·卷二》)[32] 123

柴前梅连散：柴胡、前胡、乌梅、胡黄连各三钱，猪胆一枚、猪髓一条、韭白半钱、童便二盏。(《医方考·卷三》)[41] 175

坎离膏：川黄檗四两、知母去毛四两、生地黄二两、熟地黄二两、天冬去心二两、麦冬去心二两、杏仁去皮七钱、胡桃肉去皮四两、白蜜四两、上先将黄柏、知母用童便三碗，水三碗，共六碗，侧柏叶一把，煎至三碗，去渣；入天麦冬、生熟地于汁内，再添水二碗，煎数百沸，滤汁置一边。将天麦冬、生熟地渣捣烂如泥，再用水二碗另煎，约耗其半，和入前汁。再将杏仁、胡桃仁用水擂烂，滤过汁，再擂再滤，勿混入渣，同蜜入前汁内，慢火熬成膏子，入水内，去火毒。每服三五匙，侧柏叶煎汤，空心调服。忌犯铜铁器。(《古今医鉴·卷七虚劳》)[33] 202

疗传尸方：獭肝(一具破干炙)，鳖甲(一枚，炙)，野狸头(一枚，炙)，紫菀(四分)，汉防己(一两半)，蜀漆(洗)、麦门冬(去心)、甘草(炙)各一两。上八味，捣筛，以成炼烊。羊肾脂二分。合蜜一分烊。冷和，丸药如梧子大。服十丸。加至十五丸，日再，以饮下之。其药合和讫，分一份头边著，一份悬门额上，一份系臂上。先服头边，次服臂上，次服门上者。大验。忌海藻、菘菜、苋菜。(《外台秘要·疗传尸方四首》)[12] 211

麦门冬五膈下气丸方：麦门冬(十分，去心)、椒(四分，汗)、远志皮、附子(炮)、细辛(各六分)、甘草(十分，炙)、干姜、桂心、人参、百部、白术、黄芪(各五分)、杏仁(四十枚，熬，去尖皮两仁者)。上十三味，捣筛，以白蜜和，为丸如弹子大。将一丸纳牙齿间含，稍稍咽其汁。忌猪肉、海藻、菘菜、生葱、桃李、雀肉等。(《外台秘要·肺劳实热》)[12] 271

秦艽鳖甲散：柴胡、鳖甲(去裙，酥炙，用九肋者)、地骨皮各一两，秦艽、当归、知母各半两。右六味为粗末，每服五钱，水一盏，青蒿五叶，乌梅一个，煎至七分，去粗温服，空心临卧各一服。(《卫生宝鉴》)[42] 53

救痨汤：熟地五钱，白芍二钱，山药二钱，沙参三钱，地骨皮五钱，麦冬二钱，北五味十粒，人参五分，白薇五分，白芥子一钱，鳖甲一钱，茯苓一钱，水煎服。十剂虫死，二十剂胃气大开，连服二月，精神渐旺。服一年而愈，然必须断色欲也。次方补阴居多，少加人参以助胃气，则补阴而无腻滞之忧。即所用杀虫之药，非狼虎毒味可比，消弭于无形，所以有益无损。此方看其平常，配合精良，以治初起之痨，实有神功耳。(《辨证录·卷八》)[40] 275

参 考 文 献

[1] 佚名. 黄帝内经素问 [M]. 北京：人民卫生出版社，1963.

[2] 佚名. 黄帝内经灵枢 [M]. 北京：人民卫生出版社，1963.

[3] [汉] 张仲景. 金匮要略方论 [M]. 北京：人民卫生出版社，2012.

[4] [清] 唐宗海. 金匮要略浅注补正 [M]. 翁良点校. 天津：天津科学技术出版社. 2010.

[5] [唐] 杨上善. 黄帝内经太素 [M]. 北京：学苑出版社，2007.

[6] [清] 张志聪. 黄帝内经灵枢集注 [M]. 北京：学苑出版社，2006.

[7] [明] 马莳. 黄帝内经灵枢注证发微 [M]. 王洪图，李砚青点校. 北京：科学技术出版社，1998.

[8] [战国] 秦越人. 难经 [M]. 北京：科学技术出版社，1996.

[9] [清] 尤怡. 金匮要略心典 [M]. 雷风，晓雪点校. 北京：中国医药科技出版社，1992.

[10] [清] 徐彬. 金匮要略论注 [M]. 陈仁寿点校. 南京：江苏科学技术出版社，2008.

[11] [汉] 华佗. 华氏中藏经 [M]. 北京：人民卫生出版社，1963.

[12] [唐] 王焘. 外台秘要 [M]. 北京：中国医药科技出版社，2011.

[13] [晋] 葛洪. 肘后备急方 [M]. 天津：天津科学技术出版社，2000.

[14] [唐] 孙思邈. 备急千金要方校释 [M]. 李景荣，等，校释. 北京：人民卫生出版社，1998.

[15] [晋] 葛洪. 补辑肘后方 [M]. 合肥：安徽科学技术出版社，1996.

[16] [隋] 巢元方. 诸病源候论校释 [M]. 南京中医学院校释. 北京：人民卫生出版社，2009.

[17] [宋] 陈无择. 三因极一病证方论 [M]. 北京：中国医药科技出版社，2011.

[18] [宋] 严用和. 严氏济生方 [M]. 北京：中国医药科技出版社，2012.

[19] [元] 朱震亨. 丹溪心法 [M]. 鲁兆麟主校. 沈阳：辽宁科学技术出版社，1997.

[20] [明] 虞抟. 医学正传 [M]. 北京：人民卫生出版社，1981.

[21] [宋] 杨士瀛. 仁斋直指方论 [M]. 福建：福建科学技术出版社，1989.

[22] [元] 葛可久. 十药神书 [M]. 北京：人民卫生出版社，1956.

[23] [清] 喻昌. 医门法律 [M]. 上海：上海科学技术出版社，1959.

[24] [明] 龚居中. 红炉点雪 [M]. 上海：上海科学技术出版社，1962.

[25] [明] 徐春甫. 古今医统大全 [M]. 北京：科学出版社. 1997.

[26] [清] 沈金鳌. 杂病源流犀烛 [M]. 北京：中国中医药出版社，1996.

[27] [清] 唐宗海. 血证论 [M]. 北京：人民卫生出版社，1990.

[28] [明] 胡慎柔. 慎柔五书 [M]. 北京：人民卫生出版社，2006.

[29] [元] 朱震亨. 金匮钩玄 [M]. 北京：人民卫生出版社，1980.

[30] [明] 王纶. 名医杂著 [M]. 北京：人民卫生出版社，2007.

[31] [清] 程国彭. 医学心悟 [M]. 辽宁：辽宁科学技术出版社，1997.

[32] [清] 李用粹. 证治汇补 [M]. 北京：人民卫生出版社，2006.

[33] [明] 龚信. 古今医鉴 [M]. 北京：中国中医药出版社，1997.

[34] [明] 胡文焕. 新刻养生导引法 [M]. 上海：上海古籍出版社，1990.

[35] [元] 朱震亨. 格致余论 [M]. 江苏：江苏科学技术出版社，1985.

[36] [明] 楼英. 医学纲目 [M]. 北京：中国中医药出版社，1996.

[37] [元] 朱丹溪. 朱丹溪医案 [M]. 焦振廉等校释. 上海：上海浦江教育出版社，2013.

[38] [清] 吴天士. 吴天士医话医案集 [M]. 张存悌等编校. 沈阳：辽宁科学技术出版社，2012.

[39] [明] 孙一奎. 孙文垣医案 [M]. 杨洁校注. 北京：中国医药科技出版社，2012.

[40] [清] 陈士铎. 辨证录 [M]. 北京：人民卫生出版社，1965.

[41] [明] 吴昆. 医方考 [M]. 北京：人民卫生出版社，1990.

[42] [元] 罗天益. 卫生宝鉴 [M]. 北京：人民卫生出版社，1996.

（白云苹）

第二十章　肺　热　病

肺热病是指感受热邪或肺素有热，致使邪热壅肺，肺失宣降，临床以骤起发热、咳嗽，胸痛等为主要表现的病证，其类似于现代医学的急性肺部感染。本病与"风温"病极为密切，应参见有关内容。现又称为风温肺热病。

▌经典原文▐

《素问·刺热篇》：肺热病者，先淅然厥，起毫毛，恶风寒，舌上黄身热。热争则喘咳，痛走胸膺背，不得大息，头痛不堪，汗出而寒，丙丁甚，庚辛大汗，气逆则丙丁死，刺手太阴阳明，出血如大豆，立已。[1] 128

《素问·刺热篇》：肺热病者，右颊先赤。[1] 129

▌钩玄提要▐

1. 病名

《内经》提出肺热病的病名后，后世医家在注释该条文的基础上，又提出了"肺实热""肺壅热"的不同名称。如孙思邈《备急千金要方·卷十七》提出"肺实热"病名，"右手寸口气口以前脉阴实者，手太阴经也，病苦肺胀，汗出若露，上气喘逆，咽中塞，如欲呕状，名曰肺实热也。"[2] 305《圣济总录·卷第四十八》："论曰右手关前寸口阴实者，肺实也，苦上气胸中满膨膨，与肩相引。扁鹊曰，肺实热则喘逆胸凭仰息，手太阴经为热气所加，故为肺实之病。"[3] 908《普济方·卷二十七》："夫肺居膈上，为四脏之盖。若……肺经壅热，则令人咽干舌燥，膈上烦热，咳嗽壅闷，鼻内生疮，是为肺壅热之候。"[4] 692, 693 上述"肺实热""肺壅热"之论对肺热病的病症作了补充和完善。

2. 病因病机

《内经》中对肺热病的病因虽未明示，但后世医家认为外受热邪或肺素有热是本病的主要病因。如《黄帝内经太素·卷第二十五》："内热，淅然起毛恶风也。肺热上熏，故舌上黄也。……肺热冲头，以肺脉不至，故头痛不甚也。"[5] 437《类经·十五卷》："肺热入胃，则胃热上升，故舌上黄而身热……热争于肺，其变动则为喘为咳……热邪在肺，则皮毛不敛，故汗出而寒。"[6] 274《灵素节注类编·卷七》："热邪郁于肺，阳气不达于皮毛，故先淅然如水洒身而厥冷；毛竖，恶风寒，状似外感，而实由内热闭其阳气，故舌黄身热……故热甚气逆则喘咳，痛走胸膺背，不得太息，全是肺脏热闭之证；头痛不堪者，内火不得发泄。"[7] 307《素问经注节解·外篇八卷》："肺主皮肤，外养于毛，故热中之，则淅然恶风寒，起毫毛也。……今肺热入胃，胃热上升，故舌上黄而身热。……肺之络脉，上会耳中，今热气上熏，故头痛不堪，汗出而寒。"[8] 437《黄帝素问直解·卷之三》:"舌上黄,内热也。身热,外热也,邪正相持而热争,则喘咳。"[9] 234《黄帝内经素问集注·卷五》:"脏气热于内。故淅然寒栗于外而恶风寒……热干肺脏,故喘咳不得太息。"[10] 114

3. 症状与诊断

《内经》中对肺热病的症状描述较为详细:"先淅然厥,起毫毛,恶风寒,舌上黄,身热。热争则喘咳,痛走胸膺背,不得太息,头痛不堪,汗出而寒。"上述症状与肺的生理功能失常密不可分。如《黄帝内经太素·卷第二十五》:"肺主毛腠,内热,淅然起毛恶风也。……肺主行气于身,故身热也。肺以主咳,在于胸中,故热争喘咳。"[5] 437《类经·十五卷》:"肺主皮毛,热则畏寒,故先淅然恶风寒,起毫毛也。肺脉起于中焦,循胃口,肺热入胃,则胃热上升,故舌上黄而身热。……肺者胸中之府,背者胸中之腑,故痛走胸膺及背,且不得太息也。喘逆在肺,气不下行,则三阳俱壅于上,故头痛不堪。热邪在肺,则皮毛不敛,故汗出而寒。"[6] 274《灵素节注类编·卷七》:"皮毛,肺之合也,热邪郁于肺,阳气不达于皮毛,故先淅然如水洒身而厥冷。"[7] 307《素问经注节解·外篇》:"肺居膈上,气主胸膺,在变动为咳,又藏气而主呼吸,复为胸中之府,故喘咳,痛走胸膺背,不得太息也。肺之络脉,上会耳中,今热气上熏,故头痛不堪,汗出而寒。"[8] 437《黄帝素问直解·卷之三》:"淅然,如水洒身之意。厥,寒厥也。肺主皮毛,故肺热病者,先淅然寒厥。从毫毛而起。"[9] 234《黄帝内经素问集注·卷五》:"皮毛者,肺之合。脏气热于内,故淅然寒栗于外而恶风寒。……肺上连于喉嗌,故舌黄。……肺主胸中之气,气伤,故痛走胸背也。五脏之应天者肺,而手阳明之脉,上循于头,故头痛不堪。"[10] 114 除上述肺的生理功能失常的表现外,《内经》认为肺热病还可见"右颊先赤",如《素问经注节解·外篇八卷》:"肺气合金,金气应秋,南面正理之,则其右颊也。"[8] 438《内经知要·卷下》:"肺应西方,故右颊先赤。"[11] 71 而且此症往往早于肺热病的典型症状之前而现,临床可作为诊断和防治肺热病的依据,如《灵素节注类编·卷四》:"肺热病者,右颊先赤……此未病而色先现于面者,当先治之,其后虽发,亦必轻而易愈,是不可忽也。"[7] 138《灵素节注类编·卷七》:"肺热病者,右颊先赤……有诸内者形诸外,病虽未发而色先现,可见邪本伏于血气之中,因其未动,随气血流行而不之觉,其将发也,必随五脏生气而动,故先现色于面。良工望而知之,乘其始动,即刺而泄之,则邪势自杀,而病必轻矣。"[7] 308

4. 治法方药

《内经》指出可采用针刺之法治疗肺热病,"刺手太阴阳明,出血如大豆,立已"。如《黄帝内经太素·卷第二十五》:"肺热之病,取肺大肠表里腧穴。出血如豆,言其少也。恐泄气虚,故不多也。"[5] 437《类经·十五卷》:"太阴阳明二经表里俱当刺之。出血者,取其络脉之盛者也。"[6] 274《灵素节注类编·卷七》:"刺肺与大肠经出血,以泄其邪。"[7] 307《素问经注节解·外篇八卷》:"太阴,肺脉;阳明,大肠脉。其络脉盛者,乃刺而出之。"[8] 437《黄帝内经素问集注·卷五》:"此言六经之刺。皆宜泻而不宜补者也。肺乃五脏之长。故举肺以申明之。"[10] 114

5. 预后

肺热病的预后,《内经》明确指出:"丙丁甚,庚辛大汗。气逆则丙丁死。"依照五行生克预测了肺热病的预后。如《类经·十五卷》:"丙丁属火,克肺者也。庚辛属金,肺所王也。"[6] 274

《素问经注节解·外篇八卷》："火烁金，故甚而死。金得气，故大汗。"[8] 437《黄帝素问直解·卷之三》："丙丁甚，火克金也。庚辛大汗，自得其位而起也。肺气自逆，则丙丁死。"[9] 234《黄帝内经素问集注·卷五》："肺病者，加于丙丁。丙丁不死，起于庚辛。如气逆，则遇胜克之日即死矣。"[10] 114临证时可参考。

传承发展

1. 病因病机

《内经》载述本病的发生与感受热邪和肺素有热有关。后世医家在此基础上，对肺热病的病因病机进行了完善和补充。如《灵素节注类编·卷六》："肺素有热者，以其阳盛于身也，阳盛则升气多而厥逆上冲，中气实而不外泄，所以肺热也。"[7] 292, 293《普济方·卷二十七》："论曰肺居膈上，为四脏之盖，若将养过温，或多嗜五辛，热气内搏，肺经壅热。"[4] 692《症因脉治·卷三》认为："或肺素有热，又因膏粱厚味、酒湿辛辣之积热，"[12] 202或"有志不遂，所求不得，郁而生火，火来克金，"[12] 232均可导致肺热。

2. 症状与诊断

《内经》中肺热病的症状主要以肺的生理功能失常为主，如《圣济总录·卷第四十八》："肺实热则喘逆胸凭仰息，手太阴经为热气所加，故为肺实之病。"[3] 908《普济方·卷二十七》："肺经壅热，则令人咽干舌燥，胸膈烦热，咳嗽壅闷，鼻内生疮，是为肺壅热之候。"[4] 693《内经博议·附录》："肺实八证……喘急，属肺有实热，及肺气上逆……气壅，属肺热气逆……声重痰稠，属肺热。肺痈，属肺热极……肺胀闷，属肺热，同肺实，吐脓血血痰，咳嗽嗽血，属肺家火实热甚……喉癣，属肺热。"[13] 284, 285

而临证时除肺的生理功能失常以外，与其关系密切的脏腑也会受累。如《圣济总录·卷第一百一十六》："论曰肺为五脏华盖，开窍于鼻……肺实热，则为疮为痛。"[3] 1977《形色外诊简摩·卷下》："鼻头色黑而枯燥者，房劳；黑黄而亮者，有瘀血；赤为肺热。"[14] 103《近代中医珍本集·针灸按摩分册·推拿抉微》："白珠属肺，白而泪者，固为实热，红而肿者亦系实热。然前者为热在气分，后者为热在血分。"[15] 980《素问病机气宜保命集·卷中》："肤如火燎而热。以手取之不甚热。为肺热也。目白睛赤。烦躁或引饮。"[16] 112《寿世保元·卷八》："肺热，则鼻衄不止，大便闭结。"[17] 499《证治准绳·幼科》："肺与大肠为表里，肛者大肠之门，肺实热，则闭结不通。"[18] 2202肺热病的脉象，《普济方·卷十三》指出："肺热者，轻手乃得，但微按全无。是瞥瞥然见于皮毛之上，日西尤甚，乃皮毛之热。其证必见喘咳，洒淅寒热。"[4] 331

尚有医家将肺热见症具为列出，便于临床辨证诊断，如《医医偶录·卷二》："肺热之症，脉右寸必数，其症为目赤，为鼻衄，为咽痛，为吐血，为咳嗽浓痰，为酒积，为龟胸，为小便不利，为便血。"[19] 63《幼科铁镜·卷二》："肺热右腮红，至申酉时其红更盛；或大便闭结，或身热，或喘急而咳嗽；或嗽不出而面壅赤无痰，或口渴气莽；或鼻门干燥且燥破生疮，皆肺热也。"[20] 26《幼科概论·论肺热肺寒肺虚各象及治法》："肺热之象，为右腮独现红色，至午后红色尤盛而作烧，鼻孔干燥作痒，两目白球现红丝，或全蒸红酸涩流泪，热胀而且痛，鼻息粗促，或口气急发喘，或咳嗽吐黄浓痰，或咳不能畅，肺气胀满而胸部微高，或气逆痰涌而咳不出，面部壅急顿成赤色，或大便燥结，肺热移于大肠也，或大便泻黄水，肺热极下迫大肠也。肺与胃相邻，肺热胃必波及亦生热，停滞作酸，胸闷呃逆，头晕目旋，饮食无味，舌苔黄厚而腻，时作呕吐，口发臭气。凡此等现象之病形，直接与间接，均肺热使之然也。"[21]460

3. 治法方药

《内经》中指出针刺手太阴阳明治疗肺热病的方法，后世医家基于"热者寒之"的治疗原则，采用清热、宣肺、降痰顺气，兼以补肺养阴，从药物治疗方面丰富了肺热病的治法。常用方剂有泻白散、凉膈散、白虎汤、地骨皮散、清肺汤等。如《内经博议·附录》指出："肺实八证，宜降气散闭，甘寒苦寒，佐以辛散。"[13]284《普济方·卷十三》："肺热者……轻者，泻白散。重者，凉膈散、白虎汤、地骨皮散。"[4]331《三因极一病证方论·卷之八》用清肺汤"治肺实热，肺壅，汗出若露，上气喘逆咳嗽，咽中塞，如呕状，短气客热，或唾脓血"。[22]116, 117《幼科概论·论肺热肺寒肺虚各象及治法》："当纯按肺热治疗，应用清热肃肺药即可，热去肺气自能通畅，咳嗽能平，痰饮亦消也。"[21]460常用药物有生石膏、连翘、黄芩、桔梗、杏仁、陈皮、枳壳、竹茹、冬瓜仁、枇杷叶、鸡内金、桑白皮、地骨皮、麦门冬、百合、贝母等。

《幼科概论·论肺热肺寒肺虚各象及治法》同时指出："万不可用散风邪药治肺，反致肺因风药鼓荡，热愈甚也。"[21]460实因热病最易伤津，风药助火劫阴，故不可用。而且认为"成方清肺热之泻白散，万不可用。以该方中的桑白皮、地骨皮，均为治肺阴之药，其性走阴分，清肺中血分之热，恐引热入阴。病本在气分，误引入血分，不但不能清肺热，乃至热入愈深，变症歧出，治疗更须费手续也"。[21]460指出临证时应辨肺热之在气在血，不可贸然用药，可作参考。

4. 预后

在《内经》"丙丁甚，庚辛大汗。气逆则丙丁死"预测肺热病的基础上，后世医家提出可通过验舌来判断疾病吉凶，如《灵素节注类编·卷四上》："《热病篇》言，肺热病，舌上黄而已。盖脾主肌肉，卫者，肌肉也，唇舌为肌肉之本，故视之可验病之吉凶也。"[7]130

━━━━━ 应用示例 ━━━━━

1. 肺热壅盛

《续名医类案·卷十四》：张友樵治一酒客，夏月痰喘气喘，夜不得卧，服凉药及开气药不效。有议用《金匮》麦冬汤者。张诊之，右寸数实，此肺实非肺虚也，投以人参则立毙矣。遂用葶苈五钱，焙研，滑石五钱，煎服立愈。明年复感客邪，壅塞肺气，喘咳复作，医以葶苈进不效，反烦闷汗泄。张诊其右寸浮数，口渴恶热，冷汗自出，喘急烦闷，曰：此热邪内壅肺气郁极，是以逼汗外越，非气虚自汗也。服葶苈反烦闷者，肺热极盛，与苦寒相格拒也。夫肺苦气上逆，本宜苦以泄之，而肺欲散，又当急食辛以散之。与麻杏甘石汤，一剂肺气得通，喘止汗敛，诸症悉平。[23]434

《古今医案按·卷四》：李时珍自记年二十时，因感冒，咳嗽既久，且犯戒，遂病骨蒸发热，肤如火燎，每日吐痰碗许，暑月烦渴，寝食几废，六脉微洪，遍服柴胡、麦冬、荆沥诸药，月余益剧。其尊君偶思李东垣治肺热如火燎，烦躁引饮而昼盛者，气分热也，宜一味黄芩汤，以泻肺经气分之火。乃按方用片芩一两，水煎顿服。次日身热尽退，而痰嗽皆愈。药中肯綮，如鼓应桴如此。[24]160

2. 痰热壅肺

《王孟英医案·卷一》：陈载陶令郎，夏间患嗽泻愈后，时发微热，寝汗如蒸。医治两月，迄不能退，时犹作嗽，咸以为劳。其世父喆堂逆孟英视之，热甚于颈面，形瘦口干，脉则右大，曰：肺热不清也。养阴之药久服，势必弄假成真，热锢深入而为损怯之证。亟宜淡泊滋味，屏绝补物。以芩、栀、地骨、桑叶、苡仁、枇杷叶、冬瓜皮、梨皮、苇茎为剂，服后热汗递减。至九帖，解酱矢赤溲，皆极热而臭，自此热尽退而汗不出矣。惟噫犹不畅，时欲太息，饱则胸下不舒，乃滋腻药所酿之痰未去也。改用沙参、枳实、旋覆、冬瓜子、竹茹、白前、瓜蒌、海蜇、橘皮。数帖而胸舒嗽断，体健餐加。[25] 54, 55

附录一　文献辑录

《备急千金要方·卷十七》：右手寸口气口以前脉阴实者，手太阴经也，病苦肺胀，汗出若露，上气喘逆，咽中塞，如欲呕状，名曰肺实热也。[2] 305

《圣济总录·卷第四十八》：论曰右手关前寸口阴实者，肺实也，苦上气胸中满膨膨，与肩相引。扁鹊曰，肺实热则喘逆胸凭仰息，手太阴经为热气所加，故为肺实之病。[3] 908

《普济方·卷二十七》：夫肺居膈上，为四脏之盖。若将养过温，或多嗜五辛，热气内搏，肺经壅热，则令人咽干舌燥，膈上烦热，咳嗽壅闷，鼻内生疮，是为肺壅热之候。[4] 692, 693

《黄帝内经太素·卷第二十五》：肺热病者，先淅然起毛恶风，舌上黄，身热，热争则喘咳，痹走胸膺背，不得太息，头痛不甚，汗出而寒，（肺主毛腠，内热，淅然起毛恶风也。肺热上熏，故舌上黄也。肺主行气于身，故身热也。肺以主咳，在于胸中，故热争喘咳，痹走胸膺，此为热痹，痛行胸中，不得太息也。肺热冲头，以肺脉不至，故头痛不甚也。有本为堪，言气冲甚，故头痛甚也。冷汗虽出，无发热也。平按：淅然起毛《素问》作淅然厥起毫毛，《甲乙》作悽悽然厥起皮毛。恶风《素问》《甲乙》作恶风寒，痹均作痛。不甚《素问》作不堪。）丙丁甚，庚辛大汗，气逆则丙丁死，刺手太阴阳明，其血如大豆，立已。（肺热之病，取肺大肠表里腧穴。出血如豆，言其少也。恐泄气虚，故不多也。）[5] 437

《类经·十五卷》：肺热病者，先淅然厥，起毫毛，恶风寒，舌上黄，身热。（肺主皮毛，热则畏寒，故先淅然恶风寒，起毫毛也。肺脉起于中焦，循胃口，肺热入胃，则胃热上升，故舌上黄而身热。）热争则喘咳，痛走胸膺背，不得太息，头痛不堪，汗出而寒。（热争于肺，其变动则为喘为咳。肺者胸中之府，背者胸中之腑，故痛走胸膺及背，且不得太息也。喘逆在肺，气不下行，则三阳俱壅于上，故头痛不堪。热邪在肺，则皮毛不敛，故汗出而寒。）丙丁甚，庚辛大汗，气逆则丙丁死。（丙丁属火，克肺者也。庚辛属金，肺所王也。）刺手太阴阳明，出血如大豆，立已。（太阴阳明二经表里俱当刺之。出血者，取其络脉之盛者也。）[6] 274

《灵素节注类编·卷七》：皮毛，肺之合也，热邪郁于肺，阳气不达于皮毛，故先淅然如水洒身而厥冷；毛竖，恶风寒，状似外感，而实由内热闭其阳气，故舌黄身热，若初感外邪而非内热，其舌必白也；故热甚气逆则喘咳，痛走胸膺背，不得太息，全是肺脏热闭之证；头痛不堪者，内火不得发泄，直上冲脑而痛，故曰不堪，与外邪在经之头痛不同也；郁极而腠开汗出，则热散身寒也。其甚、其汗、其死，义皆同上。刺肺与大肠经出血，以泄其邪。[7] 307

《素问经注节解·外篇八卷》：肺热病者，先淅然厥，起毫毛，恶风寒，舌上黄，身热。（肺主皮肤，外养于毛，故热中之，则淅然恶风寒，起毫毛也。肺之脉，起于中焦，下络大肠，还循胃口，今肺热入胃，胃热上升，故舌上黄而身热。）热争则喘咳，痛走胸膺背，不得太息，头痛不堪，汗出而寒。（肺居膈上，气主胸膺，在变动为咳，又藏气而主呼吸，复为胸中之府，故喘咳，痛走胸膺背，不得太息也。肺之络脉，上会耳中，今热气上熏，故头痛不堪，汗出而寒。）丙丁甚，庚辛大汗，气逆则丙丁死。（按：火烁金，故甚而死。

金得气，故大汗。）刺手太阴阳明，出血如大豆，立已。（太阴，肺脉；阳明，大肠脉。其络脉盛者，乃刺而出之。）[8] 437

《黄帝素问直解·卷之三》：肺热病者，先渐然厥起毫毛，恶风寒，舌上黄，身热。热争则喘咳，痛走胸膺背，不得太息，头痛不堪，汗出而寒。丙丁甚，庚辛大汗。气逆，则丙丁死，刺手太阴阳明。

恶，去声，渐然，如水洒身之意。厥，寒厥也。肺主皮毛，故肺热病者，先渐然寒厥。从毫毛而起。厥起毫毛，故恶风寒。舌上黄，内热也。身热，外热也，邪正相持而热争，则喘咳。肺主膺胸，其俞在背，故痛走胸膺背。既喘既咳，则不得太息。气上不下，则头痛不堪。皮毛开发，肌表不和，故汗出而寒。丙丁甚，火克金也。庚辛大汗，自得其位而起也。肺气自逆，则丙丁死，当急刺手太阴阳明以救其逆。[9] 234

《黄帝内经素问集注·卷五》：肺热病者，先渐然，厥起毫毛，恶风寒，舌上黄，身热。（皮毛者，肺之合。脏气热于内，故渐然寒栗于外而恶风寒，盖热盛则寒也。肺上连于喉嗌，故舌黄。脏真高于肺，主行荣卫阴阳，故身热也。）热争则喘咳，痛走胸膺背，不得太息，头痛不堪，汗出而寒。（热干肺脏，故喘咳不得太息。肺主胸中之气，气伤，故痛走胸背也。五脏之应天者肺，而手阳明之脉，上循于头，故头痛不堪。热争于内，故汗出而生寒也。王冰曰：肺之络脉，上会于耳中，故头痛不堪。倪冲之曰：肺脏居于胸中，而俞在肩背）。丙丁甚，庚辛大汗，气逆则丙丁死。（肺病者，加于丙丁，丙丁不死，起于庚辛。如气逆，则遇胜克之日即死矣。）刺手太阴阳明，出血如大豆，立已。（此言六经之刺，皆宜泻而不宜补者也。肺乃五脏之长，故举肺以申明之。）[10] 114

《素问经注节解·外篇八卷》：肺热病者，右颊先赤（肺气合金，金气应秋，南面正理之，则其右颊也。）[8] 438

《内经知要·卷下》：《刺热篇》曰：肝热病者，左颊先赤；心热病者，额先赤；脾热病者，鼻先赤；肺热病者，右颊先赤；肾热病者，颐先赤（肝应东方，故左颊先赤；心应南方，故额庭先赤；脾应中央，故鼻先赤；肺应西方，故右颊先赤；肾应北方，故两颐先赤）。[11] 71

《灵素节注类编·卷四》：肺热病者，右颊先赤；此未病而色先现于面者，当先治之，其后虽发，亦必轻而易愈，是不可忽也。[7] 138

《灵素节注类编·卷七》：肝热病者，左颊先赤。心热病者，颜先赤；脾热病者，鼻先赤；肺热病者，右颊先赤；肾热病者，颐先赤。病虽未发，见赤色者，刺之，名曰治未病。

此又总明伏邪未发，必然先现外象也。左颊、颜、鼻、右颊、颐，是肝、心、脾、肺、肾脏之气应于面之部位也。有诸内者形诸外，病虽未发而色先现，可见邪本伏于血气之中，因其未动，随气血流行而不之觉，其将发也，必随五脏生气而动，故先现色于面。良工望而知之，乘其始动，即刺而泄之，则邪势自杀，而病必轻矣。用药之法，可以类推，是为治未病也。[7] 308

《灵素节注类编·卷六》：肺素有热者，以其阳盛于身也，阳盛则升气多而厥逆上冲，中气实而不外泄，所以肺热也。[7] 292, 293

《症因脉治·卷三》：肺热腹胀之因：或肺素有热，又因膏粱厚味、酒湿辛辣之积热上蒸清道，肺热焦满，而腹胀之症作矣。[12] 202

《症因脉治·卷三》：肺热痿软之因：有志不遂，所求不得，郁而生火，火来克金，肺热叶焦，清化不行，金不生水，则肺热痿躄之症作矣。[12] 232

《内经博议·附录》：肺实八证，宜降气散闭，甘寒苦寒，佐以辛散。喘急，属肺有实热，及肺气上逆，宜同肺实，加桔梗、甘草、瓜蒌仁、玄参、青黛；气壅，属肺热气逆，同肺实；声重痰稠，属肺热；肺痛，属肺热极，宜清热消痰，降火解毒散结，甘寒苦寒辛寒；肺胀闷，属肺热，同肺实，吐脓血痰；咳嗽嗽血，属肺家火实热甚，此正邪气胜则实之谓；宜清热降气，凉血豁痰；喉癣，属肺热，宜同肺实，加鼠粘子、玄参、射干；上消，属肺家实火，及中焦热，宜降气清热，补肺生津，甘寒苦寒酸寒辛寒。[13] 284, 285

《圣济总录·卷第一百一十六》：论曰肺为五脏华盖，开窍于鼻，肺气和则鼻亦和，肺感风冷，则为清涕，

为齇为息肉，为不闻香臭。肺实热，则为疮为痛。胆移热于脑，则浊涕不已，谓之鼻渊，惟证候不同，故治疗亦异。[3] 1977

《形色外诊简摩·卷下》：鼻头色黑而枯燥者，房劳；黑黄而亮者，有瘀血；赤为肺热。[14] 103

《近代中医珍本集·针灸按摩分册·推拿抉微》：涂蔚生曰：钱氏此说固确。然目内之大眼角红筋肉，是心所属，突胀而色赤者，方为心实热。小眼角属于命门，淡红者相火虚也，未可概为心经虚热。目黄虽系实热之症，而湿热之症，究多目黄，亦未可只以目黄分为虚热实热。白珠属肺，白而泪者，固为实热，红而肿者亦系实热。然前者为热在气分，后者为热在血分。此种精微，不可不辨。目之黑珠属肝，瞳人属肾，必须瞳人昏暗无光，方可断为肾虚也。[15] 980

《素问病机气宜保命集·卷中》：治肤如火燎而热，以手取之不甚热，为肺热也。目白睛赤，烦躁或引饮，独黄芩一味主之，水煎。[16] 112

《寿世保元·卷八》：肺热，则鼻衄不止，大便闭结。[17] 499

《证治准绳·幼科》：肺与大肠为表里，肛者大肠之门，肺实热，则闭结不通，肺虚寒，则肠头出露，有因痢久里急后重，努力肛开，为外风所吹，或伏暑作泻，肠滑不禁，或禀赋怯弱，易于感冷，亦致大肠虚脱。[18] 2202

《普济方·卷十三》：肺热者，轻手乃得，但微按全无。是瞥瞥然见于皮毛之上，日西尤甚，乃皮毛之热。其证必见喘咳，洒淅寒热。轻者，泻白散；重者，凉膈散、白虎汤、地骨皮散。[4] 331

《医医偶录·卷二》：肺热之症，脉右寸必数，其症为目赤，为鼻衄，为咽痛，为吐血，为咳嗽浓痰，为酒积，为龟胸，为小便不利，为便血。[19] 63

《幼科铁镜·卷二》：肺热右腮红，至申酉时，其红更盛；或大便闭结，或身热，或喘急而咳嗽；或嗽不出，而面壅赤无痰；或口渴气莽；或鼻门干燥，且燥破生疮，皆肺热也。治宜用泻白散。[20] 26

《幼科概论·论肺热肺寒肺虚各象及治法》：肺热之象，为右腮独现红色，至午后红色尤盛而作烧，鼻孔干燥作痒，两目白球现红丝，或全蒸红酸涩流泪，热胀而且痛，鼻息粗促，或口气急发喘，或咳嗽吐黄浓痰，或咳不能畅，肺气胀满而胸部微高，或气逆痰涌而咳不出，面部壅急顿成赤色，或大便燥结，肺热移于大肠也，或大便泻黄水，肺热极下迫大肠也。肺与胃相邻，肺热胃必波及亦生热，停滞作酸，胸闷呃逆，头晕目旋，饮食无味，舌苔黄厚而腻，时作呕吐，口发臭气。凡此等现象之病形，直接与间接，均肺热使之然也。未有表热现象者，是无外邪之感染，当纯按肺热治疗，应用清热肃肺药即可，热去肺气自能通畅，咳嗽能平，痰饮亦消也。万不可用散风邪药治肺，反致肺因风药鼓荡，热愈甚也。[21] 460

《三因极一病证方论·卷之八》：清肺汤：治肺实热，肺壅，汗出若露，上气喘逆咳嗽，咽中塞，如呕状，短气客热，或唾脓血。[22] 116, 117

《灵素节注类编·卷四上》：《热病篇》言，肺热病，舌上黄而已。盖脾主肌肉，卫者，肌肉也，唇舌为肌肉之本，故视之可验病之吉凶也。[7] 130

附录二　常用方药

白虎汤：知母六两、石膏一斤，碎、甘草二两，炙、粳米六合。

上四味，以水一斗，煮米熟，汤成去滓。温服一升，日三服。《伤寒论·辨太阳病脉证并治上》[26] 62

地骨皮散：地骨皮（自采佳）、知母、银州柴胡（去芦）、甘草（炙）、半夏（汤洗十次，切焙）、人参（切去顶，焙）、赤茯苓各等分。

上为细末，每服二钱，姜五片，水一盏，煎至八分，食后温服，量大小加减。《小儿药证直诀·卷下》[27] 70

泻白散：地骨皮（洗去土，焙）、桑白皮（细锉炒黄）各一两、甘草（炙）一钱。

上锉散，入粳米一撮，水二小盏，煎七分，食前服。《小儿药证直诀·卷下》[27] 44

凉膈散：川大黄、朴硝、甘草各二十两、山栀子仁、薄荷叶去梗、黄芩各十两、连翘二斤半。

上粗末。每二钱，水一盏，入竹叶七片，蜜少许，煎至七分，去滓，食后温服。小儿可服半钱，更随岁数加减服之，得利下住服。《太平惠民和剂局方·卷六》[28] 114

清肺汤：薏苡仁、防己、杏仁、冬瓜子仁三分、鸡子白皮一分。

上为锉散。每服四钱，先以苇叶切半握，水二盏，煎盏半，入药同煎至七分，去滓，食前服。《三因极一病证方论·卷之八》[22] 116, 117

参 考 文 献

[1] 佚名. 黄帝内经素问 [M]. 北京：人民卫生出版社，2012.
[2] [唐] 孙思邈. 备急千金要方 [M]. 北京：人民卫生出版社，1982.
[3] [宋] 赵佶. 圣济总录 [M]. 北京：人民卫生出版社，1962.
[4] [明] 朱橚等. 普济方 [M]. 北京：人民卫生出版社，1959.
[5] [隋] 杨上善. 黄帝内经太素 [M]. 北京：人民卫生出版社，1965.
[6] [明] 张介宾. 类经 [M]. 范志霞，校注. 北京：中国医药科技出版社，2011.
[7] [清] 章楠. 灵素节注类编 [M]. 方春阳，孙芝斋，点校. 杭州：浙江科学技术出版社，1986.
[8] [清] 姚止庵. 素问经注节解 [M]. 北京：人民卫生出版社，1963.
[9] [清] 高士宗. 黄帝素问直解 [M]. 北京：科学技术文献出版社，1982.
[10] [清] 张隐庵集注. 黄帝内经素问集注 [M]. 王宏利，吕凌，校注. 北京：中国医药科技出版社，2014.
[11] [明] 李中梓. 内经知要 [M]. 王体，校注. 北京：中国医药科技出版社，2011.
[12] [明] 秦昌遇. 症因脉治 [M]. [清] 秦之桢，辑；王晨. 校点. 北京：中国中医药出版社，2008.
[13] [清] 高士宗. 内经博议 [M]. 孙国中，方向红，点校. 北京：学苑出版社，2010.
[14] [清] 周学海. 形色外诊简摩 [M]. 北京：人民卫生出版社，1963.
[15] 陆拯. 近代中医珍本集针灸按摩分册 [M]. 杭州：浙江科学技术出版社，1994.
[16] [金] 刘完素. 素问病机气宜保命集 [M]. 鲍晓东，校注. 北京：中医古籍出版社，1998.
[17] [明] 龚廷贤. 寿世保元 [M]. 孙洽熙，徐淑凤，李艳梅，校注. 北京：中国中医药出版社，1993.
[18] [明] 王肯堂. 证治准绳 [M]. 北京：人民卫生出版社，2003.
[19] [清] 陈修园. 医医偶录 [M]. 上海：上海科学技术出版社，1986.
[20] [清] 夏鼎. 幼科铁镜 [M]. 上海：上海科学技术出版社，1982.
[21] 陆拯. 近代中医珍本集儿科分册 [M]. 杭州：浙江科学技术出版社，1993.
[22] [宋] 陈无择. 三因极一病证方论 [M]. 侯如艳，校注. 北京：中国医药科技出版社，2011.
[23] [清] 魏之琇. 续名医类案 [M]. 黄汉儒，蒙木荣，廖崇文，点校. 北京：人民卫生出版社，1997.
[24] [清] 余震. 古今医案按 [M]. 达美君，王荣根等，校注. 北京：中国中医药出版社，1998.
[25] [清] 王士雄. 王孟英医案 [M]. 达美君，周金根，王荣根，校注. 北京：中国中医药出版社，1997.
[26] [汉] 张仲景. 伤寒论 [M]. 北京：中国医药科技出版社，2016.
[27] [宋] 钱乙. 小儿药证直诀 [M]. 阎孝忠，编集；郭君双，整理. 北京：人民卫生出版社，2006.
[28] [宋] 太平惠民和剂局. 太平惠民和剂方 [M]. 北京：人民卫生出版社，1962.

（张晓艳）

第二十一章　息　贲

息贲，五积之一，为肺之积，以右胁下有块、胁痛、寒热、咳喘，甚则咯血等为主要表现的肺脏疾病，其预后多不良，大体相当于西医学中的肺部肿瘤。息贲为古病名，当今临床已少用。

经典原文

《素问·阴阳别论》：二阳之病发心脾，有不得隐曲，女子不月，其传为风消，其传为息贲者，死不治。[1]15

《灵枢·邪气脏腑病形》：肺脉急甚为癫疾；微急为肺寒热，怠惰，咳唾血，引腰背胸，若鼻息肉不通。缓甚为多汗；微缓为痿瘘、偏风，头以下汗出不可止。大甚为胫肿；微大为肺痹引胸背，起恶日光。小甚为泄，微小为消瘅。滑甚为息贲上气；微滑为上下出血。涩甚为呕血；微涩为鼠瘘，在颈支腋之间，下不胜其上，其应善酸矣。[2]13

《灵枢·经筋》：手太阴之筋，起于大指之上，循指上行，结于鱼后，行寸口外侧，上循臂，结肘中，上臑内廉，入腋下，出缺盆，结肩前髃，上结缺盆，下结胸里，散贯贲，合贲下，抵季胁。其病当所过者支转筋痛，甚成息贲，胁急吐血。治在燔针劫刺，以知为数，以痛为腧，名曰仲冬痹也。[2]48

《灵枢·本脏》：肝小则脏安，无胁下之病；肝大则逼胃迫咽，迫咽则苦膈中，且胁下痛。肝高则上支贲，且胁悗，为息贲；肝下则逼胃，胁下空，胁下空则易受邪。肝坚则脏安难伤；肝脆则善病消瘅易伤。肝端正则和利难伤；肝偏倾则胁下痛也。[2]97

《难经·五十六难》：肺之积名曰息贲，在右胁下，覆大如杯。久不已，令人洒淅寒热，喘咳，发肺壅。以春甲乙日得之。何以言之？心病传肺，肺当传肝，肝以春适王，王者不受邪，肺复欲还心，心不肯受，故留结为积。故知息贲以春甲乙日得之。[3]168

钩玄提要

1. 病名

"息贲"病名始载于《素问·阴阳别论》[1]15，后世医籍亦多有记载，在这些古医籍中亦被称之为"肺之积"或"肺积"。如《难经·五十六难》："肺之积名曰息贲，在右胁下，覆大如杯。久不已，令人洒淅寒热，喘咳，发肺壅。以春甲乙日得之。何以言之？心病传肺，肺当传肝，肝以春适王，王者不受邪，肺复欲还心，心不肯受，故留结为积。故知息贲以春甲乙日得之。"[3]168《太平圣惠方·治肺积气诸方》亦曰："夫肺之积名曰息贲。"[4]1473

2. 病因病机

"息贲"一词，在《黄帝内经》中共出现了四次，其中《素问》一次，《灵枢》三次，在

《难经》中出现了一次。其提示的病机可概括为以下五个方面。

（1）肺气虚损。对于本病的病机，《素问·阴阳别论》有"二阳之病发心脾"[1] 15 的载述。对此，后世从两个方面予以阐述，一者认为脾土亏虚，土不能生金，肺失所养，而为息贲，如《灵素节注类编·阴阳发病诸证》曰："二阳者，阳明胃也……土败则肺金无生气，乃成息贲。"[5] 221 其二认为火盛刑金、燥热伤肺也可致肺虚而发为息贲，如《吴医汇讲·二阳之病发心脾解》曰："此二阳之病，当以燥火之证言……大肠之燥传入于肺，则为息贲。"[6] 22 可见无论土不生金，还是燥火伤肺，总致肺金正气虚损，此为息贲的病机之一。

（2）血结气逆。《灵枢·邪气脏腑病形》曰："肺脉……滑甚为息贲上气"[2] 13，对此，《灵素节注类编·肥气伏梁息贲奔豚》注曰："滑甚者，以肺主气，血结而气逆动也，故曰上气，名息贲，即喘息也。"[5] 330 此论说明，肺脏血瘀及血瘀基础上出现的肺气上逆是息贲病的重要形成原因之一。

（3）太阴筋痹。《灵枢·经筋》曰："手太阴之筋……其病当所过者支转筋痛，甚成息贲"，[2] 48 此语旨在说明经筋与脏腑相连，手太阴筋痹可直接导致肺脏通调宣肃功能失常，久之血瘀痰凝、气血不足，可成息贲。

（4）肝气犯肺。《灵枢·本脏》载为"肝高则上支贲，且胁悗，为息贲"，[2] 97 此实为肝气或肝火犯肺之证，如此肺气失于肃降，久之痰浊凝聚、瘀血内生、气血不足，息贲之病易成。

（5）心病传肺，邪气留结。本病在《难经》中从临床表现到病因病机论述得更为详尽，但所提示的病机与《内经》又不尽相同，如《难经·五十六难》载为"心病传肺，肺当传肝，肝以春适王，王者不受邪，肺复欲还心，心不肯受，故留结为积。故知息贲以春甲乙日得之"。[3] 168 《难经》此语运用了脏腑生克之理来论述息贲之病的形成，言辞古奥，义理颇深。旨在说明，上焦郁热犯肺、肺气郁闭日久亦可形成息贲之病。

由此可见，《内经》和《难经》中"息贲"的病因病机可概括为：肺气虚损、血结气逆、太阴筋痹、肝高犯肺及心病传肺、邪气留结。

3. 症状与诊断

息贲的症状，《内经》未见记载，《难经》载有"右胁下覆大如杯""洒淅寒热""喘咳"等，后世虽有所阐发补充，但未越此范围。如《叶选医衡》曰："息贲者，五积中之肺积也，喘息奔急，亦名息积，右胁下必有积块以别之。"[7] 120 《圣济总录·积聚门》曰："此本心病传肺，肺当传肝，肝以春适王而不受，邪复贲于肺，故结为积。久不已，令人洒淅寒热，喘咳，发肺壅。所以然者，肺主气，外合于皮毛。今肺气留积，故有寒热，喘咳，肺壅之病。"[8] 859

4. 治法方药

针对息贲的治疗，《黄帝内经》及《难经》未载具体方法，仲景《伤寒论》和《金匮要略》中并未提及此病。清代章虚谷《灵素节注类编·肥气伏梁息贲奔豚》曰："《难经》言五脏之积：肝曰肥气，心曰伏梁，脾曰痞气，肺曰息贲，肾曰奔豚。谓在脏名积，止而不移；在腑名聚，消长不常。其所论皆发明《灵》《素》未发之义，当体究之。后贤因而制五积丸诸法，亦甚善也。"[5] 330 惜原书未见五积丸相关方药。

5. 预后

　　本病预后不良，如《素问·阴阳别论》曰："二阳之病发心脾，有不得隐曲，女子不月，其传为风消，其传为息贲者，死不治。"[1] 15 清代章虚谷《灵素节注类编》曰："息贲者，气馁而喘促，传变至此，金水亦枯，无论男女，皆死不可治也。"[5] 221

────────────■ 传承发展 ■────────────

1. 病因病机

　　《黄帝内经》和《难经》共有五段条文论述了本病的病因病机，后世医籍中对其病机亦有所论述。

　　（1）肺气虚弱，痰热壅结。本病多为肺脏慢性疾患迁延而成，久则肺气虚弱，津液宣降失常，痰浊壅结肺中。如沈金鳌《杂病源流犀烛·脏腑门·肺病源流》曰："息贲：肺积病也，在右胁下，如覆盆状，令人洒洒寒热，背痛，呕逆，喘咳，发肺痈，脉必浮而长，皆由肺气虚，痰热壅结也，宜调息丸、息贲丸，当以降气清热、开痰散结为主。"[9] 33

　　（2）七情饮食内伤，六淫外邪所感。内伤七情可直接伤及五脏，脏腑功能失常又可影响到肺脏，故《内经》有"五脏六腑皆令人咳"之论；饮食内伤首先伤及脾胃，或中焦壅滞，或脾胃虚衰，而后湿浊内生，中土生金不力，可致肺脏虚弱、痰浊壅结之证；外感六淫之邪，或直接伤肺、或间接袭之，均可导致肺脏损伤。如此内忧外患共同扰之，久之可成肺积。如张子和《儒门事亲·五积六聚治同郁断》曰："且积之成也，或因暴怒、喜、悲、思、恐之气，或伤酸、苦、甘、辛、咸之食，或停温、凉、热、寒之饮，或受风、暑、燥、寒、火、湿之邪。其初甚微，可呼吸按导方寸大而去之。不幸而遇庸医，强补而留之，留而不去，遂成五积。"[10] 87

　　（3）气血两衰，感受外邪。如沈金鳌《杂病源流犀烛》曰："壮人无积，虚人则有之，皆由脾胃怯弱，气血两衰，四时有感，皆能成积，若遽以磨积破结之药治之，疾似去而人已衰矣，法当先补虚，使气血壮，则积自消，宜木香枳壳丸。"[9] 257

2. 症状与诊断

　　后世所论息贲之临床表现，悉数本于《内》《难》，如沈金鳌《杂病源流犀烛·脏腑门·肺病源流》曰："息贲，肺积病也，在右胁下，如覆盆状，令人洒洒寒热，背痛，呕逆，喘咳，发肺痈，脉必浮而长。"[9] 33《圣济总录·积聚门》曰："此本心病传肺，肺当传肝，肝以春适王而不受，邪复贲于肺，故结为积。久不已，令人洒淅寒热，喘咳，发肺壅。"[8] 859

3. 治法方药

　　息贲的治疗，《黄帝内经》及《难经》未载具体方法，仲景《伤寒论》和《金匮要略》中并未提及此病。后世医家虽有所提及，并确立了一些治疗方法并创立了相应方药，但并未明确其疗效。

　　（1）降气清热，开痰散结，补益肺气。邪实者，治宜降气清热，开痰散结，如《杂病源流犀烛·脏腑门·肺病源流》之调息丸，具体药物包括陈皮、蔻仁、射干、紫菀、桑皮、桔梗、石咸、海浮石、旋覆花；兼有正虚者，又须益气温肺，散寒消积，方用本书之息贲丸，[9] 34 具体药物包括川连、厚朴、干姜、茯苓、紫菀、川椒、人参、桂枝、桔梗、三棱、天冬、陈皮、川乌、蔻仁、青皮、巴霜等。

（2）汗吐下并行，邪去则正安。如张子和《儒门事亲·五积六聚治同郁断》曰："又尝治息贲，用瓜蒂散，不计四时，置之燠室中，更以火一炉，以助其汗。吐、汗、下三法齐行，此病不可逗留，久则伤人。"[10] 88

（3）益气扶正，行气消积。方用木香枳壳丸。[9] 264 如沈金鳌《杂病源流犀烛》曰："凡人有积病，则气滞而馁，此方攻补兼施，真得古人养正积自除之理。"[9] 264 具体药物包括黑丑、大黄、茯苓、白术、厚朴、半夏曲、人参、木香、青皮、陈皮、三棱、蓬术、槟榔、神曲、麦芽、干姜、枳实等。

《太平圣惠方》中针对肺之积，主要采用祛邪消积之法，其方有十，可备参考。[4] 1473-1475

4. 预后

《内经》提示本病预后不良，后世医家也有论述，如张从正《儒门事亲》："……此病不可逗留，久则伤人。"[10] 88

━━━━━━━━━ 应用示例 ━━━━━━━━━

古今医籍中所涉病例极少，即有立法处方，亦未提到明确疗效。

1. 内伤饮食，外感风寒

《儒门事亲·五积六聚治同郁断》：又尝治息贲，用瓜蒂散，不计四时，置之燠室中，更以火一炉，以助其汗。吐、汗、下三法齐行，此病不可逗留，久则伤人。[10] 88 可将其病机概括为"七情饮食内伤，六淫外邪所感"。

2. 寒凝瘀热，痰浊内生，气阴两伤

《清代名医医案精华·赵海仙医案精华·五积》：肺之积在右胁下，覆大如杯，久而不愈，令人洒淅寒热，喘咳发肺痈等症，宜息贲丸。洋参、葶苈、桑叶、丹皮、吴萸、肉桂、半夏、甘草，水泛为丸。[11] 211

附：息积

《素问·奇病论》有言："帝曰：病胁下满，气逆，二三岁不已，是为何病？岐伯曰：病名曰息积，此不妨于食，不可灸刺，积为导引服药，药不能独治也。"[12] 93 关于此论中的"息积"，古今学者众说纷纭，莫衷一是。主要有两种观点：①"息积"即"息贲"，如叶天士《叶选医衡》中有言，"息贲者，五积中之肺积也，喘息奔急，亦名息积，右胁下必有积块以别之"，[7] 120 吴崑《黄帝内经素问吴注》曰"息积，即息贲"；[13] 203 ②"息积"为"胆石"。[14] 44, 45 对此，笔者认为，把"息贲"定为"息积"不确切，认为"息贲"为"胆石"虽不甚全面，但有可取之处。

附录一　文献辑录

《太平圣惠方·治肺积气诸方》：夫肺之积，名曰息贲。在右胁下，覆大如杯，久不愈，令人洒淅寒热，喘咳发肺痈。以春甲乙日得之，何以言之？心病传肺，肺当传肝，肝以春适王，王者不受邪，肺复欲还心，心不肯受，故留结为积，故知息贲以春得之也。[4] 1473

《灵素节注类编·阴阳发病诸证论》：《素问·阴阳别论》曰：二阳之病发心脾，有不得隐曲，女子不月，

其传为风消，其传为息贲者，死不治……。此言内伤阴阳之气而发病也。二阳者，阳明胃也。胃气由心脾发生，故其病有从损伤心脾而发者。盖心者一身之主宰，而为脾之母，脾主为胃行津液，而生化气血者也。其有不得于隐情委曲之事，忧思郁结，则心脾俱伤，而无生化转运之力，以致胃病食减。若在女子，尤多此病，气郁血耗，则月事不下也。久而传变，其血枯生风，虚阳化火，风火消烁肌肉，而脾土败矣。土败则肺金无生气，乃成息贲，息贲者，气馁而喘促，传变至此，金水亦枯，无论男女，皆死不可治也。凡经候二便之病，经义皆谓之不得隐曲，推其源，总由心脾郁结之所致也。[5] 221

《灵素节注类编·肥气伏梁息贲奔豚》：《灵枢·邪气脏腑病形篇》曰：心脉微缓为伏梁，在心下，上下行，时唾血；肺脉滑甚为息贲，上气；肝脉微急为肥气，在胁下，若覆杯；肾脉微急为沉厥奔豚，足不收，不得前后。此明脏积而缺脾脏，或有脱简也。脉象模糊无力名微，言微缓、微急等者，以营血瘀积，气不得达也；滑甚者，以肺主气，血结而气逆动也，故曰上气，名息贲，即喘息也；胁下肝经所行之部也；沉厥者，其气沉伏而厥逆，故突然自下上冲，乃名奔豚；足不收者，足少阴经脉强急，足不能曲也；二便为肾之门户，肾积气闭，故不得前后便也。《难经》言五脏之积：肝曰肥气，心曰伏梁，脾曰痞气，肺曰息贲，肾曰奔豚。谓在脏名积，止而不移；在腑名聚，消长不常。其所论皆发明《灵》《素》未发之义，当体究之。后贤因而制五积丸诸法，亦甚善也。[5] 330

《吴医汇讲·二阳之病发心脾解》：此二阳之病，当以燥火之证言，在胃则为消、为格，在肠则为闭、为硬；至于胃腑既燥，而脾无以行其津液，则为风消。风消者，火甚而生风，脾愈而肌肉消削也。大肠之燥传入于肺，则为息贲。息贲者，息有音而上奔不下也。四脏二腑交相燔灼，阴液尽耗，故直断为"死不治"。[6] 22

《圣济总录·积聚门》：凡积气在右胁下，覆大如杯者，肺积也。气上贲冲，息有所妨，名曰息贲。此本心病传肺，肺当传肝，肝以春适王而不受，邪复贲于肺，故结为积。久不已，令人洒淅寒热，喘咳，发肺壅。所以然者，肺主气，外合于皮毛。今肺气留积，故有寒热，喘咳，肺壅之病。[8] 859

《儒门事亲·五积六聚治同郁断》：盖五积者，因受胜己之邪，而传于己之所胜，适当旺时，拒而不受，复还于胜己者，胜己者不肯受，因留结为积。故肝之积，得于季夏戊己日；心之积，得于秋庚辛日；脾之积，得于冬壬癸日；肺之积，得于春甲乙日；肾之积，得于夏丙丁日。此皆抑郁不伸而受其邪也。岂待司天克运然后为之郁哉？且积之成也，或因暴怒、喜、悲、思、恐之气，或伤酸、苦、甘、辛、咸之食，或停温、凉、热、寒之饮，或受风、暑、燥、寒、火、湿之邪。其初甚微，可呼吸按导方寸大而去之。不幸而遇庸医，强补而留之，留而不去，遂成五积。[10] 87

《杂病源流犀烛·积聚癥瘕痃癖痞源流》：《入门》曰：治五积古有肥气等五方，今增损五积丸更妙。又曰：积初为寒，宜辛温消导，大七气汤、乌白丸。久则为热，宜辛寒推荡，木香槟榔丸、通元二八丹。又曰：壮人无积，虚人则有之，皆由脾胃怯弱，气血两衰，四时有感，皆能成积，若遽以磨积破结之药治之，疾似去而人已衰矣，法当先补虚，使气血壮，则积自消，宜木香枳壳丸。《本事方》曰：治积要法，大抵以所恶者攻之，所喜者诱之，则易愈。[9] 257

《太平圣惠方·治肺积气诸方》：夫肺之积名曰息贲。在右胁下。覆大如杯。久不愈。令人洒淅寒热。喘咳发肺痈。以春甲乙日得之。何以言之。心病传肺。肺当传肝。肝以春适王。王者不受邪。肺复欲还心。心不肯受。故留结为积。故知息贲以春得之也。

治息贲气。胸膈妨实。右胁下坚急。上气咳嗽。宜服槟榔散方。

治息贲。在右胁下。结聚胀痛。喘促咳嗽。宜服紫菀散方。

治息贲气。腹胁胀硬。咳嗽见血。痰粘不利。宜服枳实散方。

治息贲气。腹胁胀满。喘急咳嗽。坐卧不安。宜服大腹皮散方。

治息贲气。令人喘咳。心腹胀满。胁下疼痛。宜服牛蒡子散方。

治息贲气。右胁下结硬如杯。心胸胀痛。不能饮食。胸膈壅闷。咳嗽喘促。宜服桃仁煎圆方。

治息贲气。右胁下结聚成块。喘咳胸痛。呕吐痰涎。面黄体瘦。宜服三棱圆方。

治息贲气。胸膈闷。腹胁坚急。四肢不和。食少无力。宜服木香圆方。

治息贲气。结块在右胁下。疼痛。芫花煎圆方。

治息贲气。喘咳。心膈不利方。[4] 1473-1475

附录二 常用方药

调息丸：陈皮、蔻仁、射干、紫菀、桑皮、桔梗、石咸、海浮石、旋覆花。水泛丸。（《沈金鳌医学全书·杂病源流犀烛·脏腑门·肺病源流》）[9] 34

息贲丸：川连一两三钱，厚朴八钱，干姜、茯苓、紫菀、川椒各钱半，人参二钱，桂枝、桔梗、三棱、天冬、陈皮、川乌、蔻仁各一钱，青皮五分，巴霜四分，茯苓另研。余为末，筛出，和茯苓末研匀，蜜丸，梧子大，初服二丸，每日加一丸，渐加至大便微溏，再从两丸加服，积去大半，便勿服。（《沈金鳌医学全书·杂病源流犀烛·脏腑门·肺病源流》）[9] 34

木香枳壳丸：黑丑头末微炒、大黄各二两，茯苓、白术、厚朴、半夏曲、人参、木香、青皮、陈皮、三棱、蓬术、槟榔、神曲、麦芽各一两，干姜、枳实各五钱。姜汁糊丸，姜汤下七十丸。（《沈金鳌医学全书·杂病源流犀烛·积聚癥瘕痃癖痞源流》）[9] 264

瓜蒂散：瓜蒂（七十五个）、赤小豆（七十五个）、人参（半两，去芦）、甘草（半两，或二钱五分）。上为细末，每服一钱、或半钱、或二钱，量虚实加减用之。空心，齑汁调下服之。（《儒门事亲·三法六门·吐剂》）[10] 289

槟榔散方：槟榔（一两）、赤茯苓（三分）、赤芍药（三分）、食茱萸（三分）、京三棱（三分）、诃黎勒皮（三分）、郁李仁（一两汤浸去皮微炒）、青橘皮（三分汤浸去白瓤焙）。右件药，捣筛为散，每服三钱，水一中盏，入生姜半分，煎至六分，去滓，不计时候温服。[4] 1473

紫菀散方：紫菀（一两去苗土）、吴茱萸（半两汤浸七遍焙干微炒）、白术（半两）、当归（半两）、桂心（半两）、鳖甲（一两，涂醋炙令黄，去裙襕）、槟榔（半两）、郁李仁（一两汤浸去皮微炒）、枳实（半两麸炒微黄）。右件药，捣筛为散，每服三钱，水一中盏，入生姜半分，煎至六分，去滓，不计时候温服。[4] 1474

枳实散方：枳实（半两麸炒微黄）、木香（半两）、槟榔（半两）、诃黎勒皮（半两）、甜葶苈（半两隔纸炒令紫色）、赤茯苓（半两）、五味子（半两）、甘草（半两炙微赤剉）、杏仁（一两汤浸去皮尖双仁麸炒微黄）。右件药，捣筛为散，每服三钱，水一中盏，煎至六分，去滓，不计时候温服。[4] 1474

大腹皮散方：大腹皮（五枚）、赤茯苓（一两）、前胡（一两去芦头）、诃黎勒皮（半两）、汉防己（半两）、木香（一两）、槟榔（半两）、桃仁（一两汤浸去皮尖双仁麸炒微黄）、川大黄（一两剉碎微炒）。右件药，捣筛为散，每服三钱，以水一中盏，入生姜半分，煎至六分，去滓，不计时候温服。[4] 1474

牛蒡子散方：牛蒡子（一两微炒）、木香（一两）、当归（一两）、京三棱（一两炮裂剉）、吴茱萸（半两汤浸七遍焙干微炒）、槟榔（半两）、川大黄（一两剉碎微炒）、鳖甲（二两涂醋炙令黄去裙襕）。右件药，捣细罗为散，每服二钱，以温酒调下，食前服，生姜橘皮汤下亦得。[4] 1474

桃仁煎圆方：桃仁（三两汤浸去皮尖双仁细研以酒三升同硇砂煎成膏）、硇砂（一两半不夹石者细研）、鳖甲（一两涂醋炙令黄去裙襕）、川乌头（半两去皮脐剉碎盐拌炒令黄）、紫菀（半两去苗土）、猪牙皂荚（半两去皮涂酥炙令焦黄去子）、防葵（半两）、木香（三分）、槟榔（三分）、干姜（半两炮裂剉）。右件药，捣细罗为末，入桃仁、硇砂，煎中溶和，圆如梧桐子大，每服食前，以生姜汤下十五圆。[4] 1474

三棱圆方：京三棱（一两炮剉碎醋拌炒令黄）、川大黄（二两剉碎微炒）、附子（二一两炮裂去皮脐）、鳖甲（一两剉醋拌炒令黄）、槟榔（一两）、诃黎勒皮（一两）、木香（一两）、桃仁（一两汤浸去皮尖双仁麸炒微黄）、吴茱萸（半两汤浸七遍焙干微炒）。右件药，捣细罗为末，以醋煮面糊，和捣三二百杵，

圆如梧桐子大，每服食前，生姜汤下二十圆。[4] 1475

木香圆方：木香（一两半）、鳖甲（一两半涂醋炙令黄去裙襕）、桂心（一两半）、吴茱萸（一两半汤浸七遍焙干微炒）、诃黎勒皮（一两半）、槟榔（一两半）、枳实（一两麸炒微黄）、牵牛子（三两微炒）。右件药，捣细罗为末，以酒煮面糊，和圆如梧桐子大，每日空心，温酒下三十圆。[4] 1475

芫花煎圆方：芫花（一两半醋拌炒令干为末）、硇砂（一两不夹石者细研用米醋三升同芫花末熬成膏）、京三棱（一两剉微炒）、鳖甲（一两半涂醋炙令黄去裙襕）、青橘皮（一两汤浸去白瓤焙）。右件药，捣细罗为末，入芫花硇砂煎，中入少蒸饼，和溶为圆，如梧桐子大，每服食前，以生姜汤下十圆。[4] 1475

心膈不利方：诃黎勒皮（一两）、郁李仁（一两汤浸去皮微炒研入）、木香（一两）。右件药，捣细罗为末，入郁李仁研令匀，每服，不计时候，以生姜汤调下一（二）钱。[4] 1475

参 考 文 献

[1] 未著撰人. 黄帝内经素问 [M]. 北京：人民卫生出版社，2005.

[2] 未著撰人. 灵枢经 [M]. 北京：人民卫生出版社，2005.

[3] [战国] 秦越人. 黄帝八十一难经 [M]. 高丹枫，王琳，校注. 北京：学苑出版社，2007.

[4] [宋] 王怀隐等. 太平圣惠方 [M]. 北京：人民卫生出版社，1958.

[5] [清] 章虚谷. 灵素节注类编 [M]. 杭州：浙江科学技术出版社，1986.

[6] [清] 唐笠山. 吴医汇讲 [M]. 北京：中国中医药出版社，2013.

[7] [清] 叶桂. 叶选医衡 [M]. 北京：人民军医出版社，2012.

[8] [宋] 赵佶，等. 圣济总录 [M]. 北京：人民卫生出版社，2013.

[9] [清] 沈金鳌. 沈金鳌医学全书 [M]. 北京：中国中医药出版社，1999.

[10] [金] 张子和. 儒门事亲 [M]. 北京：人民卫生出版社，2005.

[11] 秦伯未. 清代名医医案精华 [M]. 北京：人民卫生出版社，2006.

[12] 未著撰人. 黄帝内经素问. 北京：人民卫生出版社，2005.

[13] [明] 吴崑. 黄帝内经素问吴注 [M]. 北京：学苑出版社，2001.

[14] 张武. 息积为"胆石" [J]. 吉林中医药，1991.

（孙鸿昌）

第二十二章　汗　证

汗证是指由于阴阳失调，腠理不固，而致汗液外泄失常的病证。根据汗出的临床表现，一般可分为自汗、盗汗、战汗、脱汗等。时时汗出，动则益甚者为自汗；睡中汗出，醒来即止者为盗汗；急性外感热病中突然恶寒战栗而后汗出者为战汗；大汗淋漓或汗出如油，肢冷息微者为脱汗。汗证的病因病机及证候类型较为复杂，本节重点讨论肺病汗出。肺病汗出是指肺之阴阳失和或邪气扰肺而致汗液外泄失常的病证，既可单独存在，也可伴见于其他疾病。临床上，肺病汗出以自汗者为多见，亦可表现为盗汗、战汗。

经典原文

《素问·阴阳别论》：阴争于内，阳扰于外，魄汗未藏，四逆而起，起则熏肺，使人喘鸣……阳加于阴谓之汗。[1]37, 38

《素问·脉要精微论》：肺脉……其软而散者，当病灌汗，至令不复散发也。[1]70, 71

《素问·脏气法时论》：肺病者，喘咳逆气，肩背痛，汗出尻阴股膝髀腨胻足皆痛。虚则少气不能报息，耳聋嗌干。取其经，太阴足太阳之外厥阴内血者。[1]100

《灵枢·邪气脏腑病形》：肺脉……缓甚为多汗；微缓为痿瘘，偏风，头以下汗出不可止。[2]12

《素问·刺热》：肺热病者……热争则喘咳，痛走胸膺背，不得大息，头痛不堪，汗出而寒，丙丁甚，庚辛大汗，气逆则丙丁死，刺手太阴阳明，出血如大豆，立已。[1]128

《灵枢·五邪》：邪在肺，则病皮肤痛，寒热，上气喘，汗出，咳动肩背。取之膺中外腧，背三节五脏之傍，以手疾按之，快然，乃刺之，取之缺盆中以越之。[2]53

《素问·骨空论》：风从外入，令人振寒，汗出头痛，身重恶寒，治在风府，调其阴阳，不足则补，有余则泻……大风汗出，灸譩譆，譩譆在背下侠脊傍三寸所，厌之令病人呼譩譆，譩譆应手。[1]216

《灵枢·逆顺》：《刺法》曰：无刺熇熇之热，无刺漉漉之汗，无刺浑浑之脉，无刺病与脉相逆者。[2]98

《灵枢·五禁》：黄帝曰：何谓五夺？岐伯曰：形肉已夺，是一夺也；大夺血之后，是二夺也；大汗出之后，是三夺也；大泄之后，是四夺也；新产及大血之后，是五夺也。此皆不可泻。[2]105

《灵枢·经脉》：六阳气绝，则阴与阳相离，离则腠理发泄，绝汗乃出，故旦占夕死，夕占旦死。[2]35

《难经·二十四难》：六阳气俱绝者，则阴与阳相离，阴阳相离则腠理泄，绝汗乃出，大如贯珠，转出不流，即气先死。旦占夕死，夕占旦死。[3]

《伤寒论·辨太阳病脉证并治上第五》：太阳病，发热，汗出，恶风，脉缓者，名为中风。……太阳中风，阳浮而阴弱。阳浮者热自发，阴弱者汗自出。啬啬恶寒，淅淅恶风，翕翕发热，鼻

鸣干呕者，桂枝汤主之。……太阳病，头痛发热，汗出恶风，桂枝汤主之。[4]22-24

《伤寒论·辨太阳病脉证并治中第六》：发汗后，不可更行桂枝汤。汗出而喘，无大热者，可与麻黄杏仁甘草石膏汤。[4]42

《金匮要略方论·痉湿暍病脉证第二》：湿家，其人但头汗出，背强，欲得被覆向火。若下之早则哕，或胸满，小便不利，舌上如胎者，以丹田有热，胸上有寒，渴欲得饮而不能饮，则口燥烦也。湿家下之，额上汗出，微喘，小便利者死；若下利不止者，亦死。……风湿，脉浮，身重，汗出，恶风者，防己黄芪汤主之。……太阳中热者，暍是也。汗出恶寒，身热而渴，白虎加人参汤主之。[5]

钩玄提要

1. 病名

"肺病汗出"在中医古典医籍中无此病名，但有相关的症状描述和病名记载。如《内经》中的"灌汗""魄汗""寝汗""多汗""漏汗"；《内经》《难经》中的"绝汗"；《金匮要略》中的"自汗""盗汗""但头汗出"等。

2. 病因病机

《素问·阴阳别论》云："阳加于阴谓之汗。"[1]37,38认为阳气的功能（包括气化功能、运动功能等）是形成津液内存及外出为汗的主要因素，即体内阳气推动津液排出体外，谓之汗。吴鞠通《温病条辨》曰："盖汗之为物，以阳气为运用，以阴精为材料"，蒸化而为汗。[6]指出阴阳相互作用而汗始生。这是对汗液化生的总体概括。对于肺病汗出，其病因病机主要包括以下几个方面。

（1）肺虚不固。《素问·脉要精微论》指出："肺脉……其软而散者，当病灌汗。"[1]70,71肺脉软而散，属肺气虚弱。张介宾注曰："肺脉……若软而散，则肺虚不敛，汗出如水，故云灌汗。"[7]此证亦可由湿盛导致，如《素问·痹论》云："阳气少，阴气盛……故汗出而濡也。"[1]167若体表阳虚或肺失宣降，腠理开张，则发为阳虚自汗。

（2）邪热蕴肺。《灵枢·邪气脏腑病形》云："肺脉……缓甚为多汗……头以下汗出不可止。"[2]12《素问·脏气法时论》又云："肺病者，喘咳逆气，肩背痛，汗出。"[1]100肺脉缓甚，乃指肺热。张志聪《灵枢集注》说："缓则热甚，故多汗……肺主周身之气而朝百脉也。腠理开，故头以下汗出不可止。头以下者，颈项胸背之间，肺之外部也。"[8]盖邪热在肺，则迫津外出而为汗；肺气上逆，则为喘为咳。《伤寒论》第63条之"（太阳病）发汗后……汗出而喘，无大热者"，亦为邪热壅肺所致。[4]42

（3）营卫不和。《伤寒论》第12条云："太阳中风，阳浮而阴弱。阳浮者，热自发；阴弱者，汗自出。"[4]24方有执《伤寒论条辨》注曰："关前阳，外为阳，卫亦阳也。风邪中于卫则卫实，实则太过，太过则强。……关后阴，内为阴，荣亦阴也，荣无故，则荣比之卫为不及，不及则不足，不足则弱，然荣本行脉内，又无所助，而但是不足于内，则其气愈内弱，脉所以阴弱。"[9]3其实质即为营卫不和。

（4）肺虚邪扰。《金匮要略方论·痉湿暍病脉证第二》云："湿家，其人但头汗出……"，其病机为心肺阳虚，肺卫气虚，湿邪犯人；"风湿，脉浮，身重，汗出，恶风"，乃因肺卫气虚不能卫外，加之风性开泄而致；"太阳中热……汗出恶寒，身热而渴"，是由暑热蕴肺，腠理不固而致。[5]

3. 症状与诊断

《素问·脉要精微论》所载之"灌汗"[1] 70，71，顾名思义乃汗出如以水灌之状。《素问·痹论》所言"其多汗而濡者，此其逢湿甚也"，[1] 167 是指汗出多黏滞不爽，常见于风寒湿邪杂合之痹证，肿痛而又汗出不止，动则易喘，畏寒怕风。《灵枢·经脉》[2] 29 和《难经·二十四难》[3] 70 所称之"绝汗"，则是指后世的亡阳亡阴所致的脱汗，表现为汗出淋漓不止，如珠如油之状。此外，《素问·脏气法时论》云："肺病者，喘咳逆气，肩背痛，汗出。"[1] 100 指出肺病汗出可伴见喘咳逆气、肩背痛等症；《灵枢·邪气脏腑病形》指出，"肺脉缓甚"可表现多汗、头以下汗出不止。[2] 12

《伤寒论》营卫不和证，除可见自汗出外，每伴有发热、恶风寒、头痛、脉浮缓等症。《金匮要略》中的肺汗证，"湿家，其人但头汗出"，尚可见背强、喜暖等症；"太阳中热者"，除汗出外，可见恶寒、身热、口渴等症。[5] 8-11

4. 治法方药

（1）调和营卫。对于营卫不和之自汗出证，《伤寒论》每每"以桂枝汤主之"。桂枝汤为《伤寒论》首方，乃滋阴和阳、调和营卫、解肌发表之总方。柯琴《伤寒附翼》谓："凡头痛、发热、恶风、恶寒，其脉浮而弱，汗自出者，不拘何经，不论中风、伤寒、杂病，咸得用此发汗。"[10] 1，2《张氏医通》亦云："有因于营卫不和者，盖风邪干卫，则腠理疏，营气乘表虚而外泄，则自汗。治当散邪急，宜从仲景桂枝汤、小建中辈。"[11] 219

（2）清肺祛邪。对于邪热壅肺所致的"（太阳病）发汗后……汗出而喘，无大热"，《伤寒论》以麻黄杏仁甘草石膏汤治之，并明确指出"不可更行桂枝汤"；[4] 42 对于"太阳中热者"所致的汗出诸症，《金匮要略》则用白虎加人参汤主之。[5] 8-11

（3）补肺祛邪。对于"风湿，脉浮身重、汗出恶风者"，《金匮要略》常用防己黄芪汤以补益肺气，祛风除湿。[5] 8-11 如《金匮要略心典》所言："非芪、术、甘草，焉能使卫阳复振，而驱湿下行哉？"[12] 21

（4）针刺治疗。《灵枢·五邪》云："邪在肺，则病皮肤痛，寒热，上气喘，汗出，欬动肩背。取之膺中外腧，背三节五脏之傍，以手疾按之，快然，乃刺。取之缺盆中以越之。"即采用针刺的方法治疗，取穴为：膺中外腧（云门、中府等）、背三节五脏之傍（肺俞、心俞）、缺盆等。[13] 692，693

（5）灸法治疗。《素问·骨空论》云："风从外入，令人振寒，汗出头痛，身重恶寒，治在风府，调其阴阳，不足则补，有余则泻……大风汗出，灸譩譆，譩譆在背下侠脊傍三寸所，厌之令病人呼譩譆，譩譆应手。"即采用灸法治疗，取穴为：背下侠脊傍三寸所之譩譆（阿是穴）。[1] 216

（6）治疗禁忌。《灵枢·逆顺》指出："无刺漉漉之汗。"漉漉，言汗之多也。即多汗之证禁用刺法；[13] 803《灵枢·五禁》云："大汗出之后……不可泻"，指出包括汗证在内的"五夺"禁用泻法。[13] 820

5. 预后

（1）绝汗出者，预后不佳。《灵枢·经脉》云："六阳气绝，则阴与阳相离，离则腠理发泄，绝汗乃出，故旦占夕死，夕占旦死。"[2] 35张介宾注云："汗本阴精，固于阳气，阳气绝则阴阳离决，而腠理不闭，脱汗乃出。"[7] 87《难经·二十四难》亦有相似记载："六阳气俱绝者，则阴与阳相离，阴阳相离，则腠理泄，绝汗乃出，大如贯珠，转出不流，即气先死。旦占夕死，夕占旦死。"[3] 70《难经疏证》指出："绝汗者，乃汗出如珠，言身体汗出著肉，如缀珠而不流散，故曰贯珠也。"[14] 971《难经直解》认为："人之有生，惟赖真阳之气，气存则生，气亡则死。若手足六阳之气俱绝，则阴与阳相离而不合矣。阴阳相离，则腠理不固而汗自泄。绝汗出者，其形在额，大如贯珠而不流转，汗出不转，则气先死矣。其症旦见则主夕死，夕见则主旦死。真气一绝，则立死矣。"[15] 42

（2）额汗微喘，二便利不止者，预后不佳。《金匮要略方论·痉湿暍病脉证第二》云："湿家下之，额上汗出，微喘，小便利者死；若下利不止者，亦死。"[5] 8-11《金匮要略心典》曰："湿病在表者宜汗，在里者宜利小便，苟非湿热蕴积成实，未可遽用下法。额汗而微喘，阳已离而上行；小便利，下利不止，阴复决而下走。阴阳离决，故死。"[12] 19

传承发展

1.病名

明代虞抟《医学正传》中正式出现"汗证"一词，并将诸汗汇总统为"汗证"专篇而论。[16] 300-303《景岳全书·杂证谟》提出"阳汗""阴汗"之名，云："阳汗者，热汗也……阳证自汗或盗汗者，但查其脉证有火，或夜热烦渴，或便热喜冷之类，皆阳盛阴虚也"；"阴汗者，冷汗也……阴证自汗或盗汗者，但察其内无火邪，又无火脉，便是气虚阴证。"[17] 258, 259

2.病因病机

（1）肺气不足。《医林正印·诸汗》指出："大抵自汗缘肺气之不足，盗汗为心肾之有亏。"[18]《诸病源候论·卷三·虚劳病诸候上》云："诸阳主表，在于肤腠之间。若阳气偏虚，则津液发泄，故为汗。""夫人腠肉不牢，而无分理。理粗而皮不致者，腠理疏也。此则易生于风。风入于阳，阳虚则汗出也。"[19] 21肺气不足，则肌表疏松，表卫不固，毛窍开泄而汗出。

（2）肺热壅盛。《诸病源候论·卷十五·肺病候》指出："肺气盛，为气有余，则病喘咳上气，肩背痛，汗出，尻、阴、股、膝、腨、胫、足皆痛，是为肺气之实也。"[19] 88肺气壅盛，"气有余便是火"，邪火内炽，迫津外出而为汗。

（3）外邪袭肺。《医学入门·卷四·杂病分类》指出："是知自汗亦有实者，故外感初证，亦多自汗。"[20] 453如外感风寒，入里化热；或感受风温、暑热之邪，邪入于内，则肺胃热盛，蒸发津液而汗出。

（4）血瘀致汗。《医林改错》指出："竟有用补气、固表、滋阴、降火服之不效，而反加重者。不知血瘀亦令人自汗、盗汗。"[21] 24王清任的"血瘀致汗"说，进一步拓宽了临床思路。

（5）易汗体质。《笔花医镜·儿科证治·盗汗自汗》指出，"盗汗为阴虚，自汗为阳虚。然亦有秉质如此，终岁习以为常，此不必治也。"[22] 71

3.症状与诊断

《景岳全书·杂证谟·汗证》指出，"自汗盗汗亦各有阴阳之证，不得谓自汗必属阳虚，盗汗必属阴虚也。然则阴阳有异，何以辨之？曰：但察其有火无火，则或阴或阳，自可见矣。盖火盛而汗出者，以火烁阴，阴虚可知也；无火而汗出者，以表气不固，阳虚可知也。知斯二者，则汗出之要无余义，而治之之法，亦可得其纲领矣。"[17] 258, 259

4. 治法方药

（1）固护肺卫。《杂病源流犀烛·诸汗源流》云："若由肺虚而汗，则必固其皮毛（宜黄芪六一汤）。……至若肺主气，又主皮毛，肺虚则表不能卫，而汗从肺自出（宜玉屏风散）。"[23] 98《医宗必读·汗》指出："至夫肺虚者，固其皮毛（黄芪六一汤、玉屏风散）。"[24] 583《证治汇补·汗病章》指出，"阳虚自汗，宜补肺。然有扶阳而不愈者，乃表虚而汗无以外卫也，当敛表以实之。""阳虚，用建中汤、参附汤；表虚，用桂枝加芪术汤。"[25] 139, 140此外，《济阴纲目》载有补肺汤"治劳嗽，五脏亏损，晡热发热，盗汗自汗，唾痰喘嗽"；[26] 123《幼幼集成》载有黄芪固真汤"治气虚自汗"。[27] 171, 172

（2）宣肺祛邪。《医学入门·杂病分类》指出："外感初证，亦多自汗。风证，桂枝汤加附子；寒证，古桂附汤；暑证，五苓散；风湿相搏，防己黄芪汤。"[20] 453

（3）活血化瘀。对于汗证"用补气固表、滋阴降火，服之不效，而反加重者"，《医林改错》认为与血瘀有关，指出"用血府逐瘀汤，一两付而汗止"。[21] 24

5. 预后

《证治准绳·杂病》云："汗出如胶之粘，如珠之凝，及淋漓如雨，揩拭不逮者，难治。"[28] 204
《慎斋遗书·汗》指出："头汗如贯珠者死；头汗而喘，二便难者死；冷汗不止者死。"[29] 168
《证治汇补·汗病章》指出："凡汗出发润，汗出如油，汗出如珠，汗多喘满，汗雨淋漓，皆不治也。"[25] 139, 140

━━━━━━━━ 应用示例 ━━━━━━━━

1. 肺卫不固

《王仲奇医案·汗证》：葛，九亩地、六月廿八日、督脉虚弱，卫阳藩篱空疏，玄符不密，腰酸，头脑觉重，肢清，汗自出，冬季则大椎畏寒，神倦欲寐，不欲饮食，脉濡弦。仿玉屏风意。

大有芪三钱，青防风（蜜炙）一钱，生于术二钱，茯苓三钱，川桂枝钱半，杭白芍（炒）二钱，续断（炒）二钱，白蒺藜三钱，左牡蛎（煅先煎）三钱，远志肉（炙）一钱，金毛脊（炙）三钱，夜交藤四钱。[30] 350

2. 阴虚阳浮

《清代名医医案精华·凌晓五医案精华》：体禀阴虚，水不涵木，肝胆气火偏旺，木火凌金，肺失清肃。时在燥金司气，加以秋燥，风邪乘虚袭入，风燥相搏，金受火刑，咳嗽见红，咯痰色青，胸胁引痛，乍寒乍热，内热为甚。今但秋燥，烘热汗溢，明是阴虚阳浮之征。脉濡小数，右寸关独大于诸部，舌质光红，中后微有黄胎。以脉参证，恐其阳络血溢，现近霜降节候，慎防加剧。谨拟喻氏清燥救肺出入为法，冀其退机，附方请政。

西洋参，杷叶，炙甘草，冰糖水炒石膏，玫瑰花，连心麦冬，真川贝，陈阿胶，鸭血炒，丝瓜络，北杏仁，火麻仁，东白芍，经霜桑叶。[31] 394, 395

《清代名医医案精华·巢崇山医案精华》：元海竭而诸气皆逆，逆则为喘为促也。故质厚以填阴，归其虚火也。而镇摄以降逆，纳其虚气也。且也肺气散而多汗，阳气泄而肤冷，故甘温以固卫，所以敛汗也；而酸收以缓肝，所以和阳也。至语言幽暗，而痰见脓黄，苔糜舌绛，而咽又燥干，则参乎前证，其为阴火乘阳，龙雷交亢，肺烁胃热，断无疑也。于是更益清养肺燥，以平热燥焉。夫凡审证用药，凭脉处方，似此衔接相连，想亦不过尔尔。讵意过门不入，而进以纳气之方，转成出气之路，连肛门气坠，大便连行，岂非中无砥柱，下失封藏乎？然事有一分不尽，即心有一分不安，为再三思索，更为之立砥柱，固封藏，苟能不便不汗，则天佑斯人，重回残破，可谓侥幸矣。

吉林参，炙黄芪，诃子壳，乌梅炭，於潜术，云茯苓，清炙草，炮姜炭。[31] 491

3. 痰热蕴肺

《清代名医医案精华·张聿青医案精华》：风温八日，身热咳嗽，左胁作痛。日来神烦不宁，甚则迷昧，气升痰嘶，痰色稠黄，齿垢颧红，自汗渴饮。脉数浮弦，舌红苔黄。日前痰中屡屡见红，此由风邪化热，灼烁肺胃，所有津液，尽为火热熬炼，皆化为痰，肺为热炎所薰，肺叶煽动，有喘厥之虞。竹叶石膏汤加味。

麦冬，石膏，桑白皮，天花粉，梨肉，制半夏，北沙参，马兜铃，淡竹叶。[31] 418

4. 肺燥痰湿

《清代名医医案精华·丁甘仁医案精华》：鼻鸣鼻干，干呕，咳嗽不爽，肺有燥邪也。胸闷不舒，口甜时苦，胃有湿热也。胸前板痛，按之更甚，痰滞阻于贲门也。自汗甚多，内热不清，遍休骨楚，正虚阴不足也。病起胎前，延及产后，诸药备尝，时轻时剧。良以体虚邪实，肺燥痰湿，攻既不得，补又不可。轻则助湿，燥则伤阴，每有顾此失彼之忧，尤多投鼠忌器之虑。因拟两法并进，先投苦温合化，开其中隔之痰湿，继进甘凉生津，润其上焦之烦躁。是否有当？尚希高明裁政。

先服：水炒川雅连，竹沥半夏，枳实炭，淡干姜，橘白络，生蛤壳，薤白头，贝母，白残花。

后服：鳖血炒柴胡，天花粉，鲜竹叶茹，地骨皮，冬桑叶，活芦根，鲜枇杷叶。[31] 593，594

5. 肺阳衰亡

《药盦医案全集·卷五》：李先生，三月十七日。

脉弦，肤津润，冷汗透衣，手冷及肘，久咳咯痰带血，现在气急。此属肺病，为候已深。其实热非外感，不可用外感药。其肌表已无阳，不得用过凉药。复非补可以济事，故难治。病已无希望，如不药，尚可延七八十日；若误药，反促其生命。

归身四钱，牡蛎三钱，炒白芍三钱，浮小麦六分，天、麦冬各三钱，五味子四钱，胡广子一钱（土炒），橘络一钱五分，苡仁五钱，红枣六枚，杏仁三钱，瓜蒌霜一钱五分。[32] 283

❙ 附录一　文献辑录

《温病条辨·汗论》：盖汗之为物，以阳气为运用，以阴精为材料，蒸化而为汗。

《类经·卷六》：肺脉搏坚而长，邪乘肺也，肺系连喉，故为唾血。若软而散，则肺虚不敛，汗出如水，故云灌汗。汗多亡阳，故不可更为发散也。

《灵枢集注·邪气脏腑病形》：缓则热甚，故多汗。……肺主周身之气而朝百脉也，腠理开，故头以下汗出不可止。头以下者，颈项胸背之间，肺之外部也。

《伤寒论条辨》：关前阳，外为阳，卫亦阳也。风邪中于卫则卫实，实则太过，太过则强。……关后阴，内为阴，荣亦阴也，荣无故，则荣比之卫为不及，不及则不足，不足则弱，然荣本行脉内，又无所助，而但是不足于内，则其气愈内弱，脉所以阴弱。

《伤寒附翼》：凡头痛发热，恶风恶寒，其脉浮而弱，汗自出者，不拘何经，不论中风、伤寒、杂病，咸得用此。

《张氏医通》：有因于营卫不和者，盖风邪干卫，则腠理疏，营气乘表虚而外泄，则自汗。治当散邪急，宜从仲景桂枝汤、小建中辈。

《金匮要略心典》：风湿在表，法当以汗而解，乃汗不待友而自出，表尚未解而已虚，汗解之法不可守矣。故不用麻黄出之皮毛之表，而用防己驱之肌肤之里。服后如虫行皮中，及以腰下如冰，皆湿下行之征也。然非芪、术、甘草，焉能使卫阳复振，而驱湿下行哉？

《难经疏证》：绝汗者，乃汗出如珠，言身体汗出著肉，如缀珠而不流散，故曰贯珠也。

《难经直解》：人之有生，惟赖真阳之气，气存则生，气亡则死。若手足六阳之气俱绝，则阴与阳相离而不合矣。阴阳相离，则腠理不固而汗自泄。绝汗出者，其形在额，大如贯珠而不流转，汗出不转，则气先死矣。其症昼见则主夕死，夕见则主旦死。真气一绝，则立死矣。

《金匮要略心典》：湿病在表者宜汗，在里者宜利小便，苟非湿热蕴积成实，未可遽用下法。额汗而微喘，阳已离而上行；小便利，下利不止，阴夫决而下走。阴阳离决，故死。

《景岳全书·杂证谟》：阳汗者，热汗也……阳证自汗或盗汗者，但查其脉证有火，或夜热烦渴，或便喜冷饮之类，皆阳盛阴虚也；阴汗者，冷汗也……阴证自汗或盗汗者，但察其内无火邪，又无火脉，便是气虚阴证。

《医林正印》：大抵自汗缘肺气之不足，盗汗为心肾之有亏。

《诸病源候论·卷之三》：虚劳汗候：诸阳主表，在于肤腠之间。若阳气偏虚，则津液发泄，故为汗。……诊其脉，寸口弱者，阳气虚，为多汗脉也。……风虚汗出候：夫人腘肉不牢，而无分理。理粗而皮不缴者，腠理疏也。此则易生于风。风入于阳，阳虚则汗出也。

《诸病源候论·卷之十五》：肺气盛，为气有余，则病喘咳上气，肩背痛，汗出，尻、阴、股、膝、踹、胫、足皆痛，是为肺气之实也，则宜泻之。

《医学入门·杂病分类·内伤类·虚类·汗》：是知自汗亦有实者，故外感初证，亦多自汗。

《医林改错·卷上》：竟有用补气固表、滋阴降火，服之不效，而反加重者。不知血瘀亦令人自汗、盗汗，用血府逐瘀汤，一两付而汗止。

《笔花医镜·儿科证治·自汗盗汗》：盗汗为阴虚，自汗为阳虚。然亦有禀质如此，终岁习以为常，此不必治也。

《景岳全书·杂证谟·汗证·论证》：自汗盗汗亦各有阴阳之证，不得谓自汗必属阳虚，盗汗必属阴虚也。然则阴阳有异，何以辨之？曰：但查其有火无火，则或阴或阳，自可见矣。盖火盛而汗出者，以火铄阴，阴虚可知也；无火而汗出者，以表气不固，阳虚可知也。知斯二者，则汗出之要无余义，而治之之法，亦可得其纲领矣。

《杂病源流犀烛·诸汗源流》：若由肺虚而汗，则必固其皮毛（宜黄芪六一汤）。……至若肺主气，又主皮毛，肺虚则表不能卫，而汗从肺自出（宜玉屏风散）。

《医宗必读·汗》：至夫肺虚者，固其皮毛，黄芪六一汤、玉屏风散。

《证治汇补·汗病章》：阳虚自汗，宜补肺。然有扶阳而不愈者，乃表虚而汗无以外卫也，当敛表以实之。……

阳虚，用建中汤、参附汤；表虚，用桂枝加芪术汤。

《济阴纲目·卷之四》：补肺汤、治劳嗽，五脏亏损，晡热发热，盗汗自汗，唾痰喘嗽。人参、黄芪（炒）、紫菀、五味子（炒）各五分，熟地黄、桑白皮（炒）各一钱。上剉，水煎，入蜜少许，食后服。

《幼幼集成·卷四》：黄芪固真汤、治气虚自汗。嫩黄芪、当归身各一钱，人参、漂白术、炙甘草各五分，天圆肉三枚，水煎服。

《医学入门·杂病分类·内伤类·虚类·汗》：外感初证，亦多自汗。风证，桂枝汤加附子；寒证，古桂附汤；暑证，五苓散；风湿相搏，防己黄芪汤。

《证治准绳·杂病·杂门·汗证》：汗出如胶之粘，如珠之凝，及淋漓如雨，揩拭不逮者，难治。

《慎斋遗书·汗》：头汗如贯珠者死；头汗而喘，二便难者死；冷汗不止者死。

《证治汇补·汗病章》：凡汗出发润，汗出如油，汗出如珠，汗多喘满，汗雨淋漓，皆不治也。

附录二　常用方药

小建中汤：桂枝三两（去皮），甘草三两（炙），大枣十二枚（擘），芍药六两，生姜三两（切），胶饴一升。上六味，以水七升，煮取三升，去滓，内胶饴，更上微火，消解，温服一升，日三服。（《伤寒论·辨太阳病脉证并治中第六》）

五苓散：猪苓十八铢（去皮），泽泻一两六铢，白术十八铢，茯苓十八铢，桂枝半两（去皮）。上五味，捣为散，以白饮和，服方寸匕，日三服，多饮暖水，汗出愈。（《伤寒论·辨太阳病脉证并治中第六》）

玉屏风散：黄芪、白术、防风。（《世医得效方》）

白虎加人参汤：知母六两，石膏一斤（碎），甘草二两，粳米六合，人参三两。上五味，以水一斗，煮米熟汤成，去滓，温服一升，日三服。（《金匮要略方论·痉湿暍病脉证第二》）

竹叶石膏汤：竹叶二把，石膏一斤，半夏半升（洗），麦门冬一升（去心），人参二两，甘草二两（炙），粳米半升。上七味，以水一斗，煮取六升，去滓，内粳米，煮米熟，汤成去米，温服一升，日三服。（《伤寒论·辨阴阳易差后劳复病证并治第十四》）

血府逐瘀汤：当归三钱，生地三钱，桃仁四钱，红花三钱，枳壳二钱，赤芍二钱，柴胡一钱，甘草一钱，桔梗一钱半，川芎一钱半，牛膝三钱。（《医林改错》卷上）

防己黄芪汤：防己一两，甘草半两（炒），白术七钱半，黄芪一两一分（去芦）。上剉麻豆大，每抄五钱匕，生姜四片，大枣一枚，水盏半，煎八分，去滓温服，良久再服。喘者加麻黄半两；胃中不和者加芍药三分；气上冲者加桂枝三分；下有陈寒者加细辛三分。服后当如虫行皮中，从腰下如冰，后坐被上，又以一被绕腰以下，温令微汗，差。（《金匮要略方论·痉湿暍病脉证第二》）

补肺汤：人参、黄芪（炒）、紫菀、五味子（炒）各五分，熟地黄、桑白皮（炒）各一钱。上剉，水煎，入蜜少许，食后服。（《济阴纲目》卷之四）

桂枝加芪术汤：黄芪三钱（蜜炙），桂枝三分，白术一钱半（炒），白芍一钱半（酒炒），甘草五分（炙），生姜两片，大枣三枚。（《医略六书》卷二十）

桂枝加附子汤：桂枝三两（去皮），芍药三两，甘草三两（炙），生姜三两（切），大枣十二枚（擘），附子一枚（炮，去皮，破八片）。上六味，以水七升，煮取三升，去滓，温服一升。（《伤寒论·辨太阳病脉证并治上第五》）

桂枝附子汤：桂枝四两（去皮），附子三枚（炮，去皮，破），生姜二两（切），甘草二两（炙），大枣十二枚（擘）。上五味，以水六升，煮取二升，去滓，分温三服。（《伤寒论·辨太阳病脉证并治下第七》）

桂枝汤：桂枝三两（去皮），芍药三两，甘草二两（炙），生姜三两（切），大枣十二枚（擘）。上五味，㕮咀三味，以水七升，微火煮取三升，去滓，适寒温，服一升。服已须臾，啜热稀粥一升余，以助药力，温覆令一时许，遍身漐漐微似有汗者益佳，不可令如水流漓，病必不除。若一服汗出病差，停后服，不必尽剂；若不汗，更服，依前法；又不汗，后服小促其间，半日许，令三服尽；若病重者，一日一夜服，周时观之。服一剂尽，病证犹在者，更作服；若汗不出者，乃服至二三剂。禁生冷、黏滑、肉面、五辛、酒酪、臭恶等物。（《伤寒论·辨太阳病脉证并治上第五》）

黄芪六一汤：黄芪（蜜炙）六两，炙甘草一两。为粗末，每服二钱，加大枣一枚，水煎服。（《太平惠民和剂局方》卷五）

黄芪固真汤：嫩黄芪、当归身各一钱，人参、漂白术、炙甘草各五分，天圆肉三枚，水煎服。（《幼幼集成》卷四）

麻黄杏仁甘草石膏汤：麻黄四两（去节），杏仁五十个（去皮尖），甘草二两（炙），石膏半斤（碎，绵裹）。上四味，以水七升，煮麻黄，减二升，去上沫，内诸药，煮取二升，去滓，温服一升。（《伤寒论·辨太阳病脉证并治中第六》）

清燥救肺汤：桑叶（去枝梗）三钱，石膏（煅）二钱五分，甘草一钱，人参七分，胡麻仁（炒，研）一钱，真阿胶八分，麦门冬（去心）一钱二分，杏仁（泡去皮尖，炒黄）七分，枇杷叶一片（刷去毛，蜜涂炙黄）。（《医门法律》卷四）

参 考 文 献

[1] 佚名. 黄帝内经素问 [M]. 北京：人民卫生出版社，2012.

[2] 佚名. 灵枢经 [M]. 北京：人民卫生出版社，2012.

[3] [春秋] 秦越人. 难经 [M]. 北京：科学技术文献出版社，2010.

[4] [汉] 张仲景. 伤寒论 [M]. 北京：中国医药科技出版社，2010.

[5] [汉] 张仲景. 金匮要略方论 [M]. 北京：人民卫生出版社，2012.

[6] [清] 吴瑭. 温病条辨 [M]. 福州：福建科学技术出版社，2010.

[7] [明] 张景岳. 类经 [M]. 北京：中国医药科技出版社，2011.

[8] [清] 张隐庵. 黄帝内经灵枢集注 [M]. 上海：上海科学技术出版社，1958.

[9] [明] 方有执. 伤寒论条辨 [M]. 北京：人民卫生出版社，1957.

[10] [清] 柯琴. 伤寒附翼 [M]. 上海：上海科学技术出版社，1959.

[11] [清] 张璐. 张氏医通 [M]. 北京：中国中医药出版社，1995.

[12] [清] 尤怡. 金匮要略心典 [M]. 北京：中国中医药出版社，2009.

[13] [日本] 丹波元简. 灵枢识 [M]. 北京：人民卫生出版社，1984.

[14] [日本] 丹波元胤. 难经疏证 [M]. 北京：人民卫生出版社，1984.

[15] [清] 莫熺. 难经直解 [M]. 郑州：中原农民出版社，2012.

[16] [明] 虞抟. 医学正传 [M]. 北京：中医古籍出版社，2002.

[17] [明] 张介宾. 景岳全书 [M]. 北京：人民卫生出版社，1991.

[18] [明] 马兆圣. 医林正印 [M]. 北京：中国中医药出版社，2016.

[19] [隋] 巢元方. 诸病源候论 [M]. 北京：人民卫生出版社，1955.

[20] [明] 李梴. 医学入门 [M]. 北京：中国医药科技出版社，2011.

[21] [清] 王清任. 医林改错 [M]. 北京：人民卫生出版社，1991.

[22] [清] 江涵暾. 笔花医镜 [M]. 北京：人民卫生出版社，2007.

[23] [清] 沈金鳌. 杂病源流犀烛 [M]. 北京：中国中医药出版社，1994.

[24] [明] 李中梓. 医宗必读 [M]. 北京：人民卫生出版社，1995.

[25] [清] 李用粹. 证治汇补 [M]. 北京：人民卫生出版社，2006.

[26] [明] 武之望. 济阴纲目 [M]. 北京：中国中医药出版社，1998.

[27] [清] 陈复正. 幼幼集成 [M]. 上海：上海科学技术出版社，1962.

[28] [明] 王肯堂. 证治准绳 [M]. 北京：人民卫生出版社，1991.

[29] [明] 周之干. 慎斋遗书 [M]. 北京：中国中医药出版社，2016.

[30]［民国］王仲奇. 王仲奇医案［M］. 合肥：安徽科学技术出版社，1992.

[31] 秦伯未. 清代名医医案精华［M］. 上海：上海科学技术出版社，1981.

[32]［民国］恽铁樵. 药盦医案全集［M］. 福州：福建科学技术出版社，2007.

（禄保平）

第二十三章　咳　　血

　　凡是血由肺及气管外溢，经口而咳出，表现为痰中带血，或痰血相兼，或纯血鲜红，间夹泡沫，均称为咳血，亦称为嗽血或咯血。多因火邪犯肺，迫血妄行所致。其病情可轻可重，病程可短可长，轻者可以痊愈，病势急迫、出血量大者也可导致死亡。在经典著作中有时也作为唾血、血溢、上气见血、吐血等载述。可见于多种疾病，本章仅限于内科范围的咳血，主要见于呼吸系统的疾病，如支气管扩张症、急性气管-支气管炎、慢性支气管炎等。其他疾病如由肺痈、肺痿、肺痨、肺癌及温热病中的风温、暑温等导致的咳血，均不在此列。

经典原文

　　《素问·气交变大论》：岁火太过，炎暑流行，肺金受邪。民病疟、少气咳喘、血溢、血泄、注下、嗌燥、耳聋、中热肩背热，上应荧惑星……上临少阴少阳，火燔焫，水泉涸，物焦槁，病反谵妄狂越，咳喘息鸣，下甚血溢泄不已，太渊绝者死不治，上应荧惑星。[1]140

　　《素问·气交变大论》：岁金太过，燥气流行，肝木受邪……收气峻，生气下，草木敛，苍干雕陨，病反暴痛，胁不可反侧，咳逆甚而血溢，太冲绝者，死不治，上应太白星。[1]140

　　《素问·六元正纪大论》：寅申之纪也……其运暑，其化暄嚣郁燠，其变炎烈沸腾，其病上热郁，血溢、血泄、心痛。[1]157

　　《素问·六元正纪大论》：凡此少阳司天之政……初之气，地气迁，风胜乃摇，寒乃去，候乃大温，草木早荣。寒来不杀，温病乃起，其病气怫于上，血溢、目赤、咳逆、头痛、血崩、胁满、肤腠中疮。[1]158

　　《素问·六元正纪大论》：凡此少阳司天之政……三之气，天政布，炎暑至，少阳临上，雨乃涯。民病热中、聋瞑、血溢、脓疮、咳、呕、鼽衄、渴、嚏欠、喉痹、目赤、善暴死。[1]158

　　《素问·六元正纪大论》：丑未之纪也……初之气，地气迁，寒乃去，春气正，风乃来，生布万物以荣，民气条舒，风湿相薄，雨乃后。民病血溢、筋络拘强、关节不利、身重筋痿。[1]160

　　《素问·六元正纪大论》：丑未之纪也……四之气，畏火临，溽蒸化，地气腾，天气否隔，寒风晓暮，蒸热相薄，草木凝烟，湿化不流，则白露阴布，以成秋令。民病腠理热、血暴溢、疟、心腹满热、胪胀，甚则胕肿。[1]160

　　《素问·六元正纪大论》：子午之纪也……太角、少徵、太宫、少商、太羽、少阴、太徵、阳明、戊子天符、戊午太一天符，其运炎暑，其化暄曜郁燠，其变炎烈沸腾，其病上热，血溢。[1]161

　　《素问·六元正纪大论》：凡此少阴司天之政……水火寒热持于气交而为病始也，热病生于上，清病生于下，寒热凌犯而争于中，民病咳喘、血溢、血泄、鼽嚏，目赤、眦疡、寒厥入胃、心痛、腰痛、腹大、嗌干、肿上。[1]161

　　《素问·六元正纪大论》：凡此少阴司天之政……终之气，燥令行，余火内格，肿于上、咳喘，甚则血溢。[1]162

《素问·六元正纪大论》：火郁之发……故民病少气、疮疡、痈肿、胁腹胸背面首四支膜愤胪胀、疡痱、呕逆、瘛疭、骨痛、节乃有动、注下、温疟、腹中暴痛、血溢流注、精液乃少、目赤、心热，甚则瞀闷懊憹，善暴死。[1]170

《素问·六元正纪大论》：热至则身热、吐下霍乱、痈疽疮疡、瞀郁注下、胕肿肿胀、呕、鼽衄、头痛骨节变、肉痛、血溢、血泄、淋闷之病作矣。[1]174

《素问·至真要大论》：少阴司天，热淫所胜，怫热至，火行其政，民病胸中烦热、嗌干、右胠满、皮肤痛、寒热、咳喘，大雨且至，唾血、血泄、鼽衄、嚏、呕、溺色变，甚则疮疡胕肿、肩背臑及缺盆中痛、心痛肺膜、腹大满、膨膨而喘咳，病本于肺。尺泽绝，死不治。[1]179

《素问·至真要大论》：太阴司天，湿淫所胜，则沉阴且布，雨变枯槁，胕肿骨痛，阴痹，阴痹者，按之不得，腰脊头项痛，时眩，大便难，阴气不用，饥不欲食，咳唾则有血，心如悬，病本于肾。太谿绝，死不治。[1]179

《素问·至真要大论》：少阳司天，火淫所胜，则温气流行，金政不平，民病头痛，发热恶寒而疟，热上皮肤痛，色变黄赤，传而为水，身面胕肿，腹满仰息，泄注赤白，疮疡，咳唾血，烦心，胸中热，甚则鼽衄，病本于肺。天府绝，死不治。[1]179

《素问·至真要大论》：少阳之复，大热将至，枯燥燔爇，介虫乃耗，惊瘛咳衄，心热烦躁，便数憎风，厥气上行，面如浮埃，目乃瞤瘛，火气内发，上为口糜、呕逆、血溢、血泄，发而为疟，恶寒鼓慄，寒极反热，嗌络焦槁，渴引水浆，色变黄赤，少气脉萎，化而为水，传为胕肿，甚则入肺，咳而血泄，尺泽绝，死不治。[1]182

《素问·至真要大论》：少阴司天，客胜则鼽嚏，颈项强，肩背瞀热，头痛少气，发热，耳聋目瞑，甚则胕肿血溢，疮疡咳喘。[1]184

《素问·至真要大论》：少阳司天，客胜则丹胗外发，及为丹熛疮疡，呕逆喉痹，头痛溢肿，耳聋血溢，内为瘛疭。主胜则胸满，咳，仰息，甚而有血，手热。[1]184

《素问·至真要大论》：阳明司天，清复内余，则咳衄嗌塞，心膈中热，咳不止而白血出者死。[1]184

《灵枢·经脉》：肾足少阴之脉……是动则病饥不欲食，面如漆柴，咳唾则有血……为此诸病，盛则泻之，虚则补之，热则疾之，寒则留之，陷下则灸之，不盛不虚，以经取之。灸则强食生肉，缓带披发，大杖重履而步。盛者，寸口大再倍于人迎，虚者，寸口反小于人迎也。[2]34,35

《灵枢·寒热病》：暴瘅内逆，肝肺相搏，血溢鼻口，取天府。[2]59

《素问·脉要精微论》：肺脉搏坚而长，当病唾血。[1]32

《素问·玉机真脏论》：帝曰：秋脉太过与不及，其病皆何如？岐伯曰：太过则令人逆气而背痛，愠愠然；其不及，则令人喘，呼吸少气而咳，上气见血，下闻病音。[1]32

《素问·咳论》：肺咳之状，咳而喘息有音，甚则唾血。[1]75

《灵枢·邪气脏腑病形》：肺脉……微急，为肺寒热，急惰，咳唾血，引腰背胸，若鼻息肉不通。[2]13

《金匮要略·惊悸吐血下血胸满瘀血病脉证治》：夫酒客咳者，必致吐血，此因极饮过度所致也。[3]62

《金匮要略·惊悸吐血下血胸满瘀血病脉证治》：病人面无血色，无寒热……烦咳者，必吐血。[3]62

《金匮要略·惊悸吐血下血胸满瘀血病脉证治》：吐血不止者，柏叶汤主之。柏叶汤方：柏叶、干姜各三两、艾三把、上三味，以水五升，取马通汁一升合煮，取一升，分温再服。[3] 63

《金匮要略·惊悸吐血下血胸满瘀血病脉证治》：夫吐血，咳逆上气，其脉数而有热，不得卧者，死。[3] 62

钩玄提要

1. 病名

"咳血"病名始载于《黄帝内经》。如《灵枢·邪气脏腑病形》曰："肺脉……微急，为肺寒热，怠惰，咳唾血，引腰背胸，若鼻息肉不通。"[2] 13 但在《黄帝内经》中同时也将其作为"唾血（《素问·咳论》等）、血溢（《素问·六元正纪大论》等）、上气见血（《素问·玉机真脏论》等）"等载述。张仲景则将其合于"吐血"中进行论治，如《金匮要略·惊悸吐血下血胸满瘀血病脉证治》曰："病人面无血色，无寒热……烦咳者，必吐血。"[3] 62

2. 病因病机

（1）热邪伤肺。《素问·气交变大论》记载"岁火太过，炎暑流行，肺金受邪。民病疟、少气咳喘、血溢。"[1] 140《黄帝内经素问集注》进一步指出："火胜则克金，故金肺受邪……肺受火热，故喘咳也。肺朝百脉，阳脉伤，则血溢于上。"[4] 265 即本病的发生是由于热邪伤肺所致。

（2）燥热伤肺。《素问·六元正纪大论》记载"凡此少阴司天之政……终之气，燥令行，余火内格，肿于上、咳喘，甚则血溢。"[1] 162《御纂医宗金鉴》指出："少阴君火司天，子午岁也。火气下临金之所畏，故肺气上从而病肺心也……是则知燥热交加，民病喘咳，血上溢。"[5] 432, 433 即本病的发生是由于燥热伤肺所致。

（3）肝火犯肺。《灵枢·寒热病》记载"暴瘅内逆，肝肺相搏"可致咳血。[2] 59 针对此观点，《黄帝内经灵枢注证发微·寒热病》进一步指出："暴时大热，而在内气逆，乃肝肺两经之火邪相为搏击，以致血溢于鼻口。"[6] 178 即本病的发生是由于肝火犯肺所致。

（4）湿热伤肺。《金匮要略·惊悸吐血下血胸满瘀血病脉证治》曰："夫酒客咳者，必致吐血，此因极饮过度所致也。"[3] 62《金匮要略浅注》指出："此言酒客吐血，专主湿热而言。"[7] 171 即本病的发生是由于湿热伤肺所致。

（5）中焦虚寒。《金匮要略·惊悸吐血下血胸满瘀血病脉证治》曰："吐血不止者，柏叶汤主之。"[3] 63《金匮要略心典》指出："按《仁斋直指》云：血遇热则宣行，故止血多用凉药，然亦有气虚挟寒，阴阳不相为守，营气虚散，血亦错行者，此干姜、艾叶之所以用也。"[8] 118 则从柏叶汤的组成及功用可以反证，本病也可由于中焦虚寒所致。

3. 症状与诊断

咳血的症状，《素问·咳论》载有"肺咳之状，咳而喘息有音，甚则唾血"，[1] 75《金匮要略·惊悸吐血下血胸满瘀血病脉证治》载有"病人面无血色，无寒热……烦咳者，必吐血"，[3] 62 即在呼吸道出血的同时，往往伴有频繁剧烈的咳喘和面无血色。

关于其诊断，《素问·脉要精微论》认为咳血的脉象可以表现为肺脉搏坚而长，《黄帝内经素问吴注》认为"搏坚而长，肝脉也，见于肺部为肝侮肺"；[9] 79《素问·玉机真脏论》认为咳血的脉象可以表现为肺脉不及，《黄帝内经素问直解》解释为"肺脉不及，则内虚，故令人喘，其呼出吸入皆少气，而咳。咳伤肺络，则上气见血"；[10] 134《灵枢·邪气脏腑病形》认为咳血的脉象可以表现为肺脉微急，《黄帝内经灵枢注证发微》认为"此言肺经之脉异病变也……若得急脉而微，则肺为寒热，为怠惰，为咳，为唾血，其咳引腰背与胸，又鼻中有息肉不通，皆肺气不足、风邪有余所致也"，[6] 30均从肺脉的变化探讨了咳血的诊断。

4. 治法方药

针对咳血的治疗，《灵枢·寒热病》论述了肝火犯肺型咳血的针灸治疗为"暴瘅内逆，肝肺相搏，血溢鼻口，取天府"，[2] 59《金匮要略·惊悸吐血下血胸满瘀血病脉证治》载有柏叶汤方。《金匮悬解》针对柏叶汤的主治进一步指出："吐血不止者，中寒胃逆，而肺金失敛也。柏叶汤，干姜温中而降逆，柏、艾、马通，敛肺而止血也。"[11] 555即咳血属中焦虚寒证者，可应用柏叶汤温中止血。

另外，针对《金匮要略·惊悸吐血下血胸满瘀血病脉证治》中记载的酒客咳血，《金匮要略浅注》提出"此言酒客吐血，专主湿热而言，凡湿热盛者，皆可作酒客观也。师未出方，余用泻心汤及猪苓汤，或五苓散去桂加知母、石膏、竹茹多效"，[7] 171对咳血属湿热伤肺者，给出了清热利湿为主的治疗方药。

5. 预后

（1）咳不止而白血出者死。《素问·至真要大论》记载有"咳不止而白血出者死"。[1] 184《重广补注黄帝内经素问》解释为"白血，谓咳出浅红色血，似肉似肺者"，[12] 589《黄帝内经素问集注》则认为"白血出者，血出于肺也。阳明司天，天之气也。脏属阴而血为阴，血出于肺则阳甚而阴绝矣"，[4] 331《黄帝内经素问吴注》认为"白血，肺血，其色淡而白也。咳久不止而见白血，真脏受伤，故必死"，[9] 378《素问悬解》认为"惟阳明有复无胜，清燥来复，而终居败地，则火邪内余，克伤肺金，故心膈中热，嗌塞咳衄，咳逆不止。白血出者必死，白血者，热蒸肺败，血腐如脓也"，[13] 185虽然对"白血"的理解各有差异，但都认为咳白血意味着肺脏受伤，因而预后不良。

（2）脉数而有热不得卧者死。《金匮要略·惊悸吐血下血胸满瘀血病脉证治》记载有："夫吐血，咳逆上气，其脉数而有热，不得卧者，死。"[3] 62《金匮要略心典》认为"脉数身热，阳独胜也。吐血咳逆、上气不得卧，阴之烁也。以既烁之阴，而从独胜之阳，有不尽不已之势，故死"，[8] 116指出其预后不良的原因在于重度的阴虚阳亢。《金匮玉函经二注》认为"此金水之脏不足故也。外不足则火浮焰，浮焰则金伤，夫阴血之安养于内者，肾水主之，水虚不能安静，被火逼逐而血溢出矣，血出则阳光益炽，有升无降，炎烁肺金，金受其害，因咳逆而上气，金水子母也，子衰不能救母，母亦受害，不能生子，二者之阴，有绝而无复。脉动身热，阳独胜也。不能卧，阴已绝也。阴绝，阳岂独生乎？故曰死也"，[14] 269更进一步指出重度肺肾阴虚阳亢是其预后不良的原因。《金匮要略广注》认为"吐血、脉数者，不治，总以阴虚气脱也"。[15] 148《金匮悬解》则反对阴虚火旺的观点，认为"吐血之死，死于中气困败，阳泄而根断也"。[11] 554另外，针对此咳血危候，陈修园却独辟蹊径，企图力挽狂澜，其所著《金匮要略浅注》云："此言血后真阴亏而难复也。若用滋润之剂，恐阴云四合，龙雷之火愈升，若用辛温之方，又恐孤阳独胜，而燎原之势莫当，师所以定其死而不出方也。余于死证中觅一生路，用二加龙骨汤加阿胶，愈者颇多。"[7] 170

传承发展

1. 病名

后世医家根据咳血的病机及症状特点，又提出了"咯血、嗽血"等病名。如宋代《圣济总录》以阿胶散治"男子妇人咯血、吐血"，[16] 1234 金代张从正《儒门事亲》提出"夫男子妇人，咯血、衄血、嗽血、咳脓血，可服三黄丸、黄连解毒汤、凉膈散，加桔梗、当归，大煎剂料，时时呷之。"[17] 133, 134

2. 病因病机

《黄帝内经》与《金匮要略》载述本病的发生可因热邪伤肺、燥热伤肺、肝火犯肺、湿热伤肺、中焦虚寒所致。后世医家在此基础上，对咳血的病因病机有更全面的认识。

（1）风寒犯肺。本病的发生，可因风寒犯肺所致。因肺主气，司呼吸，风寒犯肺则肺宣降功能失常，肺气上逆而咳，剧烈咳嗽或久咳不止，可伤及肺中血脉导致出血，故发本病。正如《诸病源候论》曰："肺感于寒，微者则成咳嗽。咳嗽极甚，伤于经络，血液蕴结，故有脓血。"[18] 164 《圣济总录》也认为"咳嗽唾脓血者，由肺感寒气，咳嗽，伤于阳脉也。心主血，肺主气，血随气行。气上逆故咳而有血。"[16] 1197 《血证论》更指出风寒犯肺后还可发展为寒包火："其有外感既久，陈寒入肺，久咳喘满，因而失血者，乃咳嗽气逆，牵动诸经之火，以克肺金，肺气亦能牵动胸背脉络之血，随咳而出。是病虽生于寒，而实因寒动火。"[19] 51

（2）热邪伤肺。因肺为娇脏，且五行属金，最畏火热，故热邪伤肺，致肺之宣降功能失调，气逆而咳嗽，且火热太甚则迫血妄行，导致咳血发生。如《三因极一病证方论》曰："肺经受热，上气咳喘，咯血痰壅。"[20] 92 《严氏济生方》曰："夫血之妄行也，未有不因热之所发。盖血得热则淖溢，血气俱热，血随气上，乃吐衄也……肺伤亦令人唾血。"[21] 78 《丹溪心法》曰："戴云：咳血者，嗽出，痰内有血者是……咯血者，毋咳出皆是血疙瘩……虽有六名，俱是热证，但有虚实新旧之不同。或妄言为寒者，误也。"[22] 111 《张氏医通》曰："凡失血，无论……咳血出于心，嗽血出于肺……咯血出于肾……但以色紫黑者为瘀积久血，色鲜红者为暴伤新血，色淡清者为气虚挟痰，总属炎火沸腾。"[23] 62 都强调了热邪伤肺是咳血最主要的病机。《证治汇补》对热邪伤肺导致咳血的机理论述颇为详细："吐血出于胃，吐行浊道，衄血出于经，衄行清道，喉与咽二者不同也。盖经者走，经之血走而不守，随气而行，火性急速，故随经直犯清道而出于鼻，其不出于鼻者则挟火凌金渗入肺窍，而出于咽为咳咯也。"[24] 248

至于热邪的成因，《症因脉治》曰："内伤嗽血之因，有膏粱积热，痰火伏于肺胃之间，久嗽失治，土中之火刑金"，[25] 108, 109 《伤寒直指》曰："杂病吐血、咯血，责为热邪。伤寒吐、咯血者，皆由误于汗下，并火逆所致，或失汗下，血热而成"，[26] 474 从不同方面论述了热邪产生的原因。

（3）燥热伤肺。肺喜润而恶燥，燥热伤肺，肺失清肃则气逆而咳，肺络受损则血溢气道，导致咳血发生。如《三因极一病证方论》曰："病者因饮啖辛热，热燥伤肺，血得热则溢，因作呕吐，出血一合或半升许，名曰肺疽。"[20] 170 《张氏医通》曰："咳血者，因咳嗽而见血，或干咳，或痰中见红丝血点一两口，气急喘促，此虽肺体自燥，亦为火逆，咳伤血膜而血随痰出也。"[23] 183 《症因脉治》曰："又有时令燥热，伤其肺气，清化之令不行，相傅之官怫逆，二者皆令咳嗽吐血者。"[25] 108 《医碥》曰："火刑金而肺叶干皱则痒，痒则咳，此不必有痰，故名干咳。咳多则肺络伤，而血出矣。"[27] 50, 51 可见燥热伤肺为发生本病的主要原因之一。

（4）心肺热盛。心主血脉，肺主气息，气血相辅而行，若心肺热盛则肺气壅遏，气逆而咳，脉流薄疾，迫血妄行，溢于气道，发为咳血。如《圣济总录》曰："缘心肺蕴热，血得热则妄行，下流入胃，胃受之则满闷，气道贲衡，故令吐血。"[16] 1232《校正素问精要宣明论方》曰："心火有余而妄行，上为咳血。"[28] 29《素问病机气宜保命集》曰："心……其为病也，当胸中热，嗌干，右胠满，皮肤痛，寒热咳喘，唾血血泄。"[29] 33《血证论》曰："其有心经火旺，血脉不得安静，因而带出血丝，咳逆咽痛者。"[19] 45

（5）肝气犯肺。肝气升发，肺气肃降，升降相谐则气机调畅。若肝气升发太过，上逆犯肺，则肺气不能肃降而发为咳喘，血随气逆，并走于上，溢于气道，则发为咳血。如《圣济总录》曰："虚劳之人，心肺内伤，恚怒气逆，肝不能藏，血乘虚而出，因怒气逆，甚则呕血。"[16] 1232《景岳全书》曰："气逆于脏，则血随气乱而错经妄行。"[30] 1247 均指出肝气犯肺可以导致本病发生。

（6）肝火犯肺。亦称"木火刑金"，肝主升发疏泄，又主藏血，肝火过旺，则升发太过，灼伤肺金，使肺气不能肃降，反上逆而咳喘，且又失于藏血，血溢气道，导致咳血发生。如《症因脉治》曰："内伤嗽血之因……有郁怒伤肝，肝火怫郁。"[25] 109《医原》曰："肝血一亏，肝气即亢……或木火刑金，致生干咳、吐血等证。"[31] 19, 20 可知肝火犯肺是发生本病的重要原因。

（7）痰瘀互结。肺主气，司呼吸，通调水道而朝百脉。若水道不利则津聚为痰，阻于气道则为咳喘，血脉不利则血凝为瘀，阻于脉络则新血不能归经而溢于脉外，因此导致咳血的发生。如《血证论》指出："盖失血之家所以有痰，皆血分之火所结而成。然使无瘀血，则痰气有消容之地，尚不致喘息咳逆而不得卧也。"[19] 52

（8）痰壅气逆。肺主呼吸，又主通调水道，其体清虚，气道之内，纤芥不容，若有痰饮盘踞其中，则壅滞肺气，发为咳喘，咳逆气急则气道络脉受伤而咳血。如《血证论》曰："肺中痰饮实热，气逆而咳血者。"[19] 54 可见，痰壅气逆也是咳血的原因之一。

（9）阴虚肺热。肺属金而司呼吸，肾属水而主五液，若肺肾功能相协调则金能生水，水能润金。若肾水不足，阴液亏虚，不能润肺，则燥热内生，虚火灼伤肺络而咳血。如《医贯》曰："肾中有火有水，水干火燃，阴火刑金，故咳。水挟相火而上化为痰，入于肺，肺为清虚之府，一物不容，故嗽。中有痰唾带血而出者，肾水从相火炎上之血也。岂可以咳嗽独归之肺耶？"[32] 89《医原》曰："金赖火克，火炎则金燥，金燥则木炽，木炽则土焦，土焦则水涸，水涸则火愈炽，五内有火而无水，则肺劳肺痿、咳血诸燥病亦生矣。"[31] 13《景岳全书》明确指出咳血以肾阴虚为本，而肺热盛为标："凡咳血、嗽血者，诸家皆言其出于肺；咯血、唾血者，皆言其出于肾。是岂足以尽之？而不知咳、嗽、咯、唾等血，无不有关于肾也。何也？盖肾脉从肾上贯肝膈，入肺中，循喉咙，挟舌本，其支者从肺出络心，注胸中，此肺肾相联而病则俱病矣。且血本精类，而肾主五液。故凡病血者，虽有五脏之辨，然无不由于水亏。水亏则火盛，火盛则刑金，金病则肺燥，肺燥则络伤而嗽血，液涸而成痰。此其病标固在肺，而病本则在肾也。"[30] 1252《张氏医通》曰："咯血者，不嗽而喉中咯出小块或血点是也。其证最重，而势甚微，常咯两三口即止。盖缘房劳伤肾，阴火载血而上，亦有兼痰而出者，肾虚水泛为痰也。"[23] 183《症因脉治》曰："内伤嗽血之因……有房劳精竭，肾火刑金。"[25] 109 则论述了阴虚肺热型咳血产生的原因。《血证论》曰："失血之人，多是阴虚火旺，照上治法（清燥救肺汤）者，十居八九。"[19] 54 更强调了阴虚肺热是本病最主要的病机。

（10）阳虚肺寒。肺的各项功能正常，既需要阴液的濡润，也有赖于阳气的温煦。若阳虚肺失温煦，既少气不足以息，又津液寒凝为痰，阻于气道，肺气不利而咳喘，咳喘甚则络脉伤而发为咳血。如《医贯》曰："又有一等肾水泛上，上侵于肺，水冷金寒，故咳嗽，肺气受伤，血无所附，故亦吐血。"[32] 90《症因脉治》曰："内伤嗽血之因……有阳虚不足，血虚气弱，土不生金。"[25] 109《血证论》曰："失血之人，多是阴虚火旺，照上治法（清燥救肺汤）者，十居八九。亦有一二属肺经虚寒者。"[19] 54 均指出阳虚肺寒也可引发咳血。

（11）肺损咳血。肺气以肃降为顺，而咳喘则气逆不降，咳喘频剧或久不痊愈则必使气道受伤。因此无论何种原因引发咳嗽，若咳喘频剧或久咳不止则肺体受损而难复，气道络脉受伤而血出，皆可发为咳血。如《证治准绳》曰："热壅于肺能嗽血，久嗽损肺亦能嗽血。"[33] 126《景岳全书》曰："吐血咯血，凡因劳损而气虚脉静，或微弦无力，既非火证，又非气逆，而血有妄行者，此真阴内损，络脉受伤而然。"[30] 1249

（12）悲忧伤肺。肺在情志为悲忧，而悲忧过度，则能伤肺耗气，壅滞气机，发为咳喘，甚则咳伤肺络而咳血。如《三因极一病证方论》曰："忧伤肺者，咳而喘息有声，甚则唾血，名为肺咳。"[20] 247

（13）劳神伤心。心主血脉，属火，而藏神，若劳神太过则伤心，虚火内生，迫血妄行，溢于气道则引发咳血。如《三因极一病证方论》曰："病者咳嗽，烦热自汗，咽干咯血，此因劳神伤心，并属不内外因。"[20] 247《症因脉治》曰："内伤嗽血之因……有用心太过，心火妄动。"[25] 109

（14）脾虚血热。脾主统血，若由于各种原因导致脾虚，失于统血，则血溢脉外，若溢于气道，亦可引发咳血。如《症因脉治》曰："内伤嗽血之因……有思虑伤脾，脾火消阴。"[25] 109

3. 症状与诊断

关于咳血的症状与诊断，《黄帝内经》与《金匮要略》已有了较详细的记载。后世医家在此基础上，论述更为全面，主要包括以下三个方面。

（1）各种类型咳血的症状与脉诊。宋金元时期，《三因极一病证方论》记述了伤暑咳、肺咳与劳神伤心所致咳血的症状与脉诊："伤暑咳者，烦热引饮，口燥，或吐涎沫，声嘶咯血……并属外所因。诊其脉，浮为风，紧为寒，数为热，细为湿，随其部位，与人迎相应，推其脏腑，则见病源也"，[20] 246 "忧伤肺者，咳而喘息有声，甚则唾血，名为肺咳……诊其脉，随其部位，与气口相应，浮紧则虚寒，沉数则实热，弦涩则少血，洪滑则多痰"，[20] 247 "病者咳嗽，烦热自汗，咽干咯血，此因劳神伤心，并属不内外因。诊其脉，随其类……但不应人迎气口者，即是不内外因，皆类推"。[20]247 明代《医旨绪余》论述了阴虚肺热型咳血的症状与脉诊："咳血……设下午身热，而脉细数，此真阴不足。"[34] 670《赤水玄珠》认为咳血见"痰中带血丝者，此是阴虚火动"，[35] 214 而《证治准绳》则认为"若血如红缕在痰中，咳而出者，此肺络受热伤之血也。"[33] 126《万病回春》认为："先吐痰而后见血者，是积热也。"[36] 205《景岳全书》论述了肝气犯肺型咳血的症状与诊断："气逆于脏，则血随气乱而错经妄行，然必有气逆喘满，或胸胁痛胀，或尺寸弦强等证。"[30] 1247 清代《张氏医通》详于阳盛、阴火、血虚、气浮、肝血瘀阻及五脏火热等类型咳血的脉诊："失血脉数大为阳盛；涩细为少血；细数为阴火郁于血中；芤为失血，血虚气不归附也；弦紧胁痛为癥结，诸血皆属于肝也。脉来寸口大，尺内微，为肺中伏火；尺中盛而寸口虚大，为肾虚阴火；尺滑而疾，为血虚有热。右手虚大，为脾胃之火；左手数盛，为肝胆之火。"[23] 185

（2）外感咳血与内伤咳血的鉴别。《症因脉治》区分了外感咳血与内伤咳血的症状与脉诊，他认为"外感嗽血之症，身发寒热，喘促气逆，咳嗽不止，嗽痰带血，甚则吊动胃气，呕吐痰涎，饮食齐出，此外感嗽血之症也"，[25] 108 "外感嗽血之脉，左脉浮大，表邪未散；右寸数大，火邪伤肺；或见沉数，肺中伏火"，[25] 108 而"内伤嗽血之症，身无表邪，咳嗽吐血……若先咳嗽吐痰，后咳血者，此是肺胃积热，痰火上冲之症也；若先咳吐纯血，后乃咳嗽吐痰者，此是阴虚阳旺，劳瘵骨蒸之症也；若面色白，脉沉迟，内无热者，此是土不生金，阳虚不能收摄之症也"，[25] 108, 109 "内伤嗽血之脉，右手洪数，膏粱积热，若见滑大，痰火内结；左尺躁疾，房劳精竭；右关细数，脾阴消竭；左关弦数，肝家郁结；左寸躁疾，心火妄动；六脉沉迟，阳虚之别"。[25] 109

（3）咳血与呕血的鉴别。《明医指掌》认为："咳血与呕血不同，咳血嗽起，呕血逆来。（咳血者，嗽动有血，出于肺也；呕血，呕全血也，逆出上窍，属于胃也。）"[37] 10《症因脉治》也认为："胃中呕出名吐血；肺中嗽出名咳血。吐血阳明胃家症；咳血太阴肺家症。丹溪以呕血嗽血，皆从口中吐出，总名之曰吐血，故呕咳不分，肺胃罔别。余今分别咽中胃管呕出名吐血；喉中肺管嗽出名咳血，则经络分明，治法不混。"[25] 105, 106 可谓厘清了学术混乱，规范了咳血的临床诊断。

4. 治法方药

后世医家在《黄帝内经》与《金匮要略》相关记载的基础上，对咳血治疗方法的载述主要有以下几个方面。

（1）散寒宣肺，宁络止血。咳血病机属风寒犯肺者，治当散寒宣肺，降气止咳，宁络止血。方药如《备急千金要方》百部丸，[38] 317《外台秘要方》记载有《古今录验》四味石钟乳散"疗寒冷咳嗽，上气胸满，唾腥脓血"，[39] 251《三因极一病证方论》应梦人参散"治伤寒，体热头疼，及风壅痰嗽咯血"等。[20] 107《症因脉治》主张"外感嗽血之治，表邪外束，身发寒热，咳嗽带血者，泻白散加荆芥穗、防风、柴胡、葛根"。[25] 108 而《血证论》认为"用小柴胡汤加紫苏、荆芥、当归、白芍、丹皮、杏仁，于气分血分两兼治之，最得和表清里之法……盖小柴胡为通利三焦、治肺调肝、和荣卫之方，加减得宜，左宜右有。凡血家兼有表证者，以此方为主，极为妥当。普明子止嗽散亦可用，但药力薄，不堪治重病。如咳嗽轻、带血少者，又须用此轻剂以调之，斯为中病，而不致太过"。[19] 50

（2）清泻肺热，凉血止血。咳血病机属热邪伤肺者，治当清泻肺热，凉血止血，如《张氏医通》认为"故治血以降火下行为首务。不可骤用酸寒收敛，使瘀积发热，转增上炎之势"。[23] 62 方药如《三因极一病证方论》麦门冬汤（治肺经受热，上气咳喘，咯血痰壅），[20] 92《素问病机气宜保命集》生地黄散，[29] 189《严氏济生方·血病门》大蓟散，[21] 79《万病回春》清肺汤、清咳汤、清咯汤等。[36] 205, 207《症因脉治》主张"膏粱积热，热伤肺金之气，泻白散合葛根石膏汤。"[25] 109《医学衷中参西录》有离中丹"治肺病发热，咳吐脓血，兼治……一切上焦实热之症。"[40] 630

（3）润肺清热，宁络止血。咳血病机属燥热伤肺者，治当润肺清热，宁络止血。方药如《备急千金要方》记载有治一切肺病咳嗽脓血及唾血不止方，[38] 317《丹溪心法》有天门冬丸等。[22] 114《张氏医通》主张："酒色过度，虚劳少血，津液内耗，心火自炎，致令燥热乘肺，咯唾脓血，上气涎潮，其嗽连续不已，加以邪客皮毛，入伤于肺，而自背得之尤速，当与炙甘草汤。"[23] 136

（4）清心泻肺，宁络止血。咳血病机属心肺热盛者，治当清心泻肺，宁络止血，方药如《圣济总录》石膏汤"治心肺有热，唾血不止"，[16]1245《校正素问精要宣明论方》消痞丸，[28]29《景岳全书》二阴煎等，[30]1581《血证论》主张"导赤饮加黄连、丹皮、血余、蒲黄、天冬、寸冬、尖贝、茯苓治之。"[19]46

（5）清肝宁肺，凉血止血。咳血病机属肝火犯肺者，治当清肝宁肺，凉血止血，方药最常用者为《丹溪心法》咳血方，[22]111《症因脉治》主张"怒动肝火，木火刑金者，柴胡饮子"。[25]109《血证论》主张"又或肝经怒火逆上，侮肺作咳，则用柴胡梅连散加青皮、牡蛎、蒲黄、丹皮、生地"。[19]52

（6）顺气降逆，宁络止血。咳血病机属肝气犯肺者，治当顺气降逆，宁络止血，如《景岳全书》云："气逆于脏，则血随气乱而错经妄行，然必有气逆喘满，或胸胁痛胀，或尺寸弦强等证，此当以顺气为先，宜陈皮、青皮、杏仁、白芥子、泽泻之属主之。有火者，宜栀子、芍药之类，兼以平肝；无火者，宜香附、乌药、干姜、郁金之属用行阴滞。"[30]1247

（7）化痰降气，宁络止血。咳血病机属痰壅气逆者，治当化痰降气，宁络止血，方药如《御纂医宗金鉴》苏子降气汤，[5]486，487《血证论》则主张"肺中痰饮实热，气逆而咳血者，扬汤止沸，不如釜底抽薪，泻肺丸主之。"[19]54

（8）化痰活血，宁络止血。咳血病机属痰瘀互结者，治当化痰活血，宁络止血，方药如《血证论》云："可用通窍活血汤加云苓、桔梗、杏仁、桑皮、丹皮、尖贝；小柴胡加当、芍、桃仁、丹皮、云苓尤妥。"[19]53若偏于瘀血阻络者，治当化瘀止血为主，如《医学衷中参西录》化血丹。[40]85

（9）滋阴清热，宁络止血。咳血病机属阴虚肺热者，治当滋阴清热，宁络止血，如《景岳全书》云："盖血随气上则有升无降，故惟补阴抑阳，则火清气降而血自静矣"，[30]1247《证治汇补》指出："先见血而后嗽痰者，此相火上炎，煎熬成痰，降火为主，若用消痰，则血溢而不止，其先痰嗽而后见血者，是积热生痰，载血上行，清痰为要，若用血药，则痰滞而不行。"[24]249方药如《赤水玄珠》主张"痰中带血丝者，此是阴虚火动，劳伤肺脏，宜滋阴保肺汤"及"天一丸，此壮水之主，以镇阳光剂也。与前方相兼服，治阴虚火动咳血等症，甚效。"[35]214《景岳全书》以一阴煎加清降等剂为主治。[30]1247《张氏医通》主张"阴虚火动而咳血，或痰中有血星如珠者，生料六味丸加茜根、乌贼骨、童便。咳血不止，至夜发热吐痰，或带血丝者，六味丸加蛤粉、童便，临卧服"。[23]183

（10）壮阳温肺，宁络止血。咳血病机属阳虚肺寒者，治当壮阳温肺，宁络止血。其所用方药，《医贯》认为"须用八味丸补命门火以引水归原，次用理中汤补脾胃以补肺之母，使土能克水，则肾水归原，而血复其位矣"，[32]90《血证论》则认为"可用六君子为主，再加当归、白芍、炮姜、五味，则于止咳、止血皆宜"。[19]54

（11）补气养血，滋阴温阳，敛肺止血。咳血病机属肺损咳血者，治当补气养血，滋阴温阳，敛肺止血。如《赤水玄珠》款花补肺汤，[35]216《御纂医宗金鉴》钟乳补肺汤，[5]492《症因脉治》主张"脾阳不足，土不生金者，加味归脾汤"。[25]109《医学衷中参西录》则创立了补络补管汤，治"咳血、吐血，久不愈者"。[40]86

（12）健脾化痰，凉血止血。咳血病机属脾虚血热者，治当健脾化痰，凉血止血。方药如《丹溪心法》云："痰涎血出于脾，以葛根、黄芪、黄连、芍药、当归、甘草、沉香之类"，[22]113《血证论》则主张"若脾经虚火，生痰带血，则宜逍遥散加寸冬、藕节、蒲黄。"[19]54

总之，咳血治法方药虽然繁多，但当以切中病机，辨证论治为要。

5. 预后

对于咳血的预后，后世医家在《黄帝内经》与《金匮要略》相关记载的基础上，从症状、脉象和病机等多个方面总结了判断本病预后的经验。如《诸病源候论》曰："咳血衄血，汗不出，出不至足者死。"[18] 114《儒门事亲》曰："卒中恶咯血数升，脉沉数细者，死；浮大疾快者，生。"[17] 345《证治准绳》认为："若血如红缕在痰中，咳而出者，此肺络受热伤之血也。其病难已。"[33] 126《景岳全书》认为："凡失血等证，身热脉大者，难治。身凉脉静者，易治。若喘咳急而上气逆，脉见弦紧细数，有热不得卧者，死。"[30] 1247《张氏医通》云："咳嗽吐粉红痰，谓之吐白血，仅可绵延岁月；若血色正赤如朱，浓厚如漆，为守藏血，不治。"[23] 136又云："肺脉微急，咳而唾血，脉或沉或浮，声不损者，易治"，[23] 137以及"咳血……其脉微弱平缓易治；弦数急实，气促声嘶，咽痛者不治。得此证者，若能静养，庶有生理。"[23] 183《伤寒直指》认为："惟少阴厥竭为强动阴血，难治。"[26] 474从不同角度探讨了本病治疗的难易和预后不良的各种征兆。

═══════ 应用示例 ═══════

1. 风寒犯肺

《临证指南医案·吐血》卷二：朱，形寒暮热。咳嗽震动。头中脘中胁骨皆痛。先经嗽红。体气先虚。此时序冷热不匀。夹带寒邪致病。脉得寸口独大。当清解上焦。大忌温散之剂。（寒邪）

桑叶、苏梗、杏仁、象贝、玉竹、大沙参。[41] 72

《临证指南医案·吐血》卷二：某，脉涩。咳嗽痰血。不时寒热。此邪阻肺卫所致。（寒热郁伤肺）

苇茎汤加杏仁通草。[41] 74

《张聿青医案·虚损》卷四：胡（左）肺感风邪，邪郁肺卫。以致咳嗽不已，身热连绵。肺合皮毛，肺邪未泄，所以凛凛畏风。因邪致咳，因咳动络，络损血溢，日前咯血数口，血止而咳逆如前。脉细而数，右寸关微浮。此即伤风成劳是也。咳因邪起，因咳成劳兹则去其邪而保其正，明知鞭长莫及，然人事不得不尽。备方就质高明。

前胡、象贝、鲜薄荷、桔梗、茯苓、生熟莱菔子、连翘、牛蒡子、杏仁泥、桑叶、梨皮、炒黑丹皮。[42] 101, 102

2. 热邪伤肺

《临证指南医案·吐血》卷二：某脉搏数。舌心灰。咳痰有血。频呕络伤。致血随热气上出。仍理气分。

桑叶、花粉、苡仁、川贝、黄芩、茯苓。[41] 75

《临证指南医案·吐血》卷二：某（二三）以毒药熏疮。火气逼射肺金。遂令咳呛痰血。咽干胸闷。诊脉尺浮下焦阴气不藏。最虑病延及下。即有虚损之患。姑以轻药。暂清上焦。以解火气。（火气逼肺）

杏仁（三钱）、绿豆皮（三钱）、冬瓜子（三钱）、苡仁（三钱）、川贝（一钱半）、兜铃（七分）。[41] 76

《医学衷中参西录·医案》卷五：天津乔××，年三十余，得咳吐痰血病。

病因　前因偶受肺风，服药失宜，遂患咳嗽，咳嗽日久，继患咳血。

证候　咳嗽已近一年，服药转浸加剧，继则痰中带血，又继则间有呕血之时，然犹不至于倾吐。其心中时常发热，大便时常燥结，幸食欲犹佳，身形不至羸弱，其脉左部近和平，右部寸关俱有滑实之象。

诊断　证脉合参，知系从前外感之热久留肺胃，金畏火刑，因热久而肺金受伤，是以咳嗽；至于胃腑久为热铄，致胃壁之膜腐烂连及血管，是以呕血；至其大便恒燥结者，因其热下输肠中，且因胃气因热上逆失其传送之职也。治此证者，当以清肺胃之热为主，而以养肺降胃之药辅之。

处方　生石膏（二两细末）、粉甘草（六钱细末）、镜面朱砂（二钱细末），共和匀每服一钱五分。

又方　生怀山药（一两）、生赭石（八钱轧细）、天冬（六钱）、玄参（五钱）、沙参（五钱）、天花粉（五钱）、生杭芍（四钱）、川贝母（三钱）、射干（二钱）、儿茶（二钱）、甘草（钱半）、广三七（二钱轧细）。

共药十二味，将前十一味煎汤送服三七一钱，至煎渣再服时再送服一钱。每日午前十点钟服散药一次，临睡时再服一次，汤药则晚服头煎，翌晨服次煎。

效果服药三日，咳血吐血皆愈。仍然咳嗽，遂即原方去沙参加生百合五钱、米壳钱半，又服四剂，咳嗽亦愈，已不发热，大便已不燥结。俾将散药惟头午服一次，又将汤药中赭石减半，再服数剂以善后。[40] 689, 690

3. 燥热伤肺

《王旭高临证医案·吐血门》卷二：尤血止干咳，阴虚也。急以生津救肺。

沙参、丹皮、麦冬、茯神、五味子、桑白皮、蛤壳、川贝、鲜藕、甜杏仁。[43] 97

4. 肝火犯肺

《临证指南医案·吐血》卷二：严（四二）脉数涩小结。痰血经年屡发。仍能纳食应酬。此非精血损怯。由乎五志过动。相火内寄肝胆。操持郁勃。皆令动灼。致络血上渗混痰火。必静养数月方安。否则木火劫烁。胃伤减食。病由是日加矣。

丹皮、薄荷梗、菊花叶、黑栀、淡黄芩、生白芍、郁金、川贝。[41] 77

《张聿青医案·咳嗽》卷五：陆（右）咽痒呛咳，日久不止，屡次见红，甚至盈口。今血虽暂定，左卧咽痒气冲，暮热少寐。脉细弦微数。肝火内烁，阴分日亏，阳气偏亢。金水并调，参以滋肝。

北沙参（三钱）、天麦冬（各一钱五分）、生白芍（二钱）、黑豆衣（三钱）、阿胶珠（三钱）、女贞子（三钱酒蒸）、川贝母（二钱）、生山药（三钱）、大生地（四钱）、蛤黛散（三钱包）。[42] 134, 135

《丁甘仁医案·吐血案》卷四：赵左，春令木旺，肝胆之火升腾，风燥之邪外袭，肺金受制，阴络损伤，咳呛吐血，胁肋牵痛，燥化火，火刑金，肺炎叶举，脉数苔黄。虑其血涌狂吐，亟拟凉肝清燥，润肺去瘀。

冬桑叶二钱、粉丹皮二钱、生石决八钱、马勃八分、茜草根二钱、侧柏叶一钱五分、川象贝各二钱、甜光杏三钱、竹茹三钱、白茅花（包）一钱、冬瓜子三钱、活芦根一尺、蚕豆花露、

枇杷叶露（冲服）各四两。[44] 89

5. 痰瘀互结

《续名医类案·吐血》卷十二：丁酉春，韦法海少女，患痰嗽四十余日，不能卧，卧即两胁发胀，惟背拥枕蓐趺坐而已，且吐血成碗，医与消痰、止血药不效。诊之，两脉洪滑，曰：此肺胀也，弗止血，当活血。遂用四物汤加桃仁、青皮、诃子、竹沥。因沈阳无竹，改用瓜蒌。服下即血止安睡，调理数月而瘥。[45] 482

6. 痰壅气逆

《王旭高临证医案·吐血门》卷二：薛，痰饮久咳，咳伤肺络，失血。脉不数，舌苔白。不必过清。但顺气化痰，气顺则血自归经，痰化则咳嗽可止。

苏子、杏仁、川贝、茜草炭、郁金、桑白皮、丹皮、蛤壳、冬瓜子、藕节、枇杷叶。[43] 104

7. 阴虚肺热

《内科摘要》卷下：一男子咳嗽吐血，热渴痰盛，盗汗遗精，用地黄丸料加麦门、五味治之而愈。[46] 26

《张氏医通·诸血门》卷五：石顽治刑部汤元洲，年八十二，而痰中见血，服诸宁嗽止血药不应。脉得气口疙大，两尺微紧。面色槁白，屡咳痰不得出，咳甚方有黄色结痰。此精气神三者并亏，兼伤于热，耗其津液，而咳动肺胃之血也。因其平时多火，不受温补，遂以六味丸合生脉散加葳蕤，煎膏服之，取金水相生，源流俱泽，而咳血自除，不必用痰血药也。[23] 187

《临证指南医案·吐血》卷二：陈，日来寒暄不匀。烦劳阳升。咳呛。震动络血上沸。诊脉左数。五心热。知饥纳谷。议育阴和阳方法。

生地、清阿胶、天冬、麦冬、茯神、川斛、炒牛膝、青铅、童便。[41] 80

8. 肺损咳血

《内科摘要》卷下：辛丑夏余在嘉兴居内翰第，遇星士张东谷谈命时，出中庭吐血一二口，云：久有此症，遇劳即作。余意此劳伤肺气，其血必散，视之果然，与补中益气加麦门、五味、山药、熟地、茯神，远志，服之而愈。翌早请见云：每服四物、黄连、山栀之类，血益多而倦益甚，今得公一匕吐血顿止，神思如故，何也？余曰：脾统血，肺主气，此劳伤脾肺，致血妄行，故用前药健脾肺之气，而嘘血归源耳。后率其子以师余，余曰：管见已行于世矣，子宜览之。[46] 26

《张氏医通·诸血门》卷五：（张璐）又治钱曙昭，久咳吐血，四五日不止，不时哄热面赤，或时成盆成碗，或时吐粉红色痰，至夜则发热自汗，一夕吐出一团，与鱼肠无异，杂于鲜血之中，薄暮骤涌不已，神气昏昏欲脱，灌童子小便亦不止。同道相商无策，因思瘀结之物既去，正宜峻补之时，遂猛进独参汤，稍定，缘脉数疾无力，略加肉桂、炮姜、童便少许，因势利导，以敛虚阳之逆。一夜中尽参二两，明晨其势稍定，血亦不来，而糜粥渐进，脉息渐和。改用六味丸作汤，调补真阴，半月而安。[23] 187

《医学衷中参西录·医方》卷一：曾治沧州马氏少妇，咳血三年，百药不效，即有愈时，旋复如故。后愚为诊视，其夜间多汗，遂用净萸肉、生龙骨、生牡蛎各一两，俾煎服，拟先止其汗，果一剂汗止，又服一剂咳血亦愈。盖从前之咳血久不愈者，因其肺中之络，或胃中血管

有破裂处，黄肉与龙骨、牡蛎同用以涩之敛之，故咳血亦随之愈也。[40] 88

9. 悲忧伤肺

《续名医类案·吐血》卷十二：一妇人为哭母吐血，咳嗽发热，盗汗，经水不行，此悲伤肺，思伤脾，朝服补中益气丸，桔梗、贝母、知母，夕用归脾汤送六味丸而愈。[45] 484

10. 劳神伤心

《续名医类案·吐血》卷十二：柴屿青治甘州太守高棠溪，在沈阳工部时，忽吐血，医教用凉药止血之药。及诊其两脉安靖，曰：君教读心劳，偶动相火，血随而升者，服止血药则遗恶不浅。力劝其勿药，次日口吐淡血，三日即止，然后调理数剂，永不后发。[45] 482

11. 脾虚血热

《续名医类案·吐血》卷十二：朱丹溪治一妇人，年五十六岁，夏吐红痰，有一二声咳。人参、陈皮、茯苓各一钱，白术钱半，防风、桔梗各五分，干姜三分，甘草一分，煎二之一，入藕汁二大蛤再煎，带热下三黄丸。[45] 483

附录一 文献辑录

《黄帝内经素问集注》：火胜则克金，故金肺受邪……肺受火热，故喘咳也。肺朝百脉，阳脉伤，则血溢于上。[4] 265

《御纂医宗金鉴》：少阴君火司天，子午岁也。火气下临金之所畏，故肺气上从而病肺心也……是则知燥热交加，民病喘咳，血上溢。[5] 432, 433

《黄帝内经灵枢注证发微·寒热病》：暴时大热，而在内气逆，乃肝肺两经之火邪相为搏击，以致血溢于鼻口。[6] 178

《金匮要略浅注·惊悸吐血下血胸满瘀血病脉证治》：此言酒客吐血，专主湿热而言，凡湿热盛者，皆可作酒客观也。师未出方，余用泻心汤及猪苓汤，或五苓散去桂加知母、石膏、竹茹多效。[7] 171

《金匮要略心典·惊悸吐血下血胸满瘀血病脉证治》：按《仁斋直指》云：血遇热则宣行，故止血多用凉药，然亦有气虚挟寒，阴阳不相为守，营气虚散，血亦错行者，此干姜、艾叶之所以用也。[8] 118

《黄帝内经素问吴注·脉要精微论》：搏坚而长，肝脉也，见于肺部为肝侮肺。[9] 79

《黄帝内经素问直解·玉机真脏论》：肺脉不及，则内虚，故令人喘，其呼出吸入皆少气，而咳。咳伤肺络，则上见血。[10] 134

《黄帝内经灵枢注证发微·邪气脏腑病形》：此言肺经之脉异病变也。急为肝脉，肺得急脉而甚，则木邪反乘所不胜，故为癫疾。若得急脉而微，则肺为寒热，为怠惰，为咳，为唾血，其咳引腰背与胸，又鼻中有息肉不通，皆肺气不足、风邪有余所致也。但甚则邪发于骤而为咳，微则邪积于素而为诸病耳。[6] 30

《金匮悬解·惊悸吐衄下血瘀血》：吐血不止者，中寒胃逆，而肺金失敛也。柏叶汤，干姜温中而降逆，柏、艾、马通，敛肺而止血也。[11] 555

《重广补注黄帝内经素问·至真要大论》：白血，谓咳出浅红色血，似肉似肺者。[12] 589

《黄帝内经素问集注·至真要大论》：白血出者，血出于肺也。阳明司天，天之气也。脏属阴而血为阴，血出于肺则阳甚而阴绝矣。[4] 331

《黄帝内经素问吴注·至真要大论》：白血，肺血，其色淡而白也。咳久不止而见白血，真脏受伤，故必死。[9] 378

《素问悬解·至真要大论》：惟阳明有复无胜，清燥来复，而终居败地，则火邪内余，克伤肺金，故心膈中热，嗌塞咳衄，咳逆不止。白血出者必死，白血者，热蒸肺败，血腐如脓也。[13] 185

《金匮要略心典·惊悸吐血下血胸满瘀血病脉证治》：脉数身热，阳独胜也。吐血咳逆、上气不得卧，阴之烁也。以既烁之阴，而从独胜之阳，有不尽不已之势，故死。[8] 116

《金匮玉函经二注·惊悸吐血下血胸满瘀血病脉证治》：此金水之脏不足故也。外不足则火浮焰，浮焰则金伤，夫阴血之安养于内者，肾水主之，水虚不能安静，被火逼逐而血溢出矣，血出则阳光益炽，有升无降，炎烁肺金，金受其害，因咳逆而上气，金水子母也，子衰不能救母，母亦受害，不能生子，二者之阴，有绝而无复。脉动身热，阳独胜也。不能卧，阴已绝也。阴绝，阳岂独生乎？故曰死也。[14] 269

《金匮要略广注·惊悸吐血下血胸满瘀血病脉证治》：吐血、脉数者，不治，总以阴虚气脱也。[15] 148

《金匮悬解·惊悸吐血衄下血瘀血》：吐血，咳逆上气，肺金之逆也。其脉数而身热，躁烦而不卧，则土败阳亡，拔根而外泄，无复归宿之望，是以死也。吐血之死，死于中气困败，阳泄而根断也。后世庸工，以为阴虚火旺，而用清润，其书连屋而充栋，其人比肩而接踵，遂使千古失血之家，尽死其手，此是几许痛苦，《隋书》语。不可说也。[11] 554

《金匮要略浅注·惊悸吐血下血胸满瘀血病脉证治》：此言血后真阴亏而难复也。若用滋润之剂，恐阴云四合，龙雷之火愈升，若用辛温之方，又恐孤阳独胜，而燎原之势莫当，师所以定其死而不出方也。余于死证中觅一生路，用二加龙骨汤加阿胶，愈者颇多。[7] 170

《圣济总录》卷六十八：治男子妇人咯血、吐血，阿胶散方。

阿胶（炒令燥）、白及、白芷、白蔹、黄柏（去粗皮，蜜水浸，炙赤色各一两），上五味，捣罗为散。每服三钱匕，糯米粥饮调下，空心食前，日三，小儿量减。[16] 1234

《儒门事亲·咯血衄血嗽血三十四》：夫男子妇人，咯血、衄血、嗽血、咳脓血，可服三黄丸、黄连解毒汤、凉膈散，加桔梗、当归，大煎剂料，时时呷之。[17] 133, 134

《诸病源候论》卷十四：肺感于寒，微则成咳嗽。咳嗽极甚，伤于经络，血液蕴结，故有脓血。[18] 164

《圣济总录》卷六十六：咳嗽唾脓血者，由肺感寒气，咳嗽，伤于阳脉也，心主血，肺主气，血随气行。气上逆故咳而有血。[16] 1197

《血证论》卷二：其有外感既久，陈寒入肺，久咳喘满，因而失血者，乃咳嗽气逆，牵动诸经之火，以克肺金，肺气亦能牵动胸背脉络之血，随咳而出。是病虽生于寒，而实因寒动火。[19] 51

《三因极一病证方论》卷五：麦门冬汤治肺经受热，上气咳喘，咯血痰壅，嗌干耳聋，泄泻，胸胁满，痛连肩背，两臂膊疼，息高。

麦门冬去心、香白芷、半夏汤洗去滑、竹叶、甘草炙、钟乳粉、桑白皮、紫菀取茸、人参各等分，上剉散。每服四钱，水盏半，姜二片、枣一枚，煎七分，去滓，食前服。[20] 92

《严氏济生方》卷四：夫血之妄行也，未有不因热之所发。盖血得热则淖溢，血气俱热，血随气上，乃吐衄也。大抵脉扰为失血，沉细者易治，浮大者难治。……肺伤亦令人唾血。[21] 78

《丹溪心法》卷二：戴云：咳血者，嗽出，痰内有血者是；呕血者，呕全血者是；咯血者，毋咳出皆是血疙瘩；衄血者，鼻中出血也；溺血，小便出血也；下血者，大便出血也。虽有六名，俱是热证，但有虚实新旧之不同。或妄言为寒者，误也。

入方：青黛、瓜蒌仁、诃子、海粉、山栀，上为末，以蜜同姜汁丸。嚼化。咳甚者，加杏仁去皮尖，后以八物汤加减调理。[22] 111

《张氏医通》卷二：凡失血，无论衄血出于经，咳血出于心，嗽血出于肺，吐血出于胃，咯血出于肾，呕血出于肝，唾血出于脾，但以色紫黑者为瘀积久血，色鲜红者为暴伤新血，色淡清者为气虚挟痰，总属炎火沸腾。故治血以降火下行为首务。不可骤用酸寒收敛。使瘀积发热，转增上炎之势。[23] 62

《证治汇补》卷五：吐血出于胃，吐行浊道，衄血出于经，衄行清道，喉与咽二者不同也。盖经者走，经之血走而不守，随气而行，火性急速，故随经直犯清道而出于鼻，其不出于鼻者则挟火凌金渗入肺窍，而出于咽为咳咯也。[24] 248

《症因脉治》卷二：内伤嗽血之症，身无表邪，咳嗽吐血，《金匮》有三大法门，若先咳嗽吐痰，后咳血者，此是肺胃积热，痰火上冲之症也；若先咳吐纯血，后乃咳嗽吐痰者，此是阴虚阳旺，劳瘵骨蒸之症也；若面色白，脉沉迟，内无热者，此是土不生金，阳虚不能收摄之症也。内伤嗽血之因，有膏粱积热，痰火伏于肺胃之间，久嗽失治，土中之火刑金，即《金匮》所云：酒客致咳，必致吐血之一条也。有房劳精竭，肾火刑金；有思虑伤脾，脾阴消阴；有郁怒伤肝，肝火怫郁；有用心太过，心火妄动，即《金匮》咳逆上气，脉数有热之一条也；有阳虚不足，血虚气弱，土不生金，即《金匮》病患面色白，内无热，脉沉迟之一条也。内伤嗽血之脉，右手洪数，膏粱积热，若见滑大，痰火内结；左尺躁疾，房劳精竭；右关细数，脾阴消竭；左关弦数，肝家郁结；左寸躁疾，心火妄动；六脉沉迟，阳虚之别。内伤嗽血之治，膏粱积热，热伤肺金之气，泻白散合葛根石膏汤。热伤肺金之血，黄芩一物汤。胃火上冲，清胃汤、化痰丸。房劳精竭，肾火刑金，先用犀角地黄汤，后用归芍天地煎、三才丹。脾阳不足，土不生金者，加味归脾汤。脾阴不足，土中之火刑金，加味戊己汤。怒动肝火，木火刑金者，柴胡饮子。肝血不足者，加味补肝散。心火妄动者，导赤各半汤。心血不足者，天王补心丹。肾火不足，阳虚不能摄血者，八味肾气丸。[25] 108, 109

《伤寒直指》卷十二：杂病吐血、咯血，责为热邪。伤寒吐、咯血者，皆由误于汗下，并火逆所致，或失汗下，血热而成。是为坏病，当随其逆而调之。惟少阴厥竭为强动阴血，难治。[26] 474

《三因极一病证方论》卷九：病者因饮啖辛热，热燥伤肺，血得热则溢，因作呕吐，出血一合或半升许，名曰肺疽。伤于腑，则属胃；伤于脏，则属肺。右以此分，不可不究。[20] 170

《张氏医通》卷五：咳血者，因咳嗽而见血，或干咳，或痰中见红丝血点一两口，气急喘促，此虽肺体自燥，亦为火逆，咳伤血膜而血随痰出也。其脉微弱平缓易治；弦数急实，气促声嘶，咽痛者不治。得此证者，若能静养，庶有生理，治宜六味丸加门冬、五味清金壮水为主，略兼阿胶、贝母、百合、款冬、紫菀润肺止咳之剂。[23] 183

《症因脉治》卷二：外感嗽血之症，身发寒热，喘促气逆，咳嗽不止，嗽痰带血，甚则吊动胃气，呕吐痰涎，饮食齐出，此外感嗽血之症也。外感嗽血之因，有肺胃伏火，失于清理，风寒外束，肺热内郁，肺主皮毛，不得发泄，上冲于喉；又有时令燥热，伤其肺气，清化之令不行，相傅之官怫逆，二者皆令咳嗽吐血者。外感嗽血之脉，左脉浮大，表邪未散；右寸数大，火邪伤肺；或见沉数，肺中伏火。外感嗽血之治，表邪外束，身发寒热，咳嗽带血者，泻白散加荆芥穗、防风、柴胡、葛根。热邪伏内者，泻白散加葛根、石膏。燥火伤肺，清燥救肺汤主之。[25] 108

《医碥》卷一：火刑金而肺叶干皱则痒，痒则咳，此不必有痰，故名干咳。咳多则肺络伤，而血出矣。[27] 50, 51

《圣济总录》卷六十八：吐血病有三种：一则缘心肺蕴热，血得热则妄行，下流入胃，胃受之则满闷，气道赍衡，故令吐血；二则虚劳之人，心肺内伤，恚怒气逆，肝不能藏，血乘虚而出，因怒气逆，甚则呕血；三者缘酒食饱甚，胃间不安，或强吐之，气脉贲乱，损伤心胃，血随食出，此名伤胃。各随证以治之。[16] 1232

《校正素问精要宣明论方》卷二：消痞丸治积湿毒热甚者，身体面目黄，心胁腹满，呕吐不能饮食，痿弱难以运动，咽嗌不利，肢体焦炕，眩悸膈热，坐卧不宁，心火有余而妄行，上为咳血、衄血，下为大小便血、肠风、痔瘘，三焦壅滞，闭癃热中消渴，传化失常，小儿疳积热。

黄连、干葛、青黛（研）、牵牛（各一两），黄芩、大黄、黄柏、栀子、薄荷、藿香、厚朴、茴香（炒，各半两），木香、辣桂（各一分），上为细末，滴水丸，如小豆大，每服十丸，新水下，温水亦得，小儿丸麻子大。病本湿热内余，本自利者去大黄、牵牛，忌发热诸物。[28] 29

《素问病机气宜保命集》卷上：心……其为病也，当胸中热，嗌干，右胠满，皮肤痛，寒热咳喘，唾血血泄。[29] 33

《血证论》卷二：其有心经火旺，血脉不得安静，因而带出血丝，咳逆咽痛者，导赤饮加黄连、丹皮、血余、蒲黄、天冬、寸冬、尖贝、茯苓治之。[19] 46

《景岳全书》卷三十：气逆于脏，则血随气乱而错经妄行，然必有气逆喘满，或胸胁痛胀，或尺寸弦强等证，此当以顺气为先，宜陈皮、青皮、杏仁、白芥子、泽泻之属主之。有火者，宜栀子、芍药之类，兼以平肝；无火者，宜香附、乌药、干姜、郁金之属用行阴滞。[30] 1247

《医原·阴阳治法大要论》卷上：肝血一亏，肝气即亢，或风雷激搏，致生头疼、呕吐等证，或木火刑金，致生干咳、吐血等证。[31] 19, 20

《血证论》卷二：肺中痰饮实热，气逆而咳血者，扬汤止沸，不如釜底抽薪，泻肺丸主之。[19] 54

《血证论》卷二：盖失血之家所以有痰，皆血分之火所结而成。然使无瘀血，则痰气有消容之地，尚不致喘息咳逆而不得卧也。……予谓可用通窍活血汤加云苓、桔梗、杏仁、桑皮、丹皮、尖贝；小柴胡加当、芍、桃仁、丹皮、云苓尤妥。[19] 52

《医贯》卷四：问：吐血多起于咳嗽，嗽血者，肺病也，方家多以止嗽药治肺兼治血而不效，何也？曰：诸书虽分咳血、嗽血出于肺，咯血、唾血出于肾，余谓咳、嗽、咯、唾皆出肾。盖肾脉入肺，循喉咙，挟舌本，其支者，从肺出络心注胸中，故二脏相连，病则俱病，而其根在肾。肾中有火有水，水干火燃，阴火刑金，故咳。水挟相火而上化为痰，入于肺，肺为清虚之府，一物不容，故嗽。中有痰唾带血而出者，肾水从相火炎上之血也。岂可以咳嗽独归之肺耶？《褚氏遗书·津润论》云："天地定位，水位乎中，人肖天地，亦有水焉，在上为痰，在下为水，伏皮为血，从毛窍中出为汗，可见痰也、水也、血也，一物也，血之带痰而出者，乃肾水挟相火炎上也。"又云："服寒凉百不一生，饮溲溺百不一死。"童便一味，可谓治血之要。然但暴发之际用之以为降火消瘀之急剂则可，若多服亦能损胃，褚氏特甚言寒凉之不可用耳。曰：若是则黄柏、知母既所禁用，童便又不宜多服，治之当如何？曰：惟六味地黄独补肾水，性不寒凉，不损脾胃，久服则水升火降而愈。又须用人参救肺补胃药收功，使金能生水，盖滋其化源也。[32] 89, 90

《医原》卷上：金赖水克，火炎则金燥，金燥则木炽，木炽则土焦，土焦则水涸，水涸则火愈炽，五内有火而无水，则肺劳肺痿、咳血诸燥病亦生矣。[31] 13

《景岳全书》卷三十：凡咳血嗽血者，诸家皆言其出于肺；咯血唾血者，皆言其出于肾。是岂足以尽之？而不知咳、嗽、咯、唾等血，无不有关于肾也。何也？盖肾脉从肾上贯肝膈，入肺中，循喉咙，挟舌本，其支者从肺出络心，注胸中，此肺肾相联而病则俱病矣。且血本精类，而肾主五液。故凡病血者，虽有五脏之辨，然无不由于水亏。水亏则火盛，火盛则刑金，金病则肺燥，肺燥则络伤而嗽血，液涸而成痰。此其病标固在肺，而病本则在肾也。[30] 1252

《张氏医通》卷五：咯血者，不嗽而喉中咯出小块或血点是也。其证最重，而势甚微，常咯两三口即止。盖缘房劳伤肾，阴火载血而上，亦有兼痰而出者，肾虚水泛为痰也。[23] 183

《血证论》卷二：失血之人，多是阴虚火旺，照上治法（清燥救肺汤）者，十居八九。亦有一二属肺经虚寒者。……吾谓可用六君子为主，再加当归、白芍、炮姜、五味，则于止咳、止血皆宜。脾经虚寒，痰动咳嗽者，此方亦宜。若脾经虚火，生痰带血，则宜逍遥散加寸冬、藕节、蒲黄。若肝经虚火，生痰带血，亦宜逍遥散加丹皮、山栀、五味。[19] 54

《医贯》卷四：又有一等肾水泛上，上侵于肺，水冷金寒，故咳嗽，肺气受伤，血无所附，故亦吐血。医见嗽血者火也，以寒折之，病者危而危者毙矣。须用八味丸补命门火以引水归原，次用理中汤补脾胃以补肺之母，使土能克水，则肾水归原，而血复其位矣。[32] 90

《证治准绳·杂病证治准绳·诸血门》：热壅于肺能嗽血，久嗽损肺亦能嗽血。壅于肺者易治，不过凉之而已。损于肺者难治，渐以成劳也。[33] 126

《景岳全书》卷三十：吐血咯血，凡因劳损而气虚脉静，或微弦无力，既非火证，又非气逆，而血有妄行者，此真阴内损，络脉受伤而然，惟用甘醇补阴培养脉络，使营气渐固，而血自安矣。宜一阴煎、左归饮、六味地黄汤、小营煎之类，酌宜用之。若虚在气分者，宜五福饮或大补元煎为最佳。此等证候，最忌寒凉，亦忌行散，皆非虚损所宜也。[30] 1249

《三因极一病证方论》卷十二：忧伤肺者，咳而喘息有声，甚则唾血，名为肺咳……诊其脉，随其部位，与气口相应，浮紧则虚寒，沉数则实热，弦涩则少血，洪滑则多痰。[20] 247

《三因极一病证方论》卷十二：病者咳嗽，烦热自汗，咽干咯血，此因劳神伤心，并属不内外因。诊其脉，随其类……但不应人迎气口者，即是不内外因，皆类推。[20] 247

《三因极一病证方论》卷十二：伤暑咳者，烦热引饮，口燥，或吐涎沫，声嘶咯血……并属外所因。诊其脉，浮为风，紧为寒，数为热，细为湿，随其部位，与人迎相应，推其脏腑，则见病源也。[20] 246

《医旨绪余》卷上：咳血多是火郁肺中，治宜清肺降火，开郁消痰，咳止而血亦止也。不可纯用血药，使气滞痰塞，而郁不开，咳既不止，血安止哉？设下午身热，而脉细数，此真阴不足，当清上补下。[34] 670

《赤水玄珠》卷九：热嗽有血，宜金沸草散加阿胶。痰盛加瓜蒌仁、贝母。劳嗽有血，宜补肺汤加阿胶、白及。嗽血而气急者，加杏仁。痰中带血丝者，此是阴虚火动，劳伤肺脏，宜滋阴保肺汤。[35] 214

《证治准绳·杂病证治准绳·诸血门》：若血如红缕在痰中，咳而出者，此肺络受热伤之血也。其病难已。[33] 126

《万病回春》卷四：先吐痰而后见血者，是积热也。清肺汤。

茯苓（去皮）、陈皮、当归、生地黄、芍药、天门冬（去心）、麦门冬（去心）、黄芩、山栀、紫菀、阿胶（蛤粉炒）、桑白皮（各等分），甘草（减半），乌梅（一个），上锉一剂。枣二枚，水煎温服。喘急，加苏子，去天门冬。[36] 205

《张氏医通》卷五：失血脉数大为阳盛；涩细为少血；细数为阴火郁于血中；芤为失血，血虚气不归附也；弦紧胁痛为癖结，诸血皆属于肝也。脉来寸口大，尺内微，为肺中伏火；尺中盛而寸口虚大，为肾虚阴火；尺滑而疾，为血虚有热。右手虚大，为脾胃之火；左手数盛，为肝胆之火。[23] 185

《明医指掌》卷一：咳血与呕血不同，咳血嗽起，呕血逆来；（咳血者，嗽动有血，出于肺也。呕血，呕全血也，逆出上窍，属于胃也。）[37] 10

《症因脉治》卷二：胃中呕出名吐血；肺中嗽出名咳血。吐血阳明胃家症；咳血太阴肺家症。丹溪以呕血嗽血，皆从口中吐出，总名之曰吐血，故呕咳不分，肺胃罔别。余今分别咽中胃管呕出名吐血；喉中肺管嗽出名咳血，则经络分明，治法不混。[25] 105

《备急千金要方》卷十八：百部丸治诸嗽不得气息唾脓血方。

百部根（三两），升麻（半两），桂心、五味子、甘草、干姜、紫菀（各一两），上七味为末，蜜丸如梧子大，每服三丸，日三，以知为度。[38] 317

《外台秘要方》卷九：《古今录验》疗寒冷咳嗽，上气胸满，唾腥脓血。四味石钟乳散方。

钟乳（碎，研）、白矾石（炼）、款冬花、桂心（各一分），上四味捣，合下筛。以筒吸之如大豆许一匕聚，先食，日三，不知稍增之，数试有验。当作七聚遂吸之。忌生葱。[39] 251

《三因极一病证方论》卷六：应梦人参散治伤寒，体热头疼，及风壅痰嗽咯血。

白芷、干葛、青皮、桔梗炒、白术、人参各三分，甘草炙两半，干姜炮一钱三字，上为末。每服二钱，水一盏，姜三片，枣二枚，煎七分，通口服。如伤寒，入豉数粒同煎，热服，大有效，不拘时。[20] 107

《血证论》卷二：予则用小柴胡汤加紫苏、荆芥、当归、白芍、丹皮、杏仁，于气分血分两兼治之，最得和表清里之法。火重秘结者，加酒军；恶寒无汗者，加麻黄；胸胁腰背刺痛胀满者，为有瘀血，再加桃仁、红花。盖小柴胡为通利三焦、治肺调肝、和荣卫之良方，加减得宜，左宜右有。凡血家兼有表证者，以此方为主，极为妥当。普明子止嗽散亦可用，但药力薄，不堪治重病。如咳嗽轻、带血少者，又须用此轻剂以调之，斯为中病，而不致太过。[19] 50

《素问病机气宜保命集》卷下：诸见血无寒，衄血、下血、吐血、溺血，皆属于热，但血家证皆宜服此药。生地黄散。

生地黄、熟地黄、枸杞子、地骨皮、天门冬、黄芪、芍药、甘草、黄芩，上各等分同，每服一两，水一盏半，煎至一盏，去滓温服。[29] 189

《严氏济生方门》卷四：大蓟散治饮啖辛热，热邪伤肺，呕吐出血一合或半升许，名曰肺疽。

大蓟根（洗）、犀角（镑）、升麻、桑白皮（炙）、蒲黄（炒）、杏仁（去皮尖）、桔梗（去芦，炒。各一两），甘草（炙，半两），上咬咀，每服四钱，水一盏半，姜五片，煎至八分，去滓，温服，不拘时候。[21] 79

《万病回春》卷四：先吐痰而后见血者，是积热也。清肺汤。

茯苓（去皮）、陈皮、当归、生地黄、芍药、天门冬（去心）、麦门冬（去心）、黄芩、山栀、紫菀、阿胶（蛤粉炒）、桑白皮（各等分），甘草（减半），乌梅（一个），上锉一剂。枣二枚，水煎温服。喘急，加苏子，去天门冬。[36] 205

《万病回春》卷四：咳血者，出于肺，咳嗽痰中带血也。清咳汤。

当归、白芍、桃仁（去皮）、贝母（各一钱），白术（去皮）、牡丹皮、黄芩、栀子（炒黑，各八分），青皮（去穰）、桔梗（各五分），甘草（三分），上锉一剂。水煎温服。潮热，加柴胡、赤茯苓。[36] 207

《万病回春》卷四：咯血者，出于肾，咯出血屑也。清咯汤。

陈皮、半夏（姜制）、茯苓（去皮）、知母、贝母（去心）、生地（各一钱），桔梗、栀子（炒黑各七分），杏仁（去皮）、阿胶（各五分），桑皮（二钱半），甘草（五分），柳桂（二分），上锉一剂。生姜三片，水煎，温服。[36] 207

《医学衷中参西录·医话》卷四：离中丹治肺病发热，咳吐脓血，兼治暴发眼疾，红肿作痛，头痛齿痛，一切上焦实热之症。

生石膏（二两细末），甘草（六钱细末），朱砂末（一钱半），共和匀，每服一钱，日再服，白水送。热甚者，一次可服钱半。[40] 630

《备急千金要方》卷十八：治一切肺病咳嗽脓血及唾血不止方。

好酥三十斤，三遍炼，停取凝，当出醍醐，服一合，日三服，瘥止。[38] 317

《丹溪心法》卷二：天门冬丸治咯血并吐血。又能润肺止嗽。

阿胶（炮，半两），天门冬（一两），甘草、杏仁（炒）、贝母、白茯苓（各半两），上为末。蜜丸如弹大。服一丸。嚼化。[22] 114

《张氏医通》卷四：酒色过度，虚劳少血，津液内耗，心火自炎，致令燥热乘肺，咯唾脓血，上气涎潮，其嗽连续不已，加以邪客皮毛，入伤于肺，而自背得之尤速，当与炙甘草汤，或黄芪建中加丹皮。[23] 136

《圣济总录》卷六十九：治心肺有热，唾血不止。石膏汤方。

石膏二两（碎），厚朴（去粗皮，涂生姜汁炙）、麻黄（去根节）、五味子（炒一两），杏仁（汤浸去皮尖，双仁，炒。各一两），半夏（生姜汁制，曝干半两），小麦（洗二合），上七味，粗捣筛。每服三钱匕，水一盏，生姜三片，同煎至七分，去滓，空心、日午、夜卧温服。[16] 1245

《景岳全书》卷五十一：二阴煎：此治心经有热，水不制火之病，故曰二阴。凡惊狂失志，多言多笑，或疡疹烦热失血等证，宜此主之。

生地（二三钱），麦冬（二三钱），枣仁（二钱），生甘草（一钱），玄参（一钱半），黄连（或一二钱），茯苓（一钱半），木通（一钱半），水二钟，加灯草二十根，或竹叶亦可，煎七分，食远服。如痰胜热甚者，加九制胆星一钱，或天花粉一钱五分。[30] 1581

《血证论》卷二：又或肝经怒火逆上，侮肺作咳，则用柴胡梅连散加青皮、牡蛎、蒲黄、丹皮、生地。[19] 52

《御纂医宗金鉴·杂病心法要诀》卷四十：嗽血痰壅气逆，形气虚者，苏子降气汤降之。[5] 486, 487

《医学衷中参西录·医方》卷一：化血丹治咳血，兼治吐衄，理瘀血，及二便下血。

花蕊石（煅存性，三钱），三七（二钱），血余（煅存性，一钱），共研细，分两次，开水送服。[40]85

《景岳全书》卷三十：凡诸口鼻见血，多由阳盛阴虚，二火逼血而妄行诸窍也，悉宜以一阴煎加清降等剂为主治。盖血随气上则有升无降，故惟补阴抑阳，则火清气降而血自静矣。此治阳盛动血之大法也。[30]1247

《证治汇补》卷五：痰中带血，多属脾经，须分痰血先后施治，先见血而后嗽痰者，此相火上炎，煎熬成痰，降火为主，若用消痰，则血溢而不止，其先痰嗽而后见血者，是积热生痰，载血上行，清痰为要，若用血药，则痰滞而不行。[24]249

《赤水玄珠》卷九：天一丸此壮水之主，以镇阳光剂也。与前方相兼服，治阴虚火动咳血等症，甚效。

怀地黄，牡丹皮，黄柏（童便浸，晒干），知母（童便浸，晒干），枸杞子，五味子，麦门冬，牛膝，白茯苓，为末，炼蜜为丸，梧子大。空心，白汤吞下八九十丸。[35]214

《张氏医通》卷五：阴虚火动而咳血，或痰中有血星如珠者，生料六味丸加茜根、乌贼骨、童便。咳血不止，至夜发热吐痰，或带血丝者，六味丸加蛤粉、童便，临卧服。[23]183

《赤水玄珠》卷九：款花补肺汤。人参、麦门冬各一钱二分，五味子十五粒，款冬花、紫菀、桑白皮炒各一钱，当归一钱五分，芍药、知母、贝母、茯苓、橘红各八分，甘草五分，水煎服。[35]216

《御纂医宗金鉴·杂病心法要诀》卷四十一：钟乳补肺汤补肺虚寒喘嗽血，皮毛焦枯有多年，生脉菀款桑皮桂，钟英糯米枣姜煎。

【注】补肺汤，即人参，麦冬，五味子，款冬花，紫菀，桑皮，桂枝，钟乳石，白石英，糯米，大枣，生姜也。[5]492

《医学衷中参西录·医方》卷一：补络补管汤治咳血、吐血，久不愈者。

生龙骨（一两，捣细），生牡蛎（一两，捣细），萸肉（一两，去净核），三七（二钱，研细药汁送服），服之血犹不止者，可加赭石细末五六钱。[40]86

《丹溪心法》卷二：痰涎血出于脾，以葛根、黄芪、黄连、芍药、当归、甘草、沉香之类。[22]113

《诸病源候论》卷九：热病不可刺者有九：一曰，汗不出，大颧发赤，哕者死；二曰，泄而腹满甚者死；三曰，目不明，热不已者死；四曰，老人婴儿，热而腹满者死；五曰，汗不出，呕血者死；六曰，舌本烂，热不已者死；七曰，咳血衄血，汗不出，出之至足者死；八曰，髓热者死；九曰，热而痉者死。凡此九者，不可刺也。[18]114

《儒门事亲》卷十四：卒中恶咯血数升，脉沉数细者，死；浮大疾快者，生。[17]345

《景岳全书》卷三十：凡失血等证，身热脉大者，难治。身凉脉静者，易治。若喘咳急而上气逆，脉见弦紧细数，有热不得卧者，死。[30]1247

《张氏医通》卷四：咳嗽吐粉红痰，谓之吐白血，仅可绵延岁月；若血色正赤如朱，浓厚如漆，为守藏血，不治。[23]136

《张氏医通》卷四：肺脉微急，咳而唾血，脉或沉或浮，声不损者，易治。[23]137

附录二　常用方药

一阴煎：生地（二钱），熟地（三五钱），芍药（二钱），麦冬（二钱），甘草（一钱），牛膝（一钱半），丹参（二钱），水二钟，煎七分，食远温服。（《景岳全书》卷五十一）[30]1580

二阴煎：生地（二三钱），麦冬（二三钱），枣仁（二钱），生甘草（一钱），玄参（一钱半），黄连（或一二钱），茯苓（一钱半），木通（一钱半），水二钟，加灯草二十根，或竹叶亦可，煎七分，食远服。如痰胜热甚者，加九制胆星一钱，或天花粉一钱五分。（《景岳全书》卷五十一）[30]1581

八味丸：熟地黄（八两，用真生怀庆酒洗净，浸一宿，柳木甑砂锅上蒸半日，晒干，再蒸再晒，九次为度，临用捣膏），山药（四两），山茱萸肉（四两），丹皮（三两），白茯苓（三两），泽泻（三两），肉桂（一两），附子（一两）。（《医贯》卷四）[32]74

　　大蓟散：大蓟根（洗）、犀角（镑）、升麻、桑白皮（炙）、蒲黄（炒）、杏仁（去皮尖）、桔梗（去芦，炒，各一两），甘草（炙，半两），上咬咀，每服四钱，水一盏半，姜五片，煎至八分，去滓，温服，不拘时候。（《严氏济生方》卷四）[21] 79

　　小柴胡汤：柴胡八钱，川产为真，黄芩三钱，半夏三钱，大枣三枚，人参二钱，甘草一钱，生姜二钱。（《血证论》卷七）[19] 200

　　天一丸：怀地黄，牡丹皮，黄柏（童便浸，晒干），知母（童便浸，晒干），枸杞子，五味子，麦门冬，牛膝，白茯苓，为末，炼蜜为丸，梧子大。空心，白汤吞下八九十丸。（《赤水玄珠》卷九）[35] 214

　　天门冬丸：阿胶（炮，半两），天门冬（一两），甘草、杏仁（炒）、贝母、白茯苓（各半两），上为末。蜜丸如弹大。服一丸。嚼化。（《丹溪心法》卷二）[22] 114

　　止嗽散：桔梗三钱，荆芥三钱，广紫菀三钱，广百部三钱，白前三钱，陈皮三钱，甘草一钱。（《血证论》卷七）[19] 213

　　化血丹：花蕊石（煅存性，三钱），三七（二钱），血余（煅存性，一钱），共研细，分两次，开水送服。（《医学衷中参西录·医方》卷一）[40] 85

　　六君子汤：人参三钱，白术三钱，云苓三钱，甘草二钱，陈皮三钱，半夏三钱。（《血证论》卷七）[19] 206

　　六味丸：八味丸去桂、附。（《张氏医通》卷十六）[23] 883

　　石膏汤：石膏二两（碎），厚朴（去粗皮，涂生姜汁炙）、麻黄（去根节）、五味子（炒一两）、杏仁（汤浸去皮尖、双仁，炒）各一两，半夏（生姜汁制，曝干半两），小麦（洗二合），上七味，粗捣筛。每服三钱匕，水一盏，生姜三片，同煎至七分，去滓，空心、日午、夜卧温服。（《圣济总录》卷六十九）[16] 1245

　　四味石钟乳散：钟乳（碎，研）、白矾石（炼）、款冬花、桂心（各一分）。上四味捣，合下筛。以筒吸之如大豆许一匕聚，先食，日三，不知稍增之，数试有验。当作七聚遂吸之。忌生葱。（《外台秘要方》卷九）[39] 251

　　生地黄散：生地黄、熟地黄、枸杞子、地骨皮、天门冬、黄芪、芍药、甘草、黄芩，上各等分同，每服一两，水一盏半，煎至一盏，去滓温服。（《素问病机气宜保命集》卷下）[29] 189

　　加味归脾汤：当归，白茯神，黄芪，白术，木香，人参，甘草，龙眼肉，远志，酸枣仁。（《症因脉治》卷二）[25] 110

　　百部丸：百部根（三两），升麻（半两），桂心、五味子、甘草、干姜、紫菀（各一两）。上七味为末，蜜丸如梧子大，每服三丸，日三，以知为度。（《备急千金要方》卷十八）[38] 317

　　导赤散：生地黄四钱，木通二钱，甘草梢三钱，竹叶心三钱。（《血证论》卷七）[19] 212

　　麦门冬汤：麦门冬去心、香白芷、半夏汤洗去滑、竹叶、甘草炙、钟乳粉、桑白皮、紫菀取茸、人参各等分，上剉散。每服四钱，水盏半，姜二片、枣一枚，煎七分，去滓，食前服。（《三因极一病证方论》卷五）[20] 92

　　苏子降气汤：橘皮、半夏、肉桂、南苏子、前胡、厚朴、沉香、当归、甘草。（《御纂医宗金鉴·杂病心法要诀》卷四十一）[5] 486, 487

　　应梦人参散：白芷、干葛、青皮、桔梗炒、白术、人参各三分，甘草炙两半，干姜炮一钱三字，上为末。每服二钱，水一盏，姜三片，枣二枚，煎七分，通口服。如伤寒，入豉数粒同煎，热服，大有效，不拘时。（《三因极一病证方论》卷六）[20] 107

　　补络补管汤：生龙骨（一两，捣细），生牡蛎（一两，捣细），萸肉（一两，去净核），三七（二钱，研细药汁送服），服之血犹不止者，可加赭石细末五六钱。（《医学衷中参西录·医方》卷一）[40] 86

　　炙甘草汤：桂枝汤去芍药倍甘草，加人参二钱、生地三钱、麦门冬二钱、麻子仁一钱、阿胶二钱。（《张氏医通》卷十六）[23] 862

　　泻白散：桑白皮、地骨皮、甘草。（《症因脉治》卷二）[25] 108

　　泻肺丸：瓜蒌霜三钱，贝母三钱，半夏三钱，郁金二钱，葶苈三钱，炒杏仁三钱，黄连二钱，黄芩三钱，

大黄钱半，甘草一钱。(《血证论》卷七)[19] 216

治一切肺病咳嗽脓血及唾血不止方：好酥三十斤，三遍炼，停取凝，当出醍醐，服一合，日三服，瘥止。(《备急千金要方》卷十八)[38] 317

咳血方：青黛、瓜蒌仁、诃子、海粉、山栀，上为末，以蜜同姜汁丸。噙化。咳甚者，加杏仁去皮尖，后以八物汤加减调理。(《丹溪心法》卷二)[22] 111

钟乳补肺汤：人参，麦冬，五味子，款冬花，紫菀，桑皮，桂枝，钟乳石，白石英，糯米，大枣，生姜。(《御纂医宗金鉴·杂病心法要诀》卷四十一)[5] 492

柴胡饮子：柴胡，黄芩，广皮，甘草，人参，当归，大黄，白芍药。(《症因脉治》卷二)[25] 110

柴胡梅连散：柴胡三钱，人参三钱，黄芩三钱，甘草一钱，黄连一钱，白芍三钱，当归三钱。(《血证论》卷七)[19] 214

逍遥散(加丹栀，名丹栀逍遥散)：柴胡三钱，当归四钱，白芍三钱，白术三钱，云苓三钱，甘草钱半，薄荷一钱，煨姜三钱，丹皮三钱，栀子二钱。(《血证论》卷七)[19] 196

离中丹：生石膏(二两细末)，甘草(六钱细末)，朱砂末(一钱半)，共和匀，每服一钱，日再服，白水送。热甚者，一次可服钱半。(《医学衷中参西录·医话》卷四)[40] 630

消痞丸：黄连、干葛、青黛(研)、牵牛(各一两)，黄芩、大黄、黄柏、栀子、薄荷、藿香、厚朴、茴香(炒，各半两)，木香、辣桂(各一分)，上为细末，滴水丸，如小豆大，每服十丸，新水下，温水亦得，小儿丸麻子大。病本湿热内余，本自利者去大黄、牵牛，忌发热诸物。(《校正素问精要宣明论方》卷二)[28] 29

通窍活血汤：赤芍三钱，川芎一钱，桃仁三钱，红花一钱，老葱三钱，生姜三片，大枣三枚，麝香少许，黄酒一杯。(《血证论》卷八)。[19] 227

理中汤：人参，甘草，干姜，白术。(《医贯》卷二)[32] 47

清肺汤：茯苓(去皮)、陈皮、当归、生地黄、芍药、天门冬(去心)、麦门冬(去心)、黄芩、山栀、紫菀、阿胶(蛤粉炒)、桑白皮(各等分)，甘草(减半)，乌梅(一个)，上锉一剂。枣二枚，水煎温服。喘急，加苏子，去天门冬。(《万病回春》卷四)[36] 205

清咯汤：陈皮、半夏(姜制)、茯苓(去皮)、知母、贝母(去心)、生地(各一钱)，桔梗、栀子(炒黑，各七分)、杏仁(去皮)、阿胶(各五分)，桑皮(二钱半)，甘草(五分)，柳桂(二分)，上锉一剂。生姜三片，水煎，温服。(《万病回春》卷四)[36] 207

清咳汤：当归、白芍、桃仁(去皮)、贝母(各一钱)，白术(去皮)、牡丹皮、黄芩、栀子(炒黑，各八分)、青皮(去穰)、桔梗(各五分)，甘草(三分)，上锉一剂。水煎温服。潮热，加柴胡、赤茯苓。(《万病回春》卷四)[36] 207

款花补肺汤：人参、麦门冬各一钱二分，五味子十五粒，款冬花、紫菀、桑白皮炒各一钱，当归一钱五分，芍药、知母、贝母、茯苓、橘红各八分，甘草五分，水煎服。(《赤水玄珠·血门》卷九)[35] 216

滋阴保肺汤：黄柏盐水炒，知母、天门冬各一钱二分，当归一钱五分，芍药、生地、橘红、紫菀、桑白皮炒各八分，大粉草五分，阿胶一钱二分，蛤粉炒，五味子十五粒，水煎服。(《赤水玄珠》卷九)[35] 216

参 考 文 献

[1] 佚名. 黄帝内经素问 [M]. 田代华, 整理. 北京：人民卫生出版社, 2005.

[2] 佚名. 灵枢经 [M]. 田代华, 整理. 北京：人民卫生出版社, 2005.

[3] [汉] 张仲景. 金匮要略 [M]. 何任, 何若苹, 整理. 北京：人民卫生出版社, 2005.

[4] [明] 张隐庵. 黄帝内经素问集注 [M]//张志聪医学全书. 郑林, 主编. 北京：中国中医药出版社, 1999.

[5] [清] 吴谦. 御纂医宗金鉴 [M]. 北京：人民卫生出版社, 1998.

[6] [明] 马莳. 黄帝内经灵枢注证发微 [M]. 田代华, 主校. 北京：人民卫生出版社, 1994.

［7］［清］陈修园. 金匮要略浅注［M］. 林庆祥，校注. 福建：福建科学技术出版社，1988.

［8］［清］尤怡. 金匮要略心典［M］. 雷风，晓雪，点校. 北京：中国中医药出版社，1992.

［9］［明］吴崑. 黄帝内经素问吴注［M］. 孙国中，方向红，点校. 北京：学苑出版社，2001.

［10］［清］高士宗. 黄帝内经素问直解［M］. 孙国中，方向红，点校. 北京：学苑出版社，2001.

［11］［清］黄元御. 金匮悬解［M］//黄元御医学全书. 孙洽熙，主校. 北京：中国中医药出版社，1996.

［12］［唐］王冰. 重广补注黄帝内经素问［M］. 孙国中，方向红，点校. 北京：学苑出版社，2004.

［13］［清］黄元御. 素问悬解［M］//黄元御医学全书. 孙洽熙，主校. 北京：中国中医药出版社，1996.

［14］［明］赵以德. 金匮玉函经二注［M］. ［清］周扬俊，补注. 北京：人民卫生出版社，1990.

［15］［清］李彣. 金匮要略广注［M］. 杜晓玲，校注. 北京：中国中医药出版社，1992.

［16］［宋］赵佶. 圣济总录［M］. 北京：人民卫生出版社，1962.

［17］［金］张子和. 儒门事亲［M］. 邓铁涛，赖畴，整理. 北京：人民卫生出版社，2005.

［18］［隋］巢元方. 诸病源候论［M］. 刘晓峰，点校. 北京：人民军医出版社，2006.

［19］［清］唐宗海. 血证论［M］. 金香兰，校注. 北京：中国中医药出版社，1996.

［20］［宋］陈无择. 三因极一病证方论［M］. 王象礼，张玲，赵怀舟，校注. 北京：中国中医药出版社，2007.

［21］［南宋］严用和. 严氏济生方［M］. 刘阳，校注. 北京：中国医药科技出版社，2012.

［22］［元］朱震亨. 丹溪心法［M］. 王英，竹剑平，江凌圳，整理. 北京：人民卫生出版社，2017.

［23］［清］张璐. 张氏医通［M］. 孙玉信，王晓田，主校. 上海：第二军医大学出版社，2006.

［24］［清］李用粹. 证治汇补［M］. 竹剑平，江临圳，王英，整理. 北京：人民卫生出版社，2006.

［25］［明］秦昌遇. 症因脉治［M］. ［清］秦之桢，辑；王晨，罗会斌，李仝，校注. 北京：中国中医药出版社，2008.

［26］［清］强健. 伤寒直指［M］. 吉文辉，王大妹，点校. 上海：上海科学技术出版社，2005.

［27］［清］何梦瑶. 医碥［M］. 邓铁涛，刘纪莎，郑洪，点校. 北京：人民卫生出版社，1994.

［28］［金］刘完素. 校正素问精要宣明论方［M］. 柳长华，孙洪生，校注. 北京：中国医药科技出版社，2012.

［29］［金］刘完素. 素问病机气宜保命集［M］. 鲍晓东，校注. 北京：中医古籍出版社，1998.

［30］［明］张介宾. 景岳全书［M］//张景岳医学全书. 李志庸，主编. 北京：中国中医药出版社，1999.

［31］［清］石寿棠. 医原［M］. 王新华，点注. 南京：江苏科学技术出版社，1983.

［32］［明］赵献可. 医贯［M］. 陈永萍，校注. 北京：学苑出版社，1996.

［33］［明］王肯堂. 证治准绳［M］. 北京：人民卫生出版社，1991.

［34］［明］孙一奎. 医旨绪余［M］//孙一奎医学全书. 韩学杰，张印生，主编. 北京：中国中医药出版社，1999.

［35］［明］孙一奎. 赤水玄珠［M］//孙一奎医学全书. 韩学杰，张印生，主编. 北京：中国中医药出版社，1999.

［36］［明］龚廷贤. 万病回春［M］. 张效霞，整理. 北京：人民卫生出版社，2007.

［37］［明］皇甫中. 明医指掌［M］. 北京：人民卫生出版社，1982.

［38］［唐］孙思邈. 备急千金要方［M］. 焦振廉，校注. 北京：中国医药科技出版社，2011.

［39］［唐］王焘. 外台秘要方［M］//王焘医学全书. 张登本，主编. 北京：中国中医药出版社，2006.

［40］［清］张锡纯. 医学衷中参西录［M］. 石家庄：河北人民出版社，1974.

［41］［清］叶天士. 临证指南医案［M］. 北京：华夏出版社，1995.

［42］［清］张乃修. 张聿青医案［M］. 苏礼，王怡，卢棣，整理. 北京：人民卫生出版社，2006.

［43］［清］王旭高. 王旭高临证医案［M］. 朱建平，许霞，点校. 北京：学苑出版社，2012.

［44］丁甘仁. 丁甘仁医案［M］. 北京：北京科学技术出版社，2014.

［45］［清］魏之琇. 续名医类案［M］//名医类案正续编. 焦振廉，校注. 北京：中国医药科技出版社，2011.

［46］［明］薛己. 内科摘要［M］//薛立斋医学全书. 盛维忠，主编. 北京：中国中医药出版社，1999.

（邵　雷）

第二十四章　水　气　病

　　水气病，又称为水、水病，后世亦称水肿。是由于肺脾肾三脏功能失调，三焦气化失司，导致水液停蓄于体内所引起疾病的总称。在中医经典中，水气病的病名较多，发病与脏腑功能失调，外邪侵袭有关。水气病的病名，最早见于《素问·气厥论》，但本篇中的水气多指病机而言，水气病在《黄帝内经》中多称为"水"或"饮"。将水气病作为独立的病种进行讨论，则见于《金匮要略·水气病脉证并治》。因肺为水之上源，主宣发肃降，外合皮毛。若肺之宣降功能失常，导致水液代谢障碍，则发生水气病。脾居中焦，主四肢，主运化水湿。若脾的功能失常，不能制水，停蓄体内而成水气病。肾居下焦，为主水之脏，司膀胱开合。若肾中阳气不足，使水无所主，水湿泛溢，则亦可发为水气病。另外，三焦为决渎之官，为水液运行的道路，若三焦气化失司，亦可致水液代谢障碍而出现水气为患。《金匮要略》中，根据水停的部位和临床特点的不同，水气病有风水、皮水、正水、石水、黄汗和五脏水等。与肺有关的水气病，在中医经典中主要有风水、皮水和肺水三种。为了较系统的认识中医经典著作中与肺相关的水气病的因症脉治，根据《内经》和《金匮要略》的论述，本章仍以水气病命名，但主要讨论与肺有关的水气病的证治内容，与肺无关的水气病如正水、石水、黄汗等不在本章讨论之列。

经典原文

　　《素问·宣明五气》：下焦溢为水。[1] 328

　　《素问·气厥论》：肺移寒于肾，为涌水。涌水者，按腹不坚，水气客于大肠，疾行则鸣濯濯，如囊里浆，水之病也。[1] 485

　　《素问·脉解》：所谓上喘而为水者，阴气下而复上，上则邪客于脏腑间，故为水也。[1] 643

　　《素问·水热穴论》：黄帝问曰：少阴何以主肾，肾何以主水？岐伯对曰：肾者，至阴也；至阴者，盛水也。肺者，太阴也；少阴者，冬脉也。故其本在肾，其末在肺，皆积水也。[1] 754

　　帝曰：肾何以能聚水而生病？岐伯曰：肾者，胃之关也。关闭不利，故聚水而从其类也。上下溢于皮肤，故为胕肿。胕肿者，聚水而生病也。[1] 754, 755

　　帝曰：诸水皆生于肾乎？岐伯曰：肾者，牝脏也，地气上者属于肾，而生水液也，故曰至阴。勇而劳甚则肾汗出，肾汗出逢于风，内不得入于脏腑，外不得越于皮肤，客于玄府，行于皮里，传为胕肿，本之于肾，名曰风水。所谓玄府者，汗空也。[1] 755

　　故水病下为胕肿大腹，上为喘呼，不得卧者，标本俱病，故肺为喘呼，肾为水肿，肺为逆不得卧，分为相输俱受者，水气之所留也。[1] 757

　　《素问·阴阳别论》：阴阳结斜，多阴少阳曰石水，少腹肿。三阴结，谓之水。[1] 119, 120

　　《素问·平人气象论》：颈脉动喘疾咳，曰水。目裹微肿如卧蚕起之状，曰水。面肿曰风，足胫肿曰水。[1] 252

　　《素问·评热病论》：帝曰：有病肾风者，面胕痝然壅，害于言，可刺不？岐伯曰：虚不当刺，不当刺而刺，后五日其气必至。帝曰：其至何如？岐伯曰：至必少气时热，时热从胸背上至头，汗出手热，口干苦渴，小便黄，目下肿，腹中鸣，身重难以行，月事不来，烦而不能食，不能正偃，正偃则咳，病名曰风水，论在《刺法》中。[1] 434, 435

帝曰：愿闻其说。岐伯曰：邪之所凑，其气必虚。阴虚者，阳必凑之。故少气时热而汗出也。小便黄者，少腹中有热也。不能正偃者，胃中不和也。正偃则咳甚，上迫肺也。诸有水气者，微肿先见于目下也。[1] 436

《素问·奇病论》：帝曰：有病痝然如有水状，切其脉大紧，身无痛者，形不瘦，不能食，食少，名为何病？岐伯曰：病生在肾，名为肾风。肾风而不能食，善惊，惊已，心气痿者死。[1] 620, 621

《素问·奇病论》：肾肝并沉为石水，并浮为风水。[1] 625

《灵枢·血络论》：新饮而液渗于络，而未合和于血也，故血出而汁别焉；其不新饮者，身中有水，久则为肿。[2] 552

《灵枢·水胀》：水始起也，目窠上微肿，如新卧起之状，其颈脉动，时咳，阴股间寒，足胫肿，腹乃大，其水已成矣。以手按其腹，随手而起，如裹水之状，此其候也。[2] 142

《灵枢·论疾诊尺》：视人之目窠上微痈，如新卧起状，其颈脉动，时咳，按其手足上，窅而不起者，风水肤胀也。[2] 315

《素问·汤液醪醴论》：平治于权衡，去宛陈莝，微动四极，温衣，缪刺其处，以复其形。开鬼门，洁净府，精以时服，五阳已布，疏涤五脏，故精自生，形自盛，骨肉相保，巨气乃平。[1] 188

《灵枢·官针》：病水肿不能通关节者，取以大针。[2] 158

《灵枢·四时气》：风痋肤胀，为五十七痏，取皮肤之血者，尽取之。[2] 366

《金匮要略方论·痰饮咳嗽病脉证并治》：水在肺，吐涎沫，欲饮水。[3] 48

《金匮要略方论·水气病脉证并治》：师曰：病有风水、有皮水、有正水、有石水、有黄汗。风水，其脉自浮，外证骨节疼痛，恶风；皮水，其脉亦浮，外证胕肿，按之没指，不恶风，其腹如鼓，不渴，当发其汗；正水，其脉沉迟，外证自喘；石水，其脉自沉，外证腹满不喘；黄汗，其脉沉迟，身发热，胸满，四肢头面肿，久不愈，必致痈脓。[3] 56

《金匮要略方论·水气病脉证并治》：脉浮而洪，浮则为风，洪则为气。风气相搏，风强则为瘾疹，身体为痒，痒为泄风，久为痂癞，气强则为水，难以俯仰。风气相击，身体洪肿，汗出乃愈。恶风则虚，此为风水；不恶风者，小便通利，上焦有寒，其口多涎，此为黄汗。[3] 56

《金匮要略方论·水气病脉证并治》：寸口脉沉滑者，中有水气，面目肿大，有热，名曰风水。视人之目窠上微拥，如蚕新卧起状，其颈脉动，时时咳，按其手足上，陷而不起者，风水。[3] 56

《金匮要略方论·水气病脉证并治》：太阳病，脉浮而紧，法当骨节疼痛，反不疼，身体反重而酸，其人不渴，汗出即愈，此为风水。恶寒者，此为极虚，发汗得之。渴而不恶寒者，此为皮水。身肿而冷，状如周痹，胸中窒，不能食，反聚痛，暮躁不得眠，此为黄汗，痛在骨节。咳而喘，不渴者，此为脾胀，其状如肿，发汗即愈。然诸病此者，渴而下利，小便数者，皆不可发汗。[3] 56

《金匮要略方论·水气病脉证并治》：趺阳脉当伏，今反紧，本自有寒，疝，瘕，腹中痛，医反下之，下之即胸满短气；趺阳脉当伏，今反数，本自有热，消谷，小便数，今反不利，此欲作水。[3] 57

《金匮要略方论·水气病脉证并治》：寸口脉浮而迟，浮脉则热，迟脉则潜，热潜相搏，名曰沉；趺阳脉浮而数，浮脉即热，数脉即止，热止相搏，名曰伏；沉伏相搏，名曰水；沉则络脉虚，伏则小便难，虚难相搏，水走皮肤，即为水矣。[3]57

《金匮要略方论·水气病脉证并治》：脉得诸沉，当责有水，身体肿重。水病脉出者，死。[3]57

《金匮要略方论·水气病脉证并治》：夫水病人，目下有卧蚕，面目鲜泽，脉伏，其人消渴。病水腹大，小便不利，其脉沉绝者，有水，可下之。[3]57

《金匮要略方论·水气病脉证并治》问曰：病下利后，渴饮水，小便不利，腹满因肿者，何也？答曰：此法当病水，若小便自利及汗出者，自当愈。[3]57

《金匮要略方论·水气病脉证并治》：心水者，其身重而少气，不得卧，烦而躁，其人阴肿；肝水者，其腹大不能自转侧，胁下腹痛，时时津液微生，小便续通；肺水者，其身肿，小便难，时时鸭溏；脾水者，其腹大，四肢苦重，津液不生，但苦少气，小便难；肾水者，其腹大，脐肿腰痛，不得溺，阴下湿如牛鼻上汗，其足逆冷，面反瘦。[3]57

《金匮要略方论·水气病脉证并治》师曰：诸有水者，腰以下肿，当利小便；腰以上肿，当发汗乃愈。[3]57

《金匮要略方论·水气病脉证并治》师曰：寸口脉沉而迟，沉则为水，迟则为寒，寒水相搏。趺阳脉伏，水谷不化，脾气衰则鹜溏，胃气衰则身肿。少阳脉卑，少阴脉细，男子则小便不利，妇人则经水不通。经为血，血不利则为水，名曰血分。[3]57, 58

《金匮要略方论·水气病脉证并治》风水，脉浮，身重，汗出恶风者，防己黄芪汤主之。腹痛者加芍药。[3]58

《金匮要略方论·水气病脉证并治》：风水恶风，一身悉肿，脉浮不渴，续自汗出，无大热，越婢汤主之。[3]58

《金匮要略方论·水气病脉证并治》：皮水为病，四肢肿，水气在皮肤中，四肢聂聂动者，防己茯苓汤主之。[3]58

《金匮要略方论·水气病脉证并治》：里水，越婢加术汤主之，甘草麻黄汤亦主之。[3]59

《金匮要略方论·水气病脉证并治》：水之为病，其脉沉小，属少阴；浮者为风，无水，虚胀者，为气。水，发其汗即已。脉沉者，宜麻黄附子汤；浮者，宜杏子汤。[3]59

《金匮要略方论·水气病脉证并治》：厥而皮水者，蒲灰散主之。[3]59

《伤寒论·辨太阳病脉证并治中》：伤寒表不解，心下有水气，干呕，发热而咳，或渴，或利，或噎，或小便不利，少腹满，或喘者，小青龙汤主之。[4]37

《伤寒论·辨太阳病脉证并治中》：伤寒，心下有水气，咳而微喘，发热不渴。服汤已渴者，此寒去欲解也。小青龙汤主之。[4]38

《伤寒论·辨少阴病脉证并治》：少阴病，二三日不已，至四五日，腹痛，小便不利，四肢沉重疼痛，自下利者，此为有水气。其人或咳，或小便利，或下利，或呕者，真武汤主之。[4]91

《伤寒论·辨阴阳易差后劳复病脉证并治》：大病差后，从腰以下有水气者，牡蛎泽泻散主之。[4]106

钩玄提要

1. 病名

水气，始载于《素问·气厥论》和《素问·评热论》。如《素问·气厥论》云："涌水者，按腹不坚，水气客于大肠，疾行则鸣濯濯，如囊里浆，水之病也。"而《素问·评热论》则曰："诸有水气者，微肿先见于目下也。"但作为独立的病种则始于《金匮要略方论·水气病脉证并治》。而风水是水气病的一种，又名肾风。始见于《素问·评热病论》《素问·奇病论》和《素问·水热穴论》。如《素问·评热病论》曰："有病肾风者，面胕痝然壅，害于言，可刺不？"《素问·水热穴论》曰："勇而劳甚则肾汗出，……客于玄府，行于皮里，传为胕肿，本之于肾，名曰风水。"《灵枢·四时气》称风水为"风疢"。《黄帝内经灵枢注证发微》释云："疢，即水。以水为疢，故加以疢之首。"[5] 167《黄帝内经太素·气论》则曰："至必少气，时热，从胸背上至头汗，手热，口干，苦渴，不能正偃，正偃则咳，病名曰风水。肾风病气至者，凡有八候：一者少气，二时热，三从胸至头汗出，四手热，五口热，六苦渴，七不能正偃谓不能仰卧，仰卧即咳。有此八候，候是肾风水病也。"[6] 557, 558 皮水和肺水病名始载于《金匮要略方论·水气病脉证并治》，认为"其脉亦浮，外证胕肿，按之没指，不恶风，其腹如鼓，不渴"者为皮水。"其身肿，小便难，时时鸭溏"者为肺水。

2. 病因病机

与肺相关的水气病的病因病机，与肺脾肾三脏功能失调，三焦水道不利，瘀血内阻，水邪射肺，外溢肌肤有关。

（1）肺脾寒结，水气不化。《素问·阴阳别论》指出"三阴结，谓之水"。故水气的发生，与寒结太阴肺脾，肺脾气机不利，气不化水有关。《灵素节注类编》释曰："三阴者，太阴也，亦主开，其气结则脾不转运，肺不输布，水饮蓄而成病也。"[9] 224《素问经注节解》亦曰："脾肺之脉俱寒结也。脾肺寒结则气化为水。"[8] 103《金匮悬解》曰："三阴者，太阴也，手太阴肺不能行水，足太阴脾不能制水，阴气凝结，是以水泛。"[10] 561

（2）肺寒移肾，水气内停。如《素问·气厥论》云："肺移寒于肾，为涌水。"故水气病的发生，可因肺受寒气而肺寒下移于肾，致肾中阳气不化于下而肺气失宣于上，发为本病。如《黄帝内经太素·寒热相移》曰："肺将寒气与肾，肾得涌水，大肠盛水，裹于腹中，如帛囊浆壶。"[6] 467《类经》亦曰："肺移寒于肾，则阳气不化于下，阳气不化，则水泛为邪而客于大肠，以大肠为肺之合也。但按腹不坚，而肠中濯濯有声者，即是其候。"[7] 233《素问经注节解》也指出："今肺寒而移于肾，是气闭而不下达，故水涌溢于大肠，而令濯濯有声也。大肠者肺之合，气闭水逆，肺病以从其合也。"[8] 146

（3）肾虚当汗，外感风邪。如《素问·水热穴论》曰"勇而劳甚则肾汗出，肾汗出逢于风，内不得入于脏腑，外不得越于皮肤，客于玄府，行于皮里，传为胕肿，本之于肾，名曰风水。"是因风邪袭表，又值肾劳汗出，外邪入里，肺失宣降，通调水道失司，不能下输膀胱，腠理不开，水不得出，发为风水。正如《类经》指出："汗出逢风则腠理闭，内已离于脏腑，外不得泄于皮肤，故客于玄府而为胕肿。此则因水因风，故名风水。"[7] 332《灵素节注类编》亦云："头面足胕，皆痝然壅肿，此因肾虚水泛，风邪由太阳而入肾经，风鼓水涌，故名风水。"[9] 259

（4）肾关不利，水邪上逆。如《素问·水热穴论》云："关闭不利，故聚水而从其类也。"因肾为胃之关，肺为水之上源，故关闭不利，则聚水而从其类，水邪上逆于肺，病发积水。《黄帝内经太素·腧穴·气穴》释曰："胃主水谷，胃气关闭不利，肾因聚水，肺气之应，溢于皮肤，故为胕肿。"[6] 185《类经》亦曰："关闭则气停，气停则水积，水之不行，气从乎肾，所谓从其类也。"[7] 331

（5）下焦阳虚，气不化水。如《素问·宣明五气》云："下焦溢为水。"故水气病的发生与下焦阳气不足，气不化津，溢于肌肤有关。如《黄帝内经灵枢注证发微》释曰："下焦之气不足，故泛溢之为水病耳。"[5] 390《类经》亦云："下焦为分注之所，气不化则津液不行，故溢于肌肉而为水。"[7] 211

（6）瘀血内阻，水饮内停。如《灵枢·血络论》指出："其不新饮者，身中有水，久则为肿。"对此论述，《类经》则曰："水在肌表而因于络，阴气积于阳分也；刺之血未出而气先行，阴滞于阳而不易散也，所以为肿。"[7] 312《金匮要略方论·水气病脉证并治》则云"血不利则为水"。故气血流通不畅，瘀血内阻，阻滞络脉，损伤三焦水道，亦可病发水肿。正如《血证论》所述："瘀血化水，亦发水肿，是血病而兼水也。"[11] 4

3. 症状与诊断

颈脉动喘疾咳，目裹微肿，或面肿，足胫肿，脉沉。如《素问·平人气象论》曰："颈脉动喘疾咳，曰水，目裹微肿如卧蚕起之状，曰水。面肿曰风，足胫肿曰水。"《素问·水热穴论》云："水病下为胕肿大腹，上为喘呼不得卧者，标本俱病，故肺为喘呼，肾为水肿，肺为逆不得卧，分为相输俱受者，水气之所留也。"《灵枢·水胀》指出："水始起也，目窠上微肿，如新卧起之状，其颈脉动，时咳，阴股间寒，足胫肿，腹乃大，其水已成矣。以手按其腹，随手而起，如裹水之状，此其候也。"《灵枢·论疾诊尺》亦说："视人之目窠上微痈，如新卧起状，其颈脉动，时咳，按其手足上，窅而不起者，风水肤胀也。"《金匮要略方论·水气病脉证并治》则曰："脉得诸沉，当责有水，身体肿重。"

脉浮或寸口脉沉滑，或者脉浮而紧，骨节疼痛，恶风，面目肿大，有热，为风水之证。如《素问·评热病论》云："有病肾风者，面胕疦然壅，害于言，……少气时热，时热从胸背上至头，汗出，手热，口干苦渴，小便黄，目下肿，腹中鸣，身重难以行，月事不来，烦而不能食，不能正偃，正偃则咳，病名曰风水。……邪之所凑，其气必虚；阴虚者，阳必凑之。故少气时热而汗出也。小便黄者，少腹中有热也。不能正偃者，胃中不和也。正偃则咳甚，上迫肺也。诸有水气者，微肿先见于目下也。"《金匮要略方论·水气病脉证并治》指出："风水，其脉自浮，外证骨节疼痛，恶风。""寸口脉沉滑者，中有水气，面目肿大，有热，名曰风水。视人之目窠上微拥，如蚕新卧起状，其颈脉动，时时咳，按其手足上，陷而不起者，风水。"

脉浮或脉浮而紧，胕肿，按之没指，不恶风，其腹如鼓，身体反重而酸，渴而不恶风寒者，为皮水。如《金匮要略方论·水气病脉证并治》云："皮水，其脉亦浮，外证胕肿，按之没指，不恶风，其腹如鼓，不渴。""太阳病，脉浮而紧，法当骨节疼痛，反不疼，身体反重而酸，其人不渴，汗出即愈，此为风水。恶寒者，此为极虚，发汗得之。渴而不恶寒者，此为皮水。"

吐涎沫，欲饮水，身肿，小便难，时时鸭溏者，为肺水。对于《金匮要略方论·水气病脉证并治》所述"水在肺，吐涎沫，欲饮水"，"肺水者，其身肿，小便难，时时鸭溏"等肺水诸症，《金匮玉函要略辑义》认为："肺主皮毛。行荣卫。与大肠合。今有水病。则水充满皮肤。肺本通调水道。下输膀胱。为尿溺。今既不通。水不得自小便出。反从其合。与糟粕混。成鸭溏也。"[12] 200《增订通俗伤寒论》认为："湿热壅肺，肺水肿满，不能下输膀胱，致小便闭而喘肿者，此中医所谓肺水，西医所谓肺积气与水也。"[13] 389

4. 治法方药

对于本病的治疗，《黄帝内经》有原则性的论述，主要包括开鬼门，洁净府，去宛陈莝和活血利水等方法。如《素问·汤液醪醴论》:"平治于权衡,去宛陈莝,……开鬼门,洁净府。"《类经》曰:"平治之法当如权衡者,欲得其平也。且水胀一证,其本在肾,其标在肺。……故治肿胀者,必求脾肺肾三脏,随盛衰而治得其平,是为权衡之道也。……宛,积也。陈,久也。莝,斩草也。谓去其水气之陈积,欲如斩草而渐除之也。……鬼门,汗空也,肺主皮毛,其藏魄,阴之属也,故曰鬼门。净府,膀胱也,上无入孔而下有出窍,滓秽所不能入,故曰净府。邪在表者散之,在里者化之,故曰开鬼门、洁净府也。"[7] 494, 495《黄帝素问直解》指出:"去宛陈莝,谓津液充廓,则去其积久之腐秽,以平之也。……开鬼门,乃开发毛腠而汗出也。洁净府,乃小便利而中渎之府清洁也。谓其魄独居,则开鬼门、洁净府,使肺魄外达于皮毛,下通于净府也。"[14] 111

《灵枢·四时气》则曰:"风痎肤胀,为五十痏。取皮肤之血者,尽取之。"故风水的治疗,尚有刺络放血以活血利水的方法。《黄帝内经灵枢集注》云:"痎,即水。以水为疾也。此外因之邪,病在于皮肤也。痎,水病也。因汗出遇风,风水之邪,留于皮肤,而为肿胀也。为五十七痏,取皮肤之血者,尽取之。盖邪在皮肤,当从肤表而出。"[15] 183

另外,促进脏腑的气化功能正常,亦是治疗水气病的重要方法之一,如《黄帝内经灵枢集注》指出:"气化则水行,气伤则水凝聚而为病。是以凡论水病,当先体认其正气,知正气之循行出入,则知所以治之之法矣。"[15] 380

《金匮要略方论·水气病脉证并治》提出"诸有水者,腰以下肿,当利小便;腰以上肿,当发汗乃愈"的原则,是对"开鬼门,洁净府"治疗原则的具体化。同时,《金匮要略方论·水气病脉证并治》亦提出攻下水邪的方法,如"病水,腹大,小便不利,其脉沉绝者,有水,可下之"。

方剂如《金匮要略方论·水气病脉证并治》用防己黄芪汤治疗风水,脉浮身重,汗出恶风者。越婢汤治疗风水恶风,一身悉肿,脉浮不渴,续自汗出,无大热者。防己茯苓汤治疗皮水为病,四肢肿,水气在皮肤中,四肢聂聂动者。用越婢加术汤与甘草麻黄汤治疗里水。麻黄附子汤治疗水气病脉沉者,而杏子汤治疗水气病脉浮者。蒲灰散治疗厥而皮水者等。《张氏医通》云:"杏子汤,治风水虚胀脉浮,发其汗即已。麻黄汤去桂枝。又易简杏子汤,用小青龙加人参杏子仁。"[16] 428

5. 预后

关于水气病的预后,主要和病情轻重以及治疗等有关。若起病治疗及时,邪气得解,正气得复,则愈后较好。若起病日久,反复发作,邪盛正虚,甚则正气衰竭,则预后不佳。

水气病经治而愈者,《金匮要略方论》有大量记载。如"汗出即愈,此为风水""风气相击,身体洪肿,汗出乃愈""咳而喘,不渴者,此为脾胀,其状如肿,发汗即愈""法当病水,若小便自利及汗出者,自当愈""腰以上肿,当发汗乃愈""水,发其汗即已"。《医宗金鉴·订正仲景全书金匮要略注》亦云:"若小便自利及汗出者,则水精输布,何水病之有?"[22] 581《金匮要略广注》亦认为:"小便利,则膀胱气化自出,有汗,则玄府关窍可开,故自当愈。"[23] 125

水气病亦有预后不良者。如《素问·奇病论》载有:"肾风而不能食,善惊,惊已,心气痿者死。"《黄帝内经素问集注》认为此"水者火之胜,不能食者,水邪直入于上焦也。善惊者,水气搏于心下也。夫心不受邪,惊已而心气痿者,心受邪伤也"。[17] 161 而《金匮要略方论》载有"水病脉出者死"。《医灯续焰》认为此"脉出者,脉出肾少阴之部。水源泛滥而散,欲其归源，不可得矣"。[18]191《证治准绳》亦认为："少阴证当沉，故脉出者死也。此水附骨，以当沉而下出，则当微出本部，即是得生也。此个出字，出本部之外，故死也。经云：阴阳俱虚，脉出者死，与此同意。水气浮大即延生者，总而言之也。五脏六腑，上下表里，及诸部分，俱在其中矣。此阴盛而阳虚也，故暴出者死。何以然？少阴沉，知周身无阳也。水病滞塞不通，脉暴出，阳何以周流于一身，养育一体，故死也。"[19]444《金匮要略心典》亦认为："水为阴，阴盛故令脉沉。又，水行皮肤，荣卫被遏，亦令脉沉。若水病而脉出，则真气反出邪水之上，根本脱离，而病气独胜，故死。出与浮迥异，浮者盛于上而弱于下，出则上有而下绝无也。"[20]96

另外，《备急千金要方》有："水有十种，不可治者有五。第一唇黑，伤肝；第二缺盆平，伤心；第三脐出，伤脾；第四背平，伤肺；第五足下平满，伤肾。此五伤，必不可治。凡水病忌腹上出水，出水者月死。"[21]371的论述，此皆预后不良。

传承发展

1. 病因病机

以《黄帝内经》诸篇对水气病的论述为基础，结合《金匮要略》对水气病病因病机的论述，后世医家提出与肺有关水气病的病因病机主要有以下几个方面。

（1）风邪外袭，肺失通调，水气内停。本证多发为风水。本证的发生，多由风邪外袭，致肺气失于宣降，不能通调水道，水湿潴留体内，外溢皮肤，风邪又与水气相结，发为水肿。如《素问灵枢类纂约注》指出："水因风得，故名风水。"[27]62《灵素节注类编》亦曰："因用力汗出而窍开，风邪客之，其水本于肾，与风邪相鼓于皮里肌肤而成肿病，故名风水也。"[9]260

（2）湿毒浸淫，内归脾肺，发为水肿。本证的发生，多由肌肤疮疡痈毒，不能清解消透，毒邪内归脾肺，使肺失通调而脾不制水，水气内停，溢于肌肤，发为水肿。如《严氏济生方》曰："又有年少血热生疮，变为肿满，烦渴，小便少，此为热肿。《素问》所谓结阳者，肿四肢是也。"[28]99

（3）肺脾邪结，气化不利，水气内停。本证的发生，责之于太阴肺脾功能失调。因手太阴肺主气，主输布津液，气化则水湿亦化；足太阴脾属土，为制水之脏。太阴肺脾功能失调，则水寒之气内结，气不化水，病生水患。正如《杂病源流犀烛》所云："三阴邪结，则坤土不能运精，如是而二阴肾独主里，而气更盛，反来侮土，故气盛阳不得入。阳不得入，则肺气不得通调，斯寒水不行而壅，故成水肿之病。"[26]68《黄帝内经灵枢注证发微》亦曰："三阴结，谓脾肺之脉俱寒结也。脾肺寒结则气化为水。"[5]294，295

（4）肺寒移肾，阳气不化，水气内涌。此证多发为涌水，水肿自上而下，如水之壅也。本证的发生，多因寒气袭肺，金冷水聚。肺主气，通调水道，肺寒则肺气不利，肺气郁闭，肺寒下移于肾，肺肾皆寒，阳气不能化水而致水气内停，发为本证。由于肺与大肠相表里，气闭水逆大肠，则出现肠中濯濯有声之症。如《圣济总录》云："夫肾为肺之子而主水。大肠为肺之府而为传道之官。肺受寒邪。宜传于肾。肾受寒邪。则其水闭郁而不流。水无所归。故客于大肠而不下。夫水性流下。今乃客于大肠。不得宣通。而其证涌溢。如囊裹浆也。"[24]1389《内经博议》亦曰："形寒饮冷，肺气不足，则肺寒；母病传子，则寒可移于肾。肾寒水，而以寒济寒，故水气不升而为涌。"[25]114

（5）肾虚水泛，风邪外袭，肺气不利。此证多发为风水。本证的发生，多与肾虚下焦气化不利，风邪外袭，肺气失于宣降有关。本证来势急，病情重。因肾主水，为主水之脏。肺主宣发肃降，通调水道，为水之上源，外合皮毛又主表。肾虚则水无所主，风邪犯表，卫外失和，肺气不利，失于通调水道，则内病水肿，外病邪风，发为本证。如《素问悬解》所述："肾水泛滥，则下为胕肿大腹，肺气冲逆，则上为喘呼不得偃卧，是标本俱病也。喘呼气逆不得卧者，肺之所为也，水肿者，肾之所为也，分为彼此相输而上下俱受者，总皆水气之所留蓄也。"[10] 68

（6）肾关不利，气化失司，水气犯肺。本证的发生，主要由于肾虚膀胱气化失司，肾为胃关，关闭不利，水邪上逆于肺，聚水为病，故病水肿。即所谓本于肾而标于肺而又中焦不和也。如《杂病源流犀烛》："肾为胃关，不惟肾气不化而闭，即胃亦能令关闭，故水之聚，不待肾水后成，即所饮汤水，亦聚而为患。盖胃主中焦，为水谷之海，胃和，则升降出纳之气行，水谷从其道而输泄；胃不和，则出纳之关滞，水谷之液皆积而成水。"[26] 68

2. 症状与诊断

《灵枢·水胀》《灵枢·论疾诊尺》和《金匮要略方论》对于水气病的症状有详细的记载，后世医家一般依此为基础，对水气病的症状作进一步论述。如《医宗金鉴·订正仲景全书金匮要略注》指出："风水得之内有水气，外感风邪。风则从上肿，故面浮肿，骨节疼痛恶风，风在经表也。皮水得之内有水气，皮受湿邪。湿则从下肿，故胕浮肿，其腹如鼓，按之没指，水在皮里也。非风邪，故不恶风，因水湿故不渴也。其邪俱在外，故均脉浮，皆当从汗从散而解也。"[22] 590"肺水者，水附于肺，则肺水也。肺主气，气引水行，亦能使之周身浮肿。肺不肃则气化壅，故小便难，小便难则清浊不分，故便鸭溏，此知为有水在肺，当于肺脏治水也。"[22] 587《全生指迷方》云："若腹满，按之没指，随手而起，余与正水皆同，但四肢聂聂动，其脉亦浮，由肺气久虚，为风邪所客，气不得运，百脉闭塞，气结阴聚成水，谓之皮水。"[29] 72《金匮要略心典》指出："太阳有寒，则脉紧骨疼；有湿则脉濡身重；有风则脉浮体酸；此明辨也。今得伤寒脉而骨节不疼，身体反重而酸，即非伤寒，乃风水外胜也。风水在表而非里，故不渴。风固当汗，水在表者亦宜汗，故曰汗出即愈；然必气盛而实者，汗之乃愈。不然则其表益虚，风水虽解，而恶寒转增矣。故曰恶寒者，此为极虚发汗得之。若其渴而不恶寒者，则非病风，而独病水，不在皮外，而在皮中，视风水为较深矣。"[20] 94

3. 治法方药

水气病的治疗，后世医家基本尊崇《素问·汤液醪醴论》和《金匮要略方论》的基本原则和治法用药，并在此基础上有一定的发展。如《素问灵枢类纂约注》提出"治水必兼风药"[27] 62的论点。后世医家对与肺有关的水气病的治疗方法，主要有以下几个方面。

（1）疏风解表，宣肺利水。因风邪外袭，肺失通调，水气内停是本病的病机，故外散风邪，宣肺化气利水是本病的主要治法。此宗《素问·汤液醪醴论》开鬼门之法，但风邪有兼寒兼热之别，故本法又分疏风散寒，宣肺利水与疏风清热，宣肺利水之不同。偏风寒者，又有风寒表实与风寒表虚之不同。风寒表实者，除仲景方外，后世多用驱风败毒散或消风败毒散等。而风寒表虚者，后世仍用防己黄芪汤。如《医醇賸义》云："驱风败毒散，治风水皮水凡在表宜从汗解者。"[35] 442若病变偏于风热者，后世有用麻黄石膏汤者。如《圣济总录》麻黄石膏汤"治风水遍身肿，骨节疼痛，恶风脚弱，汗出不仁"。[24] 1392若由肺寒移肾，发为涌水者，当用葶苈丸泻肺利水。如《黄帝素问宣明论方》葶苈丸"……治涌水，腹满不坚，溢如囊里裹浆，疾行则濯濯有声"。[36] 22, 23

（2）宣肺解毒，利水消肿。因湿毒浸淫，内归脾肺，水气外溢为本病的病机，肌肤又为脾肺所主，故宣肺解毒，利水消肿亦是治疗水气病的方法。方剂如麻黄连翘赤小豆汤、赤小豆汤等。如《严氏济生方》云："赤小豆汤，治年少血气俱热，遂生疮疖，变为肿满，或烦或渴，小便不利。"[28] 100《医方集解》则曰："若瘀热在里，亦有用麻黄连翘赤小豆汤发汗利水之剂者。"[37] 185《古今名医方论》亦云："燥可去湿，麻黄连翘赤小豆汤是也。"[38] 123《证治摘要》则曰："疮疖内攻肿满者，麻黄连翘赤小豆汤。"[39] 22 因本证每因疮疖等内攻所致，故在治疗时宜配合清热解毒之五味消毒饮等以治毒疮，则可提高疗效。

（3）温脾宣肺，化气利水。因脾土不足，不能制水，肺气不利，失于宣降是水气病发病的病机。故宣肺气，培脾土亦是后世治疗水气病常用方法。常用方剂如《金匮要略》防己茯苓汤及后世防风散等。如《金匮翼》指出："从肺闭得之，盖肺主诸气而行水道，肺闭则水不下行而泛滥皮肤，状与风水相似，但不恶风为异，防己茯苓汤。"[34] 178《太平圣惠方》曰："治风水通身肿，皮肤欲裂，宜利小便，防风散方。"[30] 114 防风散为温脾宣肺利水之方，可通调三焦，宣肺利水，燥湿健脾，通利小便。

（4）温经发汗，宣肺利水。因少阴肾阳不足，风寒外袭，肺失宣肃，水气内停是本病的病机，故温补少阴阳气，发汗宣肺利水是后世医家常用的方法。《金匮要略》麻黄附子汤可谓本法之祖方。此外，常用的方剂有麻黄散、麻黄汤、平肺汤等。如《太平圣惠方》麻黄散治"治风水，遍身肿满，骨节酸痛，恶风脚弱，皮肤不仁"。[30] 115《杂病广要》载："《古今录验》麻黄汤，疗风水，身体面目尽浮肿，腰背牵引髀股，不能食方。"[31] 263《保命歌括》载："平肺汤，肺与肾皆以属阴。积水，下为胕肿，上为喘呼。"[32] 368

另外，若阴血不足，风水泛溢者，治宜滋肾散风，用四物汤加味。如《冯氏锦囊秘录》云："《经》言汗出于肾，逢于风，内不得入于脏腑，外不得越于皮肤，客于玄府。行于皮肤，传于胕肿，本之于肾，名曰风水，治宜滋肾散风，如四物汤加荆防羌柴防己之类。"[33] 387

（5）针灸治疗：取肾俞五十七穴。如《素问·水热穴论》有"肾俞五十七穴，积阴之所聚也，水所从出入也"的记载，故取五十七穴治疗。《针灸甲乙经》则曰："风水面肿，巨虚上廉主之。面胕肿，上星主之，先取噫嘻，后取天牖、风池。风水面胕肿，冲阳主之。风水面胕肿，颜黑，解溪主之。"[40] 347

4. 预后

水气病的预后，后世医家认为与病情轻重与病势的发展有关。如《赤水玄珠》指出："大凡水肿，先起于腹，而后散于四肢者生。先起于四肢，而后入腹者死。……与夫男从脚上肿而上，女从上肿而下，或肉硬，或掌心平而无纹，皆不治。"[41] 77

━━━━━━━ 应用示例 ━━━━━━━

1. 风水挟热

《吴鞠通医案》卷四：福，二十四岁。初因爱饮冰冻黄酒与冰糖冰果，内湿不行，又受外风，从头面肿起，不能卧，昼夜坐被上，头大如斗，六脉洪大，先以越婢汤发汗。肿渐消，继以调理脾胃药，服至一百四十三帖而愈。

范，十八岁。风水肿胀。麻黄六钱，去节，生石膏四两、杏仁五钱、桂枝三钱、生姜三钱、大枣二枚（去核）、炙甘草三钱。一帖而汗解，头面肿消。次日与宣脾利水，五日全愈。戒其

避风不听，后八日复肿如故，仍与前法而愈，后受规戒，方不再发。[42] 118

《王旭高临证医案》卷二：冯，风水相搏，一身面目悉肿，咳嗽，气升不得卧。症势险重，用越婢法。麻黄、生甘草、杏仁、石膏、赤苓、泽泻、陈皮、葶苈子、大腹皮、生姜、大红枣。[43] 82

2. 外邪壅肺

《临证指南医案》卷二：某，暴肿气急，小溲涩少，此外邪壅肺，气分不通，治当从风水皮水，宣其经隧，以能食能寝为佳，勿得诛伐无过之地。前胡、蜜炙麻黄、牛蒡子、姜皮、紫菀、杏仁、茯苓皮、广皮。[44] 149

《丁甘仁医案》卷五：关左，暴肿气急，小溲短赤，口渴欲饮，脉浮滑而数。此外邪壅肺，气道不通，风水为患。风为阳邪，水为阳水，风能消谷，故胃纳不减也。拟越婢汤加味。净麻黄四分、熟石膏三钱、生白术钱半、光杏仁三钱、肥知母钱半、茯苓皮三钱、大腹皮二钱、桑白皮二钱、冬瓜子皮各三钱、淡姜皮五分。[45] 197, 198

3. 邪结肺脾

《曹仁伯医案》：病中咳嗽，病后浮肿。浮肿属脾，咳嗽入肺，肺金风邪、脾土水湿互相搏结，变而为风水证也。气息喘促于上，二便失调于下，病势危笃，能不虑其厥塞而脱乎？勉拟开鬼门、洁净府两法，以冀表里皆通为幸。麻黄汤、五苓散用肉桂。[46] 129

《汪艺香先生医案》下：寒热咳肿，汗少脉浮，风水阻于肺脾，二经合病也。恐变喘促。蜜炙麻黄、桑叶枝、前胡、光杏、防风、焦麦芽、连皮槟榔、赤猪苓、橘红、通草、象贝、舟车丸。

汗虽得，而咳肿未减，是风水夹浊，相搏于肺脾之间也。金沸草、前胡、草果皮、半夏、冬瓜皮、川朴、姜皮、老桂木、猪苓、连皮槟、枳实、舟车丸、橘红。[47] 97, 114

附录一 文献辑录

《针灸甲乙经》：风水面肿，巨虚上廉主之。面胕肿，上星主之，先取噫嘻，后取天牖、风池主之。风水面胕肿，冲阳主之（胕一作浮）。风水面胕肿，颜黑，解溪主之。[40] 347

《黄帝内经太素》：至必少气，时热，从胸背上至头汗，手热，口干，苦渴，不能正偃，正偃则咳，病名曰风水。肾风病气至者，凡有八候：一者少气，二时热，三从胸至头汗出，四手热，五口热，六苦渴，七不能正偃谓不能仰卧，仰卧即咳。有此八候，候是肾风水病也。[6] 557, 558

肺得寒气，传与肾脏，名曰虚邪。肺将寒气与肾，肾得涌水，大肠盛水，裹于腹中，如帛囊浆壶。[6] 467

肾脉少阴，上入肺中，故曰末在肺也。所以肾之与肺，母子上下俱积水也。[6] 185

胃主水谷，胃气关闭不利，肾因聚水，肺气之应，溢于皮肤，故为胕肿。[6] 185

《备急千金要方》：水有十种，不可治者有五。第一唇黑，伤肝；第二缺盆平，伤心；第三脐出，伤脾；第四背平，伤肺；第五足下平满，伤肾。此五伤，必不可治。凡水病忌腹上出水，出水者月死。[21] 371

《黄帝内经灵枢注证发微》：此下焦者，即《营卫生会篇》上、中、下之下焦也，下焦之气不足，故泛溢之为水病耳。[5] 390

三阴结，谓脾肺之脉俱寒结也。脾肺寒结则气化为水。[5] 294, 295

《黄帝素问直解》：去宛陈莝，谓津液充廓，则去其积久之腐秽，以平之也。……开鬼门，乃开发毛腠而汗出也。洁净府，乃小便利而中渎之府清洁也。谓其魄独居，则开鬼门、洁净府，使肺魄外达于皮毛，下通

于净府也。[14] 111

《类经》：下焦为分注之所，气不化则津液不行，故溢于肌肉而为水。[7] 211

涌水者，水自下而上，如泉之涌也。水者阴气也，其本在肾，其末在肺。肺移寒于肾，则阳气不化于下，阳气不化，则水泛为邪而客于大肠，以大肠为肺之合也。但按腹不坚，而肠中濯濯有声者，即是其候。[7] 233

肺为手太阴经，其脏属金。肾为足少阴经，其脏属水。少阴脉从肾上贯肝膈入肺中，所以肾邪上逆，则水客于肺。故凡病水者，其本在肾，其末在肺，亦以金水相生，母子同气，故皆能积水。[7] 331

关者，门户要会之处，所以司启闭出入也。肾主下焦，开窍于二阴，水谷入胃，清者由前阴而出，浊者由后阴而出，肾气化则二阴通，肾气不化则二阴闭，肾气壮则二阴调，肾气虚则二阴不禁，故曰肾者胃之关也。关闭则气停，气停则水积，水之不行，气从乎肾，所谓从其类也。[7] 331

勇而劳甚者，汗自阴分深处而发，故曰肾汗。汗出逢风则腠理闭，内已离于脏腑，外不得泄于皮肤，故客于玄府而为胕肿。此则因水因风，故名风水。[7] 332

水在肌表而因于络，阴气积于阳分也，刺之血未出而气先行，阴滞于阳而不易散也，所以为肿。[7] 312

平治之法当如权衡者，欲得其平也。且水胀一症，其本在肾，其标在肺。如五脏阳已竭，魄独居者，其主在肺，肺主气、气须何法以化之？津液充郭，孤精于内，其主在肾，肾主水，水须何法以平之？然肺金生丁脾，肾水制于土，故治肿胀者，必求脾肺肾三脏，随盛衰而治得其平，是为权衡之道也。……"宛"，积也。"陈"，久也。"莝"，斩草也。谓去其水气之陈积，欲如斩草而渐除之也。……"鬼门"，汗孔也，肺主皮毛，其藏魄，阴之属也，故曰鬼门。"净府"，膀胱也，上无入孔而下有出窍，滓秽所不能入，故曰净府。邪在表者散之，在里者化之，故曰开鬼门、洁净府。[7] 161

《素问经注节解》：气者水之母，肺主诸气，降下之令燥焉。是故气利则水行，气闭则水滞。然气之或利或闭者，热则利，寒则闭。今肺寒而移于肾，是气闭而不下达，故水涌溢于大肠，而令濯濯有声也。大肠者肺之合，气闭水逆，肺病以从其合也。[8] 146

脾肺之脉俱寒结也。脾肺寒结则气化为水。[8] 103

《黄帝内经灵枢集注》：疢，即水。以水为疾也。此外因之邪，病在于皮肤也。疢，水病也。因汗出遇风，风水之邪，留于皮肤，而为肿胀也。为五十七疢，取皮肤之血者尽取之。盖邪在皮肤，当从肤表而出。[15] 183

气化则水行，气伤则水凝聚而为病。是以凡论水病，当先体认其正气，知正气之循行出入，则知所以治之之法矣。[15] 380

《素问悬解》：肾水泛滥，则下为胕肿大腹，肺气冲逆，则上为喘呼不得偃卧，是标本俱病也。喘呼气逆不得卧者，肺之所为也，水肿者，肾之所为也，分为彼此相输而上下俱受者，总皆水气之所留蓄也。[10] 68

《素问灵枢类纂约注》：勇而劳甚，则肾汗出。肾汗出，逢于风，内不得入于脏腑，外不得越于皮肤，客于玄府，行于皮里，传为胕肿，名曰风水。（吴注：水因风得，故名风水。所以治水必兼风药。若但腹中坚胀而身不肿，病名蛊胀，与此不同。）所谓玄府者，汗空（孔同）也。故水病下为胕肿大腹，上为喘呼不得卧者，标本俱病（肾本肺标），故肺为喘呼，肾为水肿，肺为逆不得卧。[27] 62

《灵素节注类编》：三阴者，太阴也，亦主开，其气结则脾不转运，肺不输布，水饮蓄而成病也。[9] 224

因用力汗出，毛孔开，而风邪客之，故名风水之病也。[9] 260

头面足胕，皆瘗然壅肿，此因肾虚水泛，风邪由太阳而入肾经，风鼓水涌，故名风水，以肾为水脏，与太阳为表里也。[9] 259

《金匮悬解》曰："三阴者，太阴也，手太阴肺不能行水，足太阴脾不能制水，阴气凝结，是以水泛。[10] 561

《金匮玉函要略辑义》：肺主皮毛，行荣卫，与大肠合。今有水病，则水充满皮肤。肺本通调水道，下输膀胱，为尿溺。今既不通，水不得自小便出，反从其合，与糟粕混，成鸭溏也。[12] 200

《医灯续焰》：脉出者，脉出肾少阴之部。水源泛滥而散，欲其归源，不可得矣。[18] 191

《证治准绳》：少阴证当沉，故脉出者死也。此水附骨，以当沉而下出，则当微出本部，即是得生也。此个出字，出本部之外，故死也。经云：阴阳俱虚，脉出者死，与此同意。水气浮大即延生者，总而言之也。五脏六腑，上下表里，及诸部分，俱在其中矣。此阴盛而阳虚也，故暴出者死。何以然？少阴沉，知周身无阳也。水病滞塞不通，脉暴出，阳何以周流于一身，养育一体，故死也。[19] 171，172

《圣济总录》：夫肾为肺之子而主水，大肠为肺之府而为传道之官，肺受寒邪，宜传于肾。肾受寒邪，则其水闭郁而不流，水无所归，故客于大肠而不下。夫水性流下，今乃客于大肠，不得宣通，而其证涌溢，如囊裹浆也。[24] 1389

《金匮要略心典》：水为阴，阴盛故令脉沉。又，水行皮肤，营卫被遏，亦令脉沉。若水病而脉出，则真气反出邪水之上，根本脱离，而病气独胜，故死。出与浮迥异，浮者盛于上而弱于下，出则上有而下绝无也。[20] 96

太阳有寒，则脉紧骨疼；有湿则脉濡身重；有风则脉浮体酸，此明辨也。今得伤寒脉而骨节不疼，身体反重而酸，即非伤寒，乃风水外胜也。风水在表而非里，故不渴。风固当汗，水在表者亦宜汗，故曰汗出即愈；然必气盛而实者，汗之乃愈。不然则其表益虚，风水虽解，而恶寒转增矣。故曰恶寒者，此为极虚发汗得之。若其渴而不恶寒者，则非病风，而独病水，不在皮外，而在皮中，视风水为较深矣。[20] 94

《金匮翼》：从肺闭得之，盖肺主诸气而行水道，肺闭则水不下行而泛滥皮肤，状与风水相似，但不恶风为异，防己茯苓汤。[34] 178

《医宗金鉴·订正仲景全书金匮要略注》：风水得之内有水气，外感风邪。风则从上肿，故面浮肿，骨节疼痛恶风，风在经表也。皮水得之内有水气，皮受湿邪。湿则从下肿，故胕浮肿，其腹如鼓，按之没指，水在皮里也。非风邪，故不恶风，因水湿故不渴也。其邪俱在外，故均脉浮，皆当从汗从散而解也。[22] 590

《医宗金鉴·订正仲景全书金匮要略注》：若小便自利及汗出者，则水精输布，何水病之有？惟小便不利，则水无所从出，故必病水。[22] 581

魏荔彤曰：肺水者，水附于肺，则肺水也。肺主气，气引水行，亦能使之周身浮肿。肺不肃则气化壅，故小便难，小便难则清浊不分，故便鸭溏，此知为有水在肺，当于肺脏治水也。[22] 587

《内经博议》：夫形寒饮冷，肺气不足则肺寒，母病传子，则寒可移于肾。肾为寒水，以寒济寒，故水气不升而为涌。[25] 114

《金匮要略广注》："小便利，则膀胱气化自出，有汗，则玄府关窍可开，故自当愈。然此便是治法，若小便不利，汗不出者，又宜发汗、利小便矣。"[23] 125

《杂病源流犀烛》：肾为胃关，不惟肾气不化而闭，即胃亦能令关闭，故水之聚，不待肾水后成，即所饮汤水，亦聚而为患。盖胃主中焦，为水谷之海，胃和，则升降出纳之气行，水谷从其道而输泄；胃不和，则出纳之关滞，水谷之液皆积而成水。[26] 68

三阴邪结，则坤土不能运精，如是而二阴肾独主里，而气更盛，反来侮土，故气盛阳不得入。阳不得入，则肺气不得通调，斯寒水不行而壅，故成水肿之病。[26] 68

《素问灵枢类纂约注》：水因风得，故名风水。[27] 62

《严氏济生方》：又有年少血热生疮，变为肿满，烦渴小便少，此为热肿，《素问》所谓结阳者，肿四肢是也。[28] 99

《全生指迷方》：若腹满，按之没指，随手而起，余与正水皆同，但四肢聂聂动，其脉亦浮，由肺气久虚，为风邪所客，气不得运，百脉闭塞，气结阴聚成水，谓之皮水。[29] 72

《冯氏锦囊秘录》：《经》言汗出于肾，逢于风，内不得入于脏腑，外不得越于皮肤，客于玄府。行于皮肤，传于胕肿，本之于肾，名曰风水，治宜滋肾散风，如四物汤加荆防羌柴防己之类。[33] 387

《血证论》：失血家往往水肿。瘀血化水，亦发水肿，是血病而兼水也。盖在下焦，则血海膀胱，同居一地。在上焦，则肺主水道，心主血脉，又并域而居。在躯壳外，则汗出皮毛，血循经脉，亦相倚而行，一阴

一阳，互相维系。[11] 4

《增订通俗伤寒论》："夹胀伤寒（一名伤寒夹肿胀，又名肿胀兼伤寒）：湿热壅肺，肺水肿满，不能下输膀胱，致小便闭而喘肿者，此中医所谓肺水，西医所谓肺积气与水也。"[13] 379, 389

附录二 常用方药

大青龙汤：麻黄六两、去节，桂枝二两、去皮，甘草二两、炙，杏仁四十个、去皮尖，生姜三两、切，大枣十二枚，石膏如鸡子大、碎。上七味，以水九升，先煮麻黄，减二升，去上沫，内诸药，煮取三升，去滓，温服一升，取微似汗，汗多者，温粉粉之。（《金匮要略方论·痰饮咳嗽病脉证并治》）

小青龙汤：麻黄三两、去节，芍药三两，五味子半升，干姜三两，甘草三两、炙，细辛三两，桂枝三两、去皮，半夏半升、洗。上八味，以水一斗，先煮麻黄，减二升，去上沫，内诸药，煮取三升，去滓，温服一升。（《金匮要略方论·痰饮咳嗽病脉证并治》）

五味消毒饮：金银花三钱、野菊花、蒲公英、紫花地丁、紫背天葵子各一钱二分。水二钟，煎至八分，加无灰酒半钟，再煎二三沸时，热服。渣如法再煎服，被盖出汗为度。（《医宗金鉴·卷七十二》）

平肺汤：葶苈、桑白皮，炒，桔梗、枳壳，炒，紫苏、半夏、甘草，炙、五分，麻黄去节、七分半。上㕮咀，分作二服，每服姜三片，煎服以泻肺水，送下青木香丸泻肾水。《保命歌括·卷二十六》

防己茯苓汤：防己三两、黄芪三两、桂枝三两、茯苓六两、甘草二两。上五味，以水六升，煮取二升，分温三服。（《金匮要略方论·水气病脉证并治》）

防己黄芪汤：防己一两、黄芪一两一分、白术三分、甘草半两（炙）。上锉，每服五钱匕，生姜四片，枣一枚，水盏半，煎取八分，去滓，渴服，良久再服。（《金匮要略方论·水气病脉证并治》）

防风散：防风一两、去芦头，猪苓一两、去黑皮，泽泻一两，赤茯苓一两，麻黄一两、去根节，泽漆一两，白术一两半，大戟一两、锉碎、微炒，黄芪一两、锉，独活二两，杏仁一两、汤浸、去皮尖、双仁，麸炒微黄。上件药，捣筛为散，每服五钱。以水一大盏，入煮赤小豆汁一合，煎至五分，去滓温服，每日早晨服。良久，当小便极利。不利，晚再服之。（《太平圣惠方·卷第五十四》）

赤小豆汤：赤小豆炒，当归去芦、炒，商陆，连翘仁，赤芍药，汉防己，木猪苓去皮，桑白皮炙，泽泻，以上各半两。上㕮咀，每服四钱，水一盏半，生姜五片，煎至八分，去滓，温服，不拘时候。《严氏济生方·水肿门》

麻黄附子汤：麻黄三两、甘草二两、附子一枚、炮。上三味，以水七升，先煮麻黄，去上沫，内诸药，煮取二升半，温服八合，日三服。《金匮要略方论·水气病脉证并治》

麻黄散：麻黄二两、去根节，石膏三两、研，白术二两，附子二两、炮裂、去皮脐，汉防己二两，桑根白皮二两、锉。上件药，捣筛为散。每服五钱。以水一大盏，入枣二三枚，生姜半分，煎至五分，去滓，不计时候温服。（《太平圣惠方·卷第五十四》）

麻黄汤：麻黄五两、去节，桂心四两，生姜三两，甘草二两、炙，附子二枚、炮。上五味切，以水一斗，先煮麻黄减二升，内药煎取三升，一服一升，日三。（《杂病广要·内因类》引《外台》方）

麻黄连翘赤小豆：麻黄二两、去节，连翘二两、连翘根也，杏仁四十个、去皮尖，赤小豆一升，大枣十二枚、擘，生梓白皮切、一升，生姜二两、切，甘草二两、炙。上八味，以潦水一斗，先煮麻黄再沸，去上沫，内诸药，煮取三升，去滓，分温三服，半日服尽。（《伤寒论·辨阳明病脉证并治》）

麻黄石膏汤：麻黄去根节、六两，石膏八两，甘草炙二两，白术三两，附子炮裂、去皮脐、一枚。上五味，㕮咀如麻豆。每服五钱匕，水二盏，入生姜一枣大，拍碎，大枣二枚劈破，同煎至一盏，去滓温服，日三，服讫复令汗出愈。（《圣济总录·卷第七十九》）

消风败毒散（驱风败毒散）：人参、独活、柴胡、桔梗、枳壳（麸炒）、羌活、茯苓、川芎、前胡、甘草、

荆芥、防风（各一钱）。水二钟，姜三片，煎八分，食远服。（《医门法律·卷六》）

越婢汤：麻黄六两、石膏半斤、生姜三两、大枣十五枚、甘草二两。上五味，以水六升，先煮麻黄，去上沫，内诸药，煮取三升，分温三服。（《金匮要略方论·水气病脉证并治》）

越婢加术汤：麻黄六两、石膏半斤、生姜三两、大枣十五枚、甘草二两、白术四两。上六味，以水六升，先煮麻黄去沫，内诸药，煮取三升，分温三服。恶风加附子一枚。（《金匮要略方论·中风历节病脉证并治》）

葶苈丸：葶苈（纸炒）、泽泻、椒目、桑白皮（锉）、杏仁（去皮，麸炒）、木猪苓（去黑皮），各半两。上为细末，炼蜜和丸，如桐子大，每服二十丸，葱白汤下，不计时候，以利为度。（《黄帝素问宣明论方》）

参 考 文 献

[1] 山东中医学院，河北医学院. 黄帝内经素问校释［M］. 北京：人民卫生出版社，1982.
[2] 河北医学院. 灵枢经校释［M］. 北京：人民卫生出版社，1982.
[3] ［汉］张仲景. 金匮要略方论［M］. 北京：人民卫生出版社，2013.
[4] ［汉］张仲景. 伤寒论［M］. 北京：人民卫生出版社，2005.
[5] ［明］马莳. 黄帝内经灵枢注证发微［M］. 北京：科学技术文献出版社，1998.
[6] ［隋］杨上善. 黄帝内经太素［M］. 北京：人民卫生出版社，1983.
[7] ［明］张景岳. 类经［M］. 北京：中国中医药出版社，1997.
[8] ［清］姚止庵. 素问经注节解［M］. 北京：人民卫生出版社，1963.
[9] ［清］章虚谷. 医门棒喝三集·灵素节注类编［M］. 杭州：浙江科学技术出版社，1986.
[10] ［清］黄元御. 黄元御医学全书［M］. 北京：中国中医药出版社，1997.
[11] ［清］唐容川. 血证论［M］. 北京：中国中医药出版社，1996.
[12] ［日］丹波元简. 金匮玉函要略辑义［M］. 北京：人民卫生出版社，1956.
[13] 何廉臣. 增订通俗伤寒论［M］. 福州：福建科学技术出版社，2004.
[14] ［清］高士宗. 黄帝素问直解［M］. 北京：科学技术文献出版社，1982.
[15] ［清］张志聪. 黄帝内经灵枢集注［M］. 北京：中医古籍出版社，2012.
[16] ［清］张璐. 张氏医通［M］. 北京：中国中医药出版社，1995.
[17] ［清］张志聪. 黄帝内经素问集注［M］. 北京：中国医药科技出版社，2014.
[18] ［明］王绍隆. 医灯续焰［M］. 北京：中医古籍出版社，2015.
[19] ［明］王肯堂. 证治准绳［M］. 北京：人民卫生出版社，1991.
[20] ［清］尤怡. 金匮要略心典［M］. 北京：中国中医药出版社，1992.
[21] ［唐］孙思邈. 备急千金要方［M］. 北京：中国医药科技出版社，2011.
[22] ［清］吴谦. 医宗金鉴·订正仲景全书金匮要略注［M］. 北京：人民卫生出版社，1992.
[23] ［清］李彣. 金匮要略广注［M］. 北京：中国中医药出版社，1992.
[24] ［宋］太医院编. 圣济总录［M］. 北京：人民卫生出版社，1962.
[25] ［清］罗美. 内经博议［M］. 北京：中国中医药出版社，2015.
[26] ［清］沈金鳌. 杂病源流犀烛［M］. 北京：中国中医药出版社，1994.
[27] ［清］汪昂. 素问灵枢类纂约注［M］. 北京：中国中医药出版社，2016.
[28] ［宋］严用和. 重辑严氏济生方［M］. 北京：中国中医药出版社，2007.
[29] ［宋］王贶. 全生指迷方［M］. 北京：人民卫生出版社，1986.
[30] ［宋］王怀隐. 《太平圣惠方》校注［M］. 郑州：河南科学技术出版社，2015.
[31] ［日］丹波元坚. 杂病广要［M］. 北京：人民卫生出版社，1983.
[32] ［明］万全. 万氏家传保命歌括［M］. 武汉：湖北科学技术出版社，1986.
[33] ［清］冯楚瞻. 冯氏锦囊秘录［M］. 北京：中国中医药出版社，1996.
[34] ［清］尤怡. 金匮翼［M］. 上海：上海卫生出版社，1957.
[35] ［清］费伯雄. 医醇賸义［M］. 上海：上海科学技术出版社，2000.
[36] ［金］刘完素. 黄帝素问宣明论方［M］. 上海：上海科学技术出版社，2000.
[37] ［清］汪昂. 医方集解［M］. 北京：中国中医药出版社，2007.

[38][清] 罗美. 古今名医方论 [M]. 北京：中国医药科技出版社，2012.

[39][日] 中川成章. 证治摘要 [M]. 北京：人民卫生出版社，1955.

[40][晋] 皇甫谧. 针灸甲乙经 [M]. 北京：科学技术文献出版社，2010.

[41][明] 孙一奎. 赤水玄珠 [M]. 北京：中国中医药出版社，1996.

[42][清] 吴鞠通. 吴鞠通医案 [M]. 北京：中国医药科技出版社，2012.

[43][清] 王泰林. 王旭高临证医案 [M]. 北京：中国医药科技出版社，2012.

[44][清] 叶桂. 临证指南医案 [M]. 太原：山西科学技术出版社，2006.

[45] 丁甘仁. 丁甘仁医案 [M]. 上海：上海科学技术出版社，2001.

[46][清] 叶天士，曹仁伯，何元长. 叶天士曹仁伯何元长医案 [M]. 上海：上海科学技术出版社，2004.

[47][清] 汪艺香. 汪艺香先生医案 [M]. 上海：上海科学技术出版社，2004.

（谢忠礼）

第二十五章 痰 饮

痰饮，是指体内水液输布运化失常，停积于身体某些部位的一类病证。本病又称"淡饮"，"流饮"。痰，古作淡，与澹同义。如《杂病广要》云："痰古作淡，淡、澹通，澹水动也，故水走肠间，名为淡饮。"[1]222 饮，水也，所以中医经典中的痰饮多指的是饮证。如《素问·五常政大论》称为水饮，而《素问·六元正纪大论》称之为积饮。痰饮的病名首见于《金匮要略·痰饮咳嗽病脉证并治》，且有广义和狭义之分。广义痰饮是诸饮的总称，而狭义痰饮是诸饮中的一个类型。由于水饮停积的部位不同，《金匮要略》将本病分为痰饮、悬饮、溢饮和支饮四类。认为水走肠间，沥沥有声者为痰饮；饮水流行，归于四肢，无汗而身体疼重者为溢饮；水流胁下，咳唾引痛者为悬饮；咳逆倚息，短气不得卧，其形如肿者为支饮。另外，将水饮留而不行者，称之为留饮；将水饮潜伏不出者，称之为伏饮。在中医学典籍中，痰饮病与水气病产生的原因是一致的。由于肺通调水道而为水之上源，脾主运化水湿，肾为主水之脏，三焦为水液运行的道路，故痰饮病的产生与肺脾肾功能失调、三焦气化功能障碍有关。其中与肺有关的主要有悬饮、溢饮和支饮三种。本章主要讨论与肺有关的悬饮、溢饮和支饮病的因症脉治，与肺无关的狭义痰饮病不在讨论之列。后世中医学痰的理论发展于隋唐至金元时期，并提出百病兼痰的论点，与饮证不同，故亦不在本节讨论的范畴。

经典原文

《素问·经脉别论》：饮入于胃，游溢精气，上输于脾，脾气散精，上归于肺，通调水道，下输膀胱。水精四布，五经并行，合于四时五脏阴阳，揆度以为常也。[2]306

《素问·生气通天论》：因而大饮，则气逆。[2]44

《素问·脉要精微论》：肝脉搏坚而长，色不青，当病坠若搏，因血在胁下，令人喘逆；其耎而散色泽者，当病溢饮，溢饮者，渴暴多饮，而易入肌皮肠胃之外也。[2]230

《素问·刺志论》：脉小血多者，饮中热也。[2]671

《素问·气交变大论》：饮发中满食减，四肢不举。[2]925

《素问·五常政大论》：湿气变物，水饮内稸，中满不食，皮㾦肉苛，筋脉不利，甚则胕肿，身后痈。[2]1001

《素问·六元正纪大论》：太阴所至为积饮否隔。[2]1136

《素问·至真要大论》：岁太阴在泉，草乃早荣，湿淫所胜，则埃昏岩谷，黄反见黑，至阴之交。民病饮积心痛，耳聋浑浑焞焞，嗌肿喉痹，阴病血见，少腹痛肿，不得小便，病冲头痛，目似脱，项似拔，腰似折，髀不可以回，腘如结，腨如别。[2]1162

太阴之胜，火气内郁，疮疡于中，流散于外，病在胠胁，甚则心痛热格，头痛喉痹项强，独胜则湿气内郁，寒迫下焦，痛留顶，互引眉间，胃满；雨数至，鳞见于陆，燥化乃见；少腹

满，腰脽重强，内不便，善注泄，足下温，头重，足胫胕肿，饮发于中，胕肿于上。[2]1175, 1176

太阴之复，湿度乃举，体重中满，食饮不化，阴气上厥，胸中不便，饮发于中，咳喘有声。[2]1180

《灵枢·邪气脏腑病形》：形寒寒饮则伤肺，以其两寒相感，中外皆伤，故气逆而上行。[3]83

肝脉……涩甚为溢饮。[3]98

《灵枢·论疾诊尺》：尺肤粗如枯鱼之鳞者，水泆饮也。[3]316

《难经·四十九难》：忧愁思虑则伤心；形寒饮冷则伤肺；恚怒气逆，上而不下则伤肝；饮食劳倦则伤脾；久坐湿地，强力入水则伤肾。[4]27

《金匮要略方论·痰饮咳嗽病脉证并治》：问曰：夫饮有四，何谓也？师曰：有痰饮，有悬饮，有溢饮，有支饮。

问曰：四饮何以为异？师曰：其人素盛今瘦，水走肠间，沥沥有声，谓之痰饮；饮后水流在胁下，咳唾引痛，谓之悬饮；饮水流行，归于四肢，当汗出而不汗出，身体疼重，谓之溢饮；咳逆倚息，短气不得卧，其形如肿，谓之支饮。

水在心，心下坚筑，短气，恶水，不欲饮。水在肺，吐涎沫，欲饮水。水在脾，少气身重。水在肝，胁下支满，嚏而痛。水在肾，心下悸。夫心下有留饮，其人背寒冷，如手大。留饮者，胁下痛引缺盆，咳嗽则辄已。胸中有留饮，其人短气而渴，四肢历节痛。脉沉者，有留饮。膈上病痰，满喘咳吐，发则寒热，背痛腰疼，目泣自出，其人振振身瞤剧，必有伏饮。夫病人饮水多，必暴喘满；凡食少饮多，水停心下，甚者则悸，微者短气。脉双弦者，寒也，皆大下后善虚；脉偏弦者，饮也。肺饮不弦，但苦喘短气。支饮亦喘而不能卧，加短气，其脉平也。病痰饮者，当以温药和之。[5]48

《金匮要略方论·呕吐哕下利病脉证并治》：先呕却渴者，此为欲解；先渴却呕者，为水停心下，此属饮家。呕家本渴，今反不渴者，以心下有支饮故也，此属支饮。[5]67

《金匮要略方论·痰饮咳嗽病脉证并治》：脉浮而细滑，伤饮。[5]49

《伤寒论·辨太阳病脉证并治中》：伤寒表不解，心下有水气，干呕，发热而咳。或渴，或利，或噎，或小便不利，少腹满，或喘者，小青龙汤主之。[6]37

伤寒，心下有水气，咳而微喘，发热不渴，服汤已渴者，此寒去欲解也，小青龙汤主之。[6]38

《伤寒论·辨少阴病脉证并治》：少阴病，二三日不已，至四五日，腹痛，小便不利，四肢沉重疼痛，自下利者，此为有水气，其人或咳，或小便利，或下利，或呕者，真武汤主之。[6]48

《金匮要略方论·痰饮咳嗽病脉证并治》：心下有痰饮，胸胁支满，目眩，苓桂术甘汤主之。[5]48

《金匮要略方论·痰饮咳嗽病脉证并治》：夫短气有微饮，当从小便去之，苓桂术甘汤主之。肾气丸亦主之。[5]49

《金匮要略方论·痰饮咳嗽病脉证并治》：病者脉伏，其人欲自利，利反快，虽利，心下续坚满，此为留饮欲去故也，甘遂半夏汤主之。[5]49

《金匮要略方论·痰饮咳嗽病脉证并治》：病悬饮者，十枣汤主之。[5]49

《金匮要略方论·痰饮咳嗽病脉证并治》：病溢饮者，当发其汗，大青龙汤主之，小青龙汤亦主之。[5]49

《金匮要略方论·痰饮咳嗽病脉证并治》：咳逆，倚息不得卧，小青龙汤主之。[5]52

《金匮要略方论·痰饮咳嗽病脉证并治》：膈间支饮，其人喘满，心下痞坚，面色黧黑，其脉沉紧，得之数十日，医吐下之不愈，木防己汤主之；虚者即愈，实者三日复发，复与不愈者，宜木防己汤去石膏加茯苓芒硝汤主之。[5]50

《金匮要略方论·痰饮咳嗽病脉证并治》：心下有支饮，其人苦冒眩，泽泻汤主之。[5]50

《金匮要略方论·痰饮咳嗽病脉证并治》：支饮胸满者，厚朴大黄汤主之。[5]50

《金匮要略方论·痰饮咳嗽病脉证并治》：支饮不得息，葶苈大枣泻肺汤主之。[5]50

《金匮要略方论·痰饮咳嗽病脉证并治》：呕家本渴，渴者为欲解，今反不渴，心下有支饮故也。小半夏汤主之。[5]51

《金匮要略方论·痰饮咳嗽病脉证并治》：卒呕吐，心下痞，膈间有水，眩悸者，小半夏加茯苓汤主之。[5]51

《金匮要略方论·痰饮咳嗽病脉证并治》：先渴后呕，为水停心下，此属饮家，小半夏茯苓汤主之。[5]53

《金匮要略方论·痰饮咳嗽病脉证并治》：假令瘦人，脐下有悸，吐涎沫而癫眩，此水也，五苓散主之。[5]51

《金匮要略方论·痰饮咳嗽病脉证并治》：咳家其脉弦，为有水，十枣汤主之。[5]52

《金匮要略方论·痰饮咳嗽病脉证并治》：夫有支饮家，咳烦，胸中痛者，不卒死，至一百日或一岁，宜十枣汤。[5]52

《伤寒论·辨太阳病脉证并治下》：太阳中风，下利呕逆，表解者，乃可攻之。其人漐漐汗出，发作有时，头痛，心下痞鞭满，引胁下痛，干呕短气，汗出不恶寒者，此表解里未和也，十枣汤主之。[6]60

《金匮要略方论·痰饮咳嗽病脉证并治》：冲气即低，而反更咳，胸满者，用桂苓五味甘草汤，去桂加干姜、细辛，以治其咳满。[5]52

《金匮要略方论·痰饮咳嗽病脉证并治》：咳满即止，而更复渴，冲气复发者，以细辛、干姜为热药也；服之当遂渴，而渴反止者，为支饮也；支饮者，法当冒，冒者必呕，呕者复内半夏，以去其水。[5]52

《金匮要略方论·痰饮咳嗽病脉证并治》：久咳数岁，其脉弱者可治；实大数者死，其脉虚者必苦冒，其人本有支饮在胸中故也，治属饮家。[5]52

《金匮要略方论·痰饮咳嗽病脉证并治》：脉弦数，有寒饮，冬夏难治。[5]49

钩玄提要

1. 病名

痰饮，《黄帝内经》中称之为"水饮""积饮"或"饮"。如《素问·五常政大论》曰："湿气变物，水饮内稽，……"《素问·至真要大论》："至阴之交，民病饮积，心痛，耳聋，……"《素问·气交变大论》曰："饮发中满食减，四肢不举。"《〈内经〉运气病释》释曰："此土气太过而水气不行也。饮，痰饮也。"[7]180痰饮的病名，始载于《金匮要略方论·痰饮咳嗽病脉证并治》："夫饮有四，何谓也？师曰：有痰饮，有悬饮，有溢饮，有支饮。"《脉经》中称之为淡饮，如《脉经》卷八："病淡饮者，当以温药和之。"[8]344而溢饮的病名最早见于《素问·脉要精微论》："肝脉……；其耎而散色泽者，当病溢饮，溢饮者，渴暴多饮，而易入肌皮肠胃之外也。"因水饮停聚的部位不同而与肺有关的饮证主要有悬饮、溢饮和支饮三类。《金匮要略方论·痰饮咳嗽病脉证并治》提出："饮后水流在胁下，咳唾引痛，谓之悬饮；饮水流行，归于四肢，当汗出而不汗出，身体疼重，谓之溢饮；咳逆倚息，短气不得卧，其形如肿，谓之支饮。"后世多从仲景之书，或增留饮为饮病之一者，如《高注金匮要略》："以其由于饮水所积，故曰'饮'。以其与痰同能致咳，故亦曰'痰饮'。以痰饮渗在胃脘之外，不走小肠膀胱等腑而悬于胁下，故曰'悬饮'；以痰饮久悬而经气虚者，遂乘虚而溢于经脉，故曰'溢饮'；以痰饮不旁渗两胁，而中屯心下，如有物支撑之义，故曰'支饮'。饮久曰'留'，饮深曰'伏'。"[9] 132 另外，《伤寒论》中："伤寒表不解，心下有水气，干呕，发热而咳"和"伤寒，心下有水气"之"水气"指水饮停于心下而言。如《注解伤寒论》曰："伤寒表不解，心下有水饮，则水寒相搏，肺寒气逆，故干呕发热而咳。"[10] 57《伤寒论条辨》则云："水气，谓饮也。咳与喘，皆肺逆也，盖肺属金，金性寒，水者金之子，故水寒相搏则伤肺也。"[11] 76

2. 病因病机

痰饮病的病因病机，与外感寒湿，寒饮伤肺，暴渴多饮等致肺脾肾三脏功能失调，三焦水道不利，水饮内停有关。

（1）外感寒湿，湿侵肺脾。若外感寒湿之邪不化，湿阻肺脾，使湿困中焦而肺气失宣，可病发水饮。如《素问·至真要大论》云："湿淫所胜，……至阴之交。民病饮积心痛，耳聋，……胸中不便，饮发于中，咳喘有声。"《黄帝内经素问集注》则曰："饮积心痛，寒湿上乘也。"[12] 291《类经》则指出："'饮发于中，喘咳有声'，湿侵脾肺也。"[13] 438《〈内经〉运气病释》亦曰："此阴气上逆，脾湿侵肺也。"[7] 201 故寒湿之邪停于中焦，脾湿不化，上犯于肺，则病发积饮。

（2）湿阻中焦，停积为饮。因脾主湿，湿邪最易困脾，故太阴湿土用事，则易生脾湿而停积为饮。如《素问·六元正纪大论》云："太阴所至为积饮否隔。"《素问吴注》则曰："太阴所至为积饮否隔，湿土用事，则脾部多湿，故停积痰饮。气不交通而为否隔也。"[14] 335《素问·五常政大论》亦云："湿气变物，水饮内稸。"故湿邪内停，每易内生水饮。

（3）寒饮伤肺，肺气不化。因肺为娇脏，不耐寒热，若寒饮内入，则易伤肺，使肺失通调而致水饮内停。如《灵枢·邪气脏腑病形》指出："形寒寒饮则伤肺，……"《难经》则曰："形寒饮冷则伤肺。"《类经》释曰："肺合皮毛，其脏畏寒，形寒饮冷，故伤肺也。若内有所伤，而外复有感，则中外皆伤，故气逆而上行，在表则为寒热疼痛，在里则为喘咳呕哕等病。"[13] 177 故寒饮伤肺，肺气不化是水饮病产生的病机之一。

（4）暴渴多饮，水湿不化。暴渴多饮，中焦脾胃受困，水停心下，水饮上泛，肺失通调，外溢肌肤，发为饮证。如《素问·脉要精微论》："溢饮者，渴暴多饮，而易入肌皮肠胃之外也。"《金匮要略方论·痰饮咳嗽病脉证并治》则指出："夫病人饮水多，必暴喘满。凡食少饮多，水停心下，甚者则悸，微者短气。"《医宗金鉴·订正仲景全书金匮要略注》则曰："若水停上焦胸中，则壅肺气不得降，故暴喘满也；若水停中焦心下，甚者则凌心，故病悸动不安，微者则碍肺，故病呼吸短气，……"[15] 557

3. 症状与诊断

尺肤粗如枯鱼之鳞。如《灵枢·论疾诊尺》曰："尺肤粗如枯鱼之鳞者，水泆饮也，……"《脉经》谓："尺肤粗如枯鱼之鳞者，水淡饮也。"[8] 105《黄帝内经太素·诊候尺诊》云："泆饮，谓是甚渴暴饮，水泆肠胃之外、皮肤之中，名曰泆饮。尺分之肤，粗如鱼鳞者，以为候也。"[16] 284《灵素节注类编》亦云："粗如枯鱼之鳞者，水邪内洪，津液不输于皮毛，故反燥涩甚，此饮蓄于内，非肿胀也，……"[17] 149

咳喘有声。如《素问·至真要大论》曰："饮发于中，咳喘有声。"《黄帝素问直解》则曰："湿为阴气，阴气上厥，则胸中不便。便，犹利也。胸中不便，则饮发于中，而咳喘有声矣。"[18] 661《素问吴注》谓之："湿甚于中，谓之阴气，阴气上逆，则胸中膜胀不便，乃为湿饮举发于中，气道不利，故咳喘有声。"[14] 357

咳唾引痛胁下，或胁下支满，嚏而痛，多为悬饮。《金匮要略方论·痰饮咳嗽病脉证并治》曰："饮后水流在胁下，咳唾引痛，谓之悬饮。""水在肺，吐涎沫，欲饮水。""水在肝，胁下支满，嚏而痛。"《太平圣惠方》指出："夫悬饮者，由脏腑虚冷，荣卫不和，三焦痞满，因饮水过多，停积不散，水流走于胁下，则令两胁虚胀，咳唾引胁痛，故谓之悬饮也。"[19] 13《尚论后篇》则曰："令人咳喘、寒吐沫、背寒，流于肺则为悬饮。"[20] 248

口渴多饮，无汗或多汗，身体疼重，四肢浮肿，多为溢饮。《素问·脉要精微论》："溢饮者，渴暴多饮，而易入肌皮肠胃之外也。"《金匮要略方论·痰饮咳嗽病脉证并治》曰："饮水流行，归于四肢，当汗出而不汗出，身体疼重，谓之溢饮；……"《普济方》指出："溢饮谓因大渴而暴饮水，水气溢于肠胃之外，在于皮肤之间，故言溢饮，令人身体疼重而多汗，是其候也。"[21] 1946

咳逆倚息，短气不得卧，其形如肿，口渴而呕或不渴，多为支饮。《金匮要略方论·痰饮咳嗽病脉证并治》曰："咳逆倚息，短气不得卧，其形如肿，谓之支饮。""先渴却呕者，为水停心下，此属饮家；呕家本渴，今反不渴者，以心下有支饮故也，此属支饮。"《太平圣惠方》："夫支饮者，谓水饮停于胸膈之间。支乘于心，故云支饮。其病令人咳逆，喘息短气，身体如肿之状，故谓支饮也。"[19] 11

脉软而散或涩甚，或脉沉而弦，或沉紧，或浮而细滑，或平。如《素问·脉要精微论》："肝脉……，其耎而散色泽者，当病溢饮，……"《黄帝内经太素·诊候之二·五脏脉诊》论曰："若脉耎散，色又光泽者，当因大渴暴饮，水溢肠胃之外，易入肌皮之中，名曰溢饮之病也。"[16] 296《灵枢·邪气脏腑病形》："肝脉……涩甚为溢饮；……"《黄帝内经灵枢注证发微》释为："涩为肺脉，肝得肺脉而甚，则木为金胜，邪反干脾，土不胜水，饮溢四肢也。"[22] 31《黄帝内经灵枢集注》："溢饮者，饮留于四肢，则经脉阻滞，故脉涩。"[23] 36《金匮要略方论·痰饮咳嗽病脉证并治》指出："脉偏弦者饮也。肺饮不弦，但苦喘短气。支饮亦喘而不能卧，加短气，其脉平也。""脉浮而细滑，伤饮。脉弦数，有寒饮，冬夏难治。脉沉而弦者，悬饮内痛；……"

4. 治法方药

对于痰饮病的治疗，《黄帝内经》未载具体方法，但痰饮水湿证本一源，故《素问·汤液醪醴论》"去宛陈莝，……，开鬼门，洁净府"之法亦可应用。《金匮要略方论·痰饮咳嗽病脉证并治》提出"以温药和之""当发其汗"和"当从小便去之"的治疗原则和方法，并记载了大量的有效方剂。

（1）辛温发汗，宣肺散水。本法主要用于溢饮和支饮属寒饮伏肺者。因肺合皮毛，故水饮溢于肌肤而内伏于肺者，可用本法。如《金匮要略方论·痰饮咳嗽病脉证并治》云："病溢饮者，当发其汗，大青龙汤主之，小青龙汤亦主之。"《世医得效方》则云："大青龙汤，治溢饮，身体疼重，汗不出，拘急痛。小青龙汤，治溢饮、支饮，倚息不得卧，及喘满者。"[25] 81《仁斋直指方论》亦指出:"小青龙汤,治外感风寒,内生溢饮、支饮,倚怠喘满。"[28] 251 故大青龙汤治疗溢饮无汗者而小青龙汤治疗溢饮无汗及咳逆倚息不得卧者,皆为开鬼门之法。

(2)泻肺逐饮,行水散结。若支饮阻于胸肺,痰涎壅塞,肺气不利,症见胸闷喘咳不得息者,可用泻肺逐饮之法,方用葶苈大枣泻肺汤。如仲景云:"支饮不得息,葶苈大枣泻肺汤主之。"《医宗金鉴·订正仲景全书金匮要略注》指出:"喘咳不能卧,短气不得息,皆水在肺之急证也,故以葶苈大枣汤,直泻肺水也。"[15] 568 若膈间支饮,上迫于肺,症发喘满,心下痞坚,面色黧黑,其脉沉紧者,则用木防己汤。若膈间支饮复发而与木防己汤无效者,则用木防己去石膏加茯苓芒硝汤。

(3)攻逐水饮。如仲景用十枣汤治疗悬饮及支饮家咳烦胸中痛者。《金匮悬解》云:"脉沉而弦者,悬饮内痛,病悬饮者,十枣汤主之。水寒木郁,则脉沉而弦,法当悬饮在胁,咳唾引痛。病悬饮者,木旺土虚,不能行水,宜扶土而泻水。十枣汤,芫、遂、大戟,决渠而泻水饮,大枣补土而保脾精也。"[24] 537

(4)温肾健脾,温化痰饮。因痰饮的产生,与肺脾肾三脏阳气不足有关,故本法为痰饮病治本之法。正如《金匮要略方论·痰饮咳嗽病脉证并治》云:"病痰饮者,当以温药和之。"《金匮悬解》谓之:"痰饮者,水寒土湿,火冷金凉,精气堙郁所作。当以温药和之,寒消湿化,自然涣解。盖土不得火,湿气滋生,此痰饮化生之原也。土湿则上不能生金,痰凝于心胸,下不能制水,饮聚于肠胃,肺冷故气不化水,熏蒸而为痰,肾寒故水不化气,停瘀而为饮,是以当温也。"[24] 536 选方用药,如苓桂术甘汤治疗心下有痰饮,胸胁支满,目眩或短气有微饮者。肾气丸治疗短气有微饮者。如《金匮要略方论·痰饮咳嗽病脉证并治》所云:"夫短气有微饮,当从小便去之,苓桂术甘汤主之,肾气丸亦主之。"《金匮要略心典》释曰:"气为饮抑则短,欲引其气,必蠲其饮。饮,水类也。治水必自小便去之,苓桂术甘益土气以行水,肾气丸养阳气以化阴,虽所主不同,而利小便则一也。"[26] 77《古今名医方论》亦云:"夫短气有微饮,此水饮停蓄,呼吸不利而然也。《金匮》并出二方,妙义益彰。呼气之短,用苓桂术甘汤之轻清以通其阳,阳化气则小便能出矣;吸气之短,用肾气丸之重降以通其阴,肾气通则关门自利矣。"[27] 21

另外,《金匮要略》尚有治疗支饮内阻而见冒眩、胸满、呕吐等的方法。如用泽泻汤治疗心下有支饮而其人苦冒眩者,如《医灯续焰》:"仲景泽泻汤,治饮停心下,常苦眩冒。或胸中痞结,坚大如盘,下则小便不利。"[29] 51 用厚朴大黄汤治疗支饮胸满者;用小半夏汤治疗心下有支饮而不渴者;用小半夏加茯苓汤治疗卒呕吐,心下痞,膈间有水,眩悸者或水停心下之先渴后呕属饮家者;用桂苓五味甘草去桂加姜辛夏汤治疗支饮呕而冒者;用甘遂半夏汤治疗病者脉伏,其人欲自利,利反快,虽利,心下续坚满之留饮。

5. 预后

关于痰饮病的预后,总与正气的盛衰,病程的长短,脉证是否相符,病情与季节的关系等有关。《金匮要略》认为,久病正虚脉弱者,脉证相符,可治,预后较好;久病正虚,脉反见实大者,属危重之候,预后较差。如《金匮要略方论·痰饮咳嗽病脉证并治》指出:"久咳数岁,其脉弱者可治,实大数者死。"《金匮要略广注》释曰:"久咳,则肺气已虚,《经》云:脉弱以滑,是有胃气。且脉与病相应,故可治。若实大数则邪盛正衰,真脏脉见,胃气全无,土败不能生金,故死。"[30] 109《金匮要略方论》又指出:"脉弦数者,有寒饮,冬夏难治。"《金匮玉函经二注》则曰："此言其脉、邪之不相应也。寒饮反见数脉，数脉是热。《内经》有用热远热，用寒远寒之戒。在夏用热药治饮，则数脉愈增；在冬用寒药治热，则寒饮愈盛，皆伐天和，所以在冬夏难也。"[31] 186《金匮要略方论·痰饮咳嗽病脉证并治》亦云："夫有支饮家，咳烦胸中痛者，不卒死，至一百日或一岁，宜十枣汤。"《金匮玉函要略辑义》指出："谓支饮本不痛。蔓延至胸痹而痛。气上逆为咳。火上壅为烦。已有死道矣。不卒死。甚至一百日或经年之久。其虚可知，幸元气未竭也。原其病支饮为本，病本不拔，终无愈期，逡巡不愈，正医家以虚故畏缩，故曰宜十枣汤，以见攻病不嫌峻，不得悠悠以待毙也。"[32] 164, 165

▰▰▰▰▰▰ 传承发展 ▰▰▰▰▰▰

1. 病因病机

后世医家以《黄帝内经》诸篇对水饮病的论述为基础，全面继承了《伤寒论》与《金匮要略》对痰饮病症因脉证的论述，并沿用了仲景提出的治法方药。认为痰饮病的病因病机主要有以下几个方面。

（1）风寒外束，肺气不利，水饮内停。本证多发为溢饮和支饮。本证的发生，主要由于风寒之邪外束，营卫不和于外，肺失宣降，不能通调水道而水饮内停于内而致。如《医方考》："伤寒表不解，心下有水气，干呕，或咳，或噫，或喘，小青龙汤主之。表不解者，头痛、发热、身疼尚在也。伤寒曾渴，饮水过多，故心下有水气；有声无物，谓之干呕，名曰水气，则有形之水已散，但无形之气仍在耳，故无物可吐而但有声。或咳，或噫，或喘，皆水寒射肺故也。"[33] 12

（2）风热相搏，肺胃不利，水饮内停。本证多发为溢饮和支饮。本证的发生，则主要由于风热之邪外袭，因风热之邪外袭，营卫失和于外，肺气失于宣降，水道不利，肺胃不和而水饮内生，发为本证。如《太平圣惠方》卷第十二指出："夫伤寒心胸壅滞，痰饮留澼，不能消散，故令心腹痞满，少思饮食，风热相搏，目眩头痛，上焦不利，见食即呕，此由胃虚不能宣行水谷，津液闭塞不通，水饮停于心胸而成痰结也。"[19] 42《温病条辨》则曰："喘咳息促，吐稀涎，脉洪数，右大于左，喉哑，是为热饮。"[34] 146

（3）外感寒湿，肺脾失职，水饮内停。本证多发为溢饮和支饮。本证的发生，主要是由于外感水湿之邪侵袭卫表，卫阳受伤而致肺气不能宣布，寒湿之邪浸渍皮肤肌肉，由表及里，使肺气失于宣降，通调水道功能失职，脾胃运化水湿功能障碍，从而使水饮内停，发为本证。如《类经》指出："太阴湿土之复，体重中满，饮食不化，自伤同气也。阴气上厥，胸中不便，湿从寒化也。饮发于中，喘咳有声，湿侵脾肺也。"[13] 438

（4）水饮伤中，脾湿侵肺，水饮内停。本证多发为溢饮和支饮。本证的发生，主要责之于饮食不当，恣饮冷水或生冷之物，使阳气受伤，脾不能运化水湿，肺不能通调水道，使水津停而为饮，发为本证。《金匮要略方论·痰饮咳嗽病脉证并治》曰："夫病人饮水多，必暴喘满，凡食少饮多，水停心下，甚者则悸，微者短气。"《金匮悬解》指出："病人阳虚湿旺，火升作渴，饮水一多，不能消化，水阻肺气，必暴生喘满。凡土虚食少而饮水多者，水停心下。"[24] 535《黄帝内经素问集注》则曰："饮发于中，胕肿于上者，水邪之从下而中，中而上也。"[12] 294

（5）肺虚卫弱，邪犯胸肺，水饮内停。本证可发为溢饮、支饮和悬饮。本证的发生，主要由于邪气外袭，肺虚卫弱，犯及胸肺，不能通调水道，气化失常而发为本证。如《太平圣惠方》指出："夫悬饮者，由脏腑虚冷，荣卫不和，三焦痞满，因饮水过多，停积不散，水流走于胁下，则令两胁虚胀，咳唾引胁痛，故谓之悬饮也。"[19] 13 "夫肺者，内主于气，外应皮毛。若肺气不足，邪气所攻，则经络否涩，脏腑壅滞，胸膈痰饮结聚不消，咳逆面虚，心腹胀满，邪气与卫气相搏，流溢皮肤，遂令浮肿，状如水气也。"[19] 192, 193

（6）阳气不足，三焦失司，内发水饮。因水液的输布运行，主要依靠三焦的作用。三焦主持全身的气化，是水液运行的道路，气化则水亦行。如若肺脾肾阳气不足，水液不运，三焦气化失司，则致水停为饮。如《圣济总录》所言："水之所化。凭气脉以宣流。盖三焦者水谷之道路。气之所终始也。三焦调适。气脉平匀。则能宣通水液。行入于经。化而为血。灌溉周身。三焦气涩。脉道闭塞。则水饮停滞。不得宣行。聚成痰饮。"[35] 1154

2. 症状与诊断

后世医家以《灵枢·论疾诊尺》《金匮要略方论·痰饮咳嗽病脉证并治》及《伤寒论》的论述为基础，对本病的症状作了一定补充。一是全身症状，如无汗或汗出，身体疼重，身肿等；二是肺部症状，如咳嗽，喘息，气逆或短气等；三是局部症状，如胁痛，或咳唾引及胁痛等。

身体疼重多汗或无汗，支节烦疼者，多为溢饮。如《诸病源候论》云："溢饮，谓因大渴而暴饮水，水气溢于肠胃之外，在于皮肤之间，故言溢饮。令人身体疼重而多汗，是其候也。"[36] 118 《症因脉治》谓："溢饮之症，水气流行，归于四肢，身体疼重，支节烦疼，谓之溢饮也。"[37] 127《医宗金鉴·订正仲景全书金匮要略注》则曰："溢饮者，饮后水流行归于四肢，当汗出而不汗出，壅塞经表，身体疼重，即今之风水、水肿病也。"[15] 563

咳逆喘息身肿，心下筑悸，饮食不下，身肿者，多为支饮。如《诸病源候论》云："支饮，谓饮水过多，停积于胸膈之间，支乘于心，故云支饮。其病，令人咳逆喘息，身体如肿之状，谓之支饮也。"[36] 118《圣济总录》亦云："水饮停积胸膈。不能消化。支乘于心。故名支饮，其状令人心下筑悸。咳逆喘息。饮食不下。身体虚浮。形如肿是也。"[35] 1156《症因脉治》谓："支饮之症，咳逆倚息，气短不得卧，其形如肿，即《金匮》支饮症也。"[37] 128《医宗金鉴·订正仲景全书金匮要略注》则曰："支饮者，饮后水停于胸，咳逆依息，短气不得卧，其形如水肿状，即今之停饮，喘满不得卧之病。"[15] 563

胁间悬痛，咳唾引胁痛，气逆者，多为悬饮。如《诸病源候论》云："悬饮，谓饮水过多，留在胁下，令胁间悬痛，咳唾引胁痛，故云悬饮。"[36] 118《症因脉治》谓："悬饮之症，饮后水流在胁下，咳唾气逆，引痛胸胁，谓之悬饮，此即《金匮》悬饮症也。"[37] 127《医宗金鉴·订正仲景全书金匮要略注》则曰："悬饮者，饮后水流在胁下，不上不下，悬结不散，咳唾引痛，即今之胁下有水气，停饮胁痛病也。"[15] 563

3. 治法方药

痰饮病的治疗，《黄帝内经》无明确的方法，但痰饮水湿同出一源，故《素问·汤液醪醴论》"开鬼门，洁净府"之原则，亦为后世广泛应用。《金匮要略》则奠定了本病的治法方药理论，其治疗原则和方药一直沿用至今。后世医家在此基础上又有更具体的论述。如《三因极一病证方论》指出："悬饮当下之，溢饮当发其汗，支饮则随证汗下，痰饮则用温药从小便去之。"[38] 219《圣济总录》提出："是以气行即水行。气滞即水滞。故知饮之为病。在人最多。善疗此者。要以宣通气脉为先。则水饮无所凝滞。所以治痰饮者。当以温药和之。以人之气血得温则宣流也。及其结而成坚癖。则兼以消痰破饮之剂攻之。"[35] 1154 与肺有关的痰饮病的治疗方法，主要有以下几个方面。

（1）发散风寒，温化水饮。因风寒外束，水饮内停是本病的病机之一，故外散风寒，温化水饮是后世常用的治法之一。本法源出《金匮要略方论》，主要用于溢饮和支饮病属风寒外束，水饮内停或寒饮伏肺的治疗。小青龙汤是代表方剂，亦可用射干麻黄汤。病轻者可选麻杏三皮饮。《古今名医方论》曰："溢饮之证，《金匮》云当发其汗，小青龙汤治之。盖水饮溢出于表，营卫尽为之不利，必仿伤寒营卫两伤之法，发汗以散其水，而后营卫行、经脉通，则四肢之水亦消，必以小青龙为第一义也。"[27] 52《增订通俗伤寒论》则曰："风寒邪从外入，裹其停饮，虽当以小青龙汤，散邪涤饮。然惟夹溢饮症，水流四肢，身体疼重，最为的对。若夹支饮症，咳逆倚息，短气不得卧，形肿胸满，喉中如水鸡声者，则当用射干麻黄汤，……发表下气，润燥开痰。四法一方，以分解其外内夹发之证，始有效力。"[39] 336 "寒饮浸肺，肺气不化而先喘后肿者，《金匮》所谓'溢饮肢肿，支饮咳逆'是也，轻则用麻杏三皮饮。"[39] 388

若兼因肺气不足，或肺虚卫弱，外邪侵袭者，则用固肺益表，宣散水饮的方法。方剂可选参苏饮。如《医方集解》："溢饮身重注痛者，亦宜此方和解之。"[40] 72 若见咳逆，喘息短气，身体如肿之状者，可用《太平圣惠方》汉防己散。[19] 11

（2）宣肺泄热，清化水饮。因风热侵袭，肺失宣降，水道不利，肺胃不和亦可发为水饮，故宣肺泄热，清化水饮亦是治疗水饮病的方法之一。方剂用小青龙加石膏汤，或可用大青龙加麻杏石甘汤。如《增订通俗伤寒论》曰："若支饮射肺则肺胀，咳而上气，烦躁而喘，脉浮者，则当用小青龙加石膏汤，发表利水，豁痰清热，始效。"[39] 336《温病条辨》则指出："盖饮属阴邪，非温不化，故饮病当温者，十有八九，然当清者，亦有一二。如此证息促，知在上焦；涎稀，知非劳伤之咳，亦非火邪之但咳无痰而喉哑者可比；右大于左，纯然肺病，此乃饮邪隔拒，心气壅遏，肺气不能下达。音出于肺，金实不鸣。故以麻黄中空而达外，杏仁中实而降里，石膏辛淡性寒，质重而气清轻，合麻杏而宣气分之郁热，甘草之甘以缓急，补土以生金也。"[34] 146

（3）泻肺护中，攻水逐饮。因邪犯胸肺或饮停胸胁是悬饮或支饮的病机之一。故泻肺攻水逐饮，顾护中焦是本病的常用治法之一。方剂用葶苈大枣泻肺汤、十枣汤、木防己汤等。《高注金匮要略》谓葶苈大枣泻肺汤"泻其水饮上射之气也"。[9] 143《金匮玉函经二注》："支饮留结，气塞胸中，故不得息。葶苈能破结、利饮，大枣通肺气、补中。"[31] 192《全生指迷方》："若咳嗽，喘不得卧，面浮肿，脉弦急或迟，由肺胃停寒，水聚成饮，支乘于心，气不得下，谓之支饮，宜先用十枣汤泻之，后宜防己汤主之。"[41] 77

（4）温肺益肾，温中化水。因肺脾肾阳气不足，阳虚水液失于温化是痰饮病的病机之一，故温肺益肾，温中化水是治疗痰饮病的常用方法，本法源出《金匮要略方论》"病痰饮者，当以温药和之"。是痰饮病的治本之法。《金匮悬解》指出："痰饮咳嗽者，肺肾之病也，而根实原于土虚。盖化水者，气也，其职在肺，化气者，水也，其职在肾，阳衰土湿，则肺失清降而气不化水，肾失温升而水不化气，于是痰饮作矣。"[24] 534 方剂用仲景苓桂术甘、桂苓五味姜辛汤、肾气丸、真武汤等。

（5）通调三焦，化气利水。因水饮阻于三焦，阳气不通，致三焦水道不通，气化失司是痰饮病的病机之一，故通调三焦，化气利水亦是治疗痰饮病的方法。叶天士《温热论》云："通阳不在温，而在利小便。"[42]342 故通利小便即可通调三焦，使三焦气化如常而水饮之邪得解。方剂可用五苓散、泽泻汤、柴梗半夏汤等。如《中西汇通医经精义》："肺与膀胱通，肺病宜清利膀胱水，膀胱病宜清肺气为主。肺主通调水道，下输膀胱，其路道全在三焦膜中……故肺与膀胱相隔甚远，而实相通，肺病则水停为痰饮，故宜清利膀胱以泻之，膀胱病多由肺之上源不得疏通，故宜清肺气为主。"[43]55

（6）针刺治疗：如《针灸甲乙经》载："溢饮胁下坚痛，中脘主之。……溢饮水道不通，溺黄，小腹痛，里急，肿，洞泄，体痛引骨，京门主之。饮渴，身伏痛，多唾，隐白主之。"[44]414

4. 预后

痰饮病的预后，《金匮要略方论》根据脉证推断，认为久病正虚而脉弱者，是脉证相符，可治；如脉反实大而数是正衰邪盛，属于危重之证。脉弦而数亦为难治之候，因饮为阴邪，脉当弦或沉，若弦而数乃脉证相反之证。《医门法律》则曰："凡遇肾虚水泛，痰涌气高，喘急之证，不补其下，反清其上，必致气脱而死，医之罪也。"[45]214 故误治可致严重后果。《高注金匮要略》："饮以形质入脏，则猝死。其初症但以水气射之则病，故于五脏则直谓之水而已矣，要皆起于肺冷气结而不能呵嘘，成于脾寒气滞而不及分布者，与前所云津液所化之痰不同，故其阴冷似清水，黏滑似薄胶。药宜辛甘温暖，治宜发汗利水，此为定例。"[9]132

━━━━━ 应用示例 ━━━━━

1. 外寒引动，宿饮上逆

《临证指南医案》卷五：某，六一。高年卫阳式微，寒邪外侵，引动饮邪，上逆咳嗽形寒。仲景云："治饮不治咳，当以温药通和之。"外寒引动宿饮上逆。杏仁三钱，粗桂枝一钱，淡干姜一钱半，茯苓三钱，苡仁三钱，炙草四分。[46]251, 252

《吴鞠通医案》卷四：徐，二十六岁，二月初十日。酒客脉弦细而沉，喘满短气，胁连腰痛，有汗，舌白滑而厚，恶风寒，倚息不得卧，此系内水招外风为病，小青龙去麻辛证也。桂枝六钱，干姜三钱，杏泥五钱，白芍四钱，炒，生姜五片，半夏六钱，炙甘草一钱，制五味钱半，旋覆花三钱，包。[47]171

2. 饮邪上逆，肺气不降

《临证指南医案》卷五：某，五二。脉右大弦，气喘，咳唾浊沫，不能着枕，喜饮汤水，遇寒病发，此属饮邪留于肺卫，如见咳，投以清润，愈投愈剧矣。葶苈子、山东大枣。[46]252

3. 阳气不足，水饮内停

《王旭高临证医案》卷之三：徐，痰饮伏于胸中，遇寒则咳而喘，心嘈气塞，头眩腰酸。年逾五旬，天癸当去而不去，是气虚不能摄血也。夫气本属阳，阳气日衰，痰饮日盛。法当通阳气以祛水饮之寒。仲景云：病痰饮者，当以温药和之。是也。二陈合苓桂术甘加款冬、杏仁、蛤壳、沉香。朝服都气丸二钱，肾气丸一钱，开水送下。[48]111

4. 饮停胸胁

《王旭高临证医案》卷之三：秦，悬饮踞于胁下，疼痛，呕吐清水。用仲景法。芫花、甘遂、大戟、吴茱萸、白芥子各二钱。将河水两大碗，入上药五味，煎至浓汁一碗，去渣，然后入大枣五十枚，煮烂，俟干。每朝食大枣五枚。[48] 112

《经方实验录》悬饮：张任夫，劳神父路仁兴里六号。初诊，二十四年四月四日。水气凌心则悸，积于胁下则胁下痛，冒于上膈则胸中胀，脉来双弦，证属饮家，兼之干呕短气，其为十枣汤证无疑。炙芫花五分，制甘遂五分，大戟五分。上研细末，分作两服。先用黑枣十枚煎烂，去渣，入药末，略煎和服。二诊，四月六日。两进十枣汤，胁下水气减去大半，惟胸中尚觉胀懑，背酸，行步则两胁尚痛，脉沉弦，水象也。下后，不宜再下，当从温化。姜半夏五钱，北细辛二钱，干姜三钱，熟附块三钱，炙甘草五钱，菟丝子四钱，杜仲五钱，椒目三钱，防己四钱。[49] 106, 109

附录一　文献辑录

《脉经》卷四：尺肤粗如枯鱼之鳞者，水淡饮也。[8] 105

《脉经》卷八：病淡饮者，当以温药和之。[8] 344

《针灸甲乙经》卷十：溢饮胁下坚痛，中脘主之。腰清脊强，四肢懈惰，善怒，咳，少气，郁然不得息，厥逆，肩不可举，马刀瘘，身瞤，章门主之。溢饮，水道不通，溺黄，小腹痛，里急，肿，洞泄，体痛引骨，京门主之。饮渴，身伏痛，多唾，隐白主之。腠理气，膈会主之。[44] 414

《黄帝内经太素》卷第十五·诊候之二：尺肤粗如枯鱼之鳞者，水泆饮也。泆饮，谓是甚渴暴饮，水泆肠胃之外、皮肤之中，名曰泆饮。尺分之肤，粗如鱼鳞者，以为候也。[16] 284

若脉软散，色又光泽者，当因大渴暴饮，水溢肠胃之外，易入肌皮之中，名曰溢饮之病也。[16] 296

《诸病源候论》卷二十：支饮，谓饮水过多，停积于胸膈之间，支乘于心，故云支饮。其病，令人咳逆喘息，身体如肿之状，谓之支饮也。溢饮，谓因大渴而暴饮水，水气溢于肠胃之外，在于皮肤之间，故言溢饮。令人身体疼重而多汗，是其候也。悬饮，谓饮水过多，留注胁下，令胁间悬痛，咳唾引胁痛，故云悬饮。[36] 118

《太平圣惠方》卷六：夫肺者，内主于气，外应皮毛。若肺气不足，邪气所攻，则经络否涩，脏腑壅滞，胸膈痰饮也，结聚不消，咳逆面虚，心腹胀满。邪气与卫气相搏，流溢皮肤，遂令浮肿，状如水气也。[19] 192, 193

《太平圣惠方》卷十二：夫伤寒心胸壅滞，痰饮留澼，不能消散，故令心腹痞满，少思饮食。风热相搏，目眩头痛，上焦不利，见食即呕，此由胃虚，不能宣行水谷，津液闭塞不通，水饮停于心胸。[19] 42

《太平圣惠方》卷五十一：夫悬饮者，由脏腑虚冷，荣卫不和，三焦痞满，因饮水过多，停积不散，水流走于胁下，则令两胁虚胀，咳唾引胁痛，故谓之悬饮也。[19] 13

夫支饮者，谓水饮停于胸膈之间，支乘于心，故云支饮。其病令人咳逆，喘息短气，身体如肿之状，故谓支饮也。[19] 11

夫溢饮者，谓因大渴而暴饮水过多，水气溢于肠胃之外，在于皮肤之间，故言溢饮。令人身体疼重而多汗者，是其候也。[19] 13

《圣济总录》卷六十三：论曰人之有形，借水饮以滋养，水之所化，凭气脉以宣流，盖三焦者水谷之道路，气之所终始也，三焦调适，气脉平匀，则能宣通水液，行入于经，化而为血，溉灌周身。三焦气涩，脉道闭塞，则水饮停滞，不得宣行，聚成痰饮，为病多端，古人论饮病有四，即痰饮、悬饮、溢饮、支饮也。其人素盛今瘦，水走肠间，沥沥有声，谓之痰饮。水流胁下，咳唾引痛，谓之悬饮。饮水流行，归于四肢，当汗出而不汗，身体疼重，谓之溢饮。其人咳逆倚息短气，不得卧，其形如肿，谓之支饮。此即见饮疾大概多为此者。然又有五饮，及水在五脏，病各立名不同。与夫聚而不散曰留饮，僻于胁肋曰癖饮，流移不定曰流饮，沉伏于内曰伏饮，因酒而成曰酒癖，寒多即曰冷痰，热多即曰热痰。病虽多端，悉由三焦不调，气道否涩而生病焉。是以气行即水行，气滞即水滞。故知饮之为病，在人最多，善疗此者，要以宣通气脉为先，则水饮无所凝滞。所以治痰饮者，当以温药和之，以人之气血得温则宣流也。及其结而成坚癖，则兼以消痰破饮之剂攻之。[35] 1154

论曰水饮停积胸膈，不能消化，支乘于心，故名支饮。其状令人心下筑悸，咳逆喘息，饮食不下，身体虚浮，形如肿是也。[35] 1156

《三因极一病证方论》卷十三：故曰四饮生六证，或云五饮者，即留饮、伏饮合为一证是也，其脉皆弦微沉滑。治之之法，悬饮当下之，溢饮当发其汗，支饮则随证汗下，痰饮则用温药从小便去之。其间或随气上厥，伏留阳经，使人呕吐眩晕，背寒，或一臂不随，有类风状，不可不知。[38] 219

《仁斋直指方论》卷七：小青龙汤，治外感风寒，内生溢饮、支饮，倚息喘满。[28] 251

《全生指迷方》卷三：若咳嗽，喘不得卧，面浮肿，脉弦急或迟，由肺胃停寒，水聚成饮，支乘于心，气不得下，谓之支饮，宜先用十枣汤泻之，后宜防己汤主之。[41] 77

《注解伤寒论》卷三：伤寒表不解，心下有水饮，则水寒相搏，肺寒气逆，故干呕发热而咳。《针经》曰：形寒饮冷则伤肺。以其两寒相感，中外皆伤，故气逆而上行，此之谓也。与小青龙汤发汗散水。水气内溃，则所传不一，故有或为之证，随证增损，以解化之。[10] 57

《世医得效方》卷四：大青龙汤，治溢饮，身体疼重，汗不出，拘急痛。小青龙汤，治溢饮、支饮，倚息不得卧，及喘满者。[25] 81

《伤寒论条辨》卷三：水气，谓饮也。咳与喘，皆肺逆也。盖肺属金，金性寒，水者金之子，故水寒相持则伤肺也。或为多证者，水流行不一，无所不之也。[11] 76

《类经》十三卷：肺合皮毛，其脏畏寒，形寒饮冷，故伤肺也。若内有所伤，而外复有感，则中外皆伤，故气逆而上行，在表则为寒热疼痛，在里则为喘咳呕哕等病。[13] 177

《类经》二十七卷：太阴湿土之复，体重中满，饮食不化，自伤同气也。阴气上厥，胸中不便，湿从寒化也。饮发于中，喘咳有声，湿侵脾肺也。[13] 438

《内经素问吴注》二十一卷：太阴所至为积饮否隔，湿土用事，则脾部多湿，故停积痰饮。气不交通而为否隔也。[14] 335

《内经素问吴注》二十二卷：太阴之复，湿变乃举，体重中满，食饮不化，阴气上厥，胸中不便，饮发于中，咳喘有声。大雨时行，鳞见于陆。头顶痛重，而掉瘈尤甚，呕而密默，唾吐清液，甚则入肾，窍泻无度。……太阴，湿土也。土有余则具敦阜之象，故体重中满，脾处中宫，不能制湿可知矣。中宫湿胜，故饮食不化。湿甚于中，谓之阴气，阴气上逆，则胸中膜胀不便，乃为湿饮举发于中，气道不利，故咳喘有声。[14] 357

《普济方》卷一百六十六：溢饮谓因大渴而暴饮水，水气溢于肠胃之外，在于皮肤之间，故言溢饮，令人身体疼重而多汗，是其候也。[21] 1946

《黄帝内经灵枢注证发微》卷一：涩为肺脉，肝得肺脉而甚，则木为金胜，邪反干脾，土不胜水，饮溢四肢也。[22] 31

《金匮玉函经二注》卷十二：脉弦数，有寒饮，冬夏难治。此言其脉邪之不相应也，寒饮反见数脉，数是《内经》有用热远热，有用寒远寒之戒。在夏用热药治饮，则数脉愈增；在冬用寒药治热，则寒饮愈盛，皆伐天和，所以在冬夏难也。在春秋或可适其寒温而消息之。[31] 186

《金匮玉函经二注》卷十二：支饮留结，气塞胸中，故不得息。葶苈能治结利饮，大枣通肺气补中。此虽与肺痈异，而方相通者，盖支饮之与气，未尝相离，支饮以津液所聚，气行则液行，气停则液聚而气亦结。气，阳也，结亦化热，所以与肺痈热结者同治。[31] 192

《医方考》卷一：伤寒表不解，心下有水气，干呕，或咳，或噎，或喘，小青龙汤主之。表不解者，头痛、发热、身疼尚在也。伤寒曾渴，饮水过多，故心下有水气。有声无物，谓之干呕，名曰水气，则有形之水已散，但无形之气仍在耳，故无物可吐而但有声。或咳，或噎，或喘，皆水寒射肺故也。[33] 12

《症因脉治》卷二：悬饮之症，饮后水流在胁下，咳唾气逆，引痛胸胁，谓之悬饮，此即《金匮》悬饮症也。溢饮之症，水气流行，归于四肢，身体疼重，支节烦疼，谓之溢饮也。支饮之症，咳逆倚息，气短不得卧，其形如肿，即《金匮》支饮症也。[37] 127, 128

《高注金匮要略》痰饮咳嗽病脉证治第十二：以其由于饮水所积，故曰饮。以其与痰同能致咳，故亦曰痰饮。以痰饮渗在胃脘之外，不走小肠膀胱等腑，而悬于胁下，故曰悬饮。以痰饮久悬，而经气虚者，遂乘虚而溢于经脉，故曰溢饮。以痰饮不旁渗两胁，而中屯心下，如有物支撑之义，故曰支饮。饮久曰留，饮深曰伏。饮以形质入脏，则猝死。其初症，但以水气射之则病。故于五脏，则直谓之水而已矣。要皆起于肺冷气结，而不能呵嘘，成于脾寒气滞，而不及分布者，与前所云津液所化之痰不同，故其阴冷似清水，黏滑似薄胶，药宜辛甘温暖，治宜发汗利水，此为定例。[9] 132

支饮不得息，见首条倚息下，主本汤者，泻其水饮上射之气也。[9] 143

《黄帝内经素问集注》卷八：饮积心痛，寒湿上乘也。[12] 291

足胫胕肿者，土淫而水泛也。饮发于中，胕肿于上者，水邪之从下而中，中而上也。[12] 294

《医宗金鉴·订正仲景全书金匮要略注》卷二十一：若水停上焦胸中，则壅肺气不得降，故暴喘满也；若水停中焦心下，甚者则凌心，故病悸动不安，微者则碍肺，故病呼吸短气；若水停下焦少腹，则不输膀胱，故必苦里急也。[15] 557

悬饮者，饮后水流在胁下，不上不下，悬结不散，咳唾引痛，即今之胁下有水气，停饮胁痛病也。溢饮者，饮后水流行归于四肢，当汗出而不汗出，壅塞经表，身体疼重，即今之风水、水肿病也。支饮者，饮后水停于胸，咳逆碍息，短气不得卧，其形如水肿状，即今之停饮，喘满不得卧之病也。[15] 563

《灵素节注类编》卷四上：粗如枯鱼之鳞者，水邪内洗，津液不输于皮毛，故反燥涩甚，此饮蓄于内，非肿胀也。[17] 149

《素问直解》卷八：湿为阴气，阴气上厥，则胸中不便。便，犹利也。胸中不便，则饮发于中，而咳喘有声矣。[18] 369

《尚论后篇》卷三：夫饮有五，皆内啜水浆，外受湿气，郁蓄而为留饮；流于膈则为支饮；令人咳喘、寒吐沫、背寒，流于肺则为悬饮；令人咳唾、痛引缺盆，流于心下则为伏饮；令人胸满、呕吐、寒热、眩晕，流于肠胃则为痰饮；令人腹鸣吐水、胸胁支满，或作泄泻、忽肥忽瘦，流于经络则为溢饮。令人沉重注痛，或作水气胕肿，芫花、大戟、甘遂之性，逐水泄湿，能直达水饮窠囊隐僻之处，但可徐徐用之，取效甚捷，不可过剂，泄人真元也。[20] 248

《黄帝内经灵枢集注》卷一：溢饮者，饮留于四肢，则经脉阻滞，故脉涩。[23] 36

《金匮悬解》卷十四：痰饮咳嗽者，肺肾之病也，而根实原于土虚。盖化水者，气也，其职在肺，化气者，水也，其职在肾，阳衰土湿，则肺失清降而气不化水，肾失温升而水不化气，于是痰饮作矣。痰饮浊瘀，肺气不布，隔碍壅阻，于是咳嗽生焉。治咳嗽者，去其痰饮，治痰饮者，培其土气。[24] 534

病痰饮者，当以温药和之。痰饮者，水寒土湿，火冷金凉，精气埋郁所作。当以温药和之，寒消湿化，自然涣解。盖土不得火，湿气滋生，此痰饮化生之原也。土湿则上不能生金，痰凝于心胸，下不能制水，饮聚于肠胃，肺冷故气不化水，熏蒸而为痰，肾寒故水不化气，停瘀而为饮，是以当温也。[24] 536

脉沉而弦者，悬饮内痛，病悬饮者，十枣汤主之。水寒木郁，则脉沉而弦，法当悬饮在胁，咳唾引痛。病悬饮者，木旺土虚，不能行水，宜扶土而泻水。十枣汤，芫、遂、大戟，决渠而泻水饮，大枣补土而保脾精也。[24] 537

病人阳虚湿旺，火升作渴，饮水一多，不能消化，水阻肺气，必暴生喘满。凡土虚食少而饮水多者，水停心下，郁其木气，甚者木郁风动，则生眴悸，微者肺金阻格，必苦短气。[24] 535

《金匮要略心典》卷中：气为饮抑则短，欲引其气，必蠲其饮。饮，水类也。治水必自小便去之，苓桂术甘益土气以行水，肾气丸养阳气以化阴，虽所主不同，而利小便则一也。[26] 77

《古今名医方论》卷一：夫短气有微饮，此水饮停蓄，呼吸不利而然也。《金匮》并出二方，妙义益彰。呼气之短，用苓桂术甘汤之轻清以通其阳，阳气化则小便能出矣；吸气之短，用肾气丸之重降以通其阴，肾气通则关门自利矣。[27] 21

《古今名医方论》卷二：赵以德曰：溢饮之证，《金匮》云当发其汗，小青龙汤治之。盖水饮溢出于表，营卫尽为之不利，必仿伤寒营卫两伤之法，发汗以散其水，而后营卫行、经脉通，则四肢之水亦消，必以小青龙为第一义也。[27] 52

《医灯续焰》卷三：仲景泽泻汤，治饮停心下，常苦眩冒。或胸中痞结，坚大如盘，下则小便不利。[29] 51

《金匮要略广注》卷中：久咳，则肺气已虚，《经》云：脉弱以滑，是有胃气。且脉与病相应，故可治。若实大数则邪盛正衰，真脏脉见，胃气全无，土败不能生金，故死。[30] 109

《金匮玉函要略辑义》卷三：谓支饮本不痛，蔓延至胸痹而痛，气上逆为咳，火上壅为烦，已有死道矣。不卒死，甚至一百日或经年之久，其虚可知，幸元气未竭也，原其病支饮为本，病本不拔，终无愈期，逡巡不愈，正医家以虚故畏缩，故曰宜十枣汤，以见攻病不嫌峻，不得悠悠以待毙也。[32] 164, 165

《温病条辨》下焦篇：四十八、喘咳息促，吐稀涎，脉洪数，右大于左，喉哑，是为热饮，麻杏石甘汤主之。[34] 146

《金匮》谓病痰饮者，当以温药和之。盖饮属阴邪，非温不化，故饮病当温者，十有八九，然当清者，亦有一二。如此证息促，知在上焦；涎稀，知非劳伤之咳，亦非火邪之但咳无痰而喉哑者可比；右大于左，纯然肺病，此乃饮邪隔拒，心火壅遏，肺气不能下达。音出于肺，金实不鸣。故以麻黄中空而达外，杏仁中实而降里，石膏辛淡性寒，质重而气清轻，合麻杏而宣气分之郁热，甘草之甘以缓急，补土以生金也。按此方，即大青龙之去桂枝、姜、枣者也。[34] 146

《〈内经〉运气病释》一：饮发，中满食减，四肢不举。此土气太过而水气不行也。饮，痰饮也。[7] 180

《〈内经〉运气病释》六：胸中不便，饮发于中，咳喘有声。此阴气上逆，脾湿侵肺也。[7] 201

《医方集解》表里之剂第五：参苏饮。此手足太阴药也。风寒宜解表，故用苏、葛、前胡；劳伤宜补中，故用参、苓、甘草；橘半除痰止呕，枳桔利膈宽肠，木香行气破滞。使内外俱和则邪散矣。溢饮身重注痛者，亦宜此方和解之。[40] 72

《温热论》：热病救阴尤易，通阳最难。救阴不在血，而在津与汗；通阳不在温，而在利小便。[42] 342

《医门法律》卷五：凡遇肾虚水泛，痰涌气高，喘急之证，不补其下，反清其上，必致气脱而死，医之罪也。[45] 214

《中西汇通医经精义》下卷：肺与膀胱通，肺病宜清利膀胱水，膀胱病宜清肺气为主。肺主通调水道，下输膀胱，其路道全在三焦膜中，上卷已详言之。故肺与膀胱相隔其远，而实相通。肺病则水停为痰饮，故宜清利膀胱以泻之。膀胱病，多由肺之上源不得疏通，故宜清肺气为主。[43] 55

《杂病广要》内因类：痰古作淡，淡、澹通，澹水动也，故水走肠间，名为淡饮。今之痰者，古之云涕云唾云涎云沫是也。或称为饮，如膈间支饮是也。[1] 222

《增订通俗伤寒论》第三编：风寒邪从外入，裹其停饮，虽当以小青龙汤，散邪涤饮。然惟夹溢饮症，水流四肢，身体疼重，最为的对。若夹支饮症，咳逆倚息，短气不得卧，形肿胸满，喉中如水鸡声者，则当用射干麻黄汤，发表下气，润燥开痰。四法一方，以分解其外内夹发之证，始有效力。[39] 336

寒饮浸肺，肺气不化而先喘后肿者，《金匮》所谓"溢饮肢肿，支饮咳逆"是也，轻则用麻杏三皮饮。[39] 388

若支饮射肺则肺胀，咳而上气，烦躁而喘，脉浮者，则当用小青龙加石膏汤，发表利水，豁痰清热，始效。[39] 336

附录二　常用方药

十枣汤：芫花（熬）、甘遂、大戟各等分。上三味，捣筛，以水一升五合，先煮肥大枣十枚，取九合，去滓，内药末，强人服一钱匕，羸人服半钱，平旦温服之；不下者，明日更加半钱。得快下后，糜粥自养。《金匮要略方论·痰饮咳嗽病脉证并治》

大青龙汤：麻黄（六两，去节）、桂枝（二两，去皮）、甘草（二两，炙）、杏仁（四十个，去皮尖）、生姜（三两，切）、大枣（十二枚）、石膏（如鸡子大，碎）。上七味，以水九升，先煮麻黄，减二升，去上沫，内诸药，煮取三升，去滓，温服一升，取微似汗，汗多者，温粉粉之。（《金匮要略方论·痰饮咳嗽病脉证并治》）

小青龙汤：麻黄（三两，去节）、芍药（三两）、五味子（半升）、干姜（三两）、甘草（三两，炙）、细辛（三两）、桂枝（三两，去皮）、半夏（半升，洗）。上八味，以水一斗，先煮麻黄，减二升，去上沫，内诸药，煮取三升，去滓，温服一升。（《金匮要略方论·痰饮咳嗽病脉证并治》）

小青龙加石膏汤：麻黄、芍药、桂枝、细辛、甘草、干姜各三两，五味子、半夏各半升，石膏二两。上九味，以水一斗，先煮麻黄，去上洗，内诸药，煮取三升。强人服一升，羸者减之，日三服，小儿服四合。（《金匮要略方论·肺痿肺痈咳嗽上气病脉证治》）

小半夏汤：半夏一升、生姜半斤。上二味，以水七升，煮取一升半，分温再服。（《金匮要略方论·痰饮咳嗽病脉证并治》）

小半夏加茯苓汤：半夏一升、生姜半斤、茯苓三两。上三味，以水七升，煮取一升五合，分温再服。（《金匮要略方论·痰饮咳嗽病脉证并治》）

木防己汤：木防己三两、石膏十二枚（鸡子大）、桂枝二两、人参四两。上四味，以水六升，煮取二升，分温再服。（《金匮要略方论·痰饮咳嗽病脉证并治》）

木防己汤去石膏加茯苓芒硝汤：木防己二两、桂枝二两、人参四两、芒硝三合、茯苓四两。上五味，以水六升，煮取二升，去滓，纳硝，再微煎，分温再服，微利则愈。（《金匮要略方论·痰饮咳嗽病脉证并治》）

五苓散：泽泻一两一分、猪苓三分（去皮）、茯苓三分、白术三分、桂二分（去皮）。上五味，为末，白饮服方寸匕，日三服，多饮暖水，汗出愈。（《金匮要略方论·痰饮咳嗽病脉证并治》）

甘遂半夏汤：甘遂大者三枚、半夏十二枚，以水一升，煮取半升，去滓，芍药五枚、甘草如指大一枚，炙，一本作无。上四味，以水二升，煮取半升，去滓，以蜜半升，和药汁煎取八合，顿服之。（《金匮要略方论·痰饮咳嗽病脉证并治》）

汉防己散：汉防己一两半、石膏四两、桂心一两、人参（一两，去芦头）、前胡（一两，去芦头）、白术一两。上件药，捣筛为散，每服四钱。以水一中盏，煎至六分，去滓，不计时候温服。（《太平圣惠方》卷第六）

厚朴大黄汤：厚朴一尺、大黄六两、枳实四枚。上三味，以水五升，煮取二升，分温再服。（《金匮要略方论·痰饮咳嗽病脉证并治》）

苓桂术甘汤：茯苓四两、桂枝三两、白术三两、甘草二两。上四味，以水六升，煮取三升，分温三服，小便则利。（《金匮要略方论·痰饮咳嗽病脉证并治》）

苓甘五味姜辛汤：茯苓四两、甘草三两、干姜三两、细辛三两、五味半升。上五味，以水八升，煮取三升，去滓，温服半升，日三。（《金匮要略方论·痰饮咳嗽病脉证并治》）

肾气丸：干地黄八两，山茱萸、薯蓣各四两，泽泻、茯苓、牡丹皮各三两，桂枝、附子（炮）各一两。上八味，末之，炼蜜和丸，梧子大，酒下十五丸。日再服。（《金匮要略方论·中风历节病脉证并治》）

参苏饮：木香半两，紫苏叶、干葛（洗）、半夏（汤洗七次，姜汁制，炒）、前胡去苗、人参、茯苓（去皮）各三分，枳壳（麸炒）、桔梗、甘草（炙）（二钱）、陈皮（去白）各半两。每服四钱，水一盏半，姜七片、枣一个，煎六分，去滓，微热服，不拘时候。（《太平惠民和剂局方》卷二）

泽泻汤：泽泻五两、白术二两。上二味，以水二升，煮取一升，分温再服。（《金匮要略方论·痰饮咳嗽病脉证并治》）

桂苓五味甘草去桂加干姜细辛半夏汤：茯苓四两，甘草三两，细辛二两，干姜二两，五味子、半夏各半升。上六味，以水八升，煮取三升，去滓，温服半升，日三。（《金匮要略方论·痰饮咳嗽病脉证并治》）

柴梗半夏汤：柴胡二钱，黄芩、半夏、枳壳、桔梗、瓜蒌仁各一钱，青皮、杏仁各八分，甘草四分，水煎温服。（《医学入门》卷三）

射干麻黄汤：射干十三枚（一法三两）、麻黄四两、生姜四两、细辛三两、紫菀三两、款冬花三两、五味子半斤、大枣七枚、半夏大者八枚（洗）（一法半升）。上九味，以水一斗二升，先煮麻黄两沸，去上沫，内诸药煮取三升，分温三服。（《金匮要略方论·肺痿肺痈咳嗽上气病脉证治》）

真武汤：茯苓三两、芍药三两、白术二两、生姜（三两，切）、附子（一枚，炮，去皮，破八片）。上五味，以水八升，煮取三升，去滓。温服七合，日三服。若咳者，加五味子半升、细辛一两、干姜一两；若小便利者，去茯苓；若下利者，去芍药，加干姜二两；若呕者，去附子，加生姜，足前为半斤。（《伤寒论·辨少阴病脉证并治》）

麻杏石甘汤：麻黄（去节，三钱）、杏仁（去皮尖碾细，三钱）、石膏（碾，三钱）、甘草（炙，二钱）。水八杯，先煮麻黄，减二杯，去沫，内诸药，煮取三杯，先服一杯，以喉亮为度。（《温病条辨》卷三·下焦篇）

麻杏三皮饮（叶氏验方）：蜜炙麻黄八分，光杏仁三钱，浙苓皮四钱，新会皮钱半，生姜皮一钱，紫菀、前胡各二钱，牛蒡子钱半。（《增订通俗伤寒论·证治各论》）

葶苈大枣泻肺汤：葶苈（熬令黄色，捣丸如弹子大）、大枣十二枚。上，先以水三升，煮枣取二升，去枣内葶苈，煮取一升，顿服。（《金匮要略方论·肺痿肺痈咳嗽上气病脉证治》）

参 考 文 献

[1][日]丹波元坚. 杂病广要[M]. 北京：人民卫生出版社，1983.
[2]山东中医学院，河北医学院. 黄帝内经素问校释[M]. 北京：人民卫生出版社，1982.
[3]河北医学院. 灵枢经校释[M]. 北京：人民卫生出版社，1982.
[4][战国]秦越人. 难经[M]. 北京：科学技术文献出版社，1996.
[5][汉]张仲景. 金匮要略方论[M]. 北京：人民卫生出版社，2012.
[6][汉]张仲景. 伤寒论[M]. 北京：人民卫生出版社，2005.
[7][清]陆懋修. 陆懋修医学全书[M]. 北京：中国中医药出版社，2015.
[8][晋]王叔和. 脉经[M]. 北京：人民卫生出版社，1991.
[9][清]高学山. 高注金匮要略[M]. 北京：中国中医药出版社，2015.
[10][金]成无己. 注解伤寒论[M]. 北京：中国医药科技出版社，2011.
[11][明]方有执. 伤寒论条辨[M]. 太原：山西科学技术出版社，2009.
[12][清]张志聪. 黄帝内经素问集注[M]. 北京：中国医药科技出版社，2014.
[13][明]张景岳. 类经[M]. 北京：中医中医药科技出版社，1997.
[14][明]吴崑. 内经素问吴注[M]. 济南：山东科学技术出版社，1984.
[15][清]吴谦. 医宗金鉴·订正仲景全书金匮要略注[M]. 北京：人民卫生出版社，1992.

[16]［隋］杨上善. 黄帝内经太素［M］. 北京：人民卫生出版社，1983.

[17]［清］章虚谷. 灵素节注类编.［M］. 杭州：浙江科学技术出版社，1986.

[18]［清］高士宗. 黄帝素问直解［M］. 北京：科学技术文献出版社，1982.

[19]［宋］王怀隐，陈昭遇等. 太平圣惠方［M］. 郑州：河南科学技术出版社，2015.

[20]［清］喻嘉言. 喻嘉言医学三书［M］. 南昌：江西人民出版社，1984.

[21]［明］朱橚，滕硕，刘醇等. 普济方［M］. 北京：人民卫生出版社，1960.

[22]［明］马蒔. 黄帝内经灵枢注证发微［M］. 北京：科学技术文献出版社，1998.

[23]［清］张志聪. 黄帝内经灵枢集注［M］. 北京：中医古籍出版社，2012.

[24]［清］黄元御. 黄元御医学全书［M］. 太原：山西科学技术出版社，2010.

[25]［元］危亦林. 世医得效方［M］. 北京：中国医药科技出版社，2011.

[26]［清］尤怡. 金匮要略心典［M］. 北京：中国中医药出版社，1992.

[27]［清］罗美. 古今名医方论［M］. 北京：中国医药科技出版社，2012.

[28]［宋］杨士瀛. 仁斋直指方论［M］. 福州：福建科学技术出版社，1989.

[29]［清］潘楫. 医灯续焰［M］. 北京：中医古籍出版社，2015.

[30]［清］李彣. 金匮要略广注［M］. 北京：中国中医药出版社，2007.

[31]［明］赵以德. 金匮玉函经二注［M］. 北京：人民卫生出版社，1990.

[32]［日］丹波元简. 金匮玉函要略辑义［M］. 北京：人民卫生出版社，1983.

[33]［明］吴崑. 医方考［M］. 北京：中国中医药出版社，2007.

[34]［清］吴塘. 温病条辨［M］. 北京：人民卫生出版社，1994.

[35]［宋］太医院编. 圣济总录［M］. 北京：人民卫生出版社，1962.

[36]［隋］巢元方. 诸病源候论［M］. 北京：北京科学技术出版社，2016.

[37]［明］秦景明. 症因脉治［M］. 北京：中国医药科技出版社，1998.

[38]［宋］陈言. 三因极一病证方论［M］. 北京：中国医药科技出版社，2011.

[39]何廉臣. 增订通俗伤寒论［M］. 福州：福建科学技术出版社，2004.

[40]［清］汪昂. 医方集解［M］. 北京：中国中医药出版社，2007.

[41]［宋］王贶. 全生指迷方［M］. 郑州：河南科学技术出版社，2014.

[42]［清］叶桂. 叶天士医学全书［M］. 北京：中国中医药出版社，1999.

[43]［清］唐宗海. 唐容川医学全书［M］. 北京：中国中医药出版社，2015.

[44]［晋］皇甫谧. 针灸甲乙经［M］. 北京：科学技术文献出版社，2010.

[45]［清］喻嘉言. 医门法律［M］. 太原：山西科学技术出版社，2006.

[46]［清］叶桂. 临证指南医案［M］. 北京：山西科学技术出版社，2011.

[47]［清］吴鞠通. 吴鞠通医案［M］. 北京：中国医药科技出版社，2012.

[48]［清］王泰林. 王旭高临证医案［M］. 北京：中国医药科技出版社，2012.

[49]曹颖甫. 经方实验录［M］. 上海：上海科学技术出版社，1979.

（谢忠礼）

第二十六章 瘾 疹

瘾疹是一种皮肤出现红色或苍白色风团，瘙痒剧烈，时隐时现的皮肤病。以反复发作的鲜红色或苍白色、大小不一的风团，伴烧灼或瘙痒感为主要临床表现，其病程迁延，易反复发作，治疗棘手。本病在经典著作中常作为"瘾疹""风疹块"或"瘾癌"等病证载述，西医学的荨麻疹可参考本病治疗。

经典原文

《素问·四时刺逆从论第六十四》：厥阴有余病阴痹，不足病生热痹，滑则病狐疝风，涩则病少腹积气。少阴有余病皮痹隐疹，不足病肺痹，滑则病肺风疝，涩则病积溲血。太阴有余病肉痹寒中，不足病脾痹，滑则病脾风疝，涩则病积心腹时满。阳明有余病脉痹身时热，不足病心痹，滑则病心风疝，涩则病积时善惊。太阳有余病骨痹身重，不足病肾痹，滑则病肾风疝，涩则病积时善巅疾。少阳有余病筋痹胁满，不足病肝痹，滑则病肝风疝，涩则病积时筋急目痛[1]124,125。

《素问·至真要大论》：厥阴司天，客胜则耳鸣掉眩，甚则咳；主胜则胸胁痛，舌难以言。少阴司天，客胜则鼽嚏颈项强，肩背瞀热，头痛少气，发热，耳聋目瞑，甚则胕肿血溢，疮疡咳喘；主胜则心热烦躁，甚则胁痛支满。太阴司天，客胜则首面胕肿，呼吸气喘；主胜则胸腹满，食已而瞀。少阳司天，客胜则丹胗外发，及为丹熛疮疡，呕逆喉痹，头痛嗌肿，耳聋血溢，内为瘛疭；主胜则胸满咳仰息，甚而有血，手热。阳明司天，清复内余，则咳衄嗌塞，心膈中热，咳不止而白血出者死。太阳司天，客胜则胸中不利，出清涕，感寒则咳；主胜则喉嗌中鸣[1]184。

《素问·至真要大论》曰：诸痛痒疮，皆属于心。[1]188

《灵枢·终始》：病痛者阴也，痛而以手按之不得者阴也，深刺之；痒者阳也，浅刺之。病在上者阳也，病在下者阴也。[2]29

《灵枢·刺节真邪》：虚邪之中人也，洒淅动形，起毫毛而发腠理。……搏于皮肤之间，其气外发，腠理开，毫毛摇，气往来行，则为痒；留而不去，则痹；卫气不行，则为不仁。[2]150

《金匮要略·中风历节病脉证并治第五》：寸口脉迟而缓，迟则为寒，缓则为虚，营缓则为亡血，卫缓则为中风。邪气中经则身痒而瘾疹，心气不足，邪气入中，则胸满而短气。[3]18

《金匮要略·水气病脉证并治第十四》：脉浮而洪，浮则为风，洪则为气，风气相搏，风强则为瘾疹，身体为痒，痒为泄风，久为痂癞。[3]52

■■■ 钩玄提要 ■■■

1. 病名

"隐疹"病名始载于《素问·四时刺逆从论》。"少阴有余病皮痹隐疹",《黄帝内经素问吴注》:"隐轸即隐疹。少阴,君火之气也,其气有余则害乎金,能令人皮部不仁而痹,或为隐疹于皮也"[4]276

2. 病因病机

瘾疹的病因病机,有内外两个方面,内因为"少阴之气有余",即心肾邪热较盛,影响肌表气血的运行。如《素问·四时刺逆从论》载为"少阴有余病皮痹隐疹"《重广补注黄帝内经素问》云"肾水逆连于肺母故也。足少阴脉从肾上贯肝膈入肺中,故有余病皮痹瘾疹"。[5]408《素问·至真要大论第七十四》曰"少阳司天,客胜则丹胗外发,及为丹熛疮疡"又曰"诸痛痒疮,皆属于心"《素问释义》云"寅申岁也。初气少阴君火加厥阴,二气太阴湿土加君火,三气主客皆少阳相火。⋯⋯心化热故也"。[6]321,329

外因为邪气侵袭,影响肌表气血的运行。如《灵枢·刺节真邪》曰:"虚邪之中人也,洒淅动形,起毫毛而发腠理。⋯⋯搏于皮肤之间,其气外发,腠理开,毫毛摇,气往来行,则为痒,⋯⋯"《黄帝内经灵枢注证发微》曰:"虚邪之中人也,初时洒淅恶寒,以振动其形,起人毫毛,发人腠理,其邪既入深,内搏于骨,则为骨痹;搏于筋,则为筋挛;搏于脉中,而血闭不通,则为痈肿;搏于肉而与卫气相搏,当是时,阳气胜者则为热,乃阳经之气胜阴经也;阴气胜者则为寒,乃阴经之气胜阳经也。寒则真气去而且虚,其寒搏于皮肤之间,邪气外发腠理,开其毫毛,摇气往来而行,则为痒,⋯⋯"[7]368《金匮要略·水气病脉证并治第十四》载为"风气相搏,风强则为隐疹"。《金匮要略心典》云:"风,天之气;气,人之气;是皆失其和者也。风气相搏,风强则气从风而侵淫肌体,故为瘾疹⋯⋯"[8]94即本病的发生与心肾热盛和风邪的侵袭密切相关。

3. 症状与诊断

瘾疹的主要症状为瘙痒,《金匮要略·中风历节》曰:"邪气中经,则身痒而隐疹"。《金匮要略心典》云:"经不足而风入之,血为风动,则身痒而瘾疹。"[3]36

4. 治法方药

针对瘾疹的治疗,《灵枢·终始》载:"病痛者阴也,痛而以手按之不得者阴也,深刺之;痒者阳也,浅刺之。"《黄帝内经灵枢注证发微》曰:"此言病有阴阳,故刺之有浅深也。阴经为阴,阳经为阳;痛为阴,痒为阳;上为阳,下为阴。病在阴者深取之,病在阳者浅刺之。"[7]66

■■■ 传承发展 ■■■

1. 病名

隐疹病名始载于《素问·四时刺逆从论》。"少阴有余,病皮痹隐轸"("隐"同"瘾","轸"

同"疹"），后世医家在此基础上，根据瘾疹的发病特点和临床症状，对该病有"风疹瘙疮"
"查疱""顽癣""气奔""赤白游风"及"风矢（屎、尸）"等不同的命名。如《千金要方》
云："风邪客于肌肤，虚痒成风疹瘙疮。……风较痰痒……俗呼为风屎，亦名风尸。"[9] 486《诸
病源候论》载："查疱之状，瘾疹赤起，如今之查树子形是也。"又云："此由风湿客于皮肤，
血气所变，瘾疹生疮，痒而不痛，故曰顽癣。"[10] 226《世医得效方》云："遍身忽皮底混混如
波浪声，痒不可忍，抓之血出不能解，谓之气奔。"[11] 175《医宗金鉴》云："此证发于肌肤，
游走无定，起如云片，浮肿焮热，痛痒相兼，高累如粟。由脾肺燥热，而兼表虚腠理不密，风
邪袭入，怫郁日久，与热相搏，则化热益盛而成。滞于血分者，则发赤色；滞在气分者，则发
白色，故名赤白游风也。"[12] 689

2. 病因病机

《素问·四时刺逆从论》载述本病的发生主要为手少阴心经病变导致肺气受损，继而影响
到肺之外合皮毛为病。后世医家在此基础上，对瘾疹的病因病机有更全面深入的认识，具体包
括以下几个方面。

（1）气血虚弱，复感风邪。本病乃气血虚弱，卫外不固，复受风邪侵袭所致。如《千金要
方》载："风邪客于肌中则肌虚，真气发散，又被寒搏皮肤，外发腠理开毫毛，淫气妄行之，
则为痒也。所以有风疹瘙痒，皆由于此。"[9] 486《诸病源候论》载："人皮肤虚，为风邪所折，
则起隐疹。寒多则色赤，风多则色白，甚者痒痛，搔之则成疮。……夫人阳气外虚则多汗，汗
出当风，风气搏于肌肉，共热气并，则生痦瘰。状如麻豆，甚者渐大，搔之成疮。……夫人虚，
风邪中于荣卫，溢于皮肤之间，与虚热并，故游奕遍体，状若虫行也。"[10] 51

（2）里热内蕴，复感风寒。此症源于肌肤或里有蕴热，复感风寒之邪，使热邪郁闭于里，
肌肤不得发越而致。《诸病源候论》："邪气客于皮肤，复逢风寒相折，则起风瘙隐疹。若赤疹
者，由凉湿折于肌中之极热，热结成赤疹也。得天热则剧，取冷则灭也。白疹也，由风气折于
肌中热，热与风相搏所为。白疹也，得天阴雨冷则剧，出风中亦剧，得晴暖则灭，著衣身暖亦
瘥也。脉浮而洪，浮即为风，洪则为气强。风气相搏，隐疹，身体为痒。……邪气客于肌，则
令肌肉虚，真气散去，又被寒搏皮肤，外发腠理，闭毫毛。淫邪与卫气相搏，阳胜则热，阴
胜则寒；寒则表虚，虚则邪气往来，故肉痒也。"[10] 51《圣济总录》云："风瘙瘾疹，其状有
二，皆缘肌中有热，若凉湿之气折之，热结不散，则成赤疹；若因风邪所折，风热相搏，
则成白疹。"[13] 35

（3）脾胃蕴热。本病的发生与脾胃关系密切，脾主肌肉，脾胃蕴热，内热生风，外发于表
即为疹。如《疡医大全精要》曰："总属阳明胃与大肠之风热亢盛已极，内不得疏泄，外不得
透达，怫郁皮毛腠理之间，轻则为疹……"[14] 228

（4）汗出当风。此症得之汗出之时，风邪侵袭所致。《诸病源候论》云："小儿因汗解脱衣
裳，风入腠理，与血气相搏，结聚起，相连成隐疹，风气止在腠理，浮浅，其势微，故不肿不
痛，但成隐疹瘙痒耳。"[10] 307《圣济总录》云："风痦瘰者，由腠理不密，三阳气外泄，发而
为汗，汗出未已，为风邪所搏，风热相并，不得流行，故结为痦瘰。状如麻豆，甚者渐长。搔
之成疮。"[13] 34

（5）伏邪发病。寒热之邪未得清除，伏藏于肌表，感时而发。如《诸病源候论》："如夫人
冬月触冒寒毒者，至春始发病，病初在表，或已发汗、吐、下而表证未罢，毒气不散，故发斑
疮。又冬月天时温暖，人感乖候之气，未即发病，至春又被积寒所折，毒气不得发泄，至夏遇

热，温毒始发出于肌肤，斑烂隐疹如锦文也。"[10] 98

瘾疹发病的原因众多，但总不离风邪袭表为患，如《疡科纲要》指出："而溯其原因，则不外乎风燥与湿热二者而已。风性善行，袭人肌肤，则走窜四注，故恒遍体痒瘙，淫淫然如虫虱之游行于肌表。惟风胜则燥，虽搔破血溢，而随破随收，不致化腐，此风淫为病。"[15] 200

3. 症状与诊断

关于瘾疹的症状，《素问·风论》《金匮要略·中风历节》等已有比较详细的记载，后世医家在此基础上，对瘾疹症状进行了比较全面地描述。如《圣济总录》记载："身体风骚而痒，搔之隐隐而起。……此证发于肌肤，游走不定，起如云片，浮肿燉热，痛痒相兼，高累如粟。"[13] 35《外科证治全书》亦指出："肌肤初起霞晕，由小渐大，浮肿成片，或高累如粟，发热、痛痒相兼，游走无定。"[16] 132《疡科纲要》指出"故恒遍体痒瘙，淫淫然如虫虱之游行于肌表。……虽搔破血溢，而随破随收，不致化腐，此风淫为病。"[15] 200即瘾疹的主要症状为"身痒而隐疹"。本病以皮肤上出现瘙痒性风团，发无定处，骤起骤退，消退后不留任何痕迹为临床特征。

4. 治法方药

瘾疹的治疗，《黄帝内经》未载具体方法。后世医家在此基础上，对瘾疹治疗方法的载述主要有以下几个方面。

（1）补气养血，祛风止痒。气血两虚，复感风邪为本病的主要病机，治以补气养血，祛风止痒。如《医宗金鉴》云："火邪内郁，表虚之人，感受风邪，袭入皮肤，风遇火化作痒，致起疮疡形如粟粒，其色红，搔之愈痒，久而不瘥，亦能消耗血液，肤如蛇皮。初服防风通圣散加枳壳、蝉蜕，血燥遇晚痒甚，夜不寐者，宜服消风散，外敷二味拔毒散。若年深日久，肤如蛇皮者，宜常服皂角苦参丸，外用猪油脂二两、苦杏仁一两捣泥，抹之自效。"[12] 691

（2）祛风活血。风邪侵袭为本病的主要病机，治法应祛除风邪，而"治风先治血，血活风自灭"。因此本病治疗常以祛风活血法为主。赤曰赤游风，白曰白游风。白属气、赤属血，得风则游行，初俱宜荆防败毒散疏解之。《外科证治全书》云："赤者次服四物消风饮，白者次服补中益气汤更加防风、蝉衣、苏叶、鲜首乌；外皆用广胶炖熔涂之，涂至愈乃止。如游行太速者，须用生麻油涂患处，砭之以泄其毒。凡从背腹游散四肢者顺，从四肢游入胸腹者逆。忌猪、羊、鸡、鹅、鱼腥，一切动风燥血之物。"[16] 132

（3）疏风清热。里有蕴热，复感风邪为其主要病机，治法当疏风清热为主。如《千金要方》云："五香枳实汤，治小儿著风热，痞瘙坚如麻豆粒，疮痒，搔之皮剥汁出，或遍身头面，年年常发者方。"[9] 112《世医得效方》云："遍身忽然皮底混混如波浪声，痒不可忍，抓之血出不能解，谓之气奔。以人参、苦杖、青盐、细辛各一两，作一服，水二碗，煎十数沸，去滓，饮尽便愈。"[11] 175《高氏医案·谦益斋外科医案》载："风温蕴郁中焦，脘室恶寒，遍发风疹，先宜疏解。牛蒡子、焦山栀、淡豆豉、叭杏仁、荆芥穗、净连翘、黄防风、江枳壳、川羌活、茅根肉。"[17] 64

5. 预后

瘾疹预后，《外科证治全书》曰："凡从背腹游散四肢者顺，从四肢游入胸腹者逆。"[16] 132

指出可以疹出现的部位顺序来判断病情或顺逆，即疹出从背腹向四肢延伸或背腹先出现，四肢后出现者为顺；疹出从四肢向胸腹延伸或四肢先出现，胸腹后出现者为逆。《诸病源候论》云："若赤疹者，由凉湿折于肌中之极热，热结成赤疹也。得天热则剧，取冷则灭也。白疹者，由风气折于肌中热，热与风相搏所为。白疹得天阴雨冷则剧，出风亦剧，得晴暖则灭，著衣身暖亦瘥也。"[10] 51 则以疹形成的原因与环境之寒热来判断其预后。

═══ 应用示例 ═══

1. 风热袭表

《时逸人临证医案精选》第 2 章：李某，男，4 岁。发热无汗，喷嚏流泪，不思食，面部、颈部有红疹。金银花钱半、防风钱半、桔梗 1 钱、牛蒡子 2 钱（打）、连翘钱半、紫苏叶 1 钱、前胡钱半、赤苓 2 钱、陈皮 8 分、葱白 1 钱。二诊：发热，头面部、身部有风疹，小便不利，咳嗽。金银花钱半、蝉蜕钱半、酒黄芩 5 分、六一散 2 钱、连翘钱半、菊花 2 钱、白蒺藜钱半、防风 1 钱、僵蚕 2 钱、桔梗 1 钱、前胡 1 钱。三诊：疹出已减，咳嗽有痰。桔梗 1 钱、浙贝母 1 钱、紫菀钱半、赤苓 2 钱、炒枇杷叶钱半（包煎）、前胡 1 钱、白前钱半、建曲 2 钱、陈皮 1 钱、天竺黄 1 钱、牛蒡子钱半、竹沥 1 钱。结果：服后痊愈。按：案中风疹之治，要以辛凉透表，使疹点发出，因内热重小便不利，加入清热利小便药；咳嗽则加入止咳化痰剂。[18] 46, 47 《张锡纯医话医案精选》载："邻村生员李之咸先生之女，年十四五，感冒风热，遍身隐疹，烦渴滑泻，又兼喘促，其脉浮数无力。愚踌躇再四，他药皆不对证，亦重用生山药、滑石，佐以白芍、甘草、连翘、蝉蜕，两剂诸病皆愈。盖隐疹最忌滑泻，滑泻则疹毒不能外出，故宜急止之，至连翘、蝉蜕，在此方中不但解表，亦善治隐疹也。"[19] 181, 18

2. 积滞内停，外受风邪

《施今墨医案解读》第十一章：张某，女，19 岁。遍身易起红色痒疹，时发、时愈，已有七八年之久。平时消化不良，大便干燥，有时呕吐，腹部胀痛，喜食酸味。近日上述胃肠症状又现，并伴发痒疹。舌苔垢腻，六脉滑数。辨证立法：平素饮食无节，胃肠受损，消化不良。积滞生热，郁久入于血分，外感风邪，即发痒疹。治宜消导胃肠积滞，并疏风、清热法。处方：青、广皮炭各 5g，莱菔子、缨各 6g，醋柴胡 5g，杭白芍 10g（同炒），蝉蜕 5g，炒谷、麦芽各 10g，酒当归 6g，炒防风 5g，炒皂角子、晚蚕沙各 10g（同布包），焦山楂 10g，炒半夏曲 10g，旋覆花 6g（同布包），黑芥穗 6g，乌梅炭 5g，宣木瓜 10g。二诊：服药 6 剂，痒疹全消，大便通畅，食欲增进，消化力好转。嘱留此方，再发痒疹，即连服数剂。[20] 337, 338

3. 风邪外袭，营卫不和

《〈伤寒论〉经方治疗皮肤病医案》第一章：赵某，男，52 岁，2011 年 11 月 21 日初诊。1 个月的晚上饮酒后外受风寒，四肢遂出现淡红色风团，皮损大小不等，形状不一，高出皮面，瘙痒明显，自服抗过敏药物，第 2 天风团基本消退，后遇风寒或无明显诱因，皮损症状时有出现，服氯苯那敏等药物症状控制欠佳，病情仍常反复。2 天前症状再发，自服药物无效。现背部及四肢可见皮疹、风团，遇风加重，风团色淡红，瘙痒明显，恶风，无发热，多汗，纳可，寐欠安，二便调，舌红，苔薄黄，脉浮缓。查划痕症阳性。中医诊断为"瘾疹"。辨证为风邪外袭，营卫不和。治宜调和营卫，祛风解表。用桂枝汤加减：桂枝 10g，白芍 12g，炙甘草 6g，荆芥 10g，防风 10g，生姜 3 片，大枣 5 枚。3 剂，服药后风团明显减少，四肢仍有少量淡红色皮损，时瘙痒，多汗、恶风等症状减轻，上方加地肤子 10g，蝉蜕 10g。继服 4 剂后症状、体征消失，随访 2 个月未再复发。[21] 1, 2

附录一　文献辑录

《黄帝内经素问吴注》：隐轸即隐疹。少阴，君火之气也，其气有余则害乎金，能令人皮部不仁而痹，或为隐疹于皮也。[4] 276

《重广补注黄帝内经素问》：肾水逆连于肺母故也。足少阴脉从肾上贯肝膈入肺中，故有余病皮痹瘾疹。[5] 408

《素问释义》：寅申岁也。初气少阴君火加厥阴，二气太阴湿土加君火，三气主客皆少阳相火。……心化热故也。[6] 321, 329

《黄帝内经灵枢注证发微》：虚邪之中人也，初时洒淅恶寒，以振动其形，起人毫毛，发人腠理，其邪既入深，内搏于骨，则为骨痹；搏于筋，则为筋挛；搏于脉中，而血闭不通，则为痈肿；搏于肉而与卫气相搏，当是时，阳气胜者则为热，乃阳经之气胜阴经也；阴气胜者则为寒，乃阴经之气胜阳经也。寒则真气去而且虚，其寒搏于皮肤之间，邪气外发腠理，开其毫毛，摇痒往来而行，则为痒……[7] 368

《黄帝内经灵枢注证发微》：此言病有阴阳，故刺之有浅深也。阴经为阴，阳经为阳；痛为阴，痒为阳；上为阳，下为阴。病在阴者深取之，病在阳者浅刺之。[7] 66

《金匮要略心典》：风，天之气；气，人之气；是皆失其和者也。风气相搏，风强则气从风而侵淫肌体，故为瘾疹……[8] 94

《金匮要略心典》：经不足而风入之，血为风动，则身痒而瘾疹。[8] 36

《千金要方》：风邪客于肌肤，虚痒成风疹瘙疮。……风较瘰痒……俗呼为风屎，亦名风尸。[9] 486

《诸病源候论》：查疕之状，瘾疹赤起，如今之查树子形是也。……此由风湿客于皮肤，血气所变，瘾疹生疮，痒而不痛，故曰顽疕。[10] 226

《世医得效方》：遍身忽皮底混混如波浪声，痒不可忍，抓之血出不能解，谓之气奔。[11] 175

《医宗金鉴》：此证发于肌肤，游走无定，起如云片，浮肿焮热，痛痒相兼，高累如粟。由脾肺燥热，而兼表虚腠理不密，风邪袭入，怫郁日久，与热相搏，则化热益盛而成。滞于血分者，则发赤色；滞在气分者，则发白色，故名赤白游风也。[12] 689

《千金要方》：风邪客于肌中则肌虚，真气发散，又被寒搏皮肤，外发腠理开毫毛，淫气妄行之，则为痒也。所以有风疹瘙痒，皆由于此。[9] 486

《诸病源候论》：人皮肤虚，为风邪所折，则起隐疹。寒多则色赤，风多则色白，甚者痒痛，搔之则成疮。……夫人阳气外虚则多汗，汗出当风，风气搏于肌肉，共热气并，则生痞瘤。状如麻豆，甚者渐大，搔之成疮。……夫人虚，风邪中于荣卫，溢于皮肤之间，与虚热并，故游奕遍体，状若虫行也。[10] 51

《诸病源候论》：邪气客于皮肤，复逢风寒相折，则起风瘙隐疹。若赤疹者，由凉湿折于肌中之极热，热结成赤疹也。得天热则剧，取冷则灭也。白疹也，由风气折于肌中热，热与风相搏所为。白疹也，得天阴雨冷则剧，出风亦剧，得晴暖则灭，著衣身暖亦瘥也。脉浮而洪，浮即为风，洪则为气强。风气相搏，隐疹，身体为痒。……邪气客于肌，则令肌肉虚，真气散去，又被寒搏皮肤，外发腠理，闭毫毛。淫邪与卫气相搏，阳胜则热，阴胜则寒；寒则表虚，虚则邪气往来，故肉痒也。[10] 51

《圣济总录》：风瘙瘾疹，其状有二，皆缘肌中有热，若凉湿之气折之，热结不散，则成赤疹；若因风邪所折，风热相搏，则成白疹。[13] 35

《疡医大全精要》：总属阳明胃与大肠之风热亢盛已极，内不得疏泄，外不得透达，怫郁皮毛腠理之间，轻则为疹……"[14] 228

《诸病源候论》：小儿因汗解脱衣裳，风入腠理，与血气相搏，结聚起，相连成隐疹，风气止在腠理，浮浅，其势微，故不肿不痛，但成隐疹瘙痒耳。[10] 307

《圣济总录》：风瘖瘤者，由腠理不密，三阳气外泄，发而为汗，汗出未已，为风邪所搏，风热相并，不得流行，故结为瘖瘤。状如麻豆，甚者渐长。搔之成疮。[13] 34

《诸病源候论》：如夫人冬月触冒寒毒者，至春始发病，病初在表，或已发汗、吐、下而表证未罢，毒气不散，故发斑疮。又冬天时温暖，人感乖候之气，未即发病，至春又被积寒所折，毒气不得发泄，至夏遇热，温毒始发出于肌肤，斑烂隐疹如锦文也。[10] 98

《疡科纲要》：而溯其原因，则不外乎风与湿热二者而已。风性善行，袭人肌肤，则走窜四注，故恒遍体痒瘙，淫淫然如虫虱之游行于肌表。惟风胜则燥，虽搔破血溢，而随破随收，不致化腐，此风淫为病。[15] 200

《圣济总录》：身体风骚而痒，搔之隐隐而起。又云：此证发于肌肤，游走不定，起如云片，浮肿焮热，痛痒相兼，高累如粟。[13] 35

《外科证治全书》亦指出：肌肤初起霞晕，由小渐大，浮肿成片，或高累如粟，发热、痛痒相兼，游走无定。[16] 132

《医宗金鉴》：火邪内郁，表虚之人，感受风邪，袭入皮肤，风遇火化作痒，致起疮疡形如粟粒，其色红，搔之愈痒，久而不瘥，亦能消耗血液，肤如蛇皮。初服防风通圣散加枳壳、蝉蜕，血燥遇晚痒甚，夜不寐者，宜服消风散，外敷二味拔毒散。若年深日久，肤如蛇皮者，宜常服皂角苦参丸，外用猪油脂二两、苦杏仁一两捣泥，抹之自效。[12] 691

《外科证治全书》：赤者次服四物消风饮，白者次服补中益气汤更加防风、蝉衣、苏叶、鲜首乌；外皆用广胶炖熔涂之，涂至愈乃止。如游行太速者，须用生麻油涂患处，砭之以泄其毒。凡从背腹游散四肢者顺，从四肢游入胸腹者逆。忌猪、羊、鸡、鹅、鱼腥，一切动风燥血之物。[16] 132

《千金要方》：五香枳实汤，治小儿著风热，瘖瘤坚如麻豆粒，疮痒，搔之皮剥汁出，或遍身头面，年年常发者方。[9] 112

《世医得效方》：遍身忽皮底混混如波浪声，痒不可忍，抓之血出不能解，谓之气奔。以人参、苦杖、青盐、细辛各一两，作一服，水二碗，煎十数沸，去滓，饮尽便愈。[11] 175

《高氏医案·谦益斋外科医案》：风温蕴郁中焦，脘腹恶寒，遍发风疹，先宜疏解。牛蒡子、焦山栀、淡豆豉、叭杏仁、荆芥穗、净连翘、黄防风、江枳壳、川羌活、茅根肉。[17] 64

《外科证治全书》：凡从背腹游散四肢者顺，从四肢游入胸腹者逆。[16] 132

《诸病源候论》：若赤疹者，由凉湿折于肌中之极热，热结成赤疹也。得天热则剧，取冷则灭也。白疹也，由风气折于肌中热，热与风相搏所为。白疹也，得天阴雨冷则剧，出风亦剧，得晴暖则灭，著衣身暖亦瘥也。[10] 51

附录二 常用方药

五香枳实汤：青木香九铢，麝香六铢，鸡舌香、熏陆香、沉香各半两，升麻、黄芩、白蔹、麻黄各一两，防风、秦艽各半两，枳实一两半，大黄一两十八铢，漏芦半两。上十四味咬咀，以水五升，煮取一升八合。儿五六岁者，一服四五合；七八岁者，一服六合；十岁至十四五者，加大黄半两，足水为一斗，煮取二升半，分三服。[9] 112

石楠汤：天雄、牛膝、桂心、知母各四分；防风六分，干姜、细辛各三分，人参二分，瓜蒌根、白术各五分。上十味治下筛，酒服半钱匕，加至一匕为度。[9] 486

独活丸方：独活（去芦头）、天门冬、防风、桔梗（炒）各一两一分，薏苡仁（炒）、黄连（去须）各一两，桂半两，枳实一两半。为细末，炼蜜丸如梧桐子大。每服二十九，空心、临卧菊花汤下。[13] 34

景天花散方：景天花（慢火焙干）一钱（俗谓慎大草），红曲半两。同研为细末。每服二钱，食后、临卧服，温水下。[13] 34

枳壳酒方：枳壳（炒）二两，秦艽、独活、肉苁蓉各四两，丹参、萹蓄各五两，松叶（切）三斗。型如麻豆，用生绢袋贮，以清酒二斗浸六宿。每服半盏，日三夜四。[13] 35

秦艽丸方：秦艽、防己、松脂（炼成者）各两半，枳壳、蒺藜子（炒，去角）各二两半，苦参、白术、川芎、防风、附子、萹蓄、干姜（炮）各一两。共研为末，炼蜜和丸如梧桐子大。每服二十丸，酒下，加至三十丸，早、食前各一服。[13] 35

当归饮子：生地黄四、五钱，白蒺藜去刺，荆芥、赤芍、连翘去心、金银花、僵蚕各二钱，生研。上加竹叶五片水煎，食远服。[16] 132

参 考 文 献

[1] 佚名. 黄帝内经素问 [M]. 北京：人民卫生出版社，2005.
[2] 佚名. 黄帝内经灵枢 [M]. 北京：人民卫生出版社，2005.
[3] [汉] 张仲景. 金匮要略 [M]. 北京：人民卫生出版社，2005.
[4] [明] 吴崑. 黄帝内经素问吴注 [M]. 孙国中，方向红，点校. 北京：学苑出版社，2012.
[5] [唐] 王冰. 重广补注黄帝内经素问 [M]. 林亿，补注；孙国中，方向红，点校. 北京：学苑出版社，2004.
[6] [清] 张琦. 素问释义 [M]. 王洪图，点校. 北京：科学技术文献出版社，1998.
[7] [明] 马莳. 黄帝内经灵枢注证发微 [M]. 田代华，主校. 刘更生，郭瑞华点校. 北京：人民卫生出版社，1994.
[8] [清] 尤怡. 金匮要略心典 [M]. 张石松，张立生，张美生，等. 点校. 太原：山西科学技术出版社，2008.
[9] [唐] 孙思邈. 备急千金要方校释 [M]. 苏礼，任娟莉，焦振廉，等. 校释. 北京：人民卫生出版社，1998.
[10] [隋] 巢元方. 诸病源候论 [M]. 高文柱，沈澍农，校注. 北京：华夏出版社，2008.
[11] [元] 危亦林. 世医得效方 [M]. 王育学，等. 校注. 北京：中国中医药出版社，1996.
[12] [清] 吴谦. 医宗金鉴 [M]. 石学文，等. 点校. 沈阳：辽宁科学技术出版社，1997.
[13] [清] 程林. 圣济总录纂要 [M]. 合肥：安徽科学技术出版社，1992.
[14] 赵勇，李明奎. 疡医大全精要 [M]. 贵阳：贵州科学技术出版社，2007.
[15] [清] 张寿颐. 疡科纲要 [M]. 上海：上海三联书店，1990.
[16] [清] 许克昌，毕法. 外科证治全书 [M]. 北京：人民卫生出版社，1987.
[17] [清] 高秉钧. 高氏医案·谦益斋外科医案 [M]. 李政，王培荣. 校注. 北京：中国中医药出版社，2015.
[18] 时逸人. 时逸人临证医案精选 [M]. 北京：人民军医出版社，2015.
[19] 张锡纯. 张锡纯医话医案精选 [M]. 张存梯，杨洪云. 编订. 沈阳：辽宁科学技术出版社，2012.
[20] 吕景山. 施今墨医案解读 [M]. 北京：人民军医出版社，2013.
[21] 李领娥. 《伤寒论》经方治疗皮肤病医案 [M]. 石家庄：河北科学技术出版社，2016.

（姚建平）

第二十七章　鼻　衄

　　鼻衄，即鼻出血，是以单侧或双侧鼻孔出血为主要临床表现的鼻部疾病及多种全身性疾病的常见症状之一，属常见病、多发病。鼻衄可由多种原因引起，根据中医理论，主要由于肺、胃、肝火偏盛，迫血妄行，以致血溢清道，从鼻孔流出而成鼻衄，亦有少数由肾精亏虚或气虚不摄所致者。鼻衄量多时，又称为"鼻洪"或"鼻大衄"，量少时又称"衊"。

经典原文

　　《灵枢·百病始生》：阳络伤则血外溢，血外溢则衄血。[1]168

　　《素问·气厥论》：脾移热于肝，则为惊衄。[2]145

　　《素问·气交变大论》：岁火太过，炎暑流行，肺金（守）受邪。民病疟，少气咳喘，血溢血泄注下……上临少阴少阳，火燔焫，水泉涸，物焦槁，病反谵妄狂越，咳喘息鸣，下甚血溢泄不已，太渊绝者死不治，上应荧惑星。[2]274, 275

　　《素问·五常政大论》：从革之纪，是谓折收……其脏肺……其病嚏咳鼽衄，从火化也。[2]293

　　《素问·五常政大论》：少阳司天，火气下临，肺气上从……咳嚏鼽衄鼻窒。[2]301, 302

　　《素问·六元正纪大论》：凡此太阴司天之政，气化运行后天……四之气，畏火临……民病腠理热，血暴溢疟，心腹满热胪胀，甚则胕肿。[2]317, 318

　　《素问·六元正纪大论》：凡此阳明司天之政，气化运行后天……初之气，地气迁……其病……鼽衄嚏欠呕。[2]313, 314

　　《素问·六元正纪大论》：凡此少阴司天之政……终之气，燥令行，余火内格，肿于上，咳喘，甚则血溢。[2]319

　　《素问·六元正纪大论》：少阴所至为悲妄衄衊……病之常也。[2]336, 337

　　《素问·六元正纪大论》：热至则身热……鼽衄。[2]338

　　《素问·至真要大论》：少阴司天，热淫所胜……民病……鼽衄嚏呕……病本于肺。[2]346

　　《素问·至真要大论》：少阳司天，火淫所胜……民病头痛……甚则鼽衄，病本于肺。[2]346, 347

　　《素问·至真要大论》：太阳司天，寒淫所胜，则寒气反至，水且冰，血变于中，发为痈疡，民病厥心痛，呕血血泄鼽衄，善悲时眩仆。[2]347

　　《素问·至真要大论》：少阳之复，大热将至……火气内发，上为口糜呕逆，血溢血泄……甚则入肺，咳而血泄。[2]351, 352

　　《素问·示从容论》：夫伤肺者，脾气不守，胃气不清，经气不为使，真脏坏决，经脉傍绝，五脏漏泄，不衄则呕，此二者不相类也。[2]372

　　《灵枢·邪气脏腑病形》：肺脉……微滑为上下出血。[1]18

　　《灵枢·经脉》：足太阳之别，名曰飞阳……虚则鼽衄。取之所别也。[1]52

《灵枢·寒热病》：暴瘅内逆，肝肺相搏，血溢鼻口，取天府。[1]76

《灵枢·杂病》：衄而不止，衃血流，取足太阳；衃血，取手太阳。不已，刺宛骨下；不已，刺腘中出血。[1]87

《灵枢·热病》：热病头痛，颞颥……善衄，厥热病也，取之以第三针……热病不可刺者有九……七日，咳而衄，汗不出，出不至足者死。[1]82

《素问·金匮真言论》：故春善病鼽衄……故冬不按跷，春不鼽衄。[2]16

《素问·水热穴论》：冬取井荥，春不鼽衄。[2]224

《难经·十七难》：病若吐血，复鼽衄血者，脉当沉细，而反浮大而牢者，死也。[3]53

《伤寒论·辨太阳病脉证并治》：太阳病，脉浮紧……剧者必衄，衄乃解，所以然者，阳气重故也。麻黄汤主之。[4]16

《伤寒论·辨太阳病脉证并治》：太阳病，脉浮紧，发热，身无汗，自衄者愈。[4]16

《伤寒论·辨太阳病脉证并治》：伤寒脉浮紧，不发汗，因致衄者，麻黄汤主之。[4]17

《伤寒论·辨太阳病脉证并治》：伤寒不大便六七日……若头痛者，必衄，宜桂枝汤。[4]17

《伤寒论·辨太阳病脉证并治》：太阳病中风……阳盛则欲衄。[4]32

《伤寒论·辨阳明病脉证并治》：阳明病，口燥，但欲漱水不欲咽者，此必衄。[4]58

《伤寒论·辨阳明病脉证并治》：脉浮发热，口干鼻燥，能食者则衄。[4]64

《伤寒论·辨少阴病脉证并治》：少阴病，但厥无汗，而强发之，必动其血，未知从何道出，或从口鼻，或从目出者，是名下厥上竭，为难治。[4]77

《金匮要略方论·惊悸吐血下血胸满瘀血病脉证治》：师曰：夫脉浮，目睛晕黄，衄未止；晕黄去，目睛慧了，知衄今止。又曰：从春至夏，衄者太阳，从秋至冬，衄者阳明。[5]43

《金匮要略方论·惊悸吐血下血胸满瘀血病脉证治》：病人面无色，无寒热，脉沉弦者衄。[5]43

《金匮要略方论·惊悸吐血下血胸满瘀血病脉证治》：衄家不可汗，汗出必额上陷，脉紧急，直视不能眴，不得眠。[5]43

《金匮要略方论·惊悸吐衄下血胸满瘀血病脉证治》：黄土汤方，亦主吐血衄血。[5]43

《金匮要略方论·惊悸吐衄下血胸满瘀血病脉证治》：心气不足，吐血衄血，泻心汤主之。[5]44

钩玄提要

1. 病名

"衄"作为病名，首见于《灵枢·百病始生》[1]168，亦有"衄血""鼽衄""惊衄"等不同的病名，其中最多见的为"鼽衄"[2]293，同时根据出血量的多少有不同的称谓，量多者为"衄"，量少者为"蔑"，即《类经》"衄蔑皆为鼻血，但甚者为衄，微者为蔑"[6]278，同时《素问悬解》进一步解释为："鼻渊者……热邪淫泆，传为衄蔑、瞑目之症也。"[7]205 并注释有："衄，鼻孔流血；蔑，汗孔流血；瞑目，目光昏黯。"[7]205

2. 病因病机

鼻衄的病因病机比较复杂，有肺热引起鼻衄[2]372；《灵枢·百病始生》及《伤寒论·辨阳明病脉证并治》则较早阐述了因热入阳明，导胃热从而引发鼻衄[4]58；亦有因肝火导致鼻衄[2]145,[1]76、心火上亢引起鼻衄[5]44、邪热在表引起鼻衄[4]17 的描述，也包括其他原因引起的鼻衄。具体论述如下：

（1）肺经热盛。最早见于《素问·示从容论》[2] 372，《素问·六元正纪大论》有："凡此少阴司天之政……终之气，燥令行，余火内格，肿于上，咳喘，甚则血溢。"[2] 319《素问悬解》解释为："少阴君火司天，故天气明；阳明燥金在泉，故地气肃……终之气，阳明燥金司令，故燥令行；主令为太阳寒水，故寒气数举，霜雾昏翳；寒闭窍合，故病生皮腠；寒气外束，君相之余火内格，臃肿于上；火郁金刑，咳喘并作，甚则血溢，而生吐衄"[7] 472-474，又有《伤寒括要》："衄者，鼻中出血也。肺开窍于鼻，血得热则随火上逆，故杂症以衄，为里热也。"[8] 29 因此，鼻衄可由肺热引起。

（2）阳明胃热。正如《类经》所记载："此言食饮起居失节之成积者也。卒然多食饮，谓食不从缓，多而暴也。肠胃运化不及，则汁溢膜外，与血相搏，乃成食积，如婴童痞疾之类是也。又或起居用力过度，致伤阴阳之络以动其血，瘀血得寒，汁沫相聚于肠外，乃成血积，此必纵肆口腹及举动不慎者多有之"[6] 209，《素问玄机原病式》有："衄者，阳热怫郁，干于足阳明，而上热甚，则血妄行为鼻衄也"[9] 14，同时《伤寒论》中亦有因阳明胃热引起鼻衄的论述[4] 64，《伤寒悬解》解释为："脉浮发热，表寒外束。口干鼻燥，经热内蒸。能食则热不在腑，经热不能旁泄，则上衄也"[10] 689。又如《金匮悬解》中对《金匮要略方论·惊悸吐衄下血胸满瘀血病脉证治》的解释："衄者，阳经之病……阳络者，阳经之络，即太阳、阳明之络也……（伤寒衄证，独在阳明、太阳二经）……太阳为开，阳明为阖……阖主表中之里，故秋冬之衄，属之阳明"[11] 903。因此阳明胃热也可引起鼻衄。

（3）肝火上逆。因肝火引起的鼻衄见于《素问·气厥论》[2] 145，正如《灵素节注类编》有："脾热传所不胜，其肝虚可知，邪热伤之，气血沸乱，则为惊为衄"[12] 344，另《类经》亦有："脾移热于肝者，反传所胜，热之甚也。肝藏血，病主惊骇，邪热薄之，则风火交作，故为惊，为鼻中出血也"[6] 277。又有《灵枢·寒热病》中指出肝火导致惊衄，并附针刺治法[1] 76。《类经》解释为："暴热内逆，则肝肺之气相搏而血溢口鼻，当取天府"[6] 404。因此肝火旺盛是导致鼻衄的病因之一。

（4）心火上亢。《金匮要略方论·惊悸吐衄下血胸满瘀血病脉证治》："心气不足，吐血衄血，泻心汤主之"[5] 44。《金匮悬解》解释为："肺金不降，相火失敛，郁生上热，而病吐衄。热伤心气，故心气不足"[11] 906。如此，热伤于心，导致心火旺盛、心气不足，是引起吐血、衄血的原因之一。

（5）邪热在表。见于《伤寒论·辨太阳病脉证并治》[4] 16，《伤寒括要》中则有："经曰：伤寒失汗致衄，与黄麻汤，六七日不大便，头痛有热，与小承气汤，小便清者，知不在里，仍在表也，当发其汗，邪解则血不拥盛而迫上，故伤寒衄为表热也。"[8] 29 又《金匮要略方论》有："从春至夏，衄者太阳"[5] 43，《金匮悬解》解释为："阳络者，阳经之络，即太阳、阳明之络也……太阳为开，阳明为阖。开主表中之表，故春夏之衄，属之太阳"[11] 903。由此可知，邪热在表也是鼻衄发生的一个原因。

（6）肺脾气虚。见于《金匮要略方论·惊悸吐血下血胸满瘀血病脉证治》[5] 43，《金匮悬解》解释："金性收敛，木性疏泄，衄血之病，木善泄而金不敛也。其原总由于土湿，土湿而阳明不降，则辛金上逆而失其收敛，太阴不升，则乙木下陷而行其疏泄……湿气堙郁，肺金失其降敛之性，是以病衄。"[11] 903 因此肺脾气虚同样可以引起鼻衄。

（7）肝肾阴虚。同样见于《金匮要略方论》[5] 43，对此则有解释为："肝藏血而生色，面无色者，血郁欲脱，而不外华也。无寒热者，病系内伤，无外感表证也。肾脉沉，肝脉弦，脉沉而弦者，水寒不能生木，木郁于水而不升也。肝肾之阴，沉实于下，不能上吸阳气，金逆而不降，故血外溢而上衄"[11] 902, 903。故肝肾阴虚亦可导致鼻衄。

3. 症状与诊断

对于鼻衄的诊断，见于《灵枢·百病始生》[1] 168，《灵枢悬解》释为："再当饮食过度，肠胃充满之时，而起居不节，用力过度，伤其络脉，阳络伤则血外溢于鼻孔"[13] 205，即因饮食不节导致肠胃充满，此时若起居不节、用力过度，则易损伤络脉，阳络受损则引起鼻孔出血，即鼻衄。又有《素问·示从容论》曰："伤肺者，不衄则呕"[2] 372，《素问悬解》对其解释："夫伤肺者……五脏漏泄，不衄则呕，由肺金失敛，是以上溢"[7] 322，同时《伤寒论·辨阳明病脉证并治》亦有论述[4] 64，《伤寒悬解》曰："口干而漱水不咽，以热在经而不在腑。经热不泄，此必衄也"[10] 689 及 "脉浮发热，表寒外束。口干鼻燥，经热内蒸。能食则热不在腑，经热不能旁泄，则上衄也"[10] 689。

《金匮要略方论·惊悸吐血下血胸满瘀血病脉证治》中亦有对鼻衄症状的论述[5] 43，即："晕黄既去，云雾消而天光现，故目睛慧了。此其湿邪已退，木达风清，金敛政肃，是以衄止也"[11] 903，同时又有："肝藏血而生色，面无色者，血郁欲脱，而不外华也……肝脉弦，脉沉而弦者……血外溢而上衄"[11] 902, 903。

同时衄血应与吐血相鉴别，《素灵微蕴》有："衄出于鼻，来自肺脏，吐出于口，来自胃腑，血之别道上溢者，来历不同，而其由于肺胃之不降一也"[14] 50。

4. 治法方药

针对鼻衄的治疗，《黄帝内经》中记载的治法为多为针刺，未载具体方药。《伤寒论》载有麻黄汤、桂枝汤[4] 17；《金匮要略方论》载有黄土汤[5] 43、泻心汤[5] 44。

《伤寒明理论》认为："桂枝汤、麻黄汤治衄者。非治衄也，即是发散经中邪气耳。若邪气不得发散，壅盛于经，逼迫于血，则因致衄也，即非桂枝麻黄汤专治衄也。太阳病，脉浮紧，发热，身无汗，自衄者愈。是经中之邪，随血而散则解矣。故知衄者，不待桂枝汤、麻黄汤发散之也"[15] 28。《伤寒悬解》有："若头痛不已者，是卫郁不得旁泄，而逆冲头面，故致头痛。及其郁迫莫容，自寻出路，必将冲突鼻窍，以泄积郁。卫气上泄，升逼营血，是为衄证。此宜以桂枝泄其营郁，使不闭束卫气，卫气松缓，则衄证免矣"[10] 619。又有《金匮要略浅注》解释泻心汤为："此为吐血衄血之神方也。妙在以连芩之苦寒，泄心之邪热，即所以补心之不足；尤妙在大黄之通，止其血，而不使其稍停余淤，致血愈后酿成咳嗽虚劳之根；且釜下抽薪，而釜中之水自无沸腾之患"[16] 175。

5. 预后

关于鼻衄的预后，《素问·金匮真言论》所记载的："故春善病鼽衄……故冬不按蹻，春不病鼽衄。"[2] 16《黄帝内经太素》认为："夫冬伤寒气在于腠理者，以冬强勇按蹻，多劳困，腠理开，寒气入客。今冬不作按蹻，则无伤寒，至春不患热病鼽衄"[17] 42, 43，即若在冬日里选择按摩，寒邪会顺着开放的腠理进入人体内，郁而化热，等到春日即导致鼽衄。另外，若冬日里选择荥穴或井穴进行预防调护，等到春季便不会发生鼽衄，即《素问·水热穴论》中记载："冬取井荥，春不鼽衄"[2] 224，《素问悬解》认为："鼽衄者，（"鼽"，鼻塞也）表邪外束，肺气冲逆也，冬刺井荥，表寒解散，来春风木发达，皮毛通畅，肺金无冲逆之证，故不病鼽衄"[7] 262。又有《难经·十七难》中根据脉象对鼻衄患者的预后："病若吐血，复鼽衄血者，脉当沉细，而反浮大而牢者，死也"[3] 53，《难经悬解》对其解释为："吐血衄血，肺胃上逆，收气不行也，而反得心脉者，死，火克金也"[18] 543。由于肺胃之气上逆，肃降无权，血随肺胃之气上涌而成吐衄，此时脉象应为沉细脉，若出现相反的浮大而牢的实证脉象，此时病脉相反，为病危之象，严重者则致死，是心火克肺金的缘故。

对于"衄家不可汗"[5] 43之说，《金匮要略浅注》解释为："衄家（为阴血已亡），不可（再）汗，（以重竭其阴，若）汗出必额上陷，（中之）脉（为热所烁而）紧急，（目得血而能视，血亡则目）直视不能眴，（阳归于阴则卧，阳亢则）不得眠"[16] 169。故鼻衄患者不可用汗法。

传承发展

1. 病名

《黄帝内经》对衄血有丰富的论述，但"鼻衄"之名，首见于《备急千金要方·七窍病上·鼻病第二》："治鼻衄方。地黄汁五合，煮取四合，空腹服之，忌酒炙肉，且服粳米饮"[19] 112。此文不仅指出了鼻衄的病名，同时也提出鼻衄的治法及禁忌。后世医家根据鼻衄症状、病因病机的不同，又有不同的名称，如红汗、经行鼻衄、倒经、逆经、鼻大衄、脑衄、鼻久衄、蟻血、虚劳鼻衄、温病鼻衄、热病鼻衄、时行鼻衄、折伤衄、酒食衄等。

2. 病因病机

关于鼻衄的病因病机，除前文所示肺热、阳明胃热、肝火上逆、心火上亢、邪热在表、肺脾气虚、肝肾阴虚以外，后世医家又对其进行了补充和完善，包括肺胃郁热、阴阳升降失调、肺阴亏虚、脾不统血等方面。其中阴阳升降失调又包括血虚气逆、阳盛阴衰、阴盛格阳。

（1）肺胃郁热。此病因引起鼻衄多由于饮食不节，嗜食肥甘厚味，肺胃积热，火热上逆，损伤鼻络，进而产生鼻衄。例如《三因极一病证方论》有："病者饮酒过多，及啖炙煿、五辛、热食，动于血，血随气溢，发为鼻衄"[20] 142，《景岳全书》亦有："衄血之由，内热者多在阳明经"[21] 662。因此，肺胃郁热可以引起鼻衄。

（2）阴阳升降失调。部分医家认为，鼻病的发生和阴阳升降失调有关，例如《四圣心源》曰："人身之气……清气不升而浊气上逆，则病见于鼻。"[22] 140, 141关于阴阳失调引起鼻衄则有以下几方面：

1）血随气升。气为血之帅，血为气之母，血与气相随相伴运行于周身。《杂病广要》曰："血性得寒则凝涩，热则流散。而气肺之所生也，肺开窍于鼻，热乘于血则气亦热也。血气俱热，血随气发，出于鼻为鼻衄"[23] 508。《诸病源候论》亦有："劳损脏腑，血气生热，血得热则流散妄行，随气发于鼻者，名为鼻衄。脏虚不复，劳热停积，故衄经久不瘥"[24] 152。因此，血随气逆于上可引起鼻衄。

2）阳盛阴衰或阴虚火旺或肺阴亏虚。阴阳互根互用，相使相守，故有阴虚则阳亢，阴虚则血随阳升，上溢清窍。例如《杂病广要》有："诸气皆属于阳，诸血皆属于阴。阴盛则阳亏，阳盛则阴亏。经所谓阳胜则阴病，阴胜则阳病，诸血衄血，由阳气侵阴，阴气被伤，血失常道，或从口出，或从鼻出"[23] 474, 475。又如《景岳全书》曰："衄血虽多由火，而惟于阴虚者为尤多，正以劳损伤阴，则水不制火，最能动冲任阴分之血"[21] 662。因此阴盛阳衰或阴虚火旺或肺阴亏虚亦是引起鼻衄的原因。

3）阴盛格阳。阴盛格阳，阳浮于上，阴不内守，因此血液上溢清窍导致鼻衄。例如《景岳全书》曰："衄血有格阳证者，以阴亏于下，而阳浮于上。但察其六脉细微，全无热证，或脉见浮虚豁大，上热下寒而血衄不止，皆其证也"[21] 663。

4）脾不统血。脾为湿土，脾润则长养脏腑，脾土以湿化气，脾虚则生化无源，无力统血，则血外溢上窍发为鼻衄。例如《血证论》曰："脾统血，血之运行上下，全赖乎脾。脾阳虚则不能统血，脾阴虚又不能滋生血脉。血虚津少，则肺不得润养"[25] 8，脾虚无力生血，血虚津少，无力滋润肺阴，内燥损伤肺络，故血外溢为鼻衄。

3. 症状与诊断

关于鼻衄的症状，《灵枢·百病始生》有"阳络伤则血外溢，血外溢则衄血"[1] 168，后世医家对此论述则比较多，例如《诸病源候论》："衄者，鼻血出也。肺主于气，而开窍于鼻，血随气行，所以从鼻出"[24] 48，《圣济总录》则有："盖阳络溢则血妄行。在鼻为衄，在汗孔为蠛。"[26] 1260此书中认为血从鼻孔溢出为"衄"、从汗孔出则为"蠛"。《类证治裁》曰："血从清道出于鼻，为衄"[27] 133，《伤寒六书》有云："鼻衄者，经络热盛，迫血妄行于鼻者，为衄也"[28] 98。

鼻衄的诊断，后世医家也进行了详细的论述，例如《冯氏锦囊秘录》有："更有或心或肺或胃，蕴热过极，迫血妄行，上干清道，而为鼻衄者"[29] 190，《丁甘仁医案》亦有："血虚生热，热搏营分，上为鼻衄，下为便血。宜养血清营主治"[30] 138，又有《辨证录》云："鼻中出黑血不止，名曰衄蠛，乃心热之极，火刑肺金也"[31] 321。

同时鼻衄应与其他出血类疾病相鉴别，例如《类证治裁》所云："夫血行清道出于鼻，行浊道出于口，吐血出于胃，衄血咳血出于肺，呕血出于肝，咯血出于心，痰涎之血出于脾，唾血出于肾。鼻血为衄，口鼻俱出为脑衄，耳血为衈，目血为眼衄，齿血为牙衄，舌血为舌衄，九窍俱出为大衄"[27] 123。不同部位的出血原因也不一样，因此在诊断鼻衄的同时，应与其他原因引起的不同部位出血进行鉴别。

4. 治法方药

鼻衄的治疗，《黄帝内经》中未载具体方药治法，其余经典所载方剂在前文之中已论述，此处不过多赘述。根据前人总结的经典方剂，后世医家根据不同的病因病机又有不同的治法方药，具体如下。

（1）清泻肺热。此法可用于治疗因外感热邪导致肺经热盛，或燥邪犯肺，损伤鼻络，血液上溢清窍引起的鼻衄。例如《外科大成》曰："鼻衄者，鼻中出血也，由肺经血热妄行，治宜凉血。然凉血必先清气，气清血自归经矣。如枳壳、连翘清之，薄荷、玄参散之，蒲黄、京墨、茅根止之。再如羚羊清肺散、生地麦冬饮、加味生脉散，皆对症药也"[32] 232。

（2）清胃泻火。适用于因阳明热盛津伤，热邪循经而上溢鼻窍，治疗上应以平燥热之气为主。例如《血证论》曰："阳明主合，秋冬阴气，本应收敛，若有燥火伤其脉络，热气浮越，失其主合之令，逼血上行，循经脉而出于鼻……治法总以平燥气为主，泻心汤加生地、花粉、枳壳、白芍、甘草。或用犀角地黄汤加黄芩、升麻，大解热毒。鼻衄止后，宜用玉女煎加蒲黄以滋降之，再用甘露饮多服以调养之，肆饮梨胶、藕汁、莱菔汁、白蜜等，皆与病宜"[25] 36, 37。又有《丹溪手镜》曰："三黄丸，治衄不止，大便急燥者下之"[33] 162，用于衄血不止，阳明过热，大便秘结者。

（3）清肝泻火。此治疗方法适用于因肝气郁结化火，肝火上亢损伤阳络而致衄。因鼻为肺窍，肝统血，故衄血会扰动肝经，引起目黄[5] 44，治疗应清肝泻火，降逆止衄，即："治宜和肝。而其血犯肺窍出，又宜和肺。今且不问春夏，不分秋冬，总以调治肝肺为主，生地黄汤治之。服后衄止，再服地骨皮散以滋之"[25] 37，此方法同时也适用于因惊吓伤肝导致出血，例如《集验方》曰："人有九窍四肢指歧间出血，乃暴惊所为，治之方。取新生犊子未食草者脐屎，日干烧末，水服方寸匕，日四、五顿，差。人云，口鼻出血亦良"[34] 97。故治疗血证，在止血的同时亦要注重调气，肝肺同治。

（4）清心泻火，凉血止衄。适用于因心火亢盛，迫血妄行，导致鼻衄突然发作、量多，同时有口舌赤痛等心经症状。治疗时应凉血行血，清心泻火。例如《丹溪治法心要》："鼻衄呕血，及伤寒强发少阴汗者，犀角地黄汤加黄芩"[35] 120。因此可用犀角地黄汤加减治疗鼻衄，可清心泻火、凉血止衄。

（5）滋阴降火。用于阴虚火旺导致的鼻衄。多见于肺阴亏虚、肝肾阴虚、阴虚火旺等证型的鼻衄。阴虚者需补阴，火旺者则降火，例如《医贯》曰："凡血证，先分阴阳，有阴虚，有阳虚。阳虚补阳，阴虚补阴"[36] 30。又有《景岳全书》论治："一、凡诸口鼻见血，多由阳盛阴虚，二火逼血而妄行诸窍也，悉宜以一阴煎加清降等剂为主治。盖血随气上则有升无降，故惟补阴抑阳，则火清气降而血自静矣。此治阳盛动血之大法也"[21] 653。

（6）健脾益气。此法用于积劳伤脾，久衄不止；或衄久成劳，脾肺虚损；或衄后屡发。治疗上应以补肺益气为主。例如《类证治裁》："衄久成劳，照虚损治，病后小劳屡衄，（石膏牡蛎汤）。衄后屡发，或洗面即衄，并以茅花煎汤，调止衄散服……凡久衄须加气药，（如木香、黑香附之属）。所以引血归经耳。血出口鼻，属肺脾二经。积劳伤脾，（补中益气汤，倍芪、归。如不应，归脾汤加藕节、童便）"[27] 134，《全生指迷方》亦有："若衄血吐血，发作无时，肌肉减少，由气虚弱，或从高堕下，劳伤所致。其脉虚弱，当补阴平阳，阿胶散主之"[37] 29。

（7）益气固脱。此法用于因脏腑虚损或气虚不固所致鼻衄，或因暴吐暴衄导致的脏腑虚衰，血脱气脱等症。例如《景岳全书》："暴吐暴衄，失血如涌，多致血脱气亦脱，危在顷刻者，此其内伤败剧而然。当此之际，速宜以气为主。盖有形之血不能即生，无形之气所当急固，但使气不尽脱，则命犹可保，血渐可生。宜急用人参一二两为细末，加飞罗面一钱许，或温水，或井花冷水，随其所好，调如稀糊，徐徐服之，或浓煎独参汤徐服亦可。此正血脱益气，阳生阴长之大法也"[21] 657, 658。

5. 预后

关于鼻衄的预后，经典中亦有论述，例如《素问·水热穴论》认为冬天通过井穴及荥穴的预防调护，至春日则不会发生鼻衄[2] 224，《难经·十七难》则认为原有吐血疾病，又发生鼻衄者，应为沉细脉，若脉象浮大而牢则为死证[3] 53。《冯氏锦囊秘录》中有云："然衄后而热退，精神爽者，是邪从衄解，即大热而精神亦爽者，是内热亦泄，因邪气还表，故身大热，皆愈之兆，俗名红汗。若在五六日间而衄者，此余热未清，错经妄行所致，可与导血归经，亦必即愈。如衄后而反大热，烦渴而躁，诸症并作者，此血损气伤，邪乘虚而纵横于中，为邪胜正也，难治。"[29] 275 表示，若衄血后身热退散，则为热邪通过血外出而散，为顺证；若五六日之间间断性衄血，且血外溢后，身热不解，此为逆证。《温热逢源》所云："温邪……燔灼于营分者，血为热扰，每每血由肺络而溢出为咳血，由吐而出为吐血，上行清道为鼻衄、齿衄……惟血既外夺，则邪热亦随血而泄，病势宜由此而减，乃为吉象。若血既外夺，而里热仍盛，昏谵烦躁，仍不轻减，即属重症"[38] 69。对此，此书亦作解释："推其故，盖有二焉：一则伏热重而蒸郁过深，络血虽溢，而里热之留伏尚多也；一则营阴虚而为燔灼所伤，阴血枯竭，而不能托邪外出也"[38] 69, 70。温邪灼伤营分，血上溢清窍发为鼻衄，若热邪随血外溢而消散，此为顺证，预后较好；若热邪并没有随外溢之血而退却，为逆证，预后较差。

━━━━━━━━━━━ 应用示例 ━━━━━━━━━━━

1. 肺阴亏虚

《丁甘仁医案·衄血案》：李左，始由腹痛，误服姜醋，辛热过度，引动心肝之火上亢，阳络损伤则血上溢，舌衄如涌，气粗喘促，口干不欲饮，欲小溲则大便随之。脉弦数而促，舌干涸无液。肺金化源告竭，龙雷之火飞越升腾，颇虑喘脱之险。急拟生脉汤救化源，犀角地黄汤清血热。

西洋参二钱，鲜生地三钱，生白芍二钱，鲜竹茹一钱五分，大麦冬二钱，犀角尖四分，粉丹皮一钱五分，鲜藕汁冲服，一杯，鲜铁石斛三钱，川贝母二钱，怀牛膝二钱。[30] 138

《古今医案按·衄血》：又一人形近肥而脆，年三十余，内有宠妻。三月间，因劳感热。鼻衄久而流涕不休，鼻秽难近，渐至目昏耳重，食少体倦。医用四物凉血，或用参芪补气，罔有效者。诊之脉濡而滑，按皆无力。曰：病不起矣。初因水不制火，肺为火扰，流涕不休。《经》云：肺热甚则出涕是也。金体本燥，津液日泄，则燥者枯矣。久则头面诸阳之液，因以走泄。《经》云：枯涩不能流通，逆于肉里，乃生痈肿是也。月余，面目耳傍，果作痈疮而卒。后见流涕者数人，多不救。

震按：流涕鼻秽，即鼻渊之属，何以断其必死，要之脉濡滑而无力，昔贤谓滑脉类数，仲景所云数脉不时，则生恶疮也。脉无力者，石山必用参、芪，今参、芪罔效，无路可寻矣。况流涕不休，定然枯涩。故以营气不从，逆于肉里。为是病之指归。魏注云：用滋水生肝养肺药诚佳。然以治流涕不休者，恐亦难效。[39] 72, 73

2. 肺气亏虚

《古今医案按·衄血》：汪石山治一人，形魁伟，色黑善饮，年五十余，病衄如注，喘嗽，喘不能伏枕，医以四物汤加麦冬、阿胶、桑白皮、黄柏、知母进之，愈甚。诊之脉大如指，《脉诀》云：鼻衄失血沉细宜，设见浮大即倾危，据此，法不救。所幸者色黑耳，脉大非热，乃肺气虚也。此金极似火之病，若补其肺气之虚，则火自退矣。医用寒凉降火之剂，是不知亢则害，承乃制之旨。遂用人参三钱，黄芪二钱，甘草、白术、茯苓、陈皮、神曲、麦冬、归身甘温之药进之，一帖病减，十帖病愈。[39] 72

3. 燥邪犯肺

《冷庐医话·诸血》：许辛木部曹之室人，自幼患鼻衄，于归后，无岁不发，甚者耳目口鼻俱溢出，至淡黄色始止，凡外治内治之法，无不历试。每发必先额上发热，鼻中气亦甚热。近二十年来，每觉鼻热，辛木以喻嘉言清燥救肺汤投之，二三剂后，即觉鼻中热退不衄，或投之少迟，亦不过略见微红。盖此方最清肺胃之热，惟人参改用西洋参，或加鲜生地，势已定，则

用干生地。喻氏此方自言不用一苦药，恐苦从火化也，此制方妙处，医者不可妄加也。[40] 4

《六因条辨·秋燥条辨》：秋燥汗出，不恶寒，而但发热，咳痰不爽，鼻衄口干，舌白转黄，此邪热伤肺。宜用沙参、花粉、地骨皮、知母、甜杏、玉竹、元参、甘草、连翘、枇杷叶、西瓜翠衣等味，清肺泄热也。

上条无汗恶寒，例宜透解。此条汗出不恶寒，而但发热，乃邪不肯解，而渐传乎肺，故咳痰、舌黄、鼻衄，已现热逼肺营之状。必用沙参、花粉、骨皮、杏仁、知母、玉竹、元参、连翘，清肺金而解热邪也。[41] 63

附录一　文献辑录

《类经·移热移寒》：衄衊皆为鼻血，但甚者为衄，微者为衊。[6] 278

《素问悬解·气厥论》：鼻渊者……热邪淫泆，传为衄（鼻孔流血。）衊（汗孔流血。）、瞑目（目光昏黯。）之症也。[7] 205

《素问悬解·六元正纪大论》：少阴君火司天，故天气明；阳明燥金在泉，故地气肃……终之气，阳明燥金司令，故燥令行；主令为太阳寒水，故寒气数举，霜雾昏瞖；寒闭窍合，故病生皮腠；寒气外束，君相之余火内格，臃肿于上；火郁金刑，咳喘并作，甚则血溢，而生吐衄。[7] 472-474

《伤寒括要·衄血》：衄者，鼻中出血也。肺开窍于鼻，血得热则随火上逆，故杂症以衄，为里热也。[8] 29

《类经·百病始生，邪分三部》：此言食饮起居失节之成积者也。卒然多食饮，谓食不从缓，多而暴也。肠胃运化不及，则汁溢膜外，与血相搏，乃成食积，如婴童痞疾之类是也。又或起居用力过度，致伤阴阳之络以动其血，瘀血得寒，汁沫相聚于肠外，乃成血积，此必纵肆口腹及举动不慎者多有之。[6] 209

《素问玄机原病式·六气为病·热类·衄》：衄者，阳热怫郁，干于足阳明，而上热甚，则血妄行为鼻衄也。[9] 14

《伤寒悬解·阳明经下》：脉浮发热，表寒外束。口干鼻燥，经热内蒸。能食则热不在腑，经热不能旁泄，则上衄也。[10] 689

《金匮悬解·吐衄下血瘀血》：衄者，阳经之病……阳络者，阳经之络，即太阳、阳明之络也……（伤寒衄证，独在阳明、太阳二经）……太阳为开，阳明为阖……阖主表中之里，故秋冬之衄，属之阳明。[11] 903

《灵素节注类编·五脏移热》：脾热传所不胜，其肝虚可知，邪热伤之，气血沸乱，则为惊为衄。[12] 344

《类经·移热移寒》：脾移热于肝者，反传所胜，热之甚也。肝藏血，病主惊骇，邪热薄之，则风火交作，故为惊，为鼻中出血也。[6] 277

《类经·刺头项七窍病》：暴热内逆，则肝肺之气相搏而血溢口鼻，当取天府。[6] 404

《金匮悬解·吐衄下血瘀血》：肺金不降，相火失敛，郁生上热，而病吐衄。热伤心气，故心气不足。[11] 906

《伤寒括要·衄血》：经曰：伤寒失汗致衄，与黄麻汤，六七日不大便，头痛有热，与小承气汤，小便清者，知不在里，仍在表也，当发其汗，邪解则血不拥盛而迫上，故伤寒衄为表热也。[8] 29

《金匮悬解·吐衄下血瘀血》：阳络者，阳经之络，即太阳、阳明之络也……太阳为开，阳明为阖。开主表中之表，故春夏之衄，属之太阳。[11] 903

《金匮悬解·吐衄下血瘀血》：金性收敛，木性疏泄，衄血之病，木善泄而金不敛也。其原总由于土湿，土湿而阳明不降，则辛金上逆而失其收敛，太阴不升，则乙木下陷而行其疏泄……湿气堙郁，肺金失其降敛之性，是以病衄。[11] 903

《金匮悬解·吐衄下血瘀血》：肝藏血而生色，面无色者，血郁欲脱，而不外华也。无寒热者，病系内伤，无外感表证也。肾脉沉，肝脉弦，脉沉而弦者，水寒不能生木，木郁于水而不升也。肝肾之阴，沉实于下，不能上吸阳气，金逆而不降，故血外溢而上衄。[11] 902, 903

《灵枢悬解·百病始生》：再当饮食过度，肠胃充满之时，而起居不节，用力过度，伤其络脉，阳络伤则血外溢于鼻孔。[13] 205

《素问悬解·示从容论》：夫伤肺者……五脏漏泄，不衄则呕，由肺金失敛，是以上溢。[7] 322

《伤寒悬解·阳明经下》：口干而漱水不咽，以热在经而不在腑。经热不泄，此必衄也。[10] 689

《金匮悬解·吐衄下血瘀血》：晕黄既去，云雾消而天光现，故目睛慧了。此其湿邪已退，木达风清，金敛政肃，是以衄止也。[11] 903

《素灵微蕴·吐血解》：衄出于鼻，来自肺脏，吐出于口，来自胃腑，血之别道上溢者，来历不同，而其由于肺胃之不降一也。[14] 50

《伤寒明理论·衄血》：桂枝汤、麻黄汤治衄者。非治衄也，即是发散经中邪气耳。若邪气不得发散，壅盛于经，逼迫于血，则因致衄也，即非桂枝麻黄汤专治衄也。太阳病，脉浮紧，发热，身无汗，自衄者愈。是经中之邪，随血而散则解矣。故知衄者，不待桂枝汤、麻黄汤发散之也。[15] 28

《伤寒悬解·太阳伤寒》：若头痛不已者，是卫郁不得旁泄，而逆冲头面，故致头痛。及其郁迫莫容，自寻出路，必将冲突鼻窍，以泄积郁。卫气上泄，升逼营血，是为衄证。此宜以桂枝泄其营郁，使不闭束卫气，卫气松缓，则衄证免矣。[10] 619

《金匮要略浅注·惊悸吐衄下血胸满瘀血病脉证》：此为吐血衄血之神方也。妙在连芩之苦寒，泄心之邪热，即所以补心之不足；尤妙在大黄之通，止其血，而不使其稍停余淤，致血愈后酿成咳嗽虚劳之根；且釜下抽薪，而釜中之水自无沸腾之患。[16] 175

《黄帝内经太素·阴阳杂说》：夫冬伤寒气在于腠理者，以冬强勇按跷，多劳困，腠理开，寒气入客。今冬不作按跷，则无伤寒，至春不患热病鼽衄。[17] 42, 43

《素问悬解·刺法·刺志论》：鼽衄者，（"鼽"，鼻塞也。）表邪外束，肺气冲逆也，冬刺井荥，表寒解散，来春风木发达，皮毛通畅，肺金无冲逆之症，故不病鼽衄。[7] 262

《难经悬解·十七难》：吐血衄血，肺胃上逆，收气不行也，而反得心脉者，死，火克金也。[18] 543

《金匮要略浅注·惊悸吐衄下血胸满瘀血病脉证治》：衄家（为阴血已亡），不可（再）汗，（以重竭其阴，若）汗出必额上陷，（中之）脉（为热所烁而）紧急，（目得血而能视，血亡则目）直视不能眴，（阳归于阴则卧，阳亢则）不得眠。[16] 169

《备急千金要方·七窍病上·鼻病第二》：治鼻衄方。地黄汁五合，煮取四合，空腹服之，忌酒炙肉，且服粳米饮。[19] 112

《三因极一病证方论·不内外因证治》：病者饮酒过多，及啖炙煿、五辛、热食，动于血，血随气溢，发为鼻衄。[20] 142

《景岳全书·血证》：衄血之由，内热者多在阳明经。[21] 662

《四圣心源·七窍解·鼻口根原》：人身之气……清气不升而浊气上逆，则病见于鼻。[22] 140, 141

《杂病广要·血衄》：血性得寒则凝涩，热则流散。而气肺之所生也，肺开窍于鼻，热乘于血，则气亦热也。血气俱热，血随气发，出于鼻为鼻衄。[23] 508

《诸病源候论·鼻病诸候·鼻久衄候》：劳损脏腑，血气生热，血得热则流散妄行，随气发于鼻者，名为鼻衄。脏虚不复，劳热停积，故衄经久不瘥。[24] 152

《杂病广要·内因类（诸血病）》：诸气皆属于阳，诸血皆属于阴。阴盛则阳亏，阳盛则阴亏。经所谓阳胜则阴病，阴胜则阳病，诸血衄血，由阳气侵阴，阴气被伤，血失常道，或从口出，或从鼻出。[23] 474, 475

《景岳全书·衄血论治》：衄血虽多由火，而惟于阴虚者为尤多，正以劳损伤阴，则水不制火，最能动冲任阴分之血。[21] 662

《景岳全书·衄血论治》：衄血有格阳证者，以阴亏于下，而阳浮于上。但察其六脉细微，全无热证，或脉见浮虚豁大，上热下寒而血衄不止，皆其证也。[21] 663

《血证论·脏腑病机论》：脾统血，血之运行上下，全赖乎脾。脾阳虚则不能统血，脾阴虚又不能滋生血脉。血虚津少，则肺不得润养。[25] 8

《诸病源候论·伤寒病诸候下·伤寒衄血候》：衄者，鼻血出也。肺主于气，而开窍于鼻，血随气行，所以从鼻出。[24] 48

《圣济总录·鼻衄门·衄蔑》：盖阳络溢则血妄行。在鼻为衄，在汗孔为蔑。[26] 1260

《类证治裁·衄血论治》：血从清道出于鼻，为衄。[27] 133

《伤寒六书·鼻衄》：鼻衄者，经络热盛，迫血妄行于鼻者，为衄也。[28] 98

《冯氏锦囊秘录·儿科鼻病》：更有或心或肺或胃，蕴热过极，迫血妄行，上干清道，而为鼻衄者。[29] 190

《丁甘仁医案·衄血案》：血虚生热，热搏营分，上为鼻衄，下为便血。宜养血清营主治。[30] 138

《辨证录·火热症门》：鼻中出黑血不止，名曰衄蔑，乃心热之极，火刑肺金也。[31] 321

《类证治裁·血症总论》：夫血行清道出于鼻，行浊道出于口，吐血出于胃，衄血咳血出于肺，呕血出于肝，咯血出于心，痰涎之血出于脾，唾血出于肾。鼻血为衄，口鼻俱出为脑衄，耳血为衄，目血为眼衄，齿血为牙衄，舌血为舌衄，九窍俱出为大衄。[27] 123

《外科大成·鼻部·鼻衄》：鼻衄者，鼻中出血也。由肺经血热妄行，治宜凉血。然凉血必先清气，气清血自归经矣。如枳壳、连翘清之，薄荷、玄参散之，蒲黄、京墨、茅根止之。再如羚羊清肺散、生地麦冬饮、加味生脉散，皆对症药也。[32] 232

《血证论·鼻衄》：阳明主合，秋冬阴气，本应收敛，若有燥火伤其脉络，热气浮越，失其主合之令，逼血上行，循经脉而出于鼻……治法总以平燥气为主，泻心汤加生地、花粉、枳壳、白芍、甘草。或用犀角地黄汤加黄芩、升麻，大解热毒。鼻衄止后，宜用玉女煎加蒲黄以滋降之，再用甘露饮多服以调养之，肆饮梨胶、藕汁、莱菔汁、白蜜等，皆与病宜。[25] 36, 37

《丹溪手镜·吐衄》：三黄丸，治衄不止，大便急燥者下之。[33] 162

《血证论·鼻衄》：以肝开窍于目，血扰肝经，故目黄也，治宜和肝。而其血犯肺窍出，又宜和肺。今且不问春夏，不分秋冬，总以调治肝肺为主，生地黄汤治之。服后衄止，再服地骨皮散以滋之。[25] 37

《集验方·治诸出血方》：人有九窍四肢指歧间出血，乃暴惊所为，治之方。取新生犊子未食草者脐屎，日干烧末，水服方寸匕，日四、五顿，差。人云，口鼻出血亦良。[34] 97

《丹溪治法心要·衄血》：鼻衄呕血，及伤寒强发少阴汗者，犀角地黄汤加黄芩。[35] 120

《医贯·血证论》：凡血证，先分阴阳，有阴虚，有阳虚。阳虚补阳，阴虚补阴。[36] 30

《景岳全书·血证论治》：一、凡诸口鼻见血，多由阳盛阴虚，二火逼血而妄行诸窍也，悉宜以一阴煎加清降等剂为主治。盖血随气上则有升无降，故惟补阴抑阳，则火清气降而血自静矣。此治阳盛动血之大法也。[21] 653

《类证治裁·衄血论治》：衄久成劳，照虚损治，病后小劳屡衄，（石膏牡蛎汤）。衄后屡发，或洗面即衄，并以茅花煎汤，调止衄散服……凡久衄须加气药，（如木香、黑香附之属）。所以引血归经耳。血出口鼻，属肺脾二经。积劳伤脾，（补中益气汤，倍芪、归。如不应，归脾汤加藕节、童便）。[27] 134

《全生指迷方·血证》：若衄血吐血，发作无时，肌肉减少，由气虚弱，或从高堕下，劳伤所致。其脉虚弱，当补阴平阳，阿胶散主之。[37] 29

《景岳全书·吐血论治》：暴吐暴衄，失血如涌，多致血脱气亦脱，危在顷刻者，此其内伤败剧而然。当此之际，速宜以气为主。盖有形之血不能即生，无形之气所当急固，但使气不尽脱，则命犹可保，血渐可生。宜急用人参一二两为细末，加飞罗面一钱许，或温水，或井花冷水，随其所好，调如稀糊，徐徐服之，或浓

煎独参汤徐服亦可。此正血脱益气，阳生阴长之大法也。[21] 657, 658

《冯氏锦囊秘录·伤寒发衄（附火逆症）中》：然衄后而热退，精神爽者，是邪从衄解，即大热而精神亦爽者，是内热亦泄，因邪气还表，故身大热，皆愈之兆，俗名红汗。若在五六日间而衄者，此余热未清，错经妄行所致，可与导血归经，亦必即愈。如衄后而反大热，烦渴而躁，诸症并作者，此血损气伤，邪乘虚而纵横于中，为邪胜正也，难治。[29] 275

《温热逢源·伏温内燔营血发吐衄便红等证治》：温邪……燔灼于营分者，血为热扰，每每血由肺络而溢出为咳血，由吐而出为吐血，上行清道为鼻衄、齿衄……惟血既外夺，则邪热亦随血而泄，病势宜由此而减，乃为吉象。若血既外夺，而里热仍盛，昏谵烦躁，仍不轻减，即属重症。推其故，盖有二焉：一则伏热重而蒸郁过深，络血虽溢，而里热之留伏尚多也，一则营阴虚而为燔灼所伤，阴血枯竭，而不能托邪外出也。[38] 69, 70

附录二　常用方药

治大便出血及口鼻皆出血：生地黄八两，蒲黄一升，地骨皮五两，黄芩，芍药，生竹茹各三两。

右六味㕮咀，以水八升煮取二升七合，分温三服。（《备急千金要方·七窍病上·鼻病第二》）[19] 112

凡吐血衄血尿血，皆脏气虚、膈气伤，或起惊悸，治之方：生竹皮一升，芍药二两，川芎，当归，桂心，甘草各一两，黄芩二两。

右七味㕮咀，以水一斗，煮竹皮减三升，下药煎取二升，分三服。（《备急千金要方·七窍病上·鼻病第二》）[19] 112

治衄血方：伏龙肝二枚如鸡子大，生地黄六两，川芎一两，桂心三两，细辛六铢，白芷，干姜，芍药，吴茱萸，甘草各三两。

右十味㕮咀，以水三升、酒七升煮取三升，分三服。（《备急千金要方·七窍病上·鼻病第二》）[19] 112

生地黄汤主衄方：生地黄八两，黄芩一两，阿胶二两，柏叶一把，甘草二两。

右五味㕮咀，以水七升煮取三升，去滓，内胶煎取二升半，分三服。

又方：生地黄三斤切，阿胶二两，蒲黄六合。

右三味，以水五升，煮取三升，分三服。（《备急千金要方·七窍病上·鼻病第二》）[19] 112

治鼻出血不止方：干地黄，栀子，甘草等分。

右三味治下筛酒服方寸匕，日三，如鼻疼者，加豉一合。鼻有风热者，以葱涕和服如梧子五丸。（《备急千金要方·七窍病上·鼻病第二》）[19] 112

治鼻衄方：地黄汁五合煮取四合，空腹服之，忌酒炙肉且服粳米饮。

又方：饮小蓟汁。

又方：以冷水漱口，含水以芦管吹二孔中即止。

又方：取乱发五两烧作灰，以管吹鼻中枣核大，不止，益吹之，以血断止，并水服方寸匕，日三，甚者夜二。已困不识人者服亦佳。

又方：取人屎尖烧灰，水服并吹少许鼻中，止。

又方：五月五日取人屎烧作灰，冷水服五分匕。

又方：以胶贴鼻头上，至顶及发际三寸，止。

又方：新马屎汁灌鼻中，及饮之。

又方：以湿布薄胸上。

又方：淳酢和土，涂阴囊上，干易之。

又方：韭根葱根取汁，悬头著一枣大内鼻中，少时更著，两三度差。葱白捣汁亦得。（《备急千金要方·七

窍病上·鼻病第二》)[19] 112, 113

治鼻出血不止方：捣楮叶汁，饮三升，大良。

又方：张弓令弦向上，病儿仰卧枕，弦放，四体如常卧法。衄时痒痒，便灸足大指节横理三毛中十壮；剧者百壮。衄不止，灸之。并治阴卵肿。

又灸风府一穴四壮，不止又灸。

又灸涌泉二穴各百壮。(《备急千金要方·七窍病上·鼻病第二》)[19] 113

生地麦冬饮：生地一两，麦冬一两。

水二钟，煎八分，食远服。(《外科大成·耳部·耳衄》)[32] 227

加味生脉散：麦冬五钱，人参二钱，五味子一钱，姜炭三分。

用水二钟，煎八分，食远服，亦可代茶。(《外科大成·鼻部·鼻衄》)[32] 233

归脾汤：人参，焦术，茯神，枣仁，龙眼各二钱，炙芪钱半，当归，远志各一钱，木香，甘草各五分，姜，枣，水煎。(《类证治裁·劳瘵论治附方》)[27] 86

石膏牡蛎汤：石膏五钱，牡蛎一两，研末酒服，日三次。(《类证治裁·衄血论治附方》)[27] 136

补中益气汤：黄芪钱半，人参，甘草各一钱，白术，陈皮，当归各五分，升麻，柴胡各三分，姜枣。(《类证治裁·中风论治附方》)[27] 14

泻心汤方：大黄二两，黄连一两，黄芩一两。

右三味，以水三升煮取一升，顿服之。(《金匮要略方论·惊悸吐衄下血胸满瘀血病脉证治》)[5] 44

阿胶散：阿胶，蛤粉拌，炒一两半，杏仁，炮去皮尖，七钱，马兜铃焙，牛蒡子炒，各一两，甘草，炙，糯米一两。

右为细末。熟水调下一二钱。(《全生指迷方·血证》)[37] 29

茜根散：阿胶（蛤粉炒），茜根，黄芩各一两，生地，侧柏叶各一两，甘草（炙）五钱，水煎服。(《冯氏锦囊秘录·儿科鼻病》)[29] 190

桂枝汤方：桂枝三两，去皮，芍药三两，甘草二两，炙，生姜三两，切，大枣十二枚，擘。

上五味，㕮咀三味。以水七升，微火煮取三升，去滓，适寒温，服一升。服已须臾，啜热稀粥一升余，以助药力，温覆令一时许，遍身漐漐微似有汗者益佳，不可令如水流漓，病必不除。若一服汗出病差，停后服，不必尽剂；若不汗，更服依前法。又不汗，后服小促其间，半日许，令三服尽。若病重者，一日一夜服，周时观之。服一剂尽，病证犹在者，更作服。若汗不出者，乃服至二三剂。禁生冷、黏滑、肉面、五辛、酒酪、臭恶等物。(《伤寒论·辨太阳病脉证并治》)[4] 2, 3

羚羊清肺散：羚羊角，银柴胡，黄连，玄参，石膏，地骨皮，栀子，归身，白芍，川芎，生地，蒲黄各一钱，芦荟，甘草各五分，藕节三节。

用白茅根四两捣烂，入水一碗，和，绞去渣，取茅根汁一碗，入药煎七分，加童便一钟，食后服。(《外科大成·鼻衄》)[32] 232, 233

麻黄汤方：麻黄三两，去节，桂枝二两，去皮，甘草一两，炙，杏仁七十个，去皮尖。

上四味，以水九升，先煮麻黄，减二升，去上沫，内诸药，煮取二升半，去滓。温服八合。覆取微似汗，不须啜粥，余如桂枝法将息。(《伤寒论·辨太阳病脉证并治》)[4] 012

参 考 文 献

[1] 佚名. 黄帝内经灵枢 [M]. 北京：中国医药科技出版社，2016.

[2] 佚名. 黄帝内经素问 [M]. 北京：人民卫生出版社，2012.

[3] (旧题) [春秋] 秦越人. 难经 [M]. 柴铁劬，付漫娣，校注. 北京：科学技术文献出版社，2010.

［4］［汉］张仲景. 伤寒论［M］. 北京：中国医药科技出版社，2016.

［5］［汉］张机. 金匮要略方论［M］. 北京：人民卫生出版社，1956.

［6］［明］张景岳. 类经［M］. 范志霞，校注. 北京：中国医药科技出版社，2011.

［7］［清］黄元御. 素问悬解［M］. 孙国中，方向红，点校. 北京：学苑出版社，2008.

［8］［清］钟远洋. 伤寒括要［M］. 陆书城，点校. 南宁：广西民族出版社，1990.

［9］［金］刘完素. 素问玄机原病式［M］. 北京：人民卫生出版社，1956.

［10］［清］黄元御. 伤寒悬解［M］. //黄元御医书全集：中. 北京：中医古籍出版社，2016.

［11］［清］黄元御. 金匮悬解［M］. //黄元御医书全集：中. 北京：中医古籍出版社，2016.

［12］［清］章楠. 医门棒喝三集　灵素节注类编［M］. 方春阳，孙芝斋，点校. 杭州：浙江科学技术出版社，1986.

［13］［清］黄元御. 灵枢悬解［M］. 孙国中，方向红，点校. 北京：学苑出版社，2008.

［14］［清］黄元御. 素灵微蕴［M］. 杨枝青，校注. 北京：中国中医药出版社，2015.

［15］［宋］成无己. 伤寒明理论［M］. 张国骏，校注. 北京：中国中医药出版社，2007.

［16］［清］陈修园. 金匮要略浅注［M］. 林庆祥，校注. 福州：福建科学技术出版社，1988.

［17］［隋］杨上善. 黄帝内经太素［M］. 北京：人民卫生出版社，1965.

［18］［清］黄元御. 难经悬解［M］. //黄元御医书全集：中，北京. 中医古籍出版社，2016.

［19］［唐］孙思邈. 备急千金要方［M］. 北京：人民卫生出版社，1982.

［20］［宋］陈铎. 三因极一病证方论［M］. 侯如燕，校注. 北京：中国医药科技出版社，2011.

［21］［明］张介宾. 景岳全书［M］. 赵立勋，校. 北京：人民卫生出版社，1991.

［22］［清］黄元御. 四圣心源［M］. 孙洽熙，校注. 北京：中国中医药出版社，2009.

［23］［日］丹波元坚. 杂病广要［M］. 李洪涛，校. 北京：中医古籍出版社，2002.

［24］［隋］巢元方. 诸病源候论［M］. 北京：人民卫生出版社，1955.

［25］［清］唐宗海. 血证论［M］. 魏武英，曹健生，点校. 北京：人民卫生出版社，1990.

［26］［宋］赵佶. 圣济总录［M］. 北京：人民卫生出版社，1962.

［27］［清］林珮琴. 类证治裁［M］. 李德新，整理. 北京：人民卫生出版社，2005.

［28］［明］陶节庵. 伤寒六书［M］. 黄瑾明，傅锡钦，点校. 北京：人民卫生出版社，1990.

［29］［清］冯兆张. 冯氏锦囊秘录［M］. 田思胜，高萍，戴敬敏，等，校注. 北京：中国中医药出版社，1996.

［30］丁甘仁. 丁甘仁医案［M］. 苏礼，王怡，谢晓丽，整理. 北京：人民卫生出版社，2007.

［31］［清］陈士铎. 辨证录［M］. 王永谦，任翼，曲长江，点校. 北京：人民卫生出版社，1989.

［32］［清］祁坤. 外科大成［M］. 上海：上海卫生出版社，1957.

［33］［元］朱丹溪. 丹溪手镜［M］. 北京：人民卫生出版社，1982.

［34］［北周］姚增垣. 集验方［M］. 高文铸，辑校. 天津：天津科学技术出版社，1986.

［35］［元］朱震亨. 丹溪治法心要［M］. 张奇文，朱锦善，王叙爵，校注. 济南：山东科学技术出版社，1985.

［36］［明］赵献可. 医贯［M］. 北京：人民卫生出版社，1959.

［37］［宋］王贶. 全生指迷方［M］. 北京：中华书局，1985.

［38］［清］柳宝诒. 温热逢源［M］. 北京：人民卫生出版社，1959.

［39］［清］俞震. 古今医案按［M］. 袁钟，图娅，点校. 沈阳：辽宁科学技术出版社，1997.

［40］［清］陆以湉. 冷庐医话　冷庐医话补编［M］. 上海：上海卫生出版社，1958.

［41］［清］陆子贤. 六因条辨［M］. 山东中医学院文献研究室校点. 济南：山东科学技术出版社，1982.

（申淼新）

第二十八章　鼻　鼽

鼻鼽，又称鼽、嚏、鼽嚏、鼽窒等，是以突然和反复发作的鼻痒、喷嚏、流清涕、鼻塞等为特征的一种常见性、多发性鼻病。病因多为肺气虚弱，卫表不固，风寒乘虚而入、或禀质特异，肺脾肾三脏虚损，兼感外邪、或感受花粉、灰尘及不洁之气。相当于现代医学的变态反应性鼻炎。

经典原文

《素问·脉解》：所谓客孙脉则头痛鼻鼽腹肿者，阳明并于上，上者则其孙络太阴也，故头痛鼻鼽腹肿也。[1]184

《素问·阴阳应象大论》：西方生燥，燥生金，金生辛，辛生肺，肺生皮毛，皮毛在肾，肺主鼻……在窍为鼻。[1]27,28

《素问·五脏别论》：故五气入鼻，藏于心肺，心肺有病，而鼻为之不利也。[1]53

《素问·六元正纪大论》：凡此少阳司天之政……三之气……民病热中……鼽衄渴嚏欠。[1]315,316

《素问·六元正纪大论》：少阳所至为嚏呕。[1]336

《素问·六元正纪大论》：阳明所至为鼽嚏。[1]336,337

《灵枢·口问》：人之嚏者，何气使然？岐伯曰：阳气和利，满于心，出于鼻，故为嚏。补足太阳荣、眉本。一曰眉上也。[2]91

《灵枢·本神》：肺藏气，气舍魄，肺气虚则鼻塞不利，少气，实则喘喝胸盈仰息。[2]33

《灵枢·脉度》：肺气通于鼻，肺和则鼻能知臭香矣。[2]68

《素问·气交变大论》：岁金不及，炎火乃行……鼽嚏血便注下。[1]279

《素问·至真要大论》：少阴之复，懊热内作，烦躁鼽嚏……甚则入肺，咳而鼻渊。[1]351

《素问·至真要大论》：少阴司天，客胜则鼽嚏。[1]355

《素问·至真要大论》：太阳司天，客胜则胸中不利，出清涕。[1]355

《素问·本病论》：民病寒热鼽嚏。[1]396

《素问·宣明五气》：五气为病：心为噫，肺为咳，肝为语，脾为吞，肾为欠嚏。[1]102

《素问·四时刺逆从论》：刺五脏……中肾六日死，其动为嚏欠。[1]241

《素问·阴阳应象大论》：年六十，阴痿，气大衰，九窍不利，下虚上实，涕泣俱出矣。[1]29

《灵枢·经脉》：足太阳之别，名曰飞阳……实则鼽窒，头背痛……取之所别也。[2]52

《素问·痹论》：胞痹者，少腹膀胱按之内痛，若沃以汤，涩于小便，上为清涕。[1]165

《难经·十六难》：假令得肺脉：其外证，面白，善嚏。[3]48

《难经·四十九难》：形寒饮冷则伤肺。[3]121

1. 病名

"鼻鼽"一词首见于《素问·脉解》[1] 184，又称鼽[1] 336, 337、嚏[2] 091、鼽嚏[1] 279、鼻流清水[1] 355等，多为症状名而非病名。"鼻鼽"作为病名首先出现于《素问玄机原病式·六气为病·热类》中："鼽者，鼻出清涕也"[4] 13。病名"嚏"则见于《素问玄机原病式·六气为病·火类》中："鼻为肺窍，痒为火化……发于鼻而痒，则嚏也"[4] 21。

2. 病因病机

关于鼻鼽的病因病机，经典中的内容比较丰富：《灵枢·脉度》中认为鼻为肺之窍、肺之官，因此肺的功能失调，容易引起鼻病[2] 068。同时鼻病的发生也会对肺脏的正常生理功能造成影响，最为明显的就是影响肺的宣发肃降功能。《素问·五脏别论》认为肺脏与鼽、嚏有直接关系[1] 53，《难经》中亦有相关论述[3] 48。《素问·宣明五气》及《素问·四时刺逆从论》中认为肾脏的虚损也会引起鼻鼽[1] 125, 126，另外亦有胞痹及经脉病变引起的鼻鼽[1] 165。

（1）肺气虚寒。《灵枢·本神》中"肺气虚则鼻塞不利，少气"[2] 33一句认为，肺气虚弱易导致外寒侵袭人体，《难经·十六难》中亦有"假令得肺脉……善嚏"[3] 48，《难经悬解》解释为："肺脉毛，其色白。其窍鼻，肺气逆冲，出于鼻窍，则为嚏"[5] 542。因肺为娇脏、为华盖，鼻为肺之窍，肺主涕，故外邪侵袭人体，首先犯肺，鼻窍不通而清涕自下。同时，《难经·四十九难》有"形寒饮冷则伤肺"[3] 121之说，这些论述认为本病属肺气虚寒。

（2）肺经郁热。关于鼻鼽因肺经郁热所引起的论述，在经典中比较丰富。例如《素问·六元正纪大论》所载"民病热中"[1] 315, 316，《素问悬解》解释为："相火刑金，故鼽衄嚏欠。"[6] 462和"足少阳甲木化气相火，逆而上行，双克肺胃，故热中聋瞑、血溢脓疮、咳呕鼽衄、燥渴嚏欠、喉痹目赤诸病生焉；相火性烈，故主暴死"[6] 466；《素问玄机原病式》亦有："鼻塞鼽衄，血溢血泄，淋闷身热，恶寒战栗，惊惑悲笑谵妄，衄蔑血汗，皆属于热"[4] 7，并解释："鼽者，鼻出清涕也……以火炼金，热极而反化为水，及身热极则反汗出也……由是……肺热甚则出涕泣。"[4] 13, 14同时，刘完素认为："或言鼽为肺寒者误也。彼但见鼽嚏鼻窒冒寒则甚，遂以为然。岂知寒伤皮毛，则腠理闭密，热极怫郁，而病愈甚也"[4] 14，即因寒而鼽嚏者，乃是寒伤皮毛，内热尤甚，故鼽嚏出。

（3）燥邪伤肺。《素问》载有"西方生燥""肺主鼻"[1] 27, 28，又有"岁金不及，炎火乃行……鼽嚏"[1] 279，《素问悬解》解释为："岁金不及，则热火乘之，故生气乃用，长气专胜。火刑金败，故庶物以茂，燥烁以行……肺气郁遏，上出鼻窍，故鼽嚏作"[6] 386，更有《素问玄机原病式》中云："鼻为肺窍，痒为火化，心火邪热，干于阳明，发于鼻而痒，则嚏也"[4] 21。认为本病的发生是由于燥邪侵肺，以火炼金，热极化水。因此燥邪伤肺也是引起鼽嚏发作的一个原因。

（4）肾脏虚损。《素问悬解》中有："五气各有所见之病"[6] 50，认为肾气受损可导致欠嚏。经典中亦有"中肾六日死，其动为嚏欠"[1] 241以及年老体衰导致肾虚致嚏[1] 29。《黄帝内经太素》解释："人年六十，肾气衰，精气减……神衰失守，故涕泣俱出。"[7] 28因此，肾脏虚损是引起鼻鼽的另一个原因。

（5）胞痹。如《素问·痹论》所载因胞痹导致上为清涕[1] 165，《素问悬解》有："胞即膀胱也，胞痹则膀胱不通，乙木失其疏泄之令，郁陷而生下热，故按之内痛，若沃以热汤，涩于小便。水道不通，则肺气莫降，淫泆而化清涕，逆流鼻窍也"[6] 163。《类经》则载为："胞，膀胱之脬也。义详气味类三。膀胱气闭，故按之则内痛。水闭不行，则畜而为热，故若沃以汤，且涩于小便也。膀胱之脉从巅入络脑，故上为清涕"[8] 306。所以，胞痹也可以引起鼻衄。

（6）经脉病变。经典中记载有因少阳、阳明、太阳、少阴等经脉病变亦可引起鼻衄，正如《素问·脉解》中所载"阳明并于上，上者则其孙络太阴也，故头痛鼻衄腹肿也"[1] 184，《素问悬解》中解释为："以阳明之气为太阴所并，浊阴上填，上者太阴之孙络也，太阴之脉，上膈挟咽，行于头上，阴气冲塞，故头痛鼻衄，脾郁湿动，故腹肿也"[6] 124。其他亦有因少阴、少阳、太阳等经脉病变引起衄嚏、嚏呕、胸中不利，出清涕等症状。因此，经脉病变也可引起鼻衄。

3. 症状与诊断

"鼻衄"最早出现于《素问·脉解》[1] 184，此外又被称为衄、嚏、衄嚏、鼻流清水等。

关于鼻衄的症状描述，经典中论述最为丰富。例如《素问·六元正纪大论》曰："阳明所至为衄"[1] 336，《素问玄机原病式》解释为："衄者，鼻出清涕也"[4] 13，即鼻衄患者常有鼻流清涕的症状。又见《灵枢·口问》："人之嚏者，何气使然？岐伯曰：阳气和利，满于心，出于鼻，故为嚏"[2] 091，《素问玄机原病式》则有："嚏，鼻中因痒，而气喷作于声也"[4] 21，故鼻中作痒而气从鼻喷出亦属鼻衄的症状之一。

另外，衄嚏又包括"衄"与"嚏"两种症状，在《素问悬解》中解释为："'衄'，鼻塞流涕也。'嚏'，鼻鸣涕喷也"[6] 386。由此可看见，鼻塞流清涕及鼻鸣流涕均为鼻衄的症状。

对于鼻衄的诊断，《灵素节注类编》有云："一身之气，皆归肺权衡四布，故肺藏气，而气舍魄也，肺开窍于鼻，其气虚则浊蔽其窍而不通利"[9] 238，又有《难经悬解》云："肺脉毛，其色白。其窍鼻，肺气逆冲，出于鼻窍，则为嚏"[5] 542 及"心主臭，火也。肺金开窍于鼻，而内有己火，故能知臭"[5] 554。《素问悬解》有："肺气上逆，则生衄嚏"[6] 488 之说。《医经原旨》亦有："肺藏魄，气有余则喘咳上气，不足则息利少气"[10] 28。

4. 治法方药

针对鼻衄的治疗，经典中未载具体治法方药，多为针刺法及灸法。如《灵枢·经脉》所云："足太阳之别，名曰飞阳……实则衄窒，头背痛……取之所别也"[2] 52，《灵枢·口问》亦有治嚏者，"补足太阳荥眉本"[2] 91。《备急千金要方》中则有针对鼻衄的纳鼻法、灸法等不同的治疗方法。例如"治鼻塞脑冷清涕出方……绵裹纳鼻中"[11] 109, 110 及"涕出不止，灸鼻两孔与柱齐七壮"[11] 110。

━━━━━━ 传承发展 ━━━━━━

1. 病名

"鼻衄"一词首见于《素问·脉解》[1] 184，又见于《素问·六元正纪大论》[1] 336，原指鼻流清涕，量多不止。最开始对鼻衄的记载，仅将其作为症状名，到隋唐及宋代时期，其医籍中"衄嚏"仍多为症状名而鲜少作为病名。当时医家论述该病时多代之以"鼻流清涕"，直至金·刘完素在《素问玄机原病式·衄》与《素问玄机原病式·嚏》中才对"衄"[4] 13 与"嚏"[4] 21 进行细分。后世医家多在此基础上加以补充说明，如《冯氏锦囊秘录》："更夫嚏者，鼻出声也。欲名喷嚏"[12] 190。

2. 病因病机

《黄帝内经》中对本病病因病机的论述较为丰富，主要体现在与寒、热、燥有关的外因，与肺、脾、肾三脏虚损有关的内因，与先天因素有关及与经脉病变有关的其他原因。后世医家在此基础上，对鼻鼽的病因病机又有更为全面的认识，具体包括以下几个方面：

（1）外邪侵袭。肺为娇脏、为华盖，且开窍于鼻，因此外邪侵袭，首先犯肺，导致肺卫失司，故而出现鼻流清涕、鼻痒不能自抑。同时外邪侵袭又包括其他，例如寒邪、火热、燥邪等三大方面。除侵袭肺卫之外，亦可累及其他部位。具体如下所述：

1）外邪袭肺。包括寒、热、燥三大方面。《冯氏锦囊秘录》有云："鼻为肺窍，肺为脏首，寒欲客肺，肺则与邪相搏，是以肺液为涕，气壅而塞，此为寒也。久则郁而为热，火烁金燥，津液不濡，荣卫凝滞，清气不升，是以肺窍为之不通，此之热也。寒者温之，热者清之"[12] 279。具体内容如下：

寒邪袭肺。正如张介宾所云："凡由风寒而鼻塞者，以寒闭腠理，则经络壅塞而多鼽嚏"[13] 610，因寒性收引，故受风寒者易导致经络壅塞，继而流鼻涕、打喷嚏。后赵佶又言："五脏化液，遇热则干燥，遇寒则流衍，鼻流清涕，至于不止，以肺脏感寒，寒气上达，故其液不能收制如此，且涕泗洟，皆鼻液也。以继泣则曰涕，以生于肺，则曰泗，涕甚曰洟"[14] 1987。认为因外感风寒则有《辨证录》："夫春伤于风，由皮毛而入肺也。风入于肺而不散，则鼻为之不利"[15] 284 及 "人有鼻流清涕，经年不愈，是肺气虚寒，非脑漏也"[15] 141。《诸病源候论》也有："夫津液涕唾，得热即干燥，得冷则流溢，不能自收。肺气通于鼻，其脏有冷，冷随气入乘于鼻，故使津涕不能自收"[16] 153。又如《内外伤辨惑论》所说："外感风邪，其恶风、自汗、头痛、鼻流清涕，常常有之"[17] 7。由此可见，风寒袭肺为引起鼻鼽的常见原因。

燥邪侵袭。鼻鼽的主要病因为风寒袭肺，刘完素则认为鼽嚏的主要病因为火热，即："嚏，鼻中因痒而气喷作于声也。鼻为肺窍，痒为火化。心火邪热，干于阳明，发于鼻而痒，则嚏也"[4] 21，又如《医学纲目》："鼻鼽有二：一曰火攻肺虚鼻鼽……二曰金助肺实鼻鼽"[18] 613 及 "嚏有三：一曰热火……二曰金不及火乘之……三曰燥金"[18] 664。这些论述认为，外感风燥之邪影响肺金正常的通调水道功能，导致水液代谢异常而成鼻鼽，因此外感风燥也是引起鼻鼽的一个重要原因。

外寒内热。鼻鼽的发生与肺本身有热而又外感寒邪有关，刘完素的火邪致病理论认为因肺本身郁热，外感寒邪导致皮毛腠理密闭，内热无从外出，故发为鼽嚏[4] 13。《医林绳墨》有："清涕久而不已，名曰鼻渊。此为外寒束而内热甚也"[19] 120。因此外寒内热也是鼻鼽发生的病因。

肺经郁热。例如《冯氏锦囊秘录》："鼻塞不闻香臭者，俗谓肺寒，而用解利辛温之药不效，殊不知多因肺经素有火邪，故遇寒便塞也"[12] 199，及 "肺家有病，则鼻不利，如伤热之不散，或伤寒之久郁成热，皆能使塞而不利"[12] 190。《景岳全书》亦有："鼻涕多者，多由于火，故曰：肺热甚则鼻涕出"[13] 611 之说，《医碥》中也解释有："常流清涕名鼻鼽，肺热者，（肺热则气盛化水成清涕。其不为稠浊者，火性急速，随化随流，不及浊也）"[20] 215。由此可见，肺经郁热也是导致鼻鼽发生的原因之一。

2）脑冷。鼻流清涕属于脑冷，《备急千金要方》中有："治鼻塞脑冷清涕出方"[11] 109，同时又有外寒内束之说，正如《本草纲目》："鼻鼽，流清涕。是脑受风寒，包热在内"[21] 121。又有《读医随笔》中："按《内经》肾主嚏，故凡太阳伤寒，寒气深入，随督入脑，为热所击，则嚏矣。太阳与督，即少阴之部也，其脉皆与脑通。嚏者，寒热相激，逐于脉中，致脉内作痒，痒即突出"[22] 119。脑冷及外寒内热束于脑内均可引起鼻流清涕。

3）肝经寒邪。《读医随笔》有言："《金匮》痰饮篇曰：水在肝，胁下支满，嚏而痛……夫肝水见嚏者，肝寒感于肾也……一缕寒邪，孤行气脉，而不为正气所容，故冲击而出也。本属微邪，不足为病，然见有早起，必嚏数十次，无间寒暑，而寒天较甚，妇人妊娠尤为有碍，此不得为微邪矣"[22] 119。因此肝经寒邪亦可引起鼻鼽。

（2）脏腑虚损。肺、脾、肾三脏虚损亦可引起鼻鼽的发生。此病机主要源于经典中对于肾虚引起鼻鼽的论述，同时后世医家又对肺脾气虚加以论述：

1）肾虚。内经中最早对肾虚引起鼻鼽进行描述[1] 49，后世医家主要从肾与心肺阳虚方面对其论述。例如《医法圆通》："按鼻流清涕一证，有从外感而致者，有从内伤而致者……从内伤而得者，由心肺之阳不足，不能统摄津液，而清涕出。（市人称为肺寒，称为陈寒，由其不知阳衰而阴寒即生也）。肾络通于肺，肾阳衰而阴寒内生，不能收束津液，而清涕亦出。其人定无外感足征，多困倦无神，或忿嚏不休，或畏寒，或两脚冷。"[23] 22认为内伤导致的鼻流清涕，原因多为心肺阳气不足以及肾阳虚衰、阴寒内生。

2）肺脾气虚。久病体弱，饮食不周或后天失养，或劳倦过度，损伤脾胃，导致脾虚生化无源，清阳不升，肺失所养，卫表不固，当外邪侵袭时，易引起鼻鼽。例如《内科摘要》中有："一儒者，素勤苦，恶风寒，鼻塞流清涕，寒禁，嚏喷。余曰：此脾肺气虚，不能实腠理。彼不信。服祛风之药，肢体麻倦，痰涎自出，殊类中风"[24] 3。认为肺脾气虚亦可引起鼽嚏。

胞痹与经脉病变主要见于经典之中，后世医家对其论述较少。

3. 症状与诊断

鼻鼽表现为突然阵发性、反复性的鼻痒、喷嚏、流涕、鼻塞，发病迅速，发作快，消失也快，不发病时与常人无异。鼻鼽一年四季均可发病，关于鼻鼽的症状及诊断，经典中有诸多描述，后世医家亦有不少补充及完善。

例如《张氏医通》有云："鼻鼽，鼻出清涕也"[25] 204，认为鼻鼽的症状为"鼻出清涕"。关于"嚏"的发生及诊断，在《冯氏锦囊秘录》中有："《经》曰：是阳气和利，满于心，出于鼻，故为嚏。向日而嚏者，金畏火也。伤风多嚏者，火郁于肺也。拨孔即嚏者，金扣乃鸣也。更有风邪客于皮毛，是以津液不收，致流清涕，头楚若锯者，名曰鼻鼽"[12] 190。

对于鼻鼽的诊断，巢元方在《诸病源候论》中："肺气通于鼻，而气为阳。诸阳之气，上荣头面。其气不和，受风冷，风冷邪气入于脑，停滞鼻间，即气不宣和，结聚不通，故鼻塞也"[16] 258，认为寒邪入脑，寒性收引，气不和则鼻塞。亦有如《内外伤辨惑论》中，区分外伤风寒与内伤饮食导致鼻塞："盖外伤风寒者，心肺元气初无减损，又添邪气助之，使鼻气壅塞不利，面赤不通，其鼻中气不能出，并从口出，但发一言，必前轻而后重，其言高，其声壮厉而有力"[17] 8, 9，认为外感风寒属实证，内伤饮食者属虚证，即"内伤饮食劳役者，心肺之气先损，为热所伤，热既伤气，四肢无力以动，故口鼻中皆短气少气"[17] 9。

鼻鼽应与伤风鼻塞相鉴别，后者除鼻塞、喷嚏、流清涕以外，还有头痛、周身不适、微恶寒发热及脉浮等表证，鼻鼽发作时无表证。例如《类证治裁》有关于鼻鼽的鉴别诊断，即："《正传》曰：左寸浮缓为伤风，鼻塞流涕，右寸浮洪为鼻鼽"[26] 350，认为出现"鼻塞流涕"症状时，若切诊"左寸浮缓"，则为"伤风"，若"右寸浮洪"，则为"鼻鼽"。

4. 治法方药

关于鼻鼽的治疗，《黄帝内经》中仅对其症状进行一系列论述，而经典之中均未载有具体治法。对鼻鼽的治疗多来自于后世医家的完善补充，具体如下：

（1）温肺散寒。心肺阳气不足，寒邪内生，为本病发生的主要病因病机，正如《医法圆通》治疗此病因引起的鼻鼽："按鼻流清涕一证，有从外感而致者，有从内伤而致者……从内伤而得者……法宜扶阳，如麻黄附子细辛汤、姜桂汤、阳旦汤之类"[23] 22。

（2）疏风宣肺。感受外部风寒之邪，导致腠理郁闭为本病的主要病因病机，治疗宜疏风清肺。例如《张氏医通》有："鼻鼽，鼻出清涕也。风寒伤皮毛，则腠理郁闭，宜疏风清肺，香苏散加川芎、蜀椒、细辛、辣桂、诃子；不应，非风也，乃寒也，辛夷散去木通、防风、升麻、藁本，加桂、附、蔓荆、诃子、白术"[25] 204；又有《医学见能》云："鼻流清涕，如有窒塞不通者，肺经受风寒也。宜加味香苏饮"[27] 14；又《类证治裁》有云："有流涕成鼻鼽者，肺受寒而成，宜温散。苍耳散、川椒散"[26] 350；又见《证治准绳》："刘河间曰：伤风寒于腠理而为鼻塞者，寒能收敛，阳气不通畅也……王海藏曰：石膏发汗辛寒，入手太阴经，仲景治伤寒阳明经证乃用之者何也？盖胃脉行身之前，而胸为胃肺之室，邪热在阳明，则肺受火制，故用辛寒以清肺，所以号为白虎汤也"[28] 785, 786。

（3）清热泻火。此证的病因病机主要是肺经郁热，例如《辨证录》："人有鼻塞不通，浊涕稠黏，已经数年，皆以为鼻渊而火结于脑也，谁知是肺经郁火不宣，有似于鼻渊，而非鼻渊乎……肺本清虚之府，最恶者热也，肺热则肺气必粗，而肺中之液，必上沸而结为涕，热甚则涕黄，热极则涕浊，败浊之物，岂容于清虚之府，自必从鼻之门户而出矣。方用逍遥散加味治之"[15] 142，又言"此症用宣肺散亦佳"[15] 143。对于感受外燥所致鼻鼽，应祛风润肺，故有《温病条辨》："燥伤本脏，头微痛，恶寒，咳嗽稀痰，鼻塞，嗌塞，脉弦，无汗，杏苏散主之"[29] 53。

（4）健脾益气。此证的病因病机为肺脾气虚，治疗应健脾益气，温补肺气的同时注重健脾，例如《冯氏锦囊秘录》云："鼻塞不闻香臭者，俗谓肺寒，而用解利辛温之药不效，殊不知多因肺经素有火邪，故遇寒便塞也。治法清肺降火为主，佐以通气之剂。如原无鼻塞旧症，但一时偶感风寒而致窒塞声重，或流清涕者，自作风寒治之。然气虚之人，气弱不能上升，则鼻塞滞，所谓九窍不通，肠胃之所生也，多服补中益气汤自通"[12] 199, 200。

（5）暖肝助阳。此法适用于阴寒内束，肝经感寒于肾所致嚏者。治疗应采用暖肝助阳之法，例如《读医随笔》中："因寒束督脉，热气激于脊膂而上冲者，其气起于腰俞，循脊上出脑顶之巅，而下出于鼻也。一缕寒邪，孤行气脉，而不为正气所容，故冲击而出也。本属微邪，不足为病，然见有早起，必嚏数十次，无间寒暑，而寒天较甚，妇人妊娠尤为有碍，此不得为微邪矣。治法宜仿肝水例，宣达肝与膀胱之阳，与肺气相接，使水邪下伏，宿寒外攘，即止"[22] 119。

（6）温阳补肾。适用于肾阳虚衰者。《备急千金要方》有："治鼻塞脑冷清涕出方……右七味末之，蜜丸，绵裹纳鼻中，密封塞，勿令气泄，丸如大麻子，稍加微觉小痛，捣姜为丸即愈，用白狗胆汁和之，更佳"[11] 109, 110，此书中较早运用温阳的纳鼻法对鼻鼽进行治疗。

（7）表里双解。适用于外寒内热者，正如《医林绳墨》中云："若外有六经之形症，则从小续命汤加减以发其表，后用通圣散辛凉之剂兼治其里"[19] 1，并有"鼻者肺之窍，喜清而恶浊也……在治者须以清气为主，又降火兼之。因其肺本属金，而畏火者论之，则治无不明矣"[19] 121。

━━━━━━ 应用示例 ━━━━━━

1. 肺气虚寒

《续名医类案·鼻》：薛立斋治一男子，面白鼻流清涕，不闻香臭三年矣，（此肺气虚也）。用补中益气汤加山栀、麦冬而愈。[30] 513

2. 风寒袭肺

《续名医类案·鼻》：孙氏姑鼻不闻香臭有年矣，后因他病，友人缪仲淳为处方，每服用桑皮至七八钱，服久而鼻塞忽然通矣。[30] 515

《孙文垣医案·卷三·新都治验》：一妇，时方妙龄，表虚易感风寒致成鼻渊。流清涕不止，便觉头运，两太阳常作疼，且多喷嚏，脉之两寸洪大，用秦艽、酒芩、桑白皮、马兜铃（各八分），白芍（一钱），滑石、石膏（各二钱），枳壳、蔓荆子（各五分），甘草（三分），四帖涕止病愈。[31] 24

3. 肺气郁闭日久

《临证指南医案·鼻》：鲍（十七），两三年鼻塞不闻，清涕由口呛出，而气窒仍然。大凡头面诸窍，皆清阳交会通行之所。就外邪来乘，亦必雾露无质清邪。邪郁既久，气血失其流畅，进药攻治，必不效验。欲治其疴，须查手太阴自少商穴起，施针刺以泄邪流气。乃一法也。（清邪郁久肺气窒塞，无方）。[32] 631

4. 肺经郁热

《张聿青医案·鼻渊》：左，鼻窍窒塞，而咳嗽却不甚盛，脉形滑大。此肺热内郁，浊火上蒸也。

黑山栀、桔梗、香豆豉、郁金、嫩苏梗、光杏仁、枳壳、粉前胡、荆芥、葱白头。[33] 445

《张聿青医案·鼻渊》：金（左），浊涕结聚，鼻窍不通。肺胃湿热熏蒸，浊气闭塞清窍，名曰鼻鼽，久必至衄。

炒黑山栀仁（三钱）、桔梗（一钱）、马兜铃（一钱五分）、酒炒淡芩（一钱五分）、冬瓜子（三钱）、广郁金（一钱五分）、生薏仁（四钱）、茯苓（三钱）、泽泻（二钱）、干枇杷叶（三片）。

二诊 浊涕稍减，鼻窍仍然窒塞。湿热熏蒸于上，上病而下取之。

炒黑山栀仁（三钱）、冬瓜子（三钱）、生熟薏仁（各二钱）、煨石膏（四钱）、马兜铃（一钱五分）、桔梗（七分）、木猪苓（二钱）、炙升麻（三分）、礞石滚痰丸（三钱，开水先送下）。

三诊 湿热上攻，不克下达。再清泄其上。

炒山栀仁（三钱）、苍耳子（一钱五分）、白茯苓（三钱）、淡黄芩（一钱五分）、冬瓜子（四钱）、生薏仁（四钱）、玄参肉（三钱）、苦桔梗（一钱）、干枇杷叶（三钱）、藿胆丸（每日卧服八分，开水先送下）。

龙井茶炭八分，橄榄核炭二钱，二味研细代鼻烟。[33] 446

《张聿青医案·鼻渊》：陈（左），鼻鼽年余，时作时止。浊火上占清位也。

山栀仁、桔梗、苍耳子、北沙参、枇杷叶、冬瓜子、云苓、白蒺藜、盐水炒竹茹。[33] 446

附录一 文献辑录

《素问玄机原病式·六气为病·热类》：鼽者，鼻出清涕也。[4] 13

《素问玄机原病式·六气为病·火类》：鼻为肺窍，痒为火化……发于鼻而痒，则嚏也。[4] 21

《难经悬解·十六难》：肺脉毛，其色白。其窍鼻，肺气逆冲，出于鼻窍，则为嚏。[5] 542

《素问悬解·六元正纪大论》：相火刑金，故鼽衄嚏欠。[6] 462

《素问悬解·六元正纪大论》：足少阳甲木化气相火，逆而上行，双克肺胃，故热中聋瞑、血溢脓疮、咳呕鼽衄、燥渴嚏欠、喉痹目赤诸病生焉；相火性烈，故主暴死。[6] 466

《素问玄机原病式·六气为病·热类·总纲》：鼻塞鼽衄，血溢血泄，淋閟身热，恶寒战栗，惊惑悲笑谵妄，衄蔑血汗，皆属于热。[4] 7

《素问玄机原病式·六气为病·热类·鼽》：鼽者，鼻出清涕也……以火炼金，热极而反化为水，及身热极则反汗出也……由是……肺热甚则出涕泣……或言鼽为肺寒者误也。彼但见鼽嚏鼻室，冒寒则甚，遂以为然。岂知寒伤皮毛，则腠理闭密，热极怫郁，而病愈甚也。[4] 13, 14

《素问玄机原病式·气交变大论》：岁金不及，则热火乘之，故生气乃用，长气专胜。火刑金败，故庶物以茂，燥烁以行……肺气郁遏，上出鼻窍，故鼽嚏作。[6] 386

《素问玄机原病式·六气为病·火类·嚏》：鼻为肺窍，痒为火化，心火邪热，干于阳明，发于鼻而痒，则嚏也。[4] 21

《素问悬解·宣明五气》：五气各有所见之病。[6] 50

《黄帝内经太素·阴阳大论》：人年六十，肾气衰，精气减……神衰失守，故涕泣俱出。[7] 28

《素问悬解·痹论》：胞即膀胱也，胞痹则膀胱不通，乙木失其疏泄之令，郁陷而生下热，故按之内痛，若沃以热汤，涩于小便。水道不通，则肺气莫降，淫泆而化清涕，逆流鼻窍也。[6] 163

《类经·疾病类·痹症》：胞，膀胱之胕也。义详气味类三。膀胱气闭，故按之则内痛。水闭不行，则畜而为热，故若沃以汤，且涩于小便也。膀胱之脉从巅入络脑，故上为清涕。[8] 306

《素问悬解·脉解》：以阳明之气为太阴所并，浊阴上填，上者太阴之孙络也，太阴之脉，上膈挟咽，行于头上，阴气冲塞，故头痛鼻鼽，脾郁湿动，故腹肿也。[6] 124

《素问玄机原病式·五运主病·热类·鼽》：鼽者，鼻出清涕也。[4] 13

《素问玄机原病式·六气为病·火类·嚏》：嚏，鼻中因痒，而气喷作于声也。[4] 21

《素问悬解·气交变大论》："鼽"，鼻塞流涕也。"嚏"，鼻鸣涕喷也。[6] 386

《灵素节注类编·外感内伤总论·经解》：一身之气，皆归肺权衡四布，故肺藏气，而气舍魄也，肺开窍于鼻，其气虚则浊蔽其窍而不通利。[9] 238

《难经悬解·四十难》：心主臭，火也，肺金开窍于鼻，而内有己火，故能知臭。[5] 554

《素问悬解·六元正纪大论》：肺气上逆，则生鼽嚏。[6] 488

《医经原旨·藏象上》：肺藏魄，气有余则喘咳上气，不足则息利少气。[10] 28

《备急千金要方·七窍病上·鼻病第二》：治鼻塞脑冷清涕出方……绵裹纳鼻中。[11] 109, 110

《备急千金要方·七窍病上·鼻病第二》：涕出不止，灸鼻两孔与柱齐七壮。[11] 110

《冯氏锦囊秘录·儿科鼻病》：更夫嚏者，鼻出声也。欲名喷嚏。[12] 190

《冯氏锦囊秘录·伤寒鼻塞》：鼻为肺窍，肺为脏首，寒欲客肺，肺则与邪相搏，是以肺液为涕，气壅而塞，此为寒也。久则郁而为热，火烁金燥，津液不濡，荣卫凝滞，清气不升，是以肺窍为之不通，此之热也。寒者温之，热者清之。[12] 279

《景岳全书·杂证·鼻证》：凡由风寒而鼻塞者，以寒闭腠理，则经络壅塞，而多鼽嚏。[13] 610

《圣济总录·鼻病门·鼻流清涕》：五脏化液，遇热则干燥，遇寒则流衍，鼻流清涕，至于不止，以肺脏感寒，寒气上达，故其液不能收制如此，且涕泗洟，皆鼻液也。以继泣则曰涕，以生于肺，则曰泗，涕甚曰洟。[14] 1987

《辨证录·春温门》：夫春伤于风，由皮毛而入肺也。风入于肺而不散，则鼻为之不利。[15] 284

《辨证录·鼻渊门》：人有鼻流清涕，经年不愈，是肺气虚寒，非脑漏也。[15] 141

《诸病源候论·鼻病诸候·鼻涕候》：夫津液涕唾，得热即干燥，得冷则流溢，不能自收。肺气通于鼻，其脏有冷，冷随气入乘于鼻，故使津涕不能自收。[16] 153

《内外伤辨惑论·辨外感八风之邪》：外感风邪，其恶风、自汗、头痛、鼻流清涕，常常有之。[17] 7

《素问玄机原病式·火类·嚏》：嚏，鼻中因痒而气喷作于声也。鼻为肺窍，痒为火化。心火邪热，干于阳明，发于鼻而痒，则嚏也。[4] 21

《医学纲目·肺大肠部·鼻鼽》：鼻鼽有二：一曰火攻肺虚鼻鼽……二曰金助肺实鼻鼽。[18] 613

《医学纲目·肾膀胱部·欠嚏·嚏》：嚏有三：一曰热火……二曰金不及火乘之……三曰燥金。[18] 664

《医林绳墨·鼻》：清涕久而不已，名曰鼻渊。此为外寒束而内热甚也。[19] 120

《冯氏锦囊秘录·方脉鼻病合参》：鼻塞不闻香臭者，俗谓肺寒，而用解利辛温之药不效，殊不知多因肺经素有火邪，故遇寒便塞也。[12] 199

《冯氏锦囊秘录·儿科鼻病》：肺家有病，则鼻不利，如伤热之不散，或伤寒之久郁成热，皆能使塞而不利。[12] 190

《景岳全书·杂证·鼻症》：鼻涕多者，多由于火，故曰：肺热甚则鼻涕出。[13] 611

《医碥·杂证·鼻》：常流清涕名鼻鼽，肺热者，（肺热则气盛，化水成清涕。其不为稠浊者，火性急速，随化随流，不及浊也）。[20] 215

《备急千金要方·七窍病上·鼻病第二》：治鼻塞脑冷清涕出方。[11] 109

《本草纲目·百病主治药下·鼻》：鼻鼽，流清涕。是脑受风寒，包热在内。[21] 121

《读医随笔·证治类·论嚏》：按《内经》肾主嚏，故凡太阳伤寒，寒气深入，随督入脑，为热所击，则嚏矣。太阳与督，即少阴之部也，其脉皆与脑通。嚏者，寒热相激，逐于脉中，致脉内作痒，痒即突出。[22] 119

《读医随笔·证治类·论嚏》：《金匮》痰饮篇曰：水在肝，胁下支满，嚏而痛……夫肝水见嚏者，肝寒感于肾也……一缕寒邪，孤行气脉，而不为正气所容，故冲击而出也。本属微邪，不足为病，然见有早起，必嚏数十次，无间寒暑，而寒天较甚，妇人妊娠尤为有碍，此不得为微邪矣。[22] 119

《医法圆通·各证辨认阴阳用药法眼·鼻流清涕》：按鼻流清涕一证，有从外感而致者，有从内伤而致者……从内伤而得者，由心肺之阳不足，不能统摄津液，而清涕出。（市人称为肺寒，称为陈寒，由其不知阳衰而阴寒即生也）。肾络通于肺，肾阳衰而阴寒内生，不能收束津液，而清涕亦出。其人定无外感足征，多困倦无神，或恣嚏不休，或畏寒，或两脚冷。[23] 22

《内科摘要·元气亏损内伤外感等症》：一儒者，素勤苦，恶风寒，鼻塞流清涕，寒禁，嚏喷。余曰：此脾肺气虚，不能实腠理。彼不信，服祛风之药，肢体麻倦，痰涎自出，殊类中风。[24] 3

《张氏医通·七窍门下·鼻》：鼻鼽，鼻出清涕也。[25] 204

《冯氏锦囊秘录·儿科鼻病》：《经》曰：是阳气和利，满于心，出于鼻，故为嚏。向日而嚏，金畏火也。伤风多嚏者，火郁于肺也。拔孔即嚏者，金扣乃鸣也。更有风邪客于皮毛，是以津液不收，致流清涕，头楚若锯者，名曰鼻鼽。[12] 190

《诸病源候论·小儿杂病诸候四·鼻塞候》：肺气通于鼻，而气为阳。诸阳之气，上荣头面。其气不和，

受风冷，风冷邪气入于脑，停滞鼻间，即气不宣和，结聚不通，故鼻塞也。[16] 258

《内外伤辨惑论·辨气少气盛》：盖外伤风寒者，心肺元气初无减损，又添邪气助之，使鼻气壅塞不利，面赤不通，其鼻中气不能出，并从口出，但发一言，必前轻而后重，其言高，其声壮厉而有力。[17] 8, 9

《内外伤辨惑论·辨气少气盛》：内伤饮食劳役者，心肺之气先损，为热所伤，热既伤气，四肢无力以动，故口鼻中皆短气少气。[17] 9

《类证治裁·鼻口症脉候》：《正传》曰：左寸浮缓为伤风，鼻塞流涕，右寸浮洪为鼻鼽。[26] 350

《医法圆通·鼻流清涕》：按鼻流清涕一证，有从外感而致者，有从内伤而致者……从内伤而得者……法宜扶阳，如麻黄附子细辛汤、姜桂汤、阳旦汤之类。[23] 22

《张氏医通·七窍门下·鼻》：鼻鼽，鼻出清涕也。风寒伤皮毛，则腠理郁闭，宜疏风清肺，香苏散加川芎、蜀椒、细辛、辣桂、诃子；不应，非风也，乃寒也，辛夷散去木通、防风、升麻、藁本，加桂、附、蔓荆、诃子、白术。[25] 204

《医学见能·鼻孔》：鼻流清涕，如有窒塞不通者，肺经受风寒也。宜加味香苏饮。[27] 14

《类证治裁·鼻口症论治》：有流涕成鼻鼽者，肺受寒而成，宜温散。苍耳散、川椒散。[26] 350

《证治准绳·七窍门下·鼻鼽》：刘河间曰：伤风寒于腠理而为鼻塞者，寒能收敛，阳气不通畅也……王海藏曰：石膏发汗辛寒，入手太阴经，仲景治伤寒阳明经证乃用之者何也？盖胃脉行身之前，而胸为胃肺之室，邪热在阳明，则肺受火制，故用辛寒以清肺，所以号为白虎汤也。[28] 785, 786

《辨证录·鼻渊门》：人有鼻塞不通，浊涕稠黏，已经数年，皆以为鼻渊而火结于脑也，谁知是肺经郁火不宣，有似于鼻渊，而非鼻渊乎……肺本清虚之府，最恶者热也，肺热则肺气必粗，而肺中之液，必上沸而结为涕，热甚则涕黄，热极则涕浊，败浊之物，岂容于清虚之府，自必从鼻之门户而出矣。方用逍遥散加味治之……此症用宣肺散亦佳。[15] 142, 143

《温病条辨·补秋燥胜气论》：燥伤本脏，头微痛，恶寒，咳嗽稀痰，鼻塞，嗌塞，脉弦，无汗，杏苏散主之。[29] 53

《冯氏锦囊秘录·方脉鼻病合参》：鼻塞不闻香臭者，俗谓肺寒，而用解利辛温之药不效，殊不知多因肺经素有火邪，故遇寒便塞也。治法清肺降火为主，佐以通气之剂。如原无鼻塞旧症，但一时偶感风寒而致窒塞声重，或流清涕者，自作风寒治之。然气虚之人，气弱不能上升，则鼻塞滞，所谓九窍不通，肠胃之所生也，多服补中益气汤自通。[12] 199, 200

《读医随笔·论嚏》：因寒束督脉，热气激于脊膂而上冲者，其气起于腰俞，循脊上出脑顶之巅，而下出于鼻也。一缕寒邪，孤行气脉，而不为正气所容，故冲击而出也。本属微邪，不足为病，然见有早起，必嚏数十次，无间寒暑，而寒天较甚，妇人妊娠尤为有碍，此不得为微邪矣。治法宜仿肝水例，宣达肝与膀胱之阳，与肺气相接，使水邪下伏，宿寒外攘，即止。[22] 119

《备急千金要方·七窍病上·鼻病第二》：治鼻塞脑冷清涕出方……右七味末之，蜜丸，绵裹纳鼻中，密封塞，勿令气泄，丸如大麻子，稍加微觉小痛，捣姜为丸即愈，用白狗胆汁和之，更佳。[11] 109, 110

《医林绳墨·中风》：若外有六经之形症，则从小续命汤加减以发其表，后用通圣散辛凉之剂兼治其里。[19] 1

《医林绳墨·鼻》：鼻者肺之窍，喜清而恶浊也……在治者须以清气为主，又降火兼之。因其肺本属金，而畏火者论之，则治无不明矣。[19] 121

附录二　常用方药

治鼻塞脑冷清涕出方：通草，辛夷各半两，细辛，甘遂（一作甘草），桂心，川芎，附子各一两。

右七味末之，蜜丸，绵裹内鼻中，密封塞，勿令气泄。丸如大麻子，稍加微觉小痛，捣姜为丸即愈。用白狗胆汁和之，更佳。（《备急千金要方·七窍病上·鼻病第二》）[11] 109, 110

治鼻塞常有清涕出方：细辛，蜀椒，干姜，川芎，吴茱萸，附子各十八铢，桂心一两，皂荚屑半两，猪膏一升。

右九味㕮咀，以绵裹，苦酒渍一宿，取猪膏煎以附子色黄为度，去滓，绵裹内鼻孔中，并摩鼻上。(《备急千金要方·七窍病上·鼻病第二》)[11] 110

川椒散：川椒，细辛，芎，姜，桂，附，吴萸，皂角，等分醋浸，脂油熬，绵蘸塞鼻中。(《类证治裁·鼻口症论治附方》)[26] 350

白虎汤：知母六两，石膏一斤，碎，甘草二两，炙，粳米六合。

上四味，以水一斗，煮米熟，汤成，去滓，温服一升，日三服。(《伤寒论·辨阳明病脉证并治》)[34] 62

加味香苏饮：香附二钱，陈皮二钱，紫苏三钱，薄荷一钱，甘草一钱，杏仁三钱，辛夷二钱，桔梗三钱。(《医学见能·鼻孔》)[27] 14

芎犀丸：川芎，石膏，薄荷各四两，朱砂四两，内用一两为衣，人参，茯苓，甘草炙，细辛各二两，犀角生用、镑，栀子各一两，阿胶，蛤粉炒一两五钱，麦冬去心，三两，为末，蜜丸，弹子大，朱砂为衣，每服一丸或二丸，食后茶清化下。(《冯氏锦囊秘录·颈项痛》)[12] 183

补中益气汤：黄芪(病甚，劳役热者一钱)，甘草(以上各五分，炙)，人参(去芦，三分，有嗽去之。以上三味，除湿热、烦热之圣药也)，当归身(二分，酒焙干，或日干，以和血脉)，橘皮(不去白，二分或三分，以导气，又能益元气，得诸甘药乃可，若独用泻脾胃)，升麻(二分或三分，引胃气上腾而复其本位，便是行春升之令)，柴胡(二分或三分，引清气，行少阳之气上升)，白术(三分，降胃中热，利腰脐间血)。

上件药㕮咀，都作一服，水二盏，煎至一盏，量气弱、气盛临病斟酌水盏大小，去渣，食远稍热服。如伤之重者，不过二服而愈。若病日久者，以权立加减法治之。(《脾胃论·饮食劳倦所伤始为热中论·补中益气汤》)[35] 32

苍耳子散：苍耳子，辛夷，薄荷，白芷，等分为末，服二钱。(《类证治裁·鼻口症论治附方》)[26] 350

防风通圣散：防风、川芎、当归、白芍、大黄、芒硝、连翘、薄荷叶、麻黄各四分，石膏、桔梗、黄芩各八分，白术、栀子、荆芥穗各二分，滑石一钱四分，甘草分半。加姜三片，水煎温服。(《医林绳墨·中风》)[19] 1

杏苏散方：苏叶，半夏，茯苓，前胡，苦桔梗，枳壳，甘草，生姜，大枣(去核)，橘皮，杏仁。

加减法：无汗，脉弦甚或紧者，加羌活，微透汗。汗后咳不止，去苏叶、羌活，加苏梗。兼泄泻腹满者，加苍术、厚朴。头痛兼眉棱骨痛者，加白芷。热甚加黄芩，泄泻腹满者不用。(《温病条辨·上焦篇·补秋燥胜气论》)[29] 54

香苏散(局方)：香附姜汁浸，勿炒，紫苏茎叶各二两，橘皮一两，甘草炙，五钱。

为散，每服半两，加生姜三片、大枣一枚，水煎，去滓热服。暖覆取微汗，日三夜一服，以得汗身凉为度。(《张氏医通·专方·伤寒门》)[25] 334

宣肺散：柴胡，黄芩，紫菀各二钱，白芍一两，当归，麦冬各五钱，茯苓，白芥子各三钱，甘草，款冬花各一钱，紫苏一钱，辛夷五分，水煎服。(《辨证录·鼻渊门》)[15] 143

逍遥散加味：柴胡二钱，当归三钱，白术二钱，陈皮五分，甘草一钱，黄芩一钱，茯苓二钱，白芍三钱，白芷一钱，桔梗三钱，半夏一钱，水煎服。(《辨证录·鼻渊门》)[15] 142

菊花散：甘菊，防风，前胡各五钱，细辛，桂心各二钱五分，甘草一钱五分，为末，临卧荆芥汤下。(《冯氏锦囊秘录·儿科鼻病》)[12] 190

麻黄附子细辛汤：麻黄二两，去节，细辛二两，附子一枚，炮，去皮，破八片。

上三味，以水一斗，先煮麻黄，减二升，去上沫，内诸药，煮取三升，去滓。温服一升，日三服。(《伤寒论·辨少阴病脉证治并治》)[34] 78

参 考 文 献

[1] 佚名. 黄帝内经素问 [M]. 北京：人民卫生出版社，2012.

[2] 佚名. 黄帝内经灵枢 [M]. 北京：中国医药科技出版社，2016.

[3]（旧题）[春秋] 秦越人. 难经 [M]. 柴铁劬，付漫娣，校注. 北京：科学技术文献出版社，2010.

[4] [金] 刘完素. 素问玄机原病式 [M]. 北京：人民卫生出版社，1956.

[5] [清] 黄元御. 难经悬解 [M]. //黄元御医书全集：中. 北京：中医古籍出版社，2016.

[6] [清] 黄元御. 素问悬解 [M]. 孙国中，方向红，点校. 北京：学苑出版社，2008.

[7] [隋] 杨上善. 黄帝内经太素 [M]. 北京：人民卫生出版社，1965.

[8] [明] 张景岳. 类经 [M]. 范志霞，校注. 北京：中国医药科技出版社，2011.

[9] [清] 章楠. 医门棒喝三集 灵素节注类编 [M]. 方春阳，孙芝斋，点校. 杭州：浙江科学技术出版社，1986.

[10] [清] 薛雪. 医经原旨 [M]. 洪丕谟，姜玉珍，点校. 上海：上海中医学院出版社，1992.

[11] [唐] 孙思邈. 备急千金要方 [M]. 北京：人民卫生出版社，1982.

[12] [清] 冯兆张. 冯氏锦囊秘录 [M]. 田思胜，高萍，戴敬敏，等，校注. 北京：中国中医药出版社，1996.

[13] [明] 张介宾. 景岳全书 [M]. 赵立勋，校. 北京：人民卫生出版社，1991.

[14] [宋] 赵佶. 圣济总录 [M]. 北京：人民卫生出版社，1962.

[15] [清] 陈士铎. 辨证录 [M]. 王永谦，任翼，曲长江，点校. 北京：人民卫生出版社，1989.

[16] [隋] 巢元方. 诸病源候论 [M]. 北京：人民卫生出版社，1955.

[17] [金] 李东垣. 内外伤辨惑论 [M]. 李一鸣，整理. 北京：人民卫生出版社，2007.

[18] [明] 楼英. 医学纲目 [M]. 阿静，校注. 北京：中国中医药出版社，1996.

[19] [明] 方隅. 医林绳墨 [M]. 方毅，校正. 北京：商务印书馆，1957.

[20] [清] 何梦瑶. 医碥 [M]. 邓铁涛，刘纪莎，郑洪，点校. 北京：人民卫生出版社，2015.

[21] [明] 李时珍. 本草纲目 [M]. 张守康，张向群，王国辰，主校. 北京：中国中医药出版社，1998.

[22] [清] 周学海. 读医随笔 [M]. 闫志安，周鸿艳，校注. 北京：中国中医药出版社，2007.

[23] [清] 郑寿全. 医法圆通 [M]. 于永敏，刘小平，校注. 北京：中国中医药出版社，1993.

[24] [明] 薛己. 内科摘要 [M]. 陈松育，点校. 南京：江苏科学技术出版社，1985.

[25] [清] 张璐. 张氏医通 [M]. 李静芳，建一，校注. 北京：中国中医药出版社，1995.

[26] [清] 林珮琴. 类证治裁 [M]. 李德新，整理. 北京：人民卫生出版社，2005.

[27] [清] 唐宗海. 医学见能 [M]. 上海：上海科学技术出版社，1982.

[28] [明] 王肯堂. 证治准绳 [M]. 北京：人民卫生出版社，1991.

[29] [清] 吴瑭. 温病条辨 [M]. 张志斌，校点. 福州：福建科学技术出版社，2010.

[30] [清] 魏之琇. 续名医类案 [M]. 黄汉儒，蒙木荣，廖崇文，点校. 北京：人民卫生出版社，1997.

[31] [明] 孙一奎. 中国医学大成孙文垣医案 [M]. 上海：上海科学技术出版社，1990.

[32] [清] 叶天士. 临证指南医案 [M]. [清] 徐灵胎，评. 上海：上海科学技术出版社，1959.

[33] [清] 张乃修. 张聿青医案 [M]. 苏礼，王怡，卢棣，整理. 北京：人民卫生出版社，2006.

[34] [汉] 张仲景. 伤寒论 [M]. 北京：中国医药科技出版社，2016.

[35] [金] 李东垣. 脾胃论 [M]. 张年顺，校注. 北京：中国中医药出版社，2007.

（申 琪 申淼新）

第二十九章 鼻 渊

鼻渊是指以鼻流浊涕，量多不止为主要表现的鼻病，常伴有鼻塞、嗅觉减退、头痛等症状，气候及温度变化时容易诱发本病。本病有虚实之分，实证起病急，病程短；虚证病程长，缠绵难愈。本病在古代著作中常以"鼻渊""脑漏""脑崩""脑泻""控脑砂"等病名记载。西医学的急慢性鼻-鼻窦炎可参照本病辨证论治。

经典原文

《素问·阴阳应象大论》：西方生燥，燥生金，金生辛，辛生肺，肺生皮毛，皮毛生肾，肺主鼻。其在天为燥，在地为金，在体为皮毛，在脏为肺，在色为白，在音为商，在声为哭，在变动为咳，在窍为鼻，在味为辛，在志为忧。[1]27, 28

《素问·五脏别论》：故五气入鼻，藏于心肺，心肺有病，而鼻为之不利也。[1]53

《素问·气厥论》：胆移热于脑，则辛頞鼻渊，鼻渊者，浊涕下不止也，传为衄衊瞑目，故得之气厥也。[1]146

《素问·脉解》：所谓客孙脉则头痛鼻鼽腹肿者，阳明并于上，上者则其孙络太阴也，故头痛鼻鼽腹肿也。[1]184

《素问·至真要大论》：少阴之复，燠热内作，烦躁鼽嚏，少腹绞痛，火见燔焫，嗌燥，分注时止，气动于左，上行于右，咳，皮肤痛，暴喑心痛，郁冒不知人，乃洒淅恶寒，振栗谵妄，寒已而热，渴而欲饮，少气骨痿，隔肠不便，外为浮肿哕噫，赤气后化，流水不冰，热气大行，介虫不复，病痱胕疮疡，痈疽痤痔，甚则入肺，咳而鼻渊。[1]351

《灵枢·本神》：肺藏气，气舍魄，肺气虚则鼻塞不利，少气，实则喘喝胸盈仰息。[2]33

《灵枢·脉度》：五脏常内阅于上七窍也，故肺气通于鼻，肺和则鼻能知臭香矣。[2]68

钩玄提要

1. 病名

"渊"有回水，深潭之意，水出于地而不流者名曰渊。鼻渊是指鼻流浊涕、量多不止。鼻渊作为病名首见于《黄帝内经》，且此名一直沿用至今。

2. 病因病机

《黄帝内经》关于鼻渊病因的论述大致有以下两个方面。

（1）胆热。认为胆热移于脑，脑热与阳明经俱盛，而致浊涕不止。《素问·气厥论》首次提出鼻渊与胆热有关，王冰在注解时认为鼻渊乃脑热与阳明经俱盛，如《重广补注黄帝内经素问·气厥论》载："脑液下渗，则为浊涕。涕下不止，如彼水泉，故曰鼻渊也。頞，谓鼻頞也。足太阳脉起于目内眦，上额交巅上，入络脑。足阳明脉起于鼻，交頞中，傍约太阳之脉。今脑热，则足太阳逆，与阳明之脉俱盛薄于頞中，故鼻頞辛也。辛，谓酸痛。"[3]184, 185 部分医家在提及鼻渊时亦从此说，如《黄帝素问宣明论方·鼻渊证·主鼻门》载："胆移热于脑，则辛頞鼻渊，浊涕不止，如涌泉不渗而下。"[4] 12《黄帝内经素问注证发微·气厥论》中记载："胆脉起于目锐眦，上抵头角，下耳后。凡脑后之穴，曲折布绕，故胆热移于脑，则辛頞鼻渊。辛頞者，鼻頞辛酸也。鼻渊者，浊涕下不止也。"[5] 254

（2）肺热。认为热气大行，火乘金，甚则入肺为咳，而生鼻渊。《素问·至真要大论》首次提出鼻渊与肺热有关，马莳注解为："少阴之复，火盛而煿热内作，为烦躁，为鼽，为嚏，为少腹绞痛，乃火盛极而成燔焫，为嗌燥，为大小分注而时止，为火热之气自小腹从脐下之左入大腹上行，至左胁上行于右而入肺，以成咳及皮肤痛也。为暴瘖，为心痛，为郁冒不知人，遂乃洒淅恶寒振栗，为谵妄，为寒已而热，为渴而欲饮，为少气，为骨痿，为隔肠不便，为外成浮肿，为哕，为噫。及赤气后化，流水不冰，而热气大行，则介虫不复，火乘金也。民病为痱疹，为疮疡，为痈疽，为痤，为痔，甚则入肺为咳，为鼻渊也。"[5] 609

3. 症状与诊断

《素问》载："鼻渊者，浊涕下不止也。"[1] 75 张志聪注："胆移热于脑，则辛頞鼻渊。鼻渊者，浊涕下不止也。頞，音遏。胆气上升，则热随入脑。侠鼻两旁曰頞，辛頞者，鼻頞辛酸也。鼻渊者，浊涕下不止也。盖脑为精髓之海，髓者骨之充也。脑者阴也，故脑渗则为涕。"[6] 277 可见当时所认识的鼻渊主要为鼻流浊涕，量多不止，或伴有鼻部酸痛。

4. 治法方药

《黄帝素问宣明论方·鼻渊证·主鼻门》载有防风汤治疗鼻渊一方，如"胆移热于脑，则辛頞鼻渊，浊涕不止，如涌泉不渗而下，久不已，衄血为患，防风汤主之，治鼻渊脑热，渗下浊涕不止，久而不已，必成衄血之疾"。[4] 12

传承发展

1. 病名

后世医家皆在《黄帝内经》对鼻渊的认识基础上有了进一步的发展，根据鼻渊的病机及症状特点又将鼻渊称之为"脑漏""脑崩""脑泻""控脑砂"等。如《寿世保元·鼻病》中提到"论鼻流浊涕不止者，名曰鼻渊，乃风热在脑，伤其脑气，脑气不固，而液自渗泄也……论鼻中流出臭脓水，名曰脑漏……论鼻流涕，久而不愈，乃成脑漏，必因亏损元阳，以致外寒内热，甚则有滴下腥臭之恶者也。"[7] 368, 369《外科大成》描述为"鼻渊者，鼻流浊涕黄水腥秽是也，又名脑崩脑漏。"[8] 231《医宗金鉴》载："鼻渊浊涕流鼻中，久淋血水秽而腥，胆热移脑风寒火，控脑砂因蚀脑虫。"[9] 613《外科大成》亦曰："治鼻渊而兼脑痛者，名控脑砂"[8] 231，"控脑砂"特指鼻渊见有头痛者。

2. 病因病机

《素问·气厥论》载述本病的发生主要为胆经邪热移于脑所致。后世医家在此基础上对鼻渊的病因病机有了更全面的认识，具体包括以下几方面。

（1）肺经热盛，上犯鼻窍。风热之邪首先犯肺，肺失宣降，邪热循经上犯鼻窍发为鼻渊。《辨证录》载"肺本清虚之府，最恶者热也，肺热则肺气必粗，而肺中之液，必上沸

而结为涕，热甚则涕黄，热极则涕浊，败浊之物，岂容于清虚之府，自必从鼻之门户而出矣。"[10] 142

（2）胆腑郁热。反复感受风热邪毒，邪热郁滞，胆失疏泄，气郁化火，蒸腐鼻窍而发为鼻渊。《圣济总录·鼻病门·鼻渊》载："夫脑为髓海。藏于至阴，故藏而不写，今胆移邪热上入于脑，则阴气不固，而藏者写矣。故脑液下渗于鼻，其证浊涕出不已，若水之有渊源也。"[11] 1986 严用和针对《黄帝内经》"胆热"所致鼻渊的观点，在《重订严氏济生方·鼻门·鼻论治》云："又有热留胆腑，邪移于脑，遂致鼻渊。"[12] 136

（3）湿热上蒸。《外科正宗》认为内外合邪而致本病，如："脑漏者，又名鼻渊，总因风寒凝入脑户与太阳湿热交蒸乃成。"[13] 100《景岳全书·鼻证》提出了饮食不节、寒郁化火致湿热上蒸的病机，如文中记载："此证多因酒醴肥甘，或久用热物，或火由寒邪，以致湿热上熏，津汁溶溢而下，离经腐败。"[14] 611《类证治裁·鼻口症论治》亦曰："有脑漏成鼻渊者，由风寒入脑，郁久化热……宜辛凉开上宣郁。"[15] 349

（4）脾肾亏虚。鼻渊久不愈，伤气损阳，病变由脾及肾，督脉虚寒，寒湿留滞窦窍，浊涕难已。《寿世保元·鼻病》载："论鼻流涕，久而不愈，乃成脑漏，必因亏损元阳，以致外寒内热，甚则有滴下腥臭之恶者也。"[7] 369《秘传证治要诀及类方·鼻》中指出鼻渊不仅有胆热，还可由肾虚所致，如其文中载："有不因伤冷而涕多，涕或黄，或白，或时带血，如脑髓状。此由肾虚所生。"[16] 115《疡科心得集》与《赤水玄珠》都认为鼻渊究其原必属肾阴虚而不能纳气归元，如《疡科心得集·辨鼻渊鼻痔鼻衄论》曰："鼻渊者……乃风热烁脑而液下渗，此肾虚之证也……然究其原，必肾阴虚而不能纳气归元，故火无所畏，上迫肺金，由是津液之气不得降下，并于空窍，转为浊涕，津液为之逆流矣。"[17] 13《赤水玄珠》云："今鼻流浊涕者，必肾阴虚而不能纳气归元，故火无所畏，上迫肺金，由是津液之气，不得降下，并于空窍，转浊为涕，而为逆流矣。"[18] 48

3. 症状与诊断

《景岳全书》指出鼻渊多为流浊涕伴臭秽者，如："鼻渊证……有作臭者，有大臭不堪闻者"[14] 611，《外科大成》载："鼻渊者，鼻流浊涕，黄水腥秽是也。"[8] 231《杂病源流犀烛·鼻病源流》载："其症鼻流浊涕，或稠涕若脓血，腥臭难闻，或流黄水，长湿无干，久必头眩，虚运不已。"[19] 373 描述了慢鼻渊的证候特点及并发症。《外科正宗》也认为鼻渊日久则会引起头虚眩，如："脑漏者，又名鼻渊。总因风寒凝入脑户与太阳湿热交蒸乃成。其患鼻流浊涕，或流黄水，点点滴滴，长湿无干，久则头眩虚晕不已。"[13] 100 由此可见鼻渊主要表现为鼻流浊涕，或伴臭秽、流黄水、脓血，迁延日久则见头晕目瞑。

4. 治法方药

鼻渊的治疗，《黄帝内经》未记载具体方法。古代有关鼻渊治疗的记载始见于宋代。《圣济总录》载有防风散、鸡苏丸、辛夷膏治疗鼻渊。《济生方》之苍耳散，为历代医家所推崇，认为是治疗鼻渊的要方，至今仍广泛使用。后世医家关于鼻渊治疗的载述主要有以下几个方面。

（1）清金泻火，宣肺通窍。常用方剂有辛夷膏、神愈散、辛夷消风散、黄芩知母汤，常用药物有黄芩、桑白皮、辛夷、薄荷、荆芥、连翘等。《圣济总录·鼻渊》载："治脑热鼻渊，下浊涕不止，防风散方……治脑热鼻塞多涕，前胡汤方。"[11] 1986 明·缪希雍认为治疗鼻渊宜先清上焦之火，其《先醒斋医学广笔记》载："夫髓者至精之物，为水之属。脑者至阳之物，清气所居。今为浊气邪热所干，遂下臭浊之汁，是火能消物，脑有所伤也。治法先宜清肃上焦之道，继以镇坠心火，补养水源，此其大略耳。药多取夫辛凉者，辛为金而入肺，有清肃之义，故每用以引散上焦之邪，如薄荷、荆芥、甘菊、连翘、升麻、鼠粘、天麻之属。镇坠心火，补养水源，如犀角、人参、天冬、麦冬、五味、朱砂、甘草、山药、生地、茯苓、牡丹皮之属。然须兼理乎肺肝，盖鼻乃肺之窍，而为脑气宣通之路，又治乎上焦而行清肃之令……理肺用桑皮、鼠粘、桔梗、二冬、花粉、竹沥。清肝胆以柴胡、白芍、羚羊、竹茹、枣仁、川芎。或者又谓世人多用辛温辛热之药取效。此义何居？盖辛热甘温，多能宣通发散，故病之微者，亦能奏效耳！此后治劫法，非不易常经，明者察之。"[20]104《古今医统大全》按肺热辨治，其文中提到"鼻多浊涕治宜清金清痰"[21]250，《类证治裁·鼻口症论治》对风寒化热者用开上宣郁法，认为"有脑漏成鼻渊者，由风寒入脑，郁久化热……宜辛凉开上宣郁，辛夷消风散加羚羊角、苦丁茶叶、黑山栀。"[15]349《罗氏会约医镜·论鼻证》记载："流浊涕为鼻渊，是脑受风热。流清涕为鼻鼽，是脑受风寒，包热在内。脑崩臭水为脑漏，是下虚上热，亦脑内有虫，鼻塞无闻，是阳明风热……神愈散治风热在肺，鼻流浊涕，窒塞不通……黄芩知母汤治心肺火邪上炎，鼻塞流涕而热者。"[22]154,155《医学心悟》亦按肺热论治，其文载："然鼻渊初起，多由于寒，日久则寒化为热矣。治宜通窍清热，川芎茶调散主之。"[23]182

（2）清泄胆热，宣通鼻窍。常用方剂有防风散、鸡苏丸等，常用药物有黄芩、黄连、知母、苍耳子、辛夷、丝瓜络、胆南星等。《圣济总录·鼻病门·鼻渊》载："治脑热鼻渊，下浊涕不止，防风散方……治脑热肺壅，鼻渊多涕，鸡苏丸方。"[11]1986《医学入门》中记载："渊者，鼻流浊涕，热盛，金沸草散倍黄芩，入凤凰壳一枚，烧存性调服……胆移热于脑，流涕浊臭，防风通圣散加薄荷、黄连，或芷夷散，外用苍耳根，茎，苗子烧灰，醋调涂鼻内。有流臭黄水者，甚则脑亦作痛，俗名脑砂，有虫食脑中，煎、炒、姜蒜热物。外用辛夷为末，入脑，麝少许，棉裹塞鼻。"[24]353

（3）疏风散寒，清利湿热。常用方剂有藿香汤，常用药物有藿香、茯苓、苍术、陈皮等。《外科正宗·脑漏》云："脑漏者，又名鼻渊。总因风寒凝于脑户与太阳湿热交蒸乃成。其患鼻流浊涕，或流黄水，点点滴滴，长湿无干，久则头眩虚晕不已，治以藿香汤主之，天麻饼子调之，亦可渐愈。"[13]100

（4）健脾益气，温补肾阳。常用方剂有十全大补汤、补中益气汤、金匮肾气丸，常用药物有人参、党参、白术、细辛、吴茱萸、肉桂等。《景岳全书·鼻证》认为本病日久未必尽为热证，"若执用寒凉，未免别生他病。其有漏泄既多，伤其髓海，则气虚于上，多见头脑隐痛及眩运不宁等证，此非补阳不可，宜十全大补汤，补中益气汤之类主之。"[14]611《外科正宗·脑漏》载："脑漏者，又名鼻渊……如日久盛眩不已，内服补中益气汤、六味地黄丸相间服，以滋化原始愈。"[13]100《医学入门》载："久宜养血补肾真，凡鼻涕鼽、渊鼽，久甚不愈者，非心血亏，则肾水少，养血则血生，而火自降，补肾则水升，而金自清，虽鼻疮，痔久亦宜。又鼻塞久不愈者，必内伤脾胃，清气不能上升，非外感也，宜补中益气汤以和之，此皆治本之论。"[24]353,354《疡科心得集·辨鼻渊鼻痔鼻衄论》认为鼻渊属"肾阴虚而不能纳气归元，故火无所畏，上迫肺金"所致，治疗宜"滋肾清肺为君，开郁顺气未臣，补阴养血为佐，俾火息金清，降令胥行，气畅郁舒，清窍无壅，阳开阴闿，相依相附，脏腑各司乃职，自慎以培其根，药饵以治其病，间有可愈者……主治之方，如初期用苍耳散，久则六味地黄汤、补中益气汤、麦味地黄汤、加味逍遥散，酌而用之可也"。[17]13, 14其对于鼻渊之久而不愈者，可谓论述精辟矣。

（5）针灸疗法。《针灸大成》载有针刺治疗鼻渊，以督脉穴位为主，配合手阳明、足少阳、足太阳经穴，体现了鼻渊从阳论治的特点，如鼻流清涕名鼻渊，先得后补疾可控，若是头风并眼痛，上星穴内刺无偏。上星穴流涕并不闻香臭者，泻俱得气补。[25]86《医学纲目》记录当时可通过灸上星、曲差和合谷来治疗鼻渊，若久治不愈，可取人中，迎香穴进行灸法治疗[26]613。本病重症多用灸法，如《证治准绳》载："灸法，囟会在鼻心直上，入发际二寸，再容豆是穴，灸七壮。又，灸通天，在囟会上一寸，两傍各一寸，灸七壮。左臭灸左，右臭灸右，俱臭俱灸。"[27]319《景岳全书》载："灸法，上星三壮七壮治浊涕；迎香治鼻塞多涕；合谷并治鼻流臭秽。"[14]612以上用穴至今仍有指导意义。

此外《杂病源流犀烛·鼻病源流》还载有按摩导引疗法，如"用中指尖于掌心搓令极热，熨搓迎香二穴，可时搓时运，兼行后功。此法并治不闻香臭"。[19]373《张氏医通》载有穴位贴敷治疗鼻渊的方法，如"鼻渊脑漏，用生附子为末，煨葱涎，和如泥，夜间涂涌泉穴"。[28]204

5. 预后

不少医家认为鼻渊应尽早救治，否则迁延日久甚难治，张景岳认为但此证一见即宜节戒早治，久者甚难为力也。《赤水玄珠》提出鼻流浊涕必肾虚不能纳气归元，虚火上迫肺金所致，强调本病应尽早治疗，患者要"戒怒以养阳，绝欲以养阴，断煿炙，远酒面，以防作热。然后假之以良医，保肺为君，开郁顺气为臣，补阴养血为佐……是自慎以培其根，药饵以除其病"。[18]48如此治疗，才"间有可愈者"。

━━━━━━━━ 应用示例 ━━━━━━━━

1. 肺经热盛

《续名医类案·鼻》：一妇人方妙龄，表虚易感风寒，致成鼻渊，流清涕不止，便觉头晕，两太阳常痛，且多喷嚏，脉之，两寸洪大，用秦艽、酒芩、桑白皮、马兜铃（各八分），白芍（一钱），滑石、石膏（各二钱），枳壳、蔓荆子（各五分），甘草（三分），四帖而愈。[29]514

《续名医类案·鼻》：一瞽者徐氏，年三十来，鼻渊年余，医亦与辛夷散，服之觉反甚，遂坚守不药之戒，此古人心静自能消息病情，故不为庸所误。后遇予，教服集灵膏，十余帖而愈。一费氏子，年二十余，亦患此症，时师与辛夷、苍耳、芎、芷、荆、薄之属，至百二十剂。后就诊于予，两手脉神气索然，告以不可治矣，果月余而殁。[29]516

2. 湿热上蒸

《陈莲舫医案·鼻渊》：殷，左。鼻渊复发，风邪挟湿，上蒸清窍。治以清养。沙参、元金斛、薄荷、山栀、辛夷、炒川柏、钩藤、生草、鱼脑石、茯苓、丹皮、绿豆衣、枇杷叶、红枣。复：鼻渊稍减，咳嗽有痰，头蒙腰楚，脉见细弦。治以清降。洋参、山栀、川贝、钩藤、辛夷、知母、益元散、通草、鱼脑、花粉、生草、会皮、枇杷叶、荷边。[30]132

3. 脾肾亏虚

《续名医类案·鼻》：吴孚先治一人，患鼻渊十载，乃脾肺气虚下陷，须用补中益气汤，百

剂方愈。不信，用白芷、防风、辛夷、川芎等味，病转甚。复求治，与前方百帖而痊。[21] 514

《干祖望耳鼻喉科医案选粹·多涕症》：端某，女，49 岁。1993 年 2 月 20 日初诊。红霞商店。十多年来，鼻涕奇多，大有擤不尽之感，滂沱外溢，一向涕黄如脓，近来转成白色而稀，四季皆然。天癸已由乱而刻下很少。通气则时塞时开而无定规。舌薄苔，脉细。按语：溢涕十载，早已无邪可言，可取敛法。唯时在初春，网开一面，参酌苍耳子散：党参 10g、山药 10g、益智仁 10g、乌药 6g、白术 6g、茯苓 10g、苍耳子 10g、辛夷 6g、白芷 6g、生姜 2g、大枣 7枚，7 剂煎服。二诊，1993 年 3 月 12 日诊。累进 14 剂，涕量明显减少，通气改善许多。舌薄苔，脉平。按语：病状明显改善，诚有"一剂知，二剂已"之概。乘胜追击，直抵黄龙，指日可待。用药：党参 10g、白术 6g、茯苓 10g、益智仁 10g、山药 10g、百合 10g、乌药 6g、辛夷 6g、甘草 3g，7 剂煎服。[31] 339, 340

附录一　文献辑录

《重广补注黄帝内经素问·气厥论》：脑液下渗，则为浊涕。涕下不止，如彼水泉，故曰鼻渊也。頞，谓鼻頞也。足太阳脉起于目内眦，上额交巅上，入络脑。足阳明脉起于鼻，交頞中，傍约太阳之脉。今脑热，则足太阳逆，与阳明之脉俱盛，薄于頞中，故鼻頞辛也。辛，谓酸痛。[3] 184, 185

《黄帝素问宣明论方·鼻渊证·主鼻门》：胆移热于脑，则辛頞鼻渊，浊涕不止，如涌泉不渗而下，久不已，衄血为患，防风汤主之，治鼻渊脑热，渗下浊涕不止，久而不已，必成衄血之疾。[4] 12

《黄帝内经素问注证发微·气厥论》：胆脉起于目锐眦，上抵头角，下耳后。凡脑后之穴，曲折布绕，故胆热移于脑，则辛頞鼻渊。辛頞者，鼻頞辛酸也。鼻渊者，浊涕下不止也。此皆热使之然。[5] 254

《黄帝内经素问注证发微·至真要大论》：少阴之复，火盛而燠热内作，为烦躁，为鼽，为嚏，为少腹绞痛，乃火盛极而成燔烁，为嗌燥，为大小分注而时止，为火热之气自小腹从脐下之左入大腹上行，至左胁上行于右而入肺，以成咳及皮肤痛也。为暴喑，为心痛，为郁冒不知人，遂乃洒淅恶寒振栗，为谵妄，为寒已而热，为渴而欲饮，为少气，为骨痿，为隔肠不便，为外成浮肿，为哕，为噫。及赤气后化，流水不冰，而热气大行，则介虫不复，火乘金也。民病为痹疹，为疮疡，为痈疽，为痤，为痔，甚则入肺为咳，为鼻渊也。[5] 609

《黄帝内经集注·气厥论》：胆移热于脑，则辛頞鼻渊。鼻渊者，浊涕下不止也。頞，音遏。胆气上升，则热随入脑。侠鼻两旁曰頞，辛頞者，鼻頞辛酸也。鼻渊者，浊涕下不止也。盖脑为精髓之海，髓者骨之充也。脑者阴也，故脑渗则为涕。[6] 277

《寿世保元·鼻病》：论鼻流浊涕不止者，名曰鼻渊，乃风热在脑，伤其脑气，脑气不固，而液自渗泄也……论鼻中流出臭脓水，名曰脑漏……论鼻流涕，久而不愈，乃成脑漏，必因亏损元阳，以致外寒内热，甚则有滴下腥臭之恶者也[7] 368, 369

《外科大成·鼻部》：鼻渊者，鼻流浊涕黄水腥秽是也，又名脑崩脑漏……鼻渊而兼脑痛者，名控脑砂。[8] 231

《医宗金鉴·鼻渊》：鼻渊浊涕流鼻中，久淋血水秽而腥，胆热移脑风寒火，控脑砂因蚀脑虫。[9] 613

《辨证录·鼻渊门》：肺本清虚之府，最恶者热也，肺热则肺气必粗，而肺中之液，必上沸而结为涕，热甚则涕黄，热极则涕浊，败浊之物，岂容于清虚之府，自必从鼻之门户而出矣。[10] 142

《圣济总录·鼻病门》：夫脑为髓海。藏于至阴，故藏而不写，今胆移邪热上入于脑，则阴气不固，而藏者写矣。故脑液下渗于鼻，其证浊涕出不已，若水之有渊源也。治脑热鼻渊，下浊涕不止，防风散方……治脑热鼻塞多涕，前胡汤方。[11] 1986

《重订严氏济生方·鼻门》：夫鼻者，肺之所生，职司清化，调适得宜，则肺脏宣畅，清道自利；摄养乖方，则清道壅塞，故鼻为之病焉……又有热留胆腑，邪移于脑，遂致鼻渊。[12] 136

《外科正宗·脑漏》：脑漏者，又名鼻渊。总因风寒凝入脑户与太阳湿热交蒸乃成。其患鼻流浊涕，或流黄水，点点滴滴，长湿无干，久则头眩虚晕不已。治以藿香汤主之，天麻饼子调之，亦可渐愈。如日久盛眩不已，内服补中益气汤，六味地黄丸相间服，以滋化原始愈。[13] 100

《景岳全书·鼻证》：鼻渊证，总由太阴，督脉之火，甚者上连于脑，而津津不已，故又名为脑漏……此证多因酒醴肥甘，或久用热物，或火由寒邪，以致湿热上熏，津汁溶溢而下，离经腐败。鼻渊证……有作臭者，有大臭不堪闻者。若执用寒凉，未免别生他病。其有漏泄既多，伤其髓海，则气虚于上，多见头脑隐痛及眩运不宁等证，此非补阳不可，宜十全大补汤，补中益气汤之类主之。[14] 611

《类证治裁·鼻口症论治》：有脑漏成鼻渊者，由风寒入脑，郁久化热……宜辛凉开上宣郁，辛夷消风散加羚羊角、苦丁茶叶、黑山栀。[15] 349

《秘传证治要诀及类方·拾遗门》：有不因伤冷而涕多，涕或黄，或白，或时带血，如脑髓状。此由肾虚所生。[16] 115

《疡科心得集·辨鼻渊鼻痔鼻衄论》：鼻渊者……乃风热烁脑而液下渗，此肾虚之证也。然究其原，必肾阴虚而不能纳气归元，故火无所畏，上迫肺金，由是津液之气不得降下，并于空窍，转为浊涕，津液为之逆流矣……滋肾清肺为君，开郁顺气未臣，补阴养血为佐，俾火息金清，降令胥行，气畅郁释，清窍无壅，阳开阴阖，相依相附，脏腑各司乃职，自慎以培其根，药饵以治其病，间有可愈者……主治之方，如初期用苍耳散，久则六味地黄汤、补中益气汤、麦味地黄汤、加味逍遥散，酌而用之可也。[17] 13, 14

《赤水玄珠·鼻门》：今鼻流浊涕者，必肾阴虚而不能纳气归元，故火无所畏，上迫肺金，由是津液之气，不得降下，并于空窍，转浊为涕，而为逆流矣……戒怒以养阳，绝欲以养阴，断煿炙，远酒面，以防作热。然后假之以良医，保肺为君，开郁顺气为臣，补阴养血为佐……是自慎以培其根，药饵以除其病。[18] 48

《杂病源流犀烛·鼻病源流》：其症鼻流浊涕，或稠涕若脓血，腥臭难闻，或流黄水，长湿无干，久必头眩，虚运不已……用中指尖于掌心搓令极热，熨搓迎香二穴，可时搓时运，此法并治不闻香臭。[19] 373, 374

《先醒斋医学广笔记·杂症·脑漏》：夫髓者至精之物，为水之属。脑者至阳之物，清气所居。今为浊气邪热所干，遂下臭浊之汁，是火能消物，脑有所伤也。治法先宜清肃上焦之道，继以镇坠心火，补养水源，此其大略耳。药多取夫辛凉者，辛为金而入肺，有清肃之义，故每用以引散上焦之邪，如薄荷、荆芥、甘菊、连翘、升麻、鼠粘、天麻之属。镇坠心火，补养水源，如犀角、人参、天冬、麦冬、五味、朱砂、甘草、山药、生地、茯苓、牡丹皮之属。然须兼理乎肺肝，盖鼻乃肺之窍，而为脑气宣通之路，又治乎上焦而行清肃之令……理肺用桑皮、鼠粘、桔梗、二冬、花粉、竹沥。清肝胆以柴胡、白芍、羚羊、竹茹、枣仁、川芎。或者又谓世人多用辛温辛热之药取效。此义何居？盖辛热甘温，多能宣通发散，故病之微者，亦能奏效耳！此后治劫法，非不易常经，明者察之。[20] 104

《古今医统大全·鼻渊》：鼻多浊涕治宜清金清痰。[21] 250

《罗氏会约医镜·论鼻证》：流浊涕为鼻渊，是脑受风热。流清涕为鼻鼽，是脑受风寒，包热在内。脑崩臭水为脑漏，是下虚上热，亦脑内有虫，鼻塞无闻，是阳明风热……神愈散治风热在肺，鼻流浊涕，窒塞不通……黄芩知母汤治心肺火邪上炎，鼻塞流涕而热者。[22] 154, 155

《医学心悟》：然鼻渊初起，多由于寒，日久则寒化为热矣。治宜通窍清热，川芎茶调散主之。[23] 182

《医学入门·鼻》：渊者，鼻流浊涕，热盛，金沸草散倍黄芩，入凤凰壳一枚，烧存性调服……胆移热于脑，流涕浊臭，防风通圣散加薄荷、黄连，或芷夷散，外用苍耳根、茎、苗子烧灰，醋调涂鼻内。有流臭黄水者，甚则脑亦作痛，俗名脑砂，有虫食脑中，煎、炒、姜蒜热物。外用辛夷为末，入脑，麝少许，棉裹塞鼻。久宜养血补肾真，凡鼻涕鼽，渊鼽，久甚不愈者，非心血亏，则肾水少，养血则血生，而火自降，补肾则水升，而金自清，虽鼻疮，痔久亦宜。又鼻塞久不愈者，必内伤脾胃，清气不能上升，非外感也，宜补中益气汤以和之，此皆治本之论。[24] 353, 354

《针灸大成·玉龙歌》：鼻流清涕鸣鼻渊，先泻后补疾可痊，若是头风并眼痛，上星穴内刺无偏。上星穴流涕并不闻香臭者，泻俱得气补。[25] 86

《医学纲目·鼻塞》：鼻流臭秽：上星，曲差，合谷（不愈），取人中，迎香。[26] 613

《证治准绳·七窍门下》：灸法，囟会在鼻心直上，入发际二寸，再容豆是穴，灸七壮。又，灸通天，在囟会上一寸，两傍各一寸，灸七壮。左臭灸左，右臭灸右，俱臭俱灸。[27] 319

《张氏医通·鼻》：鼻渊脑漏，用生附子为末，煨葱涎，和如泥，夜间涂涌泉穴。[28] 204

附录二　常用方药

苍耳散：苍耳（炒，二钱半），白芷（一两），辛夷仁，薄荷叶（各五钱），右研细末，每服二钱，或葱汤，或茶清，食后调下。（《罗氏会约医镜》）[22] 155

川芎茶调散：川芎（酒拌），荆芥，白芷，桔梗（炒），甘草，黄芩（酒炒），川贝母（去心，各一两），黑山栀（二两）。（《医学心悟·鼻》）[23] 182, 183

天麻饼子：天麻，草乌，川芎，细辛，苍术，甘草，川乌，薄荷，甘松，防风，白芷，白附子，雄黄，全蝎。（《外科正宗·脑漏》）[13] 100

加味逍遥散：柴胡，白芷，白芍，当归，茯苓，白术，生甘草，黄芩，法半夏，陈皮，桔梗。（《疡科心得集·辨鼻渊鼻痔鼻衄论》）[17] 14

防风汤：黄芩，人参，甘草（炙），麦门冬（去心，各一两），川芎（一两），防风（去芦，一两半）。（《黄帝素问宣明论方·鼻渊证·主鼻门》）[4] 12

防风散：防风、黄芩、人参、炙甘草、川芎、天门冬。（《圣济总录·鼻门》）[11] 1986

鸡苏丸：鸡苏叶，麦门冬，桑白皮，川芎，炙黄芪，炙甘草，生干地黄，炼蜜和丸，如桐子大，每服二十丸，食后、临卧人参汤下。（《圣济总录·鼻门》）[11] 1986

辛夷消风散：辛夷，细辛，藁本，芎，芷，防，草，升麻，木通。（《类证治裁·鼻口症论治》）[15] 350

补中益气汤：黄芪，甘草，人参，当归，陈皮，升麻，柴胡，白术。（《景岳全书·鼻证》）[14] 30

金沸草散：前胡，细辛，半夏，荆芥，甘草，赤茯苓，生姜，大枣。（《医学入门·鼻》）[24] 353

奇授藿香汤：藿香，公猪胆汁。（《外科正宗·脑漏》）[13] 100

神愈散：细辛（四五分），白芷，防风，羌活，半夏，川芎，桔梗，陈皮，茯苓（各一钱），当归（半钱），薄荷（四分），姜引。（《罗氏会约医镜》）[21] 154, 155

黄芩知母汤：黄芩，知母，桑白皮，杏仁，山栀，花粉，川贝母，桔梗，甘草（各一钱），食远服。如大便燥，加大黄、竹叶。（《罗氏会约医镜》）[22] 155

参 考 文 献

[1] 佚名. 黄帝内经素问 [M]. 北京：人民卫生出版社，2012.

[2] 佚名. 黄帝内经灵枢 [M]. 北京：中国医药科技出版社，2016.

[3] [唐] 王冰. 重广补注黄帝内经素问 [M]. 北京：中医古籍出版社，2015.

[4] [金] 刘完素. 黄帝素问宣明论方 [M]. 宋乃光，校注. 北京：中国中医药出版社，2007.

[5] [明] 马莳. 黄帝内经素问注证发微 [M]. 田代华，主校. 北京：人民卫生出版社，1998.

[6] [清] 张志聪. 黄帝内经集注 [M]. 杭州：浙江古籍出版社，2002.

[7] [明] 龚延贤. 寿世保元 [M]. 孙恰熙，徐淑凤，李艳梅，校注. 北京：中国中医药出版社，1993.

[8] [清] 祁坤. 外科大成 [M]. 上海：科技卫生出版社，1958.

[9] [清] 吴谦. 医宗金鉴 [M]. 石学文，点校. 沈阳：辽宁科学技术出版社，1997.

[10] [清] 陈士铎. 辨证录 [M]. 王永谦，点校. 北京：人民卫生出版社，1989.

[11]［宋］赵佶. 圣济总录［M］. 北京：人民卫生出版社，1962.

[12]［宋］严用和. 重订严氏济生方［M］. 北京：人民卫生出版社，1980.

[13]［明］陈实功. 外科正宗［M］. 韩平，点校. 沈阳：辽宁科学技术出版社，1997.

[14]［明］张介宾. 景岳全书［M］. 赵立勋，校注. 北京：人民卫生出版社，1991.

[15]［清］林珮琴. 类证治裁［M］. 李德新，整理. 北京：人民卫生出版社，2005.

[16]［明］戴原礼. 秘传证治要诀及类方［M］. 才维秋，赵艳，胡海波，点校. 北京：中国中医药出版社，2006.

[17]［清］高秉钧. 疡科心得集［M］. 田代华，田鹏，点校. 天津：天津科学技术出版社，2004.

[18]［清］孙一奎. 赤水玄珠［M］. 叶川，建一，校注. 北京：中国中医药出版社，1996.

[19]［清］沈金鳌. 杂病源流犀烛［M］. 李占永，李晓林. 校注. 北京：中国中医药出版社，1994.

[20]［明］缪希雍. 先醒斋医学广笔记［M］. 张印生，校注. 北京：中医古籍出版社，2000.

[21]［明］徐春甫. 古今医统大全［M］. 崔仲平，王耀廷，校注. 北京：人民卫生出版社，1991.

[22]［清］罗国纲. 罗氏会约医镜［M］. 北京：人民卫生出版社，1965.

[23]［清］程国彭. 医学心悟［M］. 闫志安，校注. 北京：中国中医药出版社，1996.

[24]［明］李梴. 医学入门［M］. 金嫣莉，校注. 北京：中国中医药出版社，1995.

[25]［明］杨继洲. 针灸大成［M］. 夏魁周，校注. 北京：中国中医药出版社，1997.

[26]［明］楼英. 医学纲目［M］. 阿静，校注. 北京：中国中医药出版社，1996.

[27]［明］王肯堂. 证治准绳［M］. 北京：人民卫生出版社，1991.

[28]［清］张璐. 张氏医通［M］. 李静芳，建一，校注. 北京：中国中医药出版社，1995.

[29]［清］魏之琇. 续名医类案［M］. 黄汉儒，蒙木荣，廖崇文，点校. 北京：人民卫生出版社，1997.

[30]［清］陈莲舫. 陈莲舫医案集［M］. 肖梅华，点校. 福州：福建科学技术出版社，2008.

[31] 干千. 干祖望耳鼻喉科医案选粹［M］. 北京：人民卫生出版社，1999.

（马潇瑶）

第三十章 鼻 窒

　　鼻窒是以鼻息不畅,时轻时重,两鼻交替堵塞甚或窒塞不通,不闻香臭,经久不愈为主要临床症状的一种慢性鼻病。多因脏腑虚弱,复感外邪或脏腑功能失调,气血瘀滞鼻窍所致。其好发于气温波动明显以及寒冷季节,病程常持续数月以上或反复发作。鼻塞呈交替性、间歇性、持续性,可伴有流涕,头痛,嗅觉下降等症状。相当于西医学的慢性鼻炎。在古代文献中,鼻息不畅,时轻时重的这种疾病有的也记载描述为"鼻塞""鼻齆"等。古代文献中对新发疾病、慢性疾病的论述,常一并论述。

经典原文

　　《素问·五常政大论》:少阳司天,火气下临,肺气上从,白起金用,草木眚,火见燔焫,革金且耗,大暑以行,咳嚏鼽衄鼻窒,曰疡,寒热胕肿。风行于地,尘沙飞扬,心痛胃脘痛,厥逆膈不通,其主暴速。[1]301

　　《素问·五脏别论》:心肺有病,而鼻为之不利也。[1]53

　　《灵枢·本神》:肺藏气,气舍魄,肺气虚则鼻塞不利,少气,实则喘喝胸盈仰息。[2]33

　　《灵枢·经脉》:足太阳之别,名曰飞阳。去踝七寸,别走少阴。实则鼽窒,头背痛;虚则鼽衄。取之所别也。[2]52

　　《灵枢·热病》:热病先肤痛,窒鼻,充面,取之皮,以第一针,五十九;苛轸鼻,索皮于肺,不得索之火,火者,心也。[2]81

　　《金匮要略方论·痉湿暍病脉证》:湿家病,身疼发热面黄而喘,头痛鼻塞而烦,其脉大自能饮食,腹中和无病,病在头中寒湿,故鼻塞,内药鼻中则愈。[3]12

　　《金匮要略方论·肺痿肺痈咳嗽上气病脉证治》:肺痈,胸满胀,一身面目浮肿,鼻塞清涕出,不闻香臭酸辛咳逆上气喘鸣迫塞,葶苈大枣泻肺汤主之。[3]25

钩玄提要

1. 病名

　　"鼻窒"病名始载于《素问·五常政大论》。这里的"鼻窒"是指由一时感邪所致的急性鼻塞并非长期不愈的鼻窒塞不通,与当今所说的"鼻窒"涵义有所差别,但其出现为后世沿用这一病名奠定了基础。窒与塞同义,亦指堵塞,不通之义,该病也被记载为"鼻塞"。在《灵枢·本神》及《金匮要略方论·痉湿暍病脉证》中本病皆以"鼻塞"病名记载。

2. 病因病机

　　外因为暑热之邪,其内因与"心肺有病""肺气虚""肺热"等脏腑功能虚损有关,和足太阳络脉也有关系。如《素问·五脏别论》记载："心肺有病，而鼻为之不利也。"[1] 53《灵枢·本神》云："肺气虚则鼻塞不利"[2] 33 外因主要为暑热之邪气，《素问·五常政大论》载述"大暑以行，咳嚏鼽衄鼻窒"，《黄帝内经灵枢集注》中论述："热病先肤痛鼻窒者。热在肺而病气先应于皮肤鼻窍也。"[4] 181 另在《灵枢·经脉》中记载了足太阳络脉出现的实证为鼻塞，见鼻流清涕，头痛背痛等症，论述了鼻窒的发病原因与经脉的关系。

3. 治法方药

《金匮要略方论·肺痿肺痈咳嗽上气病脉证治》载有葶苈大枣泻肺汤治疗鼻窒。《金匮要略方论·痉湿暍病脉证》载有用药物纳入鼻窍内的塞鼻法。内经中载有滴鼻法，但并非治疗鼻病。《素问·经脉》中记载了取足太阳络穴治疗鼻窒的方法。

传承发展

1. 病名

《素问·五常政大论》首次出现了"鼻窒"一词。后世多称为"鼻齆""鼻塞""鼻窒气息不通""鼻窒塞不通"等。如《诸病源候论·鼻病诸侯·鼻齆候》记载："肺主气，其经手太阴之脉也，其气通鼻。若肺脏调和……故不知香臭，而为齆也。"[5] 152《外台秘要》中有"鼻齆"[6] 595"鼻窒塞不通利方"[6] 596 的记载。《备急千金要方·鼻病》载有"治鼻窒，气息不通方""治鼻齆方"。[7] 110《小品方·治耳眼鼻口齿诸方》记载"治鼻中窒塞香膏方"。[8] 219 宋以后，各医家多是沿用晋隋唐时期的名称，其中使用较多的为"鼻齆"，如《张氏医通·七窍门下》[9] 204《圣济总录·鼻门》[10] 1982 等，另外又出现了"鼻塞不闻香臭"，如《明医杂著·鼻塞》曰："鼻塞不闻香臭，或但遇寒月多塞，或略感风寒便塞……"[11] 89, 90

2. 病因病机

《黄帝内经》载述了本病的发生由内因与外因两者共同导致。后世医家在此基础上，对鼻窒的病因病机有了更广泛的认识，具体有以下几个方面。

（1）风寒袭肺。肺气通于鼻，卫阳充于鼻。若因外邪屡犯肺鼻，或素体虚弱，久病耗伤肺卫之气，以致肺虚卫弱，无以上奉养鼻，则鼻中卫阳空虚，易致寒邪留滞不去，而发此病。如《诸病源候论·鼻病诸侯·鼻窒塞气息不通候》记载："肺气通于鼻，其脏为冷风所伤，故鼻气不宣利，壅塞成齆。"[5] 153《诸病源候论·小儿杂病诸侯·齆鼻候》论述齆鼻候："肺主气，而通于鼻。而气为阳，诸阳之气，上荣头面。若气虚受风冷，风冷客于头脑，即其气不和。令气停滞，搏于津液，脓涕结聚，即鼻不闻香臭，谓之齆。"[5] 258《杂病源流犀烛·鼻病源流》记载为："鼻为肺窍，外象又属土，故寒伤皮毛，则鼻塞不利。"[12] 372

（2）肺经郁热。后世医家在肺经受寒的基础上对鼻窒的病因病机进一步完善和发展，提出了气热、肺火是导致此病的另一原因。邪浊伏肺，久蕴不去时而易郁生肺热，肺热上攻鼻窍，引发鼻窒塞不通。如《明医杂著·鼻塞》曰："鼻塞不闻香臭，或但遇寒月多塞，或略感风寒便塞，不时举发者，世俗皆以为肺寒，而用解表通利辛温之药，不效。殊不知此是肺经素有火邪，火郁甚则喜得热而恶见寒，故遇寒便塞，遇感便发也。治法清肺降火为主，而佐以通气之剂，若如常鼻塞不闻香臭者，再审其平素，只作肺热治之，清金、泻火、清痰，或丸药噙化，或末药轻调，缓服久服，无不效矣，此余所亲见而治验者。"[11] 89, 90《医学入门·杂病分类》亦曰：

"鼻塞……乃肺伏火邪，郁甚则喜热恶寒，故略感冒，而内火便发……"[13] 400《医碥·杂症》曰："鼻塞，一由脑冷而气化液，下凝于鼻；（如天寒呵气成水也。脑暖立通）一由气热蒸涕壅塞。固矣，乃极力去其涕而仍不通者，则窍之外皆涕液之所浸淫，肉理胀满，窍窄无缝故也。"又曰："若平日常常鼻塞，不闻香臭；或值寒月，或略感风寒即塞者，乃肺经素有火郁。喜热（热则行散，故喜之）恶寒，故略一感寒即发。"[14] 214 均从肺经之热观点阐述了鼻窒的发病。

（3）阳明郁热。火热客于阳明，风热郁结清窍可致本病。如《素问玄机原病式·六气为病·热类》曰："鼻窒。窒，塞也。火主膹膹肿胀，故热客阳明而鼻中膹胀则窒塞也。或谓寒主闭藏妄以鼻窒为寒者误也。盖阳气甚于上，而侧卧则上窍通利，而下窍闭塞者，谓阳明之脉左右相交，而左脉注于右窍，右脉注于左窍，故风热郁结。病偏于左，则右窍反塞之也。俗不知阳明之脉左右相交，注于鼻孔。但见侧卧则上窍通利，下窍窒塞，反疑为寒尔。所以否之道者，象其肺金之盈缩也。"[15] 13 本条不仅论述了阳明郁热可导致鼻窒的发生，并以经络学说为主线阐述了交替性鼻塞的发病机制，对后世从郁热论治鼻窒产生了影响。

（4）脾胃虚弱。《赤水玄珠·鼻门》云："夫谓阳气宗气者，皆胃中生发之气也，其名虽异，其理则一。若因饥饱劳役，损伤脾胃生发之气，弱则营运之气不能上升，邪塞孔窍，故鼻不利而不闻香臭也。"[16] 47 此论述说明了脾胃虚弱可致鼻塞失嗅。在其他书籍中均有类似引述，如《明医杂著·鼻塞》云："愚按：前症若因饥饱劳役所伤，脾胃发生之气不能上荣，邪害空窍，故不利而不闻香臭者，宜养脾胃，使阳气上行则鼻通矣。"[11] 90《张氏医通·七窍门下》记载："夫宗气者，胃中生发之气也，因饥饱劳役……故鼻不利而不闻香臭也。"[9] 204

3. 治法方药

关于鼻窒的治疗，《黄帝内经》未记载具体的方法，《金匮要略方论·肺痿肺痈咳嗽上气病脉证治》载有葶苈大枣泻肺汤一方。后世医家在此基础上，对鼻窒的治疗方法载述主要有以下几个方面，阳明郁热未见有治疗的方药。

（1）温肺散寒。治以温补肺气，散寒通窍为主。常用方剂有人参汤、温卫汤、丽泽通气汤、温肺汤、参苏饮、补中益气汤等。如宋代《圣济总录·鼻门》治疗肺伤寒气之声重鼻塞，用杏仁煎方以散寒温肺。[10] 1977 李东垣在《兰室秘藏·眼耳鼻门》中针对鼻窒不闻香臭证，以益气升清、温肺强卫、散邪通窍为治则，拟温卫汤[17] 42、丽泽通气汤、温肺汤[17] 45 三方治疗。林佩琴《类证治裁·鼻口症论治》从体虚肺寒所致鼻塞立论，提出用参苏饮或羌活汤治之。[18] 349

（2）清肺开窍。治以清火散邪，宣肺通窍为主。常用方剂有：凉膈散、川芎散、黄连清肺饮等。如明代王纶《明医杂著·鼻塞》提出对"肺经伏火"的治法，宜"清肺降火为主，而佐以通气之剂。"[11] 90 李梴在《医学入门·杂病分类》则主要针对"肺伏火邪"提出了具体治法及方药，"宜清金降火，兼通气之剂，凉膈散加荆芥、白芷，或川芎石膏散"治之。[13] 400 清代沈金鳌《杂病源流犀烛·鼻病源流》仍从肺热论治，认为："若久而有根，略感风寒，鼻塞便发，必须清金降火（宜凉膈散加川芎、白芷、荆芥）。"又曰："肺火盛，反能鼻塞，必兼清解（宜黄连清肺饮）。鼻塞甚者，往往不知香臭（宜荜澄茄丸）……又有火郁清道，不闻香臭者（宜鼻不闻香臭方）。"[12] 372

（3）健脾益气。治以健脾益气，升清通窍为主。常用方剂有：补中益气汤、丽泽通气汤等。《医学入门·杂病分类》提出："又鼻塞久不愈者，必内伤肺胃，清气不能上升，非外感也，宜补中益气汤以和之，此皆治本之论也。"[13] 401《张氏医通·七窍门下》记载用丽泽通气汤治疗

因损伤脾胃所发之鼻不闻香臭之症。[9] 204

（4）针灸治疗。后世医家针对本病的各种主要症状采用针灸治疗方法亦有诸多记载。如《医学入门·经络》记载："禾髎　直鼻孔下侠水沟旁五分。针入一分，禁灸。主鼻窒口辟，鼻多清涕不止，㿔衄有疮，口噤不开。"[13] 45, 46 以及《针灸甲乙经·血溢发衄》载："鼻不利，前谷主之。"[19] 205《备急千金要方·头面》记载："曲差、上星、迎香、素髎、水沟、龈交、通天、禾髎、风府，主鼻窒喘息不利。"[7] 525 灸治方面，《千金翼方·针灸·鼻病》提及："鼻中壅塞，针手太阳入三分，在小指外侧后一寸白肉际宛宛中，囟一穴，主鼻塞不闻香气，日灸二七至七百壮，初灸时痛，五十壮已去不痛，七百壮还痛即止，至四百壮渐觉鼻轻。"[20] 318《针灸大成·鼻口门》也有相关载述："鼻塞：上星、临泣、百会、前谷、厉兑、合谷、迎香。"[21] 394 而以上穴位中迎香穴为最常用，且多做为主穴。

（5）外治法。鼻窒的外治法，历代文献中主要记载有塞鼻法、滴鼻法和吹鼻法。

1）塞鼻法。本法始创于仲景，至唐代运用均较为广泛。如孙思邈《备急千金要方·鼻病》记载专门治疗鼻窒塞四方，分别是治鼻窒，气息不通方、治鼻塞，常有清涕出方、治鼻塞窒香膏方、治鼻不利香膏方。[7] 110 王焘在《外台秘要》有用皂荚散方，绵裹塞鼻中以治鼻塞不通的记载。[6] 597 及《圣济总录·鼻门》中以细辛散方塞鼻治疗齆鼻证。[10] 1982

2）滴鼻法。在古代文献中滴鼻法的记载较少，主要是用生药压榨取汁滴鼻，以清热解毒，消肿开窍。如《圣济总录·鼻门》中用蒺藜苗汁滴入鼻中治疗齆鼻。[10] 1982

3）吹鼻法。将生药研成粉末吹入鼻内，以达到芳香透窍之功。吹鼻法治疗鼻窒的较早记载见于《备急千金要方》，其中多用瓜蒂末、皂荚末或干姜末等单味药吹鼻。《备急千金要方·鼻病》记载："又方：瓜蒂末少许吹鼻中，亦可绵裹塞鼻中。又方：炙皂荚末之如小豆，以竹管吹鼻中。又方：干姜末蜜和，塞鼻中，吹亦佳。"[7] 110

运用复方吹鼻药治疗鼻窒也有相关记载，如《仁斋直指方论·鼻病证治》中用通顶散吹入鼻内治疗鼻齆。[22] 524

此外，后世医家强调，鼻窒以内治与外治相结合为宜，治疗前应先审其寒热之不同而施之。如《圣济总录·鼻门》："亦有无息肉，不知香臭者……盖鼻之窒塞，或冷风乘肺，或肺经壅热，冷热固异，其塞则一，皆肺脏不和，气不宣通故也。治塞者，当审其冷热。"[10] 1979 提出其治疗应审其寒热之不同而施之。在《医学入门·杂病分类》中载述了根据鼻窒发病新久之不同治法，曰："鼻塞须知问久新。鼻窍于肺，而能知香臭者，心也。人身水升火降，荣卫调和，则鼻司呼吸，往来不息而已。苟或寒伤皮毛，则鼻塞不利；火郁清道，则香臭不知。新者，偶感风寒，鼻塞声重，流涕喷嚏，宜以风寒治之，九味羌活汤、参苏饮、消风百解散。久则，略感风寒，鼻塞等证便发，乃肺伏火邪，郁甚则喜热恶寒，故略感冒，而内火便发，宜清金降火，兼通气之剂，凉膈散加荆芥、白芷，或川芎石膏散。且有古方根据鼻窒的主证提出不同治法。如：鼻塞甚者，御寒汤、澄茄丸；不知香臭者，通气汤；内有硬物者，单南星饮，贴囟荜茇饼，外用石菖蒲皂角等分为末，绵包塞鼻，仰卧片时；虚寒者，通草丸。"[13] 400

━━━━━━━━━━ 应用示例 ━━━━━━━━━━

1. 风寒袭肺

《续名医类案·鼻》：张子和治常仲明，尝于炎暑时，风快处披露肌肤，为风所贼，三日鼻窒，虽坐于暖处少通，终不大解，使服通圣散，入生姜、葱根、豆豉同煎，三两服大发汗，鼻

立通矣。（此由伤风而得）[23] 513

《明医杂著·鼻塞》：一男子，面白，鼻流清涕，不闻香臭三年矣。余以为肺气虚，用补中益气加麦门、山栀而愈。[11] 90

2. 肺经郁热

《续名医类案·鼻》：孙文垣治吴仪制尚卿，弱冠时病鼻塞，不能喷嚏四年，且衄，寒月更甚，口渴，咽喉边有痰核。脉之，右寸关洪滑，此肺经痰火症也。与前胡、秦艽、葛根、薄荷、石膏、天花粉、元参、贝母、山栀、甘草、白药子、桔梗、丹皮，四帖而衄止。夜与牛黄三清丸数粒嚼之，鼻气即通利能嗅，嚼未旬日全愈。[23] 514

附录一　文献辑录

《诸病源候论·鼻病诸侯·鼻齆候》：肺主气，其经手太阴之脉也，其气通鼻。若肺脏调和，则鼻气通利，而知臭香。若风冷伤于脏腑，而邪气乘于太阴之经，其气蕴积于鼻者，则津液壅塞，鼻气不宣调，故不知香臭，而为齆也。[5] 152

《诸病源候论·鼻病诸侯·鼻室塞气息不通候》：肺气通于鼻，其脏为冷风所伤，故鼻气不宣利，壅塞成齆。[5] 153

《诸病源候论·小儿杂病诸候·齆鼻候》：肺主气，而通于鼻，而气为阳，诸阳之气，上荣头面。若气虚受风冷，风冷客于头脑，即其气不和，令气停滞，搏于津液，脓涕结聚，即鼻不闻香臭，谓之齆。[5] 258

《外台秘要》：病源肺气通于鼻，肺脏为风冷所乘，则鼻气不和，津液壅塞，而为鼻齆。[6] 595

《备急千金要方·头面》：曲差、上星、迎香、素髎、水沟、龈交、通天、禾髎、风府，主鼻室喘息不利。[7] 525

《张氏医通·七窍门下》：经云：其宗气走于鼻而为臭。夫宗气者，胃中生发之气也，因饥饱劳役损其脾胃则营运之气不能上升，邪塞孔窍，故鼻不利而不闻香臭也，丽泽通气汤。[9] 204

《圣济总录·鼻门》：论曰鼻有生息肉，不知香臭者。亦有无息肉，不知香臭者。生息肉不知香臭，已列方剂，此姑论鼻塞不闻香臭。盖鼻之窒塞，或冷风乘肺，或肺经壅热，冷热固异，其塞则一，皆肺脏不和，气不宣通故也。治塞者，当审其冷热。[10] 1979

《明医杂著·鼻塞》：鼻塞不闻香臭，或但遇寒月多塞，或略感风寒便塞，不时举发者，世俗皆以为肺寒，而用解表通利辛温之药，不效。殊不知此是肺经素有火邪，火郁甚则喜得热而恶见寒，故遇寒便塞，遇感便发也。治法清肺降火为主，而佐以通气之剂，若如常鼻塞不闻香臭者，再审其平素，只作肺热治之，清金、泻火、清痰，或丸药嚼化，或末药轻调，缓服久服，无不效矣，此余所亲见而治验者。[11] 89, 90

《明医杂著·鼻塞》：愚按：前症若因饥饱劳役所伤，脾胃发生之气不能上荣，邪害空窍，故不利而不闻香臭者，宜养脾胃，使阳气上行则鼻通矣。[11] 90

《杂病源流犀烛·鼻病源流》：鼻为肺窍，外象又属土，故寒伤皮毛，则鼻塞不利。新者偶感风寒，必兼喷嚏，清涕，声重（宜参苏饮、羌活冲和汤）。若久而有根，略感风寒，鼻塞便发，必须清金降火（宜凉膈散加川芎，白芷，荆芥）。若风热壅盛，郁于肺中，亦致鼻塞声重，宜疏散之（宜抑金散、川芎茶调散）。肺火盛，反能塞鼻，必兼清解（宜黄连清肺饮）。鼻塞甚者，往往不知香臭（宜荜澄茄丸）。或始而鼻塞，又为风冷所伤，津液凝滞，其冷气入脑不消，结成硬痈，使脑气不宣，遂流髓涕（宜南星饮，川芎散）。又有火郁清道，不闻香臭者（宜鼻不闻香臭方）。[12] 372

《医学入门·杂病分类》：鼻塞须知问久新，鼻窍于肺，而能知香臭者，心也。人身水升火降，荣卫调和，则鼻司呼吸，往来不息而已。苟或寒伤皮毛，则鼻塞不利；火郁清道，则香臭不知。新者，偶感风寒，鼻塞声重，流涕喷嚏，宜以风寒治之，九味羌活汤、参苏饮、消风百解散。久则，略感风寒，鼻塞等证便发，乃肺伏火邪，郁甚则喜热恶寒，故略感冒，而内火便发，宜清金降火，兼通气之剂，凉膈散加荆芥、白芷，或川芎石膏散。又有不必外感，四时鼻塞干燥，不闻香臭，宜清金降火消痰之药，清气化痰丸、上清丸。古方，鼻塞甚者，御寒汤、澄茄丸；不知香臭者，通气汤；内有硬物者，单南星饮，贴囟荜茇饼，外用石菖蒲皂角等分为末，绵包塞鼻，仰卧片时；虚寒者，通草丸。[13] 400

《医学入门·杂病分类》：又鼻塞久不愈者，必内伤肺胃，清气不能上升，非外感也，宜补中益气汤以和之，此皆治本之论。[13] 401

《医学入门·经络》：禾髎，直鼻孔下侠水沟旁五分。针入一分，禁灸。主鼻窒口辟，鼻多清涕不止，鼽衄有疮，口噤不开。[13] 45, 46

《医碥·杂症》：鼻塞，一由脑冷而气化液，下凝于鼻；（如天寒呵气成水也，脑暖立通）一由气热蒸涕壅塞。固矣，乃极力去其涕而仍不通者，则窍之外皆涕液之所浸淫，肉理胀满，窍窄无缝故也。[14] 214

《医碥·杂症》：若平日常常鼻塞，不闻香臭；或值寒月，或略感风寒即塞者，乃肺经素有火郁。喜热（热则行散，故喜之）恶寒，故略一感寒即发。[14] 214

《素问玄机原病式·六气为病·热类》：鼻窒。窒，塞也。火主䐜膹肿胀，故热客阳明而鼻中膹胀则窒塞也。或谓寒主闭藏妄以鼻窒为寒者误也。盖阳气甚于上，而侧卧则上窍通利，而下窍闭塞者，谓阳明之脉左右相交，而左脉注于右窍，右脉注于左窍，故风热郁结。病偏于左，则右窍反塞之也。俗不知阳明之脉左右相交，注于鼻孔。但见侧卧则上窍通利，下窍窒塞，反疑为寒尔。所以否之道者，象其肺金之盈缩也。[15] 13

《赤水玄珠·鼻门》：夫谓阳气宗气者，皆胃中生发之气也，其名虽异，其理则一。若因饥饱劳役，损伤脾胃生发之气，弱则营运之气不能上升，邪塞孔窍，故鼻不利而不闻香臭也。[16] 47

《类证治裁·鼻口症论治》：鼻之呼吸通脑肺，肺感风寒，则鼻塞声重。（参苏饮、羌活汤）[18] 349

《针灸甲乙经·血溢发衄》：鼻不利，前谷主之。[19] 205

《针灸大成·鼻口门》：鼻塞：上星、临泣、百会、前谷、厉兑、合谷、迎香。[21] 394

附录二 常用方药

皂荚散方：皂荚一分（炙，去皮子），细辛、辛夷、蜀椒、附子（炮）各等分，右五味捣末，以少许吹鼻中，或以棉裹塞之，即通。（《外台秘要》）[6] 597

治鼻窒，气息不通方：小蓟一把咬咀，以水三升，煮取一升，分二服。

又方：瓜蒂末少许吹鼻中，亦可绵裹塞鼻中。

又方：槐叶五升，葱白（切）一升，豉一合，右三味以水五升煮取三升，分温三服。

治鼻齆方：通草，细辛，附子，右三味各等分末之，以蜜和，绵裹少许内鼻中。

又方：甘遂，通草，细辛，附子等分，右四味末之，以白雄犬胆和为丸，如枣核大，绵裹内鼻中，辛热涕出四五升差，亦治息肉。

又方：炙皂荚末之如小豆，以竹管吹鼻中。

又方：干姜末蜜和，塞鼻中，吹亦佳。

又方：铁锁磨石，取末，以猪脂和，绵裹内之，经日，肉出差。

又方：以马新屎汁，仰头含满口，灌鼻中。

又方：伏面临床前，以新汲冷水淋玉枕上，后以瓜蒂末绵裹塞之。

治鼻塞，常有清涕出方：细辛、蜀椒、干姜、川芎、吴茱萸、附子各十八铢，桂心一两，皂荚屑半两，猪膏一升，右九味咬咀，以绵裹，苦酒渍一宿，取猪膏煎，以附子色黄为度，去滓，绵裹内鼻孔中，并摩鼻上，涕出不止，灸鼻两孔与柱齐七壮。

治鼻塞窒香膏方：白芷、川芎、通草各十八铢，当归、细辛、莽草（小品并翼作薰草）、辛夷各三十铢，右七味㕮咀，以苦酒渍一宿，以不中水猪肪一升煎，三上三下，以白芷色黄膏成去滓绵沾如枣核大，内鼻中，日三。（小品加桂心十八保）

治鼻不利香膏方：当归、薰草（古今录验用木香）、通草、细辛、蕤人各十八铢，川芎、白芷各半两，羊髓四两（猪脂亦得），右八味㕮咀，以微火合煎，三上三下，白芷色黄膏成去滓，取如小豆大内鼻中，日二，先患热后鼻中生赤烂疮者，以黄芩栀子代当归细辛。（《备急千金要方·鼻病》）[7] 110

治鼻中窒塞香膏方：白芷、当归、川芎、细辛、辛夷、通草、桂心、熏草各三分。右八味，㕮咀，以苦酒渍一宿，以猪膏一升煎，以白芷色黄成膏，滤去滓，取少许点鼻中，或绵裹内鼻中，以差止。（《小品方·治耳眼鼻口齿诸方》）[8] 219

杏仁煎方：治肺伤寒气，咳嗽唾痰，声重鼻塞，补肺。杏仁（去皮尖双仁）二两（研），枣肉（煮去皮核）一升，白蜜、酥、生姜汁各半升，饧一升。右六味合和，于银石器中。微火煎搅候熟。每服一匙头。温酒调下，食后。（《圣济总录·鼻门》）[10] 1977

蒺藜苗汁方：治齆鼻。气息不通、烦闷。灌鼻。蒺藜子苗（一把车辗过者无车辗过者采取令车辗之）右一味、捣碎。以水浓煎。滤去滓。将汁入鼻中。或已有息肉者。因喷嚏出如赤蛹子、差。（《圣济总录·鼻门》）[10] 1982

温卫汤：治鼻不闻香臭，目中流火，气寒血热，冷泪多，脐下冷，阴汗，足痿弱。陈皮、青皮、黄连、木香以上各三分，人参、甘草（炙）、白芷、防风、黄柏、泽泻以上各五分，黄芪、苍术、升麻、知母、柴胡、羌活以上各一钱，当归身一钱五分。上都作一服，水二盏，煎至一盏，去渣，食远服之。（《兰室秘藏·眼耳鼻门》）[17] 42

丽泽通气汤：治鼻不闻香臭。黄芪四钱，苍术、羌活、独活、防风、升麻、葛根以上各三钱，炙甘草二钱，麻黄（不去节、冬月加）、川椒、白芷以上各一钱。上㕮咀，每服五钱，生姜三片，枣一枚，葱白三寸，同煎至一盏，去渣，温服，食远，忌一切冷物，及风寒冷处坐卧行立。

温肺汤：治鼻不闻香臭，眼多眵泪。丁香二分，防风、炙甘草、葛根、羌活以上各一钱，升麻、黄芪以上各二钱，麻黄（不去节）四钱。上为粗末，水二盏，葱白三根，煎至一盏，去渣，食后服。（《兰室秘藏·眼耳鼻门》）[17] 45

通顶散：治鼻齆。瓜蒂、藜芦各一分，皂角肉半分，麝少许。上为末。吹些入鼻。（《仁斋直指方论·鼻病证治》）[22] 524

参 考 文 献

[1] 佚名. 黄帝内经素问 [M]. 北京：人民卫生出版社，2012.
[2] 佚名. 黄帝内经灵枢 [M]. 北京：中国医药科技出版社，2016.
[3] [汉] 张机. 金匮要略方论 [M]. 北京：人民卫生出版社，1956.
[4] [清] 张隐庵. 黄帝内经灵枢集注 [M]. 上海：上海科学技术出版社，1958.
[5] [隋] 巢元方. 诸病源候论 [M]. 北京：人民卫生出版社，1955.
[6] [唐] 王焘. 外台秘要 [M]. 北京：人民卫生出版社，1955.
[7] [唐] 孙思邈. 备急千金要方 [M]. 北京：人民卫生出版社，1982.
[8] [南北朝] 陈延之. 小品方 [M]. 高文铸，校注. 北京：中国中医药出版社，1995.
[9] [清] 张璐. 张氏医通 [M]. 李静芳，建一，校注. 北京：中国中医药出版社，1995.
[10] [宋] 赵佶. 圣济总录 [M]. 北京：人民卫生出版社，1962.
[11] [明] 王伦. 明医杂著 [M]. 沈凤阁，点校. 北京：人民卫生出版社，1995.
[12] [清] 沈金鳌. 杂病源流犀烛 [M]. 李占永，李晓琳，校注. 北京：中国中医药出版社，1994.
[13] [明] 李梴. 医学入门 [M]. 何永，韩文霞，校注. 北京：中国医药科技出版社，2011.

[14] [清] 何梦瑶. 医碥 [M]. 邓铁涛，刘纪莎，郑洪，点校. 北京：人民卫生出版社，2014.

[15] [金] 刘完素. 素问玄机原病式 [M]. 北京：人民卫生出版社，1956.

[16] [明] 孙一奎. 赤水玄珠 [M]. 叶川，建一，许峰，校注. 北京：中国中医药出版社，1996.

[17] [金] 李东垣. 兰室秘藏 [M]. 张年顺，校注. 北京：中国中医药出版社，2007.

[18] [清] 林珮琴. 类证治裁 [M]. 李德新，整理. 北京：人民卫生出版社，2005.

[19] [晋] 皇甫谧. 针灸甲乙经 [M]. 韩森宁，张春生，徐长卿，点校. 郑州：河南科学技术出版社，2017.

[20] [唐] 孙思邈. 千金翼方 [M]. 北京：人民卫生出版社，1955.

[21] [明] 杨继洲. 针灸大成 [M]. 田思胜，校注. 北京：中国中医药出版社，1997.

[22] [宋] 杨士瀛. 仁斋直指方论 [M]. 盛维忠，王致谱，傅芳，等，校注. 福州：福建科学技术出版社，1989.

[23] [清] 魏之琇. 续名医类案 [M]. 黄汉儒，蒙木荣，廖崇文，点校. 北京：人民卫生出版社，1997.

（申　琪）

第三十一章 喉 痹

喉痹在现今中医教育中定义为以咽部红肿疼痛，或干燥、异物感，或咽痒不适、吞咽不利为主要临床表现的咽部疾病。多因外邪侵袭，邪滞于咽，脏腑积热，燔灼咽喉，或脏腑虚损，咽喉失养所致。全身症状较轻，可伴有发热、头痛、咳嗽等症状。相当于急、慢性咽炎。由于古代对咽喉的解剖知识的缺乏，古代医籍中的喉痹泛指很多咽喉疾病，可能是现在的急慢性咽炎、急慢性喉炎、喉阻塞、急慢性扁桃体炎、咽部脓肿等。本文收录的古代医籍中关于喉痹论述涵盖范围广泛，不限于急慢性咽炎。

经典原文

《素问·阴阳别论》：一阴一阳结谓之喉痹。[1]38

《素问·六元正纪大论》：三之气，天政布，炎暑至，少阳临上……喉痹目赤，善暴死。[1]316

《灵枢·经脉》：大肠手阳明之脉……是主津液所生病者，目黄，口干，鼽衄，喉痹，肩前臑痛，大指次指痛不用。[2]41

《灵枢·本脏》：肺大则多饮，善病胸痹、喉痹、逆气。[2]125

《素问·至真要大论》：民病饮积，心痛，耳聋浑浑焞焞，嗌肿喉痹，阴病血见。[1]344

《素问·咳论》：心咳之状，咳则心痛，喉中介介如梗状，甚则咽肿喉痹。[1]147

《灵枢·热病》：喉痹舌卷，口中干，烦心，心痛，臂内廉痛，不可及头，取手小指次指爪甲下，去端如韭叶。[2]83

《灵枢·杂病》：喉痹，不能言，取足阳明；能言，取手阳明。[2]87

《神农本草经·上品》：牡桂。味辛温。主上气咳逆，结气喉痹吐吸。利关节补中益气。久服通神，轻身不老。[3]42

《神农本草经·中品》：款冬花。味辛温。主咳逆上气善喘喉痹诸惊痫，寒热邪气。一名橐吾，一名颗冻，一名虎须，一名菟奚。[3]64

《神农本草经·中品》：杏核仁。味甘温。主咳逆上气雷鸣，喉痹，下气，产乳金创，寒心贲豚。[3]70

《神农本草经·下品》：射干。味苦平。主咳逆上气，喉痹咽痛，不得消息，散结气，腹中邪逆，食饮大热。一名乌扇，一名乌蒲。[3]83

《神农本草经·下品》：蜚蠊。味咸寒。主血淤癥坚，寒热破积聚喉咽闭（依元大德本）内寒无子。[3]100

《伤寒论·辨厥阴病脉证并治》：伤寒先厥后发热，下利必自止。而反汗出，咽中痛者，其喉为痹。发热无汗，而利必自止，若不止，必便脓血。便脓血者，其喉不痹。[4]88

钩玄提要

1. 病名

"喉痹"一名首载于《素问·阴阳别论》。但《素问》所载喉痹可能是泛指咽喉部的疾病，没有充分的症状描述可以作为判定的依据确定下来具体为何种疾病。

2. 病因病机

《素问·阴阳别论》载述"一阴一阳结谓之喉痹""一阴谓心主之脉，一阳谓三焦之脉，三焦、心主，脉并络喉，气热内结，故为喉痹"，由此可见，喉痹的发病原因主要是"热"，这在《素问·六元正纪大论》中也有体现，如记载"炎暑至"可发为喉痹，阐述了火热之邪为其致病因素。与此同时也认识到了此病病因与经脉之间的关系，从经络论述了其病因病机，《灵枢·经脉》中记载了大肠手阳明之脉发病会出现喉痹等症。以及《素问》中提及"饮积""心咳"之病均有喉痹的症状表现。此病因病机可能是描述急性咽喉疾病，一些慢性咽喉疾病不在其列。

3. 症状与诊断

《伤寒论》中所言"先厥后发热，下利必自止。而反汗出，咽中痛者，其喉为痹"，可见主要症状为咽部疼痛。

4. 治法方药

《医学正传·喉病》记载："《内经》曰：一阴一阳结，谓之喉痹……治之之法，必先大涌其痰，或以铍针刺其肿处，此急则治标之法也。用药者，必须以《内经》从治之法，而以桔梗、甘草、玄参、升麻、防风、羌活、荆芥、人参、白术、茯苓之类，少加干姜、附子等药为向导，徐徐频与，不可顿服。此为治之大法也。"[5] 277, 278《神农本草经》中记载了治疗喉痹的几味中药，如"牡桂""款冬花""杏核仁"等。可见有急性咽喉疾病的治疗方法，也有用款冬花等平和的药物的治疗方法。

传承发展

1. 病名

喉痹的病名最早出现在《黄帝内经》中，但其涵盖范围较广，包含了多种疾病，后世医家随着认识的深入，逐渐将喉痹和其他咽喉疾病分离出来。

2. 病因病机

《素问·阴阳别论》记载本病的发生主要责于火热之邪，燔灼炎上所致。后世医家对此病的深入了解，对病因病机产生了更全面的认识。

（1）风寒袭肺。风寒之邪外束肌表，卫阳被遏，不得宣泄，塞结咽喉发为喉痹。如在《扁鹊心书·喉痹》中记载："此病由……风寒客之。"[6] 26

（2）风热犯肺。肺卫失固，宣降失司，风热之邪乘虚侵犯，由口鼻直袭咽喉，而发喉痹；

如《诸病源候论·喉心胸病诸侯·喉痹候》曰："风毒客于喉间，气结蕴积而生热，致喉肿塞而痹痛。"[7] 160《医镜·杂门》记载："喉痹……要其致病之由，皆由平日感受风热，积之既久，留于上焦，一时未发，乘机而动。"[8] 111

（3）肺胃热盛。因外邪不解，热盛入里；或由过食辛辣之类使肺胃蕴热，蒸灼咽喉而为病。如《医林绳墨·咽喉》所言："盖咽喉之症，皆由肺胃积热甚多。"[9] 121 在《卫生宝鉴·咽喉口齿门》提及："治心脾客热，毒气攻冲，咽喉赤肿疼痛，或成喉痹。"[10] 117 可见脏腑积热是引起本病的另一重要原因。

（4）痰热内壅。当外邪犯肺，郁而化热时，热伤津液，炼液为痰，痰与热结上阻于咽喉发为喉痹。在《丹溪心法·缠喉风喉痹》记载："喉痹大概多是痰热，重者用桐油探吐。"[11] 244《古今医鉴·幼科》也有相关记载："乳食停积，则生湿痰，痰则生火，痰火交作，则为急惊，或成喉痹。"[12] 190

（5）阴虚火旺。多由素体阴虚或久病耗伤肾阴，致使肾液亏损，虚火内生，上冲咽喉而为病。《景岳全书·咽喉》曰："盖少阴之脉络于横骨，终于会厌，系于舌本，凡阴火逆冲于上，多为喉痹……若因酒色过度，以致真阴亏损者，此肾中之虚火证也。"[13] 621《古今医鉴·咽喉》云："古方通谓之喉痹，皆相火之所冲逆耳。"[12] 140

（6）肾阳亏损。由于房劳过度等因素使阳气亏损，以致真阳不足，虚阳上扰咽喉所致。如《景岳全书·咽喉》中记载："格阳喉痹，由火不归元，则无根之火客于咽喉而然，其证则上热下寒，全非火证。"[13] 622

3. 症状与诊断

"凡喉间肿痛，统名之曰喉痹"及"喉痹乃喉部疾病之总名"。所指喉痹范围较广。

《诸病源候论·喉心胸病诸侯·喉痹候》所言："喉痹者，喉里肿塞痹痛，水浆不得入也。"[7] 160《重楼玉钥·诸风秘论》："红肿于两旁兼闭塞，是为喉痹。"[14] 6 在《杂病源流犀烛·咽喉音声病源流》也有记载："一曰喉痹。痹者，闭也，必肿甚，咽喉闭塞。"[15] 383 这些描述主要指咽喉疾病的急危重症，类似于喉阻塞、咽喉脓肿。

随着对疾病认识的深入以及医家对咽与喉的区分，逐渐将喉痹与其他咽喉疾病区分开，如《医林绳墨·咽喉》："近于上者，谓之乳蛾、飞蛾，近于下者，谓之喉痹、喉闭，近于舌本者，谓之木舌、子舌，近于咽嗌者，谓之喉风、缠喉风。"[9] 118 从发病部位的不同区分了三类疾病。《喉科心法》从形态上鉴别了喉痹与乳蛾："凡红肿无形为痹，有形为蛾。"也明确区分开咽与喉的解剖位置，如《万病回春·小儿杂病》记载："喉痹者，热毒也。会厌两旁肿者，为双乳蛾，是易治；一旁肿者，为单乳蛾，是难治；乳蛾差小者，为喉痹；热结于咽喉，且麻且痒，肿绕于外，名咽喉风；喉痹暴发暴死者，名走马喉风是也。"[16] 403, 404《咽喉经验秘传·通喉痹论》中更加明确地记载："喉痹咽嗌痛者，咽喉俱病，此天地之气俱闭塞也。病喉痹者，必兼咽嗌痛；咽嗌痛者，未必兼喉痹也。"[17] 2《喉科集腋·喉痹》记载："云喉痹者，谓喉中呼吸不通，言语不出而天气闭塞也。云咽痛及嗌痛者（按咽之低处为嗌），谓咽喉不能纳唾，与食而气地气闭也。云喉痹咽嗌痛者，谓咽喉诸病，天地之气并闭塞也。"[18] 28

4. 治法方药

喉痹的治疗，在《黄帝内经》中从经脉与疾病关系论述了多种治疗方法，《伤寒论》中也载有多个治疗方剂，后世医家在此基础上，对喉痹的治疗记载有以下几个方面。

（1）辛温解表，疏散风寒。适宜肺卫失固，风寒侵袭，多见于喉痹早期，常用方剂有甘桔汤、六味汤等。如《咽喉经验秘传·诊法》记载："外感风寒作喉痹，或有疮，或无疮，通用甘桔汤加荆芥、连翘、牛蒡子、防风、竹茹。"[17] 6

（2）疏风清热，利咽解毒。适用热邪上壅咽喉，常用方剂有玉匙散、硼砂丹等。如《脉因证治·喉痹》记载："五匙散治风热喉痹，及缠喉风。"[19] 114 又如《张氏医通·咽喉门》所言："硼砂丹，治缠喉风，风热喉痹。硼砂（生研）、白矾（生研）各一钱，西牛黄、人爪甲（焙脆，研）各一分，为极细末，以烂白霜梅肉三钱，研糊分作四丸噙化，取涌顽痰立效。"[20] 402 如《太平惠民和剂局方·治咽喉口齿》所言："如圣汤，治风热毒气上攻咽喉，咽痛喉痹……"[21] 73

（3）清热解毒，消肿利咽。适宜肺胃热盛，常用方剂有甘桔汤等，如《成方切用·泻火门》："甘桔汤，《金匮》（名桔梗汤），治少阴咽痛喉痹，肺痈吐脓，干咳无痰，火郁在肺。甘草（二两）、桔梗（一两或等分）。"[22] 356

（4）清热化痰，宣肺利咽。适宜痰热互结、阻滞咽喉，为喉痹之重症，常可引起呼吸困难等。常用方剂有千缗汤等，如《丹溪心法·缠喉风喉痹》："喉痹，风热痰，先以千缗汤，后以四物加黄芩、知母，养阴则火降。"[11] 245 《外科证治秘要·喉痹》："风热痰火喉痹其人嗜酒，素有痰火，偶感风寒，咽喉干燥略肿，不甚红，而咽唾觉痛。或初起数日，微有寒热，延至二、三十日，咽喉仍痛者是也。煎方：射干、杏仁、麦冬、连翘、石斛、元参、桔梗、甘草、羚羊角、川贝母，久不愈，仍当滋阴，如上方意。"[23] 28

（5）滋阴补肾，降火利咽。适宜肝肾阴虚，虚热内生。喉痹一病，病久多伤阴，应以滋阴清热，利咽止痛为主。常用方剂有滋肾丸等。《古今名医方论》记载："滋肾丸，治肺痿声嘶，喉痹，咳血，烦躁。黄柏二两（酒炒），知母二两（酒浸，炒），肉桂一钱，右为细末，熟水丸桐子大。每服五十丸，空心下。罗东逸曰：此丸为肾家水竭火炎而设。"[24] 111 《咽喉经验秘传·诊法》云："喉痹属虚火者，用药遵《内经》从治法，桔梗、甘草、升麻、玄参、防风、羌活、荆芥、人参、白术、茯苓之类，少加姜、附为向导，须频频服之，不可骤用寒凉。近俗不明此理，峻用苦寒，肿势稍退，语言稍清，即为获效，不知邪热未除，被寒郁闭，毒即内陷，喘促顿作，不可治矣。"[17] 5 《外科证治秘要·喉痹》记载："阴虚郁火喉痹，有患之数年，而难速效者，惟雪梨最为合宜。煎方：沙参五钱，大生地六钱，麦冬、玉竹各三钱，石斛、苏子、龟板、蛤黛散各四钱，元参二钱，川贝、知母、丹皮、阿胶各一钱五分，石决明八钱，雪梨一两。"[23] 28

（6）温补肾阳，降火利咽。适宜肾阳虚损，虚阳上浮，常用方剂有归源汤等。如《外科证治全书·喉部证治》记载："归源汤……治格阳喉痹，顷刻暴痛之证立愈。"[25] 57

（7）针灸治疗。《针灸甲乙经·手足阳明少阳脉动发喉痹咽痛》关于喉痹的针灸治疗记载较多，如："喉痹，完骨及天容、气舍、天鼎、尺泽、合谷、商阳、阳溪、中渚、前谷、商谷、然谷、阳交悉主之。"该书也记载了按照喉痹发生时的不同兼证来分别论述取穴部位，如"喉痹咽肿，水浆不下，璇玑主之""食不下，鸠尾主之""咽如哽，三间主之""不能言，温溜及曲池主之""气逆，口㖞，喉咽如扼状，行间主之""咽中痛，不可纳食，涌泉主之。"[26] 205 《备急千金要方·肺虚实》中："喉痹气逆咳嗽口中涎唾灸肺输七壮。亦可随年壮至百壮。"[27] 308

此外，在《备急千金要方·喉病》中，也记载了有关"马喉痹"的治疗方法："凡喉痹深肿连颊，吐气数者，名马喉痹。治之方，马衔一具，水三升，煮取一升，分三服。"[27] 125

5. 预后

喉痹预后，后世医家认为应在疾病初起给予及时治疗，若治疗不及时易引起其他并发症，使其出现危候。如《包氏喉证家宝》云："喉痹……不速治，则痹郁而兼热毒，致发乳蛾等证。"[28] 2《喉科集腋·喉痹》记载："伤寒后发喉痹乳蛾难治，为气闭不通，无形无势，其症喉项强硬，目睛上视，故多不治。"[18] 25

也有医家记载因误治失治致使疾病复杂难医，如《医学心悟·外科症治方药·喉痹》云："肺绝喉痹，凡喉痹日久，频服清降之药，以致痰涌声瘖，或痰声如曳锯，此肺气将绝之候也。法在难治，宜用独参汤，或兼进八味汤，或兼用十全大补汤。早服者，可救十中之一二。"[29] 237

━━━━━━━━━━ 应用示例 ━━━━━━━━━━

1. 阴虚火旺

《外证医案汇编·口部》：苏州彭，英年内亏，肾液不藏，君相之火上越，以致喉间红肿，蕾斑密密，纳物不利，成为喉痹，最不易治，又兼课读勤劳，心志愈耗。即施咸降之法，亦不过片时之效，欲得全瘳，以怡悦心神为要旨。北沙参、稽豆皮、花粉、官燕、柏子仁、人中白、青盐。[30] 79

《心太平轩医案·喉痹》：太仓蒋州尊令弟，患喉痹，专函招往诊视。案云：足少阴之脉挟咽，连舌本，少阴下亏，则浮游之火上行，或为肿痛，或为蒂坠，甚则为喉痹，皆缘少壮不能节养，复嗜火酒，伤及少阴肾水，失于上供，故脉形细数，而咽嗌时痛也。所幸戒酒节欲，犹可亡羊补牢。治宜壮水潜阳，以为固本之计，固本则浮焰熄矣。更当屏除一切，借禅悦以养疴，佐以药饵维持，久自有效。参、熟地、龟板、麦冬、天冬、生地、元参心、山药、牛膝、阿胶、女贞、杞子、茯苓、研末，又用蜜刺海参四两，放胖洗净，熬膏收老，代蜜为丸，每服五钱，开水送下，调理半载而收功。[31] 54

2. 阴虚痰热

《类证治裁·喉症论治》：房侄，舌下地丁左畔略肿，诵读劳倦则发渴颊红，脘闷痰稠，呼吸不利，脉沉少力，或进寒凉药，腹痛食减。此素禀阴气不足，神劳则五志火动，脾气困倦，故痰气壅而成痹也。经言一阴一阳结谓之喉痹，一阴少阴君火也，一阳少阳相火也，二经之脉，夹咽循喉，火动痰升，结而不散，其源总由肾阴素虚，水不制火使然。用六味丸。熟地（砂仁末拌蒸）、丹皮（酒炒）、加参、麦、贝、膝、藕粉蜜丸。服而平。[32] 363, 364

3. 痰热内壅

《丁甘仁医案续编·咽喉病》：李先生，喉痹燥痛已久，时轻时剧，厥阴之脉循喉，少阴之脉绕喉。少阴阴虚，厥阴火升，以致内热口燥，夜不安寐。微有泛恶，大便不实，舌边红，苔干腻黄。火灼津液为痰，痰浊中阻；肝热胆寒，心肾不得交通也。病情夹杂，非易速痊，姑拟滋阴清肺，涤痰安神，尚希明正。

京元参钱半、薄荷叶八分、冬桑叶三钱、川象贝（各）二钱、朱茯神三钱、枳实炭一钱、鲜竹茹二钱、川雅连三分、银花炭三钱、连翘壳三钱、炒山楂三钱、通草八分、活芦根一尺、朱灯芯二扎。[33] 257

附录一 文献辑录

《医学正传·喉病》：《内经》曰：一阴一阳结，谓之喉痹。王注谓一阴即厥阴，肝与胞络是也。一阳即少阳，胆与三焦是也。四经皆有相火存焉。子和曰：胆与三焦相火，治肝和胞络都无异。东垣曰：火与元气不两立，一胜则一负。盖元气一虚，则相火随起，而喉痹等暴病作矣。夫喉之会厌者，《经》谓之吸门是也。以其司呼吸，主升降，为人身紧关之橐龠门户也。若夫卒然肿痛，水浆不入，言语不通，死在须臾，诚可惊骇。其会厌之两傍肿者，俗谓之双乳蛾，易治；会厌之一边肿者，俗谓之单乳蛾，难治。古方通谓之喉痹，皆相火之所冲逆耳。《经》曰：一水不能胜二火。又曰：一水不能胜五火。甚言其真水之易亏，而相火之易动也。如大怒则火起于肝，房劳则火起于肾，饮食失节则火起于脾胃之类。是故知火者痰之本，痰者火之标，火性急速，故病发则暴悍。治之之法，必先大涌其痰，或以铍针刺其肿处，此急则治标之法也。用药者，必须以《内经》从治之法，而以桔梗、甘草、玄参、升麻、防风、羌活、荆芥、人参、白术、茯苓之类，少加干姜、附子等药为向导，徐徐频与，不可顿服，此为治之大法也。切不可骤服寒凉之药，非徒无益，而且促其死耳。俗人未谙此理，而峻用芩、连、栀、柏之类而正治之，又甚者杂进以大寒草药，频与顿服，但觉肿势稍退，语言略通，而医者病者皆谓获效而喜。殊不知上热未除，中寒复生，其毒气乘虚而入腹，渐而至于发喘不休，不可治矣，良可叹哉！[5] 277, 278

《扁鹊心书·喉痹》：此病由肺肾气虚，风寒客之，令人颐颌粗肿，咽喉闭塞，汤药不下，死在须臾者，急灌黄药子散，吐出恶涎而愈。[6] 26

《诸病源候论·喉心胸病诸侯·喉痹候》：喉痹者，喉里肿塞痹痛，水浆不得入也。人阴阳之气，出于肺，循喉咙而上下也。风毒客于喉间，气结蕴积而生热，致喉肿塞而痹痛。脉沉者为阴，浮者为阳，若右手关上脉，阴阳俱实者，是喉痹之候也。亦令人壮热而恶寒，七八日不治则死。其汤熨针石，别有正方，补养宣导，今附于后。养生方导引法云两手拓两颊，手不动搂肘，使急，腰内亦然，住定放两肋头向外肘髃腰气散尽势，大闷始起，来去七通，去喉痹。又云一手长舒合掌仰，一手捉颏，挽之向外，一时极势二七，左右亦然手不动，两向侧势，急挽之二七，去颈骨急强，头风脑旋，喉痹，髀内冷注，偏风。[7] 160

《医镜·杂门》：要其致病之由，皆由平日感受风热，积之既久，留于上焦，一时未发，乘机而动。[8] 111

《医林绳墨·咽喉》：盖咽喉之症，皆由肺胃积热甚多，痰涎壅盛不已，致使清气不得上升，浊气不得下降，于是有痰热之症见焉。[9] 121

《医林绳墨·咽喉》：近于上者，谓之乳蛾、飞蛾，近于下者，谓之喉痹、闭喉，近于舌本者，谓之本舌、子舌，近于咽嗌者，谓之喉风、缠喉风。八者之间，名虽不同，而病皆出于热也。[9] 123

《卫生宝鉴·咽喉口齿门》：龙麝聚圣丹 治心脾客热，毒气攻冲，咽喉赤肿疼痛，或成喉痹，或结硬不消，愈而复发，经久不差，或舌本肿胀，满口生疮，饮食难咽，并皆服之。南硼砂（研）、川芎各一两，生地黄、犀角屑、羚羊角、南琥珀（研）、南玄参、桔梗、升麻、铅白霜（研）、连翘各五钱，马牙硝、赤茯苓（去皮）、人参、脑子（研）各三钱，朱砂（飞）、牛黄（研）各二钱，麝香三钱（研），上十八味为末，炼蜜丸，每两作十丸，金箔五十片为衣。每服一丸，用薄荷汤或新汲水化下，若细嚼并噙化，津液咽下皆可，食后临卧服。[10] 117

《丹溪心法·缠喉风喉痹》：喉痹大概多是痰热，重者用桐油探吐。一方，射干，逆流水吐之。又方，李实根皮一片，噙口内，更用李实根研水敷项上一周遭。（用新采园中者。）[11] 244, 245

《丹溪心法·缠喉风喉痹》：喉痹，风热痰，先以千缗汤，后以四物加黄芩、知母，养阴则火降。又方，猪牙皂角为末，和霜梅噙。又方，木鳖子用盐水浸，噙一丸。又方，茜草一两一服，降血中之火。又方，焰硝半钱，枯矾半钱，砒砂一钱，为末，杜仲、牛膝捣汁调。[11] 245

《古今医鉴·幼科》：小儿脾胃，本自娇嫩，易于伤积，且如乳食伤胃，则为呕吐；乳食伤脾，则为泄泻。

吐泻既久，则成慢惊，或为疳病。乳食停积，则生湿痰，痰则生火，痰火交作，则为急惊，或成喉痹，痰火结滞，则成痫吊，或为喘嗽。[12] 190

《古今医鉴·咽喉》：古方通谓之喉痹，皆相火之所冲逆耳。[12] 140

《景岳全书·咽喉》：盖少阴之脉络于横骨，终于会厌，系于舌本，凡阴火逆冲于上，多为喉痹，但少阴之火，有虚有实，不得类从火断。若果因实火，自有火证火脉，亦易知也；若因酒色过度，以致真阴亏损者，此肾中之虚火证也，非壮水不可。[13] 621

《景岳全书·咽喉》：格阳喉痹，由火不归元，则无根之火客于咽喉而然，其证则上热下寒，全非火证。[13] 622

《重楼玉钥·诸风秘论》：红肿于两旁兼闭塞，是为喉痹。[14] 6

《杂病源流犀烛·咽喉音声病源流》：一曰喉痹。痹者，闭也，必肿甚，咽喉闭塞，为天气不通，乃风痰郁火，热毒相攻之症。[15] 383

《万病回春·小儿杂病》：喉痹者，热毒也。会厌两旁肿者，为双乳蛾，是易治；一旁肿者，为单乳蛾，是难治；乳蛾差小者，为喉痹；热结于咽喉，且麻且痒，肿绕于外，名咽喉风；喉痹暴发暴死者，名走马喉风是也。甘桔汤治小儿咽喉肿痛，风热等毒。桔梗二钱，防风、荆芥、薄荷、黄芩、甘草各一钱。上锉一剂，水煎，食后，频频温服。碧雪治心肺积热，上攻咽喉，肿痛闭塞，水浆不下，或生疮疖，重舌、木舌并治。碧雪真青黛，硼砂与焰硝；蒲黄甘草末，等分掺咽喉。[16] 403, 404

《咽喉经验秘传·诊法》：喉痹属虚火者，用药遵《内经》从治法，桔梗、甘草、升麻、玄参、防风、羌活、荆芥、人参、白术、茯苓之类，少加姜、附为向导，须频频服之，不可骤用寒凉。近俗不明此理，峻用苦寒，肿势稍退，语言稍清，即为获效，不知邪热未除，被寒郁闭，毒即内陷，喘促顿作，不可治矣。[17] 5

《咽喉经验秘传·诊法》：外感风寒作喉痹，或有疮，或无疮，通用甘桔汤加荆芥、连翘、牛蒡子、防风、竹茹，《活人》用半夏、桂枝、甘草各二钱五分，加生姜，煎汤服，治暴寒中人咽痛之症。[17] 6

《咽喉经验秘传·通喉痹论》：喉痹咽嗌痛者，咽喉俱病，此天地之气俱闭塞也。病喉痹者，必兼咽嗌痛；咽嗌痛者，未必兼喉痹也。[17] 2

《喉科集腋·喉痹》：云喉痹者，谓喉中呼吸不通，言语不出而天气闭塞也。云咽痛及嗌痛者（按咽之低处为嗌），谓咽喉不能纳唾，与食而气地气闭也。云喉痹咽嗌痛者，谓咽喉诸病，天地之气并闭塞也。[18] 28

《喉科集腋·喉痹》：伤寒后发喉痹乳蛾难治，为气闭不通，无形无势，其症喉项强硬，目睛上视，故多不治。[18] 25

《脉因证治·喉痹》：五匙散，治风热喉痹，及缠喉风。朴硝一两五钱，硼砂五钱，脑子三钱，僵蚕，以竹管吹末入喉中。[19] 114

《张氏医通·咽喉门》：硼砂丹，治缠喉风，风热喉痹。硼砂（生研）、白矾（生研）各一钱，西牛黄、人爪甲（焙脆，研）各一分，为极细末，以烂白霜梅肉三钱，研糊分作四丸噙化，取涌顽痰立效。[20] 402

《太平惠民和剂局方·治咽喉口齿》：如圣汤，治风热毒气上攻咽喉，咽痛喉痹，肿寒妨闷。及肺痈咳嗽，咯唾脓血，胸满振寒，咽干不渴，时出浊沫，气自腥臭，久久吐脓，状如米粥。又治伤寒咽痛。苦桔梗（炒）一两、甘草（炒）二两，上为粗末。每服二钱，水一盏，煎至七分，去渣，温服，小儿时时呷服，食后临卧。[21] 73

《成方切用·泻火门》："甘桔汤，《金匮》（名桔梗汤），治少阴咽痛喉痹，肺痈吐脓，干咳无痰，火郁在肺。手少阴心脉挟咽，足少阴肾脉循喉咙，火炎则痛。经曰：一阴一阳结，谓之喉痹。一阴，少阴君火；一阳，少阴相火也。《金匮》云：热之所过，血为之凝滞，蓄结痈脓，吐如米粥，始萌可救，脓成难治。火郁在肺，则干咳无痰。甘草二两、桔梗一两或等分。[22] 356

《外科证治秘要·喉痹》：多因虚火郁火，或有兼风热痰火者，其症咽唾妨碍，咽喉不肿不红，但觉干燥而痛，饮食却无妨碍。

阴虚郁火喉痹，有患之数年，而难速效者，惟雪梨最为合宜。煎方：沙参五钱，大生地六钱，麦冬、玉竹各三钱，石斛、苏子、龟板、蛤黛散各四钱，元参二钱，川贝、知母、丹皮、阿胶各一钱五分，石决明八钱，雪梨一两。

风热痰火喉痹，其人嗜酒，素有痰火，偶感风寒，咽喉干燥略肿，不甚红，而咽唾觉痛。或初起数日，微有寒热，延至二、三十日，咽喉仍痛者是也。煎方：射干，杏仁，麦冬，连翘，石斛，元参，桔梗，甘草，羚羊角，川贝母。久不愈，仍当滋阴，如上方意。[23] 28

《古今名医方论》：滋肾丸，治肺痿声嘶，喉痹，咳血，烦躁。黄柏二两（酒炒），知母二两（酒浸，炒），肉桂一钱，右为细末，熟水丸桐子大。每服五十丸，空心下。罗东逸曰：此丸为肾家水竭火炎而设。夫水竭则肾涸，肾涸则下泉不钟，而阳盛于上，斯喉痹、痰结、烦躁之证作；火炎则金伤，金伤则泽燥高原，无以蒸响布泃，斯声嘶、咳血、焦痿之证生。此时以六味补水，水不能遽生也；以生脉保金，金不免犹燥也。惟急用黄柏之苦以坚肾，则能杀龙家之沸火，是谓浚其源而安其流；继用知母之清以凉肺，则能全破伤之燥金，是谓沛之雨而腾之露；然恐水火之不相入而相射也，故益以肉桂之反佐为用，兼以导龙归海，于是坎盈窖而流渐长矣。此滋肾之旨也。[24] 111

《针灸甲乙经·手足阳明少阳脉动发喉痹咽痛》：喉痹，不能言，取足阳明；能言，取手阳明。喉痹，完骨及天容、气舍、天鼎、尺泽、合谷、商阳、阳溪、中渚、前谷、商丘、然谷、阳交悉主之。喉痹咽肿，水浆不下，璇玑主之。喉痹，食不下，鸠尾主之。喉痹，咽如哽，三间主之。喉痹不能言，温溜及曲池主之。喉痹气逆，口喝，喉咽如扼状，行间主之。咽中痛，不可纳食，涌泉主之。[26] 205

《备急千金要方·喉病》：凡喉痹深肿连颊，吐气数者，名马喉痹。治之方，马衔一具，水三升，煮取一升，分三服。又方毡中苍耳三七枚，烧末，水服之。又方马鞭草根一握，勿中风，截去两头捣取汁服。又方烧谷奴灰，酒服之，立破。[27] 125

《备急千金要方·肺虚实》：喉痹气逆咳嗽口中涎唾灸肺输七壮。亦可随年壮至百壮。[27] 308

《包氏喉证家宝》：喉痹。属热、属痰、属风。风多者，吹本医士碧玉散。痰多者，吹秋字药。不速治，则痹郁而兼热毒，致发乳蛾等证。治法去风痰，解热毒，开郁。[28] 2

《医学心悟·外科症治方药·喉痹》：肺绝喉痹，凡喉痹日久，频服清降之药，以致痰涌声瘖，或痰声如曳锯，此肺气将绝之候也。法在难治，宜用独参汤，或兼进八味汤，或兼用十全大补汤。早服者，可救十中之一二。[29] 237

《外证医案汇编·口部》：苏州彭，英年内亏，肾液不藏，君相之火上越，以致喉间红肿，蕾斑密密，纳物不利，成为喉痹，最不易治，又兼课读勤劳，心志愈耗。即施咸降之法，亦不过片时之效，欲得全瘳，以怡悦心神为要旨。北沙参、穞豆皮、花粉、官燕、柏子仁、人中白、青盐。[30] 79

《类证治裁·喉症论治》：房侄，舌下地丁左畔略肿，诵读劳倦则发渴颊红，脘闷痰稠，呼吸不利，脉沉少力，或进寒凉药，腹痛食减。此素禀阴气不足，神劳则五志火动，脾气困倦，故痰气壅而成痹也。经言一阴一阳结谓之喉痹，一阴少阴君火也，一阳少阳相火也，二经之脉，夹咽循喉，火动痰升，结而不散，其源总由肾阴素虚，水不制火使然。用六味丸。熟地（砂仁末拌蒸）、丹皮（酒炒）、加参、麦、贝、膝、藕粉蜜丸。服而平。[32] 363, 364

《丁甘仁医案续编·咽喉病》：李先生，喉痹燥痛已久，时轻时剧，厥阴之脉循喉，少阴之脉绕喉。少阴阴虚，厥阴火升，以致内热口燥，夜不安寐。微有泛恶，大便不实，舌边红，苔干腻黄。火灼津液为痰，痰浊中阻；肝热胆寒，心肾不得交通也。病情夹杂，非易速痊，姑拟滋阴清肺，涤痰安神，尚希明正。

京元参钱半、薄荷叶八分、冬桑叶三钱、川象贝（各）二钱、朱茯神三钱、枳实炭一钱、鲜竹茹二钱、

川雅连三分、银花炭三钱、连翘壳三钱、炒山楂三钱、通草八分、活芦根一尺、朱灯芯二扎。[33] 257

附录二　常用方药

龙麝聚圣丹：南硼砂（研）、川芎各一两，生地黄、犀角屑、羚羊角、南琥珀（研）、南玄参、桔梗、升麻、铅白霜（研）、连翘各五钱，马牙硝、赤茯苓（去皮）、人参、脑子（研）各三钱，朱砂（飞）、牛黄（研）各二钱，麝香三钱（研），上十八味为末，炼蜜丸，每两作十丸，金箔五十片为衣。每服一丸，用薄荷汤或新汲水化下，若细嚼并噙化，津液咽下皆可，食后临卧服。（《卫生宝鉴•咽喉口齿门》）[10] 117

甘桔汤：桔梗二钱，防风、荆芥、薄荷、黄芩、甘草各一钱。上锉一剂，水煎，食后，频频温服。（《万病回春•小儿杂病》）[16] 404

五匙散：朴硝一两五钱，硼砂五钱，脑子三钱，僵蚕，以竹管吹末入喉中。（《脉因证治•喉痹》）[19] 114

硼砂丹：硼砂（生研）、白矾（生研）各一钱，西牛黄、人爪甲（焙脆，研）各一分，为极细末，以烂白霜梅肉三钱，研糊分作四丸噙化，取涌顽痰立效。（《张氏医通•咽喉门》）[20] 402

如圣汤：苦桔梗（炒）一两，甘草（炒）二两，上为粗末。每服二钱，水一盏，煎至七分，去渣，温服，小儿时时呷服，食后临卧。（《太平惠民和剂局方•治咽喉口齿》）[21] 73

滋肾丸：黄柏二两（酒炒），知母二两（酒浸，炒），肉桂一钱，右为细末，熟水丸桐子大。每服五十丸，空心下。（《古今名医方论》）[24] 111

归源汤：大附子（生者，一枚，去皮脐，切作大片，用白蜜涂炙令透老黄色为度）。上收贮，临用取如粞一粒，口含咽津，治格阳喉痹，顷刻暴痛之证立愈。（《外科证治全书•喉部证治》）[25] 57

六味丸：熟地（砂仁末拌蒸）、丹皮（酒炒）、加参，麦，贝，膝，藕粉蜜丸。服而平。（《类证治裁•喉症论治》）[32] 363, 364

参 考 文 献

[1] 佚名. 黄帝内经素问 [M]. 北京：人民卫生出版社，2012.
[2] 佚名. 黄帝内经灵枢 [M]. 北京：中国医药科技出版社，2016.
[3] 佚名. 神农本草经 [M]. [清] 顾观光，重编. 北京：人民卫生出版社，1956.
[4] [汉] 张仲景. 伤寒论 [M]. 北京：中国医药科技出版社，2016.
[5] [明] 虞抟. 医学正传 [M]. 郭瑞华，马湃，王爱华，校注. 北京：中医古籍出版社，2002.
[6] [宋] 窦材. 扁鹊心书 [M]. [清] 胡珏，参论，柴可群，等，校注. 北京：中国中医药出版社，2015.
[7] [隋] 巢元方. 诸病源候论 [M]. 北京：人民卫生出版社，1955.
[8] [明] 王肯堂. 医镜 [M]. 于兆平，王振国，校注. 北京：中国中医药出版社，2015.
[9] [明] 方隅. 医林绳墨 [M]. 北京：商务印书馆，1957.
[10] [元] 罗天益. 卫生宝鉴 [M]. 许敬生，校注. 北京：中国中医药出版社，2007.
[11] [元] 朱震亨. 丹溪心法 [M]. 王英，竹剑平，江凌圳，整理. 北京：人民卫生出版社，2017.
[12] [明] 龚信. 古今医鉴 [M]. [明] 龚廷贤，续编；[明] 王肯堂，订补；熊俊，校注. 北京：中国医药科技出版社，2014.
[13] [明] 张介宾. 景岳全书 [M]. 赵立勋，校. 北京：人民卫生出版社，1991.
[14] [清] 郑梅涧. 重楼玉钥 [M]. 北京：人民卫生出版社，1956.
[15] [清] 沈金鳌. 杂病源流犀烛 [M]. 李占水，李晓琳，校注. 北京：中国中医药出版社，1994.
[16] [明] 龚廷贤. 万病回春 [M]. 张效霞，整理. 北京：人民卫生出版社，2007.
[17] 佚名. 咽喉经验秘传 [M]. 薛松，校注. 北京：中国中医药出版社，2015.
[18] [清] 沈青芝. 喉科集腋 [M]. 北京：中医古籍出版社，1982.
[19] [元] 朱丹溪. 脉因证治 [M]. 阎平，校注. 北京：中国医药出版社，2008.
[20] [清] 张璐. 张氏医通 [M]. 李静芳，建一，校注. 北京：中国中医药出版社，1995.
[21] [宋] 陈承，裴宗元，陈师文. 太平惠民和剂局方 [M]. 鲁兆麟，主校. 沈阳：辽宁科学技术出版社，1997.

[22] [清] 吴仪洛. 成方切用 [M]. 李志庸, 廖俊翔, 支济靓, 校注. 北京: 中医古籍出版社, 2013.

[23] [清] 王旭高. 外科证治秘要 [M]. 北京: 中医古籍出版社, 2005.

[24] [清] 罗美. 古今名医方论 [M]. 张慧芳, 伊广谦, 校注. 北京: 中国中医药出版社, 1994.

[25] [清] 许克昌, 毕法. 外科证治全书 [M]. 曲祖贻, 点校. 北京: 人民卫生出版社, 1987.

[26] [晋] 皇甫谧. 针灸甲乙经 [M]. 韩森宁, 张春生, 徐长卿, 点校. 郑州: 河南科学技术出版社, 2017.

[27] [唐] 孙思邈. 备急千金要方 [M]. 北京: 人民卫生出版社, 1982.

[28] [清] 包三鏸. 包氏喉证家宝 [M]. 曹炳章, 圈校. 上海: 大东书局, 1937.

[29] [清] 程国彭. 医学心悟 [M]. 闫志安, 校注. 北京: 中国中医药出版社, 1996.

[30] [清] 余景和. 外证医案汇编 [M]. 尚冰, 校注. 北京: 中国中医药出版社, 2015.

[31] [清] 徐锦. 心太平轩医案 [M]. 卢棣, 卢玉琼, 任杰, 校注. 北京: 中国中医药出版社, 2015.

[32] [清] 林珮琴. 类证治裁 [M]. 李德新, 整理. 北京: 人民卫生出版社, 2005.

[33] 丁甘仁. 丁甘仁医案续编 [M]. 吴中泰, 整理. 上海: 上海科学技术出版社, 1989.

（古豫蕾）

第三十二章 喉 喑

喉喑是指声音不扬或嘶哑，甚或失音为主要表现的喉科疾病。多因风寒或风热侵犯肺经，或因肺、脾、肾虚损，声门开合不利而致。由于历代对本病证的认识不同，所沿用的名称很多，如"喑哑""声喝""喉瘖""卒喑""卒然无音""瘖瘁""暴喑""久喑""暴言难""猝哑""卒失音""卒风瘖""暴咳失声""暴哑"等。西医学中急慢性喉炎、声带息肉、声带小结等见诸上述表现者，可参考本病治疗。

━━━━━ 经典原文 ━━━━━

《素问·宣明五气》：五邪所乱：邪入于阳则狂，邪入于阴则痹，搏阳则为巅疾，搏阴则为喑。[1]104

《素问·脉解》：所谓入中为喑者，阳盛已衰，故为喑也。内夺而厥，则为喑俳，此肾虚也，少阴不至者，厥也。[1]183

《素问·奇病论》：黄帝问曰：人有重身，九月而喑，此为何也？岐伯对曰：胞之络脉绝也。帝曰：何以言之？岐伯曰：胞络者系于肾，少阴之脉，贯肾系舌本，故不能言。帝曰：治之奈何？岐伯曰：无治也，当十月复。[1]176

《素问·脉要精微论》：心脉搏坚而长，当病舌卷不能言。[1]70

《素问·大奇论》：肝脉鹜暴，有所惊骇，脉不至若喑，不治自已……胃脉沉鼓涩，胃外鼓大，心脉小坚急，皆隔偏枯。男子发左，女子发右，不喑舌转，可治，三十日起，其从者喑，三岁起，年不满二十者，三岁死。[1]180, 181

《素问·刺禁论》：刺舌下中脉太过，血出不止为喑。[1]189

《素问·腹中论》：有病膺肿颈痛胸满腹胀，此为何病？何以得之？岐伯曰：名厥逆。帝曰：治之奈何？岐伯曰：灸之则喑，石之则狂，须其气并，乃可治也。帝曰：何以然？岐伯曰：阳气重上，有余于上，灸之则阳气入阴，入则喑。[1]154

《灵枢·杂病》：厥胸满，面肿，唇漯漯然，暴言难，甚则不能言，取足阳明。厥气走喉而不能言，手足清，大便不利，取足少阴。[2]86, 87

《灵枢·忧恚无言》：黄帝问于少师曰：人之卒然忧恚而言无音者，何道之塞，何气出行，使音不彰？愿闻其方。少师答曰：咽喉者，水谷之道也。喉咙者，气之所以上下者也。会厌者，音声之户也。口唇者，音声之扇也。舌者，音声之机也。悬雍垂者，音声之关也。颃颡者，分气之所泄也。横骨者，神气所使，主发舌者也……人卒然无音者，寒气客于厌，则厌不能发，发不能下至，其开阖不致，故无音。[2]171

《灵枢·玉版》：音嘶色脱，是五逆也。[2]151

《灵枢·经脉》：手少阴之别，名曰通里……其实则支膈；虚则不能言，取之掌后一寸，别走太阳也……足阳明之别，名曰丰隆……其病气逆则喉痹卒喑……取之所别也。[2]51, 52

《灵枢·寒热病》：暴瘖气鞭，取扶突与舌本出血。[2]76

《伤寒论·辨少阴病脉证并治》：少阴病，咽中伤，生疮，不能语言，声不出者，苦酒汤主之。[3]81

《金匮要略方论·脏腑经络先后病脉证》曰：语声喑喑然不彻者，心膈间病。[4]9

《金匮要略方论·百合狐惑阳毒病脉证治》曰：狐惑之为病……蚀于喉为惑……蚀于上部则声喝。[4]15

钩玄提要

1. 病名

关于喉喑的病名《黄帝内经》中记载有"瘖""暴瘖""音嘶""卒喑""暴喑""失音"。《金匮要略》中载有"声喝"。后世医家多沿用此命名。

2. 病因病机

《黄帝内经》认为喉喑的病因病机有邪气侵袭、肾精亏虚、情志所伤等。

（1）邪气侵袭。邪聚于阴脉、寒气客于咽等是发病的主要外邪。如《素问·宣明五气》载为"搏阴则为瘖"。后世医家在《素问释义》谓："邪聚于阴脉，经气不能上通，故喑。"[5]91《灵枢·忧恚无言》载为"寒气客于咽"。[2]171后世医家在《灵枢集注》进一步解释为："寒气者，足少阴寒水之气也……如寒气客于厌，则厌不能发，谓不能开也。"[6]385说明邪气侵袭，阻滞经气乃是本病的病因病机。

（2）肾精亏虚。肾精亏虚导致精气不能上达而发生声嘶。《素问·脉解》认为："瘖俳，肾虚也。"[1]183清代医家在《素问集注·脉解》谓："内夺而厥，则为喑俳，此肾虚也……痱之为病，四肢不收，盖不能言而兼之四肢不收，此肾虚概逆之所致也。"房劳过度，肾精亏虚，精气不能上荣于窍而发病。[7]166

（3）情志所伤。情志因素与在情志因素影响下的不当用声可导致声嘶。《素问·大奇论》曰："肝脉骛暴，有所惊骇，脉不至若瘖。"[1]180

3. 症状与诊断

喉喑的症状，《灵枢·杂病》记载："厥胸满，面肿，唇漯漯然，暴言难，甚则不能言。"[2]86《金匮要略方论·脏腑经络先后病脉证》曰："语声喑喑然不彻者，心膈间病。"[4]9《金匮要略心典》认为："喑喑然不彻者，病在心肺，则气道塞而音声不彰也。"[8]5

《素问玄机原病式·六气为病》提出"暴瘖，猝痖也"。[9]19《类经·针刺类》进一步提出："喑，声痖不能言也。"[10]404认为喉喑的症状为发音困难，声音嘶哑，语出不利，甚至失音。

4. 治法方药

针对喉喑的治疗，《黄帝内经》未载具体方药治疗方法。《伤寒论·辨少阴病脉证并治》载有苦酒汤。[3]87《圣济总录·咽喉门》记载："治咽中生疮，语声不出，苦酒汤方。半夏（五枚汤洗七度去滑切焙）、鸡子（一枚敲破泻去黄），右二味，以苦酒并半夏，内于鸡子壳中，于火上煎三五沸，候温去半夏，就壳分为二服饮之。差。"[11]2085《伤寒寻源·苦酒汤》亦指出"少阴病，咽中伤，生疮，不能语言，声不出者，苦酒汤主之。谛实咽痛之属少阴病，始而痛者，继且咽中伤生疮矣，不能语言，声不出，则阴火沸腾，并舌本亦强矣。以半夏（十四枚）、鸡子（一枚，去黄），上二味，内半夏著苦酒中，以鸡子壳置刀环中，安火上，令三沸，去滓，少少含咽之，不差，更作三剂。"[12] 177《肘后备急方·治卒风喑不得语方》曰："治卒不得语方。以苦酒煮菰子，敷颈一周，以衣苞，一日一夕乃解，即瘥。"[13] 58

　　针灸治疗喉喑《灵枢》中记载较多，如《灵枢·寒热病》记载有"暴喑气鞕，取扶突与舌本出血"。[2] 76《灵枢·杂病》载有"暴言难，甚则不能言，取足阳明。厥气走喉而不能言，手足清，大便不利，取足少阴……喉痹，不能言，取足阳明"。[2] 86, 87《灵枢·经脉》曰："手少阴之别，名曰通里……虚则不能言，取之掌后一寸，别走太阳也。"[2] 52《灵枢·忧恚无言》记载："足之少阴，上系于舌……取之天突，其厌乃发也。"[2] 171 关于针灸治疗喉喑的论述多是针对喉喑急症。

5. 预后

　　《灵枢·玉版》曰："音嘶色脱，是五逆也。"[2] 151 指出痈疽之证出现声音嘶哑，面无血色，多提示疾病预后不良。《素问·大奇论》曰："肝脉骛暴，有所惊骇，脉不至若喑，不治自已……胃脉沉鼓涩，胃外鼓大，心脉小坚急，皆隔偏枯，男子发左，女子发右，不喑舌转，可治，三十日起，其从者喑，三岁起，年不满二十者，三岁死。"[1] 180, 181《素问集注·大奇论》曰："言肝脉之来疾而暴乱者，必有所惊骇故也。此言因惊骇，而致肝脉暴乱，非东方肝木，其病发惊骇也。脉络阻于下，则音不出于上，脉络疏通，其音自复，故脉不至而喑者，不须治之，其病自已；夫营卫气血，虽生于阳明，主于心脏，然始于先天之肾中，少阴之脉，贯肾系舌本，不喑舌转，是先天之根气不伤，故为可治。偏枯而主三十日起者，言其愈之速也，其从者喑，三岁起。从，顺也。谓男子发左，女子发右，阴阳血气虽顺，而喑者至三岁之久，而后能复也。"[7] 162, 163 认为惊骇而致肝脉暴乱，失音不语，肝脉通则音声复，无需治疗。另外如果先天肾气不伤，则喉喑可治，预后良好。

传承发展

1. 病因病机

　　《黄帝内经》载述本病的发生主要为外感和内伤所致，外感致喑，病多责之于肺；内伤致喑，病多责之于心、肝、肾。除此之外还有因妊娠而致失音。后世医家在此基础上，对喉喑的病因病机有了更全面的认识，具体包括以下几个方面。

　　（1）寒邪侵袭。风寒侵袭，邪袭肺卫，寒凝于喉，致声门开合不利而发病。在《诸病源候论》一书中论述较多。其卷一和卷二分别论述有："风寒客于会厌之间。故卒然无音。"[14] 1 "中冷声嘶者，风冷伤于肺之所为也。肺主气，五脏同受气于肺，而五脏有五声，皆禀气而通之……风冷为阴，阴邪搏于阳气，使气道不调流，所以声嘶也。"[14] 10《备急千金要方·诸风》曰："风邪入脏，寒气客于中，不能发则痦痖喉痹舌缓，不时服药针灸，风逐脉流入脏，使人卒然痖。"[15] 154《外台秘要·风失音不语方》曰："风寒客于会厌之间，故卒然无音，皆由风邪所伤，故谓风失音不语。"[16] 387 此外尚有因风寒袭于皮毛，热郁于内，肺卫闭塞喉窍而发病。如《张氏医通·喑》曰："盖暴喑总是寒包热邪，或本内热而后受寒，或先外感而食寒物。"[17] 82《景岳全书·声痖》注："因热极暴饮冷水，或暴吸风寒而致痖者，乃又其易者也。"[18] 617 清代提出了"大寒"直犯肾脏的致喑学说。如《喉科心法·咽喉痛失音》中记载："又有暴病声哑，咽痛异常，不红不肿，猝然而起，或欲咳而不能，或清痰而上溢，脉沉细而弦紧，此大寒犯肾。"[19]18

（2）热邪袭肺。风热邪毒侵犯肺金，导致肺气不宣，邪热结于咽喉而致喑。《普济方·咽喉门》曰："若风邪热毒在于脾腑，则阴阳不和气道否涩。上焦壅塞，风热之气上冲喉，攻于会厌，故令肿痛，语声不出也。"[20]424《杂病源流犀烛·咽喉音声病源流》曰："盖声哑者，莫不由于肺热……暴喑者，莫不由于火盛。"[21]391《张氏医通·喑》亦曰："又咽痛起于四五日间……其声虽哑而尚有音破浊，脉大缓而右寸尤甚，此热结于肺也。"[17]82《本草纲目·音声》亦有音有肺热，瘖有寒包热、有狐惑等记述。[22]125

（3）五脏虚损。此学说主要是喉喑虚证的相关理论。如《景岳全书·声瘖》曰："声音出于脏气，凡脏实则声弘，脏虚则声怯，故凡五脏之病皆能为瘖。"[18]616经分析后提出了"是知声音之病，虽由五脏，而实为心之神，肺之气，肾之精，三者为之主耳"的著名论述。《古今医统大全·声音门》提出："肾者人身之根本……则元气寝弱，而语瘖者有之。"[23]1367《景岳全书·声瘖》注："至于酒色过伤……嗽久而瘖者，此肾水枯涸之病也。"[18]616《仁斋直指方论》亦提出心、肺、肾与发声的生理的机制，认为五脏之病皆能致喑。[24]295

（4）痰瘀阻窍。邪聚于喉，使喉之脉络受损，导致痰凝血瘀而致喑。《仁斋直指方论·声音》记载了痰热为喑的病机。其曰："风寒暑湿，气血痰热，邪气有干于心肺者。"[24]295《景岳全书·声瘖》曰："瘖哑之病当知虚实。实者，其病在标，因窍闭而瘖也……至若痰涎立闭。"[18]616《杂病源流犀烛·咽喉音声病源流》曰："声重者，莫不由于肺热痰稠。"[21]391《医碥·瘖》亦指出："盖声出于肺……喉为道路……又火盛则痰壅，痰壅肺窍，是为金实亦不鸣也。"[25]229《证治准绳·喑》曰："肺间邪气，胸中积血作痛，失音。"[26]211认为邪气入肺，日久成瘀而致失音。另外《张氏医通·喑》中记载："失音大都不越于肺……肥人痰湿壅滞，气道不通。"[17]82认为湿痰也可致喑。

（5）逆风号叫，多言伤气。因不正确用声所致。如《类证治裁·失音》记载："其逆风叫号，致伤会厌者。"[27]102《古今医统大全·声音门》曰："有因争竞大声号叫，以致失声。或因歌唱伤气，而声不出，此不内外因也。"[23]1367《景岳全书·声瘖》曰："此外，复有号叫、歌唱、悲哭……而致瘖。"[18]617可见逆风号叫，多言伤气为发生本病的病因之一。

2. 症状与诊断

关于喉喑的症状，《灵枢·杂病》《素问·宣明五气》已有相关记载，后世医家在上述基础上，对喉喑的症状作了比较全面的概述。如《类经·针刺类》曰："喑，声瘖不能言也。"[10]404《素问玄机原病式·六气为病》中提出"暴瘖，猝瘖也"。[9]19《诸病源候论·风湿候》曰："入脏则瘖痖，口舌不收。"[14]5《张氏医通·喑》指出："暴哑声不出，咽痛异常，卒然而起。"[17]82《景岳全书·声瘖》进一步指出："瘖哑即瘖……瘖哑之病，当知虚实。"[18]616即喉喑的症状以咽痛，声嘶，语出不利，甚则失声为主要表现，并且其病有虚实之分。

3. 治法方药

喉喑的治疗，《黄帝内经》中未有方药记载。自《肘后备急方》开始有证型方药出现，如"以苦酒煮艽子。敷颈一周，以衣苞，一日一夕乃解，即瘥"。后世医家在此基础上，对喉喑的治疗主要从以下几个方面论述。

（1）疏散风邪，宣肺开音。根据风寒、风热致喑病机，后世医家记载的方剂有杏人煎方、三拗汤、出声音方、甘桔汤、麻杏石甘汤、荆芥汤、菖蒲圆方、四阴煎、神效散、葳蕤汤等。如《外台秘要·咳失声方》"古今验录疗暴中冷伤寒……失音声者方""又疗暴咳，失声语不出，杏人煎方"。[16]258《古今医统大全·声音门》的"有外感风寒……郁嗽而声哑，三拗之类"。[23]1367《证治准绳·喑》中"治寒气客于厌"的玉粉丸。[26]211《医学入门·咽喉附失音》中治风寒失音的甘桔汤加减或诃子散。[28]451《张氏医通·喑》中治"寒气客于会厌，卒然而喑"用麻杏石甘汤。[17]82《太平惠民和剂局方·咽喉口齿》提出"治风热肺壅，咽喉肿痛，语声不出"用荆芥汤。[29]74《太平圣惠方·治咽喉肿痛语声不出诸方》有"风热之气，上冲咽喉，攻于会厌……语声不出"用生姜膏方，菖蒲圆方治疗。[30]713《罗氏会约医镜·论声喑》谓："麦门冬汤治火邪侵肺，或咳嗽喘急，上焦热甚而声喑者。"[31]177《脉因证治·喉痹》谓："神效散治热肿语声不出。"[32]114《医学心悟·伤寒兼证》记载"治风温语音难出"用葳蕤汤加减。[33]87

（2）清热泻火，利喉开音。常用方剂有发声汤、冬茯苏贝汤、二阴煎、竹叶石膏汤、柴胡清肝散、紫菀散。常用药物有玄参、丹参、麦冬、生地、桔梗、天花粉、石斛、紫菀等。《辨证录·瘖哑门》曰："人有口渴之极，快饮凉水，忽然瘖哑，不能出声，人以为心火亢热也，谁之肺气之闭乎……方用发声汤，此症亦可用冬茯苏贝汤。"[34]653、654《景岳全书·声瘖》曰："心火盛者，二阴煎。胃火上炎者，竹叶石膏汤。肝胆火盛者，柴胡清肝散之类主之。"[18]617《张氏医通·喑》载："若咳喘气促，而胸中满闷，声喑不出者，肺胃气燥，不能祛散余邪也，紫菀散主之。"[17]82

（3）滋阴补虚，益气养血。常用方剂有生脉散、异功散、清音汤、六味丸、八味丸、左归丸、右归丸等。常用药物为生地、麦冬、人参、知母、玄参、桔梗、诃子、半夏、附子等。《张氏医通·喑》曰："凡咽干声槁者，润肺为主，生脉散合异功散。"[17]82《类证治裁·失音》谓："其总治气血虚燥，喉音不清者，清音汤、加减诃子汤、脂蜜膏方。"[27]102《景岳全书·声瘖》曰："凡色欲伤阴，病在肾者，宜六味丸、八味丸、左归丸、右归丸、人参平肺汤、大补元煎之类……凡病人久嗽声哑者，必由元气大伤，肺肾俱败，但宜补肺气，滋肾水，养金润燥，其声自出，或略加诃子、百药煎之类。"[18]617以上主要从肺肾虚损论治。

（4）化痰开窍。常用方剂有桔干汤、二陈导痰汤、麻杏石甘汤等。常用药物有射干、桔梗、荆芥、半夏、杏仁、陈皮等。《类证治裁·失音》论治中有"其痰热客肺，喘急上气致失音者，以桔干汤之属疏其壅"。[27]102《张氏医通·喑》则谓："肥人痰湿壅滞，气道不通而声喑者，二陈导痰汤涤之，一切滋补皆为禁剂……若冬月咳嗽，寒痰结于咽喉，语声不出……麻杏石甘汤或续命汤选用。"[17]82《医碥·瘖》曰："寒痰结滞，五粉丸。"[25]229从上述医论中可以看出：痰证有热痰、湿痰和寒痰诸证之分，后世医家针对不同的证型选择了不同的方剂。

（5）休声养息。《古今医统大全·声音门》曰："有因争竞大声号叫，以致失声。或因歌唱伤气，而声不出，此不内外因也，养息自愈。"[23]1367而《类证治裁·失音》和《张氏医通·喑》则对此证分别予以用药治疗。如"其逆风叫号，致伤会厌者，以养金汤之属清其音"[27]102；"叫骂声嘶而喉破失音者，十全大补汤"。[17]82选方乃根据声嘶的严重程度，辨证分析。

（6）针灸治疗。内经中已有多处记载，后世医家针对本病采用针灸治疗方法亦有诸多记载。如《针灸甲乙经》其《寒气客于会厌发喑不能言第二篇》记载有："喑不能言，刺脑户。暴喑不能言，喉嗌痛，刺风府……喉痛，喑不能言，天窗主之……暴喑不能言，支沟主之。喑不能言，合谷及涌泉、阳交主之。"[35]198《针灸大成·鼻口门》记载有针刺间使、支沟、灵道、鱼际、合谷、阴谷、复溜、然谷，可以治疗失音不语。[36]395《备急千金要方·头面》注："支沟、天窗、扶突、曲鬓、灵道主暴瘖不能言；然谷、太溪主嗌内肿，气走咽喉而不能言；三里、温溜、曲池、中渚、丰隆主喉痹不能言。"[15]526《儒门事亲·喉闭》记载有用针刺穴位放血治疗失音。如"夫男子、妇人喉闭，肿痛不能言，微刺两手大拇指，去爪甲如韭叶，是少商穴。少商，是肺金之井穴也。以铍针刺血出立愈"。[37]136 上述论述治疗喉暗的方法有针刺及穴位放血，主要以手足阳明、手少阳、足少阴和手太阴以及督脉和任脉等经穴位为主，对现代临床仍有一定的指导意义。

（7）外治疗法。外治法是治疗咽喉疾病的重要方法之一，历代所用外治方法有噙化、吹药、含漱、外敷等。

1）噙化法。《寿世保元·喉痹声哑》用"薄荷（二两）、细茶（一两）、白硼砂（七钱）、乌梅肉（二十一个）、贝母（二钱）、冰片（三分）、孩儿茶（五钱），上为细末，炼蜜为丸"噙化治疗喉痛声哑。[38]395, 396《万病回春·咽喉》载有"噙化丸治咽喉肿痛或声不清，或声哑、咽喉干燥，或生疮者，并治……讴歌失音者，火动也，响声破笛丸"。[39]286, 287《肘后备急方·治卒风瘖不得语方》有用大豆煮汁，煎稠如饴，含化的记载。[13]58《张氏医通·瘖》中有治疗热结于肺声哑，用姜蜜制黄柏噙化的记载。[17]82 从上文可以看出，噙化法是古代治疗喉暗较常用的外治疗法。

2）含漱法。主要针对喉暗实证。《痧喉正义·沙耀宗论痧喉》用"鲜土牛膝根洗净捣汁，重汤炖温，频漱口及喉，并治一切喉证"。[40]44《治病百法·喉闭》记载："治喉闭肿痛不能言，用温白汤口中含漱，是以热导热也。"[41]294（见《金元四大医家医学全书》）

3）吹药法。此法记载治疗喉暗的论述相对较少。如《外台秘要·咳失声方》用"芫花根一虎口切暴，令飞扬入其七孔中，当眼泪出，治暴中冷伤寒失音"。[16]258《外科正宗·咽喉主治方》记载有"治久嗽痰火咽哑的冰硼散"。[42]113

4）外敷法。古籍中有将药物制成膏剂，或粉剂撒于膏药上敷于局部治疗喉暗的记载。如《肘后备急方·治卒风瘖不得语方》有"以苦酒煮菰子，敷颈一周，以衣苞，一日一夕乃解，即瘥"。[13]58《理瀹骈文·外治医说》载有"凡治失音，以清肺膏贴胸口"。[43]264

4. 预后

喉暗实证若得到及时、合理治疗多能在短时间内痊愈。后世医家记载了喉暗的易治、难治之候。如《景岳全书·声瘖》曰："风闭者可散而愈，火闭者可清而愈，气闭者可顺而愈，此皆实邪之易治者也。"[18]616《医学入门·杂病分类》"内伤虚损，咽疮失音者，无治法"。[28]451 内伤虚损，咽疮失音者无治法，乃为重症。提示内伤虚损所致失音者为难治重症。此外后世医家尚强调了休声的重要性。如《古今医统大全·声音门》"有因争竞大声号叫，以致失声。或因歌唱伤气，而声不出，此不内外因也，养息自愈"。[23]1367 因不正确用声而导致的失音，休声养息即可痊愈。

━━━━━ 应用示例 ━━━━━

1. 寒邪侵袭

《素圃医案》卷一：音哑 汪方伯潘姓纪纲，寒夜随赴席，食席余冷物，五鼓回家，即腹痛作泻，次日早辰，则喉音顿哑，外无他证，手足不冷，但脉沉细耳。《灵枢经》曰："寒中少阴，卒然而哑"，因腹痛泻利后随哑，脉又沉细，全属少阴无疑矣。初用麻黄附子细辛汤一剂，则有喘汗之意，其身不热，寒不在表，而全入于里。易用四逆汤加桔梗，服二日，脉方略起，计每日用附子七钱五分。至第四日，犹喘厥片时，醒得微汗，其音始出。[44] 17

黄成九兄未出室之女，壬戌冬杪，小便后卒然而哑，予作少阴中寒，用麻黄附子细辛汤，其时某医畏热不用，后七八日竟至不救。[44] 18

2. 痰浊阻肺

《陈莲舫医案集》卷下：失音　左　嗜饮伤肺，痰热内阻，咽为之外候，痰扰为肿，热炽为哽，将成喉痹，拟以清化。

桑叶、杏仁、扎马勃、怀膝炒、川贝、冬瓜子、茯苓、南沙参、蛤壳、杭菊、橄榄核、枳根仁、荸荠（去皮，二枚）、漂淡海蜇（一两）。[45] 135, 136

《陈莲舫医案集》卷下：失音　李，左，六十六　示及咳嗽略减，痰多而薄，咽喉作痛，吃紧尤在失音。诸证起郁怒之后，显系肝邪刑肺，肺失清肃。考发音之源有三，心为其主，肾为其根，肺为其户也。失音之证有二，暂则为金实无声，久则为金破不鸣也。现在病仅匝月，暂而非久，当是金实为多。实非外邪之谓，由向来嗜饮，痰与热从内而生，乘肝之升，上郁肺脏，音户遂为失宣。拟清养肝肺以和本，分化痰热以治标，录方即候政行。

桑叶、扎马勃、南沙参、蝉衣、川贝、杭菊、橄榄核、冬瓜子、蛤壳、杏仁、茯苓、枳俱仁、枇杷叶。

冲肺露、茅根肉（去心，三钱）、芦衣（一方）。[45] 135

3. 肺肾阴虚

《陈莲舫医案集》卷下：失音　沈，左　咳嗽失音，虚而非实，属金破不鸣，脉见细弦。肺肾两为失司，音之根、声之户受伤非浅。拟以和降。

沙参、杏仁、蒌仁、麦冬、绵芪、川贝、薤白、百合、柿霜、茯苓、蛤壳、白及片（一钱五分）、枇叶、生竹茹、芦衣。

冲肺露。

以上属金破不鸣者。[45] 136

4. 邪热壅肺

《吴鞠通医案》卷三：失音　乙丑二月初二日　朱　右脉洪数有力，金实无声。麻杏石甘汤证也。奈已为前医发汗，麻黄未便再用，议清音汤加石、杏。

半夏（六钱）、苦桔梗（六钱）、石膏（六钱）、杏仁粉（五钱）、苇根（五钱）、生甘草（二钱），水五杯，煮成两杯，渣再煮一杯，分三次服。

初三日　肺脏本热，为外风所搏，实而无声，究系麻杏石甘之法为速。

生石膏（一两）、麻黄（五钱去节）、炙甘草（三钱）、杏仁泥（六钱）、半夏（五钱）。

初四日　右脉之洪数有力者已成其半，而音亦渐开，仍用麻杏石甘加半夏一帖。

生麻黄（去节，净，三钱）、生石膏（研末，一两）、杏仁霜（七钱）、姜半夏（七钱）、炙甘草（三钱）、甘澜水八碗，煮成三碗，分三次服。以后病减者减其制。[46] 295, 296

5. 肺脾气虚

《吴鞠通医案》卷三：乙酉正月二十九日　沈　二十岁　六脉弦细如丝，阳微极矣。咳嗽便溏，纳食不旺，由上焦损及中焦。所以致损之由，初因遗精，继因秋伤于湿，冬必咳嗽，外邪未清，骤然用补，使邪无出路，致咳嗽不已。古谓病有三虚一实者，先治其实，后治其虚。现在喉哑治实，先与开提肺气，治虚，与诸虚不足之小建中汤。

苦桔梗（四钱）、云苓块（五钱）、杏仁泥（二钱）、姜半夏（四钱）、生薏仁（五钱）、生甘草（二钱），煮两杯，分二次服。

二月初六日　六脉弦细之极，阴阳俱损，急需用补，以外感未净，喉音未清，暂与理肺，二帖后，再诊。

茯苓块（四钱）、苦桔梗（二钱）、生甘草（三钱）、甜杏仁（四钱）、冰糖（四钱）、鲜芦根（四钱）、姜半夏（三钱），煮三小杯，分三次服。[46] 296

附录一　文献辑录

《素问释义·宣明五气》卷二：足三阴、手太阴、少阴之脉，皆循喉咙，挟舌本，邪聚于阴脉，经气不能上通，故喑。[5] 91

《灵枢集注·忧恚无言》卷八：寒气者，足少阴寒水之气也。盖少阴之脉，上系于舌，络于横骨，终于会厌，其正气上行，而后音声乃发。如寒气客于厌，则厌不能发，谓不能开也。发不能下，谓不能阖也。是以至其开阖不致，而无音声矣。[6] 385

《素问集注·脉解》：内夺而厥，则为喑俳，此肾虚也。内夺者，谓阳盛于外，内夺其所藏之气则肾虚矣。俳，当作痱。痱之为病，四肢不收，盖不能言而兼之四肢不收，此肾虚概逆之所致也。[7] 166

《素问集注·奇病论》卷五：声音之道，在心主言，在肺主声，然由肾间之动气，上出于舌，而后能发其音声，故曰：舌者，音声之机也。胞之络脉系于肾，足少阴之脉，贯肾系舌本，胞之络脉阻绝，则少阴之脉亦不通，是以舌不能发机而为喑矣。[7] 158, 159

《金匮要略心典·脏腑经络先后病脉证》卷上：喑喑然不彻者，病在心肺，则气道塞而音声不彰也。[8] 5

《素问玄机原病式·六气为病》：暴瘖，猝瘂也。金肺主声，故五行惟金响。金应于乾，乾为天，天为阳为健为动。金本燥，为涸为收为敛，为劲切，为刚洁。故诸能鸣者，无越此火。凡诸发语声者，由其形气之鼓击也。鼓击者，乃健动之用也。所谓物寒则能鸣者，水实制火，火不克金也。其或火旺水衰热乘金肺，而神浊气郁，则暴瘖无声也。故经言内夺而厥，则为瘖俳，此肾虚也。俳者，废也。[9] 19

《类经·针刺类》卷二十一：喑，声瘂不能言也。气鞕，喉舌强硬也。当取手阳明之扶突穴，及出其舌本之血。凡言暴者，皆一时之气逆，非宿病也，故宜取此诸穴以治其标。[10] 404

《圣济总录·咽喉门》下卷：治咽中生疮，语声不出，苦酒汤方。[11] 2085

《伤寒寻源·苦酒汤》下集：少阴病，咽中伤，生疮，不能语言，声不出者，苦酒汤主之。谛实咽痛之属少阴病，始而痛者，继且咽中伤生疮矣，不能语言，声不出，则阴火沸腾，并舌本亦强矣。半夏鸡子，消痰利咽，二味并用，俾半夏无燥液劫津之虑，鸡子得通声利窍之功，而消肿敛疮，更有借于苦酒之敛降，其煎法服法，总使逗留病所，妙义天开，真令人不可思议。[12] 177, 178

《素问集注·大奇论》曰：言肝脉之来疾而暴乱者，必有所惊骇故也。此言因惊骇，而致肝脉暴乱，非东方肝木，其病发惊骇也。脉络阻于下，则音不出于上，脉络疏通，其音自复。故脉不至而喑者，不须治之，其病自已；夫营卫气血，虽生于阳明，主于心脏，然始于先天之肾中，少阴之脉，贯肾系舌本，不喑舌转，是先天之根气不伤，故为可治。偏枯而主三十日起者，言其愈之速也，其从者喑，三岁起。从，顺也。谓男

子发左，女子发右，阴阳血气虽顺，而喑者至三岁之久，而后能复也。[7] 162, 163

《诸病源候论·风失音不语候》卷一：风寒客于会厌之间。故卒然无音。[14] 1

《诸病源候论·中冷声嘶候》卷二：中冷声嘶者，风冷伤于肺之所为也。肺主气，五脏同受气于肺，而五脏有五声，皆禀气而通之。气为阳，若温暖则阳气和宜，其声通畅。风冷为阴，阴邪搏于阳气，使气道不调流，所以声嘶也。[14] 10

《外台秘要·风失音不得语方》卷十四：风寒客于会厌之间，故卒然无音。皆由风邪所伤，故谓风失不语。[16] 387

《备急千金要方·诸风》卷八：风邪入脏，寒气客于中，不能发则瘖痖喉痹舌缓，不时服药针灸，风逐脉流入脏，使人卒然瘖，缓纵嚛痉致死也。[15] 154

《张氏医通·喑》卷四：盖暴喑总是寒包热邪，或本内热而后受寒，或先外感而食寒物，并宜辛凉和解，稍兼辛温散之，消风散用姜汁调服，缓缓进之，或只一味生姜汁亦可，冷热嗽后失音尤宜。[17] 82

《喉科心法·咽喉痛失音》：又有暴病声哑，咽痛异常，不红不肿，猝然而起，或欲咳而不能，或清痰而上溢，脉沉细而弦紧，此大寒犯肾。[19] 18

《普济方·咽喉门》卷六十四：夫喉咙者，为气之道路。会厌者，是声音之门户。若风邪热毒在于脾腑，则阴阳不和气道否涩。上焦壅塞，风热之气上冲喉，攻于会厌，故令肿痛，语声不出也。[20] 424

《杂病源流犀烛·咽喉音声病源流》卷二十四：音声病，肺家火热症也。盖声哑者，莫不由于肺热，宜降气清热，润肺生津，凉血益血（宜郁金、生地、蒲黄、茅根、白及、阿胶、童便、知母），声重者，莫不由于肺热痰稠，宜用（前药加薄荷、竹沥）。[21] 391

《张氏医通·喑》卷四：咽痛起于四、五日间，或因咳剧而得，或多稠痰结痰而咽喉上腭肿痛，其声虽哑而尚有音破浊，脉大缓而右寸尤甚，此热结于肺也。[17] 82

《本草纲目·音声》卷四：音有肺热，有肺痿，有风毒入肺，有虫食肺。痖有寒包热，有狐惑。不语有失音，有舌强或痰迷，有肾虚喑痱。[22] 125

《景岳全书·声瘖》卷二十八：声音出于脏气，凡脏实则声弘，脏虚则声怯，故凡五脏之病皆能为瘖。如以忧思积虑久而至瘖者，心之病也。惊恐愤郁，卒然致瘖者，肝之病也。或以风寒袭于皮毛，火燥刑于金脏，为咳为嗽而致瘖者，肺之病也。或以饥饱，或以疲劳，致败中气而喘促为瘖者，脾之病也。至于酒色过伤，欲火燔灼，以致阴亏而盗气于阳，精竭而移槁于肺，肺燥而嗽，嗽久而瘖者，此肾水枯涸之病也。是五脏皆能为瘖者其概如此。[18] 616

《古今医统大全·声音门》卷四十六：肾者人身之根本，元气发生之主也。肾气一亏，则元气寝弱，而语瘖者有之。[23] 1367

《景岳全书·声瘖》卷二十八：此外，复有号叫、歌唱、悲哭，及因热极暴饮冷水，或暴吸风寒而致瘖者，乃又其易者也。若此者，但知养息，则弗药可愈，是皆所当辨者。[18] 617

《仁斋直指方论·声音》卷八：心为声音之主，肺为声音之门，肾为声音之根。风寒暑湿，气血痰热，邪气有干于心肺者，病在上脘。随证解之，邪气散则天籁鸣矣。惟夫肾虚为病，不能纳诸气以归元，故气奔而上，咳嗽痰壅，或喘或胀，髓虚多唾，足冷骨痿，胸腹百骸俱为之牵制，其嗽愈重，其气愈乏，其声愈干，君子当于受病之处图之可也。[24] 295

《景岳全书·声瘖》卷二十八：瘖哑之病当知虚实。实者，其病在标，因窍闭而瘖也；虚者其病在本，因内夺而瘖也。窍闭者，有风寒之闭，外感证也；有火邪之闭，热乘肺也；有气逆之闭，肝滞强也。风闭者可散而愈，火闭者可清而愈，气闭者可顺而愈，此皆实邪之易治者也。[18] 616

《医碥·瘖》卷四：盖声出于肺，凡物中空有窍者能鸣，肺有窍而虚者也。喉为道路，劳病日久，火刑肺金，金伤，破则不鸣。又火盛则痰壅，痰壅肺窍，是为金实亦不鸣也。[25] 229

《证治准绳·喑》上册：肺间邪气，胸中积血作痛，失音，蛤蚧丸。[26] 211

《张氏医通·喑》卷四：肥人痰湿壅滞，气道不通而喑者，二陈导痰开涤之，一切滋补皆为禁忌。[17] 82

《类证治裁·失音》卷二：其逆风叫号，致伤会厌者，以养金汤之属清其音。[27] 102

《古今医统大全·声音门》卷四十六：有内热痰郁，窒塞肺金而声哑，及不出者，及有咳嗽久远伤气而散者，此内因也。有外感风寒，腠理闭塞，束内郁嗽而声哑，三拗之类，此外因也。又有忽暴吸风，卒然声不出者，亦外因也。有因争竞大声号叫，以致失声。或因歌唱伤气，而声不出，此不内外因也，养息自愈。[23] 1367

《金匮要略方论·脏腑经络先后病脉证》卷上：语声喑喑然不彻者，心膈间病。[4] 9

《外台秘要·咳失声方》卷九：又疗暴咳，失声语不出，杏人煎方。[16] 258

《证治准绳·喑》上册：经云：寒气客于会厌，卒然而哑是也。玉粉丸主之。[26] 211

《医学入门·杂病分类》卷四：喉痹失音者，秘传降气汤去陈皮，加黄芩；风寒失音者，甘桔汤加诃子、木通，入生地汁润之，或诃子散；血虚受热，咳嗽声嘶者，用青黛、蛤粉蜜调含化，或润肺丸、蜜脂煎；寻常声音不清者，加味固本丸；内伤虚损，咽疮失音者，无治法。[28] 451

《张氏医通·喑》卷四：若冬月咳嗽，寒痰结于咽喉。语声不出者，此寒气客于会厌，故卒然而喑也，麻杏石甘汤。[17] 82

《太平惠民和剂局方·咽喉口齿》卷七：荆芥汤 治风热肺壅，咽喉肿痛，语声不出，或如有物哽。[29] 74

《太平圣惠方·治咽喉肿痛语声不出诸方》卷三十五：夫喉咙者，为气之道路。会厌者，是音声之门户。若风邪热毒在于脾肺，则阴阳不和，气道否涩，上焦壅塞，风热之气上冲咽喉，攻于会厌，故令肿痛，语声不出也。治咽喉肿痛，声嘶不出，生姜膏方；治咽喉肿痛，语声不出，宜服菖蒲圆方。[30] 713

《罗氏会约医镜·论声喑》卷七：麦门冬汤治火邪侵肺，或咳嗽喘急，上焦热甚而声喑者。[31] 177

《医学心悟·伤寒兼症》卷二：不能言及语言难出者，有表里之分。其一，太阳症，发汗已，身犹灼热者，名曰风温。其脉尺寸俱浮，自汗身重，多眠鼻息鼾，语音难出，此表邪蕴其内热也，治用葳蕤汤。[33] 87

《辨证录·瘖哑门》卷十：人有口渴之极，快饮凉水，忽然瘖哑，不能出声，人以为心火亢热也，谁之肺气之闭乎。夫肺主气，气通则声音响亮，气塞则声音瘖哑。盖肺属金，金实则不鸣耳。但肺金最恶心火，火来刑金，宜为金之所畏，金不敢出声，理也。何得水而反闭耶？不知水来克火，则火必为水所克，金虽幸水之克火，犹恐火之刑金，肺气随水气而下降，金沉于水底，何能自鸣？此种瘖哑，乃水抑肺气而不升，非肺气之自败也。治法宜扬肺气，分消其水湿，不治瘖哑，而瘖哑自鸣矣。方用发声汤。此方宜通肺气，则肺气自扬。分消水势则火气自降。火降水消，金无所畏，肺亦何所顾忌而不鸣哉。此症亦可用冬茯苏贝汤。[34] 653, 654

《景岳全书·声瘖》卷二十八：心火盛者，二阴煎。胃火上炎者，竹叶石膏汤。肝胆火盛者，柴胡清肝散之类主之。[18] 617

《张氏医通·喑》卷四：若咳喘气促，而胸中满闷，声音不出者，肺胃气燥，不能祛散余邪也，紫菀散主之。[17] 82

《张氏医通·喑》卷四：凡咽干声槁者，润肺为主，生脉散合异功散。[17] 82

《类证治裁·失音》卷二：其总治气血虚燥，喉音不清者，清音汤、加减诃子汤、脂蜜膏方，此失音症治，大约润肺滋肾之品，为宜也。[27] 102

《景岳全书·声瘖》卷二十八：凡色欲伤阴，病在肾者，宜六味丸、八味丸、左归丸、右归丸、人参平肺汤、大补元煎之类主之；或兼肺火者，宜一阴煎、四阴煎、人参固本丸之类择而用之。凡大惊大恐，猝然致瘖者，肝胆受伤也，宜七福饮、五福饮、十味温胆汤、平补镇心丹、定志丸之类主之。凡饥馁疲劳，以致中气大损而为瘖者，其病在脾，宜归脾汤、理阴煎、补中益气汤、补阴益气煎、温胃饮之类主之；凡忧思过度，致损心脾而为瘖者，宜七福饮、归脾汤之类主之；凡病人久嗽声哑者，必由元气大伤，肺肾俱败，但宜补肺气，滋肾水，养金润燥，其声自出；或略加诃子、百药煎之类，兼收敛以治其标，务宜先本后末，庶可保全。[18] 617

《类证治裁·失音》卷二：其痰热客肺，喘急上气致失音者，以桔干汤之属疏其壅。[27] 102

《张氏医通·喑》卷四：肥人痰湿壅滞，气道不通而声喑者，二陈导痰汤涤之，一切滋补皆为禁剂……若冬月咳嗽，寒痰结于咽喉，语声不出者，此寒气客于会厌，故卒然而喑也，麻杏石甘汤或续命汤选用。[17] 82

《医碥·瘖》卷四：寒痰结滞，五粉丸。[25] 229

《古今医统大全·声音门》卷四十六：有因争竞大声号叫，以致失声，或因歌唱伤气，而声不出，此不内外因也，养息自愈。[23] 1367

《张氏医通·喑》卷四：叫骂声嘶而喉破失音者，十全大补汤。[17] 82

《针灸甲乙经·寒气客于会厌发喑不能言》卷十二：暴喑气哽，刺扶突与舌本出血。喑不能言，刺脑户。暴喑不能言，喉嗌痛，刺风府。舌缓，喑不能言，刺喑门。喉痛，喑不能言，天窗主之。暴喑气哽，喉痹咽肿，不得息，食饮不下，天鼎主之。食饮善呕，不能言，通谷主之。喑不能言，期门主之。暴喑不能言，支沟主之。喑不能言，合谷及涌泉、阳交主之。[35] 198

《针灸大成·鼻口门》卷八：失音不语：间使、支沟、灵道、鱼际、合谷、阴谷、复溜、然谷。[36] 395

《备急千金要方·头面》卷三十：支沟、天窗、扶突、曲鬓、灵道主暴瘖不能言；然谷、太溪主嗌内肿，气走咽喉而不能言；三里、温溜、曲池、中渚、丰隆主喉痹不能言[15] 526

《儒门事亲·喉闭》卷四：夫男子、妇人喉闭，肿痛不能言，微刺两手大拇指，去爪甲如韭叶，是少商穴。少商，是肺经之井穴也。以镵针刺血出立愈。[37] 136

《万病回春·咽喉》卷五：噙化丸　治咽喉肿痛，或声不清，或声哑、咽喉干燥，或生疮者，并治。[39] 286

《肘后备急方·治卒风喑不得语方》卷三：治卒不得语方。以苦酒煮菰子，敷颈一周，以衣苞，一日一夕乃解，即瘥。[13] 58

《张氏医通·喑》卷四：又咽痛起于四五日间，或因咳剧而得，或多稠痰结痰而咽喉上腭肿痛。其声虽哑而尚有音破浊，脉大缓而右寸尤甚，此热结于肺也，宜用辛凉之剂，如桔梗汤加葱白、香豉、荆芥、薄荷。兼有风寒客邪，更须桂枝、芍药、姜、枣、胶饴之类，并以姜蜜制黄柏噙之，慎不可骤用敛降之药。[17] 82

《金元四大家医学全书·治病百法》卷一：夫男子妇人，喉闭肿痛不能言，微刺两手大拇指去爪甲如韭叶，是少商穴。少商是肺金之井穴也，以镵针刺血出立愈。如不愈，以温白汤口中含漱，是以热导热也。[41] 294

《理瀹骈文·外治医说》：凡治失音，以清肺膏贴胸口。此膏贴脐下最妙，即贴法也。[43] 264

《医学入门·杂病分类》卷四：喉痹失音者，秘传降气汤去陈皮，加黄芩；风寒失音者，甘桔汤加诃子、木通，入生地汁润之，或诃子散；血虚受热，咳嗽声嘶者，用青黛、蛤粉蜜调含化，或润肺丸、蜜脂煎；寻常声音不清者，加味固本丸；内伤虚损，咽疮失音者，无治法。[28] 451

附录二　常用方药

发声汤：枇杷叶五片，贝母二钱，茯苓五钱，百部一钱，苏叶一钱，麦冬三钱，甘草一钱，玄参五钱，桑白皮三钱。水煎服。一剂声少出，再剂声大出矣，三剂痊愈。（《辨证录》卷七）[34] 654

桔干汤：荆，防，翘，桔，牛蒡，射干，元参，山豆根，竹叶，甘草。（《类证治裁》卷二）[27] 103

麦门冬汤：天冬、麦冬、桑白皮各一钱，紫苑茸、川贝母各八分，桔梗一钱，甘草五分，淡竹叶、生地各一钱五分。或加五味九粒。煎服。（《罗氏会约医镜》卷七）[31] 177, 178

鸣金汤：黄连三钱，麦冬五钱，玄参五钱，生地五钱，桔梗三钱，甘草二钱，天花粉二钱。水煎服。一剂声出，二剂声响，不必三剂。（《辨证录》卷十）[34] 656

荆芥汤：荆芥穗半两，桔梗二两，甘草炙，一两。上为粗末。每服四钱，水一盏，姜三片，煎六分，去

渣，食后温服。(《太平惠民和剂局方》卷七)[29]74

嚼化丸：南薄荷叶、楝参五钱，怀生地一两，生甘草二两，白桔梗三钱，山豆根八钱，片脑三分。上为细末，炼蜜为丸，如龙眼大。每一丸，分三次，临卧将丸嚼入口中，津液渐渐化下。(《万病回春》卷五)[39]286

养金汤：生地，桑皮，杏仁，阿胶，知母，沙参，白蜜，麦冬。水煎。(《类证治裁》卷二)[27]103

出声音方：诃子炮，去核，一两，木香一两，甘草五钱。上剉，水煎，入生地黄汁一合，再煎数沸，放温，分六服，每食后，日进半料。(《寿世保元》卷六)[38]396

杏人煎方：杏人一升，去皮尖两人者熬，通草四两，紫菀、五味子各三两，贝母四两，桑白皮五两，蜜一升，沙糖一升，生姜汁一升。右九味切，以水九升煮五味。取三升，去滓，内杏人脂姜汁蜜糖和搅，微火上煎取四升，初服三合，日再夜一，稍稍加之。忌蒜、面、炙肉等。(《外台秘要》卷九)[16]258

冰硼散：冰片五分，朱砂六分，玄明粉、硼砂各五钱。共研极细末，吹搽患上，甚者日搽五六次最效。(《外科正宗》卷二)[42]113

冬茯苏贝汤：苏叶三钱，麦冬二两，贝母三钱，茯苓五钱。水煎服，二剂而声出。(《辨证录》卷十)[34]654

生姜膏方：生姜汁一斗，牛髓三两，麻油二两，酥二两，川芎二两，独活一两半，秦椒一两，去目及闭口者，桂心一两，防风一两半，去芦头。右件药捣罗为末，内生姜汁中煎至相淹濡，下髓、酥油等搅令匀，以慢火煎成膏，每服不计时候以温酒调下半钱。(《太平圣惠方》卷三十五)[30]713

葳蕤汤：葳蕤、石膏、干葛各一钱，白薇、羌活、杏仁、甘草、川芎各六分，防风七分，用此以代麻黄为稳当，青木香五分。水煎服。(《医学心悟》卷二)[33]88

菖蒲圆方：菖蒲二两，孔公孽一分，细研，木通二两，剉，皂荚一梃，长一尺者，去黑皮，涂酥炙令焦黄，去子。右件药捣罗为末，炼蜜和圆如梧桐子大，每服不计时候煎鬼箭羽汤下二十圆，渐加至三十圆。(《太平圣惠方》卷三十五)[30]713, 714

响声破笛丸：连翘二两半，桔梗二两半，川芎一两半，砂仁一两，诃子一两，炒，百药二两，薄荷四两，大黄一两，甘草二两半。上为细末，鸡子清为丸，如弹子大。每服一丸，临卧时嚼化，徐徐咽下。(《万病回春》卷五)[39]287

参 考 文 献

[1] 佚名. 黄帝内经素问 [M]. 北京：人民卫生出版社，2012.

[2] 佚名. 黄帝内经灵枢 [M]. 北京：中国医药科技出版社，2016.

[3] [汉] 张仲景. 伤寒论 [M]. 北京：中国医药科技出版社，2016.

[4] [汉] 张机. 金匮要略方论 [M]. 北京：人民卫生出版社，1956.

[5] [清] 张琦. 素问释义 [M]. 王洪图，点校. 北京：科学技术文献出版社，1998.

[6] [清] 张志聪. 黄帝内经灵枢集注 [M]. 上海：上海科学技术出版社，1958.

[7] [清] 张志聪. 黄帝内经素问集注 [M]. 王宏利，吕凌，校注. 北京：中国医药科技出版社，2014.

[8] [清] 尤怡. 金匮要略心典 [M]. 杨旭杰，点校. 北京：人民军医出版社，2009.

[9] [金] 刘完素. 素问玄机原病式 [M]. 北京：人民卫生出版社，1956.

[10] [明] 张景岳. 类经 [M]. 范志霞，校注. 北京：中国医药科技出版社，2011.

[11] [宋] 赵佶. 圣济总录 [M]. 北京：人民卫生出版社，1962.

[12] [清] 吕震名. 伤寒寻源 [M]. 王琳，校注. 北京：中国中医药出版社，2015.

[13] [东晋] 葛洪. 肘后备急方 [M]. 汪剑，邹运国，罗思航，整理. 北京：中国中医药出版社，2016.

[14] [隋] 巢元方. 诸病源候论 [M]. 北京：人民卫生出版社，1955.

[15] [唐] 孙思邈. 备急千金要方 [M]. 北京：人民卫生出版社，1982.

[16] [唐] 王焘. 外台秘要 [M]. 北京：人民卫生出版社，1955.

［17］［清］张璐. 张氏医通［M］. 李静芳，建一，校注. 北京：中国中医药出版社，1995.

［18］［明］张介宾. 景岳全书［M］. 赵立勋，主校. 北京：人民卫生出版社，1991.

［19］［清］沈善谦. 喉科心法［M］. 北京：中国中医药出版社，2015.

［20］［明］朱橚. 普济方［M］. 北京：人民卫生出版社，1959.

［21］［清］沈金鳌. 杂病源流犀烛［M］. 李占永，李晓林，校注. 北京：中国中医药出版社，1994.

［22］［明］李时珍. 本草纲目［M］. 张守康，张向群，王国辰，主校. 北京：中国中医药出版社，1998.

［23］［明］徐春甫. 古今医统大全［M］. 崔仲平，王耀廷，主校. 北京：人民卫生出版社，1991.

［24］［宋］杨士瀛. 仁斋直指方论［M］. 盛维忠，王致谱，傅芳，等，校注. 福州：福建科学技术出版社，1989.

［25］［清］何梦瑶. 医碥［M］. 邓铁涛，刘纪莎，郑洪，点校. 人民卫生出版社，2015.

［26］［明］王肯堂. 证治准绳［M］. 北京：人民卫生出版社，1991.

［27］［清］林佩琴. 类证治裁［M］. 李德新，整理. 北京：人民卫生出版社，2005.

［28］［明］李梴. 医学入门［M］. 何永，韩文霞，校注. 北京：中国医药科技出版社，2011.

［29］［宋］陈承，裴宗元，陈师文. 太平惠民和剂局方［M］. 鲁兆麟，主校. 沈阳：辽宁科学技术出版社，1997.

［30］［宋］王怀隐. 太平圣惠方［M］. 郑金生，汪惟刚，董志珍，校点. 北京：人民卫生出版社，2016.

［31］［清］罗国纲. 罗氏会约医镜［M］. 北京：人民卫生出版社，1965.

［32］［元］朱丹溪. 脉因证治［M］. 阎平，校注. 北京：中国中医药出版社. 2008.

［33］［清］程国彭. 医学心悟［M］. 闫志安，校注. 北京：中国中医药出版社，1996.

［34］［清］陈士铎. 辨证录［M］. 王永谦，任翼，曲长江，点校. 北京：人民卫生出版社，1989.

［35］［晋］皇甫谧. 针灸甲乙经［M］. 韩森宁，张春生，徐长卿，点校. 郑州：河南科学技术出版社，2017.

［36］［明］杨继洲. 针灸大成［M］. 田思胜，校注. 北京：中国中医药出版社，1997.

［37］［金］张子和. 儒门事亲［M］. 邓铁涛，赖畴，整理. 北京：人民卫生出版社，2005

［38］［明］龚廷贤. 寿世保元［M］. 孙冶熙，徐淑凤，李艳梅，校注. 北京：中国中医药出版社，1993.

［39］［明］龚廷贤. 万病回春［M］. 张效霞，整理. 北京：人民卫生出版社，2007.

［40］［清］张振鋆. 痧喉正义［M］. 上海：上海科学技术出版社，1959.

［41］刘河间，张子和，李东垣，朱丹溪. 金元四大医家医学全书［M］. 太原：山西科学技术出版社，2012.

［42］［明］陈实功. 外科正宗［M］. 张印生，韩学杰，点校. 北京：中医古籍出版社 1999.

［43］［清］吴尚先. 理瀹骈文［M］. 北京：人民卫生出版社，1984.

［44］［清］郑重光. 素圃医案［M］. 张存悌，校注. 北京：人民军医出版社，2012.

［45］［清］陈莲舫. 陈莲舫医案集［M］. 肖梅华，点校. 福州：福建科学技术出版社，2008.

［46］［清］吴塘. 吴鞠通医案［M］. 王绪鳌，点校. 北京：人民卫生出版社，1985.

（吕楠楠）

第三十三章　乳　　蛾

乳蛾是指以咽痛或异物感不适，喉核红肿，表面或有黄白脓点为主要特征的咽部疾病。宋代以前，在"喉痹""嗌痛""嗌肿""咽肿""咽痛""咽中痛"等病的描述中可能包含该病。宋代《仁斋直指方论》卷二十一明确提出乳蛾一名。乳蛾是临床常见病、多发病之一，以儿童及青年为多见。急性发病者，多为实热证，好发于春秋两季，偶可流行暴发。慢性者，病程迁延、反复发作，多为虚证或虚实夹杂证。本病可诱发喉痈及痹证、水肿、心悸、怔忡等全身疾病。西医学中的急慢性扁桃体炎与本病类似。

经典原文

《素问·咳论》：心咳之状，咳则心痛，喉中介介如梗状，甚则咽肿喉痹。[1]147

《素问·缪刺论》：邪客于手少阳之络，令人喉痹舌卷，口干心烦，臂外廉痛，手不及头，刺手中指次指爪甲上，去端如韭叶各一痏。壮者立已，老者有顷已，左取右，右取左，此新病数日已。[1]235

《素问·缪刺论》：邪客于足少阴之络，令人嗌痛不可内食，无故善怒，气上走贲上，刺足下中央之脉各三痏，凡六刺，立已，左刺右，右刺左。嗌中肿，不能内唾，时不能出唾者，缪刺然骨之前，出血立已，左刺右，右刺左。[1]237

《素问·至真要大论》：太阴之胜，火气内郁，疮疡于中，流散于外，病在胠胁，甚则心痛热格，头痛喉痹项强，独胜则湿气内郁，寒迫下焦，痛留顶，互引眉间，胃满，雨数至，燥化乃见，少腹满，腰脽重强，内不便，善注泄，足下温，头重足胫胕肿，饮发于中，胕肿于上。[1]349

《灵枢·经脉》：大肠手阳明之脉……是动则病齿痛颈肿。是主津液所生病者，目黄，口干，鼽衄，喉痹，肩前臑痛，大指次指痛不用。[2]41

《伤寒论·辨少阴病脉证并治》：少阴病，下利，咽痛，胸满，心烦，猪肤汤主之。[3]80

《伤寒论·辨少阴病脉证并治》：少阴病，二三日，咽痛者，可与甘草汤。不差，与桔梗汤。[3]81

《伤寒论·辨少阴病脉证并治》：少阴病，咽中痛，半夏散及汤主之。[3]82

《伤寒论·辨厥阴病脉证并治》：伤寒先厥后发热，下利必自止。而反汗出，咽中痛者，其喉为痹。发热无汗，而利必自止，若不止，必便脓血。便脓血者，其喉不痹。[3]88

《金匮要略方论·卷上·百合狐惑阴阳毒病证治第三》：阳毒之为病。面赤斑斑如锦文。咽喉痛。唾脓血。五日可治。七日不可治。升麻鳖甲汤主之。阴毒之为病。面目青。身痛如被杖。咽喉痛。五日可治。七日不可治。升麻鳖甲汤。去雄黄。蜀椒主之。[4]15

■■■■■■■■■ 钩玄提要 ■■■■■■■■■

1. 病名

乳蛾病名在宋代以前的医籍中未见。《内经》中的"喉痹""嗌痛""嗌肿""咽肿",《伤寒论》中的"咽痛""咽中痛"可能包含此病。

2. 病因病机

嗌痛的病因病机,《灵枢·经脉》载为"大肠手阳明之脉……是动则病齿痛颈肿"。《内经知要》曰:"经脉循咽下鬲,支者循颈上颊,循臑绕肩,故为病如上。"[5]70 此论述认为小肠经脉受到外邪侵袭可导致本病的发生。

《素问·至真要大论》载为"太阴之胜,火气内郁……甚则心痛热格,头痛喉痹项强"。此论述认为火气内郁、热邪阻格可以导致本病的发生。

3. 症状与诊断

嗌痛的症状在《素问·咳论》中载为"心咳之状,咳则心痛,喉中介介如梗状,甚则咽肿喉痹。"《内经知要》进一步指出:"心脉上挟于咽,故喉中如梗,至于痹则痛矣。"[5]81《伤寒论·辨厥阴病脉证并治》记载有:"伤寒先厥后发热,下利必自止。而反汗出,咽中痛者,其喉为痹。发热无汗,而利必自止,若不止,必便脓血。便脓血者,其喉不痹。"这些论述说明嗌痛有咽喉部疼痛或伴有喉中梗塞不利之状。

4. 治法方药

(1)药物治疗。对于药物记载有猪肤汤、甘草汤、桔梗汤、半夏散及汤、升麻鳖甲汤、通脉四逆汤加桔梗汤等。《伤寒论·辨少阴病脉证并治》中记载有猪肤汤、甘草汤、桔梗汤、半夏散及汤,《金匮要略方论·卷上·百合狐惑阴阳毒病证治第三》载有升麻鳖甲汤。如《伤寒寻源·下集》记载有:"少阴咽痛,总不宜苦寒直折,故但取甘草之甘,以缓肾急而制火邪也。"[6]177 同时还记载:"经云:少阴病下利清谷,里寒外热,手足厥逆,脉微欲绝,身反不恶寒,其人咽痛者,通脉四逆加桔梗汤主之。此因阴寒气盛,元阳将脱,故宜亟使阳气归根,是非峻温不可矣。凡咽痛之宜用温药者,仲景原为真寒假热者之立法,若辨证不的,为祸甚速,倘非阴盛阳衰之候,即不得施回下利,得病只二三日,是邪热客于少阴之标也。"[6]89《金匮要略方论·卷上·百合狐惑阴阳毒病证治第三》载有升麻鳖甲汤治疗阴阳毒之咽喉病。《金匮玉函经二注》认为"本草谓升麻能解时气毒厉,诸毒攻咽喉痛,与热毒成脓,开壅闭,疗发斑"。[7]63 这些论述说明了咽痛的病机不仅有实热壅盛,还有阴寒气盛、格阳于上的真寒假热证,所以盖不能寒凉直折,要施回阳胜阴之法,辨病辨证,方可奏效。

(2)针刺治疗。《素问·缪刺论》有关于针刺的治疗方法,刺手无名指的关冲穴,并采取左病刺右、右病刺左的缪刺法。丹波元简在《素问识》中对于《素问·缪刺论》中"去端如韭叶"做了解释:"本输篇云:上古如韭叶,今时如大米许。"[8]350

传承发展

1. 病名

宋以前文献未列乳蛾一病，"喉痹""嗌痛""嗌肿""咽肿""咽痛""咽中痛"可能包含此病。至宋代，文献中开始出现乳蛾的病名。

（1）乳蛾、单（乳）蛾、双（乳）蛾。在乳蛾病名出现之前，《太平惠民和剂局方》卷七首先提到"单蛾""双蛾"："治急喉闭、缠喉风、飞飏、单蛾、双蛾……不能吞水粥者。"[9] 73随后，《仁斋直指方论》卷二十一明确提出乳蛾一名："吹喉散，治咽喉肿痛，急慢喉闭，悬痈乳蛾，咽物不下。"[10] 538

《儒门事亲》卷三又明确将乳蛾从古人的喉痹中分类出来。曰："《内经》之言喉痹，则咽与舌在其间耳，以其病同是火，故不分也。后之医者，各详其状，强立八名，曰单乳蛾、双乳蛾、单闭喉、子舌胀、木舌胀、缠喉风、走马喉闭。热气上行，结薄于喉之两旁，近外肿作，以其形似，是谓乳蛾，一为单，二为双也。"[11] 84

（2）根据病因病机和症状特点，又将乳蛾分为不同类型，如烂（头）乳蛾、风寒蛾、白色喉蛾、石蛾、伏寒乳蛾、连珠乳蛾、阴蛾、阳蛾等。《喉科指掌》卷之三将乳蛾分为双乳蛾、单乳蛾、烂乳蛾、风寒蛾、白色喉蛾、石蛾、伏寒乳蛾。[12] 20《咽喉脉证通论·乳蛾第四》已立有"乳蛾"一篇专章论述。对乳蛾这一病名的由来做了解释，并提出"烂头乳蛾"的概念："其状或左或右。或红或白。形如乳头。故名乳蛾。一边肿曰单蛾。两边肿曰双蛾。或前后皆肿。白腐作烂。曰烂头乳蛾。"[13] 14《咽喉经验秘传·喉症用药细条》记载有："乳蛾，有双有单有连珠者，多因酒色郁结而生。初起一日痛，二日红肿，三日有细白星发寒热者凶，四日热定，治之四五日可愈。其症生于喉旁，左属心，右属肺。一边生者为单，两边生者为双，二白星上下相连又如缠袋状者为连珠。单轻双重，连珠尤重。"[14] 14《辨证录》卷之三曰："亦有勺水不能下嚼者，盖此症为阴蛾也。阴蛾则日轻而夜重，若阳蛾则日重而夜轻矣。"[15] 125

2. 病因病机

《灵枢·经脉》载述本病的发生主要为小肠经脉受到外邪侵袭所致，后世医家在此基础上，对乳蛾的病因病机有更全面的认识，具体包括以下几个方面。

（1）风热外袭。风热邪毒从口鼻入侵肺系，咽喉首当其冲。多数医家认为乳蛾的发病是感受风热外邪，引动肺经之火，邪毒循经上犯，结聚于咽喉所致。如《儒门事亲》卷三指出："热气上行，结薄于喉之两旁，近外肿作，以其形似，是谓乳蛾，一为单，二为双也。"[11] 84《喉科指掌》卷之三："此症感冒时邪而发，生于关口上部，两边如樱桃大，肺胃之症也。身发寒热，六脉弦数。"[12] 20《丹台玉案》卷三："乳娥云者，肿处如蛾，形犹有可通之路要。其致病之由，皆因平日感受风热，积之既久，留于上焦，一时未发，乘机而动，醉后而重醉，劳后而复劳，动其相火……结于咽喉。"[16] 155这些论述，说明由于四时气候的影响，当风热邪毒外袭，引动肺经之火，内外邪热搏结，上灼咽喉而致病的病因病机。此外《辨证录》卷之三："人有感冒风寒，一时咽喉肿痛，其势甚急，变成双蛾者。"[15] 123感受风寒，寒从热化，壅阻咽喉可导致本病。

（2）肺胃热盛。《诸病源候论·咽喉心胸病诸候》卷三十："喉咽者，脾胃之候，气所上下。脾胃有热，热气上冲，则喉咽肿痛。夫生肿痛者，皆挟热则为之。若风毒结于喉间，其热盛则肿塞不通，而水浆不入，便能杀人。脏气微热，其气冲喉，亦能肿痛，但不过重也。"[17] 160《医林绳墨》卷七："盖咽喉之症，皆由肺胃积热甚多，痰涎壅盛不已，致使清气不得上升，浊气不得下降，于是有痰热之症见焉……因食热毒之所使也。"[18] 121 外邪壅盛，乘势传里，肺胃受之，肺胃热盛，火热上蒸，灼腐喉核而为病。亦有多食炙煿，过饮热酒，脾胃蕴热，热毒上攻，蒸灼喉核而为病。

（3）肝气郁滞。《重楼玉钥·卷上·咽喉说》："日久形色带白而微硬，不犯不痛，或因醇酒赤煿，或因怒气喊叫，犯之则痛切。"[19] 10 此论述认为七情所伤，痰浊气血凝滞，痰火互结于咽喉而为病。乳蛾反复发作，属郁火为多。

（4）肾水亏乏。如《辨证录》卷之三："阴蛾则日轻而夜重，若阳蛾则日重而夜轻矣。斯少阴肾火，下无可藏之地，直奔而上炎于咽喉也。"[15] 125《咽喉脉证通论·乳蛾第四》："此证因嗜酒肉热物过多，热毒积于血分，兼之房事太过，肾水亏竭，致有此发。"[13] 14 认为肾阴虚，咽喉失养，虚火循经上炎，结于喉核而为病。

3. 症状与诊断

关于乳蛾的症状，《素问·咳论》和《伤寒论·辨厥阴病脉证并治》有相关的记载，后世医家在此基础上，对乳蛾的症状作了比较全面的概述。如《儒门事亲》卷三曰："热气上行，结薄于喉之两旁，近外肿作，以其形似，是谓乳蛾，一为单，二为双也。"[11] 84《医林绳墨》卷七曰："吾知壅盛郁于喉之两傍，近外作肿，以其形似飞蛾，谓之乳蛾。"[18] 121《喉科心法》卷上："此症生咽喉之旁，状若蚕蛾……亦有形如枣栗，如乳头者……红肿疼痛痰涎上壅。"[20] 8《尤氏喉科秘书》："初起一日痛，二日红肿，三日有形，细白星。（无细星即喉痈）发寒热者凶，四日势定。"[21] 4 这些论述说明了乳蛾的症状是咽部疼痛不适，咽核红肿，表面或有黄白脓点。

4. 治疗

针对乳蛾的治疗，后世医家在《黄帝内经》《伤寒论》及《金匮要略方论》基础上，多依据本病的病因病机及全身症状表现进行辨证论治。如《重楼玉钥·卷上·咽喉说》："若喉痹、乳蛾、缠喉风、喉闭、喉疮、风毒热毒等症，当刺者则刺，不可乱医。宜吐者则吐，不可妄治。须识其标本，辨其虚实，而攻守之，不失其法。临证变通，功效立见，其患自安。"[19] 1 对乳蛾治疗方法的载述主要有以下几个方面。

（1）疏风解毒，利膈通便。如《咽喉经验秘传·治法凡例》说："凡患喉症，势若轻缓，一二日未即发寒热，若至第三日增寒壮热，其势必重。须问其大小便通利否，二便若通，此不过浮游之火升越咽喉，宜内服消风清热、降火解毒之剂，即愈。若二便不通，乃内有实火，非用降火解毒重剂与通利二便之药，断难取效。症有轻重，故治有缓急也。"[14] 7 提出腑实证，应注意通利大便。

（2）泻火解毒利咽。如《辨证录》卷之三："破隘汤：桔梗（三钱）、甘草（二钱）、柴胡（一钱）、白芍（五钱）、玄参（三钱）、麻黄（一钱）、天花粉（三钱）、山豆根（一钱）。"[15] 123《咽喉经验秘传·喉症图形针药秘传》认为："统属郁属火属痰……内服舒郁降火汤：香附、连翘、陈皮、黄芩、黄柏、黄连、花粉、甘草；或服牛蒡子汤十数剂：青皮、黄芩、陈皮、麦冬、山栀、黄连、当归。"[14] 26 其中在清火解毒消肿利咽的同时，兼顾了养阴、行气之品的运用。

（3）行气化痰散结。如《重楼玉钥·卷上·咽喉说》云："日久形色带白而微硬。不犯不痛……宜服加味逍遥散，益气清金汤，或用夏枯草同郁金煎汤代茶服之。"[19]10《外科证治全书》卷二治乳蛾："其形圆如箸头，白色……用苏子利喉汤数剂即愈，外吹珍珠散。又以土牛膝绞汁，含口慢咽妙。"[22]58

（4）滋养肺肾。《辨证录》卷之三阴蛾的治疗"治法宜大补肾水，而加入补火之味，以引火归藏。方用引火汤：熟地（三两）、巴戟天（一两）、茯苓（五钱）、麦冬（一两）、北五味（二钱），水煎服。"[14]125

（5）针刺治疗。历代医家对于针灸治疗乳蛾的选穴方法、针刺方法有很多记载，比如使用火针，三棱针刺少商、少冲、商阳、人迎、合谷等穴。如《咽喉经验秘传·喉症图形针药秘传》中介绍用火针治疗："年小者用火针；年大者或火针，或刮去下络用药吹，外用成字药加冰片吹之。"[13]26《重楼玉钥·卷上·咽喉说》有："先用三棱针刺少商、少冲留三呼吸入一分，吹赤麟散，以角药调噙，仍服前药，缓缓取效。凡针法以男左女右，若要速效，以捷妙丹吹入鼻中即消。然初起神效，若日久者，不外消芦散。"[19]10用三棱针点刺局部出血，有活血消肿，祛邪泄热，通经活络的作用，又如针刺少商、商阳等穴，有清泻肺热，以达到消肿清咽的作用，这些宝贵的经验，至今仍运用于临床。《针灸资生经·第六》："风府治咽喉痛，天窗劳宫主喉嗌痛，人迎治咽喉痛肿，太溪中渚治咽肿。"[23]176《神应经·咽喉部》："双蛾：玉液、金津、少商。单蛾：少商、合谷、廉泉。咽喉肿闭甚者：以细三棱针，藏于笔管中，戏言以没药点肿瘰处，乃刺之。否则病人恐惧，不能愈疾。"[24]56

5. 预后

乳蛾的预后，《黄帝内经》《伤寒论》和《金匮要略方论》并未有相关记载。后世医家记载了乳蛾的难治证候，认为双乳蛾易治，单乳蛾或者伴有头痛为难治。如《医学正传》卷之五说："其会厌之两傍肿者，俗谓之双乳蛾，易治；会厌之一边肿者，俗谓之单乳蛾，难治。古方通谓之喉痹，皆相火之所冲逆耳。"[25]277《尤氏喉症指南·治症秘诀》："凡喉症……若头痛，恐传变伤寒，则难治矣。"[26]4《咽喉脉证通论·乳蛾第四》对乳蛾的并发症有一定的认识，当时已认识到乳蛾可并发痹证。如论及"根脚喉风"时说："有一种名根脚喉风……或一年一发，或半年一发，或一二月数发，根留于中，不能尽去，一时难愈。或云：先从脚跟发起，至于喉间，亦名脚跟喉风。发时在左，则左足酸软阴痛。有似筋触，牵入喉间。"[13]14

应用示例

1. 肝郁血虚

《全国名医验案类编·四时六淫病案》：风火白喉案。

病者　长沙李兰生夫人，忘其年。

病名　风火白喉。

原因　素因血虚肝旺，现因风热传染而发。

证候　初患喉痛，发热恶寒，头疼心烦，口渴便涩，鼻出血丝，继见内关白块两条，肿痛异常，汤水难咽。

诊断　脉左关浮数，右寸独大，舌苔边白中黄。此足厥阴风火上冲手太阴而成也。

疗法　初用银翘败毒散，吹离宫回生丹，以除肿痛。次用八物甘桔汤，以退白烂。终用六味地黄汤加瓜蒌皮、鲜茅根育阴柔肝以善后。

处方 银花（三钱）、荆芥（一钱）、蝉蜕（八分）、牛蒡子（二钱）、西洋参（一钱）、连翘（三钱）、薄荷（一钱）、僵蚕（钱半）、甘中黄（一钱）、川贝母（二钱）。

离宫回生丹 治热证白喉及乳蛾喉风等证，极效。

熊胆（二钱）、西洋参（二钱）、硼砂（二钱）、人中黄（一钱）、上青黛（五分）、黄连（六分）、山慈菇（一钱）、儿茶（五分）、真麝香（三分）、苏薄荷（七分）、大梅冰（一钱）、真牛黄（一钱）。

除熊胆、牛黄、片麝外，共研极细末，过绢筛，合牛黄、片麝、熊胆（如湿润放银窝子内微火焙干），再乳精细，瓷瓶收贮，蜡封固瓶口，勿使泄气。临时计每次以三厘，用喷药器吹入白处。含噙片时，使毒气随风涎吐出，便立刻回生。

八物甘桔汤

生花草（二钱）、银花（钱半）、制僵蚕（一钱）、霜桑叶（三钱）、苦桔梗（一钱）、麦冬（钱半）、牛蒡子（一钱）、陈金汁（二两）（分冲）。

六味地黄汤

大熟地（四钱）、怀山药（三钱）、粉丹皮（钱半）、瓜蒌皮（钱半）、山萸肉（钱半）、云茯苓（二钱）、福泽泻（一钱）、鲜茅根（一两）。

效果 初用败毒散及吹喉药，肿痛俱减。次用八物甘桔汤，白块退净，诸证悉除。终用六味地黄汤加味，调养而痊。

廉按 时疫白喉虽以白喉杆菌为原因，而其发病之诱因，或因燥热，或因风火，或因虚热，或因阴寒。医者临证之时，必先其所因，伏其所主，而用药始能奏效。此案系风火白喉，所用初、中、末三方，虽亦寻常，然足以破白喉忌表之偏见。故凡治时疫白喉，风寒外束则宜表，郁燥化火则宜清，风火交扇、标本两急则宜表清双解，且有全系寒郁，则宜用温剂，无非凭证用药。凡与证不对者，均所宜忌，何独忌表乎。熟玩之，自悟其谬。[27] 353

2. 虚火上炎

《续名医类案•咽喉》：一儒者，三场毕，忽咽喉肿闭，不省人事，喘促痰涌，汗出如水，肢体痿软，脉浮大而数，此饮食劳役无度，虚火上炎。用补中益气加肉桂，一剂顿甦。[28] 534

附录一 文献辑录

《内经知要》：经脉循咽下膈，支者循颈上颊，循颊绕肩，故为病如上。[5] 70

《内经知要》：心脉上挟于咽，故喉中如梗，至于痹则痛矣。[5] 81

《素问识》：本输篇云：上古如韭叶，今时如大米许。[8] 350

《伤寒寻源•下集》：少阴咽痛，总不宜苦寒直折，故但取甘草之甘，以缓肾急而制火邪也。[6] 177

《伤寒寻源•中集•咽痛》：少阴病下利清谷，里寒外热，手足厥逆，脉微欲绝，身反不恶寒，其人咽痛者，通脉四逆加桔梗汤主之。此因阴寒气盛，元阳将脱，故宜亟使阳气归根，是非峻温不可矣。凡咽痛之宜用温药者，仲景原为真寒假热者之立法，若辨证不的，为祸甚速，倘非阴盛阳衰之候，即不得施回下利，得病只二三日，是邪热客于少阴之标也。[6] 89

《金匮玉函经二注》：本草谓升麻能解时气毒厉，诸毒攻咽喉痛，与热毒成脓，开壅闭，疗发斑。[7] 63

《太平惠民和剂局方》卷之七：治急喉闭、缠喉风、飞飏、单蛾、双蛾……不能吞水粥者。[9] 73

《仁斋直指方论》卷二十一：吹喉散，治咽喉肿痛，急慢喉闭，悬痈乳蛾，咽物不下。[10] 538

《儒门事亲》卷三：《内经》之言喉痹，则咽与舌在其间耳，以其病同是火，故不分也。后之医者，各详其状，强立八名，曰单乳蛾、双乳蛾、单闭喉、子舌胀、木舌胀、缠喉风、走马喉闭。热气上行，结薄于喉之两旁，近外肿作，以其形似，是谓乳蛾，一为单，二为双也。[11] 84

《咽喉脉证通论·乳蛾第四》：其状或左或右，或红或白，形如乳头，故名乳蛾。一边肿曰单蛾，两边肿曰双蛾，或前后皆肿，白腐作烂，曰烂头乳蛾。[13] 14

《咽喉经验秘传·喉症用药细条》：乳蛾，有双有单有连珠者，多因酒色郁结而生。初起一日痛，二日红肿，三日有细白星发寒热者凶，四日热定，治之四五日可愈。其症生于喉旁，左属心，右属肺。一边生者为单，两边生者为双，二白星上下相连又如缠袋状者为连珠。单轻双重，连珠尤重。[14] 14

《辨证录》卷之三：人有感冒风寒，一时咽喉肿痛，其势甚急，变成双蛾者。[15] 123

《辨证录》卷之三：亦有勺水不能下嚼者，盖此症为阴蛾也。阴蛾则日轻而夜重，若阳蛾则日重而夜轻矣。[15] 125

《喉科指掌》卷之三：此症感冒时邪而发，生于关口上部，两边如樱桃大，肺胃之症也。身发寒热，六脉弦数。[12] 20

《丹台玉案》卷三：乳蛾云者，肿处如蛾，形犹有可通之路要。其致病之由，皆因平日感受风热，积之既久，留于上焦，一时未发，乘机而动，醉后而重醉，劳后而复劳，动其相火……结于咽喉。[16] 155

《诸病源候论·咽喉心胸病诸候》卷三十：喉咽者，脾胃之候，气所上下。脾胃有热，热气上冲，则喉咽肿痛。夫生肿痛者，皆挟热则为之。若风毒结于喉间，其热盛则肿塞不通，而水浆不入，便能杀人。脏气微热，其气冲喉，亦能肿痛，但不过重也。[17] 160

《医林绳墨》卷七：盖咽喉之症，皆由肺胃积热甚多，痰涎壅盛不已，致使清气不得上升，浊气不得下降，于是有痰热之症见焉……因食热毒之所使也。[18] 121

《重楼玉钥·卷上·咽喉说》：日久形色带白而微硬，不犯不痛，或因醇酒赤傅，或因怒气喊叫，犯之则痛切。[19] 10

《辨证录》卷之三：阴蛾则日轻而夜重，若阳蛾则日重而夜轻矣，斯少阴肾火，下无可藏之地，直奔而上炎于咽喉也。[14] 125

《咽喉脉证通论·乳蛾第四》：此证因嗜酒肉热物过多，热毒积于血分，兼之房事太过，肾水亏竭，致有此发。[12] 14

《医林绳墨》卷七：吾知壅盛郁于喉之两傍，近外作肿，以其形似飞蛾，谓之乳蛾。[18] 121

《喉科心法》卷上：此症生咽喉之旁，状若蚕蛾……亦有形如枣栗，如乳头者……红肿疼痛痰涎上壅。[20] 8

《尤氏喉科秘书》：初起一日痛，二日红肿，三日有形，细白星（无细星即喉雍）发寒热者凶，四日势定。[21] 4

《重楼玉钥·卷上·咽喉说》：若喉痹、乳蛾、缠喉风、喉闭、喉疮、风毒、热毒等症，当刺者则刺，不可乱医。宜吐者则吐，不可妄治。须识其标本，辨其虚实，而攻守之，不失其法。临证变通，功效立见，其患自安。[19] 1

《咽喉经验秘传·治法凡例》：凡患喉症，势若轻缓，一二日未即发寒热，若至第三日增寒壮热，其势必重。须问其大小便通利否，二便若通，此不过浮游之火升越咽喉，宜内服消风清热、降火解毒之剂，即愈。若二便不通，乃内有实火，非用降火解毒重剂与通利二便之药，断难取效。症有轻重，故治有缓急也。[13] 7

《辨证录》卷之三：破隘汤　桔梗（三钱）、甘草（二钱）、柴胡（一钱）、白芍（五钱）、玄参（三钱）、麻黄（一钱）、天花粉（三钱）、山豆根（一钱）。[14] 123

《咽喉经验秘传·喉症图形针药秘传》：统属郁属火属痰……内服舒郁降火汤：香附、连翘、陈皮、黄芩、黄柏、黄连、花粉、甘草；或服牛蒡子汤十数剂：青皮、黄芩、陈皮、麦冬、山栀、黄连、当归。[14] 26

《重楼玉钥·卷上·咽喉说》：日久形色带白面微硬。不犯不痛……宜服加味逍遥散，益气清金汤，或用

夏枯草同郁金煎汤代茶服之。[19] 10

《外科证治全书》卷二：其形圆如箸头，白色……用苏子利喉汤数剂即愈，外吹珍珠散。又以土牛膝绞汁，含口慢咽妙。[22] 58

《辨证录》卷之三：治法宜大补肾水，而加入补火之味，以引火归藏。方用引火汤：熟地（三两）、巴戟天（一两）、茯苓（五钱）、麦冬（一两）、北五味（二钱），水煎服。[14] 125

《咽喉经验秘传·喉症图形针药秘传》：年小者用火针；年大者或火针，或刮去下络用药吹，外用成字药加冰片吹之。[13] 26

《重楼玉钥·卷上·咽喉说》：先用三棱针刺少商、少冲留三呼吸入一分，吹赤麟散，以角药调噙，仍服前药，缓缓取效。凡针法以男左女右，若要速效，以捷妙丹吹入鼻中即消。然初起神效，若日久者，不外消芦散。[19] 10

《针灸资生经·第六》：风府治咽喉痛，天窗劳宫主喉嗌痛，人迎治咽喉痛肿，太溪中渚治咽肿。[23] 176

《神应经·咽喉部》：双蛾：玉液、金津、少商。单蛾：少商、合谷、廉泉。咽喉肿闭甚者：以细三棱针，藏于笔管中，戏言以没药点肿痹处，乃刺之。否则病人恐惧，不能愈疾。[24] 56

《医学正传》卷之五：其会厌之两傍肿者，俗谓之双乳蛾，易治；会厌之一边肿者，俗谓之单乳蛾，难治。古方通谓之喉痹，皆相火之所冲逆耳。[25] 277

《尤氏喉症指南·治症秘诀》：凡喉症……若头痛，恐传变伤寒，则难治矣。[26] 4

《咽喉脉证通论·乳蛾第四》：有一种名根脚喉风……或一年一发，或半年一发，或一二月数发，根留于中，不能尽去，一时难愈。或云，先从脚跟发起，至于喉间，亦名脚跟喉风。发时在左，则左足酸软阴痛，有似筋触，牵入喉间。[12] 14

附录二　常用方药

猪肤汤：猪肤一斤，上一味，以水一斗，煮取五升，去滓，加白蜜一升，白粉五合熬香，和令相得。温分六服。

甘草汤：甘草二两，上一味，以水三升，煮取一升半，去滓。温服七合，日二服。

桔梗汤：桔梗一两，甘草二两，上二味，以水三升，煮取一升，去滓。温分再服。

半夏散及汤：半夏洗，桂枝去皮，甘草炙，上三味，等分，各别捣筛已，合治之，白饮和服方寸匕，日三服。若不能散服者，以水一升，煎七沸，内散两方寸匕，更煮三沸，下火，令小冷，少少咽之。（《伤寒论·辨少阴病脉证并治第十》）[3] 82

升麻鳖甲汤：升麻二两，当归一两，蜀椒炒去汗一两，甘草二两，雄黄半两研，鳖甲手指大一片炙。（《金匮要略方论·卷上·百合狐惑阴阳毒病证治第三》）[4] 15

破隘汤：桔梗三钱，甘草二钱，柴胡一钱，白芍五钱，玄参三钱，麻黄一钱，天花粉三钱，山豆根一钱。（《辨证录》卷之三）[14] 123

舒郁降火汤：香附，连翘，陈皮，黄芩，黄柏，黄连，花粉，甘草。或服牛蒡子汤十数剂：青皮，黄芩，陈皮，麦冬，山栀，黄连，当归。（《咽喉经验秘传·喉症图形针药秘传》）[13] 26

引火汤：熟地三两，巴戟天一两，茯苓五钱，麦冬一两，北五味二钱。（《辨证录》卷之三）[14] 125

苏子利喉汤：苏子，前胡，赤芍各二钱，甘草，桔梗各一钱，元参，连翘，浙贝各一钱五分。（《外科证治全书》卷二）[22] 58

参 考 文 献

[1] 佚名. 黄帝内经素问 [M]. 北京：人民卫生出版社，2012.

[2] 佚名. 黄帝内经灵枢 [M]. 北京：中国医药科技出版社，2016.

[3] [汉] 张仲景. 伤寒论 [M]. 北京：中国医药科技出版社，2016.

[4] [汉] 张机. 金匮要略方论 [M]. 北京：人民卫生出版社，1956.

[5] [明] 李中梓. 内经知要 [M]. 北京：中国中医药出版社，1994.

[6] [清] 吕震名. 伤寒寻源 [M]. 王琳，校注. 北京：中国中医药出版社，2015.

[7] [明] 赵以德. 金匮玉函经二注 [M]. [清] 周扬俊，补注；周衡，王旭东，点校. 北京：人民卫生出版社，1990.

[8] [日] 丹波元简. 素问识 [M]. 北京：人民卫生出版社，1984.

[9] [宋] 陈承，裴宗元，陈师文. 太平惠民和剂局方 [M]. 鲁兆麟，主校. 沈阳：辽宁科学技术出版社，1997.

[10] [宋] 杨士瀛. 仁斋直指方论 [M]. 盛维忠，王致谱，傅芳，等，校注. 福州：福建科学技术出版社，1989.

[11] [金] 张子和. 儒门事亲 [M]. 邓铁涛，赖畴，整理. 北京：人民卫生出版社，2005.

[12] [清] 张宗良. 喉科指掌 [M]. 熊大经，点校. 北京：人民卫生出版社，1989.

[13] 佚名. 咽喉脉证通论 [M]. 许楗，校订. 北京：中国书店，1985.

[14] 佚名. 咽喉经验秘传 [M]. 薛松，校注. 北京：中国中医药出版社，2015.

[15] [清] 陈士铎. 辨证录 [M]. 王永谦，任翼，曲长江，点校. 北京：人民卫生出版社，1989.

[16] [明] 孙文胤. 丹台玉案 [M]. 王小岗，胡馨，校注. 北京：中医古籍出版社，2012.

[17] [隋] 巢元方. 诸病源候论 [M]. 北京：人民卫生出版社，1955.

[18] [明] 方隅. 医林绳墨 [M]. 北京：商务印书馆，1957.

[19] [清] 郑梅涧. 重楼玉钥 [M]. 北京：人民卫生出版社，1956.

[20] [清] 沈善谦. 喉科心法 [M]. 纪立金，校注. 北京：中国中医药出版社，2015.

[21] [清] 尤乘. 尤氏喉科秘书 [M]. 北京：中国书店，1985.

[22] [清] 许克昌，毕法. 外科证治全书 [M]. 曲祖贻，点校. 北京：人民卫生出版社，1987.

[23] [宋] 王执中. 针灸资生经 [M]. 北京：中国书店，1987.

[24] [明] 陈会. 神应经 [M]. 刘瑾，补辑. 北京：中医古籍出版社，1990.

[25] [明] 虞抟. 医学正传 [M]. 郭瑞华，马湃，王爱华，校注. 北京：中医古籍出版社，2002.

[26] [明] 尤仲仁. 尤氏喉症指南 [M]. 徐福宁，整理. 许履和，审订. 北京：中医古籍出版社，1991.

[27] [清] 何廉臣. 全国名医验案类编·四时六淫病案 [M]. 太原：山西科学技术出版社，2011.

[28] [清] 魏之琇. 续名医类案 [M]. 黄汉儒，蒙木荣，廖崇文，点校. 北京：人民卫生出版社，1997.

（吉 琳）